Hartmann · Spallek · Ellegast

Arbeitsbezogene Muskel-Skelett-Erkrankungen

Ursachen – Prävention – Ergonomie – Rehabilitation

2., überarbeitete und aktualisierte Auflage

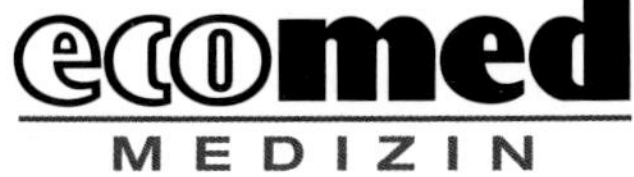

Bibliografische Informationen der Deutschen Nationalbibliothek
Die Deutsche Nationalbibliothek verzeichnet diese Publikation in der Deutschen Nationalbibliografie; detaillierte bibliografische Daten sind im Internet über <http://www.dnb.de> abrufbar.

Bei der Herstellung des Werkes haben wir uns zukunftsbewusst für umweltverträgliche und wiederverwertbare Materialien entschieden.

Auch wenn der einfacheren Lesbarkeit halber vorwiegend die männliche Form gewählt wird, sind stets alle Geschlechter gemeint.

ISBN 978-3-609-16533-2

E-Mail: kundenservice@ecomed-storck.de
Telefon: 089/2183-7922
Telefax: 089/2183-7620

2., überarbeitete und aktualisierte Auflage
© 2021 ecomed MEDIZIN, ecomed-Storck GmbH, Landsberg am Lech
www.ecomed-storck.de

Dieses Werk, einschließlich aller seiner Teile, ist urheberrechtlich geschützt. Jede Verwertung außerhalb der engen Grenzen des Urheberrechtsgesetzes ist ohne Zustimmung des Verlages unzulässig und strafbar. Dies gilt insbesondere für Vervielfältigungen, Übersetzungen, Mikroverfilmungen und die Einspeicherung und Verarbeitung in elektronischen Systemen.

Projektmanagement: Dr. med. Aleksandra Herold
Druck: Westermann Druck, Zwickau

Inhaltsverzeichnis

Einführung: Arbeitsbezogene Muskel-Skelett-Erkrankungen

Bernd Hartmann, Michael Spallek, Rolf Ellegast

Die Gesundheit der Deutschen hat sich verbessert, ihre Lebenserwartung steigt und eröffnet Chancen auf ein längeres Leben in Gesundheit. In den letzten 15 Jahren hat sich die Lebenserwartung Neugeborener in Deutschland für Frauen um 2,2 auf 83,4 Jahre, von Männern um 3,1 Jahre auf 78,6 Jahre erhöht (destatis 2019). Die fernere Lebenserwartung eines 65-jährigen Mannes beträgt 17,9 Jahre, einer 65-jährigen Frau 21,1 Jahre. Damit wächst der politische Wille, dass sich auch die Lebensarbeitszeit verlängern soll und der Eintritt in den Ruhestand später erfolgt.

Steigende Lebenserwartung beinhaltet aber auch das Risiko des Auftretens von Krankheiten und längeren Krankheitsphasen. Muskel-Skelett-Erkrankungen (MSE) spielen hierbei eine eigene Rolle. MSE schränken zwar die Lebenserwartung kaum ein, können aber die Gesundheit bereits im Erwerbsalter stark beeinträchtigen, auch wenn sie oft nur als schicksalhafte Begleiterscheinung wahrgenommen werden. Die Häufigkeiten von Rückenschmerzen und Gelenkbeschwerden steigen mit zunehmendem Lebensalter stetig an, obwohl durch geeignete Präventionsmaßnahmen entgegengewirkt werden kann. Darauf hat die Politik inzwischen reagiert und die Rahmenbedingungen der Prävention deutlich weiterentwickelt:

Im Jahr 2015 ist das Gesetz zur Stärkung der Gesundheitsförderung und der Prävention (Präventionsgesetz) in Kraft getreten. Dazu wurde die Nationale Präventionskonferenz eingerichtet, um eine nationale Präventionsstrategie für ganz unterschiedliche Lebenswelten zu entwickeln und fortzuschreiben. Sie fördert unter anderem abgestimmte und koordinierte Vorgehensweisen in der arbeitsweltbezogenen Prävention. Dabei sind Gesundheits-, Sicherheits- und Teilhabeförderung zur Unterstützung von Betrieben bei der Erfüllung ihrer gesetzlichen Verpflichtungen im Arbeitsschutz und beim Betrieblichen Eingliederungsmanagement sowie bei der freiwilligen betrieblichen Gesundheitsförderung (BGF) ein wichtiger Bestandteil. Und auch Muskel-Skelett-Erkrankungen sind ein Schwerpunkt dieser Strategie.

Die „Gemeinsame Deutsche Arbeitsschutzstrategie“ (GDA) ist eine langfristig im Arbeitsschutzgesetz und im SGB VII verankerte Präventionsplattform von Bund, Ländern und Unfallversicherungsträgern. Bei der GDA zählt die Verringerung von Schwere und Häufigkeit von Muskel-Skelett-Belastungen und Erkrankungen wegen der höchsten Anteile an den Arbeitsunfähigkeitstagen unter allen Krankheitsgruppen, der höchsten Rate an Rehabilitationsbedarf und des Verlusts an Erwerbsjahren durch Frühberentung zu den vorrangigen Zielen.

Solche Präventionskonzepte sollten Gesunde unter wechselnden Belastungen gesund erhalten, beruflich besonders Belastete schützen, zivilisatorische Defizite des Bewegungsmangels bekämpfen und Arbeit ergonomisch-physiologisch optimal gestalten. Ein Zusammenwirken zwischen Medizin, Psychologie und Technik in den Arbeitswissenschaften und praktischen Anwendungen ist zu gestalten und sozialpolitische Entscheidungsvorschläge sind zu entwickeln. Dazu sind Handlungskonzepte erforderlich, die auf gesicherten Erkenntnissen beruhen.

Wesentliche Veränderungen sind auch im Berufskrankheitenrecht eingetreten: Einerseits hat sich die Zahl der in der BK-Liste aufgeführten Berufskrankheiten seit dem Jahr 2012 um weitere vier Ziffern (BK-Nr. 2013 bis 2116) erhöht. Andererseits ist seit dem 1. Januar 2021 bei fünf Berufskrankheiten am Muskel-Skelett-System eine wesentliche Voraussetzung ihrer Anerkennung – die Aufgabe der schädigenden Tätigkeit („Unterlassungszwang“) – entfallen.

Bei Muskel-Skelett-Erkrankungen und insbesondere bei den arbeitsbezogenen Muskel-

Skelett-Erkrankungen kommen Erklärungen zum Entstehen wie auch zum Zugang der MSE aus den unterschiedlichsten Quellen: Aus der Publizistik und Politik, den medizinischen Disziplinen, den Kranken-, Renten- und Unfallversicherungen, der Ergonomie sowie der Epidemiologie. Aber auch zwischen den medizinischen Disziplinen unterscheiden sich die Betrachtungsweisen erheblich:

Im allgemeinmedizinischen Verständnis dominiert meist die Verschleißtheorie eines biomechanisch beanspruchten Systems als eine wesentliche Ursache für MSE. Die allgemein verbreitete Theorie ist einfach: Strukturen nutzen sich im Alltag durch dauernden Gebrauch ab, erhöhte Belastung durch Arbeit erhöht diesen Verschleiß.

Die operativ orientierte Orthopädie und Unfallchirurgie stehen dieser mechanischen Sichtweise oft immer noch nahe. Häufungen schmerzhafter Erkrankungen in bestimmten Berufen oder bei bestimmten Tätigkeiten werden besonders dann als arbeitsbezogen angesehen, wenn diese mit morphologisch nachweisbaren Störungen der Struktur und Funktionen einhergehen. Eine Konsequenz in diesen Fachrichtungen ist dann ein Austausch der geschädigten Strukturen durch Prothetik.

Allerdings rücken heute zunehmend funktionelle Störungen des Bewegungssystems und Wechselwirkungen von MSE-Beschwerden mit psychischen Über- und Fehlbelastungen als Ursachen oder Folgen arbeitsbezogener Muskel-Skelett-Erkrankungen in den Fokus der Aufmerksamkeit. Das bio-psycho-soziale Krankheitsmodell gilt auch für arbeitsbezogene MSE.

Trainingsangebote von Krankenkassen und gesetzlicher Unfallversicherung sowie ein vielfältiges Angebot von Fitnesstrainings- und Entspannungsverfahren sind mittlerweile feste Bestandteile einer Individualprävention. Berufsspezifisches Üben und Arbeitsplatz-Ergonomie werden auch in Individualpräventionsprogrammen zunehmend einbezogen und berufsbezogenes Training gehört inzwischen zum festen Bestandteil von Präventionsprogrammen der Gesetzlichen Unfallversicherung, aber auch der Rentenversicherung.

Die Rehabilitationsmedizin richtet sich auch in der medizinisch-beruflich orientierten Rehabilitation (MBOR) vorwiegend auf neuromuskuläre Funktionsstörungen und deren Abhilfe oder Verbesserung von Funktionen zur Bewältigung bestimmter Alltags- oder Arbeitsbelastungen aus. Strukturell-morphologische Abweichungen sind für sie von nachgeordneter Bedeutung, so lange Arbeitsanforderungen durch funktionelle Verbesserungen ohne erhebliches Risiko bewältigt werden können.

Eine besondere Rolle nimmt dabei die Arbeitsmedizin durch die unmittelbare Nähe zur Arbeitsplatzsituation ein. Sie benötigt eine eigene Position für ihr Handeln bei weitgehend arbeits- und erwerbsfähigen Beschäftigten, die mit unterschiedlichen beruflichen Belastungen immer auch ihre eigene Lebensperspektive brauchen.

Dazu ist ärztlicher Sachverstand zu unterschiedlichen fachlichen Aspekten notwendig. Arbeitsmedizinische Diagnostik von Muskel-Skelett-Erkrankungen kann sich bei den grundsätzlich für Prävention gut zugänglichen Frühformen nur selten auf objektive und reliable Parameter stützen und noch seltener auf morphologische Veränderungen. Vielmehr sind Schmerzen ihre wichtigsten Symptome. Belastungsbezogene Beschwerden oder Schmerzen sind aber keine ausschließliche Folge zu hoher Belastungen. Deshalb ist aus arbeitsmedizinischer Sicht eine Differenzierung struktureller und funktioneller Ursachen bzw. somatischer und psychischer Ursachen dringend notwendig.

Damit steht eine Beurteilung von Beschwerden und Befunden am Bewegungsapparat unter funktionellen Gesichtspunkten bei präventiven und arbeitsmedizinischen Fragestellungen vor einer medizinisch-orthopädischen oder bildgebenden Diagnostik von Strukturveränderungen. Ergänzend kann die Erkennung beruflicher und außerberuflicher psychischer Belastungsfaktoren als Mitursachen arbeitsbezogener Muskel-Skelett-Erkrankungen entscheidend sein im Diagnostik- und Beratungsprozess.

Zur Erkennung der betrieblichen Ursachen arbeitsbezogener Muskel-Skelett-Erkrankungen gehört die Gefährdungsbeurteilung, die seit mehr als 20 Jahren für alle Unternehmen verpflichtend im Arbeitsschutzgesetz verankert ist. Die Kenntnis über betriebliche technische oder organisatorische Gefährdungen ist die Basis für eine individuelle Belastungs- und Beanspruchungseinschätzung wie auch für die ergonomische Gestaltung der Arbeit.

Bleiben die Belastungen dennoch „wesentlich erhöht", so erhält jeder Beschäftigte das Angebot einer arbeitsmedizinischen Vorsorge. Hier werden die Beschäftigten auf der Grundlage medizinischer Befunde zu notwendigen Maßnahmen der Prävention am Arbeitsplatz wie auch im eigenen Verhalten sowie zur Prognose der weiteren Ausübung der Tätigkeit beraten und es wird ggf. der Anstoß zu medizinischen Behandlungen gegeben.

Die konsequente Weiterentwicklung der Grundlagen des Arbeits- und Gesundheitsschutzes im vergangenen Jahrzehnt betrifft insbesondere die Methoden der Gefährdungsbeurteilung: Es sind mittlerweile 6 verschiedene physische Belastungsarten der möglichen Überbelastung in 10 Körperregionen nach Kriterien definiert worden. Die Kriterien sind für Praktiker verständlich und beziehen sich auf unterschiedliche physiologische Wirkungsmechanismen. Zu ihrer Beurteilung stehen den betrieblichen Praktikern wie auch den Betriebsärzten drei neue und drei weiterentwickelte Leitmerkmalmethoden zur Verfügung. Für die Bewertung körperregionsspezifischer Belastungen sind ebenfalls standardisierte Beurteilungsverfahren entwickelt worden.

Daneben hat sich durch die Digitalisierung auch der Bereich der Messtechnik zur Beurteilung körperlicher Belastungen weiterentwickelt. Arbeitsplatzbezogene Messungen sind nicht mehr auf die Anwendung durch Spezialisten beschränkt, sondern sie können zum Beispiel dann durch Praktiker erfolgreich angewendet werden, wenn es z.B. um die Quantifizierung von Bewegungshäufigkeiten (z.B. Zahl der Schritte je Arbeitstag, Häufigkeit und Grad der Beugung in bestimmten Gelenken) angewendet werden.

Die in Deutschland meist immer noch als „arbeitsbedingt" beschriebenen MSE werden international als „work-related diseases" bezeichnet und sind damit dem Kontext der „arbeitsbezogenen" Erkrankungen deutlich näher. Die Beziehungen zur Arbeit werden zwar überwiegend durch epidemiologische Studien entdeckt, aber derart epidemiologisch festgestellte Häufungen von Indikatoren und ihre Beziehungen untereinander müssen nicht nur biomechanisch und biologisch plausibel und nachvollziehbar sein, sondern sollten auch das psychologische Umfeld mitberücksichtigen.

Der Betriebsarzt spielt eine zentrale Rolle in der Prävention arbeitsbezogener wie auch sonstiger Muskel-Skelett-Erkrankungen. Wesentliche Ursachen dieser Erkrankungen liegen im Erwerbsalter und oder können darüber hinaus mit der Arbeit verbunden sein.

Dabei liegt eine differenzierte Situation vor: Körperliche Arbeit mit möglichen Über- oder Fehlbelastungen existiert nach wie vor für einen nicht unerheblichen und kaum sinkenden Anteil der Beschäftigten. Demgegenüber stehen an anderen Arbeitsplätzen jedoch körperliche Unterforderung und ein daraus resultierender Trainingsmangel, obwohl die Arbeitswelt nicht allein für ein gesundes Verhältnis altersgerechter körperlicher Belastungen und Entlastungen verantwortlich ist. Auch individuelle psychische Belastungen können einen erheblichen Einfluss auf die Entstehung von Muskel-Skelett-Erkrankungen haben. Dennoch spielen die körperlichen Grundlagen der Morbidität eine entscheidende Rolle und erfordern ein physiologisches Verständnis ihrer Verursachung.

Der Betriebsarzt ist ein wichtiger Mittler zwischen Beschäftigten, Arbeitgebern, den behandelnden Ärzten und den vielfältigen Leistungserbringern der Prävention. Dabei hat er neben den Muskel-Skelett-Erkrankungen immer auch das gesamte weitere Krankheitsspektrum des Erwerbsalters im Fokus – er wirkt hier vorwiegend als Generalist in der arbeitsplatzbezogenen Gefährdungsbeurteilung und der Prävention und weniger als Spezialist in der Diagnostik und Therapie.

Dieses Buch soll die wichtigsten Hintergründe und Erklärungsansätze zu dem Feld der arbeitsbezogenen Muskel-Skelett-Erkrankungen darstellen. Diagnostische Methoden wie auch präventive, rehabilitative und therapeutische Wege für die Lösung entstehender Probleme der Beschäftigten werden dargestellt und es wird auf die Analyse der Belastungen und Gefährdungen und die Ansätze zur Veränderung der Arbeit eingegangen.

Dabei kann das Buch bei vielen Themen nur Schwerpunkte einer sich stetig verändernden Handlungsgrundlage aufzeigen, wie sie sich insbesondere auf dem „Markt" der vielfältigen Präventionsempfehlungen mit gesicherten, aber teils auch spekulativ begründeten Empfehlungen darstellt.

Der Betriebsarzt als Leser und Nutzer soll mit den Inhalten dieses Buchs in die Lage versetzt werden, auf Grund der dargestellten theoretischen Hintergründe die richtigen Fragen zu stellen und geeignete Maßnahmen zur Prävention von arbeitsbezogenen Muskel-Skelett-Erkrankungen zu entwickeln bzw. dazu geeignete Partner auswählen zu können.

Literatur

Destatis 2019: https://www-genesis.destatis.de/

1 Das Muskel-Skelett-System in Gesundheit und Krankheit

B. Hartmann

1.1 Das Muskel-Skelett-System: Skelett, Muskeln, Nerven

Mit dem Muskel-Skelett-System vollzieht der Mensch nahezu alle motorischen Prozesse seines Handelns. Das Muskel-Skelett-System

- prägt den Körperbau mit seinen Organen,
- gestattet die Körperhaltungen im Liegen, Stehen oder Sitzen oder davon abweichende zweckgerichtete Körperhaltungen,
- ermöglicht alle Arten von Bewegungen – die Fortbewegung und die Ausführung von Handlungen,
- vermittelt als Ausdruck des Befindens (Körpersprache) Haltungs- und Bewegungsmuster, die in einem personentypischen und situationsbezogenen Zusammenhang stehen.

Im Vordergrund fast aller Muskel-Skelett-Erkrankungen stehen schmerzhafte Beschwerden, also subjektive Empfindungen. Die Erklärungen für akute oder chronische Beschwerden am Bewegungsapparat haben sich in den letzten Jahren von einfachen biomechanischen Betrachtungen eines „Apparates" zu komplexen Modellvorstellungen eines Systems im Organismus gewandelt. Schrittweise hat sich die Erkenntnis durchgesetzt, dass Muskel-Skelett-Erkrankungen in der Regel multikausal entstehen: Ererbte Anlagen, der Lebensstil, soziale

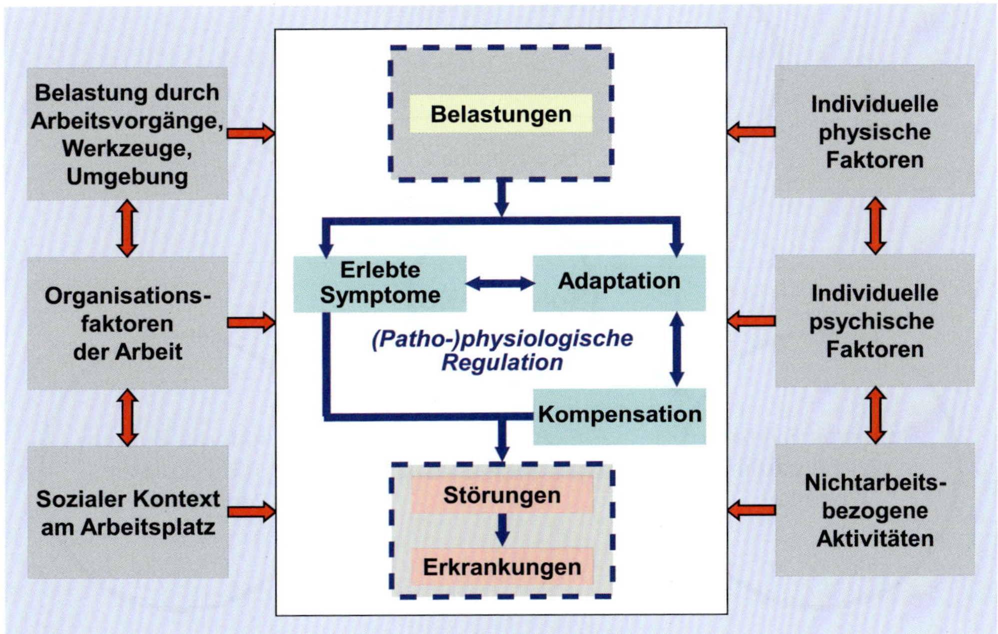

Abb. 1.1: Zusammenhänge zwischen Belastung und physiologischer Antwort des Körpers

Umfeldfaktoren, der individuelle Trainings- und Leistungsstand, Stresswahrnehmung und -resistenz gelten im bio-psycho-sozialen Krankheitsmodell als relevante Einflussfaktoren für das Auftreten von Erkrankungen am Bewegungsapparat *(Abb. 1.1)*:

Strukturen und Funktionen des Muskel-Skelett-Systems als motorisches System lassen sich in Anlehnung an Panjabi (1992) in vier Bereiche gliedern *(Abb. 1.2)*:

- **Passives System:** Körperliche Belastungen der Arbeit treffen auf ein System, das zunächst von den knöchernen Strukturen gehalten und getragen wird und in Gelenken beweglich ist. Es gilt als „passives System", da es von der Bewegung anderer Strukturen, den Muskeln, abhängig ist und auf momentane Belastungen nicht selbst ohne Zerstörung von Strukturen reagieren kann.
- **Aktives System:** Muskeln gewährleisten über das o. a. passive System die aktive Stabilität und die Bewegung des Körpers. Die Muskeln werden deshalb dem „aktiven System" zugerechnet. Sie stehen mit dem versorgenden Blutgefäßsystem und den motorischen und sensiblen Nerven in Verbindung, um den Stoffwechsel und die motorische Steuerung der Muskeln zu gewährleisten.
- **Spinales Nervensystem:** Im „spinalen System" des Rückenmarks werden Impulse sensorischer und motorischer Nerven auf einer segmentalen Ebene koordiniert, um die Funktionen der Muskeln zweckmäßig für Haltungen und Bewegungen einzusetzen und sie dabei vor Überbelastungen zu schützen.
- **Supraspinales Nervensystem:** Das „supraspinale System" des Gehirns erzeugt schließlich Bewegungsmuster des motorischen Systems und koordiniert dabei die Funktionen mehrerer hundert Muskeln nach Krafteinsatz, Geschwindigkeit und

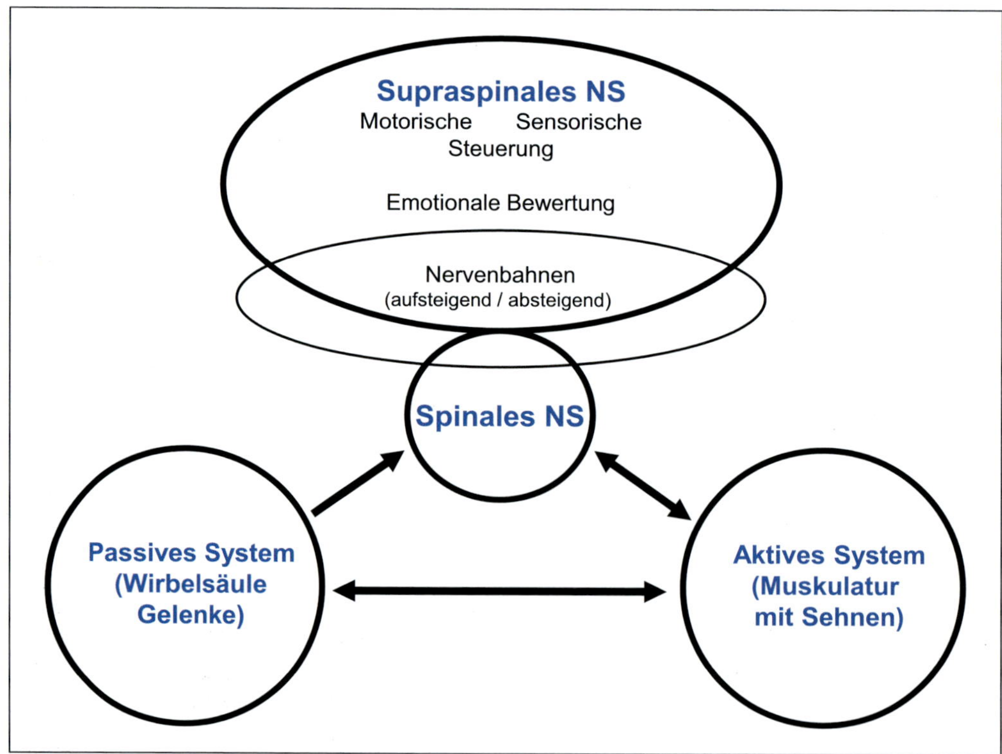

Abb. 1.2: Teilsysteme des Stütz- und Bewegungssystems (in Anlehnung an Panjabi, 1992)

Stoffwechsellage im Muskel, peripheren Informationen über die mechanischen Einflüsse auf die Muskulatur. Dabei stehen die motorischen Zentren mit anderen Zentren des Gehirns in Verbindung, die eine komplexe wechselseitige Beeinflussung zwischen Psyche, Befinden, Schmerzwahrnehmung und -verarbeitung ermöglichen.

Beeinträchtigungen des aktiven Systems stehen unter den Ursachen für Befindensstörungen und Erkrankungen des Muskel-Skelett-Systems (insbesondere muskuläre Funktionsstörungen allein oder in Verbindung mit nervalen und psychischen Fehlfunktionen) weit im Vordergrund vor morphologischen Schäden des passiven Systems. Darum gehören arbeitsphysiologische Kenntnisse über alle wesentlichen Funktionen des Muskel-Skelett-Systems unter körperlichen Belastungen zum Verständnis des Charakters arbeitsbezogener Muskel-Skelett-Erkrankungen und ihrer Prävention.

1.1.1 Das passive System: Knochen, Knorpel, Bandscheiben, Gelenke und Sehnen

Knochensystem

Die Knochen des Skeletts sind in ihrer Architektur das tragende Gerüst und wichtigster Bestandteil des „passiven" Anteils am Muskel-Skelett-System: Es gibt Röhrenknochen mit Epiphysen und aufgelagerten Gelenkflächen, kompakte Strukturen der Wirbelkörper und Plattenknochen vorwiegend des Schädels, aber auch an Schulterblättern und Beckenschaufeln *(Abb. 1.3)*.

Typische Eigenschaften des Skeletts mit besonderer Bedeutung für die körperliche Belastbarkeit sind:

- Das Skelett des Menschen ist individuell überwiegend genetisch geprägt. Das drückt sich in Körperhöhe und anderen Körperdimensionen – z.B. robustes oder graziles Skelett – aus. Damit wird ein Rahmen der Belastbarkeit bei hohen Belastungen vorgegeben.
- Das Skelett entwickelt sich im Kindes- und Jugendalter in Abhängigkeit von Reizen der Lebensweise: Sport oder Bewegungsmangel prägen neben anderen Faktoren das Skelett für das weitere Leben.
- Die Knochen des Skeletts passen sich in einem begrenzten Rahmen an Belastungen an: Die innere Struktur der Röhrenknochen und die Dichte der Knochenlamellen an den Gelenkflächen werden durch körperliche Belastungen und durch Anpassungserfordernisse bei der Wiederherstellung nach Verletzungen geprägt (Pearson 2004, Cox 2010). Von den Auswirkungen von Schwerelosigkeit bei Astronauten auf die Knochendichte und -stabilität (Unthoff 1978, Herrmann 2020) weiß man die Bedeutung ständiger trainierender Belastungsreize auf die Knochenstruktur bei Gesunden zu schätzen.
- Diese Anpassung an Belastungen ist in Verlauf und Dichte der Trabekelstruktur entlang den Linien der einwirkenden Kräfte sowie in der Dicke der Cortocalis der Röhrenknochen zu erkennen.
- Die zivilisationsbedingten Folgen geringerer physischer Erhaltungsreize sind bisher wenig bekannt. Sie könnten den Trend zur Grazilität des Skeletts mit schlankeren und längeren Knochen prägen, den die Akzeleration zeigt. In deren Folge steigt die Körperhöhe stetig an: Die Mittelwerte der Personen, die um 1935 bzw. 1990 geboren wurden, sind von 173 cm auf 181 cm (Männer) bzw. von 161 cm auf 168 cm (Frauen) gestiegen (Mikrozensus 2013).
- Der Zustand des Knochenskeletts wird vom Stoffwechsel beeinflusst, was insbesondere von Vitamin-D-Mangel (Rachitis) und hormonellen Stoffwechseldefiziten im Rahmen der Menopause (Mangel an Östrogenen und Parathormon) bekannt ist. Zusammenhänge zwischen der Struktur und Belastbarkeit und kardiovaskulären Risikofaktoren werden für die Wirbelkörper vermutet (Kauppila 2009).
- Das Knochenskelett unterliegt einem Alterungsprozess, der sich auf den natürlichen Altersumbau durch Apoptose, auf alterstypische hormonelle Veränderungen der

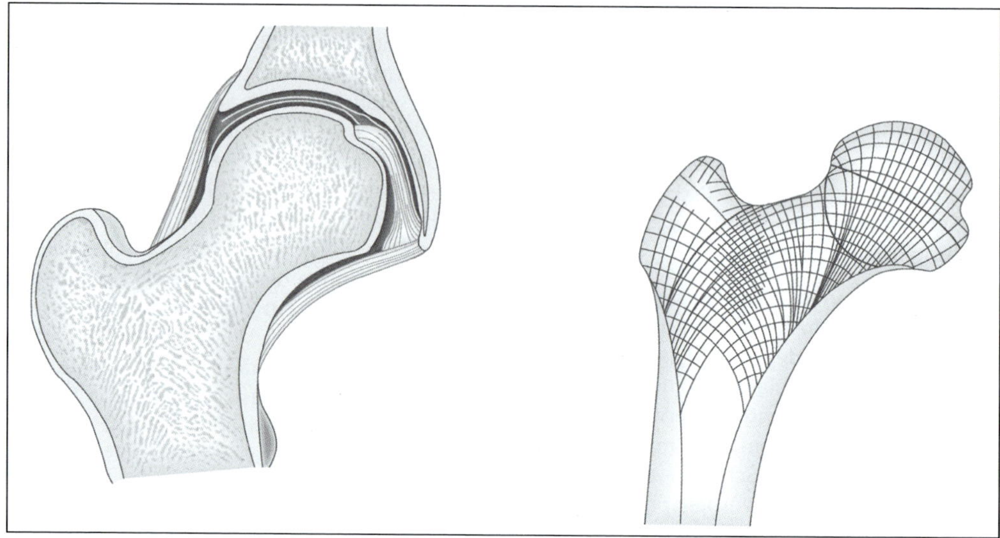

Abb. 1.3: Knochenstruktur als Ausdruck der Anpassung an mechanische Belastung (links Knochenschnitt – rechts biomechanische Trajektorienlinien)

sekundären Osteoporose und auf Anpassungen an geringer werdende äußere Belastungen im späten Erwerbsalter gründet. Gleichbleibende berufliche Belastungen führen altersbedingt wegen der oben genannten Veränderungen zu immer höheren Beanspruchungen (Mann 2006, Seeman 2008).

Die Knochen des Skeletts sind den Belastungen körperlicher Arbeit in der Regel gewachsen. Erst starke traumatische Einwirkungen führen zu Zerstörungen. Das können auch kleine Einbrüche (Impressionen) z.B. auf den Gelenkflächen unter dem Gelenkknorpel sein, deren Reparatur die Ernährung des Gelenkknorpels beeinträchtigt. Ältere Menschen – insbesondere Frauen nach der Menopause – haben ein erhöhtes Knochenbruchrisiko.

Gelenke und Knorpel

Die Gelenke verbinden die Teile des Skeletts untereinander und mit den Muskeln. Dabei übertragen sie äußere und innere Kräfte und lenken diese biomechanisch in eine für die Körperhaltung oder Bewegung erforderliche Richtung um. Die Eigenschaften der Gelenke werden bestimmt durch

- den Aufbau und aktuellen Zustand des hyalinen Knorpels auf den Gelenkflächen,
- die Beschaffenheit des subchondralen Knochens und einer knöchernen Endplatte,
- die Gelenkkapsel und deren Epithel, das die Synovialflüssigkeit in das Gelenk abgibt,
- die umgebende und mit der Gelenkfunktion verbundene Muskulatur und
- die biomechanischen Beziehungen der im Gelenk verbundenen Knochen.

Typische Eigenschaften der Gelenke und ihres Knorpels mit Bedeutung für die körperliche Belastbarkeit sind:

- Hyaliner Knorpel auf den Gelenkflächen besteht überwiegend aus sehr straffen und vernetzten Kollagenfasern, die in eine Matrix von quellendem Eiweiß (Proteoglykane) eingelagert sind. Darin eingebettete Knorpelzellen produzieren die Fasern und Proteoglykane. Diese Kombination ist beim Gesunden optimal ausbalanciert, um mechanische Belastungen abzufangen und zu puffern.
- Knorpel von Erwachsenen besitzt keine Blutgefäße. Seine Ernährung erfolgt durch

Diffusion aus den benachbarten Knochen sowie aus der Gelenkflüssigkeit (Synovia), die von der Haut der Gelenkkapsel abgegeben wird. Abwechselnde Belastungen und Entlastungen fördern die Verteilung von Nährstoffen im Knorpel und die Versorgung der Knorpelzellen durch Diffusion.

- Knorpel der Gelenke sind wegen dieser Art der Ernährung langsam reagierende Gewebe: Sie ertragen sehr hohe Belastungen für einige Zeit, wenn sie nicht traumatisch zerstört werden. Nach hohen Belastungen benötigen sie jedoch hinreichend lange Erholungspausen (Adams 2006).
- Dauernde Entlastung und „Schonung" des Knorpels bedeutet keinen Schutz des Gewebes. Gelenkknorpel benötigt regelmäßig mechanische Belastungen zur Aufrechterhaltung seiner Struktur und Funktion, insbesondere seiner Festigkeit durch Proteoglykane. Andauernde bzw. häufig wiederholte, besonders hohe Belastungen führen zur Schädigung (Arokoski 2000, Nugent 2006).
- Alterung des Knorpels beruht auf einem Missverhältnis zwischen Matrix aufbauenden = anabolen und zerstörenden = katabolen Prozessen mit Reduktion der Syntheseleistung, verstärktem Abbau der Matrixproteine, Auftreten von solchen Stoffwechselprodukten, die beim Gesunden nicht vorhanden sind (Zytokine) und zellulären Veränderungen bis zu deren Untergang (Apoptose). Der Wassergehalt steigt mit zunehmendem Alter von durchschnittlich 60 % auf >70 %, wodurch der Knorpel weicher und empfindlicher wird (Gefahr der Chondromalazie).
- Nach Defekten kann die physiologische Struktur des Knorpels nicht wiederhergestellt werden, weil sich die Knorpelzellen nicht natürlich regenerieren.
- Erst seit der gentechnischen Züchtung von Knorpelgewebe kann man einzelne größere Knorpeldefekte durch neues Knorpelgewebe bedecken. Folgen alter Verletzungen sind deshalb empfindlicher gegenüber nachfolgenden hohen Belastungen und können ein Ausgangspunkt für krankhafte Veränderungen (Arthrose) sein (Cicuttini 2005, Dimmler 2005, Ding 2005, Angele et al. 2016).

Regelmäßige mechanische Belastungen der Gelenke fördern die Entwicklung des Knorpels in der Jugend und seine Erhaltung beim Erwachsenen. Extreme Spitzenbelastungen können ihn dagegen schädigen. Der beste Schutz des Knorpels ist die Vermeidung von Knorpeldefekten auf der Gelenkfläche, da seine vollkommene Wiederherstellung danach nicht mehr möglich ist.

Bandscheiben im Bewegungssegment

Bandscheiben stellen elastische bewegliche Puffer zwischen den knöchernen Wirbelkörpern der Wirbelsäule dar.

Ihr Aufbau besteht aus einem

- inneren Kern – Nucleus pulposus – der aus einer knorpeligen, stark Wasser bindenden Matrix von Proteoglykanen, kollagenen Fasern und Knorpelzellen besteht und einem
- äußeren Faserring – Anulus fibrosus – aus sehr straffem Bindegewebe, das den Kern umschließt und die Drücke der Belastung abfängt.

Auf jeder Etage bildet eine der 23 Bandscheiben mit den benachbarten Wirbelkörpern ein Funktionsorgan – das Bewegungssegment *(Abb. 1.4)*. Zu diesem Bewegungssegment gehören weiterhin die benachbarten Muskeln und Bänder sowie die kleinen Wirbelgelenke.

Die Bandscheiben haben wie der Gelenkknorpel keine Versorgung durch Blutgefäße. Ihre Ernährung erfolgt durch Diffusion aus den reichlich mit Blut versorgten benachbarten Wirbelkörpern über deren kraniale und kaudale Endplatten, in geringerem Maß auch aus dem seitlich umgebenden Gewebe.

Endplatten der Wirbelkörper existieren an beiden Grenzflächen zwischen Bandscheibe und Wirbelkörpern. Sie bestehen aus zwei Teilen – einer siebartigen knöchernen Struktur am Wirbelkörper und einer Knorpelplatte an der Bandscheibe. Über den zentralen Bereich der Endplatten gegenüber dem Nucleus pulposus erfolgt der Austausch des Stoffwechsels zur Er-

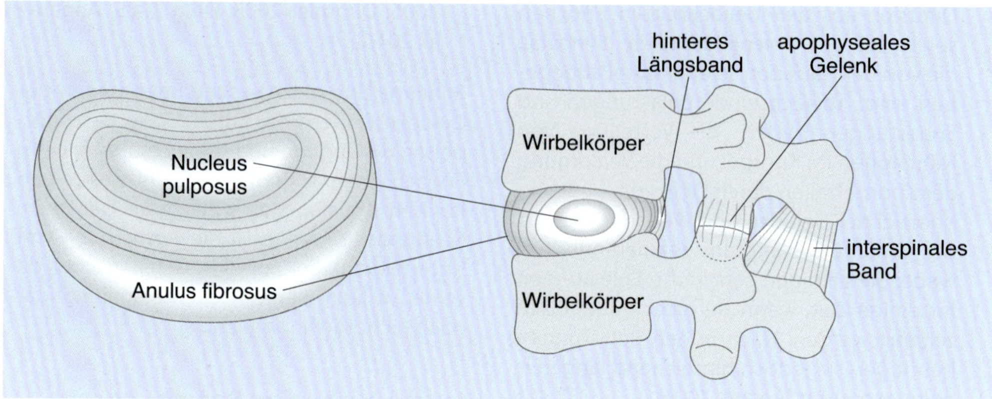

Abb. 1.4: Bewegungssegment mit Bandscheiben (nach Hildebrandt und Pfingsten 2012)

nährung der Bandscheiben durch Diffusion. Bei lange andauernder Belastung kommt es zum Energiemangel und Wasserverlust in der Bandscheibe, die in der nachfolgenden Entlastungszeit durch eine langsam verlaufende Erholung ausgeglichen werden. Das wird an der abnehmenden Körperhöhe im Tagesverlauf deutlich, der proportional zur Schwere der täglichen körperlichen Belastung > 1 cm liegen kann.

Zu den Funktionen des Bewegungssegments tragen darüber hinaus bei:

- **Wirbelgelenke** zwischen den Gelenkfortsätzen, die eine Führung bei Rotation und Seitenneigung übernehmen und in der Rückneigung (Lordose) auch Last aufnehmen,
- **Bänder**, welche die Wirbelsäule kraniokaudal umschließen und deren Ansätze an den Kanten der Wirbelkörper im Alter oder bei Entzündungen versteifen können und Kalk einlagern,
- **segmentale kleine Muskeln**
  a) in der mittleren Schicht der Rückenmuskulatur über mehrere Bewegungssegmente hinweg und
  b) in der tiefen Rückenmuskulatur zwischen einzelnen Bewegungssegmenten. Diese spielen eine erhebliche Rolle bei der lokalen Kompensation hoher Belastungen. Auf Grund ihrer Lage in der Tiefe des Rückens sind die mittleren und besonders die tiefen Rückenmuskeln kaum diagnostisch zu erreichen.

Bewegungssegmente sind die funktionellen Einheiten der Wirbelsäule: Sie bestehen aus den Bandscheiben und jeweils benachbarten Wirbelkörpern. Gemeinsam mit der umgebenden Muskulatur sind sie das Herzstück der Trage- und Bewegungsfunktion des Rückens.

Sehnen, Bänder und Faszien

Sehnen, Bänder und Faszien sind die wichtigsten Bindegewebsanteile des Muskel-Skelett-Systems.

Sehnen bestehen aus Strängen von straffem kollagenem Bindegewebe, das auf der einen Seite mit den Faszien eines zugehörigen Muskels verbunden ist und auf der anderen Seite direkt oder über das Periost in die Knochenstrukturen einstrahlt. Insbesondere bei der Umlenkung der übertragenen Kräfte verlaufen sie in bindegewebigen Sehnenscheiden, aus denen sie auch versorgt werden. Sehnen gelten als besonders belastbar, können aber durch ermüdende repetitive hohe Belastungen geschädigt werden.

Die Verbindung zwischen Sehne und Muskel wird durch eine enge Verzahnung von Kollagenfibrillen und Muskelfasern, durch wellenförmige Fibrillen in der Sehne und durch elastische Fasern erreicht. Beim Anspannen der Sehnen fängt ihr elastischer Widerstand plötzliche Zugwirkungen ab. Diese Elastizität im Sehnen-Knochen-Übergang wird durch eine Knorpelzone im Ansatz der Sehne erreicht.

Die physikalischen Eigenschaften und die Verankerung der Sehnen mit dem Muskel einerseits und dem Knochen andererseits stellen eine elastische und besonders feste Verbindung her, die unter physiologischen Bedingungen ohne Vorschädigung allen Arbeitsbelastungen widerstehen und nur bei traumatischen Belastungen zerstört werden. Die Insertionsbereiche am Knochen sowie die Sehnenrezeptoren sind sensible Bereiche für Überlastungsschäden (Benjamin M. 2006). Die Ätiopathogenese der Sehnenerkrankungen (Enthesopathien) ist in weiten Bereichen ungeklärt, Probleme sind auf histopathologischer und immunologischer Ebene bekannt (Sudoł-Szopinska, 2015).

Bänder sind Bindegewebsstränge aus überwiegend straffem Gewebe, die bestimmte Strukturen der Knochen untereinander verbinden. Sie erlauben es u.a., bestimmte fixierte Haltungen einzunehmen, ohne dafür eine muskuläre Haltekraft aufwenden zu müssen („in den Bändern hängen"). Sie stützen Gelenke (z.B. Kreuzbänder im Kniegelenk), führen und begrenzen die Beweglichkeit.

Faszien sind Teil des Bindegewebes, die sich insbesondere in der Einhüllung der Muskelstränge und Muskeln sowie deren Verbindung mit Sehnen und Bändern, aber auch im Unterhautgewebe finden. Für die Muskeln haben sie eine besondere Funktion, da die Umhüllung zu deren Stabilisierung durch Bewahrung eines Muskelinnendrucks beiträgt.

Das Fasziensystem stellt ein Gewebekontinuum und damit eine zentrale Körpermatrix dar. Die Faszien „verschmelzen" die einzelnen Muskeln zu den quasi in Serie angeordneten und funktionierenden Muskelketten. Sie heben die anatomische Zergliederung auf und lassen das funktionelle pedokraniale bzw. kraniopedale muskuloskelettale System entstehen. Nach Laube (2020) kann das Faziensystem 4 Aufgaben erfüllen:

1. Sie sind Spannungs(Kraft)überträger als Aponeurosen oder als feste Bereiche von Gelenkkapseln und als Bänder ausgebildet.
2. Sehr lockeres Bindegewebe bildet gelenkähnliche Räume und lässt somit Bewegungen zu. Damit und über die myofaszialen Ketten entstehen räumlich positionierte myofasziale Sensorketten. Nur durch häufige und vielfaltige Bewegungen mit großen Bewegungsumfängen bleiben sie als solche erhalten und intakt.
3. Die Faszien arbeiten als Verschiebeschichten. Sie ermöglichen und sichern die notwendigen gegenseitigen relativen Verschiebungen zwischen den Muskelfasern (Endomyosium), den Muskelfaserbündeln (Perimysium), den ganzen Muskeln (Epimysium), den Organen sowie auch zwischen den Muskeln und der Haut.
4. Die Faszien oder Faszienschichten (Layer) sind sehr wichtige Standorte von Mechano- und Nozisensoren. Ausdauertraining erhält diese Funktionen, indem es u.a. die notwendige Mikrozirkulation in den Nervenendungen aufrecht erhält.

Die vernetzte Kollagenfaserstruktur der Faszien im jüngeren Alter wird durch Alterung und Bewegungsmangel aufgelöst. Sie kann durch Dehnungsübungen wieder teilweise hergestellt werden. In den Faszien finden sich vielfältige Sensoren der Beweglichkeit, denen man in jüngster Zeit eine große Bedeutung für die Funktion des Muskel-Skelett-Systems beimisst (Schleip 2015). Funktionelle Beschwerden sind wesentlich auch auf die Veränderungen der Faszien zurückzuführen.

Sehnen sind elastische Verbindungen zwischen Knochen und Muskulatur. Sie widerstehen den üblichen Arbeitsbelastungen und werden nur durch extreme traumatische Belastungen zerstört. Sie sind dagegen für physische Belastungen mit ständiger monotoner Wiederholung (repetitive Belastungen) empfindlich.
Bänder fixieren Haltungen und begrenzen Bewegungen in den Gelenken.
Faszien tragen zur Stabilisierung des Muskelsystems wesentlich bei und unterliegen einem Alterungsprozess. Ihre sensorischen Funktionen wirken sich auf das Befinden aus.

1.1.2 Das aktive System: Die Muskulatur

Aufbau der Muskulatur

Die Skelettmuskulatur bildet in ihrer gesamten Masse das größte menschliche Organ. Es umfasst etwa 40 bis 50 % der Körpermasse des Mannes sowie 25 bis 30 % der Frau. Ihr Muskeltyp ist die quer gestreifte Muskulatur. Sie erzeugt aus Kohlenhydraten und Fetten, im Ausnahmefall auch Eiweißen durch biologische Prozesse mechanische Energie, die das Halten oder Bewegen des Körpers ermöglicht, wenn der Muskel durch elektrische Reizung angeregt wird (Boutellier 2011).

Jeder Skelettmuskel folgt einem gleichen Prinzip des Aufbaus *(Abb. 1.5)*:

- Der Muskelbauch besteht aus mehreren besonders umhüllten Muskelbündeln und diese aus einer großen Zahl von Muskelfasern, den Muskelzellen.
- Jede Muskelfaser = Muskelzelle enthält mehrere 100 bis 1000 Muskelfibrillen als Bewegungselemente, die chemische in mechanische Energie umsetzen.
- Sarkomere sind die Funktionselemente der Kraftentwicklung in den Muskelfasern, die in ihrem Aufbau die optisch erkennbare Querstreifung hervorrufen.
- Die Sehnen verankern die Muskeln an knöchernen Ansätzen und leiten die Kraftübertragung auf das passive Bewegungssystem der Knochen.

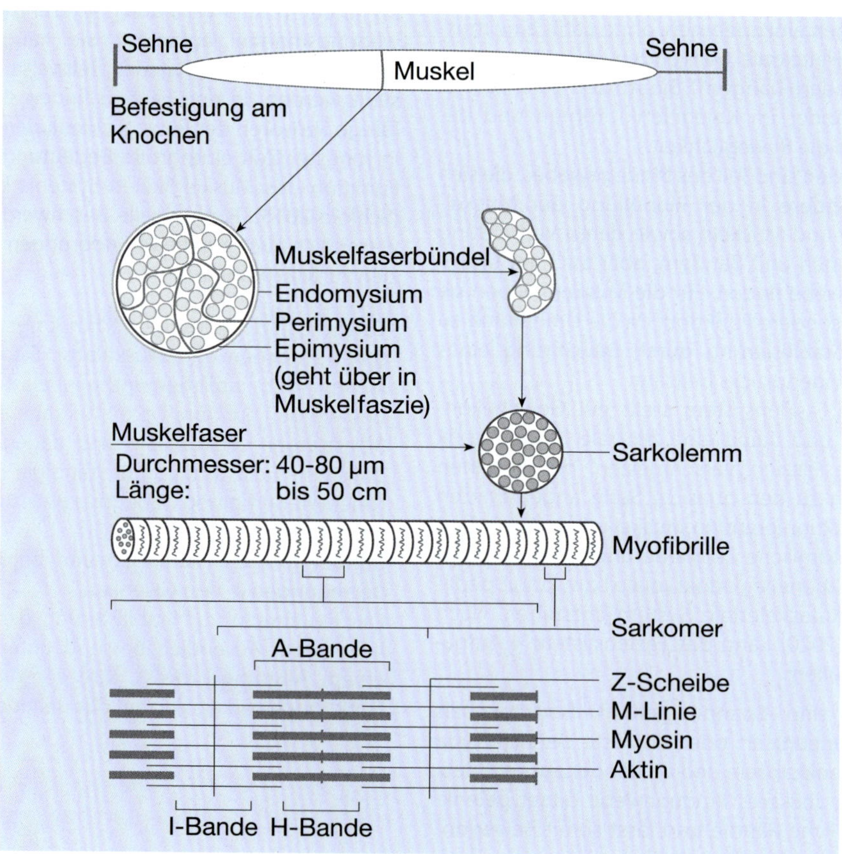

Abb. 1.5: Bauplan der Skelettmuskulatur (aus Wikipedia, Urheber Marc Gabriel Schmid)

Fasertypen der Muskulatur

In jedem Muskel der Bewegungsmuskulatur kommen zwei Muskeltypen in einem bestimmten Verhältnis zueinander vor. Dieses hängt von genetischen Anlagen und von der Anpassung an Belastungen ab.

- **Typ-I-Fasern = ST-Fasern** sind langsame Muskelfasern, deren Kontraktionszeit um 80 ms liegt. Sie haben viele Kapillaren und Mitochondrien, sind deshalb rot und gut für sauerstoffreiche Energiebereitstellung („oxidative Fasern"), aber auch für Fettverbrennung geeignet. Ihr Leistungsprofil ist auf Ausdauerbelastungen ausgerichtet.
- **Typ-II-Fasern = FT-Fasern** sind schnell kontrahierende Muskelfasern mit Kontraktionszeiten um 30 ms. Sie haben eine hohe Enzymausstattung zur Verbrennung von Kohlehydraten („glykolytische Fasern"), können aber kaum Fett verbrennen. Ihr Leistungsprofil ist auf Kraftleistungen ausgerichtet.

Die Verteilung der Fasertypen bei verschiedenen Individuen prägt ihre Eignung für Ausdauer- oder Kraftleistungen. Diese wird bei der Eignung für bestimmte Sportarten sichtbar, wirkt sich aber auch auf die Bewältigung unterschiedlicher Arbeitsanforderungen aus.

Erzeugung mechanischer Energie

Die Physiologie der Muskelkontraktion erzeugt aus chemischer Energie durch biologische Prozesse mechanische Energie, die das Halten oder Bewegen des Körpers ermöglicht. Auf unterschiedliche Weise wird (bio-)chemische Energie der Kohlenhydrate, Fette oder im Ausnahmefall auch der Eiweiße in mechanische Energie verwandelt, wenn der Muskel dazu angeregt wird (Boutellier 2011). In letzter Konsequenz bestimmt die Sauerstoffverbrennung energiereicher Substrate aus Kohlehydraten den Stoffwechsel. Fette oder ggf. Eiweiße müssen im Stoffwechsel in diese kurzkettigen Kohlehydrate überführt werden.

Der durch den Sauerstoffverbrauch in der Atemluft messbare Energieumsatz ist ein Summenmaß aller Muskelbelastungen. Bei der Muskelarbeit entsteht neben der mechanischen Energie sehr viel Wärme. Das Verhältnis der erzeugten mechanischen zur aufgewandten chemischen Energie bestimmt den Wirkungsgrad von Muskulatur. Er ist geringer als in technischen Systemen und erreicht bei Bewegungsarbeit maximal 30 % (Böning et al. 2017). Dieser Wirkungsgrad ist nicht trainierbar.

- Die aerobe Glykolyse ist die grundlegende Form der Energieerzeugung im Muskel. Sie wandelt Glukose mit Sauerstoff vollständig in Wasser und Kohlendioxid um. Die aerobe Glykolyse kann nur bei ausreichender Sauerstoffzufuhr optimal erfolgen. Bei ausgeglichenem Verhältnis ist diese Arbeit ggf. über mehrere Stunden fortlaufend möglich.
- Am Beginn jeder muskulären Aktivität ist eine bestimmte Zeit erforderlich ist, um die Versorgung der Muskulatur sicherzustellen *(Abb. 1.6)*: Die Atmung der Lunge muss forciert werden, der Kreislauf genügend viel mit Sauerstoff gesättigtes Blut in den Muskel gepumpt haben und aus den Kapillaren Sauerstoff zu den Mitochondrien in den Muskelzellen diffundiert sein. Für diese Übergangszeit tritt die anaerobe Glykolyse ein, eine unvollständige Verbrennung der Kohlehydrate zu Laktat (Milchsäure), das in den Stoffwechsel zurückgeführt wird. Eine alleinige Energiebereitstellung durch anaerobe Glykolyse kann auf Grund der Glykogenreserven im Muskel maximal etwa 60 Sekunden erfolgen.
- Für den sofortigen Einsatz der Muskelarbeit im Augenblick des Beginns von Bewegungs- oder Haltearbeit stehen begrenzte Mengen von energiereichen Phosphaten (Adenosintriphosphat = ATP, Kreatinphosphat) als Energieträger sofort im Muskel bereit. Die Energiereserven reichen dafür maximal etwa 10 Sekunden.

Mit dieser gestuften Energieerzeugung ist der Muskel sofort zur mechanischen Arbeit bereit. Allerdings geht er dabei eine sog. „Sauerstoffschuld" ein. Der anfangs eingesparte Sauerstoff wird durch Stoffwechselprozesse in einer Phase der Ruhe oder geringen Muskelbelastung später benötigt.

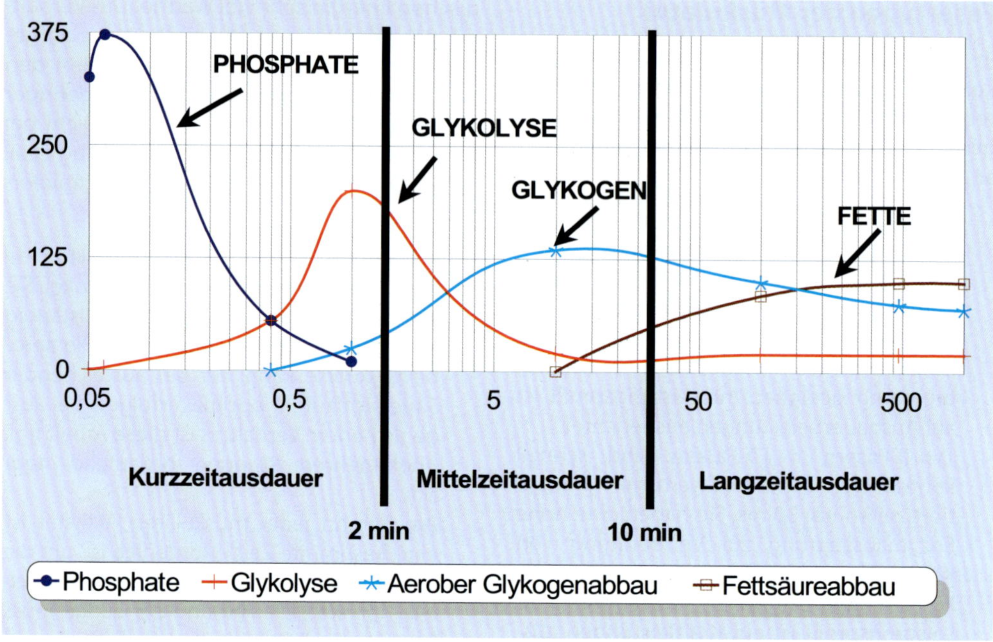

Abb. 1.6: Wege zur Erzeugung mechanischer aus biochemischer Energie in der Muskulatur in Abhängigkeit von der Dauer der Belastung

Die wechselnden Prozesse der Energiebereitstellung wirken bei der Arbeit wie im Sport. Sie sind zum Vergleich bei Laufsportarten nachzuvollziehen: Während Sprintstrecken bis 100 m ohne einen Atemzug und überwiegend mit den energiereichen Phosphaten direkt aus dem Muskel bewältigt werden, ist für längere Distanzen bis ca. 800 m überwiegend die anaerobe Glykolyse verantwortlich, wogegen die aerobe Glykolyse erst langsam einsetzt. Langstreckenläufe können nur durch ein Gleichgewicht zwischen Sauerstoffaufnahme und -verbrauch bewältigt werden.

Für die berufliche Arbeit ist diese Einteilung darum von Interesse, weil körperliche Tätigkeiten häufig in einem Wechsel von kurzzeitigen Kraft- und ausdauernden Bewegungsleistungen verschiedener Muskeln erbracht werden. Dabei treten diese Formen der Energieerzeugung wechselweise ein, so dass

- kurzzeitig teils hohe Kraftleistungen sofort erbracht werden können,
- langfristig ein bestimmtes Belastungsniveau des gleichen Muskels nicht überschritten werden kann und
- für jeden einzelnen Muskel auf Phasen hoher Belastung relative Ruhephasen folgen müssen.

Bei fortdauernder Bewegungsarbeit ist deshalb auch für berufliche Tätigkeiten eine ständige relative Erholungsmöglichkeit in den einzelnen Bewegungsphasen sowie während der Arbeitszeit erforderlich.

Muskelfasern erzeugen Energie zum Halten und Bewegen des Körpers. Ihre Energie entsteht durch Sauerstoffverbrennung von Kohlehydraten (Glukose, Fette und im Ausnahmefall auch Eiweiße). Kurzzeitige Belastungen ohne ausreichende Sauerstoffzufuhr müssen durch Phasen geringer Belastung ausgeglichen werden.

Krafterzeugung

Die Erzeugung von Kraft kann mit Verkürzung des Muskels und dadurch ausgelöster Bewegung (dynamische Arbeit), aber auch ohne Verkürzung der Muskellänge (statische Halte- bzw. Haltungsarbeit) erfolgen.

Bewegung durch Kontraktion: Für die Bewegungen bei der Arbeit sind in der Regel nicht einzelne Muskelkontraktionen wichtig, sondern in fortlaufender Folge Muskelkontraktionen ohne erhebliche Ermüdung. Sie können gleichartig einzelne Muskelgruppen bei repetitiven Arbeiten belasten oder mit einander abwechselnden Muskelgruppen bei komplizierten Bewegungsfolgen erfolgen.

Muskeltonus: Er stellt die Grundspannung des Muskels dar, der über die Muskel- und Sehnenspindeln von der vegetativen Steuerung zur Aufrechterhaltung eine Körperhaltung und die schnelle Einsatzbereitschaft für Bewegungen im Wachzustand mitbestimmt. Bei Anforderungen an das Halten oder Bewegen treten willkürliche Muskelkontraktionen hinzu. Auf den Muskeltonus können psychische Prozesse einen erheblichen Einfluss haben.

Kraftfähigkeiten: Die Höhe der Kraftentwicklung einzelner Kontraktionen (Maximalkraft) und ihre zeitliche Abfolge (Kraftausdauer) bestimmen die Kraftleistungsfähigkeit der Muskeln. Die Unterscheidung von Kraftfähigkeiten gilt auch für die Bewältigung beruflicher Arbeit:

- Die Maximalkraft eines Muskels ist die einmalig oder in großen Zeitabständen wiederholbare Höchstleistung. Ihre Bestimmung wird von der Motivation der Person beeinflusst, unter größter Anstrengung die maximal erreichbare Kraft zu entwickeln. Maximalkräfte werden bei beruflicher Arbeit sehr selten in Anspruch genommen. Als Bezugsgröße der Bewältigung submaximaler kraftbetonter Tätigkeiten werden sie jedoch verwendet.
- Die Schnellkraft ist eine besonders dynamische Kraft für einige Sportarten (Wurfdisziplinen). Sie hat für berufliche Anforderungen eine untergeordnete Bedeutung, kann aber in Verbindung mit der Koordination der Muskulatur bei Anforderungen an die Geschicklichkeit z.B. bei Unfallgefahren wichtig sein.
- Die Kraftausdauer entwickelt bei überwiegend aerober Energiebereitstellung und hoher Ermüdungsresistenz nur geringe Anteile bis ca. 15 % der Maximalkraft. Die Muskeln um das Fußgelenk und am Rumpf sind besonders ermüdungsresistent. Die Muskeln um Ellenbogen und Hand haben eine mittlere Ermüdungsresistenz. Die Muskulatur im Bereich von Knie und Schulter sind am wenigsten ermüdungsresistent und somit am stärksten durch statische Kontraktionen ermüdbar (Frey-Law et al. 2010).

Kraftausdauer ist entscheidend für Haltungsarbeiten des Körpers (Zwangshaltungen) und für Haltearbeiten, z.B. der oberen Extremitäten. Geringe Kraftausdauer der mittleren und tiefen Schichten der Rückenstreckermuskulatur begünstigt die Entstehung von Rückenschmerzen. Die Kraftausdauer der Rumpfmuskulatur beeinflusst auch die Folgen dauernder bewegungsarmer Tätigkeit im Sitzen.

Regulierung von Muskelfunktionen

Muskuläres Gleichgewicht der Antagonisten: Im Muskel-Skelett-System wirken viele Muskeln mechanisch über das Skelett und die Gelenke zusammen. Zwischen den Muskeln bestehen Kraftgleichgewichte, die für die Hinführung und Rückführung einer Bewegung (z.B. Beugen und Strecken) nötig sind. Einem Muskel wirkt für eine bestimmte Haltung oder Bewegung ein Muskel oder eine Gruppe von Muskeln entgegen. Diese antagonistischen Positionen sind nötig, um Bewegungen in einem Gleichgewicht von Muskelanspannungen zielgenau koordiniert und in einem kontrollierten Tempo auszuführen. Muskeln sind deshalb überwiegend in Muskelschlingen funktionell verbunden. Eine praktische Folge: Die Anspannung der Antagonisten trägt dazu bei, dass bei fehlender Übung eine Tätigkeit eine höhere Anstrengung erfordert, weil der kontrollierende bremsende Aufwand der Antagonisten noch deutlich höher als nach einer Phase der Übung ist.

Zur Regulierung von Muskelfunktionen befinden sich in den Muskeln

- Muskelspindeln, die den Muskeltonus über Nervenfasern (γ-Fasern aus Rückenmark und Gehirn) einstellen und so Gelenk- und Körperstellungen halten. Sie schützen die Muskeln vor Überdehnung und wirken an der Feindosierung von Bewegungen durch Zu- und Abschalten von Muskelfasern mit.
- Sehnenspindeln (Golgi-Sehnenorgane), die über Ib-Nervenfasern Informationen über den Spannungszustand der Muskeln an das Rückenmark und die motorischen Zentren des Gehirns leiten. Sie wirken hemmend auf das Motoneuron des eigenen Muskels (autogene Hemmung) und aktivieren zugleich die agonistisch (gleichsinnig) arbeitende Muskulatur.

Formen der Muskelarbeit

Die Art der Belastung des Muskels führt zu unterschiedlichen Formen der Muskelarbeit. Ein wesentlicher Grund dafür ist die Unterbrechung der Muskeldurchblutung während der Kontraktionsphase. Als Richtwert gilt, dass bereits ab einer Muskelkontraktion mit 15 % der Maximalkraft der Muskelinnendruck so hoch ist, dass es zu keiner hinreichenden Durchblutung mehr kommt: Der Muskel arbeitet durch den Sauerstoffmangel anaerob.

Eine pragmatische Einteilung der Art der Muskelarbeit unterscheidet deshalb zwischen dynamischer und statischer Muskelarbeit *(Abb. 1.7)*:

- Statische Muskelarbeit: Der Muskel erzeugt Kräfte, ohne dass es zu einer Bewegung kommt. Durch die dauerhafte Anspannung wird die Muskeldurchblutung bereits bei geringer Belastung ab ca. 10 bis 15 % der Maximalkraft gestört oder unterbrochen. Jede Haltearbeit von Gegenständen oder Haltungsarbeit zur Stabilisierung des Körpers folgt diesem Muster.
- Dynamische Muskelarbeit: Die erzeugten Kräfte führen zu einer Längenänderung des Muskels und Bewegung des Körpers. Der physiologische Vorzug dynamischer Muskelarbeit besteht darin, dass durch rhythmische Anspannung und Entspannung der Muskel die Chance hat, Blut aufzunehmen und Stoffwechselendprodukte abzugeben. Jede Bewegungsarbeit eines Muskels folgt diesem Muster.

Belastungsform		Versorgung der Muskulatur	Funktion
Ruhe	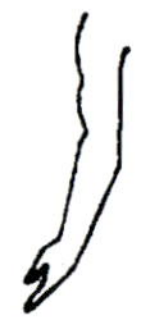	Geringer Sauerstoffbedarf, geringe Durchblutung	
Dynamische Bewegungsbelastung	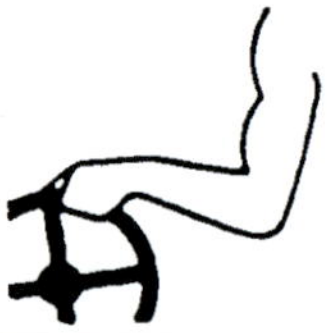	Hoher Sauerstoffbedarf, starke Durchblutung im rhythmischen Wechsel	Hohe Belastbarkeit bis zur Dauerleistungsgrenze, danach beginnender Sauerstoffmangel
Statische Haltebelastung	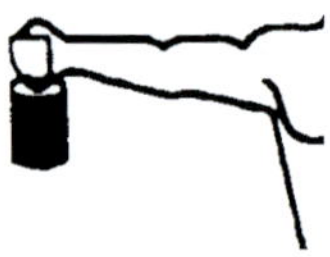	Hoher Sauerstoffbedarf, Durchblutung unterbrochen	Kurzzeitig hohe Belastbarkeit, danach sinkende Kraft und Abbruch

Abb. 1.7: Physiologische Merkmale der Blutversorgung des Muskels bei dynamischer und statischer Arbeit (in Anlehnung an Lehmann, 1953)

Anpassung der Muskulatur durch Training

Körperliche Belastungen üben ständige Reize auf die Funktionen der Muskulatur aus. Diese sind notwendig zur Erhaltung der muskulären Leistungsfähigkeit. Muskelbelastungen führen kurzfristige zu Defiziten an Sauerstoff und Energie, die wieder auszugleichen sind:

- **Gleichgewicht (steady state):** Die Muskulatur befindet sich in einem dynamischen Gleichgewicht (Homöostase), wenn das Defizit von Sauerstoff und Energiesubstraten innerhalb kürzerer Zeit wieder ausgeglichen werden kann. Dabei geht der Muskel wenigstens im Moment des Beginns jeder Tätigkeit kurzzeitig eine Sauerstoffschuld ein *(Abb. 1.8)*. Bei Personen, die an ihre Arbeit mehrere Monate bis Jahre angepasst sind, ist dieses der normale Zustand.
- **Training:** Übersteigt das Sauerstoffdefizit durch Arbeit die Möglichkeiten der Versorgung des Muskels, kommt es zu Anpassungsreaktionen: Vorhandene Kapillaren öffnen sich und neue Kapillaren bilden sich im Muskel, die Zahl der Mitochondrien und deren Enzymausstattung steigt an, die Muskelfasern lagern mehr Myosin ein, so dass ihr Querschnitt zunimmt. Dieser Zustand hält an, bis auf höherem Niveau ein neues Gleichgewicht hergestellt werden kann. Während der Anpassung an neue höher belastende Tätigkeiten oder beim Eintritt in die Berufsausbildung und -tätigkeit kann die Muskulatur zum Beispiel auf diese Weise trainiert werden.
- **Degeneration:** Werden Trainingsreize vermindert, so bilden sich die Elemente der Sauerstoff- und Energiebereitstellung zurück: Das Myosin verringert sich, der Muskelquerschnitt wird geringer, die Durchblutung des Muskels wird geringer. Derartige Reize können bereits durch wenige Wochen Bettruhe oder eine Änderung der Tätigkeit und des Lebensstils entstehen.
- **Alterung – Apoptose und Sarkopenie:** Ab dem 50. Lebensjahr nimmt die Sensibilität der Skelettmuskulatur für körperliche Belastungsreize ab. Es kommt durch natürlichen Zelltod zu einem Verlust an Muskelmasse mit Verringerung der Muskelfaserzahl und ihres Gehalts an Myosin. Training scheint darauf unterschiedlich zu wirken: Während Krafttraining die Apoptose durch oxidativen Stress verstärken soll, vermindert Ausdauer-

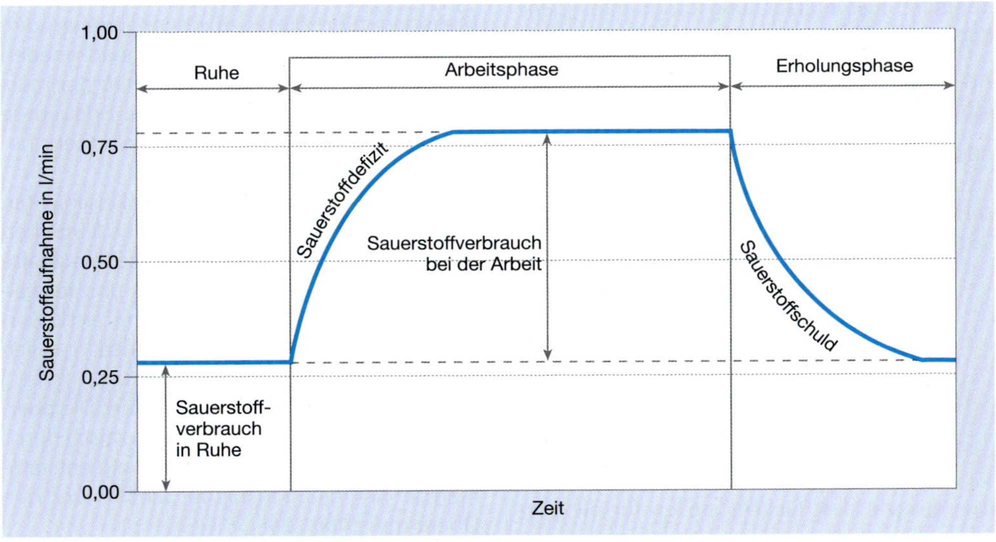

Abb. 1.8: Entstehung und Abbau der Sauerstoffschuld bei Muskelarbeit im Gleichgewicht unterhalb der Dauerleistungsgrenze

training die Apoptose. Der beschleunigte Abbau der Muskelmasse durch Apoptose im höheren Lebensalter wird auch als Sarkopenie bezeichnet.

Die Muskulatur benötigt in der Bilanz immer die Versorgung mit Sauerstoff. Kurzzeitige hohe anaerobe Kraftleistungen ohne hinreichende Sauerstoffversorgung müssen durch Erholungsphasen ausgeglichen werden, in denen die Sauerstoffschuld wieder ausgeglichen wird.
Dynamische Muskelarbeit ist deshalb physiologisch günstiger als statische Muskelarbeit. Die Muskulatur benötigt ständige überschwellige Trainingsreize, die einem Erhaltungstraining dienen. Mit steigendem Alter muss einem natürlichen Abbau der Muskulatur (Apoptose) entgegengewirkt werden.

Anatomie und Funktionen

Hier werden nur solche anatomischen Fakten dargestellt, die für das Verständnis der Wirkungen arbeitsbedingter körperlicher Belastungen auf die Entstehung häufiger medizinischer Befunde von Bedeutung sind. Weitere Erläuterungen finden sich bei der Erklärung der jeweiligen Befunde im Untersuchungsprogramm *(siehe Kapitel 4)*.

Anatomie und Funktionen der Rückenmuskulatur

Rückenmuskulatur sowohl im Lendenbereich als auch im Nacken-/Halsbereich hat eine besonders enge Beziehung zur Entstehung von Rückenschmerzen, da sie

- durch hohe oder einseitige mechanische Belastungen beansprucht werden kann,
- bei strukturellen Veränderungen im Bewegungssegment der Wirbelsäule erhöht beansprucht wird,
- in psychische Prozesse eingebunden ist und auf diese reagiert.

Die Muskeln des Rückens stellen für die Körperhaltung und -bewegung das zentrale Funktionssystem dar. Sie sind morphologisch und funktionell verbunden

- über die Schultern mit der Oberarmmuskulatur,
- über das Becken und die Hüften mit der Oberschenkelmuskulatur.

Für die Beurteilung bei der klinischen Untersuchung und die Ableitung von Funktionsstörungen ist eine Übersicht über die Anatomie und wichtige Funktionen der Muskulatur erforderlich. Funktionell kann die Rückenmuskulatur unterschieden werden in globale Bewegungsmuskulatur über viele Segmente sowie lokale Haltungsmuskulatur vorwiegend in der Tiefe des Rückens zwischen einzelnen bzw. wenigen Bewegungssegmenten der Wirbelsäule und ihrer Bandscheiben.

Muskeln des Rückens sind durch den aufrechten Gang des Menschen im Unterschied zu Vierfüßern ständig einem Wechsel zwischen Muskelanspannung und einwirkender Schwerkraft ausgesetzt. Letztere erlaubt es in bestimmten Positionen, zeitweilig auch ohne Kraftaufwand durch die passiven Funktionen der Wirbelsäule und ihrer Bänder Körperhaltungen einzunehmen („in den Bändern hängen"). Der aufrechte Gang ermöglicht aber im Unterschied zu Vierfüßern keine zeitweilige Abschaltung des Tonus der Muskulatur (Tittel 2003). In der Verteilung zwischen Typ-I und Typ-II-Fasern der Rückenmuskulatur beim Menschen führt dieses zu einem annähernden 50:50-Verhältnis, während sie bei quadropeden Tieren gegliedert ist: Tiefe Schichten der Muskulatur haben bei ihnen mehr ausdauernde Typ-I-Fasern, oberflächliche Muskeln mehr bewegungsaktive Typ-II-Fasern.

Am Rücken werden drei Muskelschichten unterschieden, von denen bei der klinischen Palpation und Angaben über schmerzhafte Triggerpunkte die oberflächlichen und teilweise die mittleren Muskelschichten erreicht werden. Die tiefen Muskelschichten entziehen sich weitgehend der klinischen Diagnostik.

Oberflächliche Muskelschichten: Die oberflächlich gut sichtbaren und diagnostisch durch Palpation leicht erreichbaren Muskeln entstammen der Kombination mit der Schulter und den Oberarmen *(Abb. 1.9)*:

a) Der M. trapezius entspringt in seinen drei Teilen vom mittleren Hinterhaupt und den

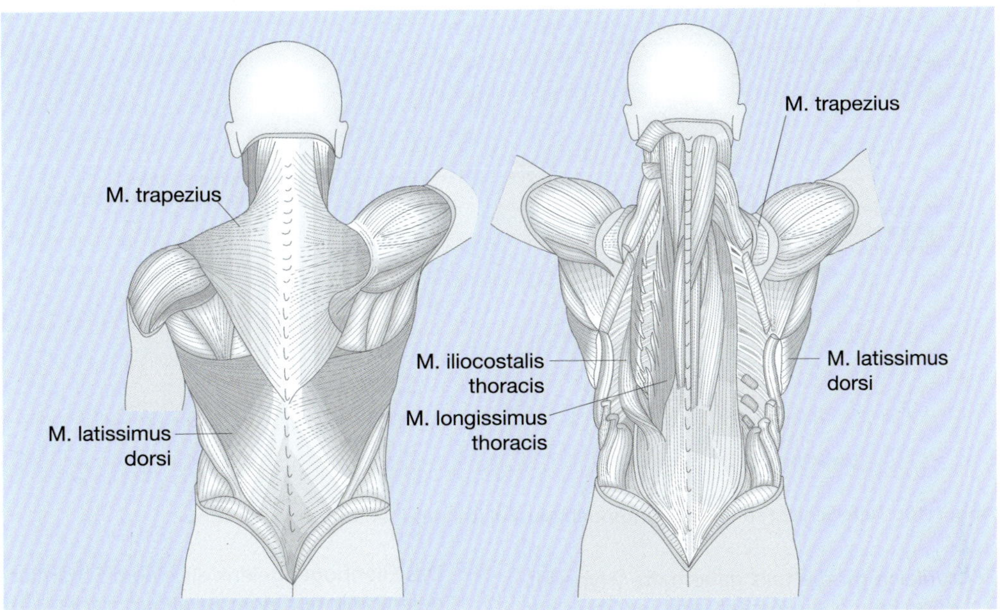

Abb. 1.9: Oberflächliche und mittlere Muskelschichten des menschlichen Rückens

Dornfortsätzen bis hinab zum 12. Brustwirbel und zieht zu Clavicula und Scapula.

b) Der M. latissimus dorsae als breiter Rückenmuskel ist der größte menschliche Muskel: Er entspringt von den Dornfortsätzen der unteren Brustwirbel sowie aller Lendenwirbel und vom Kreuzbein und zieht flächig über den Rücken zum Humerus, den er nach außen drehen kann.

Die Wirkung der oberflächlichen Schicht bezieht sich auf die Körperhaltung und die Kraftübertragung aus dem Schulter-Arm-System.

Mittlere Muskelschichten: Sie entstammen dem lateralen Muskelstrang *(Abb. 1.9)* und bestehen aus

a) dem M. longissimus (langer Rückenstrecker) von der Lenden- und Kreuzbeinregion bis zur oberen Brustwirbelsäule
b) dem M. iliocostalis als seitlicher Rückenstrecker vom Darmbein des Beckens bis zu den oberen Brustwirbeln.

Die Wirkung der mittleren Muskelschichten erstreckt sich über längere Strecken des Rumpfes und überspringt segmentale Effekte.

Tiefe Muskelschichten: Diese Muskeln entstammen dem medialen Muskelstrang *(Abb. 1.10)* und bestehen aus

a) einem spinalen System der Mm. interspinales zwischen den Dornfortsätzen der HWS und LWS und der Mm. intertransversarii zwischen den Querfortsätzen der Hals- und der Lendenwirbelsäule
b) einem transversospinalen System vorwiegend der Mm. multifidii von den Querfortsätzen der Wirbelsäule zu den bis zu 3 Segmente höher gelegenen Dornfortsätzen.

Die Wirkung der tiefen Muskelschichten ist überwiegend segmental und wird deshalb auch zuerst von segmental umschriebenen Störungen der Bewegungssegmente beeinflusst.

In der Beurteilung von Muskelfunktionen des Rückens sind weiter von Bedeutung:

a) die vordere Bauchwandmuskulatur als Kompensation für Beugebelastungen und die Einbeziehung der Bauchpresse in die Rumpfstabilität,
b) die Hüftgelenksbeuger aus dem Becken (M. iliopsoas und M. quadratus lumborum), die

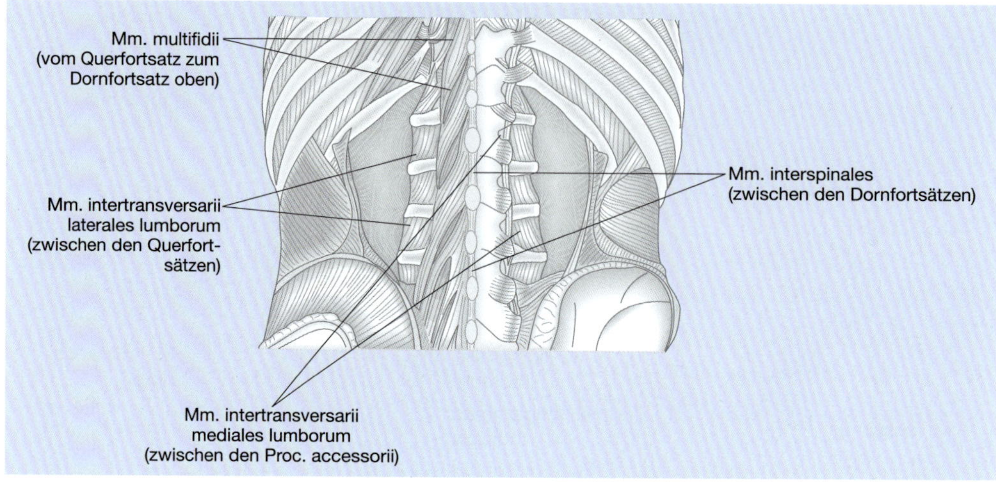

Abb. 1.10: Tiefe Schichten der autochthonen Muskulatur des menschlichen Rückens

zugleich für die teils dauerhafte (Hyperlordose) Beugehaltung der Lendenwirbelsäule entscheidend sind.

Schließlich ist funktionell zu beachten, dass alle Muskeln symmetrisch angelegt sind und deshalb

- einseitige Muskelkontraktionen besonders zur Seitenneigung und Drehung des Rumpfes beitragen,
- beidseitige Muskelkontraktionen überwiegend zur Beugung oder Streckung des Rumpfes beitragen.

Anatomie und die Funktionen der oberen Extremitäten

- Das Schultergelenk, das aus einem Hauptgelenk zwischen Schulterblatt (Scapula) und Oberarmknochen (Humerus) mit dreidimensionaler Beweglichkeit und einer Kapsel aus Muskeln und Sehnen (Rotatorenmanschette) besteht. Zusätzlich bestehen im Schultergürtel zwei weitere Gelenke zwischen Schulterblatt und Schlüsselbein sowie Brustbein und Schlüsselbein.
- Die Schultermuskulatur, die vom Nacken und dem Rücken bis in den oberen Lendenbereich ausgeht und vorwiegend an Schulterblatt und Oberarmknochen ansetzt, neben den Bewegungen auch Tragelasten auf der Schulter bewältigt werden.
- Das Ellenbogengelenk als einem Scharniergelenk mit nur einer Bewegungsachse. An den unteren Epicondylen des Oberarmknochens setzen fast alle langen Hand- und Fingermuskeln in zwei Gruppen an: auf der Innenseite die Beugemuskulatur, auf der Außenseite die Streckermuskulatur. Damit ist die Ellenbogenregion ein sensibler Bereich für Belastungen, die ursächlich im Hand und Unterarm ausgelöst werden.
- Das Handgelenk, an dem insbesondere die langen Muskeln zur Beugung und Streckung der Hand und der Finger durch Sehnenfächer und Bänder umgelenkt werden und damit deren Funktion auch bei Beugung und Streckung der Hand gewährleisten.
- Die Handwurzel als Bereich sensibler Handwurzelknochen sowie die Finger.

Anatomie und die Funktionen der unteren Extremitäten

Die Anatomie und die Funktionen der unteren Extremitäten werden bestimmt durch

- das Becken und dessen Einbeziehung in die Hüft-, Knie- und Fußfunktionen sowie die Fortleitung der statisch bedingten Achsenverhältnisse der unteren Extremitäten: Die ausgeglichene Stabilität des Körpers wird durch die Beinachsen mitbestimmt. Sie verlaufen im ausgeglichenen Zustand durch die Mitte des Hüftkopfs und dessen Abstützung im Pfannendach des Beckens durch die Mitte des Knies zur Sprunggelenksmitte.

- Die Hüftgelenke mit einer Beweglichkeit in 3 Achsen und einer vorwiegend durch Muskeln geprägten Gelenkkapsel ähnlich dem Schultergelenk. Die größten Hüftmuskeln überbrücken
  a) auf der Beugeseite (M. iliopsoas) Strecken von der Lendenwirbelsäule bis zum Trochanter minor des Oberschenkelknochens (Femur) auf der Vorderseite im Retroperitonealraum – sie beugen die Hüfte und Tragen zur Lendenlordose bei,
  b) auf der Streckseite (M. glutaeus maximus, medius, inferius) von der Beckenrückseite vorwiegend zum Trochanter major auf der Rückseite als typische Körperkontur – sie strecken im Hüftgelenk und richten den Körper auf. Sie setzen damit außerhalb der Beinachse an und entfalten so ihre Wirkung.
- Die Kniegelenke als Scharnier- und Drehgelenke, die sowohl Beugung und Streckung als auch eine begrenzte Rotation des Unterschenkels und Fußes zulassen *(Abb. 1.11)*. Letztere wird durch die Menisken als Besonderheit der Kniegelenke geführt, weshalb diese (besonders der c-förmige Innenmeniskus) gegenüber traumatischen Drehbewegungen besonders sensibel sind. Im Stehen auf beiden Beinen verlagert sich die Kraftlinie auf die mediale Seite der beiden Kniegelenke, so dass diese stärker als die laterale belastet ist und deshalb häufiger Arthrosezeichen zeigt.
- Die Füße mit Sprunggelenken und einer Quer- und einer Längsgewölbearchitektur.

1.1.3 Nervensystem

Bedeutung für das Muskel-Skelett-System: Die Sensomotorik

Die Funktionen von Muskulatur und Nervensystem sind eng miteinander verbunden:

- Aus Rückenmark und Gehirn absteigende (afferente) motorische Nervenfasern sen-

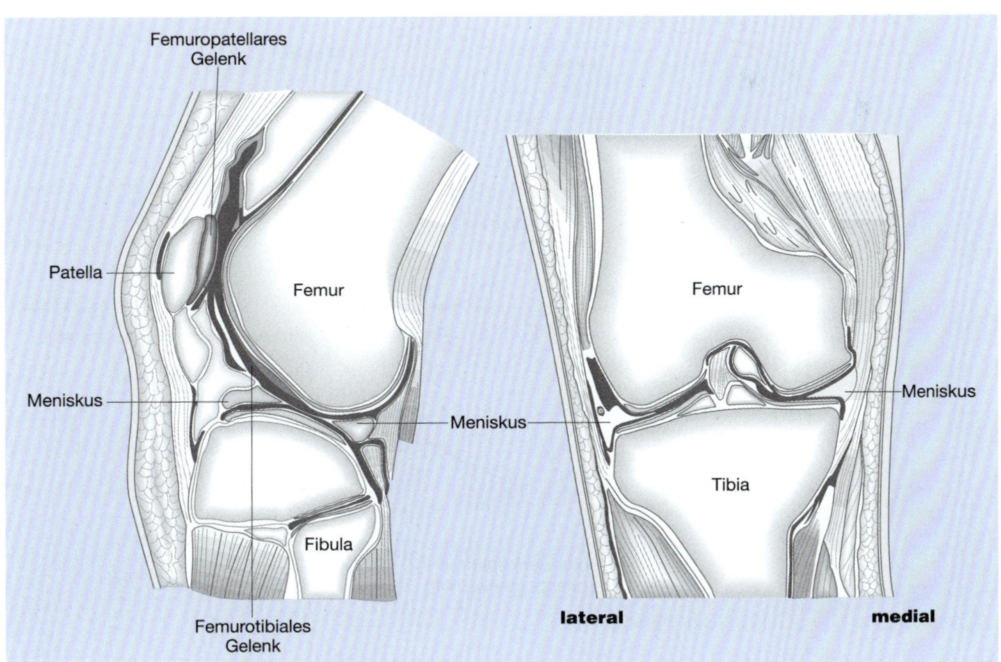

Abb. 1.11: Schnitt durch das Kniegelenk

den Signale an die verschiedenen an einem Bewegungsmuster beteiligten Muskeln sowie zur Stabilisierung des Körpers durch andere Muskeln aus. Sie treffen dort auf die Muskelfasern und deren motorische Einheiten.

- Aus Sensoren in Muskeln, Sehnen, Faszien, Periost, Haut, Fettgewebe u.a. senden aufsteigende (efferente) sensorische Nervenfasern Signale über aktuelle Stellungen, Bewegungen und Spannungen (Kraftausübungen) in den Muskeln. Durch zentrale Verarbeitung werden sie in einem Körperschema des Nervensystems zusammengeführt und ermöglichen die unwillkürliche Stabilisierung der Haltungen sowie die automatisierte Ausführung erlernter Bewegungen. Ein Verlust der Sensorik erlaubt auch bei erhaltener Muskulatur und motorischer Innervation keine motorischen Handlungen.

Innervation der Muskeln und motorische Einheiten

Die Muskelfasern werden durch zwei Typen motorischer Nervenfasern mit unterschiedlicher Funktion gesteuert *(Abb. 1.12)*:

- Aα-Fasern – sie sind für die Muskelkontraktion zuständig.
- Aγ-Fasern – regulieren die Empfindlichkeit der Längenrezeptoren.

Nur die Aα-Fasern werden der motorischen Einheit zugerechnet.

Eine motorische Einheit wird gebildet aus Muskelzellen, einer Nervenzelle und den vermittelnden motorischen Nervenfasern. Die Kopplung der Nervenfasern an die Muskelfasern geschieht über eine motorische Endplatte an der Muskelfaser. Durch die Freisetzung von Acetylcholin wird jeweils eine Muskelzuckung auslöst. Einer Nervenzelle ist eine größere Zahl von Muskelfasern zugeordnet, die bei einer Er-

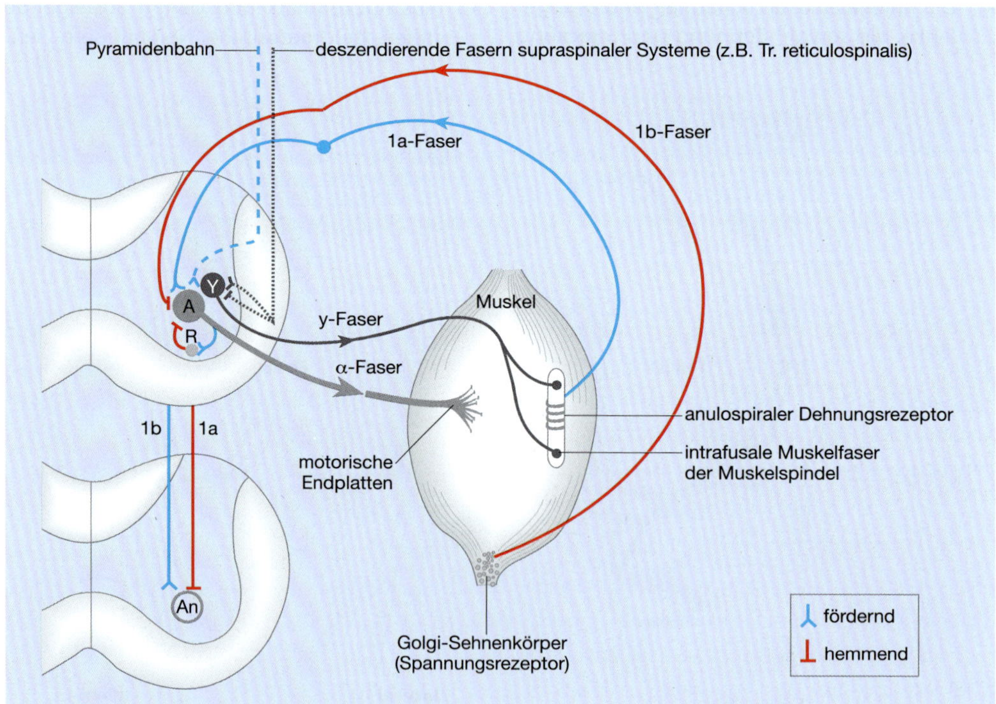

Abb. 1.12: Steuerung der Muskelfunktionen durch das periphere und zentrale Nervensystem (nach Gehlen und Delank 2010)

regung gleichzeitig zucken. In Muskeln für hohe Präzisionsanforderungen ist die Zahl zugeordneter Muskelfasern geringer (ca. 100–300) als bei grobmotorisch tätigen Muskeln (z.B. M. quadriceps femoris oder M. biceps brachii) mit ca. 1000–2000 Muskelfasern je Nervenzelle.

Abstufung der Kraft einer Muskelkontraktion: Diese geschieht durch den Einsatz unterschiedlich vieler verschiedener motorischer Einheiten, die bei Bewegungen zeitversetzt aktiv sind, so dass aus Zuckungen fließende Bewegungen entstehen. Der wechselnde Einsatz motorischer Einheiten erfolgt auch, um bei arbeitsüblichen submaximalen Muskelbelastungen der Ermüdung entgegenzuwirken. Während einzelne motorische Einheiten innerviert werden, können andere eine kurzzeitige „Pause" einlegen (sog. „Recruitment" der Muskelaktivität).

Daueranspannung – die Cinderella-Hypothese: Bei sehr geringer Aktivität bleiben schließlich einzelne Muskelfasern zur Erhaltung des Muskeltonus ständig angespannt. Diese als „Cinderella-Phänomen" (= Aschenputtel – verrichtet ständig Arbeit, während sich andere Fasern ausruhen) bezeichnete Daueraktivität wird zur Erklärung von dauerhaften schmerzhaften Anspannungen einiger Muskeln (insbesondere M. trapezius, M. infraspinatus) herangezogen. Die Cinderella-Hypothese ist auch ein Erklärungsmodell für die psychische Verstärkung von Beschwerden bei dauernder Muskelanspannung.

Steuerung von Muskelbewegungen

Das Nervensystem ist peripher im Rückenmark (spinale Ebene) und zentral im Gehirn (supraspinale Ebene) mit der Steuerung des Muskel-Skelett-Systems in Haltungen und Bewegungen verknüpft.

- **Rückenmark:** Nervenzellen des vorderen Anteils des zellulären Rückenmarks (Vorderhorn) senden segmental in Höhe jeder Zwischenwirbelscheibe über die Spinalnervenfasern für die Bewegungssteuerung der Muskulatur aus. In entsprechender Weise nimmt das Rückenmark in seinem Hinterhorn aus den Bewegungssensoren der Muskulatur (Muskelspindeln, Sehnenrezeptoren s.o.) Informationen über die Stellung und Anspannung der einzelnen Muskeln auf. Für die einfache und wiederkehrende Bewegungssteuerung ist damit bereits eine Regelung möglich. Sie basiert auf dem Reflexbogen zwischen motorischen Nervenzellen des Rückenmarks, den efferenten Nervenfasern zur Muskulatur, den Rezeptoren in der Muskulatur (Propriozeptoren) und den afferenten Fasern zu den sensorischen Nervenzellen im Rückenmark.
- **Gehirn:** Rückenmark und Gehirn sind über vielfältige motorische und sensorische Bahnen miteinander verbunden. Motorische Abläufe bei Bewegungen erfordern die ausgewogene Steuerung vieler direkt beteiligter Muskeln (Bewegung ausführende oder durch Gegenspannung regulierende) und indirekt beteiligter Muskeln (z.B. zur Stabilisierung der Körperhaltung während einer Armbewegung beim Heben einer Last) in jeder Position eines Bewegungsablaufs. Diese Muster werden überwiegend im Kleinhirn gesteuert und sind das Ergebnis eines motorischen Lernprozesses. Die Nervenzellen in der Rinde des Großhirns steuern dagegen die willkürlichen Bewegungen. Sie geben neue Bewegungsabläufe vor, die sich nicht auf vorhandene Muster beziehen oder sie lösen die Entscheidung zu bewussten Bewegungsausführungen aus: Die praktische Ausführung der Bewegungen ist ein kompliziertes Zusammenspiel der spinalen und supraspinalen Nervenzentren, in denen sich erlernte motorische Fertigkeiten abrufen lassen.

Erlernen von Bewegungen: Eine Konsequenz aus der Architektur der motorischen Regulation ist, dass Bewegungsabläufe im Verlauf der kindlichen Entwicklung grundlegend erlernt werden und im späteren Leben für bestimmte Anforderungen einschließlich der beruflichen Aufgaben weiterentwickelt werden. Jede berufliche Ausbildung und jeder Anlernprozess für eine neue Arbeitsaufgabe enthält Elemente motorischen Lernens, die zur Koordination der beteiligten Muskeln führen, die Präzision, den Kraftaufwand und die Geschwindigkeit der Bewegungsausführung optimieren. In der Sportphysiologie werden entsprechende Prozesse in drei Phasen eingeteilt (Meinel und Schnabel 2007):

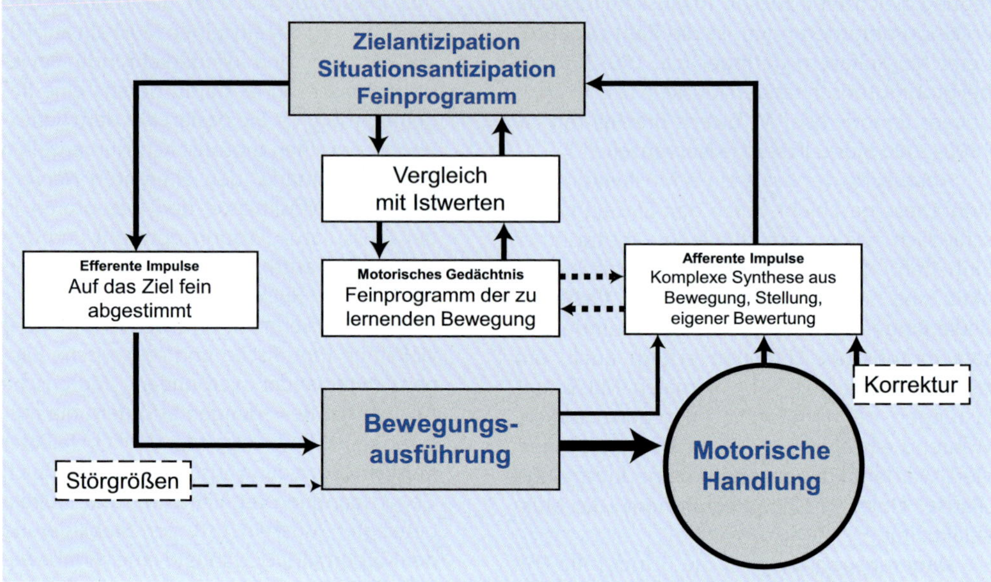

Abb. 1.13: Sensomotorisch stabile Bewegungskoordination (nach Meinel und Schnabel 2007)

- Erlernen der Grobkoordination
- Entwicklung der Feinkoordination
- Stabilisierung der Feinkoordination.

Im Rahmen der psychischen Handlungsregulation werden durch die Verbindung zwischen motorischen und sensorischen Prozessen die Bewegungen *(Abb. 1.13)*

- in der Vorstellung antizipiert und damit bereits die Energiebereitstellung für die Muskulatur gestartet, bevor die Bewegungsaktivität begonnen hat,
- am Ende der Bewegung zwischen dem gespeicherten Bewegungsmuster und der Rückmeldung aus der Muskelperipherie verglichen, um das Bewegungsmuster weiter zu optimieren.

Schließlich werden durch psychische Wechselwirkungen die Muskelfunktionen mit emotionalen und sozialen Prozessen verknüpft. Dieses schafft ein Geflecht zwischen den Funktionen des Muskel-Skelett-Systems und den psychoemotionalen und psychosozialen Prozessen. Ihr wichtigster Ausdruck ist die Vieldeutigkeit von Schmerzen als dem Leitsymptom der Muskel-Skelett-Erkrankungen.

Das Nervensystem ist in die motorischen Funktionen eingebunden, in dem es für effiziente Bewegungen unter direkter und indirekter Beteiligung vieler Muskelgruppen und für das Erlernen neuer Bewegungsabläufe sorgt. Es verknüpft Bewegungen mit sensorischen Prozessen des Sehens, Hörens und des Gleichgewichts sowie mit emotionalen Bewertungen der peripheren Empfindungen als Anstrengung oder Schmerzen.

Auf die Zusammenhänge zwischen Sensorik und Schmerzen wird später eingegangen.

1.1.4 Konditionelle Fähigkeiten

Zusammenfassend aus den dargestellten Eigenschaften des Muskel-Skelett-Systems lassen sich fünf konditionelle Fähigkeiten ableiten (Ikai und Fukunaga 1967), die als „motorische Hauptbeanspruchungsformen" (Hollmann und Strüder 2009) zusammengefasst werden. Im Vordergrund stehen die Fähigkeiten

- Ausdauer
- Kraft
- Schnelligkeit

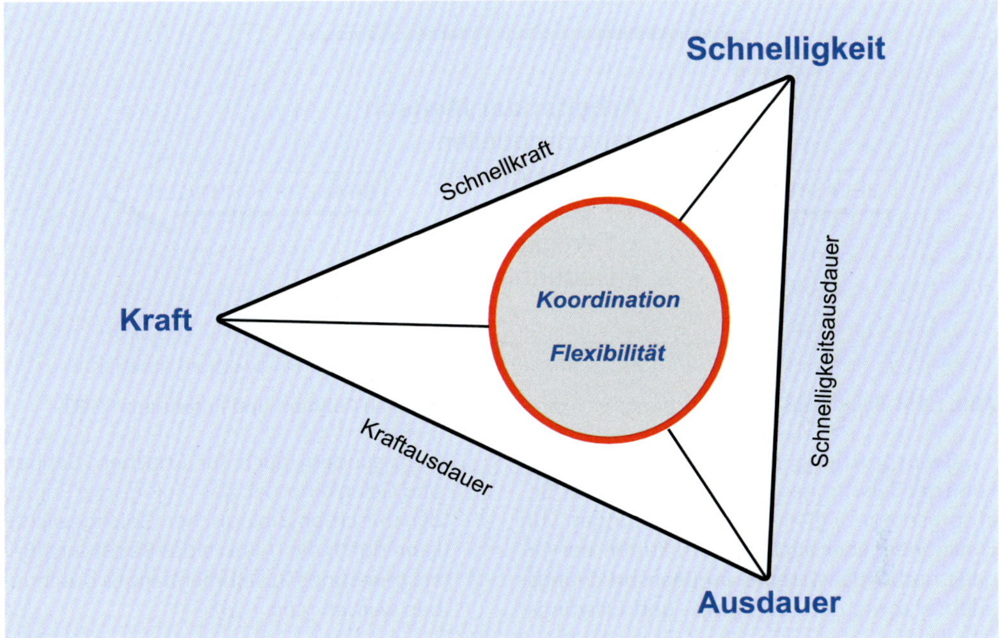

Abb. 1.14: Konditionelle körperliche Fähigkeiten des Menschen (nach Ikai und Fukunaga 1970)

Sie sind durch die Eigenschaften der Muskulatur, des Stoffwechsels und des Kreislaufsystems sowie der Leistung und Regulation des Herzens und der Atmung geprägt *(Abb. 1.14)*.

Das Zusammenwirken von Skelettmuskulatur und Nervensystem hängt innerhalb gezielter Bewegungsabläufe darüber hinaus ab von der Fähigkeit zur

- Koordination.

Die Bewegungsfähigkeit wird auch durch das Zusammenspiel Kondition und Koordination sowie durch den Bewegungsumfang von Gelenken bzw. Gelenkketten bestimmt, d.h. durch die

- Flexibilität.

1.2 Belastungs-Beanspruchungs-Konzept

1.2.1 Das Konzept

Das Belastungs-Beanspruchungs-Konzept ist das Basismodell für die Erklärung, wie annähernd gleiche Anforderungen der Arbeit zu individuell unterschiedlichen Reaktionen einzelner Menschen zwischen Über- und Unterforderung führen. Es trifft sowohl für die physischen Eigenschaften des menschlichen Organismus als auch für die Psyche zu.

Das Belastungs-Beanspruchungs-Konzept geht auf die deutschen Arbeitsphysiologen Rohmert und Rutenfranz (1983) zurück. Sie haben damit zur Klärung der Positionen zwischen den Disziplinen beigetragen, die sich mit den Belastungen und deren Reaktionen beschäftigen, darunter insbesondere der Arbeitsmedizin und Arbeitsphysiologie, der technischen Arbeitswissenschaften und Ergonomie sowie der Arbeitspsychologie *(Abb. 1.15)*.

Belastung: Sie bezeichnet die aus der Arbeitsaufgabe und den Arbeits- und Ausführungsbedingungen resultierenden Einflüsse auf den Arbeitenden, soweit diese Wirkungen auf ihn ausüben. Der Begriff der Belastung ist bezogen auf verschiedene arbeitende Personen wertfrei – trotz unterschiedlicher körperlicher Voraussetzungen haben alle Personen bei gleicher Arbeit gleiche Belastungen.

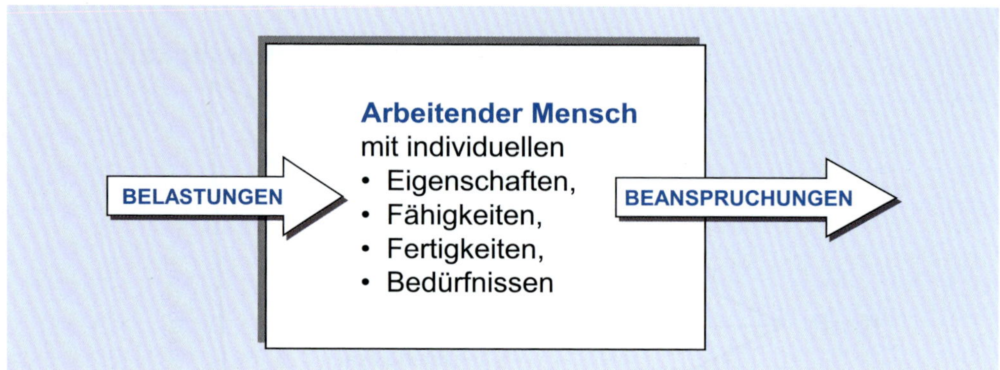

Abb. 1.15: Belastungs-Beanspruchungs-Konzept in Anlehnung an Rohmert und Rutenfranz (1983)

Beanspruchung: Sie kennzeichnet die Wirkung der Belastungen auf den Arbeitenden. Beanspruchung zeigt sich in Veränderungen von Funktionen, aber auch von Strukturen der Organe und Organsysteme, im Beanspruchungserleben sowie der Handlungs- und Leistungsfähigkeit.

Körperliche Belastungen lassen sich zunächst physikalisch nach den Gesetzen der Mechanik mit Hilfe der Biomechanik beschreiben. Sie lassen sich physiologisch beschreiben im Kontext der Strukturen und Funktionen des Muskel-Skelett-Systems. Entscheidend für die Anwendung des Belastungs-Beanspruchungs-Modells auf den Menschen sind zwei Voraussetzungen:

1. Der belastete Mensch ist nicht nur passiv „Opfer" einer Belastung, sondern er reagiert, um die Beanspruchung zu verringern: Die Strategie der Ausführung einer Tätigkeit kann durch verbesserte Koordination des Bewegungsablaufs optimiert werden. Er passt sich funktionell an die Aufgabe an. Die Fähigkeit zur Bewältigung der Belastung kann durch Training der beteiligten Muskeln und anderer Strukturen verbessert und damit die Beanspruchung gemindert werden.
2. Das Muskel-Skelett-System lebt von der Beanspruchung. Alle körperlichen Voraussetzungen für das Bewältigen von Belastungen brauchen ein ständiges Training, um sie wenigstens zu erhalten oder sie zu verbessern – zu fördern. Das gilt nicht nur für Muskeln, sondern auch für Knochen, Sehnen und Gelenkknorpel: Das biologische Prinzip dynamisch-physiologischer Gleichgewichte kann durch die U-Kurve des Belastungs-Beanspruchungs-Zusammenhanges beschrieben werden *(Abb. 1.16)*:

Optimalbereich der Beanspruchung: In einem mittleren Bereich der Belastung ist die Beanspruchung optimal, weil sie ständige erhaltende Reize setzt, aber keine nachteiligen Effekte der Beeinträchtigung von Funktionen und Strukturen des MSS zur Folge hat.

Überfordernde Beanspruchung bei zumutbarer Belastung: Eine Beanspruchung kann individuell zu hoch sein, weil die individuelle Anpassung des MSS an physische Belastungen unzureichend ist. Dieses Anpassungsdefizit bemisst sich an den alters- und geschlechtsspezifischen Normen der Erwerbsbevölkerung. Ursachen sind u.a. dauerhafte körperliche Unterforderung durch Schonung, physisch inaktiver Lebensstil, Arbeit mit Bewegungsmangel. Belastungen treffen auf ungenügend vorbereitete Strukturen und führen zu Überforderungen. Das Gesundheitsrisiko steigt.

Überfordernde Beanspruchung bei hoher Belastung: Übersteigen die Arbeitsbelastungen ein Niveau, das man unter unseren soziokulturellen Rahmenbedingungen als akzeptabel oder nur noch als tolerabel einschätzt, so steigt für die meisten Menschen die Beanspruchung erheblich an. Bei der Überschreitung akzeptabler Belastungen ist eine Überbeanspruchung auch für normal belastbare Personen möglich.

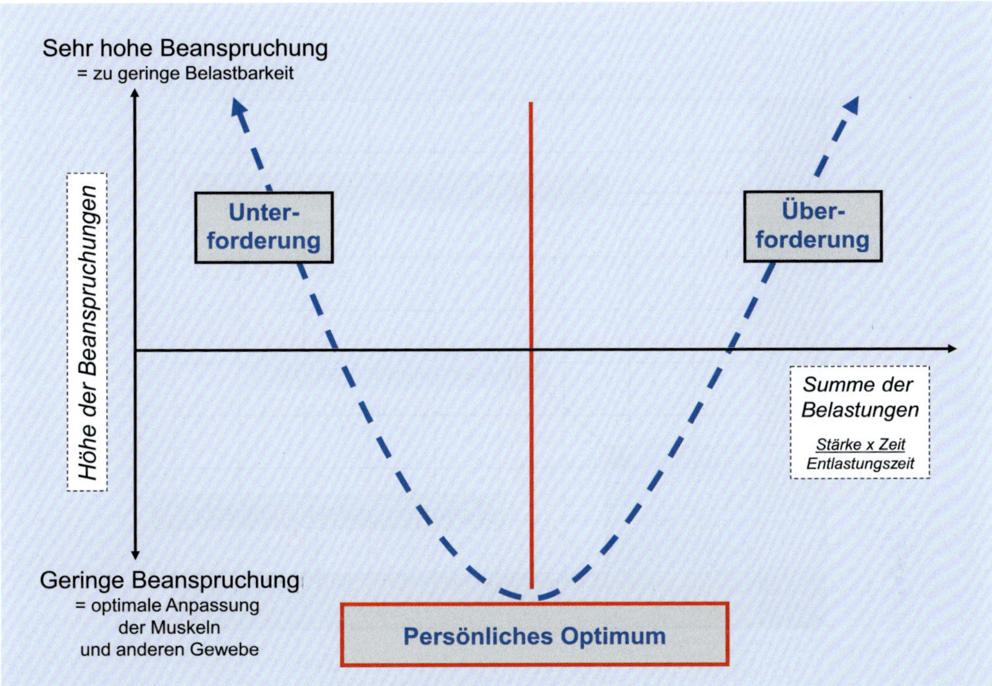

Abb. 1.16: U-Kurve des Zusammenhangs zwischen physischer Belastung und Beanspruchung im Bereich von Optimum, Überforderung und Unterforderung (aus Hartmann und Spallek 2009)

Bei Überschreitung der Schwelle tolerabler Belastungen gelten die Belastungen für die meisten Beschäftigten als gesundheitsgefährdend *(siehe Kapitel 4)*.

Unterforderung durch dauerhaft geringe Beanspruchung: Für viele Beschäftigte besteht heute nicht mehr die Gefahr der körperlichen Überforderung, da für sie körperlich leichte Büroarbeiten bei teils hohen psychonervalen Belastungen aus der Arbeit und ihren Bedingungen typisch sind. Ausgeprägte körperliche Unterforderung über viele Stunden aller Arbeitstage mit geringem Spielraum spontaner Mobilität und Beweglichkeit (z.B. sog. aktenlose Arbeit in Verwaltungen) beseitigt Belastungsreize, die zur Erhaltung der Gesundheit dienen können.

Die Unterforderung wird im Gegensatz zu Überforderungen nicht direkt als nachteilig und zeitweilig sogar als komfortabel erlebt. Ihre Folgen stellen sich mittelfristig ein durch Trainingsmangel mit Überforderungen bei zumutbaren Belastungen (s.o.) und Beschwerden im körperlichen Bereich (muskuläre Verspannungen und Dysbalancen, abnehmende Belastungstoleranz von Muskeln und Gelenken, erhöhte Stresssensibilität etc.

Stärke der Belastung, Einwirkungszeit, Entlastungen und Dosis

Neben der Höhe von Belastungen ist für die Beanspruchung auch ihre Häufigkeit in der Arbeitsschicht und die zeitliche Abfolge entscheidend: In weitem Rahmen werden hohe Belastungen physiologisch toleriert, wenn genügende Entlastungszeiten im Arbeitsprozess vorhanden sind. Dabei sind Überlagerungen der Wirkungen verschiedener Belastungen zu beachten, wenn sie gleiche Muskelgruppen beanspruchen. Das kann z.B. auftreten, wenn dynamische Bewegungsarbeit und statische Halte- oder Haltungsarbeit wechselnd dieselben Rückenmuskeln betreffen. Auch durch Arbeitsverdichtung werden positive Effekte scheinbarer Arbeitserleichterungen (z.B. Mi-

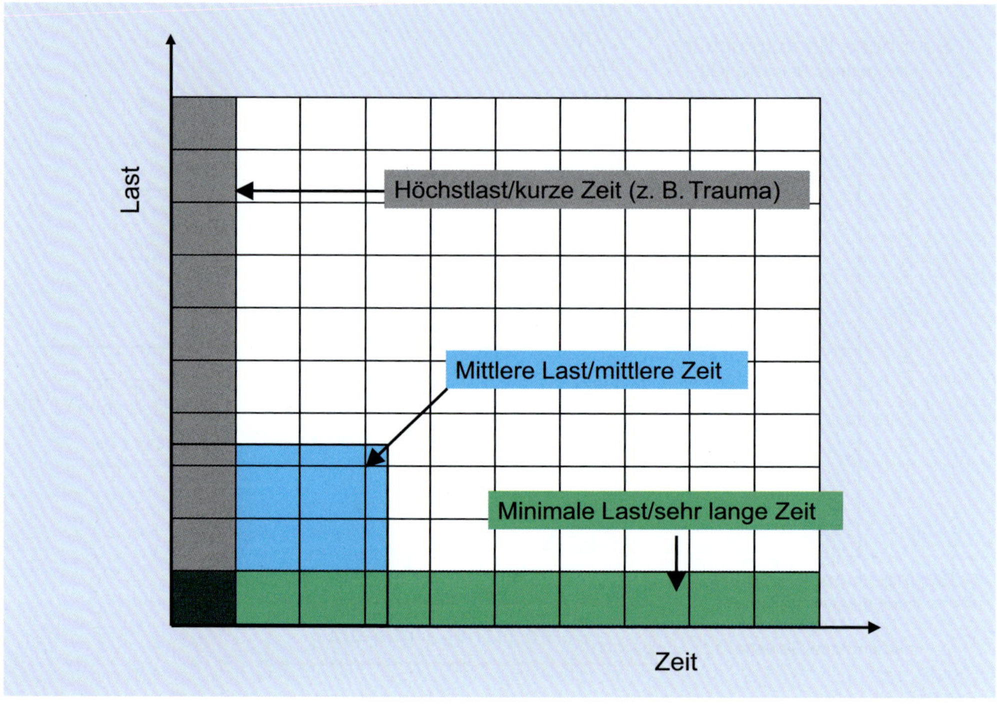

Abb. 1.17: Prinzip gleicher Dosiswerte (Belastung und Zeit gleich gewichtet) bei unterschiedlicher Höhe und Dauer der Belastung

nimierung von Lasten) auf diese Weise wieder aufgebraucht.

Die Zusammenfassung der Wirkungen von Belastungen wird heute in Dosisberechnungen als mathematisches Produkt von Belastungshöhe und Zeit vorgenommen. Diese Zusammenfassung führt bei sehr hohen, mittleren und sehr geringen Belastungen zu identischen Dosiswerten, obwohl anzunehmen ist, dass besonders hohe Belastungen unabhängig von der Zeit plötzliche Schäden verursachen können, minimale Belastungen über sehr lange Zeit dagegen ohne Wirkung bleiben *(Abb. 1.17)*. Grenzen des Dosiskonzepts ergeben sich darum, wenn

- extreme Belastungen nur selten eintreten (Gefahr der Unterschätzung traumatischer Wirkungen) oder
- minimale Belastungen dauerhaft auftreten (Gefahr der Überschätzung akzeptabler Belastungen).

Gleiche Anforderungen der Arbeit führen für alle Beschäftigten zu gleichen Belastungen. Ihre unterschiedlichen körperlichen und psychischen Voraussetzungen führen aber zu sehr verschiedenen Beanspruchungen – trainierende, tolerable, überfordernde oder unterfordernde.
Belastungen werden nicht allein durch die Stärke eines Einflusses (z.B. Höhe der geforderten Kraft) bestimmt, sondern auch durch die Dauer einzelner Anforderungen, die Häufigkeit ihrer Wiederholungen und die Zeiten der Erholungen zwischen den Einwirkungen.

1.2.2 Biomechanik der Belastungen

Grundlagen

Die Biomechanik erklärt die Wirkungen körperlicher Belastungen auf biologische Strukturen nach den Gesetzen der Mechanik, um die Belastungen in den Körperstrukturen abzuschätzen. Kräfte, Momente und Drücke als Folge der Einwirkung äußerer Kräfte oder Muskelkräfte werden untersucht.

Entscheidend für biomechanische Wirkungen sind

- von außen einwirkende Kräfte durch bewegte und beschleunigte Massen (Lasten, Arbeitsmittel)
- die bei der Arbeit gegen sie von den Muskeln erzeugten Aktionskräfte
- die zu tragenden/bewegenden Massen des Körpers (Gewichte des Rumpfes, der Arme etc.)
- die Reaktionskräfte als Hebelkräfte, die im Körper übertragen werden (z.B. Abstand der haltenden Hände vom Körperschwerpunkt im Rumpf)
- die passiv elastischen oder plastischen Reaktionen der belasteten Gewebe wie Bandscheiben, Menisken, Gelenkknorpel und Sehnen und die aktiven Reaktionen der Muskulatur.

Beispiel Belastungen der Lendenwirbelsäule

Biomechanische Untersuchungen der Körperfunktionen spielen in der Orthopädie eine große Rolle für Operationen an Wirbelsäule und Gelenken sowie für die Entwicklung und individuelle Anpassung von Endoprothesen als Ersatz für defekte Gelenk- und Bandscheibenstrukturen.

Um die Einwirkungen äußerer Belastungen auf den gesunden Menschen zu verstehen, ist die Wirkung von Lasten auf die LWS-Region des Rückens am besten untersucht worden *(Abb. 1.18)*:

a) Eine in der Hand gehaltene Last wirkt gemeinsam mit der Länge der Hebelarme aus Arm und vorgebeugtem Oberkörper als Lastmoment, welches die Hand bzw. den Arm nach unten zieht.
b) Die Schultern übertragen dieses Lastmoment von den Armen auf die Wirbelsäule, damit es vom Körper gehalten werden kann. Das Lastmoment muss durch ein Kraftmoment im Körper ausgeglichen werden. Dabei stellt sich ein Gleichgewicht ein (Hebelgesetz).
c) Der Kraftarm an der Wirbelsäule ist der Abstand zwischen dem Drehpunkt in einem Wirbelsäulensegment (Mitte des Wirbelkörpers) und dem mittleren Ansatz der Muskeln zur Ausübung dieser Kraft. Diese Distanz ist gering und wird von Biomechanikern für die Lendenwirbelsäule mit etwa 5 cm angesetzt.

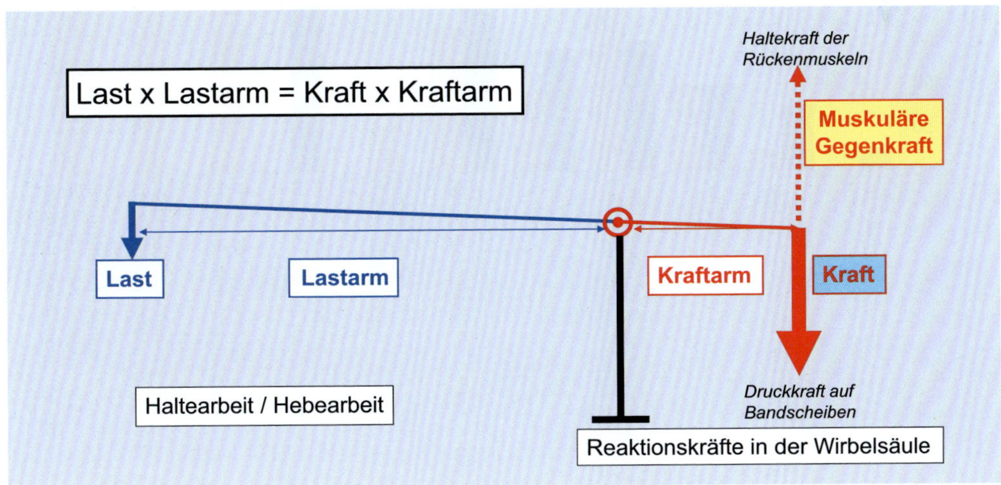

Abb. 1.18: Vereinfachtes Prinzip der biomechanischen Wirkung von Lasten auf die Lendenregion nach dem Hebelgesetz

Aus dieser Konstellation ergibt sich, dass die Kräfte in der Lendenwirbelsäule ein Vielfaches der Kraft des zu haltenden Gewichts betragen können: Je weiter vom Körperschwerpunkt entfernt die Last gehalten wird, umso höher ist die Druckkraft in der Lendenwirbelsäule auf die Bandscheiben.

Daraus ergeben sich aber weitere Ableitungen, die für die Beanspruchung des Rückens beim Heben, Halten und Tragen von Lasten wichtig sind:

1. Die Druckkraft in der Wirbelsäule kann je nach körperlicher Konstitution der Personen auf kräftige Wirbelkörper und Bandscheiben mit großer Querschnittsfläche oder auf sehr grazile Strukturen wirken. Die mittlere Tiefe bzw. Breite der unteren Endplatte des 4. Lendenwirbelkörpers beträgt bei Frauen 28,1 bzw. 41,1 mm, bei Männern dagegen 30,6 bzw. 48,9 mm (Houwen 2010). Damit unterscheidet sich der Druck auf die Bandscheiben bei gleichen Lasten zwischen unterschiedlichen Personen erheblich: Frauen sowie grazile Personen haben bei gleicher Last einen höheren Bandscheibendruck und wahrscheinlich ein höheres Schädigungsrisiko.
2. Für die Aufrechterhaltung der Statik des Körpers beim Halten einer Last ist ein aktiver Ausgleich durch die Rückenstrecker-Muskeln erforderlich. Ihre benötigte Haltekraft steht in einer nicht exakt zu bestimmenden Beziehung zur Druckkraft auf die Bandscheiben. Diese variiert je nach Körperhaltung und wirkt sich auf die im Rücken empfundene Anstrengung (Beanspruchung) aus. Die Muskelanspannung ist

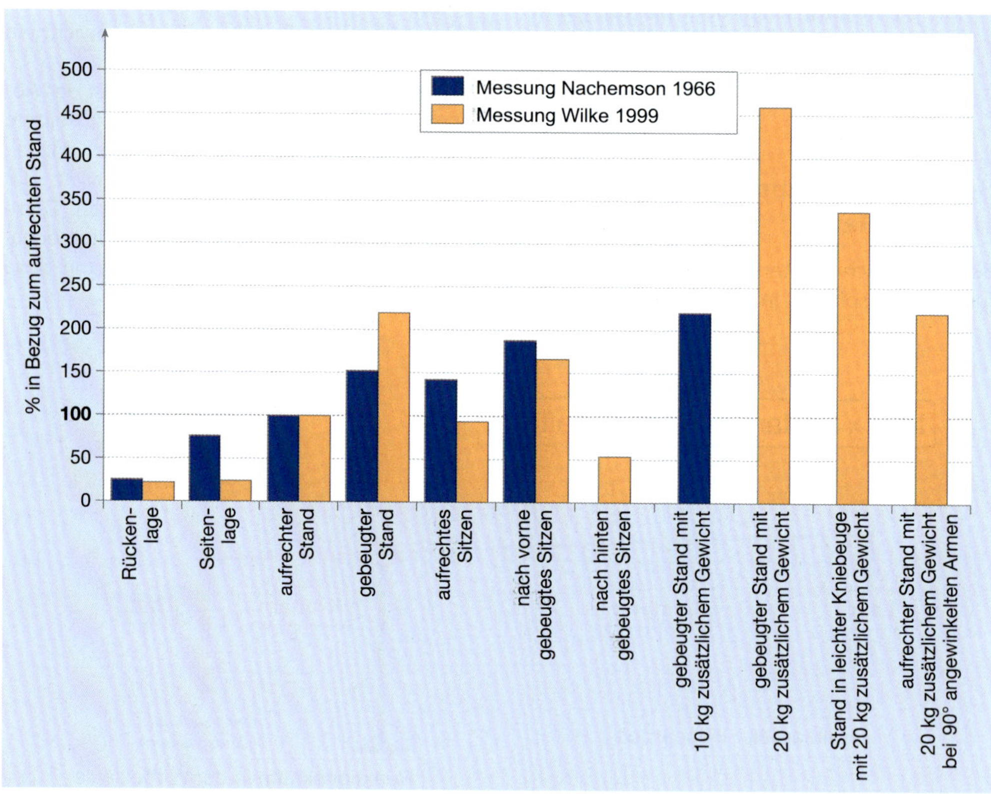

Abb. 1.19: Ergebnisse intradiskaler Druckmessungen bei verschiedenen Körperhaltungen (Angaben in Prozent der Druckkräfte im aufrechten Stand ohne äußere Belastung – Daten von Nachemson 1966, Wilke et al. 1999)

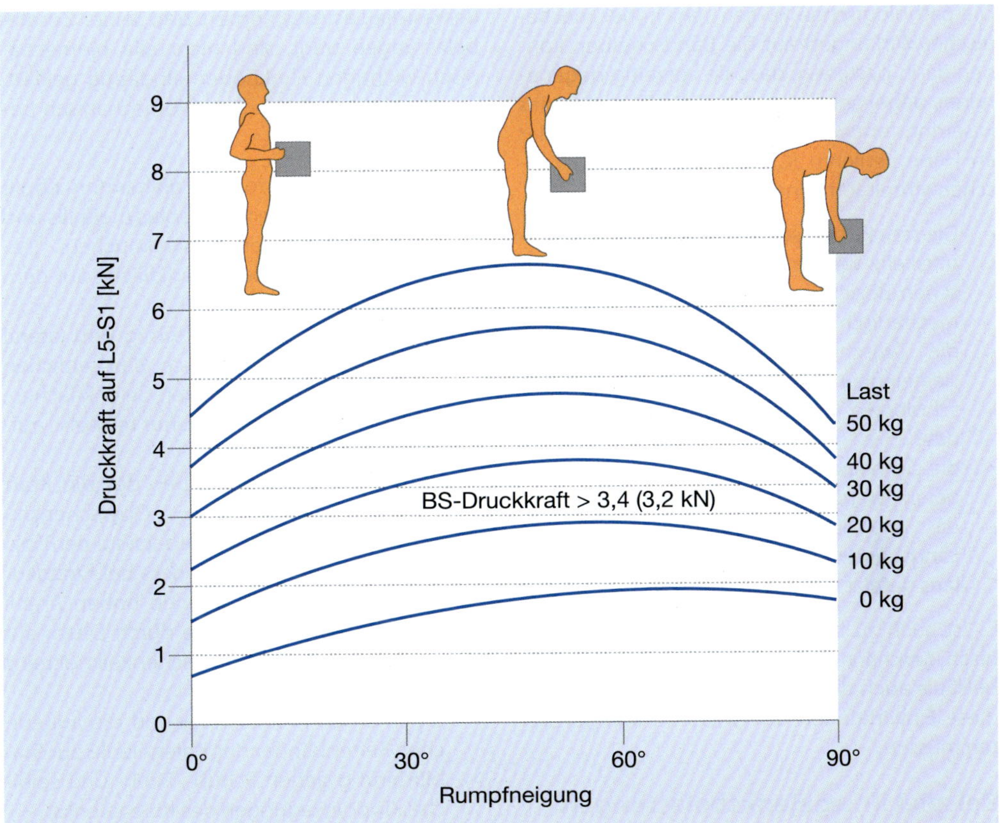

Abb. 1.20: Bandscheibendruckkraft im Segment L5/S1 bei beidhändigem Umsetzen in Abhängigkeit von Last und Rumpfneigung – Abschätzung mit dem Dortmunder Modell (nach Jäger und Luttmann 1994)

damit das wichtigste Element erlebter biomechanischer Beanspruchung.

Die Bedeutung biomechanischer Belastungen ist durch Druckmessungen in den Bandscheiben unter wechselnder Belastung (Nachemson 1976, Wilke 1999) erwiesen worden *(Abb. 1.19)*. Danach kann eine Last von 20 kg in leichter Vorneigung vor dem Körper getragen zum 5-fachen des Bandscheibendrucks einer aufrecht stehenden unbelasteten Person führen.

In Belastungskurven des Biomechanik-Modells „Dortmunder" (Jäger und Luttmann 1994) ist diese Abhängigkeit der Druckkraft der Bandscheibe L5/S1 vom Körperneigungswinkel, den äußeren Abmessungen der Last und der Halteentfernung dieser Last zum Körperschwerpunkt sowie von der Dynamik der Hebevorgänge (Beschleunigungen) dargestellt worden *(Abb. 1.20)*. Das Modell „Dortmunder" dient zur Abschätzung der Wirbelsäulenbelastungen bei der Risikoabschätzung bandscheibenbedingter Erkrankungen der Lendenwirbelsäule.

Die Biomechanik dient zur Abschätzung der Reaktionskräfte innerer Belastungen des Körpers aufgrund der Gesetze der Mechanik. Bandscheiben können dem Vielfachen der Druckkraft der äußeren Einwirkung (Gewichte) ausgesetzt sein. Sie sind darauf biologisch vorbereitet, dieses in einem weiten Bereich ohne Schädigung zu ertragen. Höheres Lebensalter und genetische Anlagen tragen zum erhöhten Gesundheitsrisiko bei.

Die pathologischen Folgen sehr hoher mechanischer Wirkungen auf die Bandscheiben können darin bestehen, dass sie vorzeitig degenerieren, dabei entweder plötzliche Rupturen des Faserrings entwickeln (Protrusion/Prolaps) oder an Höhe verlieren (Chondrose) und den Zwischenwirbelraum einengen.

- Die sehr kurzen segmentalen tiefen Rückenmuskeln werden durch die unphysiologischen Beziehungen der Wirbel zueinander mechanisch hoch beansprucht,
- die Zwischenwirbelgelenke (Zygapophysialgelenke) werden aufeinandergepresst, schmerzen und entwickeln Arthrosen und/oder
- die Spinalnerven können eingeengt und gereizt werden (Wurzelreizsyndrom),
- das im Wirbelkanal verlaufende hintere Längsband der Wirbelsäule kann durch Prolaps gereizt werden und schmerzen.

Es ist auch zu bedenken, dass alle biomechanisch geschätzten Druckbelastungen der Wirbelsäule auch die Rückenmuskeln belasten, die diese Einwirkungen überwiegend kompensieren müssen.

Beispiel Kniegelenksbelastungen

Das Kniegelenk steht auf dem zweiten Rang der Häufigkeit arbeitsbezogener Muskel-Skelett-Erkrankungen. Obwohl es als Scharniergelenk des Beines die Last des Körpers und seiner Zusatzbelastungen trägt, sind nicht alle biomechanisch wichtigen Funktionen eindeutig geklärt. An seinen Funktionen sind biomechanisch beteiligt *(Abb. 1.21)*:

- die aufeinander rollend gleitenden Köpfe der zwei Teilflächen (Malleolus medialis und lateralis) des Oberschenkelknochens (Femur) gegenüber der Gelenkfläche auf dem Tibiakopf,
- die Menisken (medial c-förmig und lateral ringförmig) zum Ausgleich der seitlichen Stabilität der tibiofemuralen Gelenkflächen, die sich wegen ihrer Form nur teilweise aufeinander einstellen,
- die Patella als Schaltkörper, der die Kraft zwischen der Sehne des Oberschenkelstreckmuskels und der Vorderseite der Tibia umlenkt. Er nimmt besonders bei Kniebeugung unter Belastung einen hohen Anteil der Last auf und gibt sie durch Druck auf die Vorderseite des Oberschenkelknochens weiter,
- die internen Kreuzbänder und die äußerlichen Seitenbänder des Kniegelenks zur Stabilisierung gegen Schub-, Dreh- und seitliche Kippbewegungen des Kniegelenks,
- der Gelenkknorpel, der alle miteinander kontaktierenden Flächen überzieht und dem Gelenk eine innere Gleitfähigkeit und Elastizität bei Bewegungen gibt,

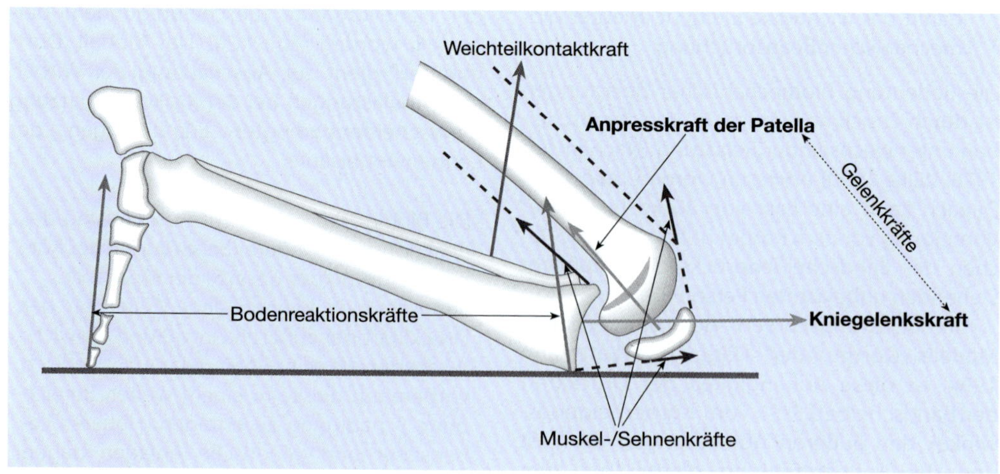

Abb. 1.21: Biomechanik des Kniegelenks bei Beugebelastungen (nach Glitsch et al. 2009)

- eine Gelenkkapsel als weite straffe Hülle der Gelenkstrukturen, die innen von Synovialhaut überzogen ist, welche eine Gleitflüssigkeit (Synovialflüssigkeit „Gelenkschmiere") absondert.

Aus der Biomechanik des Kniegelenks resultiert beim Hinknien und Aufstehen

a) eine Kniegelenkskraft zwischen Femur und Tibia sowie
b) eine Anpresskraft der Patella auf den Femurkopf.

Beim Gehen, Treppensteigen, Springen, Laufen und bei sportlichen Spielen kommen weitere vielfältige Druck-, Dreh- und Scherkräfte hinzu. Maße für die Belastungshöhe im Arbeitsprozess können heute noch nicht angegeben werden.

Kniegelenksbelastungen treffen biomechanisch das Tibiofemoralgelenk, die Menisken und das Retropatellargelenk. Die Belastungen sind während des Hinkniens und Aufstehens am höchsten, während des Kniens und Hockens dagegen erheblich geringer.

1.2.3 Physiologie der Belastung und Beanspruchung

Dynamische Arbeit – Belastung

Die körperlichen Belastungen bei dynamischer Arbeit können physikalisch nach der Formel

Arbeit = Kraft x Weg

abgeleitet werden. Die physiologischen Belastungen des Menschen weichen von dieser Berechnung ab, da neben den äußeren Lasten die bewegten eigenen Körpermassen, die Leerbewegungen zur Rückstellung eines Körperteils in die Ausgangslage und bei komplizierterem Bewegungsmuster auch Mitbewegungen anderer Körperteile sowie Muskelbelastungen durch die Arbeit gegen den Tonus antagonistischer Muskeln in die physiologische Belastung einzubeziehen sind.

Dennoch gilt: Die physiologische Belastung durch dynamische Arbeit ist bei verschiedenen Personen unabhängig von Alter, Geschlecht, Konstitution und Trainingsgrad gleich, wenn die gleiche Arbeit ausgeführt wird. Der Arbeitsenergieumsatz – berechnet aus Sauerstoff-Aufnahme und Kohlendioxid-Ausscheidung – ist bei gleicher dynamischer körperlicher Ganzkörperarbeit gleich. Nicht gleich ist dagegen die Beanspruchung.

Die Beurteilung der Arbeitsschwere nach Kriterien des Arbeitsenergieumsatzes ist zuverlässig nur bei dynamischer Ganzkörperarbeit (mindestens 60 % der Muskelmasse ist in Bewegungsarbeit aktiv – z.B. Rücken und untere Extremitäten) möglich. Belastungen kleinerer Muskelgruppen müssen dagegen durch lokale Messparameter (Elektromyogramm – EMG) physiologisch indirekt beurteilt werden.

Tab. 1.1: Einteilung der Arbeitsschwere auf der Basis von Arbeitsenergieumsatz und mittlerer Herzfrequenz in der Arbeitsschicht bei dynamischer Ganzkörperarbeit (nach Frauendorf et al. 1985)

	Arbeitsschwere	AkJ/Schicht	AkJ/min	HF/min (Mittlere HF in der Schicht)
Männer	leicht	< 4 200	< 9	< 90
	mittelschwer	4 200–6 300	9–13	90–100
	schwer	6 300–8 400	13–17	100–110
	sehr schwer	> 8 400	> 17	> 110
Frauen	leicht	< 3 000	< 6	< 90
	mittelschwer	3 000–4 200	6–9	90–100
	schwer	4 200–5 700	9–12	100–110
	sehr schwer	> 5 700	> 12	> 110

Der Arbeitsenergieumsatz gibt den zusätzlichen Energieverbrauch durch die Arbeit in Abgrenzung zum Grundumsatz (Energieumsatz in Ruhe) sowie bei 24-Stunden-Messungen auch nach Abzug des Freizeitumsatzes an. Auf der Basis des Arbeitsenergieumsatzes erfolgt die arbeitsphysiologische Einteilung der Grade der Arbeitsschwere *(Tab. 1.1)*. Sie liegen:

- für Männer zwischen leichter und sehr schwerer körperlicher Arbeit < 4 200 bis > 8 400 Arbeits-Kilojoule (Arbeits-kJ =AkJ) / Arbeitsschicht bzw. < 9 und > 17 AkJ/Minute;
- für Frauen zwischen leichter und sehr schwerer körperlicher Arbeit < 3000 bis > 5700 AkJ/Arbeitsschicht bzw. < 6 und > 12 AkJ/Minute bei etwa zwei Drittel derjenigen Werte der Männer.

Diesen Werten lassen sich mittlere Herzschlagfrequenzen zuordnen, die als Schwellenwerte der Stufen der Arbeitsschwere gelten *(Tab. 1.1)*. Der Wert der Herzschlagfrequenz an der Schwelle zwischen schwerer und sehr schwerer Arbeit wird als „arbeitsphysiologische Dauerleistungsgrenze dynamischer Muskelarbeit" bezeichnet.

Schwellenwerte des Energieverbrauchs und der Herzschlagfrequenz sind experimentell auch für die Arbeit kleinerer Muskelgruppen der Arme oder Hände bestimmt worden (Frauendorf et al. 1982). Sie sind jedoch wegen der geringen Anstiege gegenüber den Ruhewerten nicht in der Praxis anzuwenden.

Dynamische Arbeit – Beanspruchung

Die Herzschlagfrequenz ist zwar ein häufig genutzter Parameter der Beurteilung von Ganzkörperbelastung, stellt jedoch selbst eine individuelle Reaktion und somit Beanspruchung dar, denn sie hängt neben der physiologischen Belastung auch von den körperlichen Ressourcen zu ihrer Bewältigung ab:

- Ein wenig leistungsfähiges Herz benötigt einen höheren Aufwand überwiegend durch Steigerung der Herzschlagfrequenz, um die gleiche Menge Sauerstoff zur Muskulatur zu transportieren.
- Eine weniger leistungsfähige Muskulatur hat einen geringeren Querschnitt der Blutgefäß-Kapillaren in der Muskulatur und benötigt darum einen höheren Blutdruck zur Versorgung.

Die Unterschiede der Beanspruchungen werden in Belastungstests zur Bestimmung der körperlichen Leistungsfähigkeit bei dynamischer Arbeit auf dem Fahrradergometer mit rhythmischer Kurbelarbeit der unteren Extremitäten unter Einbeziehung der Becken-, Rücken- und Armmuskulatur dargestellt: Die Richtwerte der maximalen Leistungsfähigkeit (z.B. für Ergometertests im Rahmen der Grundsätze der arbeitsmedizinischen Vorsorge) sind darum alters- und geschlechtsabhängig *(Abb. 1.22)*.

- bei Männern zwischen 240 Watt im Alter von 20–24 Jahren und 155 Watt zwischen 60 und 64 Jahren
- bei Frauen zwischen 130 Watt im Alter von 20–24 Jahren und 100 Watt zwischen 60 und 64 Jahren

Anstrengungsempfinden:

Für praktische Beurteilungen der Beanspruchung durch dynamische Muskelarbeit erweist sich das subjektive Anstrengungsempfinden nach Borg (2004) in altersgemischten Gruppen als guter Indikator der Beanspruchungsintensität. Bei gesunden Personen sind die bedeutendsten Faktoren, die das Anstrengungsempfinden bestimmen, die gesteigerte Atmung und die gefühlte Erschöpfung der arbeitenden Muskulatur. Manche Personen empfinden auch die Wärmesteigerung und das Schwitzen als Faktoren, der das Anstrengungsempfinden beeinflussen. Es existieren zwei Versionen dieser BORG-Skala:

Die ursprünglich entwickelte **RPE-Skala** (rate of perceived exertion), erkennbar an ihrem Wertebereich zwischen 7 und 20, der vorwiegend für Ausdauerleistungen eingesetzt wird sowie

- die zur Überwachung der Beanspruchungsintensität empfohlene **CR10-Skala**.

Die Korrelation des Anstrengungsempfindens zur absoluten Herzfrequenz liegt bei Koeffizienten von 0,8, zum relativen Anstieg der Herzfrequenz sogar noch höher. Die Grundlage für diese Einschätzung besteht darin, dass Men-

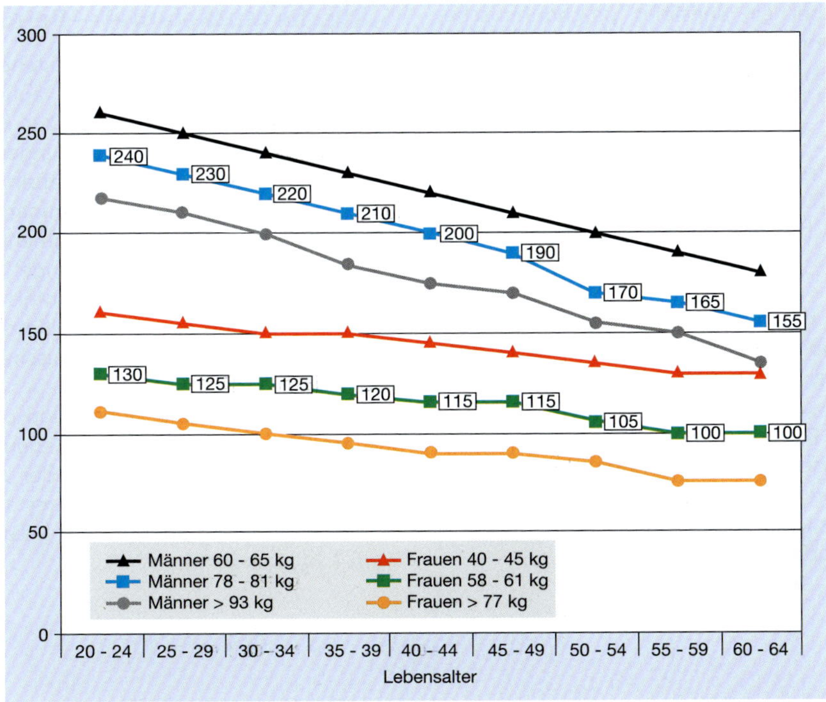

Abb. 1.22: Richtwerte für die maximale Leistungsfähigkeit in Watt (nach Leitfaden für die Ergometrie, DGUV – Chatterjee und Schmeißer 2018)

	Anstrengungungsgrad	Wert
	...	6
	Sehr sehr leicht	7
	...	8
	Sehr leicht	9
	...	10
	Recht leicht	11
	...	12
	Etwas anstrengend	13
	...	14
	Anstrengend	15
	...	16
	Sehr anstrengend	17
	...	18
	Sehr sehr anstrengend	18
	...	20

Abb. 1.23: BORG-Skala (RPE-Skala) zur Messung des Anstrengungsempfindens

schen über ein sensibles psychophysisches Empfinden darüber verfügen, in welchem Grad ihre Leistungsvoraussetzungen ausgeschöpft sind *(Abb. 1.23)*.

Die Belastung durch dynamische Arbeit großer Muskelgruppen kann am Sauerstoffverbrauch gemessen oder aus der Höhe der Herzschlagfrequenz bei der Arbeit abgeleitet werden.
Mit der Herzschlagfrequenz wird die Belastung indirekt aus der Beanspruchung des Herz-Kreislauf-Systems geschätzt. Sie ist abhängig von der individuellen Leistungsfähigkeit des Beschäftigten.
Das Anstrengungsempfinden ist geeignet für die ergänzende Beurteilung der Gesamtbeanspruchung, insbesondere bei mehreren sich überlagernden Belastungen.

Statische Muskelarbeit – Belastung

Statische Muskelbelastungen entstehen durch aufzuwendende Haltekräfte für äußere Lasten oder durch Haltungskräfte zur Fixierung von Körperhaltungen und -stellungen. Dabei wirken Muskelkräfte mit Hebelkräften des Wirkungsbereichs des Muskels zusammen, so dass als physikalische Wirkung ein Moment (Hebelgesetz: Moment = Kraft x Hebellänge) entsteht. Diese Lastmomente sind bei Kenntnis der Körperpositionen und Lasten zu bestimmen, was allerdings besondere biomechanische Modellierungen erfordert.

Die zeitliche Dauer einer statischen Belastung besitzt eine besondere Bedeutung für Höhe der Beanspruchung wegen der unterbrochenen Muskeldurchblutung unter statischer Muskelanspannung ab 15 % der Maximalkraft *(Abb. 1.24)*. Das gilt für

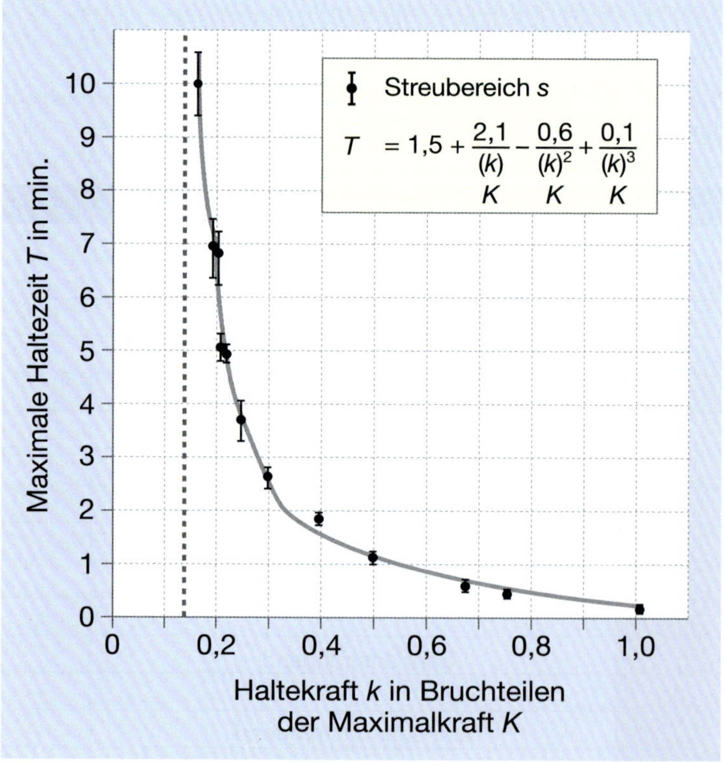

Abb. 1.24: Kurve der statischen Kraftverläufe in Abhängigkeit vom Anteil an der Maximalkraft (nach Rohmert und Rutenfranz 1983)

- Dauerbelastungen schon bei Inanspruchnahme geringer Anteile der Maximalkraft,
- zyklische Muskelanspannungen mit sehr kurzen Unterbrechungen, die keine ausreichende Durchblutung gestatten und zur Kumulation der Belastungswirkung führen.

Statische Muskelarbeit – Beanspruchung

Die Kraftleistungsfähigkeit des Individuums bildet die Basis der Beanspruchung. Die Beanspruchung durch statische Muskelarbeit wird beurteilt aus dem Verhältnis zwischen aufzuwendender Kraft und vorhandener Kraftleistungsfähigkeit. Die wichtigsten Methoden dafür sind die Elektromyographie und die subjektive Einschätzung der Anstrengung im belasteten Bereich der Muskulatur.

Die Bestimmung der Kraftleistungsfähigkeit stößt in der Praxis auf enge Grenzen, da

- die Ermittlung der Maximalkraft aufwändig und schwierig ist, da sie von der Motivation und Anstrengungsbereitschaft mitbestimmt wird,
- eine große Variationsbreite der Kraftleistungsfähigkeit zwischen den arbeitenden Personen besteht. Die Ableitung der Beanspruchung aus der Inanspruchnahme eines Prozent-Anteils der individuellen Maximalkraft *(siehe auch Erhebungsverfahren der physischen Belastung in Kapitel 5)* ist darum praktisch schwer umsetzbar.

Zudem bestehen in der Arbeitswelt häufiger Anforderungen mit submaximalen wiederholten Belastungen (repetitive Arbeiten) als mit dem Einsatz der maximalen Kraftfähigkeiten.

Die Ergebnisse einer experimentellen Untersuchung an 273 männlichen Autowerkern einer breiten Altersspanne (montagespezifischer Kraftatlas der DGUV – BGIA-Report 3/2009) zeigen die große Variationsbreite an einem Beispiel *(Tab. 1.2)*. Die maximalen Aktionskräfte für beidarmiges Ziehen vor dem Körper nach oben mit einem Lastangriffspunkt in 150 cm Höhe bei aufrechtem Stehen sowie bei vorgebeugtem Stehen betragen für 5 % aller Männer nur 350 N (aufrechtstehend) bzw. 247 N (gebeugt stehend). Der Median (50 %) liegt bei 530 N bzw. 403 N, aber 5 % aller Männer erreichen mindestens 730 N bzw. 596 N und somit das 2,1-fache bzw. 2,4-fache der schwächeren Gruppe.

Für eine realistische Beurteilung der Beanspruchung von Kraftanforderungen ist weiter zu beachten, dass

- die von den Muskeln einer Wirkungskette bei bestimmten Haltungen zu erbringenden Kräfte deutlich komplexer sein können als die wenigen bisher gemessenen Kraftfälle,
- derartige Daten vorwiegend für Männer vorliegen,
- die Variationsbreite der erwerbstätigen Bevölkerung wahrscheinlich größer ist als diejenige der gemessenen Beschäftigten der Automobilindustrie.

Orientierungswerte unter Berücksichtigung von Geschlecht, Alter und Händigkeit existieren für die Handdruckkraft (Übersicht bei Serafin et al. 2018). Sie zeigen, dass die maximale Handdruckkraft

- bei Frauen etwa 60 % derjenigen der Männer beträgt,
- ihr Maximum bei beiden Geschlechtern um das 20. bis 30. Lebensjahr hat
- der Altersrückgang um das 50. bis 59. Lebensjahr um 10 %, vom 65. bis 69. Lebensjahr um 20 % liegt,
- die Händigkeit eine Rolle spielt und die nichtdominante Seite (bei Linkshändern

Tab. 1.2: Perzentile und arithmetische Mittelwerte der maximalen Aktionskräfte für das Drücken nach oben vor dem Körper (150 cm Höhe) im aufrechten und gebeugten Stehen als Beispiel für die Variationsbreite von Kräften (Daten aus „Der montagespezifische Kraftatlas" – BGIA-Report 3/2009)

	Perzentile					Mittelwert	±s
	5	25	50	75	95		
aufrecht	350	450	530	610	730	495	62
gebeugt	247	333	403	503	596	391	56

also die rechte Seite) etwa 105 geringere Maximalkräfte aufweist.

Schließlich geben Maximalkräfte nur unsichere Informationen über die Bewältigung von submaximalen Leistungsanforderungen. Hunter (2014) zeigte in einem Review, dass Frauen generell bei ausdauernden und intermittierenden isometrischen Kontraktionen mit gleicher relativer Intensität an verschiedenen Muskelgruppen (Ellenbogenbeuger, Fingerbeuger, Adductor pollicis, Rückenstrecker, Rückenbeuger, Kniebeuger und Atemmuskeln) weniger ermüdbar sind als Männer.

Elektromyographie

Eine Objektivierung der Muskelbeanspruchung ist durch die Messung der elektrischen Muskelaktivität zur Auslösung der Kraftentfaltung im Muskel möglich – die Elektromyographie (EMG). Die von der Oberfläche über dem aktiven Muskel aufgenommene elektrische Aktivität (EA) korreliert unter statischen Bedingungen mit der aufgebrachten Muskelkraft. Zur Beurteilung muss sie allerdings individuell auf die EA bei maximaler Kontraktion normiert werden. Grenzen der Ermittlung der Beanspruchung durch das EMG sind u.a.:

- Es können bei Beschäftigten nur solche Muskeln gemessen werden, deren EMG-Signal die Haut an der Körperoberfläche erreicht.
- Der technische Aufwand der sachgerechten Messung ist trotz Computertechnik noch immer hoch, obwohl messtechnische Lösungen am Computer diese scheinbar einfach erscheinen lassen.
- Es gibt keine Normwerte der EMG-Aktivität, da diese von vielen weiteren individuellen Faktoren abhängig ist.

Subjektive Kraftanstrengung

Die empfundene Beanspruchung als Anstrengung zur Bewältigung einer Aufgabe ist ein geeigneter Indikator der Beanspruchung durch statische Muskelarbeit. Die CR-10-Skala von Borg ist dafür eine geeignete Methode, soweit die Anstrengung konkret auf die betroffene Muskulatur bezogen erfragt wird (z.B. in einem Körperschema von Corlett und Bishop 1976). Einzelheiten finden sich im *Abschnitt 1.2.4 „Psychische Aspekte der Beanspruchung“.*

Die physiologische Belastung durch statische Arbeit wird von der Höhe der Kraftanforderungen durch Haltungs- oder Haltearbeit, ihrer Dauer und der biomechanischen Übertragung im Körper bestimmt. Für die Beanspruchung ist der Bezug auf die schwer bestimmbare jeweilige Maximalkraft des Einzelnen entscheidend. Elektromyographische Untersuchungen stellen die Beanspruchung einzelner Muskeln des Individuums besser dar, sind aber auf komplexe Arbeitsbelastungen schwer übertragbar.

1.2.4 Psychische Aspekte der Belastung und Beanspruchung

Körperliche belastende Tätigkeiten, aber ebenso körperliche Haltungsstabilisierungen bei körperlicher und bei geistiger Arbeit und sensumotorische Tätigkeiten am Computer stehen mit psychischen Regulationsprozessen in enger Wechselbeziehung. Die „Theorie der Handlungsregulation“ (Hacker 2005) geht davon aus, dass die Steuerung und Regelung jeder menschlichen Handlung durch psychische bzw. psychophysische Vorgänge erfolgt. Die Arbeitstätigkeit eines Menschen mit seinen körperlichen und geistig-psychischen Eigenschaften wird als funktionelle Einheit von Vorgängen

a) der Motivation, des Willens und der Erkenntnisse (Antriebsregulation) und
b) des Auslösens und Erlebens auszuführender körperlicher Aktivitäten bei Bewegungen und Haltungsfixierungen (Ausführungsregulation) betrachtet.

Antriebsregulation (Motivation)

Sie bestimmt darüber, ob gehandelt wird. Dabei stehen Absichten, Bedürfnisse, Interessen, Gefühle, Strebungen und Überzeugungen zueinander in Beziehung. Allgemeine Motive wie Nützlichkeit, Selbstbestätigung und existenzielle Sicherung durch Arbeit prägen sie. Die psychischen Auslöser der Antriebsregulation werden überwiegend in der Tätigkeit und deren sozialen Beziehungen erzeugt.

Ausführungsregulation (Kompetenz)

Im Vordergrund stehen die sensomotorische Regulation durch Verkoppelung peripherer und zentraler Strukturen des Nervensystems sowie der psychischen Regulation mit der Motorik der Muskulatur. Kompetenz meint die verfügbaren oder erlernten kognitiven Fähigkeiten und Fertigkeiten, um Aufgaben zu lösen. Alle Ausführungsregulationen schließen das Muskel-Skelett-System ein, denn sie erfolgen letztlich immer durch sensomotorisch geregelte Bewegungen, ob als motorische Handlung der Hände, als Sprachmotorik oder als Dateneingabe per Hand an einer Tastatur. Daneben gehören die begriffliche und die intellektuelle Regulation durch Wahrnehmungen zur Ausführungsregulation.

Was bedeutet das für die Bewältigung von Arbeitsanforderungen an das Muskel-Skelett-System?

- Die Beanspruchung des Muskel-Skelett-Systems durch körperliche Arbeit wird durch die Ausführungsregulation mitbestimmt, indem die Leistungsfähigkeiten über die Höhe der Beanspruchung durch eine Belastung entscheiden. So führt zum Beispiel geringe Muskelkraft zu vorzeitiger Ermüdung, die erlebt wird und aus deren Erlebnis Konsequenzen für die Fortführung der Tätigkeit gezogen werden.
- Die Beanspruchung des Muskel-Skelett-Systems durch körperliche Arbeit wird aber auch durch die Antriebsregulation mitbestimmt. So kann zum Beispiel eine geringe Motivation zur Ausführung einer Tätigkeit oder die Befürchtung, bestimmte Anforderungen nicht oder nur unter der Gefahr einer Schädigung der Gesundheit bewältigen zu können, zu veränderter Anstrengungsbereitschaft oder zum Empfinden körperlich-funktioneller Beschwerden am Muskel-Skelett-System führen.

Die engen Beziehungen zwischen körperlichen Belastungen des Muskel-Skelett-Systems und psychischen Prozessen schlagen sich auch in den Beschwerden und Befunden durch körperliche Über- und Fehlbelastungen nieder.

Ermüdung – psychische Beziehungen zur Beanspruchung des Muskel-Skelett-Systems

Ermüdung ist eine reversible Minderung der Leistungsfähigkeit eines Organs (lokale Ermüdung) oder des Gesamtorganismus (zentrale Ermüdung) als Folge von Belastungen. Ermüdung ist zugleich eine Beanspruchungsfolge und ein biologisches Schutzphänomen des Körpers:

- Körperliche Ermüdung wird als Ergebnis der Verausgabung der Energiereserven und der Anhäufung von Stoffwechselendprodukten in der Peripherie vorwiegend der Muskelzellen erlebt. Letztlich ist damit auch die neuromuskuläre Regulation verbunden, so dass körperliche Ermüdung neben der eingeschränkten körperlichen Leistungsfähigkeit auch zur Schläfrigkeit führt und so mit der psychischen Ermüdung verbunden ist.
- Psychische Ermüdung wird durch die Abnahme der Konzentration und Aufmerksamkeit, durch Denk-, Rezeptions- und Wahrnehmungsstörungen sowie Störungen der sozialen Beziehungen und des personalen Antriebs und der Steuerung gekennzeichnet. Sie kann eine Folge körperlicher Belastungen, aber ebenso mentaler und emotionaler Belastungen sein. Ähnlich erlebte Phänomene, die jedoch ohne echte psychische Ermüdung bleiben, sind die Monotonie und die psychische Sättigung.

Während bei psychischer Ermüdung noch hohe körperliche Leistungen erbracht werden können, trifft das bei körperlicher Ermüdung nicht zu. Beide Formen der Ermüdung werden subjektiv von den arbeitenden Personen nicht eindeutig unterschieden. Bei Kenntnis des körperlichen Belastungsniveaus einer Tätigkeit kann die Ermüdung trotzdem ein geeigneter Indikator der Höhe der Beanspruchung sein. Ein geeignetes Messinstrument ist hier die BORG-Skala.

Eine hohe Beanspruchung der Muskulatur wird erlebt durch

- eine über die Zeit steigende Anstrengung für die gleiche Leistung,
- die Anspannung und „Verkrampfung" der Muskulatur durch den Einsatz einer zuneh-

menden Zahl motorischer Einheiten für die gleiche Leistung,
- das Sauerstoffdefizit in der Muskulatur mit Folgen von Kraftminderung und Schmerz und schließlich
- den unvermeidlichen unwillkürlichen Abbruch der statischen Arbeit wegen muskulärer Erschöpfung.

Die unterschiedliche Motivation der arbeitenden Personen wirkt hier als Störfaktor, soweit sie nicht Ausdruck der psychischen Beanspruchung ist. Innerhalb von Personengruppen vergleichbarer Leistungsfähigkeit und Arbeitsanpassung, wie das bei Berufs- und Tätigkeitsgruppen zumeist zutrifft, sind subjektive Einschätzungen als Merkmale der Beanspruchung geeignet.

Erinnerungen an lange zurückliegende Belastungen sind davon zu unterscheiden, denn sie unterliegen einer Verzerrung durch Erinnerung. Das trifft besonders für epidemiologische Untersuchungen zu, bei denen über Jahrzehnte zurückliegende Belastungen beurteilt werden sollen. Psychische Einflüsse auf empfundene Beanspruchungen, die vermutete Bedeutung für die berufliche Perspektive sowie die Bewertung der eigenen körperlichen Leistungsvoraussetzungen beeinflussen die Erinnerung an die Beanspruchung in der Vergangenheit. Viele Studien zur Ableitung von Schwellenwerten für tolerable Belastungen der Gegenwart verwenden derartige Erinnerungsangaben.

> Ermüdung kann als Folge der Erschöpfung lokaler Energiereserven, als Ausschöpfung der Reserven des Zentralnervensystems durch hohe sensorische, informatorische oder emotionale Arbeitsbelastung oder als allgemeine körperliche Ermüdung mit lokalen und zentralen Ursachen eintreten.
> In der Praxis wird Ermüdung überwiegend durch subjektive Angaben der Betroffenen oder durch Leistungsparameter bei der Arbeit bestimmt.

1.3 Gesundheit und Krankheit – Beziehungen zum Muskel-Skelett-System

1.3.1 Grundlagen

Die Beziehungen der Anteile des Muskel-Skelett-Systems untereinander und zum Nervensystem machen seine Komplexität deutlich, die sich nicht auf biomechanische bzw. biologisch-physiologische Funktionen reduzieren lässt, sondern in enger Verbindung mit den nervalen Regulationssystemen und den psychischen Funktionen stehen. Die Entwicklung des Muskel-Skelett-Systems und die Entstehung von Erkrankungen sind schließlich im sozialen Kontext und mit den Arbeitsbedingungen zu betrachten. Beim erwerbstätigen Menschen treten somit in Beziehung zueinander *(Abb. 1.25)*:

- **Biologische Ebene:** Organstrukturen und -funktionen existieren auf der Basis genetischer Anlagen und der Anpassungen an gesundheitsförderliche und an pathogene Reize der Umwelt. Sie unterliegen dabei den Veränderungen des natürlichen Entwicklungs- und Alterungsverlaufs.
- **Psychische Ebene:** Reize aus dem Körper selbst und aus der Umwelt werden empfunden und bewertet. Auf ihrer Grundlage werden Reaktionsweisen, Handlungsmuster und bewusste Handlungsstrategien abgeleitet. Die psychische Ebene zielt auf die Herstellung einer inneren Balance zwischen den Körperfunktionen im Vergleich mit Zielen der handelnden Personen.
- **Soziale Ebene:** Die handelnde Person existiert im sozialen Kontext, der sich aus dem Lebensverlauf (Sozialisation), den aktuellen Lebensverhältnissen einschließlich beruflicher Anforderungen und Belastungen und den sozialen (kulturell, gruppentypisch, finanziell etc.) Handlungsmöglichkeiten ableitet.

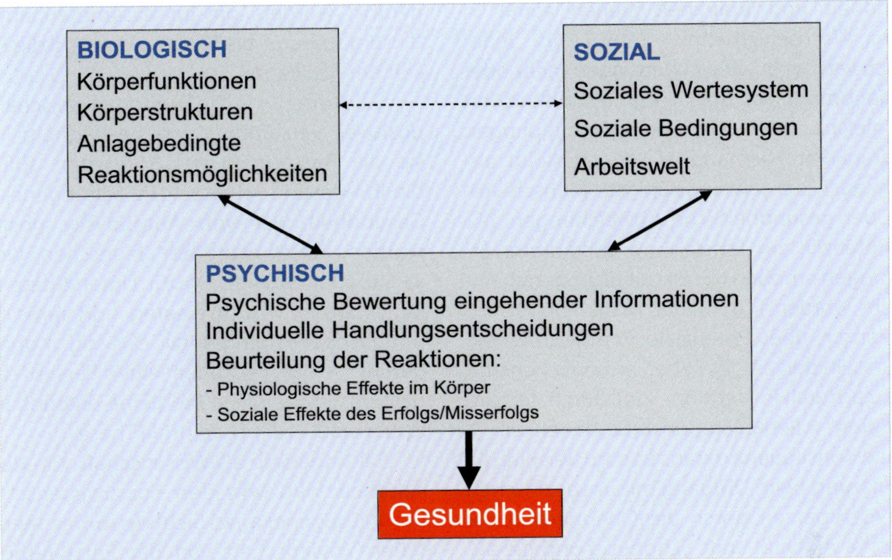

Abb. 1.25: Biologische, psychische und soziale Ebene der Gesundheit

1.3.2 Das biopsychosoziale Modell als Erklärung von Gesundheit und Krankheit

Das biopsychosoziale Modell betrachtet die biologisch-organismische Basis einer Person, ihr Erleben und ihr Verhalten im sozialen Kontext. Geistige Phänomene werden zwar durch physiologische und physikochemische Prozesse erzeugt, sie sind aber nicht auf neurobiologische Eigenschaften und neurophysiologische Prozesse zu reduzieren. Eine noch so genaue Aufklärung der Strukturen und physiologischen Funktionen der Organsysteme untereinander kann die höhere Ebene der Psyche nicht umfassend erklären. Mit neurologischen oder biochemischen Funktionen kann wohl die Basis, aber nicht das Erleben und Verhalten selbst abschließend erklärt werden.

Gesundheit wird hier als die Fähigkeit des Organismus bezeichnet, das eigene Verhalten und die Physiologie mit dem Ziel der Erhaltung der Lebensfähigkeit zu regulieren. Nicht das Fehlen pathogener Einflüsse oder psychosozialer Störungen bzw. Auffälligkeiten, sondern die Fähigkeit, derartige pathogene Faktoren ausreichend wirksam zu kontrollieren, charakterisiert die Gesundheit. Der Übergang von Gesundheit zu Krankheit liegt in Änderungen dynamischer Funktionen des Organismus begründet.

> **Gesundheit** ist die Fähigkeit des Körpers in seinen biopsychosozialen Dimensionen, die Physiologie, die Psyche und das Handeln so zu regulieren, dass seine Funktionen aufrechterhalten werden. Sie steht damit in einem breiten Kontext unterschiedlichster kompensierter Störungen und erhebt keinen Anspruch auf ideale Zustände organismischer oder psychischer Perfektion.

Krankheit und Leiden treten dann ein, wenn die Regulationssysteme – egal ob auf einer oder gleich auf mehreren Ebenen des Organismus oder seines biochemischen, psychologischen oder sozialen Kommunikationsnetzes – versagen (Egger 2017)

> **Krankheit** ist die Einschränkung der autoregulativen Kompetenz zur Bewältigung von Störungen des Systems „Mensch". Bei Krankheit sind relevante biologische oder psychische Regelkreise für die Funktionstüchtigkeit des Individuums überfordert oder sie fallen durch Schädigung aus.

Gesundheit und Krankheit stehen somit in einem Wechselverhältnis *(Abb. 1.26)*: Jeder Mensch verfügt in allen Lebenslagen mehr oder weniger umfänglich über seine Gesundheit, hat aber gleichzeitig Ansätze oder Ausprägungen von Krankheit. Niemand ist somit absolut gesund – auch der leistungsfähigste Mensch verfügt über gesundheitliche Abweichungen, die sein Potenzial zur Entstehung bestimmter Erkrankungen erhöhen („Er ist nur nicht genug untersucht worden"). Bei jeder Krankheit verfügt der Mensch über Potenziale von Gesundheit, die ihm sein derzeitiges Leben ermöglichen und die es u.a. durch Prävention – ggf. durch „tertiäre Prävention" = Rehabilitation auszubauen gilt.

Eine Konsequenz daraus ist zum Beispiel die Veränderung beim Umgang mit unspezifischen Rückenschmerzen durch die Orientierung auf physische Aktivität statt Schonung und die aktivierende Rehabilitation statt passiv pflegender Kuren früherer Zeiten bei Muskel-Skelett-Erkrankungen. Mit diesem Konzept sind zwei Ansätze verbunden, die sich in der Vielfalt der Präventionsansätze von Muskel-Skelett-Erkrankungen wiederfinden lassen: die Salutogenese und die Psychosomatik:

Auf Grund des psychosomatischen Modells der Gesundheit sind zwei weitere Begriffe eingeführt worden, die im Zusammenhang mit diesem stehen – die Salutogense und die Fähigkeit der Resilienz.

Salutogenese: Die Salutogenese schafft ein positives Verständnis von Gesundheit, indem sie die Ressourcen des Menschen aufdeckt, die ihn gesund erhalten. Die Salutogenese der Gesundheit war von Antonovsky postuliert worden. Ressourcen des Menschen werden in Situationen aller Art zur Unterstützung der Bewältigung von Stressoren und ihres Spannungserlebens eingesetzt. Das sog. „Kohärenzgefühl" – das Vertrauen einer Person darauf, dass gesundheitliche Probleme erkennbar und lösbar sind – ist ihre zentrale These.

Salutogenese als Wissenschaft von der Gesundheit wird von den Sozialwissenschaften der Pathogenese als Sichtweise der medizinischen Wissenschaft von der Entstehung von Krankheit gegenübergestellt. Sie ergänzen sich aber in Wirklichkeit: Im o. a. bio-psycho-sozialen Modell von Gesundheit und Krankheit ist die Salutogenese aufgehoben.

Resilienz: Im Zusammenhang mit der Gesundheit versteht man unter Resilienz die „seelische Widerstandskraft", d.h. die Fähigkeit, dass Menschen ihre psychische Gesundheit trotz widriger Lebensumstände aufrechterhalten

	Gesundheit	Krankheit
Biomedizinisch	Organische bzw. körperliche Funktionstüchtigkeit, Ausschluss organpathologischer Befunde **HEALTH**	Organischer (morphologischer) oder organfunktioneller Befund **DISEASE / IMPAIRMENT**
Psychologisch	Gesundsein, Wohlbefinden, Vitalitätsgefühl **WELLNESS**	Befindlichkeitsstörung, Schmerz, Krankheitsgefühl **ILLNESS / DISABILITY**
Ökosozial	Gesundheit als gelungene Anpassung an sozioökologische Lebensbedingungen **PUBLIC HEALTH**	Störungen der sozialen Lebensbedingungen mit Veränderungen der Lebensweise **SICKNESS / HANDICAP**

Abb. 1.26: Biopsychosoziales Modell – Begriffe von Gesundheit und Krankheit (nach Egger 2005)

oder sie nach einer Krise zurückgewinnen. Sie basiert auf dem Konzept der Salutogenese. Als Ursache der Resilienz wird ein komplexer psychischer Mechanismus aus vielen Faktoren vermutet, von denen manche bekannt sind, andere noch nicht (Färber und Rosendahl 2018).

Psychosomatik: Die Psychosomatik verknüpft geistig-seelische Fähigkeiten und Reaktionsweisen von Menschen in Gesundheit und Krankheit in ihrer Verflechtung mit körperlichen Vorgängen, aber auch mit den sozialen Lebensbedingungen. Sie bedient sich heute des bio-psycho-sozialen Modells der Entstehung von Krankheiten. Die psychosomatische Medizin entwickelt Handlungskonzepte, wie sie für die somatoformen Störungen des Muskel-Skelett-Systems angewandt werden.

Das biopsychosoziale Modell von Gesundheit und Krankheit erklärt das ständig vorhandene Wechselverhältnis zwischen den Potenzialen der realen Gesundheit und den latenten Risiken bzw. vorhandenen Merkmalen von Krankheiten.
Es beachtet unterschiedliche Körperzustände in ihren Beziehungen zur sozialen Existenz des Menschen in der konkreten Umwelt – darunter beruflicher Arbeit – und die psychischen Reflexionen des Erlebens der Folgen aus dem Verhältnis zwischen den physischen Voraussetzungen und den sozial zu bewältigenden Anforderungen.

1.3.3 Das biopsychosoziale Modell als präventives Handlungsmodell

Arbeitsmedizin hat im Alltag ständig praktische Fragen über die Beziehungen zwischen Gesundheit bzw. entstehenden Krankheiten und den sozialen Bezügen innerhalb des Arbeitslebens einschließlich geforderter Arbeitsleistungen zu beantworten. Medizinische Diagnostik ist deshalb für die Arbeitsmedizin nur ein erster Schritt zur Beantwortung der an sie gestellten Fragen. Arbeitsmedizinische Diagnostik ist fast immer von den klinischen Disziplinen entlehnt und an die Rahmenbedingungen der Arbeitsmedizin adaptiert. Bei Muskel-Skelett-Erkrankungen liegen die Quellen in der Orthopädie und Unfallchirurgie, in der Physiotherapie, Rehabilitationsmedizin und Manualmedizin, der Psychologie und Epidemiologie.

Eine für die Arbeitsmedizin beispielgebende Umsetzung hat das biopsychosoziale Handlungsmodell bei der Entwicklung der „Internationalen Klassifikation der Funktionsfähigkeit, Behinderung und Gesundheit" (ICF) erfahren *(Abb. 1.27)*. Unter dem Dach der WHO wurde mit der ICF eine systematische Beschreibung der gesundheitlich bedingten Aus- und Wechselwirkungen von Erkrankungen auf den Ebenen der Funktionen, der Aktivitäten und der Teilhabe an Lebensbereichen (z.B. Erwerbsleben,

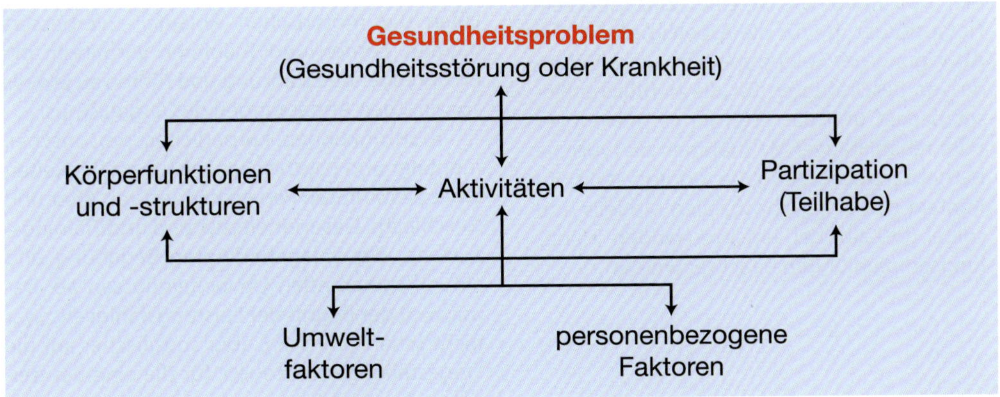

Abb. 1.27: Biopsychosoziales Modell der Gesundheit im ICF (Internationale Klassifikation der Funktionsfähigkeit, Behinderung und Gesundheit) der WHO

Erziehung/Bildung, Selbstversorgung) vor dem Hintergrund ihrer Lebenswelt vereinbart. Der bio-psycho-soziale Ansatz erhöht die Transparenz funktionsbezogener diagnostischer Ergebnisse und therapeutischer Strategien.

Für die Arbeitsmedizin schließt das bio-psycho-soziale Handlungsmodell die Feststellung von körperlichen strukturellen oder funktionellen Normabweichungen und psychischen Zuständen ein, die sich beziehen auf

- das gesundheitsrelevante Verhalten,
- soziale Kontextfaktoren in der Arbeit und in den Beziehungen zu Familie und Freunden,
- Merkmale der sozialen Sicherheit als Basis des Handlungsspielraums,
- psychische Widerspiegelungen erlebter und im sozialen Kontext bewerteter körperlicher Beeinträchtigungen sowie von
- Rückwirkungen dieser Widerspiegelungen auf die funktionale körperliche Gesundheit.

Für Standardsituationen der arbeitsmedizinischen Beurteilung und Beratung (z.B. Entstehen und Bewältigen lumbaler Rückenschmerzen in Beziehung zu verschiedenen körperlichen Belastungen oder Belastungsdefiziten) stehen der Arbeitsmedizin theoretisch begründete Ansätze *(siehe Kapitel 1.4)*, aber noch keine genügend aufbereiteten Werkzeuge zur Verfügung, um diesen Beratungsansatz effizient und durchgängig nach einem bio-psycho-sozialen Handlungsmodell zu gestalten.

Das biopsychosoziale Modell von Gesundheit und Krankheit ist eine konzeptionelle Herausforderung für die Arbeitsmedizin: Die Abwägung der Folgen medizinischer Befunde von Beschäftigten für die berufliche Einsetzbarkeit und das Erfordernis präventiver oder rehabilitativer Maßnahmen als typische betriebsärztliche Aufgabe erfolgt steht im Kontext des biopsychosozialen Modells und sollte deshalb bei entsprechenden Handlungsempfehlungen beachtet werden.

1.3.4 Leistungsfähigkeit: Bewältigung und Überforderung

Begriff der Leistungsfähigkeit

Der Begriff der Leistungsfähigkeit von Menschen wird in der Arbeitsmedizin und Arbeitswissenschaft in vielfältigen Zusammenhängen mit Betonung seiner körperlichen oder sensorischen, kognitiven und psychischen Aspekte je nach der im Vordergrund stehenden Fragestellung unterschiedlich verwendet. Er ist nicht auf die Beurteilung von physiologischen Funktionen beschränkt. Eine „Arbeitsleistung" ist stets Ausdruck der gesamten Persönlichkeit und beruht auf dem komplexen Zusammenwirken einer Vielzahl einzelner Fähigkeiten. Es gibt darum keinen universell anwendbaren Begriff für die Leistungsfähigkeit.

In der Umgangssprache ist häufig von „der Leistungsfähigkeit" die Rede. Damit wird der Eindruck vermittelt, dass es möglich sei, eine generelle Fähigkeit erwünschter oder angestrebter Leistungen beliebiger Art zu beschreiben (Hartmann und Seibt 2020).

Die jeweilige Leistungsfähigkeit bildet die spezifische Befähigung zur Erfüllung einer ganz bestimmten Aufgabe ab. Diese Fähigkeit ist zum Zeitpunkt ihrer Überprüfung strukturell und funktionell individuell determiniert. Sie kann aber durch Lernen, auch motorisches Lernen, und durch Trainieren – Schaffung der morphologischen und funktionellen Basis und Üben der motorischen Abläufe – verbessert werden. Lernen und Trainieren vermitteln die entsprechende Erfahrung und führen zu jeweils spezifischen Anpassungen des Organismus.

Basisfunktionen körperlicher, sensorischer, mentaler und psychischer Leistungsfähigkeiten einer bestimmten Person hängen von Alter und Geschlecht, Gesundheitszustand und Trainingszustand, der anlagebedingten Begabung und aktuell variierenden Umwelteinflüssen ab. Damit wird der Begriff der Leistungsfähigkeit zwar nicht scharf umrissen, aber spezifischer auf die Fragestellungen bezogen, für die eine Beurteilung erwartet wird.

Die Beurteilung der Leistungsfähigkeit mit leistungsdiagnostischen Testmethoden und

Beurteilungskriterien bildet auch für körperlich belastende Tätigkeiten nur Teilaspekte der realen Leistungsfähigkeit ab. Leistungsfähigkeit kann also durch Testen einzelner Komponenten nicht abschließend ermittelt werden, weil sie immer ein Ergebnis integrativen Zusammenwirkens mehrerer physischer und psychomentaler Komponenten ist. Dennoch geben Testverfahren für bestimmte Komponenten zur Erbringung einer Leistung wichtige Anhaltspunkte.

Fremdbeurteilungen der Leistungsfähigkeit einer arbeitenden Person erfolgen in der Regel durch die Prüfung der Bewältigung einer gegebenen Arbeitsanforderung

- spontan in der Praxis durch die Erfassung der Arbeitsleistung oder
- pragmatisch mit geringerer Spezifität durch die Abschätzung einer vermuteten Leistungsfähigkeit durch medizinische Untersuchung oder psychologische Exploration oder
- gezielt durch besondere diagnostische Verfahren wie Assessments der körperlichen Leistungsfähigkeit (z.B. Ergometrie, EFL, medizinische und psychologische Belastungstests).

Mit steigender Objektivität bei der Ermittlung einzelner Komponenten der Leistungsfähigkeit steigt jedoch nicht automatisch die Validität der Aussagen bezogen auf die Bewältigung einer geforderten Leistung.

Norm und Bewältigung

Diagnostische Testergebnisse sollten durch den Vergleich mit Normen bewertet werden, denen eine statistische Basis über gruppentypische Werte zugrunde liegt. Verfügbare Normwerte der körperlichen Leistungsfähigkeit sind bei Hartmann, Serafin und Klußmann (2018) dargestellt.

Der wissenschaftlichen Gültigkeit von Normwerten sind Grenzen gesetzt. Sie liegen in

- der Verfügbarkeit spezieller Normwerte: Für viele Leistungsanforderungen ist es derzeitig nicht möglich, für die Praxis anwendbare präventiv wirkende Schwellenwerte zu ermitteln, wie sich an den Fähigkeiten zur Bewältigung von Zwangshaltungen (z.B. Akzeptanz- und Toleranzschwellen zur Dauer der erträglichen Arbeit im Beugen und Bücken) zeigt
- der Gültigkeit ermittelter Normwerte: Die Ermittlung von Normwerten an Testkollektiven als aufwändiger Prozess führt zu Einschränkungen ihrer Gültigkeit, denn andere damit zu beurteilende Beschäftigte könnten andere Leistungsvoraussetzungen als das Testkollektiv haben
- der Übertragung von gruppentypischen Normwerten auf Personen: Insbesondere durch den gleichzeitigen Einsatz von Frauen und Männern, jungen und älteren bzw. alternden Personen sowie gesunden und leistungseingeschränkten Personen entsteht eine weite individuelle Toleranzbreite von Leistungsvoraussetzungen.

Insbesondere die orthopädisch und manualtherapeutisch geprägte Diagnostik muss weitgehend auf statistische Norm- und Referenzbereiche verzichten. Sie ist noch immer durch subjektive Experteneinschätzungen begründet, denen Detailkenntnisse und Erfahrungen zu Grunde liegen, die oftmals nur aus Beobachtungen gewonnen werden. Dennoch ist ihre Objektivität stark eingeschränkt und die Untersucherreliabilität ihrer Ergebnisse ist beschränkt.

Kompensation von Defiziten der Leistungsfähigkeit

Verschiedene Menschen bewältigen gleiche Aufgaben mit der individuellen Vielfalt ihrer aufgabenspezifisch eingesetzten und leistungsrelevanten Merkmale keineswegs gleich. Unterschiedliche Personen bringen bei der Ausführung einer Aufgabe persönliche Erfahrungen im Umgang mit ähnlichen Aufgabenstellungen ein. Diese haben sie auf Grund ihrer Leistungsvoraussetzungen oder der Bestätigung durch Dritte als erfolgreich erlebt. Auf der Ebene des Muskel-Skelett-Systems können zum Beispiel Schwächen bestimmter Muskeln durch Stärken anderer Muskeln ausgeglichen werden. Dabei treten zueinander in Beziehung *(Abb. 1.28)*:

- körperliche Leistungsvoraussetzungen auf Grund des Körperbaus, der Biomechanik, der Kraftleistungsfähigkeiten der Muskeln sowie der kardiovaskulären Voraussetzungen zur Versorgung der Muskulatur,

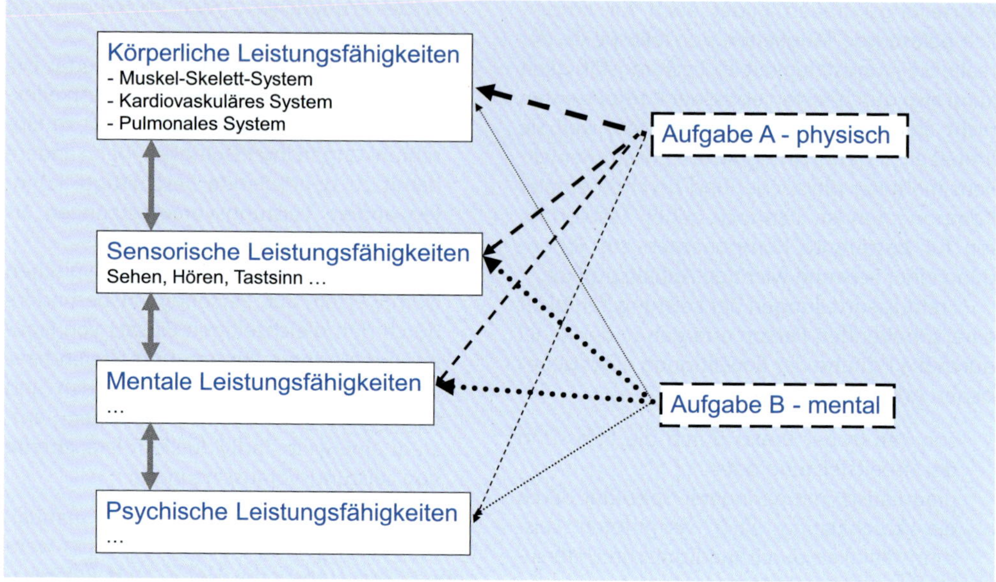

Abb. 1.28: Zusammenwirken von Komponenten der Leitungsfähigkeiten an zwei Beispielen physischer und mentaler Arbeitsaufgaben

- sensorische Leistungsvoraussetzungen zur Erlangung und Verarbeitung von Informationen,
- mentale Leistungsvoraussetzungen zur Entwicklung und zur Anpassung einer zunächst bewussten, später unterbewussten Handlungsstrategie mit dem Ziel des rationellen Einsatzes körperlicher Ressourcen,
- psychische Leistungsvoraussetzungen zum Beispiel der Motivation zur Bewältigung einer Aufgabe in der Realität der Arbeit bzw. in Testsituationen, aber auch der Selbsteinschätzung zur Bewältigung oder erlebten bzw. befürchteten Bewältigungsschwierigkeiten (Stress).

Das bedeutet:

- Bei Gesunden entsteht bereits ein individueller unverwechselbarer Handlungsstil, der zum Beispiel plausibel beim Gangbild einer Person für Dritte erkennbar werden kann.
- Bei Personen mit krankheitsbedingten Leistungsdefiziten entsteht durch Kompensation von Defiziten innerhalb der Leistungsvoraussetzungen ein ganz besonderer Handlungsstil. Er macht es möglich, auch mit körperlichen Defiziten eine erlernte oder vergleichbare Tätigkeit auszuführen.

Für die diagnostische Praxis der Arbeitsmedizin ergibt sich: Auch die genaue manualmedizinische oder physiologische Diagnostik der Leistungsfähigkeit bestimmter Muskeln sagt bei Personen ohne schwere strukturelle Defizite wenig über die Bewältigung gegebener Aufgaben aus. Die Art der Kompensation individueller leistungsrelevanter Merkmale ist in den meisten Fällen nicht bekannt. Das bedeutet: Der Rückschluss von einer abstrakt getesteten Leistungsfähigkeit auf eine konkrete, berufliche Leistungsfähigkeit muss mit einem Transferverlust einhergehen: Je unähnlicher beide sind, desto größer der Transferverlust (Ulmer 2003).

Überforderungen

Der Begriff der Überforderung beschreibt Konstellationen, bei denen die in den Anforderungen erwartete Leistungsfähigkeit

- gar nicht (Abbruch der Arbeit) erbracht werden kann oder
- nur unter so erheblichem Einsatz von Leistungsreserven erbracht werden kann, dass

die Erholung bis zum Folgetag der nächsten Arbeitsschicht nicht ausreicht, um die psychophysischen Defizite durch Ermüdung und andere Beanspruchungsmerkmale vollkommen wiederherzustellen.

Der Beginn eines pathologischen Prozesses mit der Folge von dauerhaften funktionellen Störungen oder strukturellen Schädigungen ist eingeleitet worden, wenn die Beanspruchung durch die Arbeit nicht sofort oder in kürzerer Zeit vermindert wird.

1.4 Erkennung von arbeitsbezogenen Muskel-Skelett-Erkrankungen

Um arbeitsbezogene Muskel-Skelett-Erkrankungen bei einzelnen Beschäftigten zu erkennen, gibt es verschiedene Zugangswege:

- Es werden arbeitsabhängige Beschwerden geklagt, die sich in der Regel auf die besonders belasteten Körperregionen beziehen und bei Entlastung (Freizeit, Urlaub) vermindern;
- Es kommt zu ärztlichen Behandlungsfällen ggf. mit Arbeitsunfähigkeit, die vom behandelnden Arzt als arbeitsbezogen erkannt werden. Da dieses überwiegend nicht beim Betriebsarzt selbst, sondern durch Haus- und andere Fachärzte geschieht, würde das deren Kooperation mit Betriebsärzten erfordern.

Gegenwärtig ist eine enge Kooperation zwischen behandelnden Ärzten und Betriebsärzten evtl. beim Eingliederungsmanagement nach längerer Erkrankung, jedoch weniger bei Beschwerden und Behandlungsfällen sichergestellt. Eine arbeitsmedizinische Vorsorge durch die Arbeit bei wesentlich erhöhten körperlichen Belastungen kann entsprechende Beschwerden und Befunde systematisch erfassen, um notwendige Interventionen im Verhalten oder

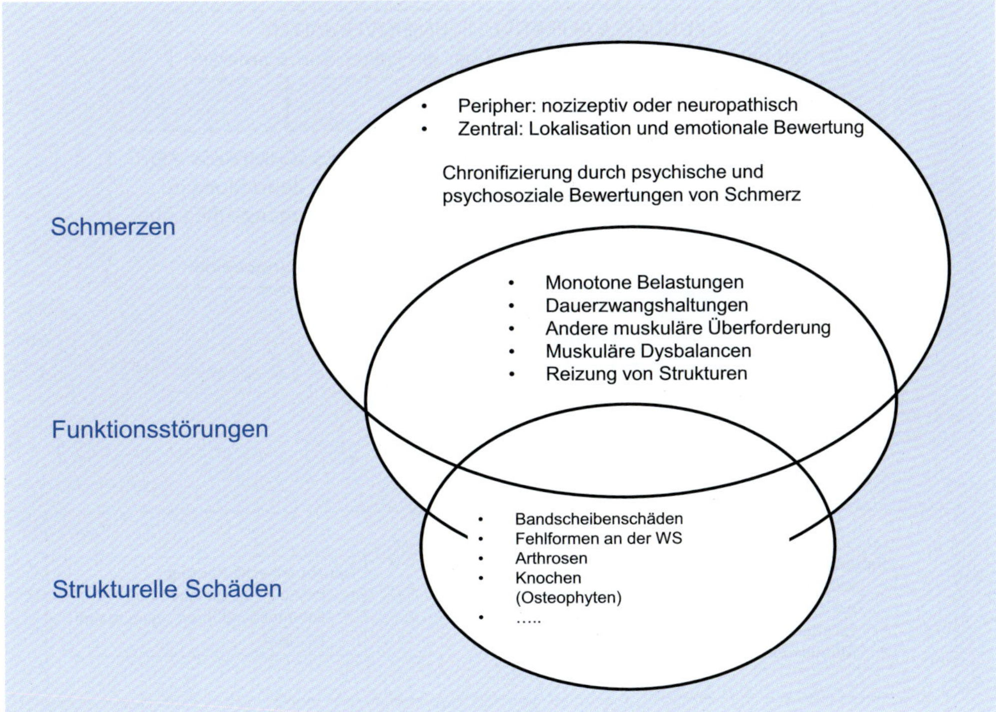

Abb. 1.29: Schmerz, Funktionsstörung und strukturelle Schädigung am Muskel-Skelett-System

am Arbeitsplatz, aber auch Therapie und Rehabilitationsmaßnahmen anzustoßen.

Die zentrale Rolle in der Diagnostik von Muskel-Skelett-Erkrankungen spielt der Schmerz: Beinahe jede Abweichung der Funktionen und Schädigung von Strukturen des MSS wird von den Beschäftigten ertragen, so lange keine Schmerzen auftreten. Sie spielen darum die zentrale Rolle in der Erkennung der Ursachen, aber auch für erfolgreiche Interventionen bei der Arbeit und im Verhalten der Mitarbeiter.

Ein vereinfachtes Schema des Zusammenwirkens von Schmerz mit Funktionsstörungen und Schädigungen des Muskel-Skelett-Systems zeigt *Abb. 1.29*.

1.4.1 Schmerzen

Schmerz ist eine subjektive Empfindung und zugleich bei arbeitsbezogenen Muskel-Skelett-Erkrankungen ein entscheidendes Symptom. Die von der „International Association for the Study of Pain" verfasste Definition lautet:

> Schmerz ist ein unangenehmes Sinnes- und Gefühlserlebnis, das mit aktueller oder potenzieller Gewebsschädigung verknüpft ist oder mit Begriffen einer solchen Schädigung beschrieben wird.

Schmerzen stellen aber kein eindeutiges Signal für Störungen und Schäden am Muskel-Skelett-System dar. Um Maßnahmen wie Therapie, Training oder die Beseitigung von Fehlbelastungen abzuleiten, ist es nötig,

- die Ursachen für die Schmerzentstehung im Einzelfall zu erkennen,
- die Gefahr ihrer Chronifizierung zu beachten und in manchen Fällen
- die Bewältigung bestehender Schmerzen statt völliger Schmerzfreiheit als Ziel der Sekundärprävention und Rehabilitation zu setzen.

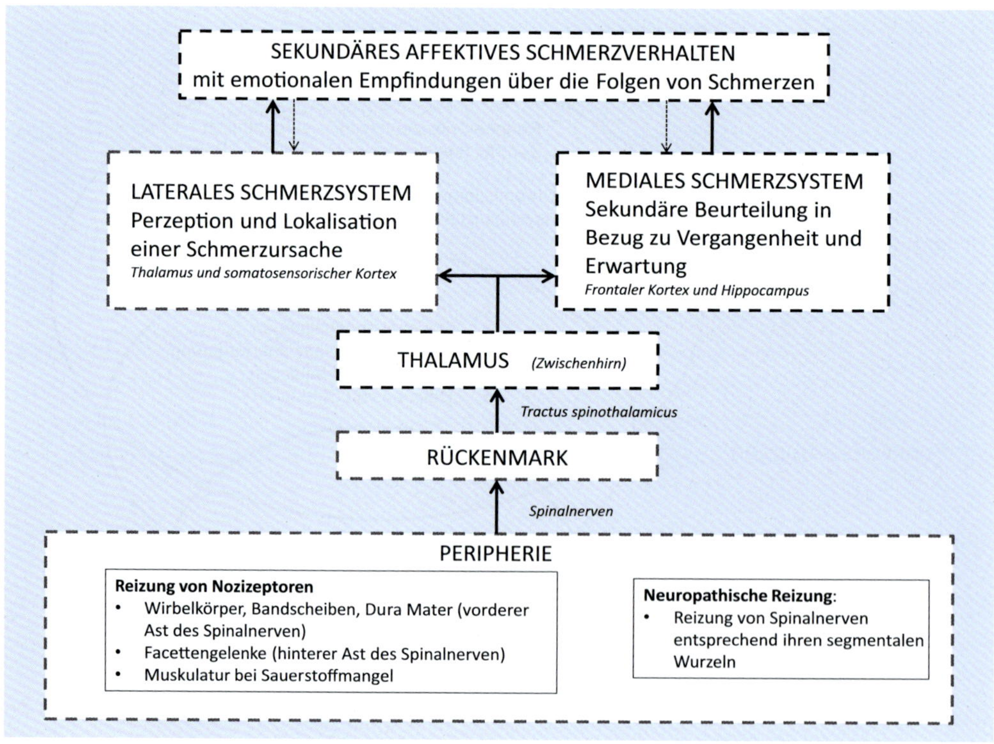

Abb. 1.30: Grundschema der Entstehung von Schmerzen am Muskel-Skelett-System

Wo entsteht der Schmerz?

Schmerzen können periphere Ursachen in den Strukturen des neuromuskulären Systems und zentrale Ursachen im Gehirn und der Psyche haben. Speziell für den häufigsten Schmerz, den Kreuzschmerz, sagt die Nationale Versorgungsleitlinie (NVL) Nicht-spezifischer Kreuzschmerz (Nationale Versorgungsleitlinie 2017): „Kreuzschmerzen im Allgemeinen sind unterschiedlich starke Schmerzen des menschlichen Rückens, die ganz verschiedene Ursachen haben können."

Das Zusammenwirken zentraler und peripherer Strukturen des Nervensystems bei der Entstehung von Schmerzen zeigt die *Abb. 1.30*.

Periphere Mechanismen der Schmerzentstehung:

Schmerzen des Muskel-Skelett-Systems können nozizeptiv in der Peripherie durch mechanische, chemische oder thermische Reizung von Schmerzrezeptoren in seinen Gewebsstrukturen oder neuropathisch durch Reizungen des peripheren oder zentralen Nervengewebes wie bei Nervenwurzelreizungen ausgelöst werden (Treede et al. 2008).

- **Nozizeptiver Schmerz** ist eine zweckmäßige Schutzfunktion, die unphysiologische Reize signalisiert. Es werden schmerzsensible Strukturen in Rücken und Gelenken gereizt. Bandscheiben der Wirbelsäule verfügen in der Regel über keine Nozizeptoren – ggf. kurzzeitig bei akuter Entzündung. Anatomisch werden
  a) die Wirbelkörper und Bandscheiben, das vordere und hintere Längsband sowie die Rückenmarkshaut (Dura mater) von Nervengeflechten aus den vorderen Ästen der Spinalnerven versorgt. Diese stehen in Verbindung mit dem vegetativen Nervensystem.
  b) die Wirbelbögen und die Facettengelenke sowie die Bänder zwischen den Wirbelbögen von Nervengeflechten aus den hinteren Ästen des Spinalnerven versorgt.

  Sauerstoffmangel (Ischämie) überlasteter Muskulatur führt zu nozizeptivem Schmerz. Bei akutem Reiz scheiden die Nozizeptoren zugleich lokal Botenstoffe aus, die eine Entzündung auslösen.
- **Neuropathischer Schmerz** entsteht durch mechanische Reizung von Nervenfasern wie bei der Kompression des N. ischiadicus an der Lendenwirbelsäule, bei Engpass-Syndromen der oberen Extremitäten (N. suprascapularis, N. ulnaris, Carpaltunnel) oder der unteren Extremitäten (N. peronaeus comm., N. tibialis). Er ist auf das Ausbreitungsgebiet des betroffenen Nervs begrenzt und folgt seinem Verlauf, wird begleitet von Sensibilitätsstörungen, motorischer Schwäche oder Atrophie der versorgten Muskeln. Neuropathische Schmerzen treten häufig ohne mechanische Irritationen auf z.B. bei Diabetes mellitus, Alkoholmissbrauch, Lebererkrankungen oder Karzinomen.

Periphere Schmerzen können am Muskel-Skelett-System unterschieden werden:

Rückenschmerzen: Es stehen sich gegenüber

- häufige Ursachen des „unspezifischen" Rückenschmerzes durch Muskelanspannungen bei der Halte- und Bewegungsregulation, entstehen reflektorisch und können sich dauerhaft in sog. Triggerpunkten der Muskulatur etablieren,
- seltener durch Strukturschäden an den Wirbelgelenken, den Bändern der Bewegungssegmente und zeitlich begrenzt auch an den Bandscheiben.

Auf Grund der Verbreitung der Nozizeptoren in Bändern und Gelenken der Wirbelsäule mit Nervengeflechten gelingt klinisch keine exakte Zuordnung der nozizeptiven Schmerzen zu den betroffenen Segmenten (Groen 2011). Es können begleitende Schmerzen der zugehörigen Hautareale (Dermatome) über mehrere Segmente übertragen werden, was zu den „pseudoradikulären Schmerzen" führt. Abzugrenzen sind bei längerem Bestehen oder charakteristischen Symptomen die Radikulopathien, aber auch Tumore, Frakturen und Infektionen (sog. „red flags" der Diagnostik).

Gelenkschmerzen: Gelenkschmerzen gehen bei Trauma oder Arthrose als häufigste Ursachen überwiegend auf Nozizeptoren in den Bändern und in der fibrösen Kapsel sowie in der Gelenkinnenhaut, aber nicht auf Nozizeptoren im Knorpel zurück. Großen Anteil an Gelenkschmerzen haben in der Regel die umgebenden Muskeln, die bei Schmerzstörungen im Gelenk mitbeansprucht werden. Ursache ist ein verändertes Bewegungsverhalten mit veränderter Biomechanik des Gelenks.

Periphere Schmerzen entstehen durch Reizung von diffus in Muskeln, Bändern und Gelenken lokalisierten Schmerzsensoren (nozizeptiver Schmerz) oder durch Reizung von Nervenstrukturen (neuropathischer Schmerz) mit Begrenzung auf ihr Ausbreitungsgebiet.

Zentrale Mechanismen der Schmerzentstehung:

Das „unangenehme Sinnes- und Gefühlserlebnis" des Schmerzes entsteht zwar auf dieser Basis der Reizung körperlicher Strukturen. Zu einem erlebten Schmerz wird es jedoch erst durch die Verarbeitung im Gehirn. Dort wird aus peripheren Reizen der „Schmerz" generiert! Netze von Nervenzellen lassen sich Schmerzsystemen im Gehirn mit unterschiedlichen Funktionen zuordnen:

- Das laterale Schmerzsystem (Thalamus des Zwischenhirns und somatosensorisches Areal der Großhirnrinde) stellt fest, wo im Körper ein Schmerzreiz auftritt und macht diesen bewusst.
- Das mediale Schmerzsystem (limbisches System und präfrontaler Teil des Großhirns) bewertet den Schmerz emotional und motivational, d.h. es gibt dem Schmerz eine Bedeutung. Diese Bewertung steht im Zusammenhang mit weiteren durch Schmerzen ausgelösten Prozessen: Angst und Depressionen nehmen auf die Bewertung Einfluss und können sie verstärken und ggf. Schmerz schon ohne peripheren Reiz in der Erwartung eines Ereignisses auftreten lassen!

Auch akute Schmerzen müssen schon vom Beginn ihrer Schilderung auf psychische Anteile an der Entstehung oder Verstärkung beobachtet werden. Zumeist bilden sie sich innerhalb weniger Tage zurück, wenn sie keine organische Ursache einer Schädigung (siehe „red flags") haben. Gut lokalisierbare Schmerzen können ein Symptom von Über- und Fehlbelastungen sein, die auf andere Weise noch nicht zu erkennen sind. Geringgradige Überlastungsbeschwerden sind oft ein vorübergehendes Symptom der Anpassung an neuartige Belastungen.

Zentrale Funktionen im Gehirn wandeln periphere Reize in das Erlebnis von Schmerz um. Sie zeigen den Ort der Verursachung an und bewerten ihn in ihrer gegenwärtigen oder zukünftigen Bedeutung: Schmerz entsteht im Gehirn!

Schmerzchronifizierung – Wann können Schmerzen dauerhaft bestehen?

Schmerzen am Muskel-Skelett-System sind überwiegend zeitweilige Erscheinungen. Ein kleiner Anteil der von Schmerzen betroffenen Personen wird jedoch dauerhaft unter Schmerzen leiden. Diese Personen beschäftigen die medizinische Diagnostik, denn ihre Schmerzen können Ursachen von ganz unterschiedlicher Bedeutung haben. Sie können

- klinische Ursachen haben: Es liegen schwerwiegende Störungen an Wirbelsäule oder Gelenken vor oder es bestehen andere schwerwiegende Erkrankungen (siehe bei „red flags")
- psychische Ursachen haben: Es dominieren Depressivität, Stresserscheinungen sowie schmerzbezogene psychische Verarbeitungen
- arbeitsbezogene Faktoren als Ursachen haben: Das können einerseits ständig wiederkehrende physische Belastungen sein, besonders wenn sie auf sensible geschädigte Strukturen an Gelenken treffen, aber auch psychische Konflikte wie mangelnde soziale Unterstützung durch Vorgesetzte und durch Kollegen.

Für die häufigste Schmerzlokalisation am Muskel-Skelett-System, den Kreuzschmerz, ist dafür durch die Bundesärztekammer, die Kassenärztliche Bundesvereinigung und die Arbeitsgemeinschaft der Wissenschaftlichen Medizinischen Fachgesellschaften eine Nationale Versorgungsleitlinie verabschiedet worden.

Dauern Schmerzen trotz medizinischer Maßnahmen länger als 4 Wochen an, sollen psychosoziale Risikofaktoren schon in der primären ärztlichen Versorgung erfasst werden. Bei anhaltenden Schmerzen (> 12 Wochen) soll eine weitergehende somatische Diagnostik und die umfassende Diagnostik psychosozialer Einflussfaktoren erfolgen (Nationale Versorgungsleitlinie Kreuzschmerz).

Chronische Schmerzen stellen für die Diagnostik und Beratung von Beschäftigten mit fraglichen arbeitsbedingten Muskel-Skelett-Erkrankungen ein schwer beherrschbares Problem dar. Folgende Aspekte sind zu bedenken (Henningsen und Schiltenwolf 2006):

- Chronische Schmerzen sind ambivalent: Sie sind Schutzmechanismus gegen Belastung erkrankter Strukturen (z.B. Gelenkkapseln), lösen sich aber mit zunehmender Dauer von der Auslösung in einer Struktur. Sie treten gehäuft in Verbindung mit einer Generalisierung von Klagen über andere gesundheitliche Störungen anderer Art auf.
- Bei Rücken-, Nacken- und Gelenkschmerzen sind immer umgebende Muskeln beteiligt. Ausgeschiedene Schmerzmediatoren reizen diese Muskelgruppen (pseudoradikuläre Schmerzen bei Bandscheibenschäden ohne Nervenirritation) und erhöhen über das Rückenmark deren Muskelspannung. In den Muskeln können schmerzhafte Triggerpunkte entstehen.
- Schmerzen werden bei Fortbestehen im Schmerzgedächtnis gespeichert. Das kann bereits im Rückenmark (spinale Ebene) oder im Gehirn (zerebrale Ebene) geschehen. Erwartete Schmerzauslösung kann diese wieder aktivieren.
- Chronischer Schmerz hat starke psychologische Beziehungen zu anhaltendem Stress, zur Angst z.B. vor den Folgen von Stress und zur Depressivität: Körperliche Stressreaktionen erhöhen den Muskeltonus und damit die Schmerzhaftigkeit. Depressivität kann ein Teil des Schmerzerlebens sein. Befürchtete Folgen des Versagens auf Grund der Schmerzen beeinflussen das Sozialverhalten einschließlich der beruflichen Tätigkeit.
- Chronischer Schmerz führt bei vielen Personen zu einem sog. Vermeidungsverhalten.
  a) Körperliche Belastungen werden vermieden: Das führt zu muskulärer Dekonditionierung. Da Schmerzen ohnehin häufiger bei schwacher muskulärer Konstitution auftreten, kann es zu ei-

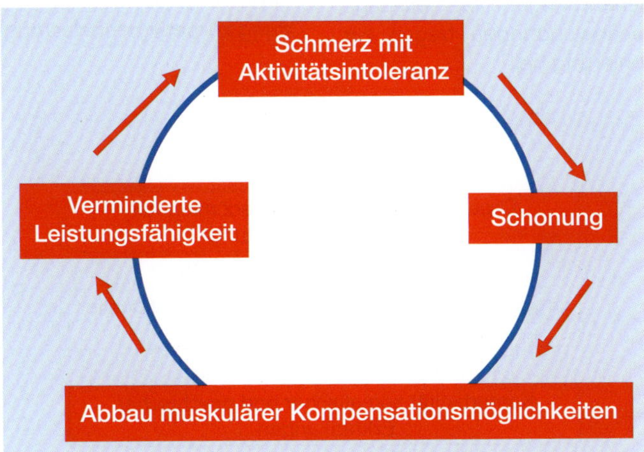

Abb. 1.31: Dekonditionierungszyklus: Durch schmerzbedingte Schonung der Muskulatur werden ihr Trainingszustand und ihre Leistungsfähigkeit verschlechtert und die Sensibilität für unspezifische Schmerzen steigt weiter an

nem sich selbst verstärkenden Dekonditionierungs-Zyklus kommen *(Abb. 1.31)*.

b) Es werden soziale Aktivitäten vermieden, deren Folgen als nachteilig für den Schmerzzustand betrachtet werden. Dazu gehört die Angst vor der Ausübung der als schmerzverursachend angeschuldigten Tätigkeit. Dieses fördert die Depressivität.

- Sozialpsychologische Phänomene tragen zur Chronifizierung von Schmerzen bei:
  a) Sekundärer Krankheitsgewinn für den Betroffenen durch Reaktionen der Umgebung kann als Ausgleich für erlebte Defizite eintreten. Die erreichte Zuwendung kann zum Anspruch auf Hilfe durch Dritte (auch Rente) führen.
  b) Ärztliches Verhalten wie somatische Überdiagnostik, Überinterpretation bestehender (insbesondere bildgebender) Befunde, die Mitteilung von nicht gesicherten Verdachtsdiagnosen und die mangelnde Beratung können als Bestätigung der Schwere der Schmerzursache in einer körperlichen Erkrankung betrachtet werden.
  c) Fehlinformationen über Gefahren durch körperliche Belastung unter Schmerz, ärztliche Empfehlungen zu Passivität, lange Arbeitsunfähigkeit, aber auch passive Behandlungen wie Massage und Wärmeanwendungen tragen zur Dekonditionierung bei.

Diese Einschränkungen sind auch bei der Interpretation von Studien mit Befragungen, klinischen Untersuchungen, epidemiologischen Auswertungen (z.B. Zugang der Fälle zu Fall-Kontroll-Studien), zur Rehabilitation oder zur Frühberentung sowie der Verdachtsmeldungen wegen Berufskrankheiten zu bedenken. Sie tragen erheblich zu den Aussagen über das Auftreten arbeitsbedingter Muskel-Skelett-Erkrankungen bei.

Beim Auftreten akuter Schmerzen und einer klinischen Untersuchung ohne den Verdacht auf ein schwerwiegendes Ereignis einer Schädigung insbesondere bei Rückenschmerzen sollte zunächst keine weitere Diagnostik erfolgen.

Ein biopsychosoziales Schmerzmodell haben Waddell et al. bereits 1984 abgeleitet, das den Zusammenhang zwischen der Schmerzauslösung und der sozialen Umwelt darstellt, darunter auch der Arbeitsumwelt als soziales Umfeld des Menschen *(Abb. 1.32)*.

Angaben zu den Häufigkeiten akuter und chronischer Schmerzen sind in *Kapitel 2* zu finden.

Chronische Schmerzen werden im Schmerzgedächtnis gespeichert und von dort ausgelöst. Sie haben starke Beziehungen zu Stress, Angst, Depressivität und anderen psychischen Beeinträchtigungen. Ihre Folge kann ein Dekonditionierungszyklus durch Vermeidung körperlicher Belastungen sein.

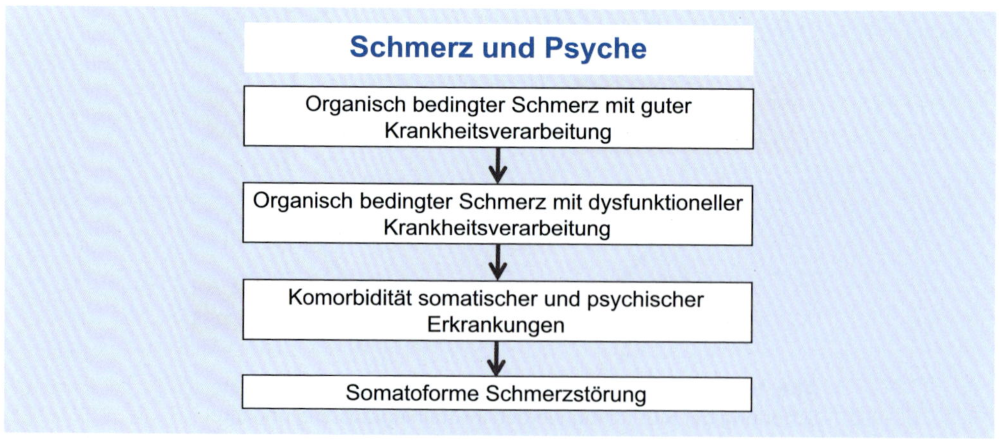

Abb. 1.32: Biopsychosoziales Schmerzmodell am Beispiel der Rückenschmerzen (nach Waddell, 1984)

Somatoforme Schmerzstörungen:

Chronische Muskel-Skelett-Schmerzen ohne spezifische Ursache – insbesondere Rückenschmerzen – zählen zu den häufigsten somatoformen Schmerzstörungen. Sie fallen durch Dauerschmerz wechselnder Stärke ohne schmerzfreie Intervalle auf. Häufig sind sie Teil einer generellen Somatisierungsstörung mit Beteiligung von Herz, Kreislauf, Atmung, Haut, urogenitalem oder gastrointestinalem System.

Zu den Ursachen der Chronifizierung gehören insbesondere pessimistische Einstellungen zum Erleben und zu den Folgen von Krankheit. Typische Muster der sog. „dysfunktionellen" Verarbeitung sind:

- der Verlust der „Selbstkontrollüberzeugung", den Krankheitsverlauf aufhalten zu können,
- Katastrophisieren (Gedanken als Reaktionen auf Schmerzen, in denen diese als besonders bedrohlich interpretiert werden),
- Ängste vor der Bewältigung der Alltags- und Arbeitsanforderungen („fear-avoidance-belief"), damit in wechselseitiger Beziehung
- Depressivität mit Blick auf die Lebens- und Arbeitsperspektive sind wichtige Auslöser der psychisch bedingten Chronifizierung von Schmerz.

Als psychische Komorbidität treten dabei insbesondere affektive Störungen und Angststörungen, als somatische Komorbidität insbesondere Kopfschmerzen Magen- und Darmstörungen, Herzrhythmusstörungen, vasomotorische Störungen, Hörstörungen, Stimmstörungen auf *(Abb. 1.33)*.

Veränderte Schmerzwahrnehmung und -verarbeitung führen zur sog. Schmerzkonditionierung, d.h. zur Verselbständigung und Chronifizierung des Schmerzerlebens im präfrontalen Großhirn in Verbindung mit dem Thalamus für die vegetative Steuerung der Organfunktionen.

Obwohl Schmerzen ein psychisches Phänomen „im Kopf" sind, werden sie in der Peripherie und dabei in der Muskulatur erlebt. Die vegetative Steuerung des Muskeltonus wird zum Auslöser dauerhafter Muskelverspannungen oder Spasmen, die zur Ischämie mit pH-Wert-Absenkung in den Muskelzellen, ähnlich der statischen physischen Muskelbelastung mit der Folge von Schmerzentstehung führen. Damit wird

- die zentrale Schmerzchronifizierung verstärkt, wenn ihr nicht durch Muskelaktivität im Rahmen von Belastungen oder aktivierender Therapie begegnet wird (rechtfertigt Bewegung gegen den Schmerz statt Schonung!),

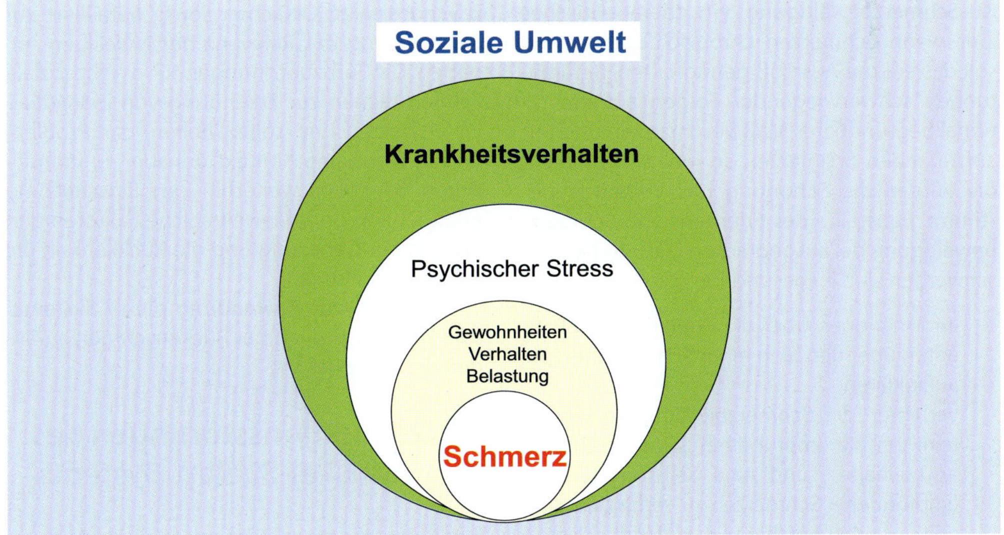

Abb. 1.33: Entstehung einer somatoformen Schmerzstörung auf der Grundlage von Muskel-Skelett-Erkrankungen

- eine periphere Verminderung der Erregbarkeit der peripheren Motoneurone als Schmerzadaptation ausgelöst.

Schmerzen können durch physische Arbeitsbelastungen, aber auch ohne diese chronisch werden. Chronifizierung stellt eine neuronale und psychophysische Fehlsteuerung dar, die einen eigenen Krankheitswert erhält.
Die Mechanismen der Chronifizierung können durch angemessene körperliche Aktivität und durch die psychische Bewältigung der Schmerzen ohne Gesundheitsgefährdung durchbrochen werden.

Schmerzbewältigung

Personen ziehen aus dem Erleben von Schmerz unterschiedliche Konsequenzen. Einige versuchen, unspezifische Schmerzen zu verdrängen und durch Verhaltensänderung einer Chronifizierung entgegenzuwirken, während andere den Ursachen in jedem Fall auf den Grund gehen möchten. Mechanistische Erklärungen der Ursachen und Erwartungen an eine ärztliche „Reparatur" sind noch immer Teil der verbreiteten Bewältigungsmuster.

Mit zunehmendem Alter ist ein Leben völlig frei von Schmerzen nur selten möglich. Darum ist Schmerzbewältigung ein therapeutisches Ziel, wenn Schmerzen chronisch werden. Sie soll das erlebte Ausmaß geringhalten, Befürchtungen schwerwiegender Folgen auf ein rational begründbares Maß beschränken und mit auftretenden Schmerzen so leben, dass nicht die körperliche Schonung das Verhalten bestimmt. Bausteine des Erlernens von Schmerzbewältigung bei ausgeprägten chronischen Beschwerden sind insbesondere

- Informationen über die Krankheit, um Patienten über den Sinn einer Schmerztherapie aufzuklären,
- Verfahren der Schmerzbewältigung vermitteln, um die empfundene Schmerzschwelle hochzuhalten, und eine Selbstverstärkung empfundener Schmerzen zu verhindern (kognitive Verhaltenstherapie, Biofeedback etc.),
- Förderung der Entspannungsfähigkeit zum Abbau physiologischer Anspannung (Autogenes Training, progressive Muskelentspannung, auch Qigong und Taijiquan) und zum Erleben positiver Emotionen durch entspannte schmerzarme Situationen.

Zwischen ursprünglich physisch verursachtem und vorwiegend psychogen bedingtem Schmerz besteht dabei kein grundlegender Unterschied, soweit bereits Chronifizierung eingetreten ist.

Die Nationale Versorgungsleitlinie (NVL) Nicht-spezifischer Kreuzschmerz

Die „Nationale Versorgungsleitlinie (NVL) Nicht-spezifischer Kreuzschmerz" klassifiziert Schmerzen nach einem Flaggensystem: Das Flaggensystem dient zur Einschätzung der Relevanz anamnestischer Angaben und diagnostischer Ergebnisse für die Behandlungsplanung und -steuerung. Dazu werden verschiedene Farbdarstellungen für die „flags" genutzt *(Abb. 1.34)*. Die Systematisierung bezieht sich wesentlich auf Kendall 1997 und orientiert sich am bio-psycho-sozialen Krankheitsmodell *(vgl. Kapitel 1.3.2 und Abb. 1.26)* als Erklärung für Beschwerden am Muskel-Skelett-System (Kendall et al. 1997).

Die Zuordnung verschiedener Farben dient primär zur Trennung zwischen klinischen und psychosozialen Ursachen sowie detailliert zur Einschätzung der Relevanz der jeweiligen Angaben. Die Farbzuordnungen für psychosoziale Fahnen dienen zur Erkennung von individuellen Aspekten und sollen helfen, das Problem und den sozialen Kontext genauer zu identifizieren. Sie sollen weiterhin eine Einschätzung erlauben, ob und wieweit solche Faktoren den Prozess der Genesung und die Rückkehr an die Arbeit beeinflussen.

Hinweise zur Anwendung dieser Systematisierung der Risiken bei Rückenschmerzen finden Sie in *Kapitel 3.4*!

1.4.2 Funktionsstörungen des Muskel-Skelett-Systems

Funktionsstörungen sind mit klinisch-diagnostischen Mitteln feststellbare Beeinträchtigungen des neuromuskulären Anteils am Muskel-

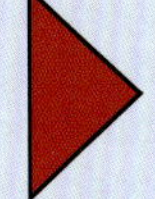

Red flags – Die wichtigen klinisch relevanten Flaggen werden mit der Farbe Rot markiert. Diese „red flags“ sind Indikatoren für ernsthafte Pathologien wie Entzündungen, Strukturveränderungen, Bandscheibenschäden, Nervenwurzelreizungen etc. Sie sollten unmittelbare medizinische Konsequenzen nach sich ziehen.

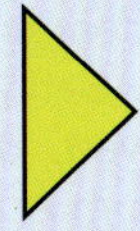

Yellow flags – Gelbe Fahnen stehen für subjektive Annahmen und Erwartungen der betroffenen Beschäftigten. Hier stehen individuelle Überzeugungen, (Vor-)Urteile oder auch Vorstellungen über das Entstehen von Beschwerden oder den Schmerz und viele andere Sorgen und Ängste eine wesentliche Rolle. Typische Reaktionen resultieren in einer Vermeidung von Aktivitäten und einem Schwerpunkt auf passiven Behandlungen.

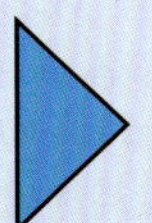

Blue flags – Blaue Fahnen haben Bezug zum Arbeitnehmer und Arbeitsplatz. Dabei spielen subjektiv empfundene Belastungen am Arbeitsplatz eine wesentliche Rolle. Diese Belastungen können sowohl physisch (z.B. durch Arbeitsbedingungen) aber auch psychosozial (durch Umfeldfaktoren) auftreten.

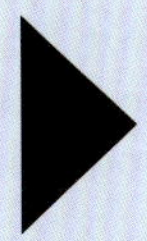

Black flags – Schwarze Fahnen werden genutzt, um system- oder kontextbedingte Hindernisse sowie objektivierbare soziale Rahmenbedingungen und Arbeitsplatzfaktoren hinsichtlich der Arbeitgeber bzw. der Versorgungssysteme zu markieren. Gründe für „black flags“ liegen meist außerhalb der Einflussmöglichkeiten des Beschäftigten.

Abb. 1.34: In der Nationalen Versorgungsleitlinie (NVL) Nicht-spezifischer Kreuzschmerz verwendetes „Flag System“ zur Charakterisierung der verschiedenen Typen von Risiken der Entstehung und Bewältigung dieser Kreuzschmerzen

Skelett-System. Sie entstehen auf verschiedene Weise:

- Einseitige und dauerhaft monotone körperliche Belastungen können zu Überforderungen führen, die einzelne Muskeln treffen können. Durch Übung und Training können sie überwunden werden. Funktionsstörungen sind typisch für Auszubildende bzw. Einsteiger in neue Tätigkeiten oder bei Veränderungen der Arbeitsweise. Das trifft nicht nur für körperlich belastende, sondern auch leichtere Tätigkeiten wie Büroarbeiten zu.
- Dauerzwangshaltungen oder tätigkeitsbedingter Bewegungsmangel können zur Ermüdung mit muskulären Verspannungen führen. Typisch sind Rückenschmerzen bei dauerndem Bücken und Beugen, Schulter- und Nackenbeschwerden bei lange dauernder Bildschirmarbeit oder Fahrzeugführen.
- Manuelle Handhabung schwerer Lasten überfordert mit zunehmendem Alter bei abnehmender Leistungsfähigkeit die Muskulatur. Eine typische Folge ist das muskulär bedingte chronische Lumbalsyndrom. Altersbedingt sind zeitgleich vermehrt strukturelle Veränderungen an der Wirbelsäule festzustellen. Diese haben nur dann einen Einfluss auf das schmerzhafte Lumbalsyndrom, wenn sie ausstrahlende Schmerzen in den Strukturen, wie z.B. in den Wirbelbogengelenken verursachen.
- Muskuläre Dysbalancen sind Störungen des Gleichgewichts antagonistisch miteinander wirkender Muskeln. Sie können durch einseitige Belastungen oder durch Bewegungsmangel hervorgerufen werden: Ein in Folge von Belastung kräftigerer und durch Dauerkontraktur verkürzter Muskel steht schwächeren antagonistischen Muskeln gegenüber, die durch zu geringe Belastungsreize abgeschwächt sind: Sie schmerzen. Typisch ist die Verkürzung der großen Hüftgelenksbeuger mit schmerzhaft verstärktem Hohlkreuz („Hyperlordose“).

Auch strukturelle Schädigung an Bandscheiben, Gelenken und anderen passiven Elementen des Muskel-Skelett-Systems können zu Funktionsstörungen führen. Diese Zusammenhänge zu erkennen und sie nicht mit der zufälligen Gleichzeitigkeit der Befunde ohne ursächliche Beziehung zu verwechseln, fällt in der klinischen Diagnostik schwer: Das lokale Lumbalsyndrom als häufigstes Beispiel funktioneller Störungen am Muskel-Skelett-System wird regelmäßig auch als Ausdruck der Bandscheibenschädigung interpretiert, obwohl es überwiegend nicht durch diese verursacht wird. Mit bildgebenden Verfahren (Röntgen, CT, MRT) werden in großer Zahl strukturelle Unregelmäßigkeiten teils durch altersbedingten Umbau festgestellt, die überwiegend zu keinen Beschwerden und Funktionseinschränkungen führen oder die nicht kausal damit verbunden sind, sondern auch bei beschwerdefreien Personen auftreten.

Funktionsstörungen der Muskulatur entstehen u.a. durch Dauerzwangshaltungen, Überforderung auf Grund der Handhabung schwerer Lasten und durch muskuläre Dysbalancen bei einseitigen monotonen Belastungen.

Funktionelle Körperbeschwerden und Funktionskrankheiten:

Unter dem Begriff der **„funktionellen Körperbeschwerden"** fasst die entsprechend bezeichnete AWMF-S3-Leitlinie 051-001 (Roenneberg et al. 2019) ein breites Spektrum an Beschwerdebildern sehr unterschiedlicher Schweregrade zusammen:

- Anhaltende unspezifische Beschwerden, die zu einem Arztbesuch veranlassen, aber ohne Einordnung als Krankheit. Sie können dennoch die Funktionsfähigkeit erkennbar beeinträchtigen.
- Definierte, über einen längeren Zeitraum bestehende Symptomcluster im Sinne funktioneller somatischer Syndrome (wie Fibromyalgie- oder Reizdarm-Syndrom), meistens mit relevanten Einschränkungen der Funktionsfähigkeit.
- Ausgeprägte (multi-)somatoforme (Belastungs-)Störungen, die notwendigerweise eine erhebliche Beeinträchtigung des Funktionsniveaus voraussetzen und zusätzlich mit psychobehaviouralen Symptomen einhergehen.

Diese funktionellen Körperbeschwerden sind abzugrenzen von vorübergehenden Befindlichkeitsstörungen ohne Krankheitswert, die häufig im Alltag vorkommen, selten zum Arztbesuch führen und die Funktionsfähigkeit allenfalls kurzfristig und geringfügig beeinträchtigen.

Die Manualmedizin schlägt dafür den Begriff der Funktionskrankheiten vor, um die Diskrepanz zu überbrücken zwischen erlebten Beeinträchtigungen der Funktionen des Muskel-Skelett-Systems und den begrenzt bzw. nicht kausal in einer pathogenetischen Verbindung zu ihnen stehenden morphologischen Veränderungen (Beyer et al. 2019):

„Funktionskrankheiten" des Bewegungssystems sind nach Beyer et al. „gesundheitliche Störungen, bei denen komplexe Funktionsstörungen des Bewegungssystems die Hauptfaktoren anhaltender Beeinträchtigungen von Funktionsfähigkeit, Aktivitäten und Partizipation und/oder Schmerzen sind (ICF-Modell). Die primären Funktionsstörungen sind eine der Hauptursachen für sekundäre Funktionsstörungen des Bewegungssystems, deren Rezidive und die Chronifizierung von Funktionskrankheiten des Bewegungssystems (Niemier und Schulz 2019).

- Sie haben immer eine subjektive Symptomatik (Schmerz, Funktionsbehinderung).
- Funktionskrankheiten des Bewegungssystems müssen über die Untersuchung der Funktionsstörungen mit ihren Elementen (Gelenke, Muskulatur, Bindegewebe, Nervensystem und Psyche einschließlich metabolischer, kardiovaskulärer, vegetativer und neuronaler und psychischer Regelung) wissenschaftlich erklärt und operationalisiert werden.

Ein entsprechendes Störungsmodell funktioneller Körperbeschwerden nach P. Henningsen, das Eingang in die Leitlinie „Funktionelle Kör-

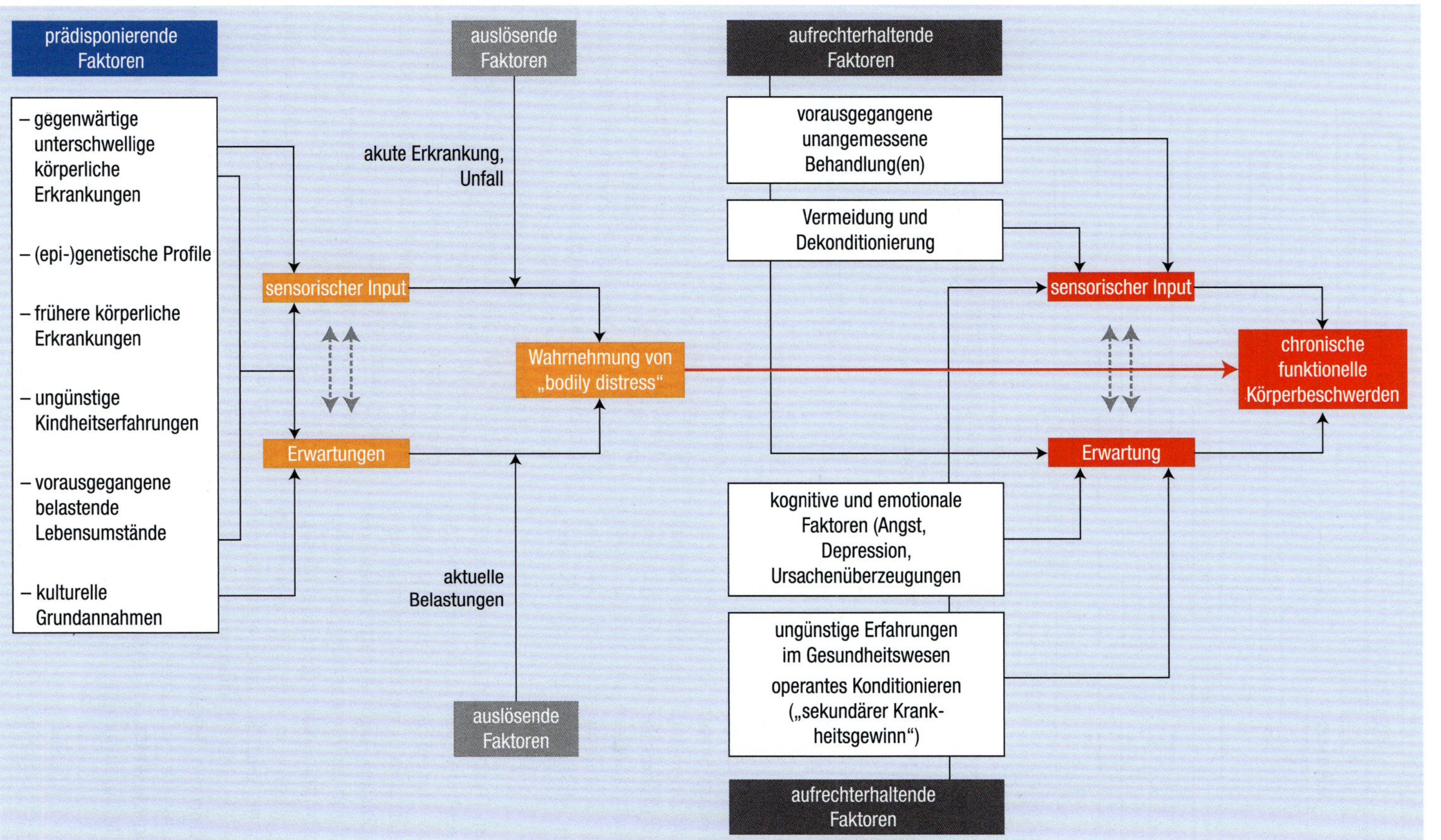

Abb. 1.35: Störungsmodell funktioneller Körperbeschwerden nach P. Henningsen aus der AWMF-Leitlinie 051-001 „Funktionelle Körperbeschwerden“ (AWMF 2019, Roenneberg et al. 2019)

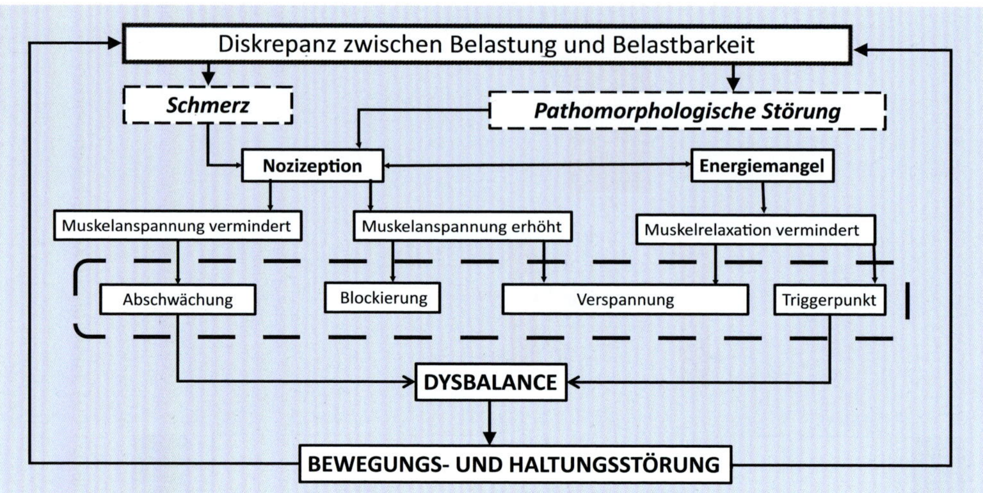

Abb. 1.36: Dysbalanceschema mit Ansätzen der Triggerpunkte

perbeschwerden" (AWMF-Leitlinie 051-001, Roenneberg et al. 2019) gefunden hat, zeigt *Abb. 1.35*.

Der Begriff der Funktionskrankheiten betrifft am Muskel-Skelett-System krankhafte Funktionsbeeinträchtigungen, die nicht kausal mit morphologischen Veränderungen in Verbindung stehen, sondern auf andere Weise durch Untersuchungen von Funktionen bzw. Regulationen wissenschaftlich erklärt werden können.

Die muskulären Dysbalancen *(siehe Kapitel 1.2)* spielen eine zentrale Rolle in den Funktiosnkrankheiten des Muskel-Skelett-Systems. Durch einseitige Belastungen gestörte Verhältnisse zwischen Agonisten und Antagonisten der Muskulatur führen zu Verspannungen und Abschwächungen miteinander agierender Muskelgruppen. Das Schema in *Abb. 1.36* zeigt dieses Wechselverhältnis und die dabei auftretenden Triggerpunkte: Sie sind ein diagnostisches Zeichen und Symptom lokaler Muskelverspannung. Triggerpunkte entstehen am Übergang von Nerven zu Muskelfasern und sind Ansatzpunkte in der Manualtherapie.

1.4.3 Strukturelle Schädigungen

Strukturelle Schädigungen sind alle Abweichungen von der normalen Form der Knochen, Gelenkstrukturen oder Sehnengewebe, die zu biomechanisch veränderten Funktionen der Haltungen und Bewegungen des Körpers führen. Angesichts der großen biologischen Varietäten zwischen Menschen (Geschlecht, Konstitutionstyp, Alter) sind bereits für die Feststellung der „normalen" Struktur Konventionen erforderlich, wie das zum Beispiel für die Kriterien bei bildgebender Diagnostik (z.B. Kellgren-Kriterien der Osteochondrosen und Arthrosen im Röntgenbild, „WOAKS"-Score für MRT-Befunde am Kniegelenk) praktiziert wird.

Wenn sich die biomechanischen Beziehungen zwischen den Strukturen verändern, können mit fortschreitender Schädigung erhöhte Beanspruchungen auftreten. Typische strukturelle Schädigungen sind

- Bandscheibenschäden mit Massenverlust und Höhenminderung des Zwischenwirbelraums im Bewegungssegment durch Vorfall oder Chondrose,
- Fehlformen der Wirbelkörper mit Veränderung der Positionen zueinander, z.B. bei Keilwirbel,

- Arthrosen der Gelenke mit veränderter Biomechanik und Knorpelverlust,
- Knochenbildungen (Osteophyten, Verknöcherungen von Sehnenansätzen oder Gewebsdefekten) mit Einengungen von Kanälen für Nerven oder Blutgefäße oder mit Reizung von Gewebe.

Ob die lumbale Instabilität im Einzelfall zu den Folgen struktureller Schädigungen gezählt werden kann, hängt vom konkreten ärztlichen Befund ab.

Es ist naheliegend, durch bildgebende Verfahren nach strukturellen Schädigungen zu suchen, jedoch ist zu beachten:

- Strukturelle Veränderungen haben so lange keinen sicheren Krankheitswert, wie nicht durch klinische und andere ergänzende (ENG, EMG) Funktionsprüfungen nachgewiesen wird, dass sie funktionelle Folgen haben, die vorhandene Beschwerden oder Befunde tatsächlich erklären.
- Bildgebende Verfahren decken vielfältige strukturelle Abweichungen von der anatomischen Norm auf. Beschwerdefreie Personen können durch Information über diese Veränderungen veranlasst werden, sie besonders zu beachten und so Beschwerden zu generieren, die zuvor nicht bestanden.

Bildgebende Verfahren haben auch Grenzen:

- Im Röntgenbild sind keine Weichteilstrukturen wie Knorpel- und Sehnengewebe zu erkennen, so dass es keine Frühdiagnostik erlaubt, sondern erst ausgeprägte Schädigungen anzeigt.
- Im CT und MRT sind auf Grund der eingeschränkten Bildgröße Höhenminderungen der Bandscheiben und Gelenkspaltverschmälerungen nicht leicht zu quantifizieren.
- Im MRT werden auch solche Weichteilveränderungen z.B. am Knorpel festgestellt (z.B. Veränderungen in MODIC I oder II), deren Prognose im Einzelfall nicht geklärt ist, da sie den Funktionszustand im Moment der Aufnahme darstellen und auch kurzzeitige Beanspruchungswirkungen abbilden, die nach kurzer Frist weniger Stunden reversibel sind.

Bildgebende Verfahren sollten keinesfalls am Beginn der Diagnostik vor der Anamnese und klinischen Untersuchung stehen, wenn es keinen begründeten Verdacht auf „red flags" gibt *(siehe Kapitel 3.3)*. Bildgebende Überdiagnostik kann der ärztlich verursachte Einstieg in die Chronifizierung sein!

Strukturelle Schäden können insbesondere dann Krankheiten verursachen, wenn sie die Funktionen des Muskel-Skelett-Systems biomechanisch verändern. Befunde bildgebender Diagnostik begründen allein keine Erkrankung.

Als „white flags" gelten Störungen von Bewegungsmustern, Bewegungswahrnehmung, Tiefenstabilisation, Vegetativum und Kondition, welche die eigenständige Bedeutung von Funktionsstörungen für die Entwicklung und Chronifizierung von Funktionskrankheiten betonen.

1.5 Altern und Muskel-Skelett-Erkrankungen

Alterung und steigende Beanspruchung:

Die Alterung des Muskel-Skelett-Systems hat einen natürlichen Entwicklungsprozess der erhöhten Apoptose der Zellen und Gewebe zur Grundlage, der oben bereits für Knochen und Muskulatur beschrieben worden ist. Es nehmen insbesondere in der Mitte des Erwerbsalters ab

- die mechanische Stabilität der Knochen, Knorpel und Sehnen gegenüber traumatischen mechanischen Einwirkungen,
- die Fähigkeiten zur Kraftleistung der Muskulatur
- die Schnelligkeit der Motorik durch sensorische und durch motorische Einschränkungen.

Die Ausführbarkeit komplexer motorischer Leistungen (Geschicklichkeit) als Basis handwerklicher beruflicher Fertigkeiten bleibt dagegen längere Zeit erhalten.

Diese Entwicklungen haben zur Folge, dass der Grad der Inanspruchnahme körperlicher

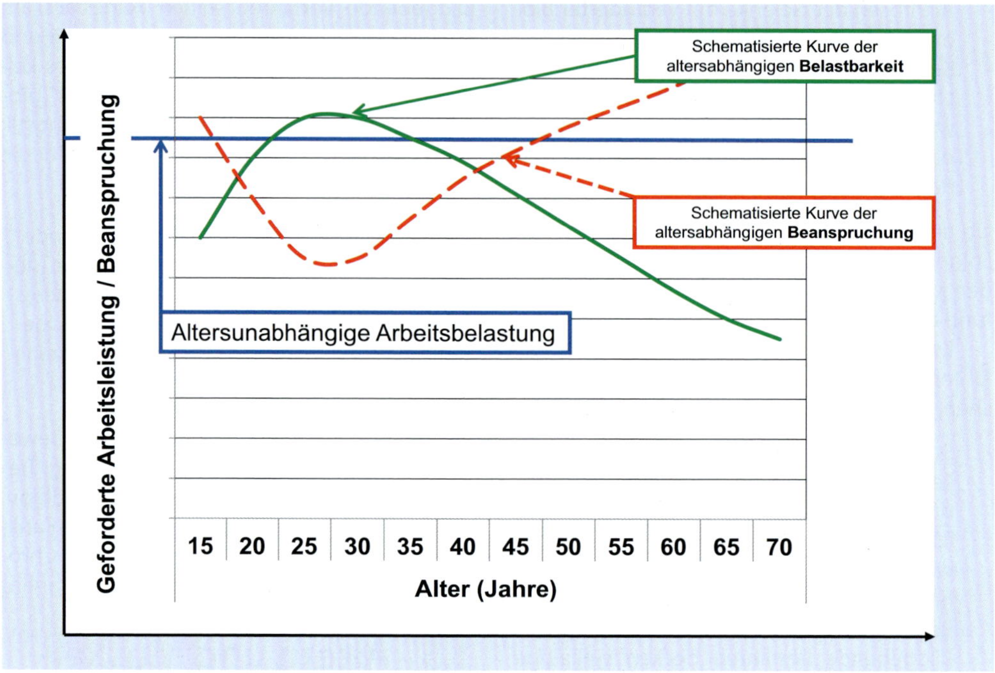

Abb. 1.37: Schematisierte Darstellung der altersabhängigen Beanspruchung bei gleicher Arbeitsbelastung

Leistungskapazitäten und somit der Beanspruchung bei gleichbleibenden Tätigkeitsanforderungen steigt *(Abb. 1.37)*: Damit erhöht sich mit zunehmendem Alter auch das Risiko für arbeitsbezogene Muskel-Skelett-Erkrankungen in körperlich hochbelastenden Tätigkeiten.

Alterung von Bandscheiben:

Es sind fünf verschiedene Prozesse für die Einschränkung der normalen Funktion und die Degeneration der Bandscheiben entscheidend (Freemont 2009):

- Die Ernährung und Sauerstoffversorgung der Bandscheiben wird durch Veränderungen an den Endplatten (traumatisch, mikrotraumatisch) oder durch verminderte Durchblutung von den Rändern der Bandscheibe gestört.
- Lösliche Regulatoren der Zellfunktion wie Interleukin (IL-1) und Tumornekrosefaktoren (TNFα) sind in der Balance gestört und beeinflussen Zellfunktion und Matrixsubstanz der Bandscheiben.
- Genetische Einflüsse haben einen erheblichen Anteil an der Degeneration der Bandscheiben.
- Bereits die normale Alterung führt zu einem Umbau der Proteoglykane und Kollagenfasern in der Bandscheibe. Diese Alterung kann durch physischen Stress beschleunigt verlaufen.
- Mechanische Belastungen sind für die Bandscheibenfunktionen erforderlich, andererseits schädigen hohe Belastungen die Bandscheiben (siehe U-Kurve in *Abb. 1.16*). Die komplizierten Prozesse der sog. Mechanotransduktion zwischen Belastungen, Belastungsgedächtnis, zellulären, genetischen und Matrixfunktionen sind bisher nicht genau bekannt.

Mechanische Belastungen – Belastungsdosis:

Hohe Belastungen schädigen erst im Verlauf eines längeren Zeitraums Knorpel, Gelenke und Sehnenansätze. Man geht davon aus, dass dauerhaft wiederholte Belastungen schädigend wirken. Deshalb wird die Entwicklung einiger Berufskrankheiten mit Dosismodellen der Belastung (Berufskrankheiten – z.B. Mainz-Dortmunder Dosismodell der bandscheibenbedingten Erkrankungen der LWS – BK 2108 oder Gonarthrose nach 13 000 Stunden Arbeit im Knien im Verlauf des Arbeitslebens – BK 2112) beschrieben: Für diese Modelle sprechen epidemiologische Abschätzungen, wogegen pathophysiologische Modelle noch nicht befriedigend erklären, auf welche Weise Strukturen des Muskel-Skelett-Systems Beanspruchungsfolgen über die Zeit sammeln:

- Funktionelle und strukturelle Überforderungen entstehen, weil mit dem steigenden Alter die Belastbarkeit sinkt und so die Beanspruchung größer wird.
- Den Dosismodellen entsprechende zeitliche Summationen von Beanspruchungsfolgen finden sich bei Gewebszerstörungen durch hohe Belastungsspitzen (Mikrotraumata), die nicht vollwertig repariert werden können. Das betrifft Knorpeldefekte an Gelenkflächen und Einbrüche in subchondrale Gelenkflächen und Abschlussplatten der Wirbelkörper, die für die Ernährung der zwischen ihnen gelegenen Bandscheiben entscheidend sind.

Training zur Erhaltung der Belastbarkeit:

Durch Training kann den Folgen der Alterung in weitem Maß entgegengewirkt werden. Dazu zählen

- Alltagaktivitäten wie Gehen und Laufen als bewegungsaktiver Lebensstil,
- regelmäßige berufliche Anforderungen an Kraft und Bewegung, die nach dem beruflichen Tätigkeitsprofil bestimmte Areale des Muskel-Skelett-Systems beanspruchen, ohne zu überfordern,
- gezieltes und dosiertes Training durch Sport und Fitnesstraining.

Für die Praxis bedeutet das:

- Die Alterung des Muskel-Skelett-Systems ist unvermeidlich mit körperlichen Defiziten verbunden, die auch bei vergleichbarer Lebensweise individuell unterschiedlich früh bzw. stark eintreten.
- Man kann dieser Alterung wirksam durch Training entgegenwirken. Die Effektivität des Trainings sinkt mit dem Alter. Sie wird auch durch die individuellen Anlagen mitbestimmt.
- Die beruflichen Anforderungen der überwiegend auf dem Arbeitsmarkt erreichbaren Tätigkeiten sollten der breiten altersabhängigen Differenziertheit persönlicher Leistungsvoraussetzungen in der Erwerbsbevölkerung gerecht werden.
- Bewegungsarme und körperlich unterfordernde Tätigkeiten sollten durch körperliche Belastungen angereichert werden, die wegen des hohen zeitlichen Anteils beruflicher im Verhältnis zu den privaten Belastungen helfen, einer defizitbedingten vorzeitigen Alterung entgegenzuwirken.
- In wenigen besonderen Tätigkeiten sind Belastungen nicht zu vermeiden, die über die altersbedingten Leistungsfähigkeiten Älterer hinausgehen. Für diese unumgänglich hohen Anforderungen wären soziale Unterstützungsprogramme der beruflich-sozialen Absicherung angezeigt.

Alterung bedeutet für das Muskel-Skelett-System, dass es ab der Mitte des Lebens zu spürbar verminderter Belastbarkeit und Leistungsfähigkeit und somit erhöhter Beanspruchung kommt.
Durch Training und Anpassung der Arbeitsbelastungen kann diesen Defiziten längere Zeit wirksam begegnet werden.

Literatur

Adams MA (2006). The mechanical environment of chondrocytes in articular cartilage. Biorheology 43: 537–545

Angele P, Aurich M, Becher C, Bode G, Brucker P, Dirisamer F, Fischer J (2016). Knorpeltherapie: Praxisleitfaden der AG Klinische Geweberegeneration der DGOU. Walter de Gruyter, Berlin

Apkarian AV, Robinson J (2010). Low Back Pain. International Association of the Study of Pain XVIII 6 – August 2010

Arokoski JPA, Jurvellin JS, Väätäinen U, Helminen HJ (2000). Normal and pathological adaptations of articular cartilage to joint loading. Scand J Med Sci Sport 10: 186–198

AWMF S3 Leitlinie „Funktionelle Körperbeschwerden" AWMF-Reg.-Nr. 051-001. https://www.awmf.org/uploads/tx_szleitlinien/051- 001l S3 Funktionelle Koerperbeschwerden 2018-11.pdf

Beiträge zur Gesundheitsberichterstattung des Bundes (2009). 20 Jahre nach dem Fall der Mauer: Wie hat sich die Gesundheit in Deutschland entwickelt? Berlin. Robert-Koch-Institut

Benjamin M, Toumi H, Ralphs JR, Bydder G, Best TM, Milz S (2006). Where tendons and ligaments meet bone: attachment sites (entheses) in relation to exercise and/or mechanical load. J Anat 208: 471–490

Beyer L, Liefring V, Niemier K et al. (2019). Funktionsstörungen im Bewegungssystem – ihre Bedeutung in Prävention, Kuration und Rehabilitation. Manuelle Medizin 57: 447–450

Böning D, Maassen N, Steinach M (2017). Der Wirkungsgrad von Muskelarbeit. Deutsche Zeitschrift für Sportmedizin 68: 203–214

Borg G (2004). Anstrengungsempfinden und körperliche Aktivität. Dtsch Arztebl 101: A 1016–1021

Boutellier U, (2011). Sport- und Arbeitsphysiologie In: Physiologie des Menschen. Herausgeber R. Schmidt, F. Lang, M. Heckmann. 31. Auflage. S. 854–876. Springer Verlag, Berlin Heidelberg

Brooks J, Tracey I (2005). From nociception to pain perception: imaging the spinal and supraspinal pathways. J Anat 207: 19–33

Chatterjee M, Schmeißer G (2017). Aktualisierter Leitfaden für die Ergometrie im Rahmen arbeitsmedizinischer Untersuchungen. Arbeitsmed Sozialmed Umweltmed. 52: 913–921

Cicuttini F, Ding C, Wluka A, Davis S, Ebeling PR, Jones G (2005). Association of Cartilage Defects With Loss of Knee Cartilage in Healthy, Middle-Age Adults – A Prospective Study. Arthritis & Rheumatism 52: 2033–2039

Corlett EN, Bishop RP (1976). A technique for assessing postural discomfort. Ergonomics, 19(2): 175–182

Cox LG, van Rietbergen B, van Donkelaar CC, Ito K (2010). Analysis of bone architecture sensitivity for changes in mechanical loading, cellular activity, mechanotransduction, and tissue properties. Biomech Model Mechanobiol. Nov 5

Dimmler A, Öhler S, Soeder S, Aigner T (2005). Knorpelschaden und -regeneration bei Osteoarthrose. Arthroskopie 18: 174–180

Ding C, Cicuttini F, Scott F, Cooley H, G Jones (2005). Association between age and knee structural change: a cross sectional MRI based study. Ann Rheum Dis 64; 549–555

Doherty TJ (2003). Aging and sarcopenia. J Appl Physiol 95: 1717–1727

Egger, JW (2005). Das biopsychosoziale Krankheitsmodell – Grundzüge eines wissenschaftlich begründeten ganzheitlichen Verständnisses von Krankheit. Psychologische Medizin 16: 3–12

Egger, JW (2017). Theorie und Praxis der biopsychosozialen Medizin. Körper-Seele-Einheit und sprechende Medizin. facultas Verlag Wien

Färber F, Rosendahl J (2018). The association between resilience and mental health in the somatically ill – a systematic review and meta-analysis. Dtsch Arztebl Int 2018; 115: 621–7. DOI: 10.3238/arztebl.2018.0621

Frauendorf H, Kobryn U (1982). Physiologische Parameter zur Beurteilung der physischen Dauerleistungsfähigkeit bei dynamischer Arbeit mit unterschiedlichen Muskelmassen. Z gesamte Hyg. 28: 438–441

Frauendorf H, Kobryn U (1985). Richtlinie für die Analyse und Bewertung ausgewählter Formen körperlicher Arbeit. Z gesamte Hyg. 31: 21–23

Freemont AJ (2009). The cellular pathobiology of the degenerate intervertebral disc and discogenic back pain Rheumatology 48: 5–10

Frey Law LA, Avin KG (2010). Endurance time is joint-specific: a modelling and meta-analysis investigation. Ergonomics 53: 109–129

Gemeinsame Deutsche Arbeitsschutzstrategie. Arbeitsprogramme: http://www.gdaportal.de/DE/GDA/Arbeitsprogramme/Arbeitsprogramme_node.html

Gesundheit in Deutschland. Gesundheitsberichtsberichterstattung des Bundes. http://www.rki.de/cln_160/nn_204568/DE/Content/GBE/Gesundheitsberichterstattung/GesInDtld/gesundheitsbericht,templateId=raw,property=publicationFile.pdf/gesundheitsbericht.pdf Robert-Koch-Institut 2010

Glitsch U, Lundershausen N, Knieps D, Johannknecht A, Ellegast R (2009). Biomechanische Analyse der Kniegelenksbelastung bei Tätigkeiten im Hocken und Knien. Tagungsband der Jahrestagung der Deutschen Gesellschaft fur Arbeitsmedizin und Umweltmedizin 2009

Groen GJ, Buijs EJ, Hildebrandt J, Stolker RJ (2011). Innervation der Lendenwirbelsäuel. In: Hildebrandt J, Pfingsten M: Rückenschmerz und Lendenwirbelsäule. S 64–71. Urban & Fischer Verlag, München

Hartmann B, Spallek M (2009): Arbeitsbezogene Muskel-Skelett-Erkrankungen – eine Gegenstandsbestimmung. Arbeitsmed Sozialmed Umweltmed 44: 423–436

Hartmann B, Serafin P, Klußmann A (2018). Physische Leistungsfähigkeit in Abhängigkeit von Alter und Geschlecht – Zur Beurteilung gesundheitlicher Risiken bei körperlich belastenden Tätigkeiten. Teil 1: Einführung, Methoden, Daten zum Körperbau und zur Belastbarkeit des Skelett-Systems. Zbl Arbeitsmed 68: 309–316. Teil 3: Daten zur kardiopulmonalen und energetischen Leistungsfähigkeit sowie gemeinsame Schlussfolgerungen. Zbl Arbeitsmed 68: 325–333

Hartmann B, Seibt R (2020). Arbeitsphysiologische Aspekte der physischen Leistungsfähigkeit. Zbl Arbeitsmed 70:18–26

Jahr 2006 stimmen in ihren Eckwerten auch mit denen aus der Erhebung im Jahr 2018 überein, so dass die Aussagen übertragbar sind.

Beschwerden am Muskel-Skelett-System geben Männer am häufigsten am unteren Rücken (40 %), Frauen dagegen in der Nackenregion an (58 %) – (Sicherheit und Gesundheit bei der Arbeit 2010). Insgesamt geben Frauen an Nacken und Schultern, Armen und Händen und am unteren Rücken mehr Beschwerden als Männer an *(Abb. 2.1)*. In der Hüft- und Kniegelenksregion stehen dagegen die Männer im erwerbsfähigen Alter mit 12 bzw. 21 % im Vordergrund.

Die Geschlechtsunterschiede werden teils mit einer größeren Schmerzsensibilität der Frauen als auch mit geschlechtstypischen beruflichen Belastungsunterschieden (häufiger höhere körperliche Belastungen der Männer/häufiger repetitive Hand-Arm-Belastungen der Frauen) erklärt.

Die hohen statistischen Häufigkeiten bereits bei jüngeren Beschäftigten und die zum Teil geringen Unterschiede zwischen den Altersgruppen (z.B. Knie) deuten darauf hin, dass den Beschwerden in verschiedenen Altersphasen des Lebens eine unterschiedliche Bedeutung beigemessen wird.

Schmerzen sind nach ihrer Dauer und Intensität zu differenzieren. Für den Kreuzschmerz (Schmerzen des tiefen Rückens) hat die Nationale Versorgungsleitlinie (NVL) Nicht-spezifischer Kreuzschmerz folgende Einteilung getroffen (Bundesärztekammer 2017):

- **Akute Kreuzschmerzen** – halten weniger als sechs Wochen an,
- **subakute Kreuzschmerzen** – bestehen länger als sechs Wochen, ein Teil von ihnen geht über in
- **chronische Kreuzschmerzen** – wenn sie länger als zwölf Wochen bestehen oder in
- **chronisch rezidivierende Kreuzschmerzen** – wenn sie nach einer symptomfreien Phase von mindestens sechs Monaten wieder auftreten.

Repräsentative Prävalenzschätzungen dieser Schmerzen in der Bevölkerung des Erwerbsalters können dem telefonischen Bundesgesundheitssurvey (2003) entnommen werden (RKI 2006). Allerdings besteht hier im Gegensatz zu oben beschriebenen Beschwerden kein Bezug zur Arbeit.

Laut dem Survey beträgt die sog. Punktprävalenz für akute Rückenschmerzen für Personen zwischen 18 und > 70 Jahren etwa 17 % bei Männern und 27 % bei Frauen mit einem jeweils stetigen Altersanstieg zumindest bis zum Renteneintrittsalter *(Tab. 2.1)*. Allerdings ist der Sockel am Beginn des Arbeitslebens zwischen 18 und 29 Jahren bereits bei 11 % (Männer) bzw. 22 % (Frauen). Für das gesamte letzte Jahr gaben 58 % der Männer und 66 % der Frauen an, irgendwann unter akuten Rückenschmerzen gelitten zu haben. Die Altersunterschiede sind wie bei den Beschwerden auch hier überraschend gering.

Um Rückenschmerzen mit Relevanz für die Gesundheit und die physische Belastbarkeit

Tab. 2.1: Rückenschmerzen der Wohnbevölkerung zwischen 18 und > 70 Jahren: Gesundheitsberichterstattung des Bundes (RKI 2006) – Telefonischer Gesundheitssurvey 2003

Altersgruppen	Rückenschmerzen gestern		Rückenschmerzen letztes Jahr	
	Männer	Frauen	Männer	Frauen
18 bis 29	10,8	21,6	52,5	65,4
30 bis 39	14,7	22,8	58,2	68,2
40 bis 49	15,6	25,2	60,2	66,8
50 bis 59	24,8	32,7	57,7	68,8
60 bis 69	20,8	29,0	59,2	65,7
ab 70	22,3	30,8	56,2	60,5
gesamt	17,4	26,8	57,5	65,8

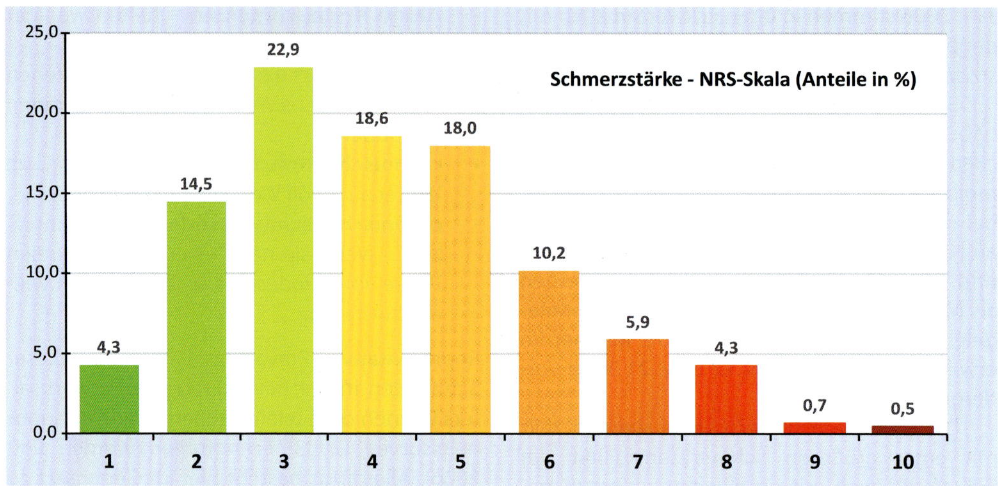

Abb. 2.2: Schmerzstärke bei den von Rückenschmerz Betroffenen (Schmerzen in den letzten 12 Monaten – Beschäftigtenbefragung der DAK 2017, n = 3 853)

einzuschätzen, werden in der Regel Angaben über „Rückenschmerzen in den vergangenen 12 Monaten" verwendet. Diese zeigen in den letzten Jahren einen ansteigenden Trend, wie die Deutsche Angestellten-Krankenkasse (DAK) in einem Vergleich zwischen den Jahren 2003 (ca. 54 %) und 2017 (75 %) darstellt (DAK-Gesundheitsreport 2018). In Verbindung mit Angaben über eine NRS-Skala (Numeric-Rating Scale) zeigt sich, dass davon 42 % nur geringe, weitere 47 % mittelstarke und nur 11 % stark ausgeprägte Schmerzen haben *(Abb. 2.2)*.

Die 12-Monats-Prävalenz für Rückenschmerzen, die länger als 3 Monate dauern (Übergang zu „chronischen Rückenschmerzen" – s.o.), beträgt laut diesem Survey 15 % für Män-

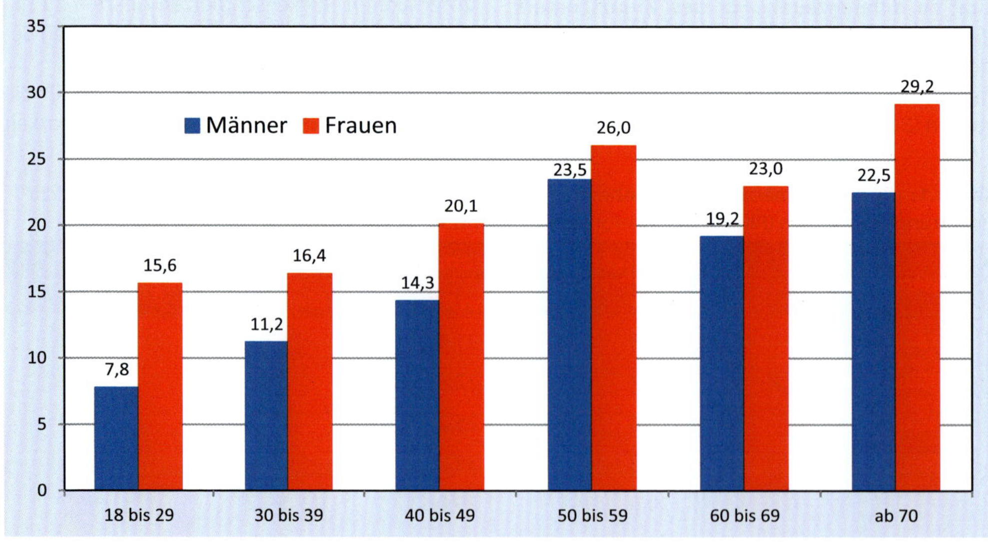

Abb. 2.3: Rückenschmerzen länger als drei Monate im vergangenen Jahr – Wohnbevölkerung zwischen 18 und > 70 Jahren (Gesundheitsberichterstattung des Bundes – Telefonischer Gesundheitssurvey 2003)

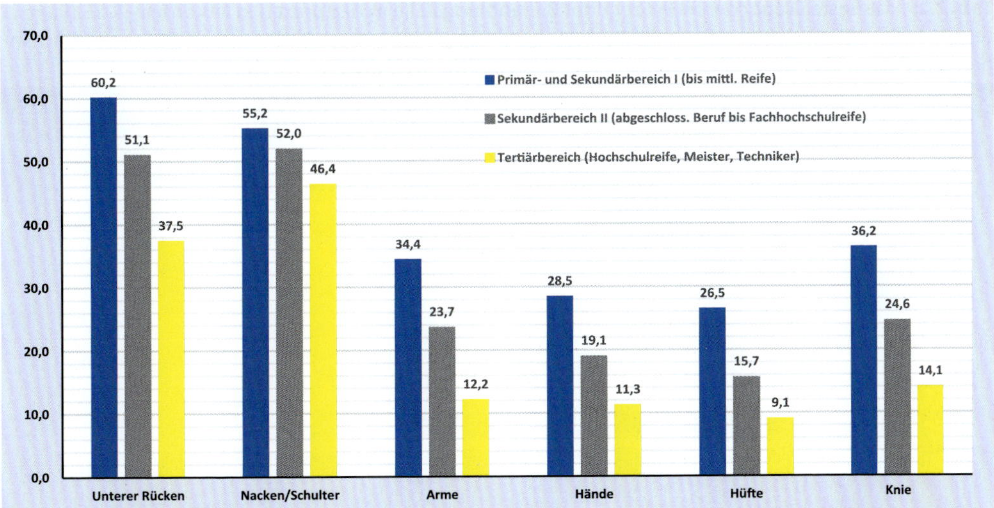

Abb. 2.4: Gesundheitliche Beschwerden bei der Arbeit in den letzten 12 Monaten je 100 Beschäftigte – gegliedert nach dem Bildungsniveau (ISCED 97) (aus Erwerbstätigenbefragung BIBB/BAuA 2018)

ner (7,8 % bei den Jüngeren, 22,5 % bei den Älteren) und 22 % für Frauen (15,6 % bei den Jüngeren, 29,2 % bei den Älteren) *(Abb. 2.3)*.

In der Erwerbstätigenbefragung von 2018 (Sicherheit und Gesundheit bei der Arbeit 2018. Erwerbstätigenbefragung BIBB/BAuA 2018) sind die gesundheitlichen Beschwerden bei der Arbeit in den letzten 12 Monaten gegliedert nach dem Bildungsniveau (ISCED 97) ermittelt worden *(Abb. 2.4)*. Geht man davon aus, dass das Bildungsniveau dem späteren beruflichen Status nahe ist, dann ist daraus zu entnehmen, dass Beschäftigte mit dem höchsten Bildungsniveau generell die geringste Beschwerderate in allen Körperregionen haben. Diese Unterschiede sind allerdings in der Region Nacken/Schulter am geringsten:

Während die Beschäftigten der niedrigsten Bildungsstufe erwartungsgemäß die höchste Beschwerderate am unteren Rücken haben, findet sich bei Beschäftigten der höchsten Bildungsstufe die höchste Beschwerderate in Nacken und Schulter. Es ist zu vermuten, dass z.B. sowohl Führungskräfte als auch andere überwiegend im Büro tätige Beschäftigte eine andere Wahrnehmung über die Folgen der Arbeit für den Rücken haben.

Repräsentative Erhebungen über die Häufigkeiten von Beschwerden in den Gelenkregionen der oberen und unteren Extremitäten liegen für deutsche Erwerbstätige nicht vor, weshalb hier zur Orientierung Daten aus dem Baugewerbe dargestellt werden. Bei Beschäftigten der Bauwirtschaft sind Beschwerden an den oberen Extremitäten am häufigsten am Schultergelenk, gefolgt von den Ellenbogengelenken, den Handgelenken und den Fingergelenken (Hartmann und Seidel 2008). An den unteren Extremitäten finden sich die häufigsten Beschwerden an den Kniegelenken, denen mit weitem Abstand Beschwerden in der Hüftregion und an den Sprunggelenken und Füßen folgen (Hartmann und Seidel 2008).

Beschwerden am Muskel-Skelett-System haben Männer am häufigsten im unteren Rücken, Frauen dagegen in der Nackenregion. Die Punktprävalenz Erwerbstätiger für akute Rückenschmerzen beträgt 17 % bei Männern und 27 % bei Frauen mit stetigem Altersanstieg bis zum Renteneintrittsalter.
Beschäftigte der unteren Bildungsstufe haben die häufigsten Beschwerden am unteren Rücken, Beschäftigte der höchsten Bildungsstufe in Nacken und Schulter.

Tab. 2.2: Häufigste Diagnosen in Prozent der Behandlungsfälle in Arztpraxen in Nordrhein 2015 (Rang und Anteil). – ICD10, Arztpraxen von Allgemeinmedizinerinnen und -medizinern und praktischen Ärztinnen und Ärzten (aus Gesundheitsberichterstattung des Bundes http://www.gbe-bund.de)

	Männer		Frauen	
	Rang	Prozent der Patienten	Rang	Prozent der Patienten
M54 Rückenschmerzen	3	15,8	3	17,4
M51 Sonstige Bandscheibenschäden	17	5,8	24	5,3
M17 Gonarthrose	21	5,2	14	7,3
M47 Spondylose	22	4,8	19	6,2
M53 Sonstige Krankheiten an der Wirbelsäule	24	4,5	20	6,2
Anteil der 5 MSE-Diagnosen an allen Behandlungsfällen der Allgemeinarztpraxen		36,1		42,4

Tab. 2.3: Struktur der Patienten im Krankenhaus 2017 nach Hauptdiagnosengruppen (aus Schelhase et al. 2019 – Tab. 18.4 Patienten nach Diagnosekapiteln 2017)

Diagnosenkapitel		Insgesamt		Männer		Frauen	
		Je 100 000 Einwohner	%	Je 100 000 Einwohner	%	Je 100 000 Einwohner	%
ICD	GESAMT	24 019	100,0	23 218	100,0	24 798	100,0
I 00 - I 99	Krankheiten des Kreislaufsystems	3 517	14,6	3 865	16,6	3 178	12,8
S 00 - T 98	Verletzungen, Vergiftungen und bestimmte andere Folgen äußerer Ursachen	2 392	10,0	2 333	10,0	2 449	9,9
K 00 - K 93	Krankheiten des Verdauungssystems	2 351	9,8	2 467	10,6	2 238	9,0
C 00 - D 48	Neubildungen	2 239	9,3	2 319	10,0	2 161	8,7
M 00 - M 99	Krankheiten des Muskel-Skelett-Systems und des Bindegewebes	2 118	8,8	1 876	8,2	2 354	9,5
	alle übrigen Diagnosen	11 402	47,5	10 358	44,6	12 418	50,1

2.3 Klinische Befunde

2.3.1 Befunde in der ambulanten und stationären Behandlung

Ambulante Behandlung

Klinische Befunde in der ambulanten Heilbehandlung sind das Abbild von Beschwerden, des Erfordernisses der medizinischen Therapie aus Sicht der Ärzte und Patienten und des Zugangs zu Ärzten. Eine Abschätzung der Behandlungsfälle der Allgemeinmedizin-Praxen des Bundeslandes Nordrhein-Westfalen als Stichprobe für die Gesundheitsberichterstattung des Bundes über alle Altersgruppen zeigt die *Tab. 2.2.*

- Etwa ein Drittel der Männer bzw. der Frauen wird wegen Rückenerkrankungen behandelt, darunter 16 % der Männer und 17 % der Frauen wegen Rückenschmerzen.
- Behandlungsfälle wegen Gonarthrose betreffen etwa 5 % der Männer und 7 % der Frauen.

Stationäre Behandlung

Die langfristige Bedeutung der Muskel-Skelett-Erkrankungen für die Erwerbsfähigkeit und für die Aufwendungen der Medizin für die Erhaltung der Mobilität im fortgeschrittenen Alter wird an den stationären Behandlungsfällen deutlich *(Tab. 2.3)*. Hier nehmen die Muskel-Skelett-Erkrankungen den 4. Rang bei den Frauen mit 9,5 % aller stationären Behandlungsfälle (2 354 Behandlungen je 100 000 Einwohner) vor den Männern mit 8,0 % (1 876 Behandlungen je 100 000 Einwohner) ein.

Die Statistiken der Krankenhäuser über stationäre medizinische Behandlungsfälle nach der fallpauschalenbezogenen Erfassung zeigen, dass im Vordergrund Wirbelsäulenerkrankungen und Arthrosen der Knie- und Hüftgelenke stehen *(Tab. 2.4)*. Die Implantationen von Gelenksendoprothesen an den Kniegelenken sind bei Frauen häufiger als bei Männern, an den Hüftgelenken dagegen häufiger bei Männern *(Tab. 2.5)*. Vermutete berufliche Einflüsse durch schwere körperliche Arbeiten am Kniegelenk stehen hier dem höheren anlagebedingten Risiko und der größeren Lebenserwartung der Frauen gegenüber.

Etwa 35 % der Behandlungsfälle in Arztpraxen bei Männern und etwa 40 % bei Frauen stehen im Zusammenhang mit Muskel-Skelett-Erkrankungen.

2.3.2 Betriebsärztliche Befunde bei Vorsorgeuntersuchungen

Betriebsärzte sind nach dem Arbeitssicherheitsgesetz § 3 verpflichtet, ihre Untersuchungsergebnisse zu dokumentieren und auszuwerten.

Tab. 2.4: Die häufigsten Operationen vollstationärer Krankenhauspatienten wegen Erkrankungen des Muskel-Skelett-Systems (absolute Fallzahlen im Jahr 2018 nach OPS-Schlüssel (Fallpauschalenbezogene Krankenhausstatistik (DRG-Statistik) DESTATIS – Statistisches Bundesamt Wiesbaden 2019)

OPS-Schlüssel		Männer	Frauen
5-812	Arthroskopische Operation an Gelenkknorpel oder Menisken	157 316	158 705
5-032	Zugang zur Lendenwirbelsäule, Os sacrum, Os coccygis	114 507	94 750
5-810	Arthroskopische Gelenkrevision	93 096	146 091
5-831	Exzision von erkranktem Bandscheibengewebe	79 139	71 472
5-820	Implantation Endoprothese Hüftgelenk	73 683	57 385
5-822	Implantation Endoprothese Kniegelenk	73 389	117 019

Dies beinhaltet auch Untersuchungen des Muskel-Skelett-Systems. Da es bis zum Jahr 2012 in Deutschland nur für die Belastungen des Muskel-Skelett-Systems durch Ganzkörper- und Hand-Arm-Vibrationen eine gesetzliche Pflicht (Verordnung zur Arbeitsmedizinischen Vorsorge, ArbMedVV) gibt, eine derartige Vorsorge in den Unternehmen durch Betriebsärzte anzubieten oder ggf. pflichtgemäß durchzuführen, fehlt eine bundesweite deutsche Statistik über die Häufigkeit von betriebsärztlich festgestellten Befunden in den Regionen des Muskel-Skelett-Systems. Bei Befunden, die im Rahmen der allgemeinen arbeitsmedizinischen Vorsorge erhoben werden, ist die diagnostische Basis daher besonders zu beachten.

Orientierend werden hier Auswertungen aus der Bauwirtschaft dargestellt. Auf Grund der handwerklich geprägten Arbeitsweise mit teilweise hohen körperlichen Belastungen durch Lastenhandhabung, Arbeit in unterschiedlichen Zwangshaltungen und repetitive Hand-Arm-Arbeiten mit teils hohem Kraftaufwand ist eine Übertragung der Ergebnisse nur bedingt auf anders belastete Branchen möglich. Sie zeigen jedoch das Potenzial solcher in Deutschland selten durchgeführten Auswertungen auf. Betriebsärztlich dokumentierte Befundhäufigkeiten bei Vorsorgeuntersuchungen sind u.a. aufgrund der überwiegend freiwilligen Teilnahme im Rahmen von Vorsorge-Angeboten sowie den meist fehlenden chronisch Kranken in der Regel geringer als in gezielten epidemiologischen Studien. Informativ sind daher vor allem die internen Vergleiche (z.B. zwischen den Alters- oder Berufsgruppen).

Die Ergebnisse von Vorsorgeuntersuchungen aus der Bauwirtschaft *(Abb. 2.5)* zeigen, dass die Problembereiche des Muskel-Skelett-Systems die Rückenstrukturen um die Lenden- und Halswirbelsäule, die Regionen um die Kniegelenke, die Schulter- und die Ellenbogengelenke und die Hüftgelenke in absteigender Häufigkeit sind. Männer haben auf Grund der beruflichen Belastungsstrukturen zumeist deutlich größere Befundraten als Frauen. Eine Besonderheit bildet die Region um Nacken und Halswirbelsäule: Hier haben Frauen und darunter besonders diejenigen in Bürotätigkeiten die höheren Befundraten. Ähnlich stellen sich die Befundraten auch

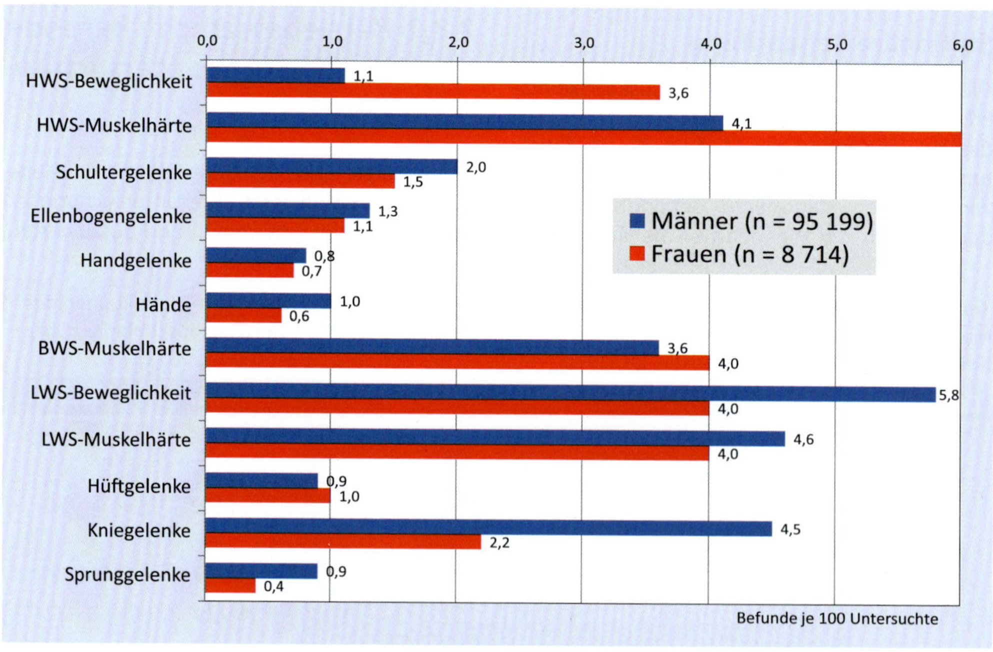

Abb. 2.5: Befundhäufigkeiten mit Funktionseinschränkungen in Prozent der Beschäftigten bei arbeitsmedizinischen Vorsorgeuntersuchungen (Hartmann u. Seidel 2008)

für Männer in Bürotätigkeiten dar, die deutlich über den Beschäftigten der Handwerksberufe liegen.

Bei Beschäftigten im Produktions- und Dienstleistungsbereich sind in absteigender Häufigkeit die Rückenstrukturen um die Lenden- und Halswirbelsäule, die Regionen um die Kniegelenke, die Schulter- und die Ellenbogengelenke und die Hüftgelenke Problembereiche des Muskel-Skelett-Systems.

2.4 Sozialmedizinische Daten zur Epidemiologie

2.4.1 Daten zum Krankenstand

Der Krankenstand als Verhältnis der krankheitsbedingten Abwesenheitstage vom Arbeitsplatz zu den Sollarbeitstagen stellt nur jene Zeit dar, an denen Beschäftigte auf Grund von Befindlichkeitsstörungen, Schmerzen oder anderen Ursachen in der Regel nach ärztlicher Konsultation und Bescheinigung dem Arbeitsplatz fernbleiben. Viele Einflussfaktoren bestimmen neben dem objektiven Befundstatus den Krankenstand erhöhend oder senkend mit, beispielsweise

- die Selbsteinschätzung des Patienten über die Gefährlichkeit der Erkrankung und ihrer Folgen bei Fortsetzung der Tätigkeit,
- die Motivation zur Anwesenheit am Arbeitsplatz mit den Folgen des Präsentismus oder des überhöhten Absentismus und
- die Arbeitsbelastungen, die es Beschäftigten bei gleichem Befund gestatten oder nicht gestatten, ihrer Tätigkeit nachzugehen.

Andererseits erscheinen chronisch-degenerative Veränderungen wie entstehende Arthrosen oder Bandscheibenschäden so lange nicht im Krankenstand, wie sie noch keine erheblichen subjektiven Symptome oder Einschränkungen hervorrufen. Jeder einzelne Langzeitfall ab 42 Arbeitsunfähigkeitstage hat hingegen einen enormen Einfluss auf den Krankenstand, obwohl zumeist nicht die besondere Schwere der Erkrankung, sondern das ungelöste Problem der weiteren Beschäftigung oder der Wunsch nach Frühberentung die Ursache ist.

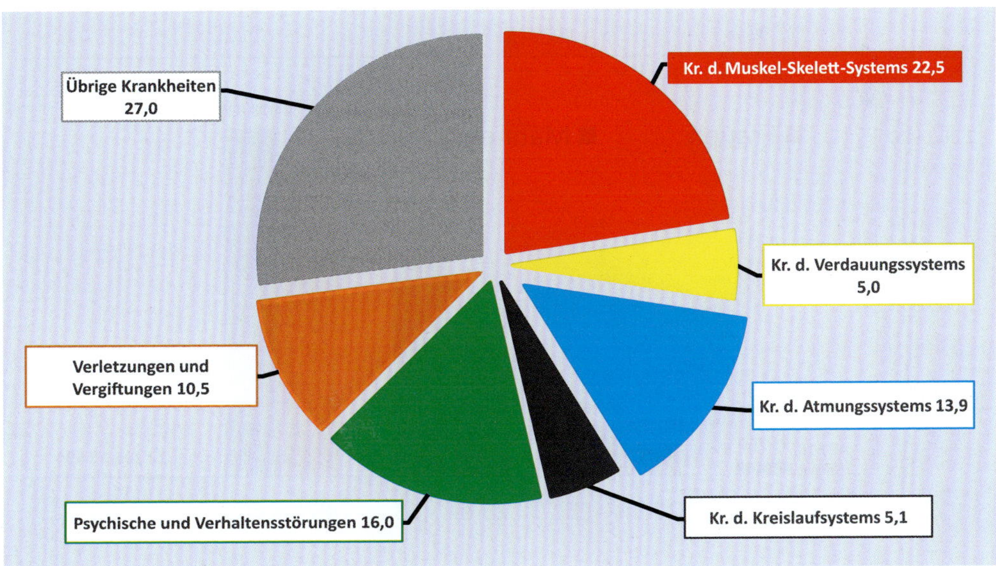

Abb. 2.6: Anteile der Diagnosegruppen/des Muskel-Skelett-Systems am Krankenstand der Beschäftigten im Jahr 2018 (Sicherheit und Gesundheit bei der Arbeit 2018)

Die Erkrankungen des Muskel-Skelett-Systems verursachen noch immer den höchsten Anteil unter den Arbeitsunfähigkeitstagen im Vergleich zu den übrigen Diagnosegruppen *(Abb. 2.6)*. Ihr relativer Anteil am Krankenstand lag im Jahr 2018 bei 23,5 %.

Der Anstieg der Arbeitsunfähigkeitsfälle und der durchschnittlichen Falldauer ist mit steigendem Lebensalter erheblich *(Abb. 2.7)*: Im Vergleich zum Alterszeitraum bis unter 45 Jahre steigen sowohl Fallzahlen als auch mittlere Dauer der einzelnen Fälle ab 45 Jahre auf etwa den doppelten Wert an. Männer wiesen mehr Arbeitsunfähigkeitsfälle wegen Muskel-Skelett-Erkrankungen auf als Frauen, wogegen die mittlere Arbeitsunfähigkeitsdauer der Fälle etwa gleich ist.

Wegen des direkten Bezugs zwischen Erkrankung und Arbeit sind die wirtschaftlichen Folgen der Arbeitsunfähigkeit Gegenstand regelmäßiger Beobachtungen. Der Bericht über Sicherheit und Gesundheit bei der Arbeit schätzt die Folgen der Muskel-Skelett-Erkrankungen für das Jahr 2018 bezüglich des Produktionsausfalls auf 17,2 Milliarden Euro, des gesamten Verlusts an Bruttowertschöpfung auf 30,5 Milliarden Euro.

Arbeitsunfähigkeit auf Grund von Muskel-Skelett-Erkrankungen gibt nur einen groben Überblick über die Zusammenhänge zwischen Belastungen und Erkrankungen. Sie wird durch vielfältige Faktoren wie die Selbsteinschätzung der Gefährlichkeit der Arbeitsbelastungen und den persönlichen Umgang mit Beschwerden stark beeinflusst. Erhöhte Arbeitsunfähigkeit ist ein Marker für mögliche arbeitsbedingte Erkrankungsursachen, dem tiefergehende Analysen objektiver und subjektiver Ursachen folgen sollten.

2.4.2 Rente wegen Erwerbsunfähigkeit

Rentenfälle auf Grund verminderter Erwerbsfähigkeit sind der Ausdruck erheblicher gesundheitlicher Einschränkungen, die eine Ausübung der bisherigen oder vergleichbaren Tätigkeiten nicht möglich macht. Als Diagnose wird die sog. Hauptdiagnose angegeben, die im Rahmen der Multimorbidität im Ermessen des begutachtenden Arztes steht. Das Muskel-Skelett-System war in der Vergangenheit für viele Jahre

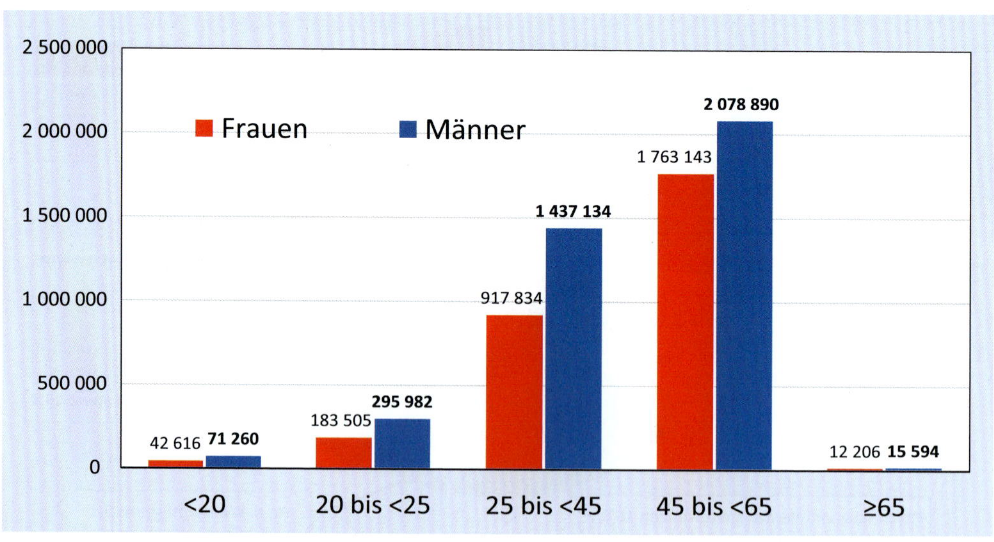

Abb. 2.7: Arbeitsunfähigkeitsfälle je 100 Beschäftigte durch Muskel-Skelett-Erkrankungen in Beziehung zu Alter und Geschlecht im Jahr 2017 (Gesetzlich Krankenversicherte – aus: Sicherheit und Gesundheit bei der Arbeit 2018)

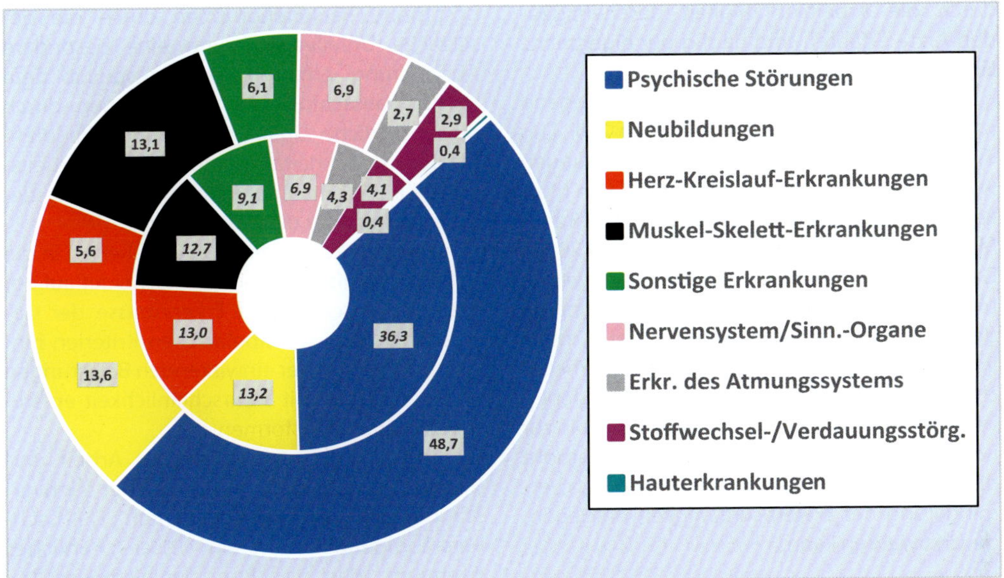

Abb. 2.8: Anlässe für Frühberentungen wegen Erwerbsunfähigkeit (% Erstdiagnosen) im Jahr 2018 – äußerer Ring = Männer, innerer Ring = Frauen (DRV 2019)

die häufigste Ursache für den Verlust der Erwerbsfähigkeit. Im Jahr 2018 stand es dagegen bei den Männern mit 13,1 % der Frühberentungen auf Rang 3, bei den Frauen mit 12,7 % aller Frühberentungen auf dem vierten Rang *(Abb. 2.8)*. Die Ursachen für diese Verschiebung stehen zum Teil im Zusammenhang mit der in der Öffentlichkeit diskutierten Zunahme der psychischen Belastungen bei der Arbeit. So ist auch zu beachten, dass psychosomatische Komorbiditäten bei organisch bedingten Erkrankungen eine zunehmende Wertung auch

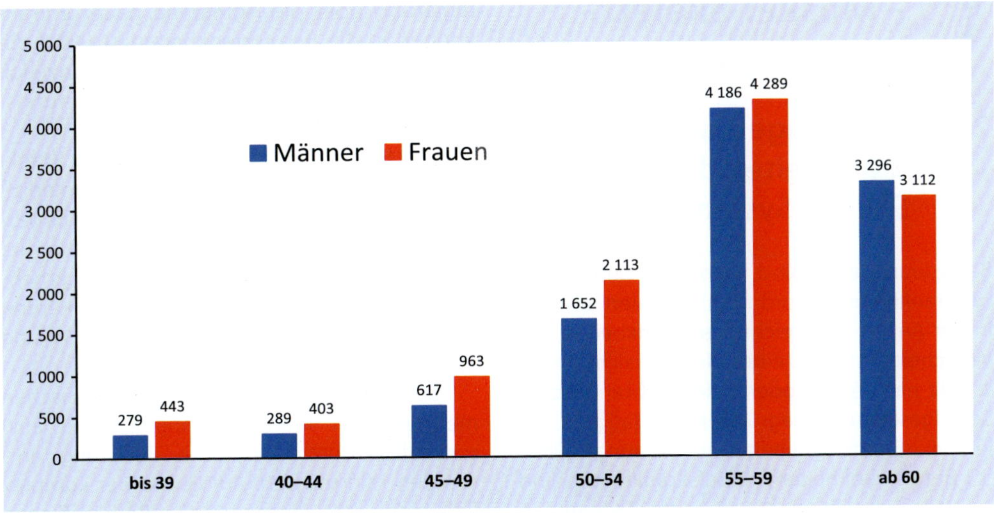

Abb. 2.9: Renteneintritt (Fälle abs.) wegen Erwerbsunfähigkeit auf Grund von Muskel-Skelett-Erkrankungen (DRV 2018)

durch die Arbeitsunfähigkeit bescheinigenden Ärzte erfahren und häufig der eigentliche Grund sind.

Die Erwerbsunfähigkeit tritt überwiegend nach dem 50. Lebensjahr ein *(Abb. 2.9)*. Das durchschnittliche Alter für Frühberentungen wegen Erwerbsunfähigkeit auf Grund von Muskel-Skelett-Erkrankungen beträgt 56,1 Jahre für Männer sowie 55,2 Jahre für Frauen (DRV 2018). Das bedeutet, dass die Mehrheit der wegen Muskel-Skelett-Erkrankungen erwerbsunfähigen Personen etwa zehn Jahre vor dem Eintritt in die Regelaltersrente und deshalb mit erheblichen finanziellen Abschlägen das Arbeitsleben verlässt. Die Ausweitung des Zeitraums bis zur Regelaltersrente von 65 auf 67 Jahre erhöht diese Spanne weiter, wenn ihr nicht durch Verminderung der Erwerbsunfähigkeit entgegengewirkt werden kann.

Erwerbsunfähigkeit auf Grund von Muskel-Skelett-Erkrankungen ist insbesondere für körperlich belastende Tätigkeiten ein wesentlicher Faktor, der das Arbeitsleben vorzeitig beenden kann. Soweit es sich nicht um eine Berufskrankheit handelt, können die sozialen Folgen erheblich sein.

2.5 Berufskrankheiten – Muskel-Skelett-Erkrankungen

2.5.1 Grundlagen der Berufskrankheiten des Muskel-Skelett-Systems

Berufskrankheiten sind nach dem Gesetz (Berufskrankheiten-Verordnung) definiert als „die in der Anlage 1 bezeichneten Krankheiten, die Versicherte infolge einer den Versicherungsschutz nach § 2, 3 oder 6 des Siebten Buches Sozialgesetzbuch begründenden Tätigkeit erleiden (Berufskrankheiten-Verordnung (BKV) § 1 Berufskrankheiten)". Berufskrankheiten sind somit sozialpolitisch begründete Teilmengen arbeitsbezogener Muskel-Skelett-Erkrankungen, die wegen eines besonderen Risikos für bestimmte Personengruppen durch die gesetzliche Unfallversicherung eine besondere Absicherung erfahren. Das entspricht dem Haftungsausschluss der Unternehmen durch die gesetzliche Unfallversicherung, die diese für Berufskrankheiten ebenso wie für Arbeitsunfälle im Rahmen der Pflichtversicherung der Unternehmen für diese übernimmt.

Über die Aufnahme von Krankheiten in die Liste der Berufskrankheiten entscheidet auf der Basis wissenschaftlicher Erkenntnisse der Gesetzgeber nach sozialpolitischen Kriterien hinsichtlich Art und der einwirkenden Belastungen und der daraus mit Wahrscheinlichkeit entstehenden Krankheitsformen.

Beim Bundesministerium für Arbeit und Soziales besteht dafür ein „Ärztlicher Sachverständigenbeirat Berufskrankheiten". Der Sachverständigenbeirat ist ein wissenschaftliches Gremium, das das Bundesministerium bei der Prüfung der medizinischen Erkenntnisse zur Bezeichnung neuer und zur Erarbeitung wissenschaftlicher Stellungnahmen zu bestehenden Berufskrankheiten unterstützt. Er erarbeitet wissenschaftliche Empfehlungen und Stellungnahmen zu Berufskrankheiten. Die wissenschaftlichen Empfehlungen des Sachverständigenbeirats werden vom Ministerium veröffentlicht. Sie bilden die wissenschaftliche Grundlage für die Entscheidung der Bundesregierung über die Aufnahme neuer Erkrankungen in die Berufskrankheitenliste und die Anerkennung als Berufskrankheit im Einzelfall durch die gesetzlichen Unfallversicherungsträger.

Die BK-Liste enthält ausschließlich Krankheiten, die nach den Erkenntnissen der medizinischen Wissenschaft durch besondere Einwirkungen verursacht sind und denen bestimmte Personengruppen durch ihre Arbeit in erheblich höherem Grade als die übrige Bevölkerung ausgesetzt sind. Derzeitig (August 2021) sind auf der Liste 16 Positionen.

Berufskrankheiten sind keine spezifischen medizinischen Krankheitsentitäten, die ausschließlich durch berufliche Belastung entstanden sein müssen. Auf Grund der komplex wirkenden beruflichen und außerberuflichen Einwirkungen und der heute noch nicht im Detail zu beschreibenden genetischen Neigung

Tab. 2.5: Liste der Berufskrankheiten durch mechanische Einwirkungen

2101	Erkrankungen der Sehnenscheiden oder des Sehnengleitgewebes sowie der Sehnen- oder Muskelansätze,
2102	Meniskusschäden nach mehrjährigen andauernden oder häufig wiederkehrenden, die Kniegelenke überdurchschnittlich belastenden Tätigkeiten
2103	Erkrankungen durch Erschütterung bei der Arbeit mit Druckluftwerkzeugen oder gleichartig wirkenden Werkzeugen oder Maschinen
2104	Vibrationsbedingte Durchblutungsstörungen an den Händen
2105	Chronische Erkrankungen der Schleimbeutel durch ständigen Druck
2106	Druckschädigung der Nerven
2107	Abrissbrüche der Wirbelfortsätze
2108	Bandscheibenbedingte Erkrankungen der Lendenwirbelsäule durch langjähriges Heben oder Tragen schwerer Lasten oder durch langjährige Tätigkeiten in extremer Rumpfbeugehaltung
2109	Bandscheibenbedingte Erkrankungen der Halswirbelsäule durch langjähriges Tragen schwerer Lasten auf der Schulter
2110	Bandscheibenbedingte Erkrankungen der Lendenwirbelsäule durch langjährige, vorwiegend vertikale Einwirkung von Ganzkörperschwingungen im Sitzen
2111	Erhöhte Zahnabrasionen durch mehrjährige quarzstaubbelastende Tätigkeit
2112	Gonarthrose durch eine Tätigkeit im Knien oder vergleichbarer Kniebelastung mit einer kumulativen Einwirkungsdauer während des Arbeitslebens von mindestens 13 000 Stunden und einer Mindesteinwirkungsdauer von insgesamt einer Stunde pro Schicht
2113	Druckschädigung des Nervus medianus im Carpaltunnel (Carpaltunnel-Syndrom) durch repetitive manuelle Tätigkeiten mit Beugung und Streckung der Handgelenke, durch erhöhten Kraftaufwand der Hände oder durch Hand-Arm-Schwingungen
2114	Gefäßschädigung der Hand durch stoßartige Krafteinwirkung (Hypothenar-Hammer-Syndrom und Thenar-Hammer-Syndrom)
2115	Fokale Dystonie als Erkrankung des zentralen Nervensystems bei Instrumentalmusikern durch feinmotorische Tätigkeit hoher Intensität
2116	Hüftgelenksarthrose durch Lastenhandhabung

bestimmter Personen zum Auftreten von Muskel-Skelett-Erkrankungen können alle in der BK-Liste enthaltenen mechanisch verursachten Krankheiten auch ohne berufliche Einwirkung entstanden sein.

Jede Ärztin bzw. jeder Arzt (auch Zahnärzte, Hausärzte) sind nach § 202 Sozialgesetzbuch VII (SGB VII) gesetzlich verpflichtet, die BK-Anzeige zu erstatten, und zwar auch dann, wenn die versicherte Person widerspricht. Die BK-Anzeige ist zu erstatten, wenn der ärztlich begründete Verdacht besteht, dass eine BK im Sinne der Liste (Anlage der BK-Verordnung) vorliegt.

Die Liste der Berufskrankheiten enthält für die sog. „Krankheiten auf Grund mechanischer Einwirkungen" derzeitig 16 Berufskrankheiten (*Tab. 2.5* – Stand 1. August 2021). Die früher bis Juli 2021 aufgeführten Einschränkungen bei den BK 2101, 2104, 2108, 2109 und 2110, dass eine Anerkennun", ist mit der Reform des Sozialgesetzbuchs VII im Juni 2020 entfallen.

Einzelheiten zu den Diagnosen und Ursachen für die 16 Berufskrankheiten der BK-Liste (Stand 08/2021) sind im *Anhang 1.1* dargestellt.

2.5.2 Statistische Daten zu den Berufskrankheiten des Muskel-Skelett-Systems

Die Besonderheiten der Berufskrankheiten, die sie von anderen statistischen Erfassungen und sozialrechtlichen Regelungen für Muskel-Skelett-Erkrankungen unterscheiden, waren bereits in *Abschnitt 2.5.1* dargestellt worden.

Insgesamt entfielen 14 % der angezeigten Verdachtsmeldungen im Jahr 2017 auf Berufskrankheiten, die auf mechanische Ursachen zurückzuführen sind (Sicherheit und Gesundheit bei der Arbeit 2018). Darunter waren:

- Erkrankungen der Wirbelsäule 6 081 Fälle, das sind 54,0 % aller Fälle dieser BK-Gruppe, darunter 5 280 Fälle der BK 2108 (LWS) und 655 Fälle der BK 2109 (HWS).
- Kniegelenkserkrankungen 2 758 Fälle, das sind 24,5 % aller Fälle dieser Gruppe, darunter 1 390 Fälle der Gonarthrose (BK 2112), 1 057 Meniskusschäden (BK 2102) sowie 311 Schleimbeutelerkrankungen (BK 2105).

Nicht alle Fälle können auch bei kausaler Beziehung zwischen Krankheit und Verursachung durch die Belastungen der Arbeit anerkannt werden. Das gilt auch deshalb, weil im Jahr 2017 bestimmte rechtliche Voraussetzungen, insbesondere die noch gültige der Aufgabe der Tätigkeit, nicht erfüllt waren (Unterlassungszwang). Dieser Zwang zur Unterlassung der schädigenden Tätigkeit betraf die Berufskrankheiten Nr. 2101, 2104 und 2108 bis 2110 – das

Tab. 2.6: Berufskrankheiten durch mechanische Einwirkungen im Jahr 2017 (Quelle: Sicherheit und Gesundheit bei der Arbeit 2018)

BK-Nr.	Kurzbezeichnung	Verdachts-meldungen	Anerkannte Fälle	Neue Renten
2101	Sehnenscheiden	666	23	2
2102	Meniskusschäden	1 057	248	70
2103	Druckluftwerkzeuge	434	111	63
2104	Vibrationsbedingte Durchblutungsstörungen	124	28	25
2105	Schleimbeutel	311	57	3
2106	Druckschädigung der Nerven	83	13	4
2107	Wirbelfortsatz-Abriss	3	0	0
2108	Bandscheibenbedingte Erkrankungen der LWS durch langjähriges Heben und Tragen schwerer Lasten	5 280	425	262
2109	Bandscheibenbedingte Erkrankungen der HWS Langjähriges Tragen auf der Schulter	655	3	2
2110	Bandscheibenbedingte Erkrankungen der LWS durch Ganzkörpervibrationen	146	11	9
2111	Zahnabrasionen durch Quarzstaub	5	3	0
2112	Gonarthrose	1 390	237	151
2113	Carpaltunnel-Syndrom	1 049	288	26
2114	Hypothenar-/Thenar-Hammer-Syndrom	48	27	11
2115	Fokale Dystonie	10	2	0
Gesamt 2017		11 261	1 476	628

entspricht 61 % aller Verdachtsfälle. Da eine Entschädigung einer Berufskrankheit keine soziale Absicherung bei Ausscheiden aus der verursachenden Tätigkeit gewährleistet, haben sich bisher wahrscheinlich viele der Betroffenen dafür entschieden, ihre teils BK-verursachende Tätigkeit unter bestimmten Voraussetzungen fortzuführen und auf die Entschädigung durch die gesetzliche Unfallversicherung wenigstens zeitweilig zu verzichten.

Anerkennungen erfolgten für insgesamt 1476 Fälle, das entspricht 13,1 % der Verdachtsmeldungen. Überdurchschnittlich hohe Raten der Anerkennungen gemeldeter Verdachtsfälle haben

- das Carpaltunnel-Syndrom (BK 2113) mit 27,5 % (237 Fälle),
- Schädigungen durch Druckluftwerkzeuge (BK 2103) mit 26,6 % (111 Fälle),
- Meniskusschäden (BK 2102) mit 23,5 % (248 Fälle)

Der Verdacht auf bandscheibendingte Erkrankungen der LWS durch das Heben und Tragen schwerer Lasten (BK 2108) hat sich dagegen nur in 8,0 % (425 Fälle) bestätigt.

Bei den neuen Renten stehen die Wirbelsäulenerkrankungen mit 43,5 % unter den Fällen mechanisch verursachter Berufskrankheiten im Vordergrund.

Ein direkter Vergleich zwischen den Berufskrankheiten und den Frühberentungsfällen der DRV ist aus verschiedenen Gründen nicht möglich. So werden u.a. BK-Verdachtsfälle auch weit jenseits des Arbeitslebens angezeigt. Gegenüber 14099 Frühberentungsfällen wegen Rückenerkrankungen aller Art in beiden Geschlechtern ist die Zahl von 5280 Verdachtsfällen der BK bei bandscheibenbedingten Erkrankungen der LWS durch das Heben und Tragen schwerer Lasten (BK 2108) dennoch relativ hoch. Beim Vergleich beider Zahlen untereinander und mit den deutlich geringeren Zahlen der bestätigten Fälle ist zu berücksichtigen, dass die Kausalität einer Bandscheibenschädigung zumeist erst im bg-lichen Ermittlungsverfahren und der ärztlichen Begutachtung geklärt werden: Für die Mehrheit der gemeldeten Verdachtsfälle kann nicht bestätigt werden, dass die Beschwerden wie Rückenschmerzen überwiegend durch segmentale Bandscheibenschäden verursacht worden sind.

> Berufskrankheiten bilden auf Grund der besonderen rechtlichen Rahmenbedingungen einer Unternehmerversicherung für Krankheiten, die rechtlich wesentlich durch die berufliche Tätigkeit verursacht sind, einen klar definierten Teil der arbeitsbezogenen Muskel-Skelett-Erkrankungen ab.

2.6 Präventives Verhalten

2.6.1 Sport und andere Freizeitaktivitäten

Die bundesweite Studie „Gesundheit in Deutschland aktuell 2012" (GEDA 2012), die in den Jahren 2012 bis 2013 mittels telefonischer Interviews durchgeführt wurde, bietet eine Orientierung, inwieweit die internationalen Empfehlungen zur körperlichen Aktivität in Deutschland erfüllt werden *(Tab. 2.7)*. 65,0 % der Frauen und 56,4 % der Männer sind demnach weniger als 2,5 Stunden pro Woche körperlich aktiv und verfehlen somit die Bewegungsempfehlungen der WHO.

Die allgemeine körperliche Aktivität und insbesondere die sportliche Aktivität ist am höchsten im Jugendalter zwischen 18 und 29 Jahren mit einem deutlichen Vorteil der Männer *(Tab. 2.7)*. Der Anteil dieser körperlich Inaktiven steigt ab dem 30. Lebensjahr stetig an und ist insbesondere beim Übergang in das Rentenalter gering.

Während der Sozialstatus bei den allgemeinen Aktivitäten keine erhebliche Rolle spielt, unterscheiden sich die Anteile der sportlich Aktiven deutlich: Personen mit einem hohen Sozialstatus trieben etwa 1,6x so häufig Sport wie solche mit einem niedrigen Sozialstatus.

Eine Einschätzung der gesundheitlich wirksamen Freizeitaktivitäten bietet der Vergleich mit den WHO-Empfehlungen zur Aktivität durch Ausdauer- und Muskelkräftigungsübungen, die den Kern gesunderhaltender sportlicher Aktivitäten darstellen sollten. Diese Anforderungen sind allerding relativ hoch. Sie umfassen folgende Aktivitäten:

Tab. 2.7: Körperliche und sportliche Aktivität bei Frauen und Männern – Häufigkeiten nach Geschlecht, Alter und Sozialstatus in Prozent. Datenbasis Gesundheit in Deutschland aktuell (aus Finger et al. 2017a).

	Körperlich aktiv > 2,5h/Woche		Sport in den letzten 3 Monaten	
Altersgruppe in Jahren	Frauen	Männer	Frauen	Männer
18 bis 29	37,1	57,7	84,1	85,1
30 bis 44	37,7	48,6	68,8	68,9
45 bis 64	38,8	39,1	67,7	62,8
ab 65	26,6	33,5	50,8	51,3
Sozialstatus				
Niedrig	34,8	39,9	50,0	49,5
Mittel	35,8	46,4	66,9	64,9
Hoch	32,8	39,3	82,9	80,9

- Erwachsene von 18 bis 64 Jahren sollten während der Woche ≥ 150 Minuten aerobe körperliche Aktivität mittlerer Intensität oder ≥ 75 Minuten aerobe körperliche Aktivität intensiver Intensität oder eine gleichwertige Kombination mittlerer und starker Intensität ausführen.
- Aerobe Aktivitäten sollten in Abschnitten von ≥ 10 Minuten Dauer durchgeführt werden.
- Darüber hinaus sollten sie ihre aerobe körperliche Aktivität mittlerer Intensität auf 300 Minuten pro Woche erhöhen oder 150 Minuten aerobe körperliche Aktivität intensiver Intensität pro Woche oder eine äquivalente Kombination aus Aktivität mittlerer und starker Intensität ausführen.
- Muskelstärkende Aktivitäten sollten an zwei oder mehr Tagen in der Woche mit Hauptmuskelgruppen durchgeführt werden.

Tab. 2.8: Anteil der Deutschen, welche die Ausdauer- und Muskelkräftigungsaktivität entsprechend Empfehlung der WHO erfüllen – Befragung von 12 511 Frauen und 10 448 Männern ab 18 Jahren im Rahmen der Gesundheitsberichterstattung des Bundes (aus Finger et al. 2017b – Tabelle 1 und 2)

Altersgruppe in Jahren	Bildungsgruppe	Frauen	Männer
18 bis 29	untere	21,9	31,4
	mittlere	26,0	36,1
	obere	29,3	43,8
30 bis 44	untere	11,1	19,9
	mittlere	15,0	22,2
	obere	22,3	24,3
45 bis 64	untere	20,0	17,9
	mittlere	22,4	20,3
	obere	26,2	23,7
ab 65	untere	12,1	18,6
	mittlere	19,2	23,0
	obere	29,0	26,7
Gesamt		20,5	24,7

Eine Befragung von 12511 Frauen und 10448 Männern ab 18 Jahren im Rahmen der Gesundheitsberichterstattung des Bundes (Finger et al. 2017b) ergibt, dass diese Anforderungen von etwa 20 % der Frauen und 25 % der Männer erfüllt werden. Jüngere Personen sowie solche einer höheren Bildungsgruppe haben die höchsten Grade der Erfüllung dieser Anforderungen bis zu etwa 44 % der jungen Männer unter 30 Jahre und etwa 29 % der jungen Frauen unter 30 Jahre.

Die allgemeine körperliche Aktivität und insbesondere die sportliche Aktivität ist am höchsten im Jugendalter zwischen 18 und 29 Jahren mit einem deutlichen Vorteil der Männer *(Tab. 2.8)*. Der Anteil dieser körperlich Inaktiven steigt ab dem 30. Lebensjahr stetig an und ist insbesondere beim Übergang in das Rentenalter gering.

Im präventiven Verhalten der erwachsenen Bevölkerung erfüllen nur etwa ein Fünftel der Frauen und ein Viertel der Männer die WHO-Empfehlungen zur Aktivität durch Ausdauer- und Muskelkräftigungsübungen. Personen mit einem hohen Sozialstatus treiben etwa 1,6x so häufig Sport wie solche mit einem niedrigen Sozialstatus.

2.6.2 Teilnahme an individuellen Präventionsangeboten

Die Krankenkassen bieten im Rahmen ihres gesetzlichen Präventionsauftrages nach einheitlichen Handlungsfeldern individuelle Präventionsmaßnahmen an. Im Jahresbericht 2019 stellen sie für etwa 1,7 Millionen Teilnehmer ab 20 bis über 60 Jahre dar, dass sich etwa drei Viertel aller Teilnehmer für eine Präventionsmaßnahme aus dem Handlungsfeld Bewegung (Rückenschulkurse etc. siehe auch *Kapitel 7*) entscheiden *(Tab. 2.9)*. Mit großem Abstand folgt das Thema der Stressbewältigung. Insgesamt werden durch die Angebote der Krankenkassen etwa 1,4 Millionen Beschäftigte, das sind weniger als 5 % der Versicherten aller Altersgruppen erreicht.

Eine Unterscheidung nach dem Geschlecht der Teilnehmer zeigt, dass die Präventionsmaßnahmen im Wesentlichen durch die Frauen in Anspruch genommen werden *(Abb. 2.10)*: Selbst im häufigsten Handlungsfeld „Bewegung" sind weniger als ein Viertel der Teilnehmer Männer. Berücksichtigt man die Abhängigkeit der Erwerbsfähigkeit von den Leistungsvoraussetzungen des Muskel-Skelett-Systems, so besteht hier ein generelles Defizit der Inanspruchnahme präventiver Leistungsangebote, darunter aber besonders unter den Männern.

Individuelle Maßnahmen der Prävention der Krankenkassen nach § 20 SGB V erreichen mit weniger als zwei Millionen Menschen pro Jahr nur einen kleinen Teil der Bevölkerung. Davon entfallen allerdings etwa zwei Drittel auf das Handlungsfeld „Bewegung". Es bestehen deutliche Geschlechtsunterschiede: Frauen sind erheblich aktiver als Männer.

Tab. 2.9: Inanspruchnahme von Maßnahmen der GKV-Prävention nach § 20 SGB V (individueller Ansatz) im Jahr 2018 – Kursteilnehmer und Prozentanteil in den Altersgruppen (Präventionsbericht der GKV 2019)

Altersgruppe in Jahren	Kursteilnehmer	Bewegung	Ernährung	Stressmanagement	Suchtmittelkonsum
unter 20	46 090	73	6	19	2
20 bis 29	120 378	65	5	3	1
30 bis 39	230 005	63	3	33	1
40 bis 49	264 860	63	4	33	1
50 bis 59	423 292	64	3	32	1
60 bis 69	342 292	74	2	23	0

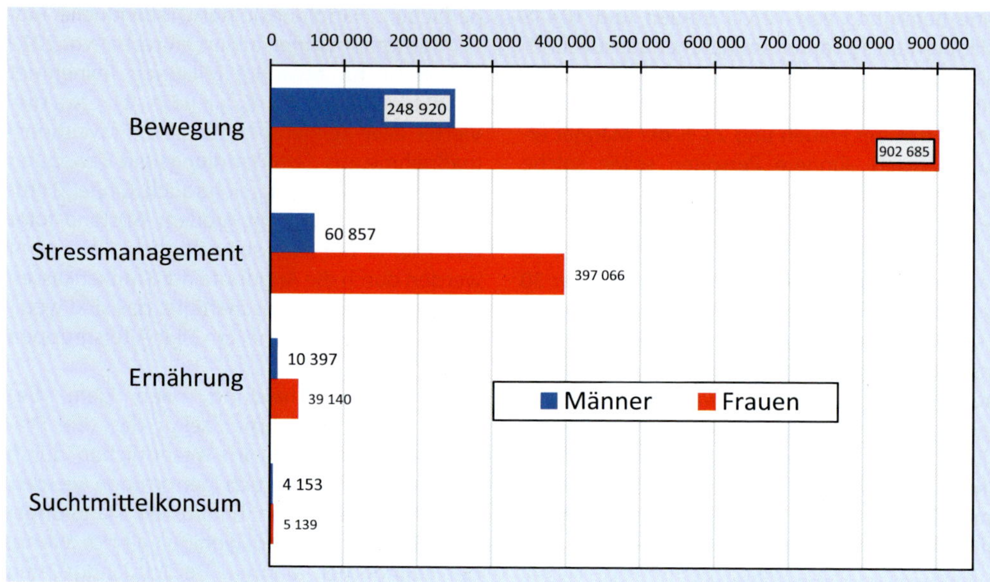

Abb. 2.10: Inanspruchnahme der Präventionsmaßnahmen in den Handlungsfeldern nach Geschlecht (Zahlen der Teilnehmer) (Präventionsbericht der GKV 2019)

Literatur

ArbMedVV – Verordnung zur arbeitsmedizinischen Vorsorge vom 18. Dezember 2008 (BGBl. I S. 2768), die zuletzt durch Artikel 1 der Verordnung vom 12. Juli 2019 (BGBl. I S. 1082) geändert worden ist. Berufskrankheiten-Verordnung vom 31. Oktober 1997 (BGBl. I S. 2623), die zuletzt durch Artikel 1 der Verordnung vom 10. Juli 2017 (BGBl. I S. 2299) geändert worden ist

Bundesärztekammer (BÄK), Kassenärztliche Bundesvereinigung (KBV), Arbeitsgemeinschaft der Wissenschaftlichen Medizinischen Fachgesellschaften (AWMF). Nationale Versorgungs-Leitlinie Nicht-spezifischer Kreuzschmerz – Langfassung, 2. Auflage. Version 1. 2017 (cited: 2020 03 18). DOI: 10.6101/AZQ/000353. www.kreuzschmerz.versorgungsleitlinien.de

DAK-Gesundheitsreport 2018. https://www.dak.de/dak/download/gesundheitsreport-2018-pdf-2073702.pdf

DGUV (2018). Geschäfts- und Rechnungsergebnisse der gewerblichen Berufsgenossenschaften und Unfallversicherungsträger der öffentlichen Hand 2018. Deutsche Gesetzliche Unfallversicherung, Berlin

DRV (2010). Statistik der Deutschen Rentenversicherung. Rentenzugang des Jahres 2010 einschließlich Rentenwegfall, Rentenänderung/Änderung des Teilrentenanteils in der deutschen gesetzlichen Rentenversicherung. Band 183. Deutsche Rentenversicherung Bund, Berlin

DRV (2018). Statistik der Deutschen Rentenversicherung. Rentenzugang des Jahres 2018 einschließlich Rentenwegfall, Rentenänderung/Änderung des Teilrentenanteils in der deutschen gesetzlichen Rentenversicherung. Band 205. Deutsche Rentenversicherung Bund, Berlin

Finger J, Manz K, Krug S, Mensing GBM (2017a). Epidemiologie der körperlichen Aktivität und Inaktivität. In: Körperliche Aktivität und Gesundheit – Präventive und therapeutische Ansätze. Springer, Berlin, Heidelberg, 2017. S. 3–13

Finger J, Mensink G, Lange C, Manz K (2017b). Gesundheitsfördernde körperliche Aktivität in der Freizeit bei Erwachsenen in Deutschland. Journal of Health Monitoring 2017 2(2) DOI 10.17886/RKI-GBE-2017-027

Gesundheitsberichterstattung des Bundes: www.gbe-bund.de

Hartmann B, Seidel D (2008). Muskel-Skelett-Erkrankungen im Baugewerbe Betriebsärztliche Erkenntnisse, Risikocharakteristik und Präventionsempfehlungen. Schriftenreihe Arbeitssicherheit und Arbeitsmedizin in der Bauwirtschaft. Bd. 21. Berufsgenossenschaft der Bauwirtschaft, Berlin. Nationale Versorgungs-Leitlinie Nicht-spezifischer Kreuzschmerz Langfassung 2. Auflage, 2017 Version 1 AWMF-Register-Nr.: nvl-007. https://www.awmf.org/uploads/tx_szleitlinien/nvl-007l_S3_Kreuzschmerz_2017-03.pdf

Liste der Berufskrankheiten: Anlage 1 zur Berufskrankheiten-Verordnung (BKV) in der Fassung der Fünften Verordnung zur Änderung der Berufskrankheiten-Verordnung vom 29. Juni 2021

Präventionsbericht (2019). Leistungen der gesetzlichen Krankenversicherung: Primärprävention und Gesundheitsförderung, Leistungen der sozialen Pflegeversicherung: Prävention in stationären Pflegeeinrichtungen. Berichtsjahr 2018. GKV-Spitzenverband, Berlin, November 2019

RKI (2011). Beiträge zur Gesundheitsberichterstattung des Bundes. Daten und Fakten 2009: Ergebnisse der Studie „Gesundheit in Deutschland aktuell 2009". Robert Koch-Institut, Berlin

Schelhase, T et al. (2019). Statistische Krankenhausdaten: Diagnosedaten der Krankenhauspatienten 2017. In: J. Klauber et al. (Hrsg.), Krankenhaus-Report 2019. S 217–295

Sicherheit und Gesundheit bei der Arbeit 2018. Unfallverhütungsbericht Arbeit. Bundesministerium für Arbeit und Soziales und Bundesanstalt für Arbeitsschutz und Arbeitsmedizin. Dortmund/Berlin/Dresden 2019

Siebtes Gesetz zur Änderung des Vierten Buches Sozialgesetzbuch und anderer Gesetze vom 12. Juni 2020. Bundesgesetzblatt Jahrgang 2020.Teil 1 Nr. 28. Herausgegeben zu Bonn am 23. Juni 2020

Statistisches Bundesamt (1998). Gesundheitsbericht für Deutschland. Statistisches Bundesamt, Wiesbaden

Statistisches Bundesamt (2018). Fallpauschalenbezogene Krankenhausstatistik (DRG-Statistik) Operationen und Prozeduren der vollstationären Patientinnen und Patienten in Krankenhäusern (4-Steller) 2018. Statistisches Bundesamt (Destatis), 2019. https://www.destatis.de/DE/Themen/Gesellschaft-Umwelt/Gesundheit/Krankenhaeuser/Publikationen

World Health Organization. (2010). Global recommendations on physical activity for health. World Health Organization

3 Arbeitsmedizinische Vorsorge[1]

B. Hartmann und M. Spallek

3.1 Prinzip der arbeitsmedizinischen Vorsorge arbeitsbezogener Erkrankungen

Was hat der Betriebsarzt damit zu tun?

In der arbeitsmedizinischen Betreuung spielen Muskel-Skelett-Probleme eine wesentliche Rolle. Es gibt hierbei zwei unterschiedliche Zugangswege und somit auch unterschiedliche Auslöser – entweder kommen Beschäftigte aus individuellen Anlässen zum Betriebsarzt oder der Betriebsarzt muss sich wegen konkreter Gefährdungen am Arbeitsplatz mit dem Thema beschäftigen. In einzelnen Konstellationen können sich diese Zugangswege auch überschneiden.

a) Individuelle Anlässe:
   - Individuelle Beschwerden am Muskel-Skelett-System, die ggf. noch nicht zu Einsatzproblemen oder Arbeitsunfähigkeiten geführt haben, bringen den Beschäftigten direkt oder über eine sog. Wunschvorsorge (ArbMedVV 2019) in Kontakt mit dem Betriebsarzt. Das kann die Frage nach sinnvoller Abhilfe der Beschwerden betreffen, wie auch die Möglichkeiten einer Therapie oder Rehabilitation. Auch eine Beratung durch den Betriebsarzt als sog. Zweitmeinung gegenüber einem behandelnden Arzt kann bei individuellen Erkrankungen dazugehören.
   - Muskel-Skelett-Erkrankungen, die schon zu Einschränkungen der Arbeitsfähigkeit, längerer Arbeitsunfähigkeit oder medizinischer Therapie oder Rehabilitation geführt haben, machen nicht selten eine Beratung durch den Betriebsarzt im Hinblick auf den Arbeitseinsatz notwendig.
   - Werden häufige Fehlzeiten bzw. ein hoher Krankenstand in bestimmten Abteilungen oder Dienstleistungsbereichen festgestellt, wird auf der gesundheitlichen/arbeitsmedizinischen Ebene konkrete Abhilfe erwartet. Hierzu gehören z.B. auch die Erkenntnisse aus innerbetrieblichen Aktivitäten wie Gesundheitszirkel oder Gesundheitssteuerkreisen.
   - Es wird der Verdacht auf eine Berufskrankheit geäußert und der Betriebsarzt übernimmt die Beratung sowie ggf. die Anzeige des Verdachts bei der Gesetzlichen Unfallversicherung.
b) Belastungsbezogene Anlässe
   - Sie sollten die Basis der Vorsorge darstellen, denn sie gründen sich auf die Ergebnisse der Gefährdungsbeurteilungen, die gemäß dem Arbeitsschutzgesetz in Verbindung mit der ArbMedVV an allen Arbeitsplätzen durchzuführen sind. Tätigkeiten mit wesentlich erhöhten körperlichen Belastungen mit Gesundheitsgefährdungen für das Muskel-Skelett-System verpflichten den Arbeitgeber, den Beschäftigten eine arbeitsmedizinische Vorsorge entweder anzubieten (sog. Angebotsvorsorge) oder in einigen Fällen auch verpflichtend als Tätigkeitsvoraussetzung durchführen zu lassen (sog. Pflichtvorsorge) (ArbMedVV 2019, AMR 13.2). Wenn Beschäftigte unter der Einwirkung solcher Belastungen arbeiten, können sie nur bei der Angebotsvorsorge aus eigener Entscheidung das Angebot zur arbeitsmedizinischen Vorsorge ablehnen oder auch annehmen und sich arbeitsmedi-

[1] Empfehlungen entsprechen nicht vollständig den Empfehlungen der DGUV, die ab dem Jahr 2022 zu erwarten sind: Details, die bei Redaktionsschluss noch nicht vorlagen, können im Text geringfügig abweichen.

zinisch beraten und ggf. untersuchen lassen.
- Der Betriebsarzt wird regelmäßig im Rahmen eines betrieblichen Eingliederungsmanagements (BEM) mit einbezogen.
- Der Arbeitgeber legt Wert auf eine gesundheitliche Beurteilung und Beratung im Rahmen des Beschäftigungsverhältnisses oder er ist dazu aufgrund sonstiger gesetzlicher Vorgaben verpflichtet. Dazu zählen beispielsweise die Einstellungsuntersuchungen vor Aufnahme einer Tätigkeit oder auf Grund spezieller Rechtsvorschriften, soweit deren rechtlicher Rahmen das erfordert.
- Die Gesundheitsberichterstattung von Krankenkassen bzw. von Unfall- oder Krankenversicherungen ruft den Verdacht auf bestimmte generelle Problemkonstellationen hervor und der Betriebsarzt wird in die Klärung derartiger Fragestellungen einbezogen.

Ziel der Arbeitsmedizinischen Vorsorge als betriebsärztliches Aufgabengebiet ist es, die Gesundheit und Beschäftigungsfähigkeit der arbeitenden Bevölkerung zu erhalten, mögliche gesundheitliche Risiken zu erkennen und entsprechende Maßnahmen sowohl bei der Prävention der betrieblichen Verhältnisse und der Belastungen am Arbeitsplatz als auch im Verhalten der Beschäftigten abzuleiten. Diese Maßnahmen werden individuell dem Unternehmen bzw. den Beschäftigten empfohlen.

Die deutsche Rechtsvorschrift „Verordnung zur arbeitsmedizinischen Vorsorge" (ArbMedVV) definiert als konkretes Vorsorgeziel „durch Maßnahmen der arbeitsmedizinischen Vorsorge arbeitsbedingte Erkrankungen einschließlich Berufskrankheiten frühzeitig zu erkennen und zu verhüten. Arbeitsmedizinische Vorsorge soll zugleich einen Beitrag zum Erhalt der Beschäftigungsfähigkeit und zur Fortentwicklung des betrieblichen Gesundheitsschutzes leisten." Die ArbMedVV beschränkt sich darunter auf die arbeitsmedizinische Vorsorge im Geltungsbereich des Arbeitsschutzgesetzes; Kriterien für oder gegen eine Eignung für bestimmte Tätigkeiten werden davon nicht erfasst. Im Rahmen eines betrieblichen Gesundheitsmanagements (*siehe Kapitel 6.5 und 8*) sind jedoch unter Einhaltung des Rechts der informationellen Selbstbestimmung der Beschäftigung auch weitergehende Aktivitäten sinnvoll und möglich.

Ob mit dem Angebot zur arbeitsmedizinischen Vorsorge tatsächlich alle Beschäftigten mit wesentlich erhöhten körperlichen Belastungen erreicht werden, hängt wesentlich von Grad und Qualität der Erfüllung der Verpflichtung zur Gefährdungsbeurteilung ab. Einen Maßstab dafür bietet zum Beispiel die Gemeinsame Deutsche Arbeitsschutzstrategie von Bund, Ländern und Unfallversicherungsträgern (UVT): Bei einer Beurteilung der Arbeitsschutzmaßnahmen kommen sie im Jahr 2018 zu dem Ergebnis, dass jeder zweite Betrieb die gesetzlichen Anforderungen für die Vorsorge bei Tätigkeiten mit Vibrationen erfüllte und etwa jeder dritte Betrieb diejenigen für die Vorsorge bei Tätigkeiten mit manueller Lastenhandhabung, Zwangshaltung und repetitiven manuellen Tätigkeiten (Abschlussbericht zum GDA-Arbeitsprogramm „Prävention macht stark – auch Deinen Rücken" (Arbeitsprogramm MSE 2018).

Auf der Basis arbeitsmedizinischer Vorsorge und ihrer dazu ggf. medizinisch notwendigen Untersuchungsergebnisse gehört vor allem die Beratung von Beschäftigten zur ggf. notwendigen weiteren Diagnostik oder Behandlung, zur individuellen Gesundheitsförderung sowie die Integration oder Wiedereingliederung in den Arbeitsprozess zu einer effektiven arbeitsmedizinischen Vorsorge (ArbMedVV 2019).

Unabdingbare Voraussetzung der arbeitsmedizinischen Vorsorge im Sinn der ArbMedVV ist eine Gefährdungsbeurteilung der Arbeitsbedingungen. Anhand der Gefährdungsbeurteilung kann ein Angebot des Arbeitgebers zur arbeitsmedizinischen Vorsorge bei wesentlich erhöhten körperlichen Belastungen begründet werden (ArbMedVV 2019). In seltenen Fällen können Vibrationsexpositionen mit Überschreitung des Expositionsgrenzwertes auch als Pflichtvorsorge zur bindenden Voraussetzung für die Fortführung der Tätigkeit werden.

Die Methodik der arbeitsmedizinischen Vorsorge verfolgt eine ganzheitliche Betrachtung.

Sie schließt Anamnese und körperlichen Status, das individuelle gesundheitliche Risikoprofil sowie arbeitsplatz- und belastungsbezogene Beurteilungen und Methoden ein. Besonders wichtig ist im Rahmen der Vorsorge eine umfassende und mit Unterstützungsmaßnahmen für den Beschäftigten ausgestattete individuelle Beratung zu seiner individuellen gesundheitlichen Situation, zu vorliegenden speziellen Beanspruchungen und weiterführenden Aktivitäten für die Erhaltung bzw. Verbesserung des Gesundheitszustandes. Im weiteren Sinn kann die arbeitsmedizinische Vorsorge über die ArbMedVV hinaus die Beurteilung und Beratung

- bei akut auftretenden Beschwerden,
- bei tätigkeitsbezogenen Problemen am Arbeitsplatz,
- bei arbeitsmedizinischen Begutachtungen zur Einsatzmöglichkeit wegen chronischer Erkrankungen oder nach Operationen sowie
- bei der stufenweisen Wiedereingliederung nach langer Arbeitsunfähigkeit umfassen.

Damit wird deutlich, dass es sich bei der Vorsorge nicht allein um arbeitsbedingte oder wesentlich erst durch die Arbeit verursachte Erkrankungen einschließlich Berufskrankheiten handelt. Es geht auch um Erkrankungen, deren Bezug zur Arbeit keine einfache Ursache-Wirkungs-Beziehung ist, weil die Bewältigung bestimmter beruflicher Belastungen im Vordergrund steht. Dafür steht der Begriff der „arbeitsbezogene" Erkrankungen – international als „work-related diseases" bezeichnet.

Arbeitsmedizinische Vorsorge soll die Gesundheit und Beschäftigungsfähigkeit der arbeitenden Bevölkerung erhalten. Die Verhütung arbeitsbedingter Erkrankungen einschließlich Berufskrankheiten ist darin durch rechtliche Vorgaben eingeschlossen. Wichtigstes Ziel ist die Umsetzung der durch Vorsorge gewonnenen Erkenntnisse in praxistaugliche präventive Beratungen von Beschäftigten und Arbeitgebern.

3.2 Arbeitsmedizinische Vorsorge von Muskel-Skelett-Erkrankungen

Die arbeitsmedizinische Vorsorge von Muskel-Skelett-Erkrankungen hat dabei in den letzten Jahren im Kontext mit generellen Veränderungen bei der arbeitsmedizinischen Vorsorge einen erheblichen Bedeutungswandel erfahren. Gründe dafür sind die weitere Aufklärung von Zusammenhängen zwischen Arbeit und Muskel-Skelett-Risiken, die sich stetig erweiternde Liste physikalisch-mechanisch verursachter Berufskrankheiten sowie die Ausweitung des Alterszeitraums der Erwerbsfähigkeit (späterer Eintritt in das Regel-Rentenalter).

Zunächst waren nur die Erkrankungen durch Hand-Arm-Vibrationen durch Pressluftwerkzeuge im Rahmen der BK 2103 sowie seit 1993 die Ganzkörpervibrationen (BK 2110) Gegenstand der rechtlichen Regelung (einschließlich Expositionsgrenzwerten und Auslöseschwellen für den Arbeitsschutz und die Pflicht bzw. das Angebot zur arbeitsmedizinischen Vorsorge).

Veranlassung arbeitsmedizinischer Vorsorge

Mit der Veröffentlichung eines Grundsatzes der arbeitsmedizinischen Vorsorge Nr. 46 „Belastungen des Muskel-Skelett-Systems einschließlich Vibrationen" durch die Deutsche Gesetzliche Unfallversicherung (damals noch HVBG) im Jahr 2005 (DGUV 2007) und einer Handlungsanleitung für die arbeitsmedizinische Vorsorge zu diesem BG-Grundsatz entstand der fachliche Rahmen für die gezielte Prävention arbeitsbezogener Muskel-Skelett-Erkrankungen (DGUV 2009), die durch hohe mechanische Belastungen entstehen oder deren Bewältigung unter bestimmten gesundheitlichen Voraussetzungen eingeschränkt sein kann. Entsprechende körperliche Fehlbelastungen sind zum Beispiel auch in der Empfehlung für Bildschirmarbeitsplätze durch den Verweis auf ergonomisch ungenügend gestaltete Arbeitsplätze und auf deren Folgen berücksichtigt.

Wissenschaftliche Erkenntnisse und sozialpolitische Entwicklungen erfordern die zunehmende Berücksichtigung des Muskel-Skelett-Systems in der arbeitsmedizinischen Vorsorge.

Durch die Veränderung der ArbMedVV am 31.10.2013 sind im Zusammenhang mit Belastungen des Muskel-Skelett-Systems drei konkrete Anlässe in das Spektrum der Pflichten des Arbeitgebers zum Angebot einer arbeitsmedizinischen Vorsorge an die Beschäftigten aufgenommen worden.

Sie betreffen die Angebotsvorsorge „bei Tätigkeiten mit wesentlich erhöhten körperlichen Belastungen, die mit Gesundheitsgefährdungen für das Muskel-Skelett-System verbunden sind durch

a) Lastenhandhabung beim Heben, Halten, Tragen, Ziehen oder Schieben von Lasten,
b) repetitive manuelle Tätigkeiten oder
c) Arbeiten in erzwungenen Körperhaltungen im Knien, in langdauerndem Rumpfbeugen oder -drehen oder in vergleichbaren Zwangshaltungen."

Die Angabe von tatsächlichen Gefährdungen, die eine Pflicht des Arbeitgebers zum Angebot der arbeitsmedizinischen Vorsorge begründen, wird in einer Arbeitsmedizinischen Regel (AMR) vorgenommen. Diese soll die körperlichen Belastungen definieren, die auf Grund ihrer Art, Höhe und Dauer der Einwirkung in der Arbeitsschicht und der Lebensarbeitszeit geeignet sind, bei ursprünglich weitgehend gesunden Beschäftigten dauerhafte Funktionsstörungen oder Schädigungen am Muskel-Skelett-System hervorzurufen. Dafür werden die verfügbaren Verfahren der Gefährdungsbeurteilung zu Grund gelegt (*Kapitel 5*). Eine weitere Präzisierung ist in einem gemeinsamen Forschungsvorhaben „MEGAPHYS" („Entwicklung eines Methodenpakets zur Gefährdungsanalyse bei physischen Belastungen – Schwerpunkt arbeitsmedizinische Einordnung, Gefährdung, Risiken") der Bundesanstalt für Arbeitsschutz und Arbeitsmedizin (BAuA) und des Instituts für Arbeitsschutz der Deutschen Gesetzlichen Unfallversicherung (IFA) erfolgt.

Bei der arbeitsmedizinischen Vorsorge zu Muskel-Skelett-Erkrankungen ergeben sich zwei wesentliche Konsequenzen für das methodische Vorgehen:

- Es sollen Funktionsstörungen am Muskel-Skelett-System erkannt und verhindert werden, die erhebliche Beschwerden und Einschränkungen der Leistungsfähigkeit mit Arbeitsausfall verursachen können. Gleichzeitig soll damit der Tatsache entsprochen werden, dass solche funktionellen Defizite nur in wenigen Fällen zu schwerwiegenden und orthopädisch-chirurgisch behandlungsbedürftigen manifesten Krankheiten führen.
- Es sollen erhöhte mechanische Belastungen bei der Arbeit erkannt werden, z.B. der Umgang mit einzelnen schweren Lasten oder häufig manipulierten kleinen Lasten, körperlichen Zwangshaltungen, repetitiven Hand-Armarbeiten und anderen Einflüssen. Die individuelle Beanspruchung durch diese Belastungen hängt erheblich von der körperlichen Konstitution, vom Geschlecht, vom Lebensalter und der Anpassung und dem Trainingszustand ab. Allgemein gültige Schwellenwerte für Expositionsgrenzen im Arbeitsalltag oder zur Auslösung gezielter Prävention sind hier nur sehr eingeschränkt abzuleiten.

Funktionsstörungen, die primärpräventiv verhindert und sekundärpräventiv gebessert werden können, müssen durch eine geeignete Diagnostik erkannt werden, die auf allgemeinmedizinischen Grundlagen aufbaut und nur teilweise der klassischen Orthopädie folgt. Ein funktionsorientiertes Vorgehen wie in der Chirodiagnostik oder Physiotherapie bietet dabei erhebliche Vorteile, da den strukturellen Schäden nur eine nachgeordnete Bedeutung zugewiesen wird und die Funktionen im Mittelpunkt stehen (*Kapitel 4*). Dadurch ist auch eine bildgebende Diagnostik durch den Betriebsarzt im ersten Schritt nicht erforderlich.

Eine Beratung ohne vorherige Anamnese und ohne ärztliche Untersuchung ist allerdings nicht zielführend.

Im Unterschied zu Gefährdungen bei der Arbeit durch Gefahrstoffe und Biostoffe, bei denen gesundheitsbeeinflussende Expositionen durch konsequenten Arbeitsschutz oft unwahrscheinlich sind, üben alle körperlichen Belastungen ständige Beanspruchungswirkungen auf Kreislauf, Atmung und Muskel-Skelett-System der Beschäftigten aus. Bei erhöhten körperlichen Belastungen ist deshalb eine arbeitsmedizinische Untersuchung für eine sachgerechte individuelle Beurteilung und Beratung aus fachlicher Sicht unumgänglich.

Entscheidend für die arbeitsmedizinische Beurteilung des Muskel-Skelett-Systems ist das Erkennen funktioneller Störungen und Leistungseinschränkungen, die sich aus den arbeitsassoziierten Beschwerden sowie aus einer funktionsorientierten ärztlichen Untersuchung ergeben und die in Beziehung zu den Arbeitsplatzbelastungen gesetzt werden können.

Die Suche nach strukturellen Schädigungen zum Beispiel an den Bandscheiben oder den Gelenken steht demgegenüber bei arbeitsmedizinischen Fragestellungen oder Zusammenhangsbeurteilungen nur selten im Vordergrund. Die Angabe von Schmerzen bei einem radiologischen Bildbefund mäßiger alterstypischer degenerativer Veränderungen am Muskel-Skelett-System sagt wenig über ihre Verursachung aus. Sie trägt auch nicht dazu bei, eine zumutbare Arbeitsbelastung zu definieren, sofern man nicht daraus resultierende Funktionsstörungen nachweisen kann.

Besonderheiten der Vorsorge bei Muskel-Skelett-Erkrankungen sind die Früherkennung und prognostische Bewertung von Funktionsstörungen bei gleichzeitigem Fehlen gesundheitsbasierter Schwellenwerte der Belastung und der notwendige Bezug jeder Beratung zu den individuellen Leistungsvoraussetzungen, die erst durch die ärztliche Anamnese und Untersuchung erkannt werden können.

Wann sollte eine Vorsorge erfolgen?

Die Vorsorge wegen wesentlich erhöhter körperlicher Belastungen stellt ein gesetzlich verpflichtendes Angebot des Arbeitgebers dar. Die Wahrnehmung dieses Angebots liegt im Ermessen des Beschäftigten. Die Vorsorge stellt keine Eignungsbeurteilung da und sie sollte damit nicht in Beziehung gesetzt werden. Ihre Ergebnisse gelangen nur im begründeten Fall mit ausdrücklicher Zustimmung des Beschäftigten selbst an den Arbeitgeber, um zum Beispiel individuelle Regelungen des Arbeitseinsatzes oder der Arbeitsplatzgestaltung zu ermöglichen.

Die Fristen für das Angebot der Vorsorge sind in der Arbeitsmedizinischen Regel 2.1 (AMR 2.1) bestimmt. Danach soll die erste Vorsorge 3 Monate vor Aufnahme der Tätigkeit angeboten werden, die zweite nach 12 Monaten, alle weiteren nach höchstens 36 Monaten.

Ob und inwieweit eine solche starre Fristenregelung der Multikausalität und Eigendynamik von Beschwerden am Muskel-Skelett-System entsprechen kann, bleibt derzeit mangels Erfahrungen noch offen.

Wie sollte man im Rahmen des gesetzlichen Rechtsanspruchs der Beschäftigten mit diesen Angeboten zur Vorsorge aus betriebsärztlicher Sicht umgehen?

a) Eine erste Vorsorge bereits vor Aufnahme der belastenden Tätigkeit, wie in der AMR 2.1 beschrieben, könnte bei Beschäftigten und Unternehmen den Eindruck erwecken, es würde sich um eine Feststellung der Eignung handeln, auch wenn die Beschäftigten in erster Linie beraten werden sollten, ob sie sich ggf. dieser Belastung aussetzen sollen. Es hängt im Interesse des Beschäftigten von seiner gesundheitlichen Ausgangslage ab, mit welcher Dringlichkeit diese Angebotsvorsorge bereits vor Aufnahme einer neuen körperlich belastenden Tätigkeit empfohlen wird.
b) Die zweite Vorsorge nach 12 Monaten kann Beschäftigten vor allem bei besonders hohen Belastungen hilfreich sein, bei denen es zu Überforderungen kommen kann. Allerdings dürften 12 Monate in Arbeiten mit Überbelastungen einen oft bereits zu langen Zeitraum für eine sinnvolle Vorsorge darstellen. Es ist zu erwarten, dass überlastete Beschäftigte in solchen Tätigkeiten sehr zeitnah nach Aufnahme der Arbeiten bereits behandlungsbedürftige Beschwerden entwickeln und dazu eher einen behandelnden Arzt als den Betriebsarzt aufsuchen.

c) Jede weitere Vorsorge gilt generell für Beschäftigte aller Altersgruppen, um auch bei beschwerdefreien Beschäftigten primärpräventiv wirksam zu werden. Sie sollte jedoch etwa ab dem 45. Lebensjahr den Beschäftigten auf Grund der parallel eintretenden altersbedingten Veränderungen am Muskel-Skelett-System besonders eindringlich empfohlen werden. Die Fristen der Vorsorge können individuell aufgrund der ärztlichen Einschätzung auch in kürzeren Intervallen vereinbart werden, 36 Monate dürften sie jedoch nicht überschreiten.

3.3 Die Empfehlung für die Arbeitsmedizinische Vorsorge „Belastungen des Muskel-Skelett-Systems einschließlich Vibrationen"

Wie sollte eine arbeitsmedizinische Vorsorge inhaltlich gestaltet sein?

Der Aufbau der unter Federführung der DGUV erarbeiteten Empfehlung für die arbeitsmedizinische Vorsorge bei Belastungen des Muskel-Skelett-Systems folgt dem Ablauf anderer berufsgenossenschaftlicher Empfehlungen.

Die Stufen der Vorsorge umfassen:

- eine arbeitsmedizinische Anamnese – sie bildet die Grundlage jeder Beurteilung des Muskel-Skelett-Systems und soll auch nicht sofort erkennbare Fehlbeanspruchungen aufdecken.
- bei Einwilligung eine klinische Untersuchung, zunächst als Screeninguntersuchung der wesentlichen körperlichen Muskel-Skelett-Funktionen. Sie kann als Ganzkörperuntersuchung oder auch modular auf die Körperregionen erhöhter Belastung reduziert (z.B. Wirbelsäule und Schulter-Arm-System bei Handhabung schwerer Lasten, Hand-Arm-System bei repetitiven Hand-Arm-Arbeiten) erfolgen und erfasst vorwiegend die aktiven Funktionsmöglichkeiten der untersuchten Körperregionen.
- Ergänzungsuntersuchungen zur klinischen Screening-Untersuchung – sie können auffällige Anamnesedaten und Screeningbefunde verifizieren, wenn der untersuchende Arzt dieses für erforderlich hält. Dabei stehen passive Beweglichkeitsprüfungen oder isometrische Kraftteste im Vordergrund (vgl. Kapitel 4). Je nach Befundlage kann beim Verdacht einer relevanten Gesundheitsstörung oder Erkrankung eine Überweisung zur weiteren Diagnostik oder Behandlung im Rahmen der Krankenversicherung zweckmäßig sein.
- die individuelle Beratung der Beschäftigten – sie ist auf Prävention oder Rehabilitation sowie auf die Optimierung der Verhältnisse am Arbeitsplatz gerichtet. Sie soll unterscheiden, ob das Risiko besteht, dass sich Gesundheitsstörungen unter besonderen Belastungen manifestieren könnten oder ob bereits manifeste Funktionsstörungen schwerwiegende Folgen für die Arbeits- und ggf. sogar für die Erwerbsfähigkeit haben können.
- die Beratung der Unternehmen – sie richtet sich auf präventive ergonomische Maßnahmen zur Verminderung von Über- und Fehlbelastungen am Arbeitsplatz zur Erhaltung der Arbeits- und Erwerbsfähigkeit der Beschäftigten. Diese Beratung muss die Erfordernisse der ärztlichen Schweigepflicht berücksichtigen.

Der methodische Leitfaden bei erhöhten Muskel-Skelett-Belastungen ist die DGUV-Empfehlung für die arbeitsmedizinische Vorsorge insbesondere bei wesentlich erhöhten körperlichen Belastungen. Sie empfiehlt als Vorgehen die Abfolge von eigener und ärztlicher Anamnese, einer klinischen Screeninguntersuchung, fakultativen Ergänzungsuntersuchungen, die arbeitsmedizinische Beurteilung und individuelle Beratung von Beschäftigten sowie die Beratung des Arbeitgebers.

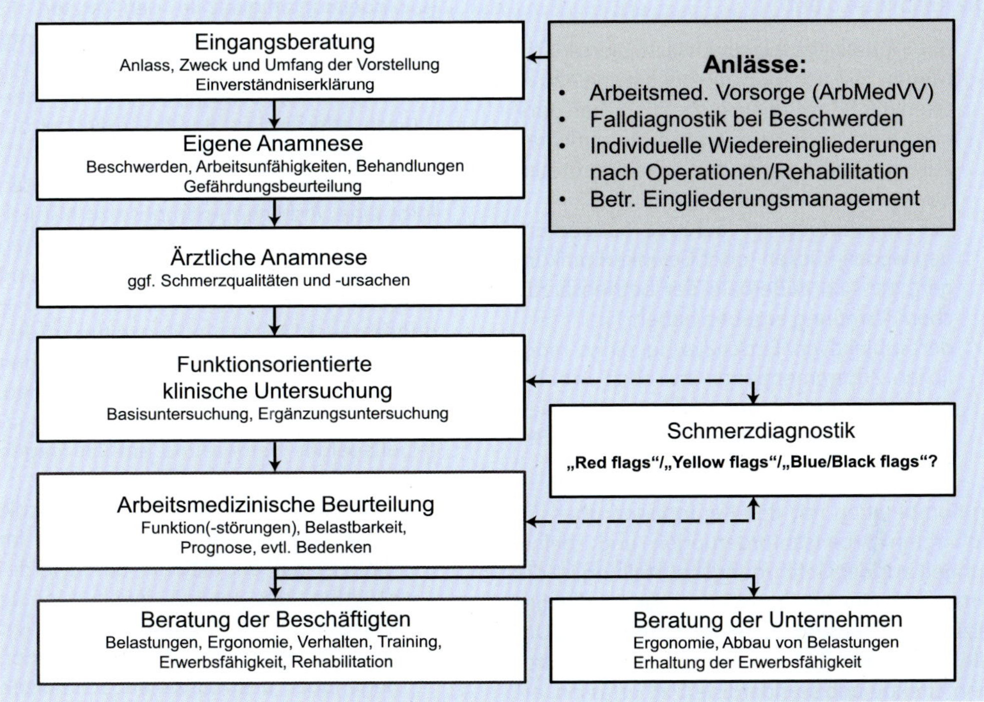

Abb. 3.1: Schema der Vorsorge bei erhöhten körperlichen Belastungen und in der Einzelfalldiagnostik

3.3.1 Anamnese zu Beschwerden, Arbeitsbelastungen und Schmerzen

Die Anamnese ist neben einer Gefährdungsbeurteilung bei arbeitsbezogenen Muskel-Skelettproblemen die wichtigste Informationsquelle. Nicht alle Beschwerden bestehen ständig, sondern treten oft nur zeitweilig in Abhängigkeit von der aktuellen Befindlichkeit und Konstitution sowie der aktuellen Belastungssituation im Berufsalltag auf. Die meisten Beschäftigten haben keinen regelmäßigen Kontakt zum Betriebsarzt, sondern treffen diesen nur in größeren zeitlichen Abständen. So kann es durchaus vorkommen, dass regelmäßige Beschwerden und Funktionsstörungen am vereinbarten Tag der Vorsorge beim Betriebsarzt gerade nicht nachweisbar sind.

In der Zuordnung von Beschwerden am Muskel-Skelett-System zu möglichen Ursachen bei der Arbeit ist es darüber hinaus wichtig, zwei Fragestellungen zu unterscheiden. Dies gilt insbesondere bei Rückenschmerzen:

- Ist die Belastung am Arbeitsplatz tatsächlich die auslösende oder wesentlich verstärkende Ursache von Muskel-Skelett-Erkrankungen, die in Zusammenhang mit der Arbeit auftreten? Diese Fragestellung trifft für alle sog. „mechanisch bedingten Berufskrankheiten" (BK 2101 bis 2116), aber auch für Störungen bei evtl. nur zeitweiligen Über- und Fehlbelastungen zu.
- Oder entstehen die beklagten Muskel-Skelett-Erkrankungen auch ohne Arbeitsbelastungen, weil sie auf angeborenen oder z.B. altersbedingt erworbenen Verminderungen der Belastbarkeit oder auf Trainingsmangel und anderen lebensstilbedingten Ursachen beruhen und behindern die Ausübung der Arbeit nur dadurch, weil sie durch die Arbeitsbelastungen verstärkt werden?

Die Anamnese dient

- der Früherkennung arbeitsassoziierter Störungen und Schäden, die noch keine Aktivitäten des Betroffenen ausgelöst haben und/ oder zunächst nur zeitweise im zeitlichen Zusammenhang mit der Arbeit auftreten oder
- der Anknüpfung an laufende Behandlungen wegen Rücken- oder Gelenkerkrankungen, die sich außerhalb der betriebsärztlichen Betreuung ergeben haben
- der subjektiven Einschätzung eines möglichen Zusammenhangs zwischen Arbeitsplatzbelastungen und MSE-Beschwerden durch den Beschäftigten und durch den Betriebsarzt.

In Kombination mit den Kenntnissen über die konkreten Arbeitsanforderungen und -belastungen aus der Gefährdungsbeurteilung ist die Anamnese eine wichtige Grundlage für die medizinische Beratung durch den Betriebsarzt. Um die für den Betriebsarzt relevanten Informationen effektiv und standardisiert zu erfassen, erfolgt eine gegliederte Anamnese in drei Teilen, die je nach Erfordernis eingesetzt werden:

1. Eigene Anamnese: Die eigene „Anamnese zu Muskel-Skelett-Erkrankungen" soll von allen zur arbeitsmedizinischen Vorsorge kommenden Personen selbst ausgefüllt werden. Sie enthält Fragen zu(r)
   - Klärung früherer Erkrankungen und Operationen einschließlich Folgen schwerer Unfälle, die funktionell und prognostisch Folgen für das Muskel-Skelett-System haben können.
   - Beschwerden bei der Arbeit, die auf die letzten zwölf Monate bezogen sind. Dieser Zeitraum hat sich als Bezug auf chronische Störungen international im sog. Nordic Questionnaire etabliert (Kuorinka et al. 1987).
   - Lokalisation der Beschwerden, die der Beschäftigte in einer Körperskizze der Rücken- und Vorderseite angeben kann.
   - Vorbehandlungen durch einen Arzt.
   - Ärztliche Diagnosen als Vorinformationen aus einer ggf. bereits abgelaufenen Diagnostik.
   - Arbeitsunfähigkeit in den letzten 12 Monaten nach Häufigkeit und Gesamtdauer.
   - Angabe von Belastungen, die Schmerzen oder andere Beschwerden bei der Arbeit bereiten.
2. Ärztliche Anamnese: Bei Auffälligkeiten folgt eine „Ärztliche Anamnese zu Muskel-Skelett-Erkrankungen". Als Auffälligkeiten sollten neben aktuellen Beschwerden und mitgeteilten ärztlichen Befunden und Diagnosen auch Arbeitsunfähigkeiten in den letzten zwölf Monaten sowie Belastungen mit Beschwerdefolgen gewertet werden. Sie soll unter direkter Mitwirkung des Arztes ausgefüllt werden und enthält Fragen zur
   - Schmerzqualität und -charakteristik. Diese werden detaillierter erfragt im Hinblick auf die aktuelle Beschwerdesituation der letzten zwölf Monate (Jahresinzidenz). Zusätzlich erfolgt eine Differenzierung der Beschwerden gegenüber unspezifischen Schmerzen oder anderweitiger Begleitsymptomatik, z.B. psychosozialer Komponenten.
   - Topik von ggf. ausstrahlenden Akutschmerzen. Diese sind für die Zuordnung von der Wirbelsäule ausgehender radikulärer Schmerzen zu bestimmten Spinalnerven sowie der Abgrenzung zu pseudoradikulären Beschwerden wichtig. Weiterhin werden hier Überlastungsbeschwerden, Folgen von Gelenkerkrankungen und Reizungen von Nerven und Gefäßen bei Engpasssyndromen dokumentiert.
   - Schmerzprovokation durch bestimmte Bewegungen oder Belastungen, die als Ausdruck einer Belastungsabhängigkeit gelten.
   - Schmerzfreiheit in arbeitsfreien Zeiten. Arbeitsbedingte Schmerzen sind zunächst vorwiegend belastungsabhängig und treten in belastungsarmen Zeiten des Tages dagegen nicht oder nur abgeschwächt auf. Die Angabe der Stärke der subjektiven Schmerzen erfolgt auf einer 10-stufigen Skala (Visuelle Analog-Skala: VAS).

1. Hatten Sie Erkrankungen, Operationen oder schwerere Unfälle an der Wirbelsäule, den Armen oder Beinen?

nein	ja

Wenn ja, welche? ______________________________

2. Hatten Sie in den letzten 12 Monaten Beschwerden im Bereich der Wirbelsäule, der Arme oder Beine?

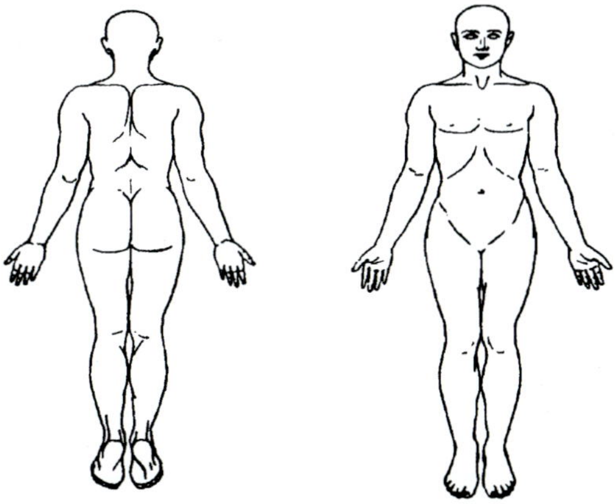

nein	ja

Wenn ja, zeichnen Sie bitte in die beiden Figuren genau da Kreuze (x) ein, wo Beschwerden aufgetreten sind!

....
....
....
....
....
....
....
....
....
....

3. Haben Sie heute Beschwerden in der Wirbelsäule, den Armen oder Beinen?

nein	ja

Wenn ja, wo? ______________________________

4. Waren Sie in den letzten 12 Monaten wegen dieser Beschwerden bei einem Arzt?

nein	ja

Wenn ja, welche Diagnose wurde gestellt? ______________________________

Wenn ja, welche Therapie wurde eingeleitet? ______________________________

5. Waren Sie in den letzten 12 Monaten wegen der Beschwerden arbeitsunfähig?

nein	ja

Wenn ja, wie oft? _____ x und wie viel Wochen insgesamt? ____ Wochen

6. Welche Belastungen verursachen Schmerzen oder andere Beschwerden?

Belastung durch	Schmerzen / Beschwerden verursacht oder verstärkt		Die Belastung kommt in meiner Arbeit nicht vor
	ja	nein	
Heben und Tragen schwerer Lasten	❍	❍	❍
Gebückte oder verdrehte Körperhaltung	❍	❍	❍
Knien oder Hocken	❍	❍	❍
Dauerndes Stehen	❍	❍	❍
Arbeit über Schulterhöhe	❍	❍	❍
Erschütterungen durch Werkzeuge	❍	❍	❍
Sitzen auf Fahrzeugen oder Maschinen	❍	❍	❍
Arbeit mit Zeitdruck	❍	❍	❍
Psychisch belastende Arbeitssituationen	❍	❍	❍
Andere Belastungen:	❍	❍	❍

7. Wie schätzen Sie Ihre derzeitige Arbeitsfähigkeit ein?

sehr gut	gut	mittelmäßig	eher schlecht	sehr schlecht

Abb. 3.2: Eigene Anamnese zu Muskel-Skelett-Erkrankungen

1. Wie stark war der schlimmste Schmerz, den Sie in einem der eingezeichneten Bereiche in den letzten 4 Wochen verspürt haben. Bewerten Sie diese zwischen
0 (= keine Schmerzen) und 10 (= schlimmste vorstellbare Schmerzen) – Ankreuzen!

keine Schmerzen	❍	❍	❍	❍	❍	❍	❍	❍	❍	❍	❍	schlimmste vorstellbare
	0	1	2	3	4	5	6	7	8	9	10	Schmerzen

2. Wie empfinden Sie die Schmerzen der letzten 12 Monate in den Armen, Beinen oder an der Wirbelsäule? Sie lassen sich in folgender Weise beschreiben:

dumpf	❍.. wo?	Kribbeln / Parästhesien	❍ ....
brennend, stechend	❍	Taubheitsgefühl	❍ ....
mit Verspannung	❍	Raynaud-Phänomene	❍ ....
		andere Beschwerden:	❍ ....

3. Strahlen Schmerzen im Rücken ggf. aus, und wenn ja, wohin?

Nacken / Hinterkopf ❍ | Hüfte / Beine ❍ links ❍ rechts | Schulter / Arme ❍ links ❍ rechts

4. Kann der Schmerz provoziert werden (Husten, Pressen, bestimmte Körperbewegungen, vibrierende Werkzeuge, Arbeit in kalter Umgebung)?

Nein, entfällt ❍ Ja ❍, und zwar: durch ....

5. Ist der Schmerz morgens nach dem Aufstehen besonders stark und bessert sich bei Bewegung?

nein	ja

6. Tritt in arbeitsfreien Zeiten (Nachtruhe, Wochenende, Urlaub) eine Linderung ein?

Nein, entfällt ❍ Ja ❍, und zwar: ....

7. Glauben Sie, dass sich Ihre Beschwerden bessern, wenn sie die körperlichen Berufsbelastungen verringern?

nein	ja

8. Glauben Sie, dass Sie mit Ihren Beschwerden Ihre Arbeit noch viele Jahre ausüben können?

nein	ja

9. Stimmen Sie der folgenden Aussage zu?

„Wegen meiner Beschwerden sehe ich große berufliche Schwierigkeiten auf mich zukommen."

nein	ja

Weitere Angaben zur Anamnese (externe Befunde, klinische und bildgebende Diagnostik, bisherige Behandlungen, Rehabilitation, Behinderungen, systemische Erkrankungen, Medikamente):

....

....

....

....

....

....

....

Datum, Unterschrift Arzt

Abb. 3.3: Ärztliche Anamnese zu Muskel-Skelett-Erkrankungen

Haben Sie in den letzten 12 Monaten bemerkt, dass Sie in den Fingern ein taubes Gefühl hatten oder dass die Finger weiß wurden und wie abgestorben waren?				
nie	mehrmals pro Jahr	mehrmals pro Monat	mehrmals pro Woche	mehrmals pro Tag
☐	☐	☐	☐	☐

Falls Sie keine Veränderungen bemerkt haben, bitte diese Frage überspringen

Welche Finger sind von diesem Taubheitsgefühl oder von diesem Weißwerden betroffen und wie weit reicht die Veränderung (bitte genau markieren)?

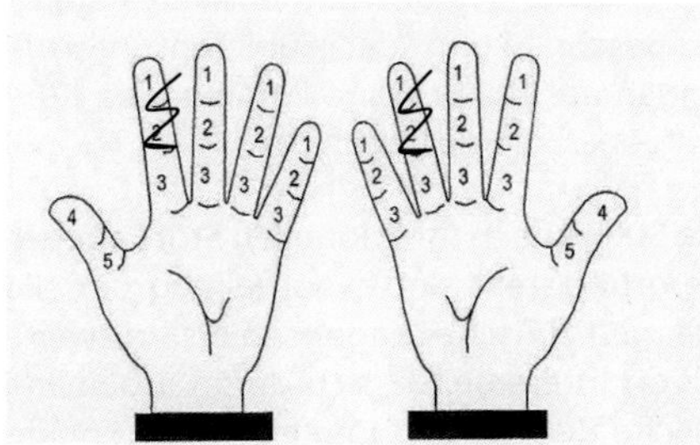

Beispiel

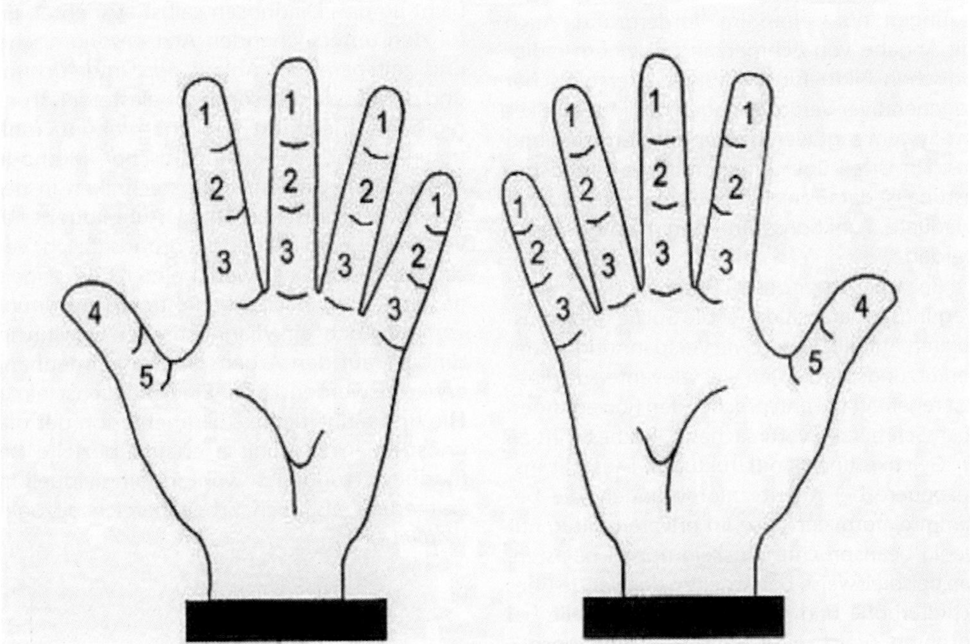

Abb. 3.4: Ärztliche Anamnese für Hand-Arm-Vibrationsbelastungen

3. Die Ärztliche Anamnese bei Hand-Arm-Vibrationsbelastungen soll eingesetzt werden, soweit aus der Gefährdungsbeurteilung entsprechende Vibrationsbelastungen bekannt sind. Sie bezieht sich auf Symptome eines vasospastischen Syndroms als nervale Gefäßregulationsstörung bei Vibrationen ab 50 bis 100 Hz Einwirkungsfrequenz. Taubheitsgefühle und Durchblutungsstörungen an den Händen werden erfragt mit der Möglichkeit, auftretende Symptome in ein Handschema einzuzeichnen.
   Muskel-Skelett-Beschwerden durch Vibrationsbelastungen des Hand-Arm-Systems sind bereits über die eigene und ärztliche Anamnese erfasst worden.

3.3.2 Funktionsorientierte klinische Untersuchung

Die Suche nach strukturellen Schädigungen und das Ableiten einer genauen Diagnose, beispielsweise an den Bandscheiben oder den Gelenken, steht bei arbeitsmedizinischen Fragestellungen oder Zusammenhangsbeurteilungen nur selten im Vordergrund. Auch die Angabe von Schmerzen bei einem radiologischen Bildbefund mäßiger alterstypischer degenerativer Veränderungen am Muskel-Skelett-System sagt wenig über ihre Verursachung aus. Ein Urteil über die zumutbare Arbeitsbelastung ist daraus nicht abzuleiten, sofern nicht adäquate Funktionsstörungen nachgewiesen werden.

Bei arbeitsbezogenen Beschwerden am Bewegungsapparat ist daher die Suche nach muskulären Auffälligkeiten wie Verspannungs- oder Verkürzungsproblemen viel relevanter, da diese fast regelhaft bei entsprechenden Bewegungen auch Schmerzen verursachen. Gleiches trifft zu für Gelenke und Bandstrukturen. Dies gilt insbesondere bei Arbeitsanforderungen, die bestimmte, normalerweise im privaten Alltag nur wenig beanspruchte Muskelgruppen belasten, wie beispielsweise bei Arbeiten der Hände über Schulterhöhe und in der Armvorhalte wie bei Friseuren. Gleichzeitig sollte eine funktionsorientierte Untersuchung auch dazu dienen, diese Zusammenhänge dem Untersuchten nicht nur zu verdeutlichen, sondern ihm auch gezielte individuelle Abhilfemaßnahmen, wie Dehnungs- oder Kräftigungsübungen, vorzuschlagen (*siehe dazu Kapitel 7*).

Für eine sachgerechte arbeitsmedizinische Beurteilung empfehlen sich einheitliche und systematisch festgelegte funktionell orientierte Untersuchungsgänge, bei denen unter Fragestellungen der arbeitsmedizinischen Vorsorge aber nicht immer der gesamte Körper untersucht werden muss. Aus arbeitsplatzbezogenen Gründen des Untersuchungsanlasses wie auch hinsichtlich zeitlicher Ressourcen des Betriebsarztes sollte eine Beschränkung der Funktionsuntersuchungen auf die in Frage kommenden Körperregionen möglich sein.

Da die Suche nach funktionellen Störungen im Vordergrund steht, sind eventuell zugrundeliegende medizinische Diagnosen erst in zweiter Linie von Interesse, da sich deren arbeitsmedizinische Beurteilung immer an der konkret vorhandenen Leistungsfähigkeit und an den Funktionen des Muskels-Skelett-Systems und nicht an den Diagnosen selbst ausrichtet. Ein für den untersuchenden Arzt ergonomischer und zeitsparender Ablauf der Untersuchung und die Auswahl besonders belasteter Körperregionen erleichtert die Einbeziehung funktioneller und an orthopädischer Methodik angelehnter Untersuchungstechniken in den arbeitsmedizinischen Alltag. Auf bildgebende Verfahren wird dagegen grundsätzlich verzichtet, da für diese weder eine rechtfertigende Indikation nach der Röntgenverordnung vorliegt noch ein diagnostischer Gewinn im Hinblick auf den Arbeitsplatzzusammenhang erwartet werden kann. Eine möglichst einfache und einheitliche Dokumentation der diagnostischen Ergebnisse erlaubt gezielte Befundbewertungen sowohl intraindividuell im Zeitverlauf als auch arbeitsbereichsbezogen (*Kapitel 4*).

3.4 Beurteilung von Schmerzen an Rücken und Gelenken

3.4.1 Zur Rolle von Schmerzen

Schmerzen sind das führende Symptom für Muskel-Skelett-Erkrankungen, das die ärztliche Diagnostik erheblich beeinflussen kann: Ärztlich festgestellte gering- bis mittelgradige Funktionseinschränkungen werden ohne die Angabe von Beschwerden viel seltener als relevant mit einer Diagnose belegt, wie an Beschäftigten der Bauwirtschaft gezeigt werden konnte (Hartmann u. Seidel 2007). Tatsächlich liefern sowohl eine Anamnese ohne wesentliche Berücksichtigung der Schmerzproblematik als auch eine funktionsorientierte medizinische Untersuchung im Rahmen der Vorsorge allein keine sicheren Anhaltspunkte für die Verursachung von Muskel-Skelett-Beschwerden. Deshalb gehören Grundkenntnisse und -werkzeuge einer gezielteren Schmerzdiagnostik zum Inventar des Betriebsarztes in seiner präventiven Tätigkeit von Vorsorge und damit verbundener individualmedizinischer Aufgaben.

Die notwendige Klärung für die zielgerichteten persönlichen oder arbeitsplatzorientierten Interventionen betrifft vor allem vier betriebsärztliche Szenarien (*Abb. 3.5*):

- Die präventive Diagnostik im Rahmen der Vorsorge bei arbeitsfähigen Personen (E 46) (Abschnitt 3.3.1).
- Die Falldiagnostik bei akuten Beschwerden, die nach Ausschluss akuter und behandlungsbedürftiger Krankheiten (siehe „red flags" unten) auf Überbeanspruchungen durch aktuelle, oft erstmalige Belastungen hinweisen können.
- Die Aufmerksamkeit hinsichtlich zusätzlicher psychischer oder psychosozialer Risikofaktoren, sog. „yellow flags" (siehe weiter unten)
- Die Fallbetreuung z.B. im Rahmen des Eingliederungsmanagements (Abschnitt 8.1), wobei die Dauer der Schmerzsymptomatik und Chronifizierungs-Risiken besonders beachtet werden müssen.

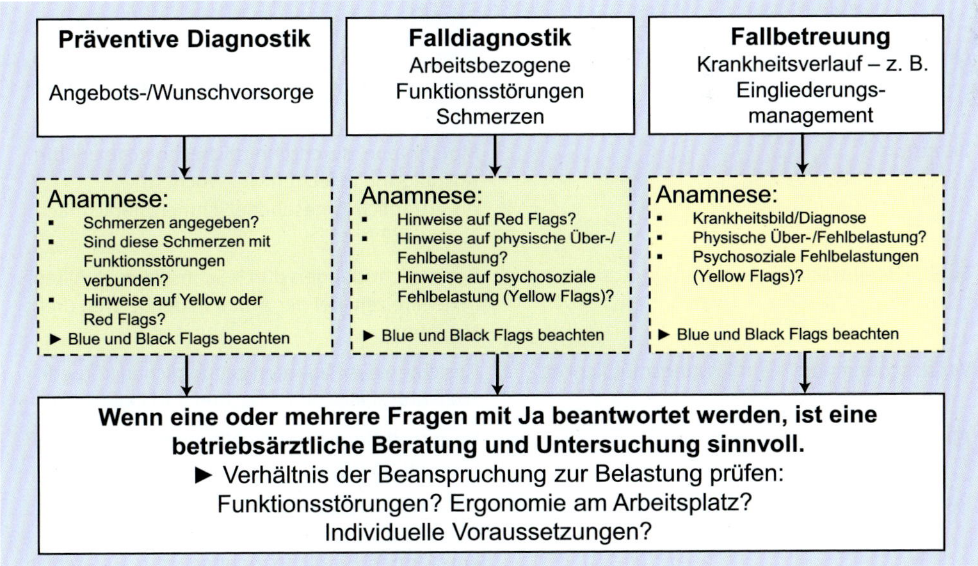

Abb. 3.5: Diagnostisches Schema der Fallkonstellationen für eine orientierende Klärung von Schmerzursachen

3.4.2 Methoden der Schmerzdiagnostik

Eine besondere Schmerzdiagnostik kann im originären Rahmen betriebsärztlicher Tätigkeit erforderlich werden, wenn

- die angegebenen Schmerzen nicht mit den klinischen Befunden oder der arbeitsbedingten Belastung in Übereinstimmung sind,
- die Schmerzen zeitlich untypische Verläufe wie beispielsweise eine Konstanz über Tag und Nacht zeigen,
- Schmerzen auch in belastungsfreien Zeiten von Wochenende und Urlaub auftreten oder länger als 4 Wochen ohne wesentliche Änderung bestehen oder
- im Zusammenhang mit subjektiven Beschwerden anderer Organe stehen, die den Verdacht einer psychosomatischen Störung aufkommen lassen.

Die Nationale Versorgungsleitlinie Kreuzschmerz (NVL 2017, Chenot et al. 2017) bietet einen wissenschaftlichen Konsens für praktische Maßnahmen, die sinngemäß auch auf Schmerzen in den übrigen Regionen des Muskel-Skelett-Systems übertragen werden können.

Das Vorgehen einer systematischen Schmerzdiagnostik stellt der „Deutsche Schmerzfragebogen" dar, der als Auszug (Seite 3 bis 7 des Originalfragebogens) im Anhang 2.1.1 dargestellt ist. Er zeigt die Elemente einer Schmerzdiagnostik und berücksichtigt Dauer, Verläufe, Qualität, Intensität und erlebte Beeinträchtigung durch die Schmerzen, psychische Aspekte der erlebten Beeinträchtigung, des Wohlbefindens und von Depressivität und Ängsten sowie Komorbiditäten (*Tab. 3.1*). Er wird besonders bei chronischen und subjektiv beeinträchtigenden Beschwerden für die Verlaufskontrolle im Rahmen der fachspezifischen Betreuung von den Autoren der Nationalen Leitlinie als sinnvoll empfohlen:

Tab. 3.1: Charakterisierung von Muskel-Skelett-Schmerzen in Anlehnung an den Deutschen Schmerzfragebogen

Merkmal	Fragen nach …
Zeit	Beginn, Dauer, zeitlicher Verlauf am Tag oder in der Nacht bzw. insgesamt, beschwerdefreie Zeiten?
Qualität/Charakter des Schmerzes	Zum Beispiel dumpf, drückend, stechend, elend, furchtbar (mehr somatisch oder mehr emotional erlebt)?
Intensität	Momentane, durchschnittliche, höchste erlebte Ausprägung in letzten vier Wochen? Als erträglich angesehene Schmerzstärke (nach Therapie)?
Erlebte Beeinträchtigung	Beeinträchtigungen durch Schmerzen im Alltag, in der Freizeit, bei der Arbeit in den letzten drei Monaten?
Verursachung und Beeinflussungsmöglichkeit	Ansichten des Patienten zu möglichen körperlichen und seelischen Ursachen und Einflüssen?
Allgemeines Wohlbefinden	Beeinträchtigung des Wohlbefindens? Antriebslosigkeit im Alltag?
Befinden in der letzten Woche	z.B. schwer sich zu beruhigen, keine positiven Gefühle, alles anstrengend, schwierig mich zu entspannen, für nichts zu begeistern, Herzschlag auch ohne Anstrengung gespürt, empfand das Leben als sinnlos.

In der präventiven Diagnostik ist die Anwendung strukturierter Fragebögen als Inventar des alltäglichen betriebsärztlichen Handelns wegen des Aufwands allerdings nur bedingt geeignet. In der Nationalen Versorgungsleitlinie Kreuzschmerz werden dazu u. a. empfohlen:

- Der Heidelberger Kurzfragebogen (HKF-R 10) – er liefert für das Screening psychosozialer Risikofaktoren eine Aussage dazu, ob ein erhöhtes Chronifizierungsrisiko vorliegt bzw. ob mit dem Risiko persistierender oder rezidivierender Schmerzen, Beeinträchtigung oder Arbeitsunfähigkeit zu rechnen ist (siehe Anhang 2.1.2). Das Testergebnis ist nach einem Auswertungsbogen zu ermitteln,
- das Örebro Musculoskeletal Pain Screening Questionnaire (MPSQ), das als Screening für „yellow flags" entwickelt wurde,
- das RISC-R zur Ermittlung des Chronifizierungsrisikos.

Diese Fragebögen sind auf der Internetseite www.kreuzschmerzversorgungsleitlinien.de zu finden.

Auch wenn sie vom Betriebsarzt nicht unmittelbar verwendet werden, geben sie wissenswerte Anhaltspunkte für die Gesprächsführung in der Anamnese.

Ein mehr auf betriebsärztliche Belange ausgerichteter Fragebogen stellt die „Mehrebenen-Diagnostik von Stress und somatopsychischer Komorbidität" (MDSK-S) dar. Es handelt sich dabei um einen abgestuften Fragebogen zur mehrdimensionalen Risikobeurteilung bei chronischen Stresserkrankungen, wobei insbesondere chronische Schmerzen des muskuloskelettalen Systems berücksichtigt werden. MDSK-S wurde in einem gemeinsamen Forschungsprojekt „Psyche und Gesundheit in der Arbeitswelt" des Otto-Selz-Instituts (OSI) der Universität Mannheim und dem Arbeitsmedizinischen und Sicherheitstechnischen Dienst (BGN*ASD) der Berufsgenossenschaft Nahrungsmittel und Gastgewerbe entwickelt.

Das Instrument MDSK realisiert eine mehrdimensionale Risikobeurteilung psychosozialer Arbeitsfaktoren unter Einbezug der Beanspruchung durch Stress und durch somatopsychische Komorbidität. Der erste Fragebogen dient einem Screening der untersuchten Population und enthält ein Auswertemodul, welches eine Beurteilung mutmaßlicher Störungen in kritischen Bereichen anhand einer Identifikation von „red flags" erlaubt. Daraufhin kann der Betriebsarzt unmittelbar entscheiden, ob die vertiefte Diagnostik des zweiten Fragebogens durchgeführt werden soll.

Diese abgestufte Systematie; ähnelt damit der Vorgehensweise bei der Suche nach funktionellen Störungen (*Kapitel 4*).

„Red Flags"

Die ärztliche Sorgfalt erfordert es, vor dem Klären wahrscheinlicher oder vermuteter psychosomatischer Ursachen andauernder muskuloskelettaler Schmerzen unbedingt mögliche organische Ursachen – sog. „red flags" – mit angemessenem Aufwand auszuschließen. „Red Flags" sind Begleitsymptome und Vorerkrankungen, die als ernstzunehmende Warnsignale für spezifische Schmerzursachen mit dringendem Behandlungsbedarf dienen. Diese müssen zum Erkennen abwendbarer gefährlicher Verläufe während der Anamnese möglichst gezielt erfragt werden. Anhaltspunkte für „Red Flags" bei Kreuzschmerzen bietet das Gesamtbild aus den Symptomen in *Tab. 3.2*:

Wenn diese Ursachen eher nicht vorliegen, aber dennoch dauerhafte Schmerzen geklagt werden, kann eine vertiefende Diagnostik psychosozialer Ursachen und Beziehungen erforderlich sein. Das gilt auch, wenn in der Anamnese der präventiven Diagnostik (Vorsorge – vgl. Abschnitt 3.3.1) wiederholt mit ggf. wechselnder Lokalisation Beschwerden oberhalb des Grades 3 bis 4 der numerischen VAS-Skala angegeben wurden, die Untersuchung jedoch keine Hinweise auf funktionelle Störungen ergeben haben.

„Yellow Flags" – psychosoziale Risikofaktoren

Psychische oder psychosoziale Risikofaktoren sowie berufliche und iatrogene Faktoren für eine Chronifizierung werden als „yellow flags" bezeichnet. Bei Kreuzschmerzen als häufigster Schmerzangaben bei Muskel-Skelett-Erkrankungen gilt ein Fortbestehen länger als vier Wochen als Warnsignal, das eine entsprechende Diagnostik bereits in der ärztlichen Primärversorgung oder bei der Mitwirkung des Betriebsarztes im Eingliederungsmanagement auslösen sollte.

Tab. 3.2: Warnhinweise für körperliche Ursachen („Red Flags") bei Kreuzschmerzen – in Anlehnung an die Nationale Versorgungsleitlinie Kreuzschmerz (2017)

Fraktur/Osteoporose	• Schwerwiegendes Trauma; • Bagatelltraumen bei älteren oder potenziellen Osteoporosepatienten; • Folgen systemischer Steroidtherapie; • Tumorleiden in der Vorgeschichte mit der Neigung zu knöcherner Metastasierung;
Infektionen	• allgemeine Symptome, wie kürzlich aufgetretenes Fieber oder Schüttelfrost, Appetitlosigkeit, rasche Ermüdbarkeit; • durchgemachte bakterielle oder virale Infektion; i.v. Drogenabusus; • Immunsuppression; konsumierende Grunderkrankungen; kürzlich zurückliegende Infiltrationsbehandlung an der Wirbelsäule; • starker nächtlicher Schmerz.
Radikulopathien/Neuropathien	• bei jüngerem Lebensalter eher Bandscheibenvorfall als Ursache der Wurzelkompression; • im Dermatom in ein oder beide Beine ausstrahlende Schmerzen, ggf. verbunden mit Gefühlsstörungen wie Taubheitsgefühlen oder Kribbelparästhesien im Schmerzausbreitungsgebiet oder Schwächegefühl; • Kaudasyndrom: plötzlich einsetzende Blasen-/Mastdarmstörung, z.B. Urinverhalt, vermehrtes Wasserlassen, Inkontinenz; • Gefühlsstörung perianal/perineal; • ausgeprägtes oder zunehmendes neurologisches Defizit (Lähmung, Sensibilitätsstörung) der unteren Extremität; • Nachlassen des Schmerzes und zunehmende Lähmung bis zum kompletten Funktionsverlust des Kennmuskels (Nervenwurzeltod).
Tumoren	• höheres Alter; Tumorleiden in der Vorgeschichte mit der Neigung zu knöcherner Metastasierung; • allgemeine Symptome: Gewichtsverlust, Appetitlosigkeit, rasche Ermüdbarkeit; • Schmerz, der in Rückenlage zunimmt; • starker nächtlicher Schmerz.
Axiale Spondylarthritis/ Auto-Immunerkrankungen	• länger anhaltende Kreuzschmerzen (> 12 Wochen) und Beginn vor dem 45. Lebensjahr; • schleichender Beginn der Schmerzen; • Morgensteifigkeit (≥ 30 Minuten); • Verbesserung der Kreuzschmerzen durch Bewegung, nicht in Ruhe; • schmerzbedingtes frühmorgendliches/nächtliches Erwachen; • alternierender Gesäßschmerz; • zunehmende Steifheit der Wirbelsäule; • begleitende periphere Arthritis, Enthesitis, Uveitis; • bekannte Psoriasis, entzündliche Darmerkrankung.

Im Rahmen der präventiven betriebsärztlichen Diagnostik dürfte diese vertiefende Schmerzdiagnostik nicht der Regelfall sein. Insgesamt bieten betriebsspezifische Inhalte der Regelbetreuung jedoch Spielraum, um eine notwendige Schmerzdiagnostik nicht ausschließlich auf die Versorgungsärzte zu verlagern. Die baldige Erkennung von möglichen Problemsituationen bereits beim Betriebsarzt oder einem Arzt der Primärversorgung ist erforderlich, weil eine Verzögerung bei Bestehen von Schmerzen länger als vier Wochen und mit der Weiterleitung an klinische Spezialisten das Risiko einer Chronifizierung deutlich erhöhen. Dies ist insbesondere der Fall, wenn

- es zu Verzögerungen durch Wartezeiten kommt,
- der Betriebsarzt aufgrund einer Vorbehandlung den Beschwerden eine große Bedeutung beimisst,
- die Erkennung von Ursachen-Beziehungen zu Tätigkeit und Unternehmen eingeschränkt ist.

Wichtige psychische bzw. psychosoziale Risikomerkmale für Schmerzen sind Depressivität, Distress (vor allem berufs-/arbeitsbezogen), schmerzbezogene Kognitionen (Katastrophisieren, Hilf- und Hoffnungslosigkeit, Angst-Vermeidungsverhalten =„Fear-Avoidance-Beliefs"), passives Schmerzverhalten (ausgeprägtes Schon- und Vermeidungsverhalten), aber auch überaktives oder suppressives Schmerzverhalten sowie Neigung zur Somatisierung (*Tab. 3.3*).

Persönlichkeitsmerkmale und psychopathologische Störungen zeigen dagegen eine geringe oder keine Beziehung. Die teils zur Anwendung empfohlenen Fragen des WHO-Fünf-Fragebogens zum Wohlbefinden stellen wegen ihrer primären Ausrichtung auf depressive Störungen nur eine nachgeordnete Hilfe dar, können aber als Einstieg in die Gesprächsführung sehr hilfreich sein.

Unter den Risikofaktoren mit hoher Evidenz können stressbezogene Merkmale der Arbeit oder der sonstigen Lebensumstände sowie Depressionen meist schnell erkannt werden. Schmerzbezogene Kognitionen und ausgeprägte Schonung als passives Schmerzverhalten setzen dagegen eine mindestens mehrwöchige Schmerzerfahrung des Patienten voraus.

Schließlich kann die Medizin selbst zu den „yellow flags" der Chronifizierung von Schmerzen beitragen (vgl. Abschnitt 1.4.1). Iatrogene Faktoren sind die mangelhafte Respektierung der multikausalen Genese und eine Überbewertung somatischer und radiologischer Befunde. Als ungünstig einzuschätzen sind lange und schwer nachvollziehbare Krankschreibung, passive Therapiekonzepte und der übertriebene Einsatz diagnostischer Maßnahmen.

„Blue flags" und „Black flags": Arbeitsplatzbezogene Risikofaktoren

Die Nationale Versorgungsleitlinie Kreuzschmerz (NVL 2017) bezeichnet zusätzlich zu den psychosozialen Risikofaktoren auch arbeitsplatzbezogene Faktoren als wichtig für das Entstehen chronischer Kreuzschmerzen. Sie

Tab. 3.3: Psychosoziale Risikofaktoren („Yellow Flags") für die Chronifizierung nicht-spezifischer Kreuzschmerzen (aus NVL Kreuzschmerz 2017 – Tab. 3)

Psychosoziale Faktoren (Yellow Flags)
Depressivität, Distress (negativer Stress, vor allem berufs-/arbeitsplatzbezogen);
schmerzbezogene Kognitionen: z.B. Katastrophisieren , Hilf-/Hoffnungslosigkeit, Angst-Vermeidungs-Überzeugungen (Fear-Avoidance-Beliefs);
passives Schmerzverhalten: z.B. ausgeprägtes Schon- und Angst-Vermeidungsverhalten;
überaktives Schmerzverhalten: beharrliche Arbeitsamkeit (Task Persistence), suppressives Schmerzverhalten;
schmerzbezogene Kognitionen: Gedankenunterdrückung (Thought Suppression);
Neigung zur Somatisierung

Tab. 3.4: Ärztliche Diagnostik bei Kreuzschmerzen (aus „Nationale Versorgungsleitlinie Kreuzschmerz" 2017 – Abschnitt 3 Diagnostik des Kreuzschmerzes)

Ärztliche Diagnostik bei Kreuzschmerzen
Finden sich durch Anamnese und klinische Untersuchung keine Hinweise für gefährliche Verläufe und andere ernstzunehmende Pathologien, • sollen vorerst keine weiteren diagnostischen Maßnahmen durchgeführt werden. Die Beschwerden sollen zunächst als nichtspezifischer Kreuzschmerz klassifiziert werden.
Dauern Schmerzen trotz leitliniengerechter Maßnahmen länger als 4 Wochen an, • sollten psychosoziale Risikofaktoren schon in der primären ärztlichen Versorgung erfasst werden.
Bei anhaltenden Schmerzen (> 12 Wochen) • soll eine weitergehende somatische Diagnostik und die umfassende Diagnostik psychosozialer Einflussfaktoren (möglichst im Rahmen eines inter-/multidisziplinären Assessments) erfolgen.
Liegen Warnhinweise vor, • sollen je nach Verdachtsdiagnose und Dringlichkeit weitere Labor- oder bildgebende Untersuchungen und/oder Überweisungen in fachärztliche Behandlung eingeleitet werden.

werden als „blue and black flags" bezeichnet (*siehe auch Kapitel 1.4.1*):

- Von den Beschäftigten subjektiv empfundene Belastungen am Arbeitsplatz (physisch oder psychosozial) werden den „blue flags" zugeordnet,
- während objektivierbare soziale Rahmenbedingungen seitens der Arbeitgeber/Versorgungssysteme bzw. objektiv messbare Arbeitsplatz-Faktoren als „black flags" bezeichnet werden.

Die in dieser NVL 2017 benannten arbeitsbezogenen Faktoren sind überwiegend körperliche Schwerarbeit (Tragen, Heben schwerer Lasten), überwiegend monotone Körperhaltung, überwiegend Vibrationsexposition, geringe berufliche Qualifikation, geringer Einfluss auf die Arbeitsgestaltung, geringe soziale Unterstützung, berufliche Unzufriedenheit, Verlust des Arbeitsplatzes, Kränkungsverhältnisse am Arbeitsplatz, chronischer Arbeitskonflikt (Mobbing), eigene negative Erwartung hinsichtlich der Rückkehr an den Arbeitsplatz und Angst vor erneuter Schädigung am Arbeitsplatz.

Im Rahmen der Gefährdungsbeurteilung (*siehe Kapitel 5*) werden diese und weitere Belastungsfaktoren im Rahmen des Arbeitsschutzes eingehend differenziert und beurteilt.

3.4.3 Konsequenzen für die arbeitsmedizinische Vorsorge

Es gibt derzeit tatsächlich kein für den zeitlich begrenzten Umfang betriebsärztlicher Diagnostik geeignetes und validiertes Screeningverfahren für Muskel-Skelett-Schmerzen, das die Erkennung psychischer oder psychosozialer Ursachen befriedigend widerspiegelt. Orientierende Angaben, die als Ergänzung zur empfohlenen Anamnese nach den Empfehlungen der Berufsgenossenschaften zur arbeitsmedizinischen Vorsorge und in Anlehnung an den Work-Ability-Index (WAI) verwendet werden können, liefern folgende, aus unserer praktischen Erfahrung zu empfehlenden Fragen (*Tab. 3.5*). Zusätzlich sind die Ergebnisse der Gefährdungsbeurteilung einzubeziehen, zu denen in Kapitel 5.5 weitere methodische Hinweise dargestellt sind. Das gilt insbesondere dann, wenn es sich um gruppentypische Beschwerden an Beschäftigten in vergleichbaren Arbeitssituationen (Arbeitsplätze, -bereiche etc.) handelt und nicht allein persönliche Konstellationen wie befürchtete Folgen, z.B. einer Leistungsminderung für die Erwerbsperspektive im Vordergrund stehen.

Alle Empfehlungen für den Umgang mit den vielfältigen bio-psycho-sozialen Ursachen von Schmerzen am Muskel-Skelett-System sind bei Untersuchungen über Entstehung und Ver-

Tab. 3.5: Ergänzungsfragen zum Screening psychosozialer Risiken für Muskel-Skelett-Beschwerden

Fragen zur Belastung	
Arbeiten Sie häufig oder ständig unter Zeitdruck?	nein/ja
Haben Sie häufig oder ständig psychisch besonders belastende Arbeitssituationen?	nein/ja
Fragen zur Schmerzprognose in der Tätigkeit	
Glauben Sie, dass Sie mit Ihren Beschwerden Ihre Arbeit noch viele Jahre ausüben können?	nein/ja
Stimmen Sie der folgenden Aussage zu: „Wegen meiner Beschwerden sehe ich große berufliche Schwierigkeiten auf mich zukommen."	nein/ja
Glauben Sie, dass sich Ihre Beschwerden bessern, wenn Sie die körperlichen Berufsbelastungen verringern?	nein/ja

lauf von Kreuzschmerzen wie auch von Schulter-Nacken-Beschwerden gewonnen worden. In welchem Umfang sie auf Schmerzen in den Gelenken der Extremitäten übertragen werden können, ist derzeitig nicht sicher geklärt. Screeninguntersuchungen und die Tatsache, dass ausgeprägte morphologische Gelenkveränderungen von einem Teil der Betroffenen weitgehend schmerzfrei ertragen werden, weisen darauf hin, dass hier zwar gleichartige Beziehungen bestehen, der Einfluss psychosozialer Ursachen gegenüber physischen Ursachen durch Gelenkschäden jedoch geringer zu sein scheint.

3.5 Arbeitsmedizinische Beurteilung der Ergebnisse

Die arbeitsmedizinische Beurteilung der Ergebnisse der betriebsärztlichen Diagnostik hängt davon ab, ob Vorsorge, Fallberatung oder ein Eingliederungsmanagement im Mittelpunkt steht.

In der arbeitsmedizinischen Vorsorge geht es nicht vorwiegend um die Feststellung gesundheitlicher Bedenken. Diese sind nur das letzte Mittel des Schutzes Beschäftigter vor schwerwiegenden Gefahren. Sie treffen für die Mehrheit der Anlässe von Vorsorgeuntersuchungen bei Belastungen des Muskel-Skelett-Systems entweder nicht zu oder sie richten sich bei Angebotsuntersuchungen nur an den Beschäftigten selbst.

Die Mehrzahl der Gesundheitsstörungen oder Erkrankungen des Muskel-Skelett-Systems enthält die Möglichkeit, die vorgesehene Tätigkeit aufzunehmen oder die bisherige auch fortzuführen. Der Betriebsarzt prüft und berät den Beschäftigten wie auch den Arbeitgeber, welche Voraussetzungen (z.B. zeitliche Begrenzung der Einwirkung, ergonomische Gestaltung des Arbeitsplatzes, Individualmaßnahmen) dafür notwendig sind. Das gilt insbesondere für solche gesundheitlichen Störungen, die auf chronisch-degenerativen Veränderungen beruhen und eine in der Regel langjährige Entwicklungszeit haben.

Die Beurteilung der Untersuchungsergebnisse hängt eng mit der daran anknüpfenden Beratung zusammen und erfordert

- eine Abwägung zwischen den medizinischen Befunden und den spezifischen muskuloskelettalen Beanspruchungen verschiedenartiger körperlicher Belastungen. Dabei sind zu berücksichtigen
  - die Belastungsart- und form (dynamisch, statisch, Vibrationen),
  - der Einwirkungsort am Muskel-Skelett-System (Rücken, Hand-Arm-System untere Extremitäten),
  - die Wahrscheinlichkeit ihres Auftretens in der Tätigkeit sowie
  - die Dauer der Einwirkungen (sporadisch, arbeitstäglich, über längere Zeiträume).
- Kenntnisse über ergonomische, betriebliche und/oder technische Veränderungsmöglichkeiten der Belastungen am Arbeitsplatz.

Tab. 3.6: Leitfragen der arbeitsmedizinischen Beurteilung

Nosologie	Liegt eine Erkrankung vor, die besondere Behandlungsmaßnahmen erfordert, bevor eine Beratung über den weiteren Einsatz und dessen Umstände möglich wird?
Ätiologie	Wodurch wird die Erkrankung am wahrscheinlichsten verursacht? Welche Rolle spielen die Arbeitsbedingungen?
Funktion	Unter welchen Bedingungen kann mit den ggf. festgestellten funktionellen Einschränkungen die jeweilige Arbeit ausgeführt werden?
Prognose	Kann die Störung bzw. Erkrankung durch die weitere unveränderte Arbeitsbelastung verschlimmert werden?
Prävention	Welche Maßnahmen der Gesundheitsförderung, der Primär-, Sekundär- oder Tertiärprävention sind im konkreten Fall notwendig und sinnvoll?
Therapie und Rehabilitation	Sind therapeutische oder rehabilitative Maßnahmen notwendig?
Rechtliche Konsequenzen	Liegt der Verdacht auf eine (konkret drohende) Berufskrankheit vor oder handelt es sich um eine arbeitsbezogene Erkrankung?

- Empfehlungen für den aktuellen Arbeitseinsatz im Hinblick auf die Lebensperspektive des Beschäftigten. Dabei ist die Berücksichtigung des Lebensalters und der realen beruflichen Alternativen sowie des privaten Umfeldes („work-life-balance") notwendig.
- die erkennbare individuelle Bereitschaft von Beschäftigten zur eigenen Mitwirkung bei präventiven Maßnahmen, insbesondere wenn noch kein Leidensdruck besteht oder die Einsicht fehlt.

Tab. 3.7: Gesichtspunkte der Beurteilung in Anlehnung an die ICF-Klassifikation der WHO

Funktionsfähigkeit	Sie bezieht alle Körperfunktionen und Aktivitäten als Oberbegriff ein. Im Vordergrund stehen die funktionellen Auswirkungen von Befunden, die entweder auf gestörten physiologischen Funktionen beruhen oder die Folgen eines strukturellen Schadens sind.
Belastbarkeit	Die voraussichtliche Bewältigungsmöglichkeit körperlicher Belastung am Arbeitsplatz ist einzuschätzen. Die zuvor ermittelte Funktionsfähigkeit ist im Hinblick auf mögliche Einschränkungen im Arbeitsleben zu bewerten. In der Beratung sind daraus Vorschläge zu ihrer Verbesserung bzw. Stabilisierung abzuleiten.
Gesundheitsrisiko	Neben der aktuellen Funktionsfähigkeit und Belastbarkeit sind Erkenntnisse über die voraussichtliche Gesundheitsentwicklung in eine Beurteilung einzubeziehen. Das nach Wahrscheinlichkeit und Schwere eines möglichen Gesundheitsschadens einzuschätzende Risiko bestimmt die gesundheitliche Prognose bzw. die Gefährdung der Person.
Erwerbsfähigkeit	Die Möglichkeiten der Erhaltung der Erwerbsfähigkeit unter den aktuellen Bedingungen des Arbeitsplatzes oder bei alternativen Arbeitsbedingungen in einer anderen Tätigkeit sind einzuschätzen.

Die in *Tab. 3.6* dargestellten Leitfragen geben die Inhalte der komplexen arbeitsmedizinischen Beurteilung wieder.

Einen zweckmäßigen Algorithmus als Rahmen der Beurteilung und Beratung bietet das sozialmedizinische Konzept der ICF-Klassifikation der Weltgesundheitsorganisation (WHO) (ICF 2005 = Internationale Klassifikation der Funktionsfähigkeit, Behinderung und Gesundheit). Die ICF-Klassifikation wurde für die Rehabilitationsmedizin entwickelte, gibt aber auch dem Betriebsarzt Anregungen zu einer funktionsbezogenen systematischen Beurteilung. Sie bietet eine länder- und fachübergreifende einheitliche Beschreibung des funktionalen Gesundheitszustandes, der Behinderung, der sozialen Beeinträchtigung und der relevanten Umgebungsfaktoren einer Person (www.dimdi.de/de/klassi/ICF/) und sollte in diesem Sinn von der Arbeitsmedizin an ihre Fragestellungen angepasst werden. Aus arbeitsmedizinischer Sicht können bei der Einschätzung der sog. Krankheitsfolgen folgende Ebenen unterschieden werden *(Tab. 3.7)*.

Das Ergebnis dieser Einschätzung kann in Empfehlungen zur Berufswahl und Eignung, zur Ergonomie am Arbeitsplatz, zum körperlichen Training und anderen individuellen oder arbeitsplatzbezogenen Maßnahmen der primären und sekundären Prävention münden.

Eine Untersuchung und Beratung durch den Betriebsarzt kann aber auch Anlass zur Initiierung von Rehabilitationsmaßnahmen sein oder es werden spezielle Anforderungen dazu notwendig, wenn sich Beschäftigte speziell beim Betriebsarzt vorstellen, um sich über die individuellen Möglichkeiten einer betrieblichen Wiedereingliederung zu beraten vgl. SGB V, § 74).

Diagnosespezifische Empfehlungen zur Beurteilung und Beratung werden in *Kapitel 4*, zum Eingliederungsmanagement und zur Rehabilitation in *Kapitel 8* gegeben.

3.6 Beratung als Brücke zum Handeln

Der rechtlich selbstbestimmte Mensch als Beschäftigter und als eine in der arbeitsmedizinischen Vorsorge beratene und ggf. auch untersuchte Person oder als Patient mit der

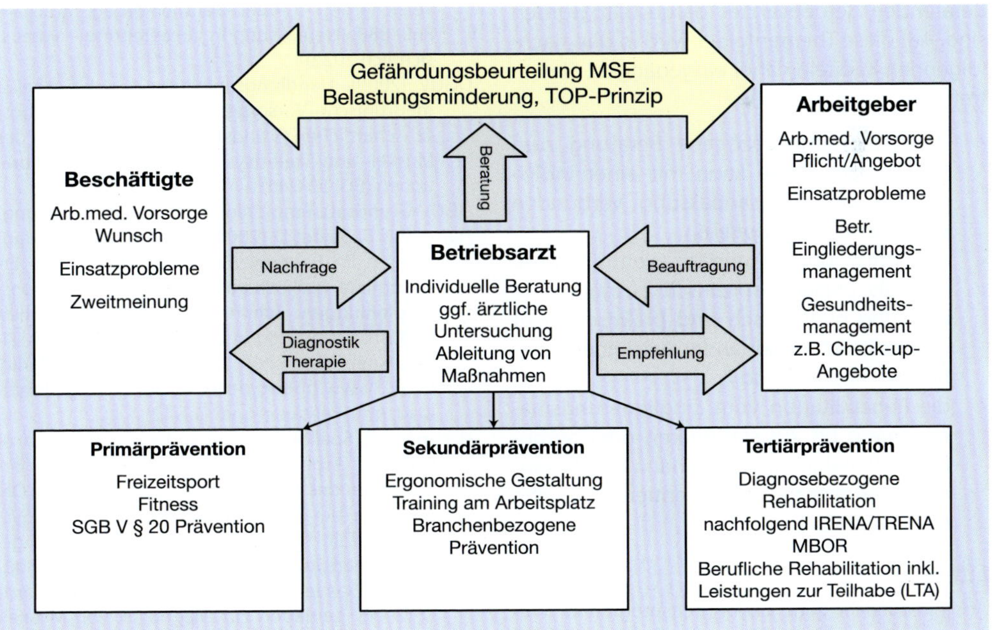

Abb. 3.6: Themenfelder der Beratung zur Prävention und Rehabilitation von Muskel-Skelett-Erkrankungen in der Position eines Betriebsarztes

Notwendigkeit zum Beispiel eines Eingliederungsmanagements oder einer Rehabilitationsmaßnahme steht vor einer Fülle möglicher Entscheidungen, die er treffen könnte oder sollte, um seine Gesundheit und Erwerbsfähigkeit zu erhalten, zu verbessern oder wiederherzustellen. Sein Betriebsarzt kann auf Grund der aktuellen Rechtslage eine zentrale Rolle bei der Beratung und Initiierung von Maßnahmen der Verhältnisprävention und der Verhaltensprävention spielen, weil er durch seine betrieblichen Kenntnisse in der Lage ist, sie passgerecht aufeinander abzustimmen. Dazu benötigt er eine Reihe von individuellen Kompetenzen.

Die Kompetenz des Beschäftigten für seine individuellen Entscheidungen steht dabei im engen Verhältnis zur fachlichen und sozialen Kompetenz derjenigen, die ihn bei seiner Entscheidungsfindung sachkundig und unabhängig beraten. Hier kommt der medizinischen Kompetenz des Betriebsarztes eine besondere Rolle zu.

In *Abb. 3.6* sind die wichtigsten Anlässe und Themenfelder dieser Beratung dargestellt, wobei bewusst die Aufgaben aus der Sicht des beratenden Betriebsarztes dargestellt worden sind. Auf diese Themenfelder wird in den nachfolgenden Kapiteln näher eingegangen. Sie betreffen

- die gefährdungsbezogene Beratung zum Arbeitsplatz. Diese kann mit einer individuellen Belastungsanpassung verbunden sein– siehe dazu *Kapitel 6*,
- die Primär- und Sekundärprävention. Diese sind als personenspezifisch ausgerichtete Beratung methodisch und praktisch nicht grundsätzlich voneinander zu trennen – siehe dazu *Kapitel 6 und 7*,
- die Rehabilitation vom Eingliederungsmanagement bis zur stationären oder ambulanten Rehabilitationsmaßnahme mit möglichst berufsbezogener Orientierung – siehe dazu *Kapitel 8*.

Literatur

Abschlussbericht zum GDA-Arbeitsprogramm „Prävention macht stark – auch Deinen Rücken" (Arbeitsprogramm MSE 2018). https://www.gda-portal.de/DE/Downloads/pdf/MSE-Abschlussbericht.pdf?__blob=publicationFile&v=1 (abgerufen am 07.04.2021)

AMR 13.2 „Tätigkeiten mit wesentlich erhöhten körperlichen Belastungen mit Gesundheitsgefährdungen für das Muskel-Skelett-System" – Bek. d. BMAS v. 17.11.2014 – IIIb1-36628-15/9. Überarbeitung 2021 in Vorbereitung

ArbMedVV (Verordnung zur arbeitsmedizinischen Vorsorge vom 18. Dezember 2008 (BGBl. I S. 2768), die zuletzt durch Artikel 1 der Verordnung vom 12. Juli 2019 (BGBl. I S. 1082) geändert worden ist)

ArbSchG (Gesetz über die Durchführung von Maßnahmen des Arbeitsschutzes zur Verbesserung der Sicherheit und des Gesundheitsschutzes der Beschäftigten bei der Arbeit) Arbeitsschutzgesetz vom 7. August 1996 (BGBl. I S. 1246), zuletzt durch Artikel 293 der Verordnung vom 19. Juni 2020 (BGBl. I S. 1328) geändert

Chenot JF, Greitemann B, Kladny B, Petzke F, Pfingsten M, Schorr SG (2017). Clinical practice guideline: Non-specific low back pain. Dtsch Arztebl Int 114: 883–890

Deutscher Schmerzfragebogen (2020). Deutsche Schmerzgesellschaft e.V. In: https://www.schmerzgesellschaft.de/fileadmin/pdf/DSF_Handbuch_2020.pdf

DGUV (2014). G 46: Belastungen des Muskel-Skelett-Systems. In: Grundsätze für die Arbeitsmedizinische Vorsorge. Deutsche Gesetzliche Unfallversicherung. 6. Aufl., Gentner-Verlag, Stuttgart, 869–888, (Neufassung in Vorbereitung – voraussichtlich 2022)

DGUV (2009). Handlungsanleitung für die arbeitsmedizinische Vorsorge nach dem Berufsgenossenschaftlichen Grundsatz G 46 Belastungen des Muskel- und Skelettsystems einschließlich Vibrationen (BGI 504/46)

DGUV-Grundsatz/Empfehlung 2022 (in Vorbereitung)

Hartmann B, Seidel D (2007). Muskel-Skelett-Erkrankungen im Baugewerbe – Betriebsärztliche Erkenntnisse, Risikocharakteristik und Präventionsempfehlungen. Schriftenreihe Arbeitssicherheit und Arbeitsmedizin in der Bauwirtschaft. Bd. 21. Berufsgenossenschaft der Bauwirtschaft, Berlin. http://www.bgbau.de/koop/forschung/downloads/muskel-skelett.pdf (11/12)

Hartmann B, Spallek M, Kuhn W, Liebers F, Schwarze S (2005). Arbeitsmedizinische Vorsorge bei Belastungen des Muskel-Skelett-Systems. Teil 3: Die Beratung bei Befunden am Muskel-Skelett-System als Teil der arbeitsmedizinischen Vorsorge. Arbeitsmed Sozialmed Umweltmed 40: 298–306

Hartmann B, Spallek M, Liebers F, Schwarze S, Linhardt O (2006). Leitfaden zur Diagnostik von Muskel-Skelett-Erkrankungen bei arbeitsmedizinischen Vorsorgeuntersuchungen. Arbeitsmed Sozialmed Umweltmed 41: 5–15

ICF (2005). Internationale Klassifikation der Funktionsfähigkeit Behinderung und Gesundheit, Version 2005. http://www.who.int/classifications/icf/en/ (11/12)

Kuorinka I, Jonsson B, Kilbom A (1987). Standardized Nordic questionnaires for the analysis of musculoskeletal symptoms. Appl Ergon 18: 233–237

Nationale Versorgungsleitlinie Nicht-spezifischer Kreuzschmerz (NVL) – Langfassung, 2. Auflage. Version 1. 2017 (cited: 2021 April 07). DOI: 10.6101/AZQ/000353. Bundesärztekammer (BÄK), Kassenärztliche Bundesvereinigung (KBV), Arbeitsgemeinschaft der Wissenschaftlichen Medizinischen Fachgesellschaften (AWMF). www.kreuzschmerz.versorgungsleitlinien.de

Sozialgesetzbuch V – § 74, 4. Kapitel, BGBl. I S. 370 (2021): https://dejure.org/gesetze/SGB_V/74.html

WAI-Fragebogen* & Auswertung (Kurzversion). https://www.wainetzwerk.de/uploads/z-neue%20Uploads/WAI-Netzwerk/WAI%20Fragebogen/NEU_WAI-Kurzversion%20mit%20Auswertung%202021.pdf. Abgerufen am 28.05.2021

4 Arbeitsmedizinische Diagnostik und berufliche Belastbarkeit

M. Spallek und B. Hartmann

4.1 Einleitung

In der Regel wird eine medizinische Diagnostik mit dem Ziel durchgeführt, anhand der Beschwerden und Befunde eine Diagnose zu stellen und anschließend eine Therapie einzuleiten, um „Gesundheit wiederherzustellen". Bei Untersuchungen in der Arbeitsmedizin liegt das Diagnostikziel jedoch in präventiven und/oder rehabilitativen Aspekten zur Vorbeugung und Verhinderung einer Verschlimmerung arbeitsbezogener Erkrankungen und dem Erhalt der Arbeitsfähigkeit. Arbeitsmedizinische Untersuchungskonsequenzen sind demnach viel mehr an Prävention und Gesundheitsförderung ausgerichtet als in den meisten klinischen Fachrichtungen, wo eine therapeutische Intervention als primäres Untersuchungsziel im Vordergrund steht. Vor allem sind die orthopädisch-chirurgisch geprägten Diagnosen, so wie sie im ICD definiert sind, überwiegend nicht geeignet, die funktionellen Störungen an den betroffenen Strukturen des Bewegungssystems so zu beschreiben, dass man daraus auch Konsequenzen für den Arbeitseinsatz oder die berufliche Belastbarkeit erkennen oder ableiten kann *(siehe dazu Kapitel 1.4.3)*.

Bei Beschwerden am Bewegungsapparat sollte unter arbeitsmedizinischen Gesichtspunkten daher zuerst die Suche nach funktionellen Störungen der Beweglichkeit und/oder der Kraft sowie den Ursachen bzw. Konsequenzen durchgeführt werden. Erst in zweiter Linie ist das Stellen einer (ICD-) Diagnose von Nutzen, da im betrieblichen Einsatz die Beschwerden und die evtl. Funktionsstörungen die Einsatzmöglichkeiten des Patienten bestimmen und nicht die medizinische Diagnose. Dies gilt schwerpunktmäßig nicht nur für Vorsorge-, Rehabilitations- und Eingliederungsfragestellungen, sondern auch bei akuten auftretenden Gesundheitsproblemen am Arbeitsplatz.

Hilfreich sind hier die auch in der Manualmedizin angestrebten Funktionsdiagnosen – wenigstens aber eine klinisch-funktionelle Diagnostik, wie sie in der AWMF-Leitlinie „Funktionelle Körperbeschwerden" 051-001 dargestellt wird (Roenneberg et al. 2019).

Insbesondere bei den nicht-spezifischen Rückenschmerzen dominieren funktionelle Körperbeschwerden in unterschiedlichen Ausprägungen bzw. Schweregraden. Diese funktionellen Beschwerden können mittels einer Kennzeichnung als mögliche Risikofaktoren deutlich gemacht und hinsichtlich ihrer Relevanz eingeordnet werden. Dabei wird

- eine günstige Prognose meist mit einem weißen Fahnensymbol (white flags) gekennzeichnet,
- Indikatoren für einen eher ungünstigen Verlauf werden gelb markiert (yellow flags)
- Risikofaktoren, die auf einen schweren Verlauf hindeuten, werden mit Rot dargestellt (red flags) (AWMF 2017).

Die Fragestellungen und Untersuchungsziele bei arbeitsmedizinischer Vorsorge am Stütz- und Bewegungsapparat lassen sich in drei Schwerpunkte aufteilen:

1. Gibt es aktuelle tätigkeitsbezogene Funktionsstörungen?
   → Aktualitätsdiagnostik
2. Ergeben sich weitere diagnostische, therapeutische oder rehabilitative Konsequenzen?
   → Maßnahmendiagnostik
3. Liegen Hinweise für arbeitsbezogene Störungen oder Berufskrankheiten vor?
   → Relevanzdiagnostik

Für eine tätigkeitsbezogene Beurteilung müssen die möglicherweise vorhandenen aktuellen oder chronischen funktionellen Störungen bzw.

Leistungs- oder Bewegungseinschränkungen zuverlässig erkannt werden und es müssen Daten zur Gefährdungsbeurteilung für den aktuellen Arbeitsplatz vorliegen. Es muss dann eingeschätzt werden, ob festgestellte Funktionsstörungen am Bewegungsapparat unmittelbar relevant für die ausgeübten Tätigkeiten sind und ob möglicherweise sogar dahingehend eine Arbeitsunfähigkeit vorliegt. Die **Aktualitätsdiagnostik** erlaubt damit

- eine unmittelbare Einsatzbeurteilung,
- eine Bewertung, ob die Tätigkeiten auch weiterhin mittel- und langfristig zumutbar sind und
- die Einschätzung, ob ein Fortschreiten der Beschwerden oder weitere Gesundheitsschäden beim Verbleib in dieser Tätigkeit zu erwarten sind.

Die **Maßnahmendiagnostik** mit den Fragen nach weiteren individuellen diagnostischen, therapeutischen oder rehabilitativen Aktivitäten hat sowohl einen präventiven wie auch einen prospektiven Charakter. Durch das zusätzliche Stellen einer (Verdachts-)Diagnose kann die Erwartung des untersuchten Mitarbeiters an das Ergebnis einer typischen ärztlichen Untersuchung erfüllt werden. Es sollte jedoch darauf hingewiesen werden, dass sich aus der Diagnosebezeichnung zwar meist auch arbeitsmedizinische oder darüber hinausgehende Konsequenzen ableiten lassen, letztendlich aber die tatsächlichen Funktionsstörungen entscheidend sind.

Natürlich erwarten Mitarbeiter oder Patienten vom untersuchenden Arzt nicht nur eine Diagnose- oder Befundmitteilung, sondern auch Beratung zu möglicherweise weiterführenden Maßnahmen.

Es kommt nicht selten vor, dass länger andauernde Beschwerden noch nicht zum Hausarzt geführt haben oder noch nicht ausreichend abgeklärt sind und oft ist der Betriebs- oder Werksarzt bei einer Vorsorgeuntersuchung oder der innerbetrieblichen Sprechstunde der erste ärztliche Kontakt. Es ist auch nicht ungewöhnlich, dass trotz deutlicher Einschränkungen und andauernder Beschwerden noch nicht über eine Rehabilitationsmaßnahme nachgedacht wurde. Damit kann und sollte auch eine Grundversorgung, die üblicherweise über den Kontakt mit dem Hausarzt erfolgt, auch seitens des Betriebsarztes in die Wege geleitet werden.

Mittels einer **Relevanzdiagnostik** sollte dann sowohl bei Individualuntersuchungen als auch bei arbeitsmedizinischen Vorsorgen in bestimmten Arbeitsbereichen die Frage beurteilt werden, ob sich aus den Untersuchungen Hinweise für arbeitsbezogene Funktionsstörungen oder sogar für Berufskrankheiten ableiten lassen. Dies gilt nicht nur für das individuelle Untersuchungsergebnis, sondern auch für betriebsepidemiologische Auswertungen in bestimmten Arbeitsbereichen.

Für den Betriebsarzt ist es unabdingbar, die Beurteilung von Beschwerden am Bewegungsapparat durch eigene Untersuchungsergebnisse zu stützen und sich nicht allein auf mitgeteilte Diagnosen behandelnder Kollegen, z.B. vom Hausarzt oder vom Orthopäden oder anderen Fachkollegen, zu verlassen. Dies erleichtert nicht nur die Akzeptanz der arbeitsmedizinischen Beurteilung durch den Untersuchten, sondern ermöglicht eine deutlich verbesserte Bewertung evtl. vorhandener medizinischer Diagnostik von dritter Seite. Eine eigene ärztlich-klinische Untersuchung ist auch notwendig, um Beratungen oder Diagnostik- bzw. Therapiehinweise medizinisch begründen zu können.

Für eine effiziente Untersuchung und Beurteilung des Bewegungsapparates sind eine möglichst gezielte Anamnese, eine orientierende Inspektion des Patienten und funktionsbezogene ärztliche Untersuchungen erforderlich (*vgl. Abb. 4.1*).

Zusätzlich sind für die Aktualitätsdiagnostik zur Bewertung der Arbeitsfähigkeit auch die Angaben aus den Gefährdungsbeurteilungen heranzuziehen bzw. genaue und möglichst umfangreiche Arbeitsplatzkenntnisse notwendig, um eine Relevanz evtl. nachgewiesener funktioneller Defizite im Hinblick auf die tatsächlich ausgeübte Tätigkeit bewerten zu können. Vertiefende Hinweise dazu finden sich im *Kapitel 3,* in den Hinweisen zu den BG-Empfehlungen für die arbeitsmedizinische Vorsorge E 46 und in

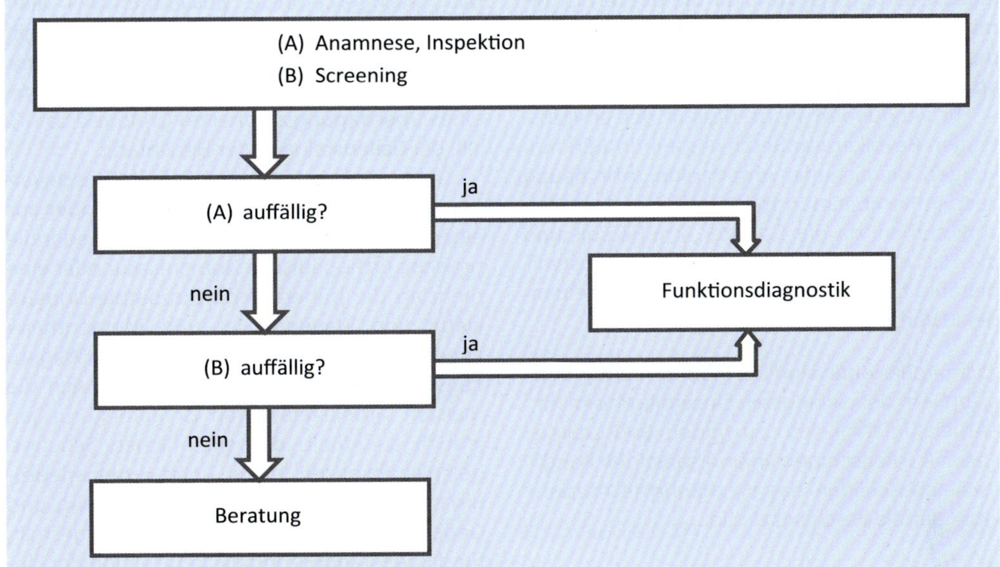

Abb. 4.1: Konzept Vorsorgeuntersuchung

den zugehörigen berufsgenossenschaftlichen Informationen (DGUV 2009).

Aus praktischer Sicht sind für die Beurteilung von Funktionsstörungen des Bewegungssystems und v.a. des Rückens und der Wirbelsäule im (arbeits-)medizinischen Alltag bestimmte systematische Anforderungen an den Untersuchungsgang zu stellen. Aufgrund der je nach arbeitsmedizinscher Betreuungsform sehr unterschiedlichen zeitlichen Möglichkeiten bei der Vorsorge hat sich in Verbindung mit einer gezielten Anamnese und Inspektion eine Unterteilung der notwendigen körperlichen Diagnostik in eine orientierende Ebene (Screening – Beispiel fokus: *Anhang 3.1.1*) und eine darauf aufbauende funktionelle Ebene (Funktionsdiagnostik – Beispiele fokus: *Anhang 3.1.2 bis 3.1.6*) bewährt. Eine ausführliche Beschreibung einer funktionsorientierten arbeitsmedizinischen Untersuchung und Diagnostik am Bewegungsapparat findet sich bei Spallek und Kuhn (fokus©), auf die hier nachfolgend überwiegend Bezug genommen wird (Spallek u. Kuhn 2009).

4.2 Obere Extremitäten

Die oberen Extremitäten des Menschen haben aufgrund der außerordentlich flexiblen Verbindungen mit dem Rumpf die größtmögliche Bewegungsfreiheit aller Körperteile. Dabei stellt das Sternoclaviculargelenk die einzige echte gelenkige Verbindung zwischen dem Schultergürtel und dem Rumpfskelett dar. Die Beweglichkeit des Schultergelenks, des Ellenbogengelenks, der Unterarmknochen zueinander, des Handgelenks sowie der Handwurzel- und Fingergelenke ermöglichen im Gegensatz zu den unteren Extremitäten nicht nur eine umfassende Funktionsvielfalt als Greif-, Tast- und Halteorgan, sondern auch die Verwendung der oberen Extremitäten zum Darstellen von Gefühlen und Gebärden sowie zum Gestalten von Gegenständen und zur Werkzeugnutzung. Bei allen Tätigkeiten oder Expositionen, die als belastungsrelevant für das Muskel-Skelett-System anzusehen sind, wie z.B. Lastenhandhabung, erzwungene Körperhaltungen, Kraftanstrengungen oder -einwirkungen, repetitive Handhabungsfrequenzen oder auch Einwirkungen von Vibrationen bzw. bei Kombinationen dieser Faktoren, ist eine Belastungsrelevanz für die oberen Extremitäten gegeben. Auch in heutigen Zeiten finden sich solche Arbeitsplatzbelastungen noch an vielen Arbeitsplätzen.

Es verwundert nicht, dass in der erwerbstätigen Bevölkerung Beschwerden und Erkrankungen der Schulter-Arm-Region sehr häufig auch in Kombination mit Nackenbeschwerden vorkommen, da die Schulter-Arm-Region und die Halswirbelsäule sowie die obere Brustwirbelsäule funktionell-anatomisch eng miteinander in Verbindung stehen.

Schulterläsionen sind bei Männern unter den „Top Ten" der wichtigsten Einzeldiagnosen für Arbeitsunfähigkeiten zu finden und stellen nach Rückenschmerzen und sonstigen Bandscheibenschäden das dritthäufigste muskuloskelettale Beschwerdebild.

Gleichzeitig ist das Wissen um Zusammenhänge zwischen Arbeitsbelastungen der Schulter-Arm-Region und arbeitsassoziierten Beschwerden oder Berufskrankheiten noch immer nicht vollständig verstanden. Einige der wissenschaftlichen Begründungen für Berufskrankheiten der oberen Extremität sind schon mehr als 50 Jahre alt und die systematische Aufarbeitung vieler Fragestellungen steht heute noch am Anfang, obwohl aus epidemiologischer Sicht Ursache-Wirkungsbeziehungen zwischen beruflichen oder tätigkeitsrelevanten Belastungen und Erkrankungen der oberen Extremität begründbar sind.

4.2.1 Schulter-Arm-Bereich

Die Schulter nimmt innerhalb einer kinematischen Kette unter Einbeziehung der Hals- und oberen Brustwirbelsäule, der Nackenregion und des Arm-Hand-Systems eine Schlüsselfunktion ein, die durch die engen topographisch-anatomischen und funktionellen Beziehungen begründet wird. Fünf anatomische Gelenke bzw. Strukturen (eigentliches Humeroskapulargelenk, Akromioklavikulargelenk, Sternoklavikulargelenk als Verbindung zum Rumpfskelett, skapulo-thorakale und subakromiale Gleitebene) bilden die funktionelle Einheit des Schultergelenks. Eine intakte Schulterbeweglichkeit setzt das uneingeschränkte Zusammenspiel aller Gelenke und Strukturen voraus. Zusätzlich gilt der Schulterbereich als Projektionsregion für Beschwerden anderer Organbereiche im Sinne eines Übertragungsschmerzes („referred pain"), z.B. bei Gallensteinen oder Herzinfarkt.

Je nach Einteilung der Schulterbeschwerden aufgrund struktureller Störungen oder aus einer mehr funktionellen Sicht ist entweder die typische orthopädische Nomenklatur oder eine mehr an die frühere Periarthropathie-Nomenklatur von Wagenhäuser und Mumenthaler angelehnte Untergliederung sinnvoll (Wagenhäuser 1973, Mumenthaler 1980). Da sich die meisten arbeitsrelevanten Schulterstörungen jedoch außerhalb des eigentlichen Schultergelenks abspielen, bietet unter arbeitsmedizinischen Gesichtspunkten eine Aufteilung und Gegenüberstellung, wie in *Tab. 4.1* dargestellt, für das Verständnis und die Beurteilung der Einschränkungen deutliche Vorteile.

Im Wesentlichen entstehen tätigkeitsbezogene Schulter- bzw. Armschmerzen durch eine Einwirkung oder Überlastung von außen, sowohl im Beruf wie auch in der Freizeit oder bei sportlichen Aktivitäten. Bewegungsrelevante Schulterprobleme hängen dabei nicht selten mit einer räumlichen Enge im subakromialen Raum zusammen, die zu einer Beeinträchtigung der Bursa subacromialis bei Bewegungen des Armes wie Abduktion und Elevation über Schulterhöhe nach kranial führt (Garving et al. 2017).

Davon abzugrenzen sind Schulterbeschwerden aufgrund einer traumatischen Vorgeschichte wie beispielsweise Knochenbrüche am Oberarm oder Schlüsselbein oder auch Schultereckgelenksprengungen. Zusätzlich ist immer eine Differenzierung zu einer Rotatorenmanschettenruptur notwendig, die besonders bei degenerativer Vorschädigung auch durch ein scheinbar banales traumatisches Geschehen, wie zum Beispiel einen Stoß, Anprallen oder Abfangen des Körpers mit den Händen beim Stolpern, verursacht werden kann.

Weitere Ursachen können erbliche Anlagen oder über das übliche Maß hinausgehende Verschleißerscheinungen darstellen.

In höherem Alter treten gelegentlich auch akut beginnende Schulterschmerzen auf, für

Tab. 4.1: Differenzialdiagnostik Schultererkrankungen

Pathologisches Substrat	Einteilung n. Wagenhäuser	Aktuelle (orthop.) Einteilung	Vorschlag n. Krämer u. Grifka
„Entzündlicher" Kalkherd mit Einbruch in die Bursa	PHS acuta	Akute Bursitis, akutes Supraspinatussyndrom	PHS calcificans
Degenerativ-regressive Veränderungen (bis zur PHS calcarea)	PHS tendopathica	Impingement	PHS simplex
	Bursitis subacromialis	subacromial	
	Supraspinatussyndrom	subacromial	Peritendinitis
	„ACG"-Syndrom	subacromial	Bursitis
	Infraspinatussyndrom	subacromial	Insertionstendinopathien
	Bizepssyndrom	subacromial	
	Subskapularissyndrom	subkorakoidal	
Pseudoparese aufgrund einer Sehnenruptur	PHS pseudoparetica Infraspinatusruptur Supraspinatusruptur Bizepsruptur	Rotatorenmanschettenruptur	PHS destructiva
Kapselschrumpfung	PHS ankylosans	Schultersteife frozen shoulder retraktile Kapsultis	PHS adhaesiva

die sich keine sicher auslösende Ursache finden lässt, die aber mit einer erheblichen Funktionsbeeinträchtigung der Schulterbeweglichkeit einhergehen können.

4.2.1.1 Diagnostik und Beurteilung

Screening

Mit einer **Screeningdiagnostik** (Beispiel fokus©: *Anhang 3.1.1*) ist eine rasche Orientierung über aktive Funktionsstörungen an der Schulter möglich. Ihre Effizienz hat sich über Jahre in der arbeitsmedizinischen und klinischen Praxis bestätigt.

Sie beginnt mit der Inspektion der sichtbaren Strukturen in aufrechter Körperhaltung des Probanden. Der Untersucher achtet auf Haltungsauffälligkeiten, Fehlhaltungen, Asymmetrien wie Schultertiefstand, muskuläre Dysbalancen etc.

Die eigentliche funktionelle Diagnostik erfolgt im Sitzen. Dabei sind drei aktive Kombinationsteste von Bedeutung, die aus einer festgelegten Ausgangsstellung (analog der Neutral-Null-Durchgangsmethode) beginnen und möglichst den maximal erreichbaren Bewegungsumfang erfassen sollten:

Die wichtigsten Beurteilungskriterien der Screening-Teste sind eingeschränkte Bewegungsumfänge und/oder Schmerzangaben sowie der Seitenvergleich dieser Befunde (Beispiel fokus©: *Anhang 3.1.1*).

Sofern sich weder aus der Anamnese oder Inspektion noch aus der aktiven Screeningdiagnostik der Schulter-Arm-Region funktionelle Auffälligkeiten oder Schmerzangaben ergeben, kann die arbeitsmedizinische Untersuchung der Schulter hier beendet werden.

Funktionsdiagnostik

Für eine vertiefende *Funktionsdiagnostik* (Beispiel fokus©: *Anhang 3.1.3*) sitzt der Proband möglichst am Fußende der Untersuchungsliege. So lässt sich die Rotations- und Elevationsprüfung der betreffenden Schulter für Untersucher und Probanden ergonomisch am günstigsten untersuchen. Die Kniekehlen des sitzenden

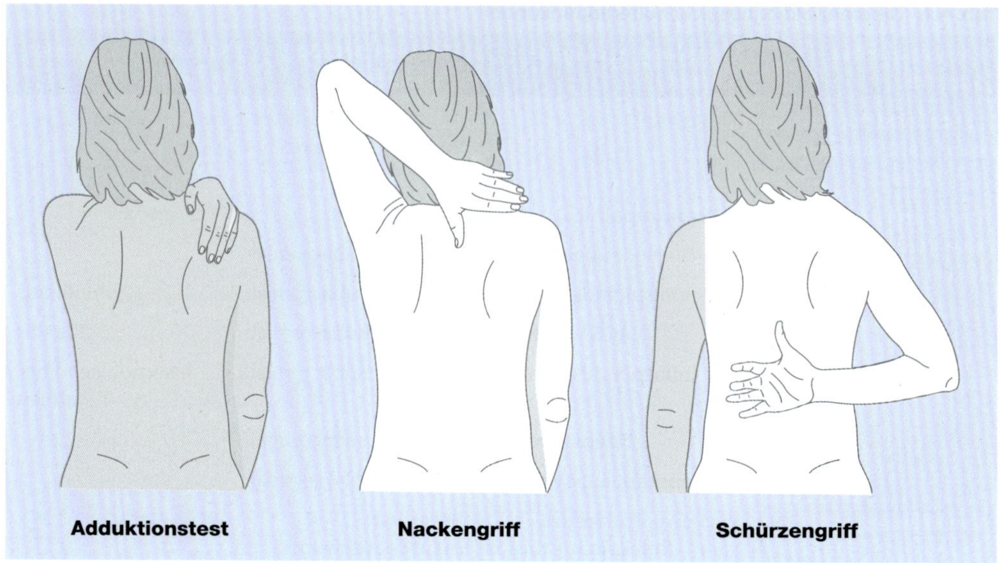

Abb. 4.2: Screening Schulterfunktion

Aktive Adduktion
- Kombination von Adduktion, Innenrotation und Anteversion

Nackengriff oder mindestens „Daumen-Vertebra-Prominens-Abstand" (DPA in cm):
- Kombination von Außenrotation, Abduktion und Elevation

Schürzengriff-Differenz in cm:
- Kombination aus Adduktion, Innenrotation und Retroversion

Probanden befinden sich am Liegenrand, der Untersucher steht hinter dem Probanden.

Aus dieser Untersuchungsstellung ist die Prüfung eines „painful arc" zum Nachweis sehnenbedingter Störungen bzw. einer Einklemmungssymptomatik am einfachsten durchzuführen. Dabei erfolgt zuerst eine aktive Armhebung durch den Probanden und bei entsprechenden Angaben einer Schmerzsymptomatik eine zusätzliche Prüfung der Bewegung durch den Untersucher mit Zug am Handgelenk. Ein solcher „painful arc" tritt typischerweise zwischen 60° und 120° Abduktion/Elevation auf, da in diesem Bereich die Raumverhältnisse im Bereich der Supraspinatussehne bzw. der Bursa subacromialis und dem Akromion am engsten sind. „Painful arc"-Beschwerden, die erst am Ende der Elevation (zwischen 160° und 180° Elevation) auftreten, sind demgegenüber typisch für eine Störung im Akromioklavikulargelenk (ACG). Da die Häufigkeit von ACG-Affektionen bei bis zu 30 Prozent aller Schulterbeschwerden liegt, sollte hierauf besonderes Augenmerk gelegt werden.

Zusätzlich werden die aktiven und passiven Bewegungsmöglichkeiten der Schulter zur Differenzierung in artikuläre bzw. periartikuläre Störungen überprüft sowie isometrische Funktionsprüfungen der wichtigsten Schultermuskeln durchgeführt. Damit ist nicht nur eine Beurteilung der symmetrischen Kraftentfaltung möglich, sondern es werden mit der Elevationsprüfung auch die Bewegungsmöglichkeiten aller fünf funktionellen Gelenke überprüft und es kann auch eine Differenzierung der z.B. bei Rupturen betroffenen Muskeln erfolgen.

Der vorgeschlagene Untersuchungsablauf inkl. der Screeningdiagnostik (fokus©: *Anhang 3.1.1*) ist in *Tab. 4.2* aufgelistet.

Tab. 4.2: Untersuchungsempfehlung Schulter-Arm

Screening	
Inspektion (Haltung, Schulterstand etc.) Adduktionstest, Nackengriff, Schürzengriff	R/L R/L
Funktionsdiagnostik	
Aktive Elevation, ergänzt durch passive Elevation bei einem „painful arc" Außen- und Innenrotationsprüfung, ACG-Test Isometrische Muskelfunktionsprüfungen für die Außenrotation Innenrotation Ellbogenflexionsmöglichkeiten (3 Beuger) Ellbogenstreckung Abduktion Elevation und Adduktionsmöglichkeiten	 R/L R/L R/L

4.2.1.2 Arbeitsmedizinisch relevante Krankheitsbilder

- Akute Schulter/Impingement/ Periarthopathie
- Schultersteife
- Rotatorenmanschettenruptur
- Schulterluxation

Mit dem eigentlich recht ungenauen Begriff **„Impingement"** (engl. „Zusammenstoß") ist an der Schulter eine Einklemmungssituation vorwiegend der Supraspinatussehne bzw. der Bursa subacromialis unter dem Akromion gemeint, ausgelöst durch die Bewegung des Tuberculum majus am Humeruskopf aufgrund der Elevation und Abduktion. Dadurch kann z.B. die dort verlaufende Sehne des M. supraspinatus in ihrem Gleitverhalten so gestört werden, dass sie sich entzünden kann. Ähnliches gilt für die Bursa. Ist von einer akuten Entzündung nur die Sehne des M. supraspinatus betroffen, spricht man auch von einem akuten Supraspinatussyndrom, einer akuten Bursitis oder einer Periarthropathia acuta. Da der Begriff eines Impingements als Ausdruck einer Bewegungsstörung oder Sehneneinklemmung an einer anatomischen Enge sich aber nicht allein auf die Schulter beschränkt, sondern auch an anderen Gelenken auftreten kann, handelt es sich hier nicht um eine genaue Diagnose, sondern vielmehr um die Beschreibung einer funktionellen Störung. Nur selten wird klinisch eine weitergehende diagnostische Aufgliederung in ein subakromiales oder subkorakoidales Impingement vorgenommen (Garving et al. 2017).

Für die arbeitsmedizinische Beurteilung bietet eine Aufgliederung unter **Periarthropathia humero-scapularis**-Gesichtspunkten in die verschiedenen Ursachen einer PHS tendopathica, (neuerdings auch als PHS simplex bezeichnet) deutliche Vorteile *(vgl. Tab. 4.1)*. Solche Sehnenentzündungen sind fast immer nicht-bakteriell und nicht-eitrig und können bei unsachgemäßer oder zu später Behandlung zu nachweisbaren Kalkeinlagerungen in den betroffenen Bereichen führen. Neben der am häufigsten betroffenen Sehne des M. supraspinatus entzündet sich oft auch die lange Bizepssehne. Andere Schultermuskelsehnen, wie die des M. subscapularis oder des M. infraspinatus sind deutlich seltener betroffen und eine Sehnenentzündung des M. teres minor gilt als eher ungewöhnlich. Allen Sehnenentzündungen ist gemeinsam, dass die Bewegungen der Muskeln typische funktionsbezogene Schmerzen hervorrufen. Die Entstehung von Sehnenentzündungen an der Schulter kann durch mechanische Überlastungen oder einseitig repetitiven Bewegungen im Beruf oder Freizeit gefördert werden. Die Sehnen können sich aber auch sekundär nach einer Schultererkrankung anderer Ursache entzünden, z.B. nach einer Schultersteife.

Die **Schultersteife** („frozen shoulder") gilt als eigenständiges Krankheitsbild im Sinne einer PHS ankylosans bzw. PHS adhaesiva und ist gekennzeichnet durch eine schmerzhafte akute oder chronische Bewegungseinschränkung, die bis zu einer Einsteifung der Schulter führen kann. Dabei führt längerfristig eine Entzündung der Gelenkschleimhaut bzw. der Schulterkapsel – meist unklarer Ursache – erst zu einer Verdickung der Kapsel mit nachfolgender Schrumpfung und Beweglichkeitsminderung. Die feststellbaren histologischen Veränderungen im Gewebe ähneln dabei denen eines M. Dupuytren.

Der Begriff einer **Rotatorenmanschettenruptur** beschreibt einen kontinuitäts- und/oder stabilitätsunterbrechenden Schaden in einem oder mehreren der Schultermuskeln, die aufgrund ihrer topographischen Anatomie in der Lage sind, den Humeruskopf im Schultergelenk zu stabilisieren und damit die Beweglichkeit garantieren. Es handelt sich dabei um die Mm. supraspinatus, infraspinatus, subscapularis und teres minor. Mit großem Abstand sind Risse im M. supraspinatus am häufigsten, gefolgt von Rissen im M. infraspinatus und M. subscapularis. Rissbildungen im M. teres minor sind extrem selten. Störungen der Muskulatur der Rotatorenmanschette und deren Relevanz bzw. Ausmaß sind funktionell am schnellsten durch Auffälligkeiten bei gezielten isometrischen Muskelfunktionsprüfungen festzustellen. Dadurch sind auch Bezeichnungen wie PHS destructiva oder pseudoparetica nachvollziehbar.

Bei den **nicht-traumatischen Schulterinstabilitäten** ist die sog. habituelle Schulterluxation als anlagebedingte Störung ein weiteres arbeitsmedizinisch relevantes Krankheitsbild. Es handelt sich um eine Ausrenkung des Oberarmkopfes aus der Schulterpfanne mit vermehrtem Spiel zwischen Oberarmkopf und Pfanne, meist als anteriore oder ventrale Schulterluxation (Luxatio subcoracoidea) aufgrund unzureichender Bandführung, Pfannendysplasien oder Fehlinnervationen der Muskulatur. Bei jeder Schulterluxation und insbesondere bei Folgeluxation besteht das Risiko, dass Nerven – meist N. axillaris – oder Gefäße verletzt und dauerhaft Schaden nehmen können. Daher ist fast immer gerade bei jungen Patienten eine operative Stabilisation notwendig.

4.2.1.3 Berufliche Belastbarkeit

Schulterschmerzen sind die häufigsten Beschwerden an den oberen Extremitäten. Sie können auch ohne Unfallgeschehen oder erkennbare äußere Ursachen spontan auftreten und führen meist aufgrund der starken Schmerzen und Bewegungseinschränkungen nicht nur zu einer Arbeitsunfähigkeit, sondern auch zu erheblichen Aktivitätseinschränkungen im Privatleben und Freizeitbereich. Typische anamnestische Angaben sind eine vor allem beim Liegen auf der betroffenen Seite bzw. beim Schlafen und bei Belastungen auftretende, oft erhebliche Schmerzsymptomatik. Die Schulterregion ist aber auch bei vielen Arbeits- oder Freizeitunfällen betroffen und Schulterverletzungen inklusive Frakturen des Schlüsselbeines gehören zu den häufigsten Verletzungen im erwerbstätigen Alter.

Die arbeitsmedizinische Beurteilung von Einschränkungen bzw. von zumutbaren Arbeiten mit Schulterbelastungen sollte sich weitestgehend nach objektivierbaren funktionellen Störungen richten. Pauschalierte Angaben oder Einschränkungslisten der beruflichen Belastbarkeit sind auch bei Kenntnis einer Diagnose nicht allgemeingültig möglich. Die Bedeutung einer medizinischen Diagnosebezeichnung tritt daher gegenüber den Funktionsbefunden in den Hintergrund:

- Arbeiten über Schulterniveau bzw. Überkopfarbeiten sind bei akuten Beschwerden meist nicht oder nur sehr eingeschränkt möglich.
- Bei Lastenhandhabung kann es zu relevanten Einschränkungen auf der betroffenen Seite kommen.
- Elevationsbewegungen der Arme wie auch Arbeiten in der Armvorhalte mit geringem Kraftaufwand, wie z.B. bei Friseurtätigkeiten, sind oft ebenfalls beeinträchtigt.

Therapeutische Maßnahmen (Analgesie, Physiotherapie, Krankengymnastik etc.) wie auch gezieltes Funktionstraining zeigen hierbei meist rasche Fortschritte, so dass länger dauernde Tätigkeitseinschränkungen nicht unbedingt erforderlich sind. Um langfristige Bewegungsbehinderungen aufgrund der raschen Einsteifungstendenz an der Schulter bei Immobilisation zu verhindern, sind frühzeitige Diagnostik und intensive therapeutische Maßnahmen angezeigt.

Normalerweise kann die berufliche wie auch sportliche Tätigkeit nach Schulteroperationen bzw. nach erfolgreichen Rehabilitationsverfahren wie gewohnt wieder ausgeführt werden. Bei körperlichen Berufen oder Sportarten mit besonderen Schulterbelastungen sollte eine schrittweise ansteigende Belastungsaufnahme erfolgen. Eine enge arbeitsmedizinische Begleitung ist dabei hilfreich, nicht zuletzt um frühzeitig Rezidive oder arbeitsbedingte Überlastungen erkennen zu können. Je nach Art und Schwere der Tätigkeit ist mit einer vollständigen Belastbarkeit der Schulterregion an Arbeitsplätzen ohne wesentliche Überkopfarbeiten ab der 4. bis 6. Woche nach austherapierten Entzündungen oder behandelten Rotatorenmanschettenrupturen zu rechnen. Eine vollständige sportliche Belastbarkeit beispielsweise bei Wurfsportarten, Schlagsportarten oder Schwimmen mit Leistungsanspruch ist in der Regel erst nach drei bis fünf Monaten erreicht. Beschwerdefreie Bewegungen sind grundsätzlich ohne Einschränkung möglich.

4.2.2 Ellbogen-Unterarm-Hand-Bereich

Am Ellenbogengelenk sind drei Gelenke in einer Kapselstruktur vereint:

- das humero-ulnare Gelenk als Scharniergelenk für die Extensions- und Flexionsbewegungen
- das radio-ulnare Gelenk für die Pro- und Supination
- das humero-radiale Gelenk mit Beteiligung an beiden Bewegungsabläufen

Am lateralen Epicondylus inserieren die Extensoren der Unterarm- und der Handmuskulatur, am medialen Epicondylus die entsprechenden Muskeln der Unterarm-Flexorengruppe. Die Muskeln in beiden Gruppen wirken bei Bewegung und Haltearbeit so eng zusammen, so dass eine Differenzierung in einzelne Muskelfunktionen wie bei der Schultermuskulatur nicht sinnvoll ist. Als weitere arbeitsmedizinisch relevante anatomische Strukturen sind noch der Carpaltunnel, die Handwurzelknochenreihe und die Hand mit den Fingern zu nennen.

4.2.2.1 Diagnostik und Beurteilung

Screening

Das **Screening** der Arm-Hand-Region (Beispiel fokus©: *Anhang 3.1.1*) beginnt mit dem Betrachten von Ellenbogen und Hand am stehenden Patienten. Am Ellenbogen wird geachtet auf Form, Kontur und Schwellungen und evtl. Rötungen über den Epikondylen sowie Muskelatrophien an den Unterarmen bzw. am Thenar und Antethenar.

Zur schnellen diagnostischen Orientierung hat sich das Anheben eines schweren Gegenstands mit beiden Händen bewährt, z.B. eines Stuhles o.Ä. („Chair-Test", *Abb. 4.3*). Der Stuhl wird an seiner Rückenlehne einmal in Pro- und dann in Supinationsstellung mit beiden Händen fest angefasst, vom Boden vollständig abgehoben, kurzgehalten und wieder abgesetzt (Buckup 2018). Mit dem Chair-Test können alle wesentlichen und relevanten Funktionen der Arm-Hand-Region wie Greiffähigkeit, notwendiger Kraftaufwand, Beweglichkeit im Handgelenkbereich und Koordination der Muskulatur in Funktion überprüft werden. Schmerzen im Ellenbogenbereich und/oder muskuläre Schwäche beim Anheben in Pronationshaltung der Hände deuten auf eine Epikondylalgia humeri lateralis, in Supinationshaltung der Hände für eine Epikondylalgia humeri medialis hin *(vgl. 4.2.2.2 „Arbeitsmedizinische relevante Krankheitsbilder")*.

Bei Hinweisen aus der Gefährdungsbeurteilung auf Vibrationsbelastungen des Hand-Arm-Systems (z.B. durch handgehaltene Maschinen, Presslufthämmer etc.) sollte ergänzend gezielt nach vasospastischen Beschwerden gefragt werden. Zusätzlich ist die Überprüfung der Beweglichkeit und Schmerzempfindlichkeit in den Handgelenken sinnvoll, da sich vibrationsassoziierte Beschwerden des Bewegungsapparates oft recht früh schon im Handwurzel- oder Handgelenksbereich manifestieren.

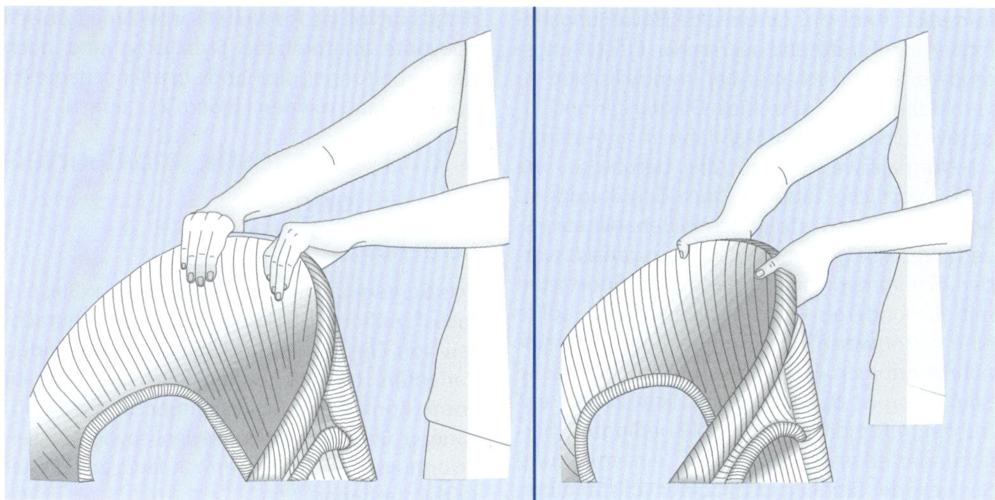

Abb. 4.3: Chair-Test

Der Proband wird gebeten, sich in maximaler Dorsalextension und anschließend in maximaler Palmarflexion der Hände kurz auf der Untersuchungsliege abzustützen. Da die Dorsalextensionsprüfung normalerweise völlig schmerzfrei möglich ist, sind dabei auftretende Probleme unbedingt zu beachten. Bei der Beurteilung ist zu bedenken, dass demgegenüber die maximale Palmarflexion auch im Normalzustand unangenehm sein kann, aber keine eindeutigen Schmerzen hervorruft. Auffälligkeiten in diesem Screening bedürfen einer spezialisierten Diagnostik.

Funktionsdiagnostik

Die differenzierenden Untersuchungsgänge der Funktionsdiagnostik (Beispiel fokus©: *Anhang 3.1.4*) dienen vorwiegend dem Erkennen bzw. dem Ausschluss von Insertionstendinopathien, z.B. am Ellbogen *(vgl. Abschnitt 4.2.2.2 „Arbeitsmedizinische relevante Krankheitsbilder")*. Sie geben aber ergänzend auch Hinweise auf mögliche Radikulärsyndrome an der HWS. Nach einer aktiven und passiven Beweglichkeitsprüfung von Extension und Flexion sowie Pronation und Supination am Unterarm und Ellenbogen erfolgt eine isometrische Prüfung der Beuge- und Streckmuskulatur des Armes, sofern nicht vorher die Schulter-Arm-Region bereits entsprechend untersucht worden ist *(vgl. Abschnitt 4.2.1.1 „Diagnostik und Beurteilung")*.

Als Ausgangshaltung für die passive und isometrische Prüfung am Unterarm gibt der Untersucher dem Probanden die Hand wie bei einer Begrüßung per Handschlag. Eine Fixation des Probandenoberarms bei 90 Grad-Beugung im Ellbogengelenk an dessen Oberkörper ist notwendig, damit sich die anschließenden Funktionsprüfungen nur auf den Unterarm- und Handgelenksbereich beschränken. Der Untersucher fixiert nach diesen Funktionsprüfungen den Unterarm dann handgelenksnah von dorsal und verhindert dadurch Bewegungen im Ellbogengelenk und Vorderarmbereich bei den weiteren Untersuchungen.

Die zu einem lockeren Faustschluss geformte Hand des Probanden wird dann sowohl passiv wie auch aktiv und isometrisch in der Dorsalextension, Palmarflexion, Radialduktion und Ulnarduktion getestet. Bei der isometrischen Prüfung der Fingerabduktion gibt der Untersucher Widerstand an D2 und D5 und überprüft so die M. interossei dorsalis, um danach die Kraftentfaltung der M. interossei palmaris bei der Fingeradduktion zu testen. Mit der isometrischen Prüfung der Fingerabduktion und -adduktion sowie der Daumenextension gegen Widerstand wird nach Hinweisen für Irritationen des N. ulnaris, des zervikothora-

Tab. 4.3: Untersuchungsempfehlung Arm/Hand

Screening	
Inspektion (Haltung, Fehlstellungen etc.)	R/L
Anheben einer Last in Pro- und Supinationsstellung der Hände	R/L
ggf. Aufstützen auf die Hände bei max. Extension und Flexion der Handgelenke (bei mgl. Vibrationsbelastungen)	R/L
Funktionsdiagnostik	
Ellbogenstreckung und -flexion aktiv	R/L
Ellbogenstreckung und -flexion passiv	R/L
Ellbogenstreckung und -flexion gegen Widerstand	R/L
Pro- und Supination aktiv	R/L
Pro- und Supination passiv	R/L
Pro- und Supination gegen Widerstand	R/L
Dorsalextension und Volarflexion im Handgelenk aktiv	R/L
Dorsalextension und Volarflexion im Handgelenk passiv	R/L
Dorsalextension und Volarflexion im Handgelenk gegen Widerstand	R/L
Ulnar- und Radialduktion aktiv	R/L
Ulnar- und Radialduktion passiv	R/L
Ulnar- und Radialduktion gegen Widerstand	R/L
Fingerabduktion und -adduktion aktiv	R/L
Fingerabduktion und -adduktion gegen Widerstand	R/L
Oppositionsstellung D1 gegen D2–D5 gegen Widerstand	R/L
Extension D1 gegen Widerstand	R/L

kalen Übergangs (C8/Th1) sowie zu einer Epikondylalgie gesucht. Die Oppositionsprüfung erfolgt am einfachsten durch den nacheinander erfolgenden Fingerschluss von D2–D5 mit dem Daumen. Der Fingerschluss widersteht normalerweise auch einem kräftigeren Versuch des Öffnens. Andererseits zeigt sich gerade dieser Test bei Problemen im Bereich des Extensorenansatzes am Ellbogen als besonders sensitiv, v.a. bei der Überprüfung zwischen D1 und D4 in Dorsalextensionsstellung der Hand, der sog. Ringfingerprobe. Die Extensionsprüfung des Daumens, ebenfalls gegen Widerstand, schließt die Funktionsprüfung der Arm-Hand-Region ab.

Reflexprüfungen für den Bizepssehnenreflex, den Radiusperiostreflex und den Trizepssehnenreflex sind zur Vervollständigung der Funktionsprüfungen notwendig, insbesondere bei gleichzeitig bestehenden HWS-Problemen.

Die Abfolge der Screening- wie auch dieser Funktionsteste hat sich bewährt, weil sowohl der „Tennisellenbogen" am lateralen Epikondylus als auch der am medialen Epikondylus auftretende „Golfer-/Werferellenbogen" typische „Muskelmuster" zeigen *(vgl. Abschnitt 4.2.2.2 „Arbeitsmedizinisch relevante Krankheitsbilder")*. Es kann zwar Unterschiede in der Ausprägung der Auffälligkeiten bei einzelnen Muskeltesten geben, jedoch passen bestimmte Auffälligkeiten ausschließlich zu einer lateralen bzw. medialen Epikondylalgie. Abweichungen von solchen Muskelmustern müssen in Beziehung zur Anamnese und den sonstigen Funktionsbefunden kritisch überdacht und in eine erweiterte differenzialdiagnostische Betrachtung einbezogen werden. Die Diagnosemuster bieten darüber hinaus wichtige Hinweise zum Schweregrad einer Epikondylalgie und eignen sich daher auch im Verlauf therapeutischer Interventionen.

4.2.2.2 Arbeitsmedizinisch relevante Krankheitsbilder

- Bursitis olecrani
- Epikondylopathie
- Tendovaginitis
- Carpaltunnel-Syndrom
- Vibrationsbedingte Hand-Arm-Störungen (Gelenke bzw. Gefäße)

Schwellungen über dem Olecranon sind oft ein Zeichen für eine **Bursitis olecrani**, insbesondere wenn zusätzlich Schmerzen und Rötung auftreten. Intraartikuläre Ergüsse zeichnen sich eher durch Abflachungen über dem lateralen Olecranon aus. Ein Streckdefizit im Ellbogen hat oft eine ossäre oder weichteilbedingte Ursache (z.B. freier Gelenkkörper).

Sehr häufig sind Beschwerden aufgrund schmerzhafter Reizzustände an den Epikondylen des Ellenbogens im Sehnenursprungsbereich. Diese sind unterscheidbar in

- **Epikondylopathia humeri radialis** („Tennisellenbogen") im Bereich des Strecksehnenursprungs und
- **Epikondylopathia humeri medialis** („Golfer- oder Werferellenbogen") im Bereich des Beugesehnenursprungs.

Der Begriff Epikondylitis ist pathophysiologisch nicht korrekt, da es sich nicht primär um entzündliche Gewebeveränderungen handelt, sondern um eine sog. Enthesiopathie. Oft finden sich bei diesen Beschwerden anamnestische Hinweise auf akute oder chronische Überlastung durch ungewohnte manuell-repetitive oder neu begonnene Tätigkeiten mit Pro- und Supinationsbewegungen am Unterarm. Eine nicht optimale Ausführungstechnik von wiederholten und zumeist kraftbetonten Bewegungen bei Arbeit oder Sport mit Überlastung der Sehnenansatzstrukturen kann ebenfalls einen Auslösegrund darstellen. Nicht selten treten Epikondylopathien aber auch ohne konkrete Ursache auf.

Beide Arten der Epikondylopathie unterscheiden sich durch bestimmte „Muskelmuster". Während am lateralen Epikondylus die Dorsalextension im Handgelenksbereich in Pronationshaltung und in Verbindung mit einer Radialduktion die zuverlässigste Schmerzprovokation darstellt, ist dies beim medialen Epikondylus möglich durch eine Palmarflexion im Handgelenk bei Supinationsstellung und Ulnarduktion. Für den „Tennisellenbogen" hat sich auch die Ringfingerprobe bewährt: der Fingerschluss zwischen D1 und D4 in Dorsalextensionshaltung auf der betroffenen Armseite ist deutlich schwächer und meist schmerzhafter als auf der nicht betroffenen Seite. Hinzu kommen bei beiden Epikondylopathien typische Druckschmerzen über den Sehneninsertionspunkten.

Die Prognose ist relativ gut bei nicht-chronifizierten Erkrankungen, die gelegentlich auch ohne therapeutische Intervention von selbst verschwinden. Eine Kontrolle der Arbeits- oder Sporttechniken sollte immer erfolgen. Für die vielfältigen Therapievarianten existieren nur wenige valide kontrollierte Studien, die zudem teilweise widersprüchliche Ergebnisse zeigen (AWMF 033-019 2019). Überzeugende wissenschaftliche Studiennachweise für die Wirksamkeit bestimmter konservativer Therapieverfahren bis hin zur Akupunktur und Stoßwellentherapie fehlen bislang. Differenzialdiagnostisch sollte bei über den Ellenbogen hinaus ausstrahlenden Beschwerden immer aber auch an Mobilitätsstörungen oder Blockierungen der Halswirbelsäule gedacht werden *(vgl. Abschnitt 4.3.1.2 „Arbeitsmedizinisch relevante Krankheitsbilder")*.

Sehnenscheidenentzündungen stellen weitere relevante Krankheitsbilder am Unterarm dar. Meist aufgrund einer Überlastung durch häufig und ggf. kraftvoll wiederholte Bewegungsabläufe bei manuell-repetitiven Arbeiten reagiert das die Sehnen umhüllende Gewebe mit einer Entzündung. Sehnenscheidenentzündungen können verschiedene arbeitsbezogene Ursachen haben, wie beispielsweise dauerhafte gleichförmige monotone Bewegungen, kombiniert oft mit einer falschen Haltung oder Greifbelastungen, unergonomische Werkzeug- oder Maschinengriffe oder monotone Bewegungsanforderungen durch ungünstige Arbeitsplatzgestaltung. Selten sind rheumatische Gelenkerkrankungen oder Infektionen für eine Sehnenscheidenentzündung verantwortlich. Reibegeräusche bei mehrmaligen Faustschlussbewegungen begleiten oft eine Tendovaginitis crepitans. Erkrankungen des Bindegewebes der Hand, z.B. eine Palmaraponeurose (M. Dupuytren) können ebenfalls wie Unfallfolgen von Handverletzungen die Greiffunktionen deutlich einschränken.

Bei einem **Carpaltunnel-Syndrom** besteht grundsätzlich eine räumliche Enge im sog. Carpaltunnel auf der palmaren Seite des Unterarms im Handgelenksbereich zwischen den Handwurzelknochen und dem Retinaculum flexorum, die unmittelbare Rückwirkungen auf den N. medianus hat, der durch diesen anatomisch eng begrenzten Raum nahe bei den Sehnen der langen Fingerbeuger verläuft. Typische anamnestische Hinweise werden gegeben durch eine „Brachialgia paraesthetica nocturna", meist mit Beschwerdebesserung durch Ausschütteln der Hände, und die Angaben von Kribbelparästhesien im Verlauf des N. medianus. Eine Reihe von unterschiedlich sensitiven bzw. spezifischen Provokationstestungen (Tinel-Zeichen, Phalentest, Flaschenzeichen etc.) können für eine erste Diagnostik hilfreich sein; diagnostisch entscheidend sind jedoch elektroneurographische Untersuchungen. Sehnenscheidenentzündungen und ein Carpaltunnel-Syndrom können unter bestimmten arbeitstechnischen Voraussetzungen auch als Berufskrankheit 2101 bzw. 2113 anerkannt werden.

Vibrationsbedingte Schäden an den Handgelenken bis zu Osteoarthrosen und Verknöcherungen der Sehnenansätze und an der Handwurzel mit Schädigung des Os lunatum oder des Os naviculare sind Folgen von Belastungen mit niedrigen Frequenzen bis ca. 50 Hz bei hoher Intensität über längere tägliche Einwirkungszeiträume.

Vibrationsbedingte Durchblutungsstörungen im Arm-Hand-Bereich (Raynaud-Syndrom) können durch Tätigkeiten mit handgehaltenen Maschinen auftreten, wenn diese zu Belastungen mit höheren Frequenzen oberhalb von 50 Hz über längere tägliche Einwirkungszeiträume bei entsprechender Intensität führen. Die Symptome reichen dabei von zeitweisen weißen Fingern und erhöhter Kälteempfindlichkeit bis zu ausgeprägten vasospastischen Syndromen.

Beide Erkrankungsarten sind in der deutschen Berufskrankheitenliste unter den Ziffern 2103 und 2104 aufgeführt.

4.2.2.3 Berufliche Belastbarkeit

Alle Beschwerden und Erkrankungen am Unterarm und im Handbereich sind mit Schmerzen und Bewegungsstörungen bei der Greiffunktion verbunden, die auch bei sonstigen manuellen Tätigkeiten sowie bei der Lastenhandhabung auftreten.

Grundsätzlich gilt im akuten Stadium, dass auslösende Bewegungsursachen zu vermeiden sind und oft eine Ruhigstellung erforderlich ist. Eine Überprüfung der individuellen Arbeitstechniken und der ergonomischen Hilfsmittel ist immer notwendig. Korrekturen durch Einstellungen des Arbeitstisches oder bei der Nutzung von Maus oder PC-Tastatur, die Nutzung vibrationsgedämpfter Maschinen und ergonomischer Handhabungsgriffe sind meist hilfreich für die Beseitigung einer Arbeitsplatzursache. Mit zu erfassen sind aber auch private Belastungen, z.B. sportliche oder andere private Aktivitäten wie Musizieren oder handwerkliche Hobbies. Meist genügt für die Dauer der Beschwerden ein Ausweicharbeitsplatz bis zur Wiedererlangung der Beschwerdefreiheit, nur bei chronifizierten und therapieresistenten Fällen sind langfristige Arbeitsplatzumsetzungen notwendig.

4.3 Wirbelsäule und Rücken

Die Wirbelsäule ist das biomechanisch zentrale tragende Konstruktionselement des menschlichen Körpers und verbindet alle Teile des Skeletts miteinander. Sie umhüllt mit ihrer knöchernen Bauweise das in einem zentralen Wirbelkanal liegende Rückenmark und gewährleistet dadurch auch den nervalen Strukturen, die wesentlich für die Beweglichkeit verantwortlich sind, entsprechenden Schutz. Die Wirbelsäule unterteilt sich in anatomisch und funktionell unterschiedliche Abschnitte:

- Halswirbelsäule (7 Wirbel)
- Brustwirbelsäule (12 Wirbel)

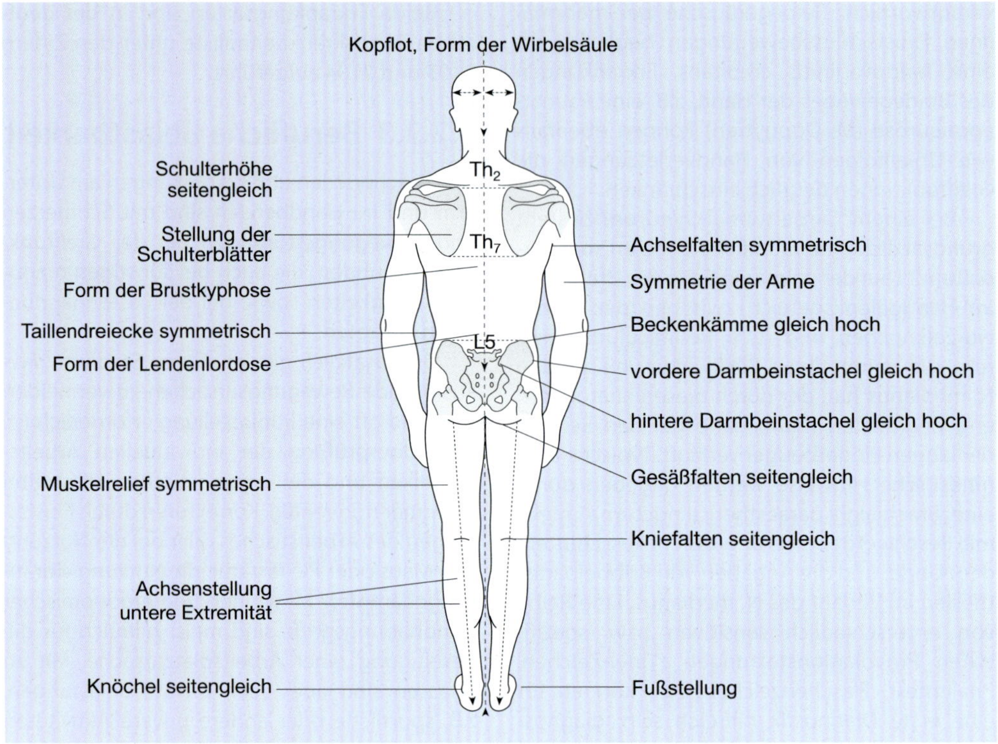

Abb. 4.4: Topographie und Inspektion

- Lendenwirbelsäule (5 oder 6 Wirbel)
- Kreuzbein (mehrere miteinander verschmolzene Wirbel)
- Steißbein

Für die funktionellen Aufgaben der Wirbelsäulenabschnitte sind neben den Wirbelkörpern weitere Strukturen verantwortlich: Die Wirbelbogengelenke und Dornfortsätze mit ihren ligamentären Verbindungen und Muskeln sowie die zwischen den Wirbelkörpern liegenden Bandscheiben. Zwei beweglich miteinander verbundene Wirbel bzw. Wirbelhälften inklusive der dazwischenliegenden Bandscheibe und den umliegenden Bändern, Muskeln und nervalen Strukturen werden als **Bewegungssegment** bezeichnet. Diesen Begriff prägte Junghanns bereits in den 30er Jahren des letzten Jahrhunderts. Ein solches Bewegungssegment stellt die kleinste funktionelle Einheit der Wirbelsäule dar (Junghanns 1933).

Die Wirbelsäule steht nicht direkt mit den großen Extremitätengelenken wie Schulter oder Hüfte in Verbindung, sondern ist nur indirekt über ligamentäre oder muskuläre Strukturen damit verbunden. Lediglich im Bereich der Kreuz-Darmbeinfuge existiert eine gelenkartige Verbindung, das sog. Iliosakralgelenk, welches allerdings nicht aktiv bewegt werden kann.

Beschwerden in den Wirbelsäulenbereichen und insbesondere lumbale Rückenschmerzen sind häufig und betreffen meist unmittelbar im Arbeitsleben stehende Menschen.

Die Beschwerden betreffen am häufigsten die Lenden- und die Halswirbelsäule. Die Brustwirbelsäule spielt fast ausschließlich nur bei juvenilen Wachstumsstörungen, wie z.B. beim M. Scheuermann eine Rolle.

Obwohl im allgemeinen Sprachgebrauch bandscheibenbedingte Störungen die wesentlichsten Ursachen für Rückenprobleme sein sollen, sind bei funktioneller Betrachtung viel häufiger muskuläre Dysbalancen der Rücken- und Bauchmuskulatur, ligamentäre Probleme oder muskuläre Insuffizienzen aufgrund unzureichenden Trainingszustands als Ursache zu ermitteln (Leinmüller 2008, Waddel u. Burton 2001). Auch Bewegungsmangel bei Büro-, Verwaltungs- oder Datenverarbeitungsaufgaben spielt in der heutigen Arbeitswelt eine hinsichtlich der Zahl der Betroffenen größere Rolle als körperlich schwere oder überlastende Arbeiten.

4.3.1 Halswirbelsäule

Die Wirbel der Halswirbelsäule (HWS) befinden sich normalerweise in einer lordotischen Haltung. Die beiden obersten Wirbel C1 Atlas und C2 Axis bilden zusammen mit dem Hinterhaupt den sog. Kopfgelenksbereich. Dem Atlas fehlt ein eigentlicher Wirbelkörper, da dieser sich entwicklungsgeschichtlich mit dem zweiten Halswirbel vereinigt hat und diese gemeinsam zum Dens axis des 2. Wirbelkörpers geworden sind. Um diesen Dens axis kann sich der Atlas und damit der Kopf drehen. Der als Kopfgelenksbereich bezeichnete Raum zwischen Hinterhaupt, Atlas und Axis bildet die obere HWS und unterscheidet sich funktionell vom mittleren und unteren Anteil der HWS aufgrund der umfangreichen Drehbewegungsmöglichkeiten.

Die kleinen Wirbelgelenke der HWS (Facetten) stehen mit fast 45° schräg zur Horizontalebene und ermöglichen neben der Extension und Flexion auch die Seitneigung bzw. die Rotation im Bereich der mittleren und unteren HWS. Die jeweiligen Bewegungsrichtungen können jedoch funktionell nicht isoliert geprüft werden, da immer eine Kombination von Drehen, Gleiten und Rotation bei Bewegungen in der mittleren und unteren HWS vorliegt.

Eine Besonderheit an der HWS ist die geschützte Lage der A. vertebralis, die von C6 an nach kranial durch die Foramina transversaria bis zum Atlas aufwärts zieht. Knöcherne Veränderungen in diesen Arealen können daher die zerebrale Durchblutung beeinträchtigen.

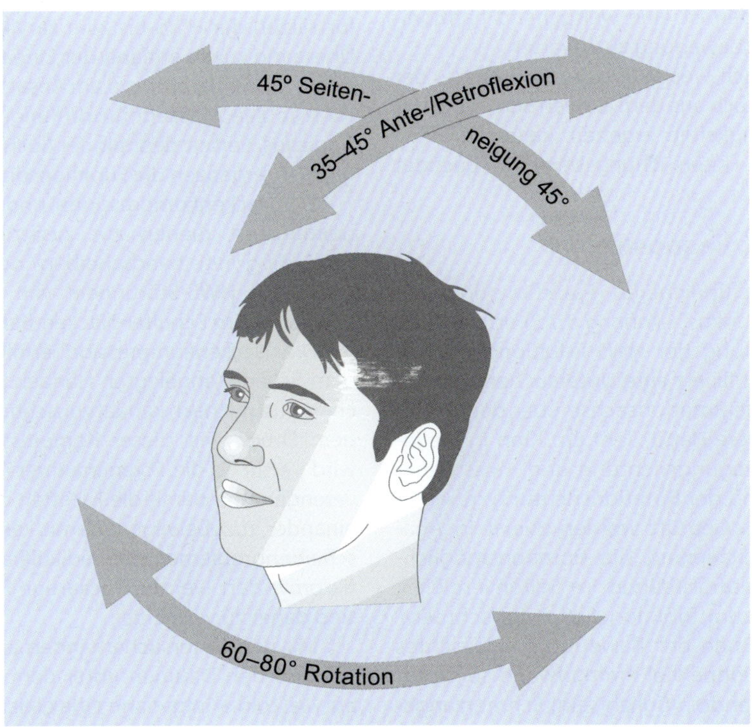

Abb. 4.5: Bewegungsrichtungen der HWS

4.3.1.1 Diagnostik und Beurteilung

Screening

Das **Screening** der Halswirbelsäule (Beispiel fokus©: *Anhang 3.1.1*) beginnt mit einer Inspektion in aufrechter Körperhaltung aus allen Richtungen mit Beachtung von Haltungsauffälligkeiten, Fehlhaltungen, muskulären Asymmetrien oder Dysbalancen etc.

Es folgt die aktive Prüfung der HWS-Beweglichkeit. Der Untersucher steht mit etwas Abstand vor dem Probanden und gibt die auszuführenden Bewegungen (Rotation, Seitneigung und Extension/Flexion) möglichst präzise vor. Dabei ist darauf zu achten, dass alle Bewegungen immer in einer definierten Ausgangsstellung beginnen und enden sollen, bevor mit der nächsten Funktionsprüfung begonnen wird. Besondere Beachtung finden beim Screening eventuelle Seitunterschiede in der Rotation oder bei der Seitneigung, Ausweichbewegungen und/oder Schmerzangaben. Bei unauffälligen Befunden ist eine weitgehend harmonische Gesamtbewegung zu erwarten.

Sofern sich weder aus der Anamnese, der Inspektion noch aus dem aktiven Screening der HWS Auffälligkeiten ergeben, kann die aktiv-funktionelle Untersuchung der HWS beendet werden.

Funktionsdiagnostik

Bei der ausführlicheren **Funktionsdiagnostik** (Beispiel fokus©: *Anhang 3.1.2*) erfolgt eine passive Prüfung der HWS-Rotationsmöglichkeiten. Dazu fixiert eine Untersucherhand die longitudinale Rotationsachse über dem Schädel, die andere Hand zieht am Kinn in die jeweilige Bewegungsrichtung und muss daher entsprechend der Rotationsrichtung gewechselt werden. Geprüft werden zuerst in Analogie zum Screening die Rotationsmöglichkeiten in Neutralstellung im Seitenvergleich, jeweils bis zum funktionellen oder schmerzbedingten Ende der Bewegung. Ein leichtes Nachfedern ohne viel Kraftaufwand sollte am Bewegungsende möglich sein; Schmerzangaben sind jedoch immer als limitierender Faktor zu beachten.

Die Rechts-Links-Rotation in Neutralstellung wird ergänzt durch entsprechende Rotationsprüfungen in Ante- und Retroflexion. Mit Hilfe der differenzierten Prüfung der Rotationsmöglichkeiten

- in Anteflexion erfolgt eine Beweglichkeitsprüfung vorwiegend im Kopfgelenksbereich,
- in Retroflexion erfolgt eine Beweglichkeitsprüfung vorwiegend im Bereich der mittleren und unteren HWS.

Die HWS-Seitneigungsprüfung erfolgt durch Druck der Untersucherhand am seitlichen Schädel in die Bewegungsrichtung, wobei die andere Hand des Untersuchers nur auf dem M. trapezius aufliegt und mögliche Ausweichbewegungen registriert.

Die Extensions- und Flexionsmöglichkeit der HWS wird am einfachsten durch Messung des Kinn-Jugulum-Abstandes [cm] dokumentiert oder bei Begutachtungen in Gradzahlen nach der Neutral-Null-Methode angegeben.

Anschließend folgen Klopf- bzw. Druckschmerzhaftigkeitsprüfungen über den Dornfortsätzen der HWS bis zum zervikothorakalen Übergang sowie entlang der Linea nuchae, am oberen Skapularand und am Ansatz des M. levator scapulae. Muskeltonusprüfungen für den M. trapezius, verbunden mit der Suche nach Myogelosen, ergänzen die Funktionsdiagnostik.

Der Nackenkompressions- und der Nackentraktionstest dienen zur zusätzlichen Differenzierung evtl. bandscheiben- oder facettenbedingter HWS-Störungen von muskulären Problemen im Schulter-Nacken-Bereich.

Die Nackenkompression erfolgt mit über dem Schädel angelegten Händen des Untersuchers und mit nach kaudal vorsichtig zunehmendem Druck. Mit dieser Kompressionsprüfung wird versucht, die Foramina intervertebralia zu verengen und damit die Facetten der HWS aufeinander zuzubewegen. Damit kann bei Bandscheibenproblemen eine radikuläre Symptomatik provoziert werden; ruckartige Bewegungen sind daher zu vermeiden.

Mit den Untersucherhänden an den Schläfen und den Daumen unter dem Hinterhaupt am Mastoid erfolgt dann eine gleichmäßige Nackentraktion senkrecht nach kranial. Dadurch werden die Zwischenwirbelgelenke entlastet

Tab. 4.4: Untersuchungsempfehlung HWS

Screening	
Inspektion (Haltung, Schulterstand etc.)	R/L
Rotation	R/L
Seitneigung	R/L
Extension – Flexion	
Funktionsdiagnostik	
Rotation in Neutralstellung	R/L
– Maximale Anteflexion	R/L
– Maximale Retroflexion	R/L
Seitneigung	R/L
Messung Kinn-Jugulum-Abstand [cm]	
Druck- und Klopfschmerzhaftigkeitsprüfungen	
Nackenkompressionstest	
Nackentraktionstest	
Reflexprüfungen BSR, TSR, RSR	
Dermatom-Sensibilitätsprüfungen	

und auch der Bandscheibenzwischenraum vergrößert. Eine evtl. radikuläre Symptomatik sollte dabei abklingen und die zur Verkürzung neigende HWS-Muskulatur wird dadurch passiv gedehnt. Eine Schmerzangabe oder -verstärkung bei der Nackentraktion weist daher eher auf „Verspannungsprobleme" hin.

Ergänzend erfolgen Prüfungen des Bizeps- und Trizepssehnenreflexes sowie des Radiusperiostreflexes und der Sensibilität in den HWS-Dermatomen zum Ausschluss bzw. zur Differenzialdiagnostik einer radikulären Symptomatik.

4.3.1.2 Arbeitsmedizinisch relevante Krankheitsbilder

- Zerviko-brachiale Syndrome
- Zerviko-zephale Syndrome
- Zervikalsyndrom

Bei einer Untersuchung der HWS wird immer zuerst funktionell nach klinisch und arbeitsmedizinisch relevanten Hinweisen für ein **zerviko-brachiales Syndrom** mit von der HWS in den Armbereich ausstrahlenden Beschwerden als Ausdruck einer bandscheibenbedingten Erkrankung gesucht. Dabei ist besonderes Augenmerk auf nachweisbare radikuläre Störungen zu legen. Eine Bandscheibenprotrusion oder ein Bandscheibenprolaps kann sich anamnestisch mit Schmerzen im Nacken darstellen, die bis in die Schulter-Arm-Region ausstrahlen und oft durch bestimmte Bewegungen oder Tätigkeiten reproduzierbar sind. Typisch finden sich meist relativ genaue Angaben, wo die Schmerzen lokalisiert sind bzw. bis wohin sie ausstrahlen („Fingerzeigediagnostik") und oft Störungen der Reflexe. Weiterführende neurologisch-manualmedizinische Untersuchungen bzw. bildgebende Verfahren sind angezeigt. Bei diesen Krankheitsbildern gibt es meist keine oder nur sehr diskrete Angaben über vegetative Symptome wie Schwindel, Übelkeit etc.

Sofern ein konkreter Verdacht für eine Bandscheibenerkrankung der HWS besteht, sollte immer auch ergänzend die Funktionsdiagnostik der Schulter-Arm- und der Arm-Hand-Region durchgeführt werden *(vgl. Abschnitte 4.2.1.1 „Diagnostik und Beurteilung" und 4.2.2.1 „Diagnostik und Beurteilung")*, da die obere Extremität eine mit der HWS zusammenhängende sog. „kinematische Kette" darstellt.

Als Ausschlussdiagnostik ist danach nach Hinweisen für ein zerviko-zephales Syndrom zu suchen. Hier finden sich anamnestisch wegweisende Hinweise wie Kopfschmerzen oder Migräne und vegetative Beschwerden von Schwindel über Sehstörungen und Ohrensausen bis hin zu Schwächeanfällen. Im Gegensatz zum zerviko-brachialen Syndrom sind hierbei keine segmentalen oder radikulären Beschwerden nachweisbar.

Das **Zervikalsyndrom** bleibt dann als Ausschlussdiagnose übrig, wenn sich weder für ein zerviko-brachiales Syndrom noch für ein zerviko-zephales Syndrom sichere klinische Hinweise finden. Als Ursache für dieses oft auch „HWS-Syndrom" genannte Krankheitsbild finden sich oft Störungen der gelenkigen Wirbelverbindungen oder Blockierungen im Bereich der Bewegungssegmente. Nacken-Hinterhauptskopfschmerzen, Verspannungen und muskulärer Hartspann, teilweise auch mit Ausstrahlung in den Schulter-Arm-Bereich, aber immer ohne sichere segmentale oder radikuäre Zuordnung, werden angegeben.

Differenzialdiagnostisch muss immer auch an Erkrankungen außerhalb der HWS gedacht werden. Dazu gehören die gerade im Schulter-Nacken-Bereich nicht seltenen muskulären Verspannungen, Verkürzungen, Dysbalancen, Myogelosen etc., aber auch Tendopathien, Hypermobilitäten, Blockierungen im Bereich der Rippenbogengelenke oder Schulter-Arm-Handgelenks-Erkrankungen. Es sollte auf jeden Fall auch an vorangegangene Unfälle mit Akzelerationsverletzungen oder relevante internistische Erkrankungen gedacht werden.

4.3.1.3 Berufliche Belastbarkeit

Bei Beschwerden im HWS-Bereich ist auf die Vermeidung von Zwangshaltungen (v.a. Überkopfarbeiten) oder haltungskonstanten Tätigkeiten im Schulter-Nackenbereich zu achten, wie sie beispielsweise bei Bildschirmarbeiten vorkommen können. Das Tragen schwerer Lasten auf der Schulter, einhergehend mit einer statischen Belastung der zervikalen Bewegungssegmente und außergewöhnlichen Zwangshaltungen der HWS, ist eine Gefahrenquelle für bandscheibenbedingte Erkrankungen der Halswirbelsäule (BK 2109). Eine dadurch nach vorn und seitwärts erzwungene Kopfbeugehaltung unter gleichzeitig maximaler Anspannung der Nackenmuskulatur spielt als Fehlhaltungsursache die wesentlichste Rolle.

Allerdings sind auch Tätigkeiten mit vergleichbarem Belastungsprofil in Betracht zu ziehen. Auch Tätigkeiten mit Überkopfarbeiten, häufigen Reklinationshaltungen des Kopfes sowie ein- oder beidseitig den Schultergürtel belastende Arbeiten (Arbeiten über Schulterniveau) sollten möglichst nicht oder nur sehr selten ausgeübt werden. Zugluft am Arbeitsplatz kann ebenso wie Stress oder psychosoziale Umfeldfaktoren einen relevanten und beschwerdeverstärkenden Faktor darstellen.

Nach einer HWS-Bandscheibenoperation ist erst nach zwei bis drei Monaten mit voller Belastungsfähigkeit zu rechnen; nach vier bis sechs Wochen kann aber schon wieder Auto und Fahrrad gefahren werden. Dies gilt allerdings nicht für das Heben und Tragen schwerer Gegenstände, welches meist erst nach sechs Monaten oder später wieder problemlos ausgeführt werden kann.

4.3.2 Brust- und Lendenwirbelsäule

Brustwirbelsäule

Die zwölf Wirbelkörper der Brustwirbelsäule (BWS) stellen den längsten Teil der Wirbelsäule dar und verbinden die Halswirbelsäule (ab C7/Th1 = zervikothorakaler Übergang) mit der Lendenwirbelsäule (ab Th 12/L1 = thorakolumbaler Übergang). Da die Brustwirbelkörper dorsal etwas höher sind als ventral, ergibt sich physiologisch eine leicht kyphotische Gesamthaltung dieses Wirbelsäulenabschnitts. Die BWS ist der bevorzugte Lokalisationsort für Skoliosen und Wachstumsstörungen. Eine Besonderheit der BWS sind die gelenkigen Verbindungen mit den Rippen: Brustwirbelsäule, Rippen und das Sternum bilden den Thorax. Eine ausreichende Beweglichkeit der Rippen-Wirbelgelenke ist für die Ein- und Ausatmung von Bedeutung. Schon geringgradige Minderbeweglichkeiten oder Blockierungen in diesen Gelenken können funktionell sowohl für die Gesamtbeweglichkeit der BWS und des Thorax bedeutsam werden als auch relevante Schmerzen verursachen. Die Beweglichkeit in der skapulo-thorakalen Gleitebene am Thorax hat für die Schulterfunktionen wesentliche Bedeutung *(vgl. Abschnitt 4.2.1)*. Der Bewegungsumfang der Brustwirbelsäule ist im Wesentlichen auf eine Ante- als Retroflexionsmöglichkeit sowie auf Drehbewegungen des Rumpfes beschränkt; die Seitneigungsmöglichkeit der BWS beträgt etwa 30°.

Lendenwirbelsäule

Die fünf Wirbel der Lendenwirbelsäule (LWS) ergeben zusammen mit den miteinander verwachsenen Wirbelkörpern des Kreuzbeins den unteren Wirbelsäulenabschnitt, oft auch nur als Rücken bezeichnet. Gelegentlich kann der 5. Lendenwirbelkörper auch mit dem ersten Kreuzbeinwirbel verwachsen sein (Sakralisation) oder es kann auch ein sechster LWK existieren. Physiologisch hat die LWS wie die HWS eine lordotische Krümmung, die individuell vom Hohlkreuz (Hyperlordose) bis hin zum Flachrücken unterschiedlich stark ausgeprägt sein kann.

Die LWS bietet wie die BWS hauptsächlich Beuge-, Wiederaufricht- sowie Seitneigungsbeweglichkeit. Drehbewegungen sind aufgrund des Wirbelkörperaufbaus und der fast senkrechten Stellung der kleinen Wirbelgelenke zueinander kaum möglich; das Rotationsvermögen der LWS liegt nur bei ca. 2 Grad.

Im Bereich der LWS existiert ebenso wie an der Schulter keine direkte gelenkige Verbindung zwischen Wirbelsäule und Extremität. Der Übergang der Wirbelsäule zur unteren Extremität erfolgt im ligamentär straff geführten Iliosakralgelenk (ISG). Aufgrund dieser engen Bandverbindungen und einer fehlenden muskulären Überbrückung ist das ISG aktiv nicht und auch passiv nur wenig beweglich. Diese geringen indirekten Bewegungsmöglichkeiten beschränken sich zudem auf die Sagittalebene. Dennoch ist der ISG-Bereich nicht selten Lokalisation von Blockierungen oder auch entzündlichen Vorgängen mit teilweise erheblicher Schmerzproblematik.

Vor allem durch den aufrechten Gang wird dieser Abschnitt des Rückens (LWS und ISG) biomechanisch hoch belastet und ist bevorzugt von schmerzhaften Reizzuständen betroffen, die unter dem Oberbegriff „Kreuzschmerz" subsummiert werden *(vgl. Abschnitt 4.3.2.2 „Arbeitsmedizinisch relevante Krankheitsbilder")*. Insbesondere kleine Muskeln der mittleren und tiefen Schichten der Rückenmuskulatur sind durch die Belastungen und Bewegungen in dieser Region beansprucht. In allen Wirbelsäulenabschnitten nimmt die Beweglichkeit mit dem Alterungsprozess ab.

Während an der HWS eine isolierte Funktionsprüfung der Beweglichkeit wie in *Abschnitt 4.3.1.1 „Diagnostik und Beurteilung"* dargestellt, aus anatomisch-physiologischen Gründen durchaus Sinn macht, empfiehlt es sich, die Untersuchung der Wirbelsäulenabschnitte BWS, LWS und Iliosakralgelenk (ISG) gemeinsam durchzuführen, da die Funktionsmöglichkeiten diese Abschnitte eng miteinander verbunden sind.

4.3.2.1 Diagnostik und Beurteilung

Die Untersuchung der Lendenwirbelsäule (LWS) erfolgt im Stehen und im Liegen. Beim Screening und dem ersten Teil der Funktionsdiagnostik steht der Patient und der Arzt sitzt hinter ihm, so dass die Beckenregion in Augenhöhe des Untersuchers liegt. Die Bewegungsabläufe des thorakolumbalen Übergangs und der Lenden-Becken-Hüft-Region lassen sich so besser beurteilen.

Screening

Das **Screening** (Beispiel fokus©: *Anhang 3.1.1*) beginnt mit der aktiven Anteflexion mit besonderer Berücksichtigung des Bewegungsablaufs der Dornfortsatzreihe. Abweichungen vom harmonischen Ablauf der Entfaltung der Dornfortsatzreihe in Vorbeugung weisen auf Störungen in der entsprechenden Höhe hin. Anschließend wird der Finger-Boden-Abstand (FBA) in etwa 90° Anteflexion registriert und vorzugsweise in [cm] dokumentiert. Bei einem FBA > 15 cm sind Störungen im Bereich der LWS/BWS und/oder der Hüftgelenke häufiger eine Ursache als z.B. nur alleinige Verkürzungsprobleme der ischiokruralen Muskulatur. Die anschließende Seitneigungsprüfung sollte möglichst ohne Abweichung des Oberkörpers aus der Frontalebene durchgeführt werden; eine Dokumentation als Finger-Kniekehlen-Abstand in [cm] hat sich in der betrieblichen Praxis gegenüber der aufwändiger zu bestimmenden Neutral-Null-Gradzahl bewährt, die gutachterlichen Fragestellungen vorbehalten bleiben

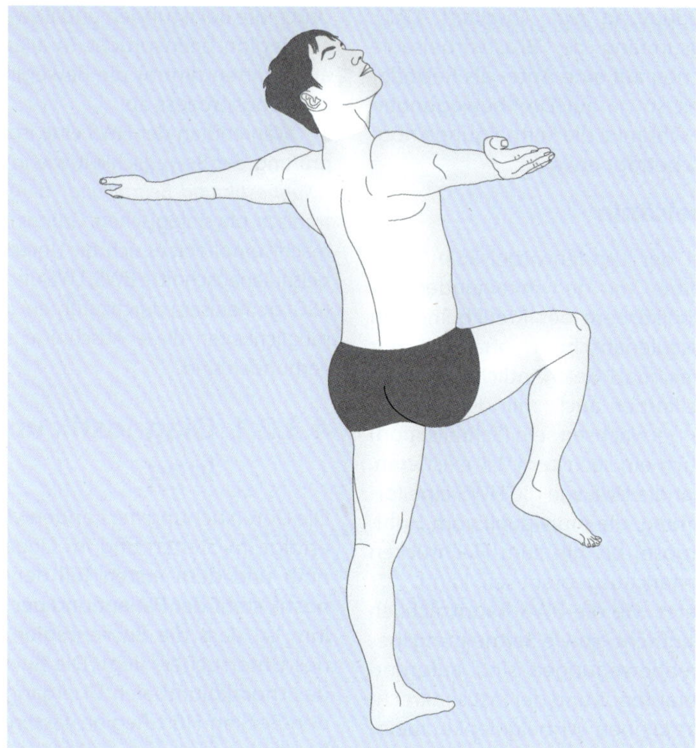

Abb. 4.6: Einbeinstand

kann. Die Einschätzung der Wirbelsäulenrotationsmöglichkeiten wird zuverlässiger, wenn der Proband dies mit den Händen im Nacken und seitlich gestreckten Armen durchführt. Mitbewegungen des Beckens sind dabei zu vermeiden; gelegentlich ist diese Untersuchung am sitzenden Patienten am aussagekräftigsten. Die Seitneigungs- und Rotationstestungen lassen durch Seitendifferenzen v.a. Skoliosen leichterer Ausprägung deutlicher hervortreten. Ergänzend erfolgen Klopf- und Druckschmerzprüfungen der BWS, LWS, des iliolumbalen Bereich sowie der Iliosakralgelenke.

Fersen- und Zehenstand in Verbindung mit einigen wenigen Schritten geben Hinweise auf die Beweglichkeit im Iliosakralgelenk und der Hüfte. Sie können auch hinweisend sein auf radikuläre Symptome, insbesondere bei Seitendifferenzen oder Gangstörungen. Der Einbeinstand (mit geschlossenen Augen) gilt als ein wichtiger Prädiktor für die zukünftige Einschätzung möglicher Rückenbeschwerden wie auch als Hinweis auf relevante Koordinations- oder Propriozeptionsstörungen.

Eine tiefe Hocke mit den Fersen auf dem Boden und das Wiederaufrichten in die Senkrechte beinhalten Hinweise auf muskuläre Verkürzungen, insbesondere des M. trizeps surae, sowie für die Bewegungsharmonie für den gesamten Bewegungsapparat.

Sofern sich weder aus der Anamnese, der Inspektion noch aus dem aktiven Screening der BWS, LWS oder des ISG Auffälligkeiten ergeben, kann die aktiv-funktionelle Untersuchung dieses Wirbelsäulenabschnittes beendet werden.

Funktionsdiagnostik

Für den ersten Teil der **Funktionsdiagnostik** (Beispiel fokus©: *Anhang 3.1.5*) sitzt der Untersucher hinter dem Probanden und palpiert die hinteren oberen Darmbeinstachel, um deren „Vorlaufverhalten" in Anteflexion zu beobachten. Wenn das Vorlaufphänomen positiv ist, d.h.

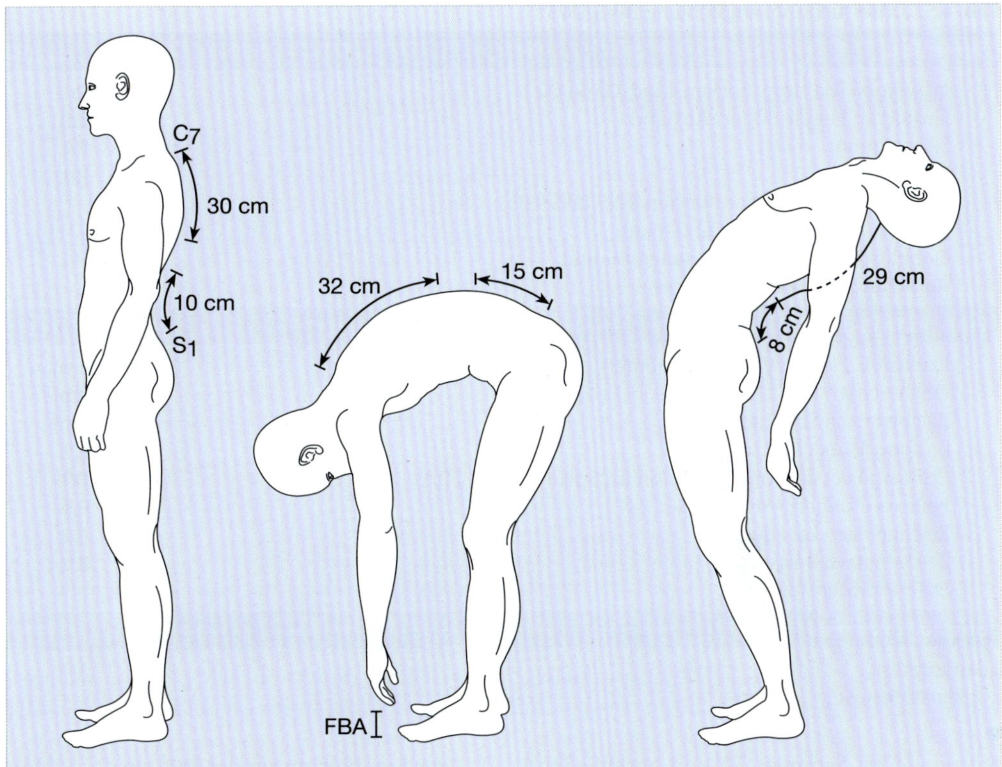

Abb. 4.7: Zeichen nach Ott und Schober

wenn sich die Darmbeinstacheln bei Anteflexion unterschiedlich schnell bewegen, besteht ein Hinweis auf eine Störung im Kreuz-Darmbein-Gelenk oder eine einseitige muskuläre Symptomatik jeweils auf der Seite des „vorlaufenden" Daumens. Die Überprüfung der LWS Extension erfolgt anschließend.

Die Zeichen nach Ott und Schober dienen der weiteren Lokalisationsbestimmung und Differenzierung bei eingeschränkter Flexion (Finger-Boden-Abstand > 15 cm) oder einer eingeschränkten Extension.

- Die Referenzstrecke für das Zeichen nach Ott als Parameter der BWS-Beweglichkeit ist die Distanz des Dornfortsatzes C7 bis 30 cm nach kaudal. Eine ungestörte Anteflexion zeigt sich an einer Verlängerung um 2–3 cm. In der Extension wird sich dieser Wert normalerweise um 1–2 cm verkürzen.
- Die Referenzstrecke für das Zeichen nach Schober beginnt am Dornfortsatz von S1 und reicht 10 cm nach kranial. Normalbeweglichkeit besteht bei 3 cm und mehr in der Anteflexion bzw. weniger als 2 cm Reduzierung in der Retroflexion.

Die weitere Funktionsdiagnostik erfolgt in Rückenlage des Probanden mit der Kraftprüfung der Mm. extensor halluces longii durch Zug an der aktiv gestreckten Großzehe als Information zur Nervenwurzel L5. Eine Schwäche des M. extensor hallucis longus spricht im Zusammenhang mit einem deutlich positiven Lasègue (ca. 20–40°) für eine akute Irritation der Wurzel L5 bei einem Bandscheibenvorfall, eine Schwäche ohne auffälliges Lasègue-Zeichen (ca. 90°) eher für einen älteren Bandscheibenvorfall L5 mit Restfunktionsstörungen.

Es folgt die isometrische Prüfung der Eversion im Sprunggelenk als Hinweis für radikuläre

Tab. 4.5: Untersuchungsempfehlung BWS/LWS

Screening	
Inspektion (Haltung, Beckenstand, Gang etc.)	R/L
Flexion als Finger-Boden-Abstand	[cm]
Seitneigung	R/L
Seitrotation	R/L
Druck-, Klopfschmerzprüfungen BWS/LWS/ISG	
Zehen- und Fersenstand und -gang	
Einbeinstand (mit geschlossenen Augen)	R/L
Aufrichten aus der tiefen Hocke	
Funktionsdiagnostik	
Extension, Flexion Vorlaufphänomen	[cm]
Zeichen nach Ott	[cm]
Zeichen nach Schober	[cm]
Prüfung M. ext. hall. longus	R/L
Prüfung Eversion und Inversion im Sprunggelenk R/L	R/L
Reflexprüfungen ASR und PSR	R/L
Zeichen nach Lasègue	R/L
Zeichen nach Bragard	R/L
Dermatomsensibilität	
Bestätigungstest	
Langsitztest	
Reklinationstest	

Störungen im Segment S1 und anschließend die der Inversion mit Hinweisen für L4. Reflexprüfungen der Patellarsehne für die L4-Wurzel und der Achillessehne als Indikator für S1 sind ergänzend notwendig.

Die Prüfung des Zeichens nach Lasègue sollte in einer möglichst entspannten Position der Oberschenkelmuskulatur durchgeführt werden. Neben Hinweisen auf intradiskale Massenverschiebungen oder einen Bandscheibenvorfall, die v.a. mit einem plötzlich einschießenden Schmerz verbunden sind, ergeben sich hier auch Informationen über das Hüftgelenk, das ISG, zu Muskelverkürzungen im Oberschenkel- und Hüftbereich wie auch zu möglichen psychogenen Einflussfaktoren. Der Test nach Bragard kann zusätzlich zur Bestätigung des Lasègue'schen Zeichens eingesetzt werden.

Zwei aktive Bestätigungsteste ergänzen die Funktionsdiagnostik.

- Aus dem Liegen soll sich der Proband aufrichten und dabei zeigen und angeben, wie weit der Schmerz in das Bein ausstrahlt. Angaben aus diesem sog. **Langsitztest** sollten mit Ergebnissen aus der Prüfung des Finger-Boden-Abstandes übereinstimmen.
- Beim **Reklinationstest** erfolgt eine zusätzliche Überprüfung des Zeichens nach Lasègue. Im Sitzen wird der Unterschenkel des Probanden vom Untersucher bei fixiertem Oberschenkel im Knie extendiert. Ein Zurückweichen des Oberkörpers unterstützt den Verdacht einer radikulären Reizung und sollte zu den Ergebnissen beim Lasègue- bzw. Bragard-Test passen.

4.3.2.2 Arbeitsmedizinisch relevante Krankheitsbilder

- Skoliose
- M. Scheuermann
- Lumbalgie/Lumbago/Low Back Pain
- Bandscheibenschaden

Als **Skoliose** bezeichnet man eine fixierte Seitwärtsverbiegung der Wirbelsäule mit einem Cobb-Winkel von mehr als 10°. Bevorzugter Lokalisationsort ist die BWS. Meist ist die Ursache unbekannt; 90 % aller entsprechenden Befunde im Wachstumsalter sind idiopathische Skoliosen. Die meisten Skoliosen sind trotz einer meist geringgradigen Rotationskomponente ohne funktionelle Bedeutung. Nur bei stärkerer Ausprägung oder relevanten Funktionseinschränkungen ist grundsätzlich auch eine radiologische Beurteilung der Wirbelsäulenstatik indiziert. Die arbeitsmedizinische Beurteilung stützt sich vorwiegend auf Anamnese, Klinik und Funktionsbefund.

Die Wachstumsstörung an Grund- und Deckplatten der Brust- und/oder Lendenwirbelsäule, die mit einer vermehrten Kyphose und verminderten Lordose einhergeht und als **M. Scheuermann** bezeichnet wird, ist ebenso eine typische Erkrankung im jugendlichen Alter und betrifft fast ausschließlich die BWS. Skoliosen und M. Scheuermann sollten schon vor Aufnahme einer Berufsausbildung oder -tätigkeit spätestens bei der Vorsorge nach dem Jugendarbeitsschutzgesetz oder bei der pädiatrischen Vorsorge U 11/J1 auffallen.

Rückenschmerzen können sowohl im LWS- wie auch im HWS-Bereich grundsätzlich radikuläre oder pseudoradikuläre Ursachen haben. Bei radikulären Schmerzen liegt als wesentlicher kausaler mechanischer Faktor für eine typische Wurzelreizung fast immer eine Bandscheibendegeneration mit unterschiedlich starker Veränderung des Kerns vor. Diese Ortsverlagerung kann entweder als Protrusio (Vorwölbung) ohne Perforation des hinteren Längsbands imponieren oder ist als Prolaps ausgeprägt mit Raumforderung im Bereich der Nervenwurzeln, hinterem Längsband oder Cauda equina. Solche Radikulärsyndrome weisen eine segmentbezogene Schmerzausstrahlung in die Extremitäten mit sensiblen oder motorischen Störungen auf und imponieren als Ausstrahlung in ein definierbares und der segmentalen Höhe der Bandscheibe klinisch zuzuordnendes Dermatom. Mehr als zwei Drittel der Radikulärsyndrome betreffen die Lendenwirbelsäule und dort bevorzugt die unteren Abschnitte ab LWK 4. Die übrigen Fälle betreffen die Segmente der Halswirbelsäule, lediglich etwa 2 % die der Brustwirbelsäule.

Die viel häufigeren sog. „pseudoradikulären" Schmerzsyndrome (Kreuzschmerzen, Hexenschuss, „low back pain") zeigen demgegenüber meist eine diffuse Schmerzsymptomatik mit unregelmäßiger Belastungs- und Bewegungsabhängigkeit und akut deutlicher Beweglichkeitseinschränkung. Obwohl Beschwerden bei einer Lumboischialgie auch in ein Bein ausstrahlen können, ist keine sichere Zuordnung der Beschwerden und Symptome zu einem Dermatom oder einer bestimmten Nervenwurzel möglich.

Tab. 4.6: Klinisch-funktionelle Differenzierung zwischen Radikulär- und Pseudoradikulärsyndromen (Spallek und Kuhn 2009)

	Radikulärsyndrom	**Pseudoradikulärsyndrom**
Symptome	segmentale Ausstrahlung in ein Bein im Nervenverlauf	diffuse Ausstrahlung in ein/beide Bein(e)
Störung	**strukturell** Nucleus pulposus Protrusio oder Prolaps	**funktionell** Blockierung, Instabilität oder ISG-Problematik
Schmerz	schmalbasig im Dermatom	breitflächig, nicht Dermatom-bezogen
Sensibilität	Hyposensibilität	diffuse Angaben, meist Hypersensibilität
Zeichen nach L asègue	+	-
Zeichen nach Bragard	-	+
Therapeutische Hinweise	Ruhe, Entspannung, schmerzlimitierte Mobilität, NSAR etc.	Bewegung, Reflextherapie, Chirotherapie, KG etc.

Die Differenzierung zwischen radikulären und pseudoradikulären Rückenschmerzen ist aus therapeutischen Überlegungen wichtig und macht vor allem auch Sinn für die arbeitsmedizinische Beurteilung. Eine absolute oder dringliche Operationsindikation besteht nur bei einem Kaudasyndrom beziehungsweise bei funktionell stark beeinträchtigenden oder zunehmenden Lähmungen (AWMF 2018).

Radikulär- bzw. pseudoradikuläre Schmerzsyndrome lassen sich klinisch-funktionell anhand bestimmter Befundkonstellationen abgrenzen wie in *Tab. 4.6* dargestellt.

4.3.2.3 Berufliche Belastbarkeit

Formveränderungen der Wirbelsäule sind heutzutage meist nur noch wenig ausgeprägt und haben daher eine geringe Bedeutung für die berufliche Belastbarkeit. Überwiegend können sie durch eine gut trainierte und belastbare Muskulatur funktionell ohne erhebliche Nachteile ausgeglichen werden. Schwach entwickelte Muskulatur führt dagegen nicht zwingend zur Schonung vor höheren Belastungen; auch hier kann mit gezieltem körperlichem Training langfristig Abhilfe geschaffen werden.

Ausgeprägte Formfehler der Wirbelsäule (idiopathische Skoliosen mit deutlicher Torsion der Wirbelsäule, Blockwirbel) sind aufgrund der pädiatrischen Vorsorgeuntersuchungen und guten sozialen Entwicklungsbedingungen in der Jugend selten geworden. Während bei Skoliosen bis 20° Cobb keinerlei Einschränkungen notwendig sind und eine rumpfstabilisierende und die Rückenmuskulatur kräftigende Therapie genügt, sind Skoliosen mit einem Cobb-Winkel von > 40° thorakal bzw. > 30° lumbal, einbogige Skoliosen oder eine ausschließlich thorakale Skoliosierung detaillierter zu bewerten. Insbesondere bei Lumbalskoliosen > 20° können v.a. im Erwachsenenalter gehäufte Beschwerden auftreten und oft auch zusätzlich bandscheibenbedingte Probleme auftreten. Lumbale Beweglichkeitsstörungen mit oder ohne Rotationskomponente sind vor allem bei mechanischen Belastungen durch Lastenhandhabung als problematisch zu bewerten. Doppelbogige Skoliosen sind demgegenüber biomechanisch eher als günstig einzuordnen.

Einschränkungen für wirbelsäulenbelastende Tätigkeiten sind beim M. Scheuermann nur dann erforderlich, wenn die Erkrankung floride ist, Keilwirbel die Statik verändern, mehrere Bewegungssegmente beeinträchtigt sind oder auch die Lumbalregion betroffen ist. Insbesondere bei einer LWS-Mitbeteiligung treten häufiger klinische Symptome auf und das Risiko für spätere degenerative Bandscheibenschäden, die sich meist nach einem beschwerdefreien Intervall erst im 4. oder 5. Dezennium manifestieren, steigt.

Bewegungsmangel, axiale Druckbelastungen oder Stauchungen der Wirbelsäule durch Lastenhandhabung sowie dauerhaft die Kyphose der BWS verstärkende Haltungen, z.B. bei Sitzarbeit oder Zwangshaltungen, sollten sowohl beim M. Scheuermann als auch bei ausgeprägten Skoliosen > 20° vermieden werden. Im Allgemeinen sind bei leichteren Ausprägungen beider Erkrankungen keine Einschränkungen notwendig, auch nicht für sportliche Aktivitäten.

Rückenbeschwerden bzw. ein sog. „Low Back Pain" sind weit verbreitet und treten nicht nur in Zusammenhang mit Arbeitsbelastungen auf, sondern haben oft auch eine Ursache im privaten Leben. Die Beschwerden selbst können ihre Ursache im aktiven wie auch im passiven System des Muskel-Skelett-Systems haben, sofern ihnen entsprechende und oft nachweisbare morphologische Störungen zugrunde liegen, entstehen aber auch durch eine wechselseitige Beeinflussung von Muskulatur und einer Vielzahl von psychischen wie auch physischen Einflussfaktoren im persönlichen Umfeld oder auch am Arbeitsplatz.

Natürlich können auch arbeitsbezogene Gewichtsbelastungen durch Heben, Tragen, Ziehen oder Schieben von Lasten für die Beschwerden eine wesentliche Rolle spielen. Allerdings zeigen bei solchen Belastungen die betroffenen Mitarbeiter meist ein einfaches Kausalitätverständnis dahingehend, dass die Beschwerden nur aufgrund einer Überlastung durch die Tätigkeiten verursacht sind. Dies trifft jedoch nur selten so eindeutig zu. Dieses Kausalitätsbedürfnis wiederum führt dann zu einem Vermeidungsverhalten für diese Arbeiten, die als schmerzauslösend angesehen werden.

Ein solches Vermeidungsverhalten („fear-avoidance-belief") steht den aktuellen Empfehlungen einer symptom- und schmerzlimitierten Arbeitsfähigkeit unter Verzicht auf Immobilisierung entgegen (AWMF 2017, Hartmann und Spallek 2018).

Diesen Vorstellungen eines einfachen Zusammenhangs zwischen einer Arbeitsbelastung und den individuellen Beschwerden sollte auch aus arbeitsmedizinischer Sicht aktiv durch intensive Beratung der betroffenen Beschäftigten entgegengewirkt werden. Die Betroffenen müssen lernen, mit eventuell verbleibenden Funktionsstörungen und Beeinträchtigungen, z.B. nach einem Bandscheibenschaden, zu leben, um den Arbeitsalltag wieder bewältigen zu können. Dabei ist nicht nur der muskulären Stabilisierung der betroffenen Bewegungssegmente durch Aufbau und Kräftigung der Haltemuskulatur besondere Aufmerksamkeit zu widmen, sondern eine individuelle Verhaltensmodifikation mit Verbesserung der Ausdauerleistungsfähigkeit oder der Reduktion einer meist lordoseverstärkenden Bauchadipositas ist sinnvoll. Für Rückenschmerzen in der unteren Lendenregion kann man der Nationalen Versorgungsleitlinie (NVL) Nicht-spezifischer Kreuzschmerz auch beim Vorliegen arbeitsbezogener Muskel-Skelett-Beschwerden die wesentlichsten zeitgemäßen Handlungsempfehlungen entnehmen (AWMF 2017).

Bei der Beurteilung der Arbeitsfähigkeit wie auch bei der Wiedereingliederung in das Arbeitsleben nach erfolgter Therapie und Rehabilitation stehen als individuelle Verhaltensprävention das Erlernen rückengerechten Verhaltens insbesondere beim Umgang mit Lasten sowie eine adäquate Ausgleichsgymnastik bei überwiegend sitzender Tätigkeit im Vordergrund. Zur Verhältnisprävention sind die ergonomische Überprüfung der Arbeitsbedingungen und zeitgemäße Gestaltungsmaßnahmen, wie z.B. Hebehilfen bei Lastenhandhabung oder Steh-Sitz-Dynamik am Büroarbeitsplatz, unerlässlich.

Bei degenerativen Erkrankungen der Wirbelsäule einschließlich bandscheibenbedingter Erkrankungen mit Instabilität der Bewegungssegmente und schmerzhafter Verspannung der umgebenden Muskulatur ist ebenso wie bei entwicklungsbedingten Formfehlern abzuraten von

- Schwerarbeit oder intensiver Lastenhandhabung, die zu einer stark erhöhten Bandscheibenbelastung führen können,
- Arbeiten, die mit asymmetrischer Wirbelsäulenbelastungen oder Torsion der Wirbelsäule einhergehen,
- andauernden einseitig belastenden Körperhaltungen und Zwangshaltungen, z.B. Überkopfarbeit, ständig gebeugtem Rücken im Stehen, Hocken oder Knien, langdauernden Sitzhaltungen,
- ausschließlich oder überwiegend im Stehen ausgeübten Tätigkeiten ohne Sitzpausen oder Unterstützung und
- anhaltend hohen Ganzkörpervibrationen auf Fahrzeugen in unebenem Gelände.

Einschränkungen können je nach Schmerzsymptomatik und individuellem Funktionsbefund auch Tätigkeiten in bestimmten Körperhaltungen betreffen wie auch Arbeiten mit besonderer Anforderung an das Gleichgewicht. Taktgebundene Arbeiten, die oft mit wenig individuellem Handlungsspielraum einhergehen, sind ebenfalls meist eingeschränkt. Da die individuellen Symptome bei diesen Erkrankungen erheblich variieren und auch der klinische Befund sehr unterschiedlich sein kann, gibt es keine definierten Lastenbeschränkungen.

Aus praktischer Sicht sind begrenzende Gewichtsangaben wie „kein Heben oder Tragen über 5 kg" unbedingt zu vermeiden. Sie sind weder klinisch evaluiert noch interindividuell begründbar und im Arbeitsalltag nicht umsetzbar.

4.4 Untere Extremitäten

Die unteren Extremitäten dienen vorwiegend dem aufrechten Stehen und Gehen sowie Körperhaltungen wie Knien und Hocken. Im

Zusammenspiel mit den gelenkigen Verbindungen der unteren Lendenwirbelsäule im Iliosakralgelenk ISG *(vgl. Abschnitt 4.3.2)* und der Hüfte sind sie beim Menschen wesentlich für die Mobilität und haben zudem großen Einfluss auf die Statik des gesamten Bewegungsapparates. Beinachsenfehlstellungen können nach entsprechender Belastungsdauer zur vorzeitigen Gelenksabnützung führen, die wiederum die Gelenkfehlstellungen verstärken. Die notwendige stabile Ausprägung der Muskulatur und der Knochenstrukturen führt dazu, dass beide Beine einen Anteil von etwa 40 % am gesamten Körpergewicht bei Erwachsenen haben.

Das Hüftgelenk als zweitgrößtes Gelenk stellt die Verbindung von Oberschenkel und Becken sicher und besitzt dazu den kräftigsten Bandapparat aller Gelenke. Funktionell ist das Hüftgelenk ein sog. Kugelgelenk mit Freiheitsgraden in alle Bewegungsrichtungen.

Das Kniegelenk, größtes Gelenk beim Menschen, ist in Streckhaltung ein reines Scharniergelenk und bietet nur in Beugestellung auch Rotationsmöglichkeiten. Anatomisch und funktionell ist neben dem tibiofemoralen Scharniergelenk auch das Patellofemoralgelenk zwischen Patellarückseite und Femurkondylen insbesondere bei der Kniebeugung zu berücksichtigen. Die Stabilität des Gelenks wird durch die Seitenbänder, Kreuzbänder und die Muskulatur einschließlich der Patella gesichert. Für eine ungestörte Gelenksfunktion sind Intaktheit des Gelenksknorpels, der Seiten- und Gelenkinnenbänder sowie der Menisken unerlässlich.

Am Fuß können aufgrund der überwiegend auf Stabilität ausgerichteten Knochengestaltung sowohl funktionell als auch klinisch-anatomisch ein oberes und unteres Sprunggelenk (SG) unterschieden werden. Beide müssen für die volle Funktionsfähigkeit miteinander koordiniert bewegt werden können. Das obere Sprunggelenk erlaubt wie ein Scharniergelenk die Extension und Flexion des Fußes; entsprechend straff ist die ligamentäre Führung. Das untere Sprunggelenk ermöglicht die Kippbewegungen des Fußes als Eversion und Inversion bzw. Pro- und Supination. Das Begriffspaar Pronation/Supination bezeichnet dabei funktionell-anatomisch nur die Verdrehung des Vorfußes im vorderen unteren SG gegenüber dem Rückfuß, nicht jedoch die gesamte Kippbewegungsmöglichkeit, wie oft angenommen.

Arbeitsmedizinisch relevante Probleme ergeben sich vorwiegend aufgrund von Störungen oder Erkrankungen der Gelenk-, Band- oder Binnenstrukturen an den unteren Extremitäten, weniger aufgrund der muskulären oder knöchernen Verhältnisse. Dies ist eine wesentliche Unterscheidung zu den Störungen an den oberen Extremitäten, z.B. im Schulterbereich. Auch Arthrosen finden sich an den durch das Körpergewicht belasteten Gelenken der unteren Extremität deutlich häufiger als beispielsweise an der Schulter.

In der betrieblichen Praxis sind Beschwerden am Knie deutlich häufiger als Beschwerden im Hüftgelenksbereich oder im Sprunggelenksbereich. Es wird daher viel öfter die Notwendigkeit entstehen, eine erweiterte Funktionsdiagnostik am Knie durchzuführen als Hüfte oder Sprunggelenk intensiver zu untersuchen.

Allerdings gibt es hier deutliche Altersunterschiede, wobei jüngere Mitarbeiter eher sport- oder unfallbedingte Störungen an Knie oder Sprunggelenk zeigen und mit zunehmendem Alter die degenerativen Störungen an der Hüfte oder auch am Knie in den Vordergrund treten.

4.4.1 Diagnostik und Beurteilung

Die Screeninguntersuchung der unteren Extremitäten (Beispiel fokus©: *Anhang 3.1.1*) erfolgt im Stehen und sollte immer mit einer Inspektion und Beurteilung des Gang- und Standbildes verbunden sein. Aufgrund des funktionellen Übergangsbereiches der Wirbelsäule an der Hüfte und im Iliosakralgelenk (ISG) beinhaltet sie verschiedene Elemente aus dem Gesamtscreening der Wirbelsäule, so dass der Untersuchungsumfang ergänzend angepasst werden kann, wenn bereits entsprechende Funktionsteste durchgeführt wurden *(vgl. Abschnitt 4.3.2 „Diagnostik und Beurteilung")*. Meist genügt dann die Ergänzung durch die Screeningteste für die Knie- und Sprunggelenksstabilität.

Tab. 4.7: Untersuchungsempfehlung Untere Extremität

Screening	
Inspektion (Haltung, Asymmetrien, Gangbild)	R/L
Hocke mit Ferse am Boden	R/L
Einbeinstand	R/L
Hüpfen auf einem Bein	R/L
Zehen-/Fersenstand und -gang	R/L
Stehen auf dem Fußaußenrand	bds.
Funktionsdiagnostik	
Hüftgelenk:	
Flexion	
Außen- und Innenrotation	
Hyperabduktion (Patrick Zeichen)	
mit und ohne Fixation der kontralateralen Hüfte	
Adduktionstest	
Kniegelenk:	
Palpation: Patella, Innenband, Außenband	R/L
Extension, Flexion	R/L
Valgus-, Varusstress (20° Beugung)	R/L
Steinmann I Zeichen	R/L
Lachman-Test	R/L
Apley-Test (grinding, distraction)	R/L
Isometrische Prüfung M. quadriceps	R/L
Sprunggelenk:	
Talusvorschub	R/L
Adduktion, Inversion, Supination	R/L
Mallolenkompressionstest	R/L
„Klick"-Test	R/L
bei V.a. Achillessehnenruptur Prüfung des Zehenstands	

Aufgrund der Komplexität und funktionellen Unterschiedlichkeiten der drei Regionen der unteren Extremität empfiehlt es sich jedoch, die funktionsdiagnostischen Untersuchungselemente für die Gelenke der unteren Extremitäten separat zu betrachten.

Screening

Das Screening beginnt mit der Inspektion bei stehender aufrechter Körperhaltung (fokus©: *Anhang 3.1.1*). Wichtig ist dabei eine Beurteilung der Beinachse, der Form und Kontur der Hüft- und Kniegelenke (Beckenschiefstand, Achsabweichungen etc.) sowie der Oberschenkelmuskulatur. Dabei ist auch auf Unterschiede im Muskelrelief der Mm. vasti medialis und lateralis sowie des M. quadriceps zu achten, die bei Kniegelenksstörungen relativ frühzeitig Substanzverluste zeigen und vor allem bei Streckung des Kniegelenks gut zu sehen sind. Anschließend wird die tiefe Hocke ausgeführt. Die Fersen sind dabei möglichst am Boden zu belassen als Hinweis auf muskuläre Verkürzungen im Wadenbereich oder auf Beweglichkeitsstörungen im Sprunggelenk. Das anschließende langsame Wiederaufrichten in den Stand gibt einen Überblick über die Beweglichkeit und die Beuge- und Streckfähigkeit im Hüft-, Knie- und Sprunggelenksbereich sowie über die muskuläre Kraftsituation der unteren Extremität insgesamt. Im Normalfall ist ein harmonischer Bewegungsablauf zu erwarten. Beuge- oder Streckdefizite sowie ein ruckelnder, unharmonischer Bewegungsablauf oder auch ein „painful arc" beim Aufrichten sind sichere Indikatoren für eine notwendige Funktionsdiagnostik.

Nach dem Aufrichten wird ein seitenvergleichender Einbeinstand durchgeführt, der hier neben einer Prüfung der koordinativen Fähigkeiten auch Informationen über die Knie- und Sprunggelenksstabilität gibt *(siehe Abb. 4.6)*.

Durch ein sich direkt anschließendes kurzes Hüpfen auf dem jeweiligen Standbein erhält man zusätzlichen Aufschluss über die muskuläre Koordination und Stabilität der belasteten Extremität. Dieser Screeningtest ist von besonderer Wertigkeit für arbeitsmedizinische Konsequenzen bei Kniegelenksverletzungen mit Meniskus- und/oder Kreuzbandschäden. Wenn bei einer Vorschädigung des Kniegelenks, z.B. bei einem nicht operierten Kreuzbandriss, die Tests für Einbeinstand und -hüpfen dennoch gut ausführbar sind, spricht dies für eine (noch) ausreichende Gelenkstabilität. Gegebenenfalls kann die Belastbarkeit des Kniegelenks dann durch einbeiniges Kniebeugen zusätzlich mit abgeschätzt werden.

Bei unauffälligen Funktionstestungen brauchen keine Bedenken gegen eine Arbeitsbelastung mit stehenden oder gehenden Tätigkeiten erhoben zu werden. Einschränkungen wären hier nur sinnvoll für Arbeiten in tiefer Hocke oder im Knien. Zehen- und Fersenstand, ergänzt mit wenigen Schritten, geben Hinweise auf Störungen im oberen Sprunggelenk sowie an der Achillessehne. Abschließend wird mit dem Stehen auf dem Fußaußenrand gleichzeitig beidseits nochmals die Stabilität der Sprunggelenksregion und der Bandstrukturen überprüft. Ein unvollständiges oder schmerzhaftes Stehen auf dem lateralen oder medialen Fußrand wird besonders bei Bandproblemen im Sprunggelenk auffällig sein.

4.4.1.1 Funktionsdiagnostik Hüfte

Die *Funktionsuntersuchung* der Hüftgelenke (Beispiel fokus©: *Anhang 3.1.5*) erfolgt in Rückenlage wechselseitig und beginnt in 90°-Flexionshaltung des Hüftgelenks und 90°-Flexion des Kniegelenks zur Prüfung der Gesamtflexionsmöglichkeit. Auf die gesonderte Prüfung der Hüftextension kann verzichtet werden, da der nachfolgend vorgeschlagene Diagnostikablauf ausreichende Informationen zur Beurteilung der Gelenkfunktionen liefert *(vgl. Abschnitt 4.4.2 „Kapselmuster")* und für die Extensionsprüfung eine Lageveränderung des Probanden notwendig wäre.

Die Prüfung der Innenrotation als wichtigstem Indikator für eine Störung im Hüftgelenk, wie z.B. bei einer Coxarthrose, sollte besonders präzise in der Abfolge der Prüfung von Innenrotation, Außenrotation, Abduktion mit/ohne gegenseitige Beckenkammfixation durchgeführt

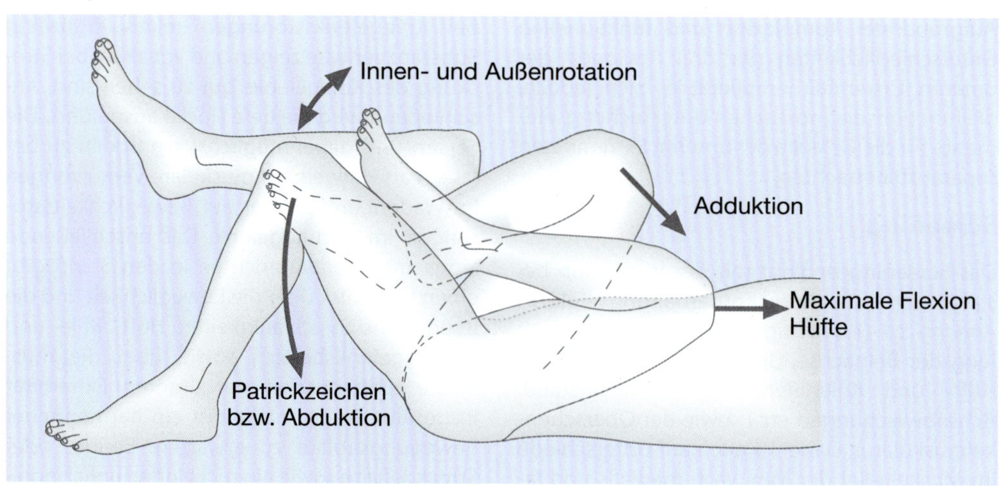

Abb. 4.8: Funktionsdiagnostik linkes Hüftgelenk

werden. Damit werden Informationen sowohl hinsichtlich einer intraartikulären wie auch einer periartikulären Einschränkung gewonnen:

- Diskrete Innenrotationsstörungen können auch bei ISG-Störungen zu finden sein.
- Außenrotationsstörungen weisen eher auf Veränderungen im periartikulären Bereich hin.

Die Prüfung des Hyperabduktionsphänomens nach Patrick („Viererzeichen") wird anfangs mit der Fixation des kontralateralen Beckenkamms durchgeführt, während die Untersucherhand das angewinkelte Patientenknie in Richtung Unterlage führt. Anhand der endgradigen Winkelstellung und der Elastizität beim Nachfedern am Bewegungsende gibt der Test im Zusammenhang mit den vorgenannten Untersuchungen Hinweise zum Hüftgelenk, dem ISG und der Muskelspannung der Adduktoren. Danach wird die Fixation des Beckenkamms gelöst und mit einem Nachfedern über dem abduzierten Oberschenkel erhält man zusätzliche Informationen über die kleinen Facettengelenke. Der abschließende Adduktionstest wird mit Hand des Untersuchers als Hypomochlion in der Leiste des Patienten und durch Drücken des Oberschenkels mit der anderen Hand zum gegenüberliegenden Hüftgelenk durchgeführt.

4.4.1.2 Funktionsdiagnostik Knie

Die *Funktionsdiagnostik* des Kniegelenks (Beispiel fokus©: *Anhang 3.1.6*) erfolgt in Rückenlage. Es beginnt mit der Prüfung des Femoropatellargelenks durch Palpation der Patella sowie der Innen- und Außenbandstrukturen. Dabei ist zu achten auf Zeichen für einen Kniegelenkserguss („tanzende Patella") oder für eine Chondropathie (Patella-Verschiebeschmerz, „Zohlen-Zeichen"). Die Innen- und Außenbandstrukturen lassen sich sowohl an ihren knöchernen Ansätzen am Femur bzw. an der Tibia wie auch im Verlauf und über dem Gelenkspalt gut palpieren.

Eine Prüfung der maximalen Extension und Flexion ist ebenfalls notwendig, dabei sind Auffälligkeiten wie Blockaden, Springen oder Schnappen zu registrieren. Endgradige Schmerzen bei Beugung, gelegentlich aber auch bei Streckung, können Hinweise auf Meniskusläsionen darstellen.

Bei einer Beugung von ca. 20 Grad im Kniegelenk wird anschließend Valgus- und Varus-Stress auf das Kniegelenk ausgeübt, um die Stabilität des Außen- und Innenbandes zu überprüfen. Danach wird in 90 Grad-Beugung mit einer Innen- und Außenrotation durch ra-

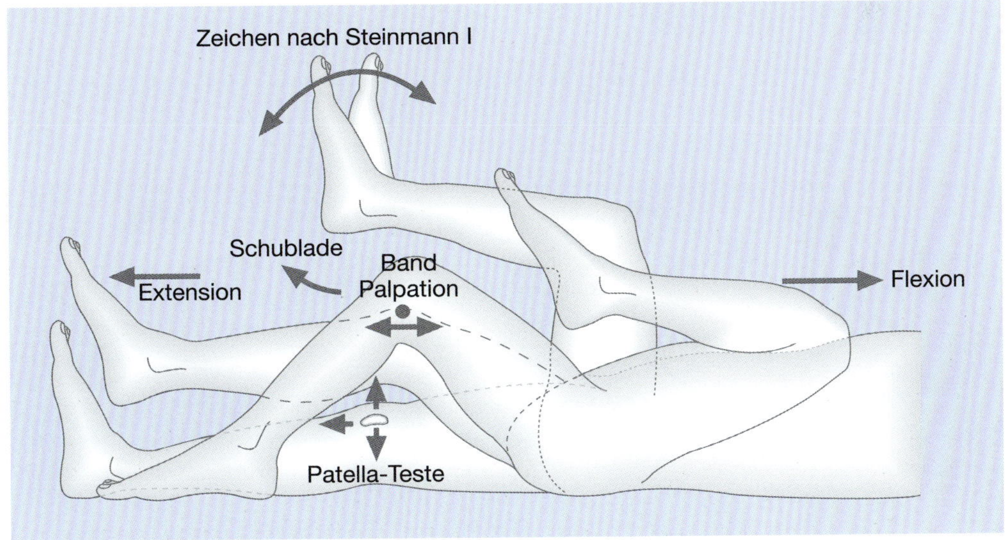

Abb. 4.9: Funktionsdiagnostik rechtes Kniegelenk

sche Drehungen des Unterschenkels gegen das fixierte Knie das Meniskuszeichen nach Steinmann I geprüft. Nach Rückführung der Kniebeugung auf etwa 20–30 Grad wird die Stabilität des vorderen Kreuzbandes mit Hilfe des sog. „Lachman-Testes" überprüft. Normalerweise gelingt dies nur mit einer geringgradigen Verschieblichkeit < 3 mm und mit einem relativen festen Anschlag am Bewegungsende. Jede größere Beweglichkeit, insbesondere bei weichem Bewegungsende („Schublade") ist verdächtig auf einen Kreuzbandschaden bzw. eine komplexere Knieinstabilität. Der Test muss immer im Seitenvergleich überprüft werden, um etwaige beidseitige oder angeborene Bandinsuffizienzen oder -laxizitäten festzustellen. Bei Verdacht auf Kreuzbandschaden ist immer eine genauere Abklärung notwendig. Diese Funktionsdiagnostik wird durch zwei Tests für Seitenband- bzw. Meniskusläsionen ergänzt (Testung nach Apley als Distraktions- und Kompressionstest).

Schmerzen bei Innen- und Außenrotationsbewegungen unter Druck (positives „Grinding") sprechen wie das Steinmann-I-Zeichen für einen Meniskusschaden. Beschwerden bei der Rotationsprüfung unter Zugbelastung (positive „Distraction") deuten eher auf einen Kapsel-Bandschaden hin.

Die Befunde sollten mit den Befunden aus der Varus-/Valgus-Stressuntersuchung übereinstimmen. Im Sitzen mit den Kniekehlen am Liegenrand kann die Kraft des M. quadriceps durch Strecken des Oberschenkels gegen Widerstand gut überprüft werden.

4.4.1.3 Funktionsdiagnostik Sprunggelenk

Ebenfalls in Rückenlage wird bei der *Funktionsdiagnostik* die Stabilität des Sprunggelenks (Beispiel fokus©: *Anhang 3.1.6*) und des Lig. fibulotalare anterius durch den sog. Talusvorschub geprüft. Die Ferse liegt auf der Hand des Untersuchers und mit der anderen Hand wird der distale Unterschenkel in Richtung Liege geschoben. Ein weiterer Stabilitätstest ist die Prüfung der passiven Adduktion/Inversion/Supination für den Vorfuß und das vordere wie hintere untere Sprunggelenk. Der sog. Malleolen-Kompressionstest erfolgt durch den Druck von Daumen und Mittelfinger gegen beide Malleolen

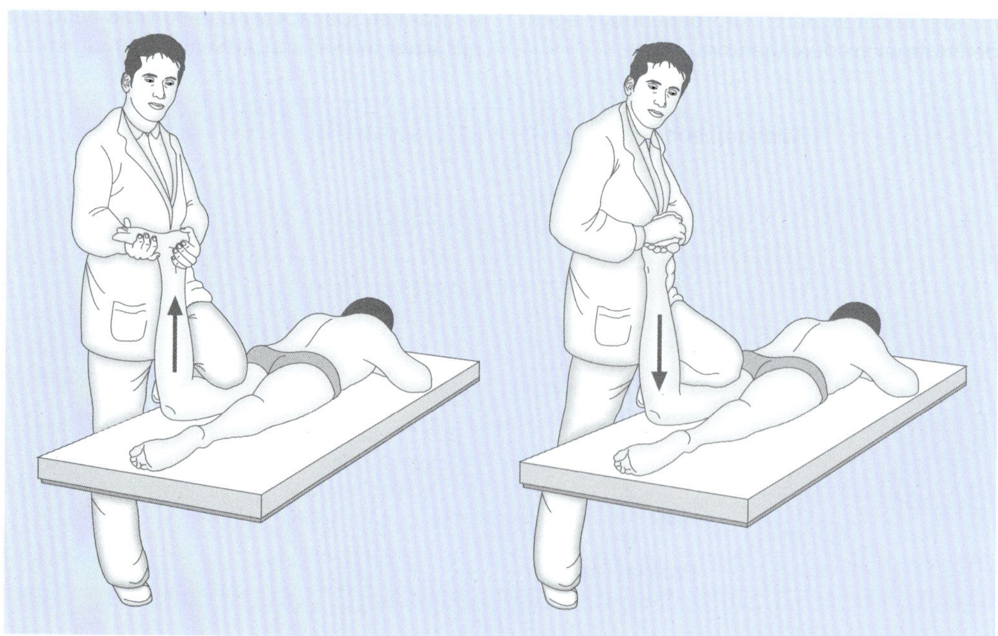

Abb. 4.10: Test nach Apley (links: Distraction, rechts: Grinding)

gleichzeitig. Wird dabei ein Schmerz ausgelöst, kann dies ein Hinweis auf eine Syndesmosenverletzung sein. Alle Teste werden erst durch die Prüfung im Seitenvergleich klinisch aussagefähig. Der Klicktest ist ein ergänzender klinischer Test, wenn eine umfangreiche Bandverletzung vermutet wird. Der Untersucher umfasst den Unterschenkel mit einer Hand kranial über dem oberen Sprunggelenk und die Faust der anderen Hand „schlägt" leicht von unten gegen den Kalkaneus. Bei einer Ruptur beider Bänder ergibt sich ein typisches „Klick"-Geräusch, das dem Zusammenstoß zweier Billardkugeln ähnlich klingt.

Eine Achillessehnenruptur wird sich im Screening bei entsprechender Verletzungsanamnese durch einen deutlichen Seitenunterschied beim Zehenstand bemerkbar machen. Neben einer oft tastbaren Delle im Rupturbereich kann sich auch ein positiver „Drucktest nach Thompson" (Wadenkneiftest) auslösen lassen.

Eine deutliche Abschwächung oder ein vollständiger Verlust der Plantarflaxion als positives Ergebnis dieses Tests stellt einen Hinweis auf eine Achillessehnenschädigung dar. Zur Vervollständigung muss die Prüfung des Achillessehnenreflexes durchgeführt werden.

4.4.2 Arbeitsmedizinisch relevante Krankheitsbilder

- Achsenfehlstellungen der unteren Extremität
- Coxalgien und Coxarthrose
- Chondropathia patellae
- Meniskusläsionen und Kreuzbandschaden
- Gonarthrose
- Bandrupturen
- Achillessehnenruptur

Bei arthrotischen Beschwerden einer Coxarthrose stellen Bewegungseinschränkungen, oft verbunden mit einer sog. Einlauf- oder Anlaufproblematik, und Schmerzen die Hauptbeeinträchtigungen dar. Die Bewegungseinschränkungen folgen einem sog. typischen „Kapselmuster" in der Reihenfolge der Einschränkungen:

Innenrotation
→ Extension
→ Hyperabduktionstest
→ Außenrotation
→ Flexion

Damit kann die klinische Verdachtsdiagnose auch funktionell gesichert werden. Angeborene Hüftgelenksstörungen, z.B. eine Hüftgelenkdysplasie sowie Achsenfehlstellungen der unteren Extremität, beispielsweise auch bei X- oder O-Beinen, führen schon in jüngeren Jahren zu Beschwerden.

Eine Anamnese mit der Angabe von Beschwerden hinter der Kniescheibe, beim längeren Sitzen mit angewinkelten Beinen oder v.a. beim Treppenabgehen spricht für eine Chondropathia patellae mit Schädigung des Knorpels an der Kniescheibenrückseite. Ein auffälliger Palpationsbefund oder ein Patella-Verschiebeschmerz sind typisch. Auch der Einbeinstand *(vgl. Abschnitt 4.3.2.1 „Diagnostik und Beurteilung")* kann auf der betroffenen Seite beeinträchtigt sein.

Bei jüngeren und meist sportlich aktiven Mitarbeitern sind Kniegelenksbeschwerden oft Unfallfolgen nach **Meniskus- oder Seiten- bzw. Kreuzbandschäden** am Kniegelenk. Während bei Seitenbandläsionen meist ein typischer Druckschmerz über dem Bandverlauf am Kniegelenk auslösbar ist oder auch das Zeichen nach Payr auffällig sein kann, können Kreuzbandrupturen vielfältige und weniger eindeutige Beschwerden nach sich ziehen, insbesondere bei einer Schädigung des hinteren Kreuzbandes. Ein Trauma in der Vorgeschichte, Schmerzen mit eher dumpfem Charakter sowie ein Unsicherheitsgefühl bis hin zur Instabilität im Knie werden oft angegeben. Der Einbeinstand ist nur unsicher oder unmöglich, Zehen-/Fersenstand/-gang sind beeinträchtigt und eine tiefe Hocke bzw. Hüpfen auf einem Bein sind nicht möglich.

Funktionell auffällige Befunde sind bei **vorderer Kreuzbandruptur** der Lachman-Test, die Aufklappbarkeit in Knieextension bei Valgus Stress und das vordere Schubladenphänomen, v.a. bei der Außenrotation.

Meniskusschäden zeigen anamnestisch ähnliche Angaben und Befunde. Hier können wegweisend sein:

- Bewegungsschmerz bei Extension/Flexion
- Positive Varusstressprüfung bei Innenmeniskusläsionen
- Positive Valgusstressprüfung bei Außenmeniskusschäden

Das Zeichen nach Steinmann I ist meist ebenso auffällig wie die Funktionsprüfungen nach Apley bei Kompression im Kniegelenk und Rotationsprüfung. Ein typisches „giving way" mit anteromedialer Instabilität findet sich bei komplexen Kniegelenksverletzungen nach Trauma mit einer Kombinationsschädigung von Innenband, Innenmeniskus und Kreuzband, als „unhappy triad" bezeichnet. Da bei einem Meniskusschaden aufgrund der Kontinuitätsunterbrechung im Meniskusgewebe die Funktion der Menisken als Lastverteiler und „Stoßdämpfer" im Kniegelenk beeinträchtigt wird und sich die lastübertragende Fläche im Kniegelenk verkleinert, erhöht sich der Druck auf den verbleibenden Gelenkknorpel. Insbesondere bei einer Ruptur des vorderen Kreuzbandes ohne operative Rekonstruktion besteht ein erhöhtes Risiko für eine zusätzliche Läsion des Innenmeniskus. Bei solchen komplexen Band-/Meniskusverletzungen muss immer mit einer Lockerung des Kapselbandapparates gerechnet werden, was zu sekundären Instabilitäten führen bzw. ein frühzeitiges Auftreten einer Gonarthrose begünstigen kann.

Nicht verletzungsbedingte Meniskusschäden oder **Hüftgelenksstörungen** aufgrund einer Degeneration bzw. als Folge eines Alterungsprozesses treten bevorzugt bei älteren Mitarbeitern auf. Ursachen dafür können Überbelastungen, Achsenfehlstellungen, Knorpelschäden und/oder Mikrotraumatisierungen bzw. Verletzungsfolgen sein. Die an der unteren Extremität insgesamt gehäuft vorkommenden Arthrosen sind gekennzeichnet durch eine progressive Zerstörung des Gelenkknorpels bis hin zur Mitbeteiligung der Gelenkstrukturen meist primärer oder idiopathischer Genese. Für die sekundären Arthrosen kommen bestehende Achsabweichungen, Gelenkdysplasien, endokrine Faktoren und eine Vielzahl weiterer Ursachen in Frage. Auch anlagebedingte Einflüsse, private oder berufliche Fehlbelastungen und Übergewicht spielen dabei eine Rolle.

Bei den Sprunggelenksverletzungen meist im Außenbandbereich am oberen Sprunggelenk sind alle Beweglichkeitsteste eingeschränkt und das Stehen auf dem Fußaußenrand beidseits ist meist nicht möglich. Die Bandverletzungen im Sprunggelenksbereich (Dehnung, Zerrung, Ruptur) betreffen zu ca. 70 % das Lig. fibulotalare anterius allein und in ca. 20 % der Fälle in Kombination mit dem Lig. fibulocalcaneare. In weniger als 10 % der Fälle kann eine Ruptur der Syndesmose mit Sprengung der Malleolengabel festgestellt werden; die sonstigen Bandverletzungen bewegen sich im 1 % Bereich. Je nach Ausmaß der Verletzung und der rupturierten Bandstrukturen ist ein eher konservatives (weniger als drei Bänder verletzt) oder operatives Vorgehen zur Stabilisierung des Sprunggelenks angebracht, insbesondere bei knöcherner Mitbeteiligung. Rupturen der Achillessehne, der stärksten Sehne beim menschlichen Körper, treten vorwiegend bei bereits vorgeschädigten Sehnen durch Fehl- oder Überlastung (Traumata) oder vorausgegangenen Entzündungen auf, die zu einer Gewebedegeneration geführt haben. Anamnestisch berichten die Patienten meist über ein „peitschenknallartiges Geräusch" beim Riss. Ballsportler, bei denen häufig schnelle Richtungsänderungen notwendig werden, wie beim Fuß- oder Handball bzw. Tennis oder Squash, sind besonders gefährdet. Neben einem deutlich eingeschränkten Zehenstand und -gang ist oft auch die aktive Plantarflexion gestört.

4.4.3 Berufliche Belastbarkeit

Arthrotische Beschwerden, beispielsweise bei einer Coxarthrose, betreffen Mitarbeiter, die mit diesen Beschwerden meist schon viele Jahre zu tun haben und entsprechende Erfahrungen im Umgang damit haben. Die arbeitsmedizinische Beurteilung richtet sich primär nach der Lokalisation und dem funktionellen Ausmaß der Beweglichkeitsbeeinträchtigung. Dabei spielen sowohl die Art und Häufigkeit entzündlicher Begleiterscheinungen wie auch evtl. vorhandene dauerhafte strukturelle Gelenkschäden eine wichtige Rolle (AWMF 2019).

Für die Gonarthrose sind Einschränkungen bei kniegelenksbelastenden Tätigkeiten im Knien und Hocken, aber auch beim Steigen von Treppen und Leitern sowie beim Gehen langer Strecken ohne oder sogar mit Lasten als arbeitsbedingte Faktoren bekannt. Ihre tatsächliche Wertigkeit für die Entstehung einer Gonarthrose bei primär gesunden Beschäftigten ist allerdings pathophysiologisch nicht geklärt (BArbBl 2005, Hartmann et al. 2007, AWMF 2018).

Eine überdurchschnittliche Belastung der Kniegelenke (Meniskus, Bandstrukturen) ist biomechanisch oft verbunden mit einer Dauerzwangshaltung. Dies gilt insbesondere bei Belastungen durch Hocken oder Knien bei gleichzeitiger Kraftaufwendung oder häufig wiederkehrende erhebliche Bewegungsbeanspruchungen durch Laufen oder Springen mit häufigen Knick-, Scher- oder Drehbewegungen auf unebenem Grund.

Als arbeitsbedingte Ursachen kommen kniebelastende Tätigkeiten, z.B. Arbeiten in tiefer Hocke oder im Knien im Bergbau unter Tage, bei Ofenmaurern, Fliesen- oder Parkettlegern, bei Rangierarbeitern, bei Berufssportlern und bei Tätigkeiten unter besonders beengten Raumverhältnissen in Frage.

Bei Bänderrissen am Sprunggelenk, insbesondere wenn alle drei Außenbänder beteiligt sind, ist eine umfassende Belastbarkeit durch Sport frühestens nach zehn bis zwölf Wochen möglich. Leistungssport sollte sogar erst nach sechs Monaten wiederaufgenommen werden, da die Gefahr einer erneuten Ruptur bei zu früher Belastung sehr groß ist. Analoges gilt bei der Achillessehnenruptur, da eine gerissene Sehne auch bei optimaler Behandlung nie wieder die ursprüngliche Stabilität erreicht. Die Muskulatur sollte vor Aufnahme von sportlichen Betätigungen unbedingt wieder so weit aufgebaut werden, dass zusätzlich eine ausreichende muskuläre Gelenkstabilisierung gewährleistet ist.

Im arbeitsmedizinischen Bereich kann im Rahmen einer stufenweisen Wiedereingliederung die Belastbarkeit für entsprechende Tätigkeit langsam und beschwerdeadäquat gesteigert werden. Krankschreibungen sind daher nur für die Zeit der unmittelbaren Behandlung notwendig und müssen nicht bis zur vollständigen Wiederherstellung der Funktion aufrechterhalten werden.

Arbeitsmedizinisch werden Fragen zum Einsatz nach Versorgung mit Endoprothetik v.a. an Hüft- und Kniegelenken zunehmend wichtiger. Die deutlich verbesserten Operationstechniken verbunden mit haltbareren Implantaten führen dazu, dass die zur Operation anstehenden Patienten immer jünger werden und sich häufiger als bisher die Frage nach Wiederaufnahme der Tätigkeit oder nach einer beruflichen Rehabilitation stellt. Derzeit sind valide Erkenntnisse nur sehr eingeschränkt verfügbar. Grundsätzlich gilt als Therapieziel die Schmerzfreiheit bei guter Funktion. Dementsprechend kann ca. sechs Monate nach der Operation einer Hüftendoprothese wieder mit Sportarten wie Radfahren, Wandern, Walken oder auch Golf begonnen werden. Sportarten mit Sturzgefahren (Ski etc.) bzw. Wettkämpfe (z.B. Fußball, Handball etc.) werden nicht empfohlen. Tätigkeiten mit Tragen von Lasten, langdauerndem oder ständigem Stehen oder dauerndes Sitzen in beengten Positionen sollten ebenfalls nicht ausgeübt werden (AWMF 2019).

Literatur

AWMF (2018). Lumbale Radikulopathie. AWMF-online Leitlinie. https://www.awmf.org/uploads/tx_szleitlinien/030-058l_S2k_Lumbale_Radikulopathie_2018-04.pdf

AWMF (2018). Gonarthrose. https://www.awmf.org/leitlinien/detail/ll/033-004.html

AWMF (2019). Epikondylopathia radialis humeri. AWMF-online Leitlinie. https://www.awmf.org/leitlinien/detail/ll/033-019.html

AWMF (2019). Koxarthrose. AWMF-online Leitlinie. https://www.awmf.org/leitlinien/detail/ll/033-001.html

BArbBl (2005). Wissenschaftliche Begründung zur Berufskrankheit 2112. 10: 46–54. http://www.baua.de/de/Themen-von-A-Z/Berufskrankheiten/pdf/Begruendung-2112.pdf;jsessionid=0FB2E4D53180C7A89008A751CDE45391.1_cid253?__blob=publicationFile&v=2

Buckup K (2018). Klinische Tests an Knochen, Gelenken und Muskeln. 6 überarbeitete und erweiterte Aufl., Thieme Verlag, Stuttgart

DGUV (2009). Handlungsanleitung für die arbeitsmedizinische Vorsorge nach G 46. http://publikationen.dguv.de/dguv/pdf/10002/i-504-46.pdf (07/2012)

Garving C, Jakob S, Bauer I, Nadjar R, Brunner UH (2017). Impingementsyndrom der Schulter. Dtsch Arztebl Int. 114: 765–76; DOI: 10.3238/arztebl.2017.0765

GMBL (2009). Wissenschaftliche Begründung für die Berufskrankheit „Druckschädigung des Nervus medianus im Carpaltunnel". 27: 573–581

Gross JM, Fetto J, Rosen E (2016). Musculoskeletal examination. 4th Edition, Wiley Blackwell Chichester UK

Hartmann B, Glitsch U, Görgens HW, Grosser V, Weber M, Schürmann J, Seidel D (2007). Ein belastungskonformes Schadensbild der Gonarthrose durch Knien oder vergleichbare Kniebelastung? Arbeitsmed Sozialmed Umweltmed 42 (2): 64–67

Hartmann B, Spallek M (2018). Arbeitsbezogene Muskel-Skelett-Erkrankungen. In: Letzel S, Nowak D: Handbuch der Arbeitsmedizin. 49. Ergänzungslieferung, D I-10.1.1.3, S.1–28, ecomed Medizin, Landsberg

Junghanns H (1933). Die anatomischen Besonderheiten des fünften Lendenwirbels und der letzten Lendenbandscheibe. Arch. orthop. Unfall -Chir. 33, 260–278

Mumenthaler M (1980). Der Schulter-Arm-Schmerz. Huber-Verlag, Bern Stuttgart Wien

Roenneberg C, Sattel H, Schaefert R, Henningsen P, Hausteiner-Wiehle C (2019). Clinical practice guideline: Functional somatic symptoms. Dtsch Arztebl Int 2019; 116: 553–560

Smolenski UC, Buchmann J, Beyer L, (2020) Janda: Manuelle Muskelfunktionsdiagnostik. 6. Auflage, Elsevier München, Urban & Fischer

Spallek M, Kuhn W (2009). Funktionsorientierte körperliche Untersuchungssystematik. Die fokus©-Methode zur Beurteilung des Bewegungsapparates in der Arbeits- und Allgemeinmedizin. ecomed Medizin, Landsberg

Waddel G, Burton AK (2001). Occupational health guidelines for the management of low back pain at work – evidence review. Occup Med 51: 124–135

Wagenhäuser FJ (1973). Die Periarthropathiesyndrome. Therapiewoche 23: 3186–3212

5 Gefährdungsbeurteilung am Arbeitsplatz

R. Ellegast und B. Hartmann

5.1 Methoden und Kriterien zur Beurteilung physischer Belastungen

5.1.1 Grundsätzliches zur Beurteilung physischer Belastungen

Gefährdungsbeurteilungen gehören gemäß § 5 Abs. 1 des Arbeitsschutzgesetzes zu den Pflichten des Arbeitgebers. Er soll ermitteln, welche für die Beschäftigten mit ihrer Arbeit verbundenen Gefährdungen der Gesundheit vorliegen und welche Arbeitsschutzmaßnahmen deshalb erforderlich sind. Sie sind damit eine Basis der gesundheitsgerechten Arbeitsgestaltung. Die Ergebnisse der Gefährdungsbeurteilung sind aber auch eine wesentliche Grundlage

- für die arbeitsmedizinische Vorsorge hinsichtlich der Personen, denen diese wenigstens anzubieten ist, und der Anlässe dieser Vorsorge
- für die Bestimmung der Schwerpunkte eines betrieblichen Gesundheitsmanagements und
- für die Erkennung von Einsatzmöglichkeiten Beschäftigter im betrieblichen Eingliederungsmanagement.

Bei erstmaliger Durchführung einer Gefährdungsbeurteilung im Unternehmen sollten schrittweise die Arbeitsstätte und alle Arbeitsplätze untersucht werden, nachfolgend sollte dieses in regelmäßigen Zeitintervallen wiederholt werden. Wenn neue Arbeitsplätze geplant oder wesentliche Änderungen an Arbeitsplätzen vorgenommen werden, sollte bereits in der Planungsphase eine vorausschauende Beurteilung erfolgen.

Physische Belastungen gehören zu den allgemeinen Lebensumständen des Menschen und sie sind in bestimmtem Mindestmaß für die Erhaltung der Gesundheit und Leistungsfähigkeit notwendig. Am Beginn jeder Gefährdungsbeurteilung ist deshalb zunächst die Frage zu klären, ob physische Belastungen in einer soweit vom alltäglichen Umfang abweichenden Stärke bzw. Dauer vorliegen, dass sie eine vertiefende Beurteilung des Arbeitsplatzes erforderlich machen. Wegen der großen Zahl der zu beurteilenden Arbeitsplätze ist es empfehlenswert, nach dem erwarteten Risiko der Gesundheitsgefährdung und der Schwierigkeit der Beurteilung gestufte Verfahren der Gefährdungsbeurteilung anzuwenden.

Für die Beurteilung der verschiedenen physischen Belastungsfaktoren stehen zahlreiche Methoden zur Verfügung, die sich hinsichtlich des Genauigkeitsanspruchs bzgl. der Belastungserhebung und -bewertung und der Nutzergruppen unterscheiden und die sich in dieser Weise in Stufen einordnen lassen.

In diesem Kapitel wird zunächst ein Überblick zu prinzipiellen Belastungsfaktoren und Verfahrenskategorien zur Erfassung und Bewertung physischer Belastungen gegeben. Insbesondere sollen in diesem Kapitel betriebliche Praktiker aus Arbeitsmedizin, Sicherheitstechnik und Ergonomie Methoden und Zugangswege finden, mit denen sie physische Belastungen erkennen und einstufen können, um sie durch Arbeitsgestaltung und medizinische Prävention menschengerecht zu gestalten. Dabei ist die Breite der Arbeitsplätze in Industrie, Baugewerbe, Gesundheitswesen, Logistik, Handel, Dienstleistungsgewerbe und anderen Branchen zu berücksichtigen.

Körperliche Belastungen – Belastungsarten

Die im Folgenden beschriebene Systematik der Arten physischer Belastungen wird in Deutschland bei der Gefährdungsbeurteilung (DGUV I 208-033 2021) und auch in der arbeitsmedizinischen Vorsorge (DGUV Empfehlungen Muskel-Skelett-Belastungen 2021, AMR 13.2 2014 – Aktualisierung in Vorbereitung) genutzt und wurde zuletzt durch das Forschungsprojekt MEGAPHYS (Megaphys Band 1 und Megaphys Band 2) aktualisiert.

In ihrer Bedeutung für die Gesundheit der Beschäftigten bzw. für bestehende alters-, konstitutions- oder krankheitsbedingte individuelle Einschränkungen wirken zumeist energetische, biomechanische, kraft- und ausdauerabhängige Leistungsvoraussetzungen zusammen (*siehe dazu Kapitel 5.1.3*). Bei den unterschiedenen Belastungsarten bestehen jedoch jeweils unterschiedliche „Engpässe", d. h. leistungsbegrenzende Faktoren für ihre Bewältigung.

Folgende Belastungsarten und zugehörige betroffene Körperlokalisationen werden unterschieden:

Manuelle Lastenhandhabung

Manuelle Lastenhandhabung umfasst das Heben, Halten und Tragen von Hand, aber auch das Ziehen und Schieben von Lasten zumeist mit Hilfsmitteln.

Manuelle Lastenhandhabungen gelten als Risikofaktor für die Entstehung von Muskel-Skelett-Skelettbeschwerden und -erkrankungen der Lendenwirbelsäule, der Schultergelenke, Hüftgelenke und Kniegelenke. Die Manipulation schwerer Lasten kann zudem zu hoher energetischer bzw. kardio-pulmonaler Beanspruchung führen.

Manuelle Arbeitsprozesse/repetitive manuelle Tätigkeiten

Repetitive manuelle Tätigkeiten gehen mit häufig wiederholten, gleichförmigen Hand-Arm- bzw. Hand-Arm-Schulter-Bewegungen bei sehr unterschiedlichem Kraftaufwand einher. Risikofaktoren sind bei dieser Belastungsart neben dynamischen Belastungen durch repetitive Bewegungen und Krafteinwirkungen auf das Hand-Arm-System (z.B. bei Bewegung von Gegenständen und Produkten die Nutzung von Arbeitsmitteln) ungünstige, oft extreme Gelenkwinkelstellungen und gegebenenfalls auch Hand-Arm-Vibrationen. Die Höhe der Beanspruchung ist abhängig von der Intensität dieser Risikofaktoren:

- Zeitanteile in ungünstigen Gelenkwinkelstellungen und statischen Haltungen,
- Bewegungsfrequenzen und -geschwindigkeiten,
- Höhe der Kraftaufwendungen und hiermit verbundene Ermüdung von Muskeln und erhöhter Momente in den Gelenken,
- Einwirkungen von Hand-Arm-Vibrationen und
- Anteil von Mikropausen und Erholungszeiten.

Zu hohe Belastungen können zu Muskel-Skelett-Beschwerden der oberen Extremitäten (Hand, Handgelenke, Unterarme, Ellenbogen und Schultern mit möglicher Ausstrahlung in den Nacken und oberen Rücken) führen und akute und chronische Gesundheitsbeeinträchtigungen verursachen.

Arbeiten in erzwungenen Körperhaltungen (Zwangshaltungen)

Körperzwangshaltungen bei der Arbeit sind vielfältig und können alle Körperbereiche (obere/untere Extremitäten, Wirbelsäule) betreffen. Risikofaktoren sind erhöhte Zeitanteile in ungünstigen Körperhaltungen/Gelenkstellungen sowie hohe Zeitanteile statischer Muskelbelastungen ohne ausreichende Erholungsmöglichkeit. Folgende Belastungen werden der Belastungsart Zwangshaltungen zugeordnet (DGUV Empfehlungen Muskel-Skelett-Belastungen):

- *Dauerhaftes aufrechtes oder vorgeneigtes Stehen ohne wirksame Bewegungsmöglichkeit:* Mehrstündige, dauerhafte Körperhaltungen im aufrechten Stehen ohne wirksame Bewegungsmöglichkeiten können mit statischen Muskelbelastungen einhergehen und stellen daher ein Risiko für die Entstehung von Muskel-Skelett-Beschwerden, insbesondere der unteren Extremitäten, dar. Stehende Arbeiten mit häufig vorgeneigtem Oberkörper (besonders ohne Abstützung durch Hände und Arme) führen zu erhöhten Rückenbelastungen (Regionen der Hals- bis Lendenwirbelsäule) und sind daher ein Risiko für die Entstehung von Rückenschmerzen.

- *Dauerhaftes Sitzen ohne wirksame Bewegungsmöglichkeit:* Dauerhaftes Arbeiten im Sitzen ohne wirksame Bewegungsmöglichkeit ist nicht nur mit einer zu geringen Anregung des Stoffwechsels verbunden, sondern kann durch Zwangshaltungen des Rückens und der unteren Extremitäten auch zu Muskel-Skelett-Beschwerden in diesen Bereichen führen.
- *Arbeiten über Schulter- oder über Kopfniveau:* Manuelle Tätigkeiten, bei denen die Arme öfter über der Schulterhöhe gehoben werden müssen, gehen mit statischen Muskelbelastungen der oberen Extremitäten und des oberen Rückens einher. Diese muskulären Belastungen können durch das zusätzliche Halten, z.B. von Arbeitsmitteln, verstärkt werden. Neben der muskulären Belastung sind derartige Körperhaltungen mit Einschränkungen der Durchblutung der Armmuskeln durch den verminderten hydrostatischen Druck in den Blutgefäßen und die Reduktion des arteriellen Blutflusses verbunden. Hierdurch schnell auftretender muskulärer Ermüdung kann durch wirksame Erholungszeiten oder Unterstützung des Armes entgegengewirkt werden.
- *Arbeiten im Hocken/Knien/Kriechen/Liegen:* Arbeiten in ungünstigen Kniegelenkstellungen führen zu einer schlechten Versorgung des Gelenkknorpels. Haltungsänderungen von knienden in aufrechte sowie auch umgekehrt in kniende Körperhaltungen sind mit hohen Kniegelenksbelastungen durch hohe Gelenkkräfte verbunden. Dies kann längerfristig zu Kniegelenksarthrosen, Meniskusschäden und Überbeanspruchung der Muskulatur führen. Zudem ist der äußere Druck auf die Kniegelenksregion und ihre Schleimbeutel zu beachten.

Arbeiten mit hohen Ganzkörperkräften

Der Einsatz hoher Ganzkörperkräfte ist mit hohen bis sehr hohen Kraftleistungen verbunden. Sie können mit hohen anaeroben energetischen und kardio-pulmonalen Beanspruchungen einschließlich starker Blutdruckanstiege und mit hohen biomechanischen Belastungen der Wirbelsäule und der großen Gelenke der oberen und ggf. auch der unteren Extremitäten einhergehen.

Typische Tätigkeiten, bei denen Ganzkörperkräfte aufgebracht werden, sind zum Beispiel das Bearbeiten sehr großer Werkstücke, Arbeiten mit Winden, Flaschenzügen und an Absperrschiebern, Arbeiten mit Hebeln oder Brechstangen, das händische Kuppeln von Eisenbahnfahrzeugen, die Nutzung schwerer Hämmer oder in bestimmten Fällen auch kraftaufwändige Tätigkeiten in der Kranken- und Altenpflege.

Belastungen durch Körperfortbewegung

Sie entstehen durch die Fortbewegung entweder in der Ebene und mit Steigungen zum Beispiel beim Transport von Lasten über längere Strecken oder beim Besteigen von Treppen und Leitern. Gemeinsam haben sie Belastungen durch dynamische Muskelarbeit mit hohem Arbeitsenergieumsatz. Insbesondere beim Besteigen von Treppen und Leitern bestehen zusätzlich hohe Belastungen der Gelenke der unteren Extremitäten.

Typische Tätigkeiten sind entweder Zustelltätigkeiten für Post und Pakete und der Möbeltransport ohne wesentliche Transporthilfen sowie der Krankentransport insbesondere über Treppenhäuser oder aber Wartungstätigkeiten z.B. an Freileitungen, Windkraftanlagen, Sendemasten, aber auch Arbeiten in Schächten, Tanks und Kanälen, Zustelltätigkeiten, z.B. Post.

Sonderfall Lokale mechanische Druckeinwirkungen

Lokale mechanische Druckeinwirkungen treten z.B. durch permanentes Abstützen des Körpers über das Handgelenk, den Ellenbogen oder das Knie auf. Direkte oder indirekte Druckeinwirkungen auf periphere Nerven und andere Strukturen (z.B. Schleimbeutel, Haut) in den betroffenen Bereichen können dauerhaft zu Beschwerden und Erkrankungen (z.B. Entzündungen von Schleimbeuteln) führen.

Tab. 5.1: Arbeitsverfahren und Tätigkeiten mit höheren körperlichen Belastungen

Physische Belastungsart	Vorwiegend betroffene Körperregionen	Beispiele zugehöriger Tätigkeiten
1. Manuelle Lastenhandhabungen		
a) Heben/Halten/Tragen von Lasten	• unterer Rücken/LWS • Schulter/Oberarme • Hüfte/Oberschenkel • Hände/Handgelenke	Baugerüstmontage, Mauern, Zimmererarbeiten Möbeltransport, Gepäckladearbeiten am Flughafen Hebe- und Tragetätigkeiten in der Land- und Forstwirtschaft und im Gartenbau Lager-, Kommissionier-, Transportarbeiten Hebe- und Tragetätigkeiten in der Kranken-/Altenpflege, z.B. Patiententransfer
b) Ziehen/Schieben von Lasten	• unterer Rücken/LWS • Schulter/Oberarme	• Ziehen und Schieben von Betten und Rollstühlen • Ziehen und Schieben von Rollbehältern in Handel und Logistik • Ziehen und Schieben von Müllbehältern in der Abfallentsorgung
2. Manuelle Arbeitsprozesse, repetitive manuelle Tätigkeiten		
	• Hände/Handgelenke • Ellenbogen/Unterarme • Schulter/Oberarme	• Kommissionierarbeiten in Handel/Logistik • Repetitive Tätigkeiten in der Nahrungsmittelindustrie z.B. Fisch- und Fleischverarbeitung • Tätigkeiten in der Textil- und Bekleidungsindustrie, z.B. an Näharbeitsplätzen • Physiotherapeuten-Tätigkeiten, z.B. Massieren • Montage-, Einlege- und Prüftätigkeiten, z.B. in der Elektroindustrie
3. Körperzwangshaltungen		
a) Dauerhaftes aufrechtes oder vorgeneigtes Stehen ohne wirksame Bewegungsmöglichkeiten	• unterer Rücken/LWS • Hüfte/Oberschenkel • Knie • Sprunggelenke/Füße	• Fleischzerlegung in Nahrungsmittelindustrie • Verkaufstätigkeiten im Einzelhandel, z.B. Bedientheke • Frisörtätigkeiten
b) Oberkörper vorgeneigt > 20 °/> 60 °	• unterer Rücken/LWS • oberer Rücken/BWS	• Tätigkeiten im Behälterbau, Schiffsbau und Flugzeugbau • Tätigkeiten im Betonbau, Eisenflechten, Estrichlegen, Fliesenlegen, Installateur- und Maurerarbeiten • Tätigkeiten im Gartenbau, z.B. Gemüseernten, Pflanzarbeiten • Erzieherinnentätigkeiten in Kindertagesstätten (KiTas)
c) Dauerhaftes Sitzen in einer vorgegebenen fixierten Körperhaltung	• unterer Rücken/LWS • Schulter/Oberarm • Nacken/HWS • oberer Rücken/BWS	• Mikroskopier-Tätigkeiten im Sitzen • Kranführer/Hallenkranführer mit Blickrichtung nach unten • Überwiegend sitzende Tätigkeiten in Prozessleitsystemen, Leitwarten
d) Arbeiten über Schulter- oder über Kopfniveau	• Nacken/HWS • Schulter/Oberarm • oberer Rücken/BWS	• Malerarbeiten, Stuckateur-, Verputzer- und Trockenbau-Tätigkeiten

Tab. 5.1: Arbeitsverfahren und Tätigkeiten mit höheren körperlichen Belastungen *(Forts.)*

Physische Belastungsart	Vorwiegend betroffene Körperregionen	Beispiele zugehöriger Tätigkeiten
e) Hocken/Knien/Liegen	• Knie • Sprunggelenke/Füße	• Boden, Fliesen, Parkett legen • Installationsarbeiten • Schweißen in engen Räumen (z.B. Behälter, Doppelböden im Schiffsbau)
4. Ausübung von Ganzkörperkräften		
	• Schulter/Oberarm • Unterer Rücken/LWS • Hüfte/Oberschenkel	• Arbeiten mit Winden/Flaschenzügen, Absperrschiebern • Arbeiten mit Hebeln/Brechstangen • Kuppeln von Eisenbahnfahrzeugen • Nutzung schwerer Hämmer • Kraftaufwendige Tätigkeiten in der Kranken-/Altenpflege
5. Körper(fort)bewegung, wie z.B. Klettern, Treppensteigen, Kriechen, Radfahren		
	• Hüfte/Oberschenkel • Knie • Sprunggelenke	• Wartungstätigkeiten, z.B. an Freileitungen, Windkraftanlagen, Sendemasten • Arbeiten in Schächten, Tanks und Kanälen • Zustelltätigkeiten, z.B. Post
6. Sonderfälle physischer Belastungen		
a) Druckausübung auf Strukturen – besonders Schleimbeutel	• Schleimbeutel und Menisken der Kniegelenke • Schleimbeutel der Oberarme (Ellenbogengelenke)	• Fliesenleger, Bodenleger • Glas- und Steinschleifer
b) Fokale Dystonie	Folge von Fehlsteuerungen durch das zentrale Nervensystem	• Musiker mit hoher (Übungs-)Intensität besonders bei Saiten- und Blasinstrumenten

Tab. 5.2: Arbeitsverfahren und Tätigkeiten mit höheren Belastungen durch Vibrationen

Belastungsart	Vorwiegend betroffene Körperregionen	Beispiele zugehöriger Tätigkeiten
Einwirkung von Ganzkörpervibrationen (GKV)	• unterer Rücken/LWS	• Fahren von Arbeitsmaschinen und Fahrzeugen in der Bauwirtschaft wie Bagger, Baustellen-LKW, Muldenkipper, Raupen, Straßenhobel, Bodenhobel (Grader) etc. • Fahren von Arbeitsmaschinen und Fahrzeugen in der Land- und Forstwirtschaft, wie Traktoren, Forstmaschinen im Gelände, land- und forstwirtschaftliche Schlepper etc. • Fahren von Gabelstaplern auf unebenen Fahrbahnen
Einwirkung von Hand-Arm-Vibrationen (HAV)	• Handwurzel • Handgelenke • Ellenbogen/Unterarme • Schulter/Oberarme • Hände (Durchblutungsstörungen)	• Bedienung vibrierender Maschinen, z.B. Presslufthammer, Rüttelplatten, Niethämmer • Bedienung handgeführter vibrierender Maschinen, z.B. Schleifgeräte, Trenn- und Winkelschleifer, Fräsen, Meißelhämmer, Niethämmer • Sägen, Fräsen, Schleifen • Einleitung über Werkstücke oder Einsatzwerkzeuge • Wiederholt auftretende Einzelstöße (Bolzensetzer)

Sonderfälle physischer Belastungen

Ein Beispiel hierfür sind Erkrankungen des zentralen Nervensystems (fokale Dystonien), die z.B. bei Musikern durch hohe (Übungs-) Intensität mit Saiten- und Blasinstrumenten auftreten können. Störungen von Muskelfunktionen sind hier eine Folge von Fehlsteuerungen durch das zentrale Nervensystem.

Einwirkung von Hand-Arm-Vibrationen

Hand-Arm-Vibrationen werden z.B. bei der Handhabung vibrierender Arbeitsmittel als Beschleunigungseinwirkungen über die Finger/Hand auf den Körper übertragen. Bei der Übertragung von Hand-Arm-Vibrationen kann es kurzfristig zu Beschwerden der geräteführenden Hand und des Arms kommen. Bei längeren Einwirkungen oberhalb des Expositionsgrenzwertes sind Schädigungen der Handwurzelknochen (z.B. Kahnbeinfraktur), Arthrosen der Hand- und Ellenbogengelenke und in seltenen Fällen auch der Schultergelenke, möglich. Zudem sind Hand-Arm-Vibrationseinwirkungen in bestimmten Frequenzbereichen mit Durchblutungsstörungen der Finger verbunden, die im Zusammenhang mit ungünstigen Arbeitsumgebungsbedingungen (Kälte) verstärkt werden. Mittel- bis längerfristig kann dies zum sog. vibrationsbedingten vasospastischen Syndrom (VVS, Raynaud-Syndrom) führen.

Einwirkung von Ganzkörpervibrationen

Ganzkörper-Vibrationen werden über den Sitz oder die Füße auf den Menschen beim Fahren von Fahrzeugen und bei der Bedienung von Maschinen übertragen. Die zugehörige Exposition ist als richtungs- und frequenzbewertete Beschleunigung quantifizierbar. Je nach Höhe der Exposition können Rückenschmerzen und längerfristig auch bandscheibenbedingte Erkrankungen der Lendenwirbelsäule die Folge sein.

In den *Tab. 5.1* (physische Belastungen) und *Tab. 5.2* (Vibrationsbelastungen) sind zu den oben beschriebenen Belastungsarten beispielhaft Arbeitsverfahren und Tätigkeiten, die gemäß der arbeitsmedizinischen DGUV Empfehlung „Belastungen des Muskel- und Skelettsystems einschließlich Vibrationen" mit höheren körperlichen Belastungen einhergehen, dargestellt (DGUV Empfehlungen Muskel-Skelett-Belastungen 2021).

5.1.2 Stufen der Beurteilungsverfahren physischer Belastungen

Zur rationellen Durchführung der Gefährdungsbeurteilungen, die in einigen Fällen aufwändig sein und vertiefendes Fachwissen von Experten erfordern können, wurde ein Stufenprogramm von fünf Ebenen, die nach Anwendergruppe, Genauigkeit der erfassten Belastungen und Aufwand differenzieren, entwickelt (Ellegast 2010). In diesem Stufenschema, das auch die Methodenebenen im Rahmen des MEGAPHYS-Projekts (Megaphys Band 1 und 2) beschreibt, werden prinzipiell die folgenden Ebenen unterschieden:

Grobscreening/Einstiegsscreening

- Orientierung über vorhandene physische Belastungen, erste Einschätzung des Vorliegens wesentlich erhöhter Belastungen durch den betrieblichen Praktiker (keine Vorkenntnisse erforderlich)

Spezielles Screening

- Ermittlung und Beurteilung der Gefährdungen durch einzelne Arten physischer Belastungen mit Hilfe von Beobachtungen und Einschätzungen durch betriebliche Praktiker (geringe Vorkenntnisse erforderlich)

Expertenscreening

- Vertiefende Ermittlung und Beurteilung der Gefährdungen durch verschiedene Formen physischer Belastungen (auch in Kombinationen) mit Hilfe von Beobachtungen und Einschätzungen durch einen ergonomisch geschulten Experten (Vorkenntnisse erforderlich)

Messungen im Betrieb

- Intensive Ermittlung und Beurteilung der Gefährdungen durch Kombinationen physischer Belastungen und deren Wirkung auf spezifische Körperregionen mit Hilfe von Messungen relevanter, anerkannter Risikofaktoren durch einen Ergonomieexperten (Vorkenntnisse sowohl in Bewertungsverfahren als auch in Messtechnik erforderlich)

Simulationen im Labor

- Hochauflösende Ermittlung und Beurteilung spezifischer Gefährdungen komplexer Belastungssituationen und deren Wirkung auf spezifische Körperregionen im Labor (Nachstellung von Arbeitssituationen) durch einen Ergonomen/Arbeitswissenschaftler (umfangreiches Fachwissen in Ergonomie und Messtechnik erforderlich)

Dieses in 2010 entwickelte Stufenkonzept der Beurteilung körperlicher Belastungen ist durch die fortschreitende Digitalisierung und bessere Verfügbarkeit von geeigneten Sensortechniken inzwischen zu ergänzen. In den letzten Jahren sind auch messtechnische Verfahren zur physikalischen Gefährdungsbeurteilung praktikabler und damit auch für die Anwendergruppe der betrieblichen Praktiker besser zugänglich geworden (Lin et al. 2018). Da Messtechniken eine objektivere und detailliertere Bewertung von spezifischen arbeitsbezogenen muskuloskelettalen Risikofaktoren ermöglichen, besteht die Chance, durch die Zusammenführung von Expositionsdaten qualitativ bessere Expositionsdaten insbesondere für epidemiologische Studien zu nutzen. Ein breiterer Einsatz von technischen Maßnahmen zur Verbesserung der Qualität von Daten zu arbeitsbedingten Muskel-Skelett-Belastungen wird daher in epidemiologischen Literaturreviews zur Entstehung spezifischer arbeitsbezogener Muskel-Skelett-Erkrankungen immer häufiger thematisiert (siehe z.B. Waerstaedt et al. 2020).

> Zur schnellen Einschätzung von Gefährdungen durch spezifische Belastungsarten sind Beobachtungsverfahren zu empfehlen, während die Anwendung von Messverfahren für die objektive Beurteilung spezifischer Risikofaktoren erfolgen sollte. Eine Kombination beider Verfahren mit jeweils geeigneten Methoden ist für die Beurteilung komplexer Belastungssituationen zu empfehlen.

Vor diesem Hintergrund wird im Folgenden ein aktualisiertes Stufenschema der Erfassung und Bewertung arbeitsbezogener körperlicher Belastungen vorgestellt. Es berücksichtigt parallel zu den Beobachtungsverfahren drei Kategorien messtechnischer Erfassungen und Bewertungen, die nach den unterschiedlichen Anwendergruppen „betrieblicher Praktiker (Kategorie 1)", „Ergonomie-Experten mit messtechnischen Vorkenntnissen (Kategorie 2)" und „Arbeitswissenschaftler mit umfangreichen messtechnischen Kenntnissen (Kategorie 3)" unterscheidet. Das aktualisierte Stufenschema ist aus der Literatur ausgehend von der messtechnischen Erfassung und Beurteilung physischer Inaktivität an Sitzarbeitsplätzen (Holtermann et al. 2017 und Boudet et al. 2019) auf andere Belastungsarten und Körperlokalisationen erweitert worden (Ellegast et al. 2021).

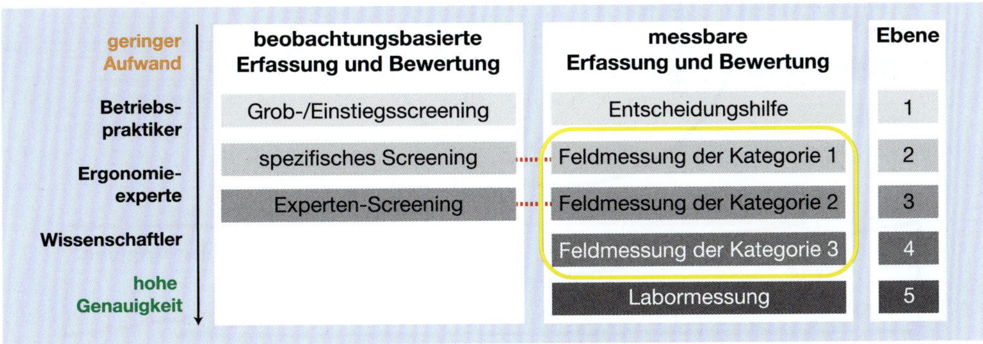

Abb. 5.1: Prinzipielle Kategorien der Verfahren zur Erfassung und Bewertung physischer Belastungen am Arbeitsplatz für potenzielle Nutzergruppen und Eigenschaften (links), differenziert nach beobachtungsbasierter und messungsbasierter Erfassung und Bewertung

In *Abb. 5.1* sind die prinzipiellen Stufen der Verfahren zur Erfassung und Bewertung physischer Belastungen am Arbeitsplatz mit deren potenziellen Nutzergruppen nach diesem erweiterten Stufenschema dargestellt.

Ergänzend zu *Abb. 5.1* sind in *Abb. 5.2* die unterschiedlichen Bewertungsansätze von Beobachtungs- und Messverfahren zur Gefährdungsbeurteilung bei arbeitsbezogenen Muskel-Skelett-Belastungen dargestellt. Durch das MEGAPHYS-Projekt wurde ein Zusammenhang zwischen beobachtungsbasierten Verfahren, bei denen die Beurteilung für spezifische Belastungsarten erfolgt, und Messverfahren, bei denen die Beurteilung nach Körperregionen erfolgt, hergestellt (Megaphys Band 1 und 2).

Dabei ist zu beachten, dass in der Regel verschiedene Belastungsarten zu einem Engpass in gleichen Körperregionen führen können. Dies ist in *Abb. 5.3* veranschaulicht. Hier sind die wesentlichen körperregionbezogenen Belastungsengpässe der jeweiligen Belastungsarten mit Pfeilen dargestellt. Die Belastungsart „Heben/Halten/Tragen" kann so zu Belastungsengpässen in den Körperregionen „Schulter/Oberarm", „Hände/Handgelenke", „unterer Rücken/LWS", „Hüfte/Oberschenkel" und insgesamt des „Herz-Kreislauf-Systems" führen. Da in der betrieblichen Praxis selten einzelne Belastungsarten isoliert vorkommen, decken die Gefährdungsbeurteilungen über Belastungsarten in der Regel nur einen Teil der potenziellen Gefährdungen für die jeweilige Körperregion ab. Für genaue zielregionenspezifische Risikobewertungen müssen daher alle für die jeweilige Körperregion relevanten Risikofaktoren betrachtet werden.

Zu beachten ist, dass die im MEGAPHYS-Projekt untersuchten und weiterentwickelten Verfahren zur Gefährdungsbeurteilung arbeitsbezogener Belastungen der unterschiedlichen Ebenen ein einheitliches Risikokonzept bezüglich einer möglichen körperlichen Überbeanspruchung und damit der Entstehung

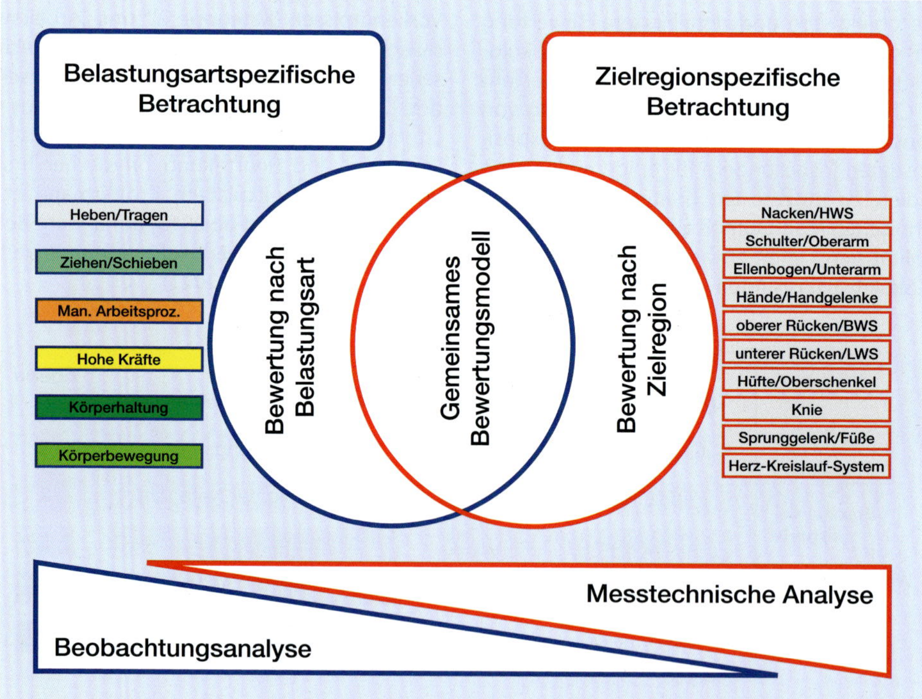

Abb. 5.2: Differenzierung der Belastungsart-spezifischen und Zielregion-spezifischen Bewertung physischer Belastungen mittels Beobachtungsverfahren und Messverfahren

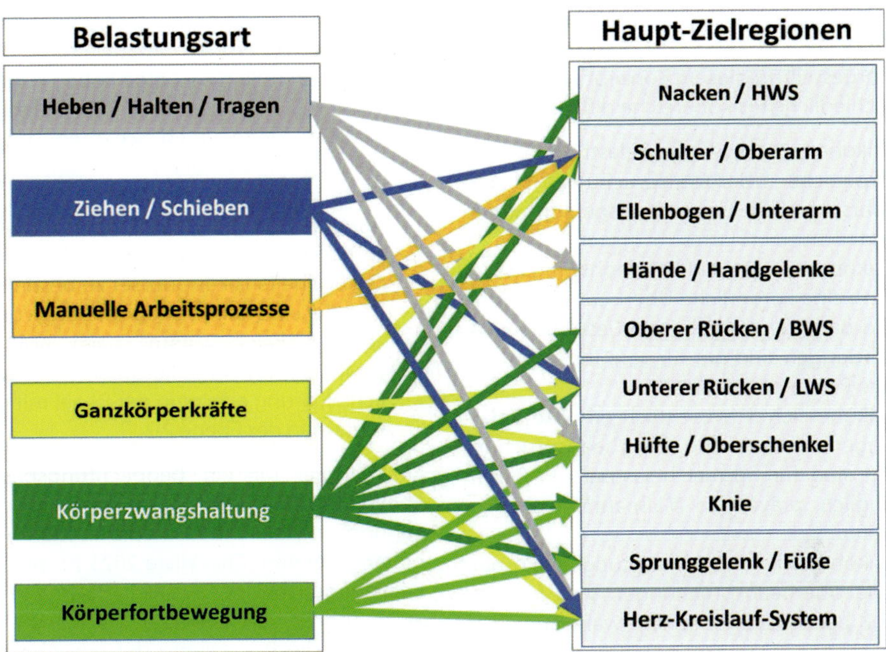

Abb. 5.3: Differenzierung der belastungsartspezifischen und zielregionspezifischen Bewertung physischer Belastungen mittels Beobachtungsverfahren und Messverfahren, Übernommen aus (Megaphys, Band 1 und 2)

Risiko*	Belastungshöhe	a) Wahrscheinlichkeit einer körperlichen Überbeanspruchung b) Mögliche gesundheitliche Folgen	Maßnahmen
	gering	a) Eine körperliche Überbeanspruchung ist unwahrscheinlich. b) Gesundheitsgefährdung nicht zu erwarten.	Keine
	mäßig erhöht	a) Eine körperliche Überbeanspruchung ist bei vermindert belastbaren Personen** möglich. b) Ermüdung, geringgradige Anpassungsbeschwerden, die in der Freizeit kompensiert werden können.	Für vermindert belastbare Personen sind Maßnahmen zur Gestaltung und sonstige Präventionsmaßnahmen sinnvoll.
	wesentlich erhöht	a) Körperliche Überbeanspruchung ist auch für normal belastbare Personen** möglich b) Beschwerden (Schmerzen) ggf. mit Funktionsstörungen, reversibel ohne morphologische Manifestation.	Maßnahmen zur Gestaltung und sonstige Präventionsmaßnahmen sind zu prüfen.
	hoch	a) Körperliche Überbeanspruchung ist wahrscheinlich. b) Stärker ausgeprägte Beschwerden und/oder Funktionsstörungen, Strukturschäden mit Krankheitswert z. B. Chondrosen der LWS und HWS, Arthrosen, CTS.	Maßnahmen zur Gestaltung sind erforderlich. Sonstige Präventionsmaßnahmen sind zu prüfen.
*	Die Grenzen zwischen den Risikobereichen sind aufgrund der individuellen Arbeitstechniken und Leistungsvoraussetzungen fließend. Damit darf die Einstufung nur als Orientierungshilfe verstanden werden. Grundsätzlich ist davon auszugehen, dass mit steigenden Punktwerten die körperliche Belastung zunimmt.		
**	„Personen" können im Sinne einer Gefährdungsbeurteilung die betroffenen Individuen sein; im Sinne einer Risikobewertung die „beabsichtigte Nutzerpopulation".		

Abb. 5.4: MEGAPHYS-Risikokonzept, das vier Risikobereiche differenziert und für die untersuchten Ebenen der Gefährdungsbeurteilung arbeitsbezogener physischer Belastungen anwendbar ist (Megaphys, Band 1 und 2)

arbeitsbezogener Muskel-Skelett-Erkrankungen zugrunde liegt. In *Abb. 5.4* ist dieses Risikokonzept dargestellt. In diesem Konzept werden vier unterschiedliche Risikobereiche differenziert:

- Risikobereich 1 (geringe Belastungen): eine körperliche Überbeanspruchung ist unwahrscheinlich, Gesundheitsgefährdungen sind nicht zu erwarten
- Risikobereich 2 (mäßig erhöhte Belastungen): eine körperliche Überbeanspruchung und damit einhergehende Gesundheitsgefährdungen sind nur für vermindert belastbare Personen möglich
- Risikobereich 3 (wesentlich erhöhte Belastungen): körperliche Überbeanspruchungen sind für normal belastbare Personen möglich, präventive Maßnahmen sind zu prüfen
- Risikobereich 4 (hohe Belastungen): körperliche Überbeanspruchungen sind für normal belastbare Personen wahrscheinlich, präventive Gestaltungsmaßnahmen sind erforderlich).

Im Folgenden werden die in *Abb. 5.1.* dargestellten Ebenen der Gefährdungsbeurteilung arbeitsbezogener physischer Belastungen sowohl für den Anwendungsbereich der beobachtungsbasierten als auch messbasierten Erfassung und Bewertung physischer Belastungen erläutert.

EBENE 1: Grob-/Einstiegsscreening

Die erste Kategorie (Ebene 1) bilden bei den beobachtungsbasierten Verfahren die Grob-Screening- bzw. EinstiegsScreeningverfahren, und auf messtechnischer Ebene Entscheidungshilfen, mit denen eine orientierende Erfassung und Bewertung physischer Belastungsfaktoren bzw. lokalisationsbezogener Risikofaktoren erfolgen soll.

Verfahren der Ebene 1 ermöglichen den Einstieg in die Gefährdungsbeurteilung physischer Belastungen und eine Einschätzung darüber, ob wesentlich erhöhte Belastungen und ein hiermit verbundenes Risiko der Risikostufe 3 (im Sinne des MEGAPHYS-Risikokonzepts) ausgeschlossen werden können. Ziele der Anwendung von Ebene-1-Verfahren sind folgende Fragestellungen:

- Bestehen körperliche Belastungen/spezifische Muskel-Skelett-Beschwerden, die Gesundheitsrisiken zur Folge haben könnten?
- Welche Belastungsarten und welche körperliche Zielregionen scheinen dabei im Vordergrund zu stehen?
- Muss ich eine vertiefende Methode einer höheren Ebene (Ebene 2 oder höher?) anwenden, um die Wahrscheinlichkeit des Gesundheitsrisikos präziser zu bestimmen?
- Könnte eine arbeitsmedizinische Vorsorge „Muskel-Skelett-System" nach AMR 13.2 (AMR 13.2) in Frage kommen (die verbindliche Klärung erfolgt in der Regel mit einem Verfahren der Ebene 2)?

Ein Beispiel für ein beobachtungsbasiertes Ebene-1-Verfahren ist die im Rahmen der Prävention und der arbeitsmedizinischen Vorsorge eingesetzten „Checkliste 2021 für physische Belastungen bei der Arbeit" (Hartmann et al. 2021 und DGUV-I 208-033). Sie enthält Richtwerte für die Beurteilung der o.g. physischen Belastungsarten, mit deren Hilfe Belastungsschwerpunkte identifiziert werden können. Die Checkliste gibt eine Orientierung zur Klärung der Frage, ob weiterer Handlungsbedarf besteht. Es ist deshalb zweckmäßig, zu prüfen, ob die durch die Checkliste vermuteten erhöhten Belastungen von den Beschäftigten tatsächlich so wahrgenommen werden bzw. ob sie sich in betriebsärztlich identifizierten Häufungen von Beschwerden oder Befunden (Funktionsstörungen) auswirken.

Ein weiteres beobachtungsbasiertes Einstiegsscreening ist von der BAuA als Einstieg zur Anwendung spezifischer Leitmerkmalmethoden der Ebene 2 entwickelt worden (Einstiegsscreening BAuA). Beide Methoden werden ausführlicher in *Kapitel 5.2.1* dargestellt.

Auf messtechnischer Seite werden in Ebene 1 nur Entscheidungshilfen für den Einsatz geeigneter Messsysteme angeboten, die dem Anwender Hinweise geben, ob und falls ja, welches Messverfahren für die jeweilige Fragestellung ein geeignetes Verfahren sein könnte (Holtermann et al. 2017 und Weber et al. 2018).

EBENE 2: Spezielle Screeningverfahren und Kategorie 1 Messverfahren

Sind Belastungsschwerpunkte oder körperlokalisationsspezifische Belastungen/Beschwerden erkannt worden, die wesentlich erhöhte körperliche Belastungen der Risikostufe 3 nicht sicher ausschließen, soll ein der Belastungsart entsprechendes spezielles Screeningverfahren bzw. alternativ oder ergänzend ein Messverfahren der Kategorie 1 angewendet werden, mit denen jeweils die zugehörigen Belastungen bewertet werden können.

- Spezielle Screeningverfahren und ausgewählte, für die Belastungsart geeignete Messverfahren der Kategorie 1 richten sich an den betrieblichen Praktiker – die Fachkraft für Arbeitssicherheit, den Betriebsarzt oder in Kleinbetrieben an den Unternehmer, der seine Befähigung im Rahmen des Unternehmermodells der DGUV Vorschrift 2 erworben hat und Vorkenntnisse haben sollten.
- Beobachtungsbasierte Verfahren in der Ebene 2 sind in Deutschland insbesondere die sechs Leitmerkmalmethoden für die Belastungsarten Heben und Tragen, Ziehen und Schieben, Manuelle Arbeitsverfahren, Ganzkörperkräfte, Körperhaltungen und Körperfortbewegung. Eine detaillierte Beschreibung dieser Verfahren erfolgt in *Kapitel 5.2*.
- Messtechnische Verfahren der Kategorie 1 sind ebenfalls der Ebene 2 der Gefährdungsbeurteilungen physischer Belastungen zuzuordnen. Sie sind vorrangig zur Bewertung spezifischer Belastungsengpässe in einer Körperregion, wie z.B. der Quantifizierung und Bewertung von körperlichen Zwangshaltungen (Überkopfarbeiten, Zwangshaltungen des Rumpfes, Dauer und Zeitverteilung von Arbeiten im erzwungenen Sitzen oder im Knien und Hocken) vom betrieblichen Praktiker einsetzbar. Beispiele zugehöriger Verfahren werden in *Kapitel 5.3* dargestellt.

Verfahren der Ebene 2 eignen sich zu Gefährdungsbeurteilungen für spezifische Fragestellungen an Arbeitsplätzen (z.B. der Bewertung einer speziellen Belastungsart oder mit Bezug auf eine spezifische Körperregion).

Die speziellen Screeningverfahren sind als Beobachtungsverfahren insbesondere für Arbeitsplätze mit gleichförmigen mäßig wechselnden Belastungsprofilen geeignet. Limitationen bestehen bei der Bewertung komplexer Arbeitsprozesse, bei denen entweder die Höhe und zeitliche Dauer der Belastungen häufig wechselt.

Kombinierte Belastungsarten sind in den klassifizierten Belastungskategorien der Beobachtungsverfahren schwer abzubilden. In der Bewertung dieser Mischbelastungen ist darauf zu achten, dass ihr einheitliche, grundlegende Bewertungskriterien zugrunde liegen (*siehe Kapitel 5.1.3*).

Es bestehen darüber hinaus die in der Literatur beschriebenen Limitationen von Beobachtungsverfahren, wie z.B. eine fehlerhafte Datenerfassung durch Subjektivität der Beobachter (siehe z.B. Li und Buckle 1999, Forsman 2016, Holtermann et al. 2017, Rhen et al. 2020) und Limitationen der Genauigkeit der Datenerfassung. So können z.B. dreidimensionale Oberkörperhaltungen durch Beobachter nur mit großen Ungenauigkeiten erfasst werden (z.B. Kilbom 1994). Einige Risikofaktoren, wie z.B. Vibrationen, sind darüber hinaus mit Beobachtungsverfahren gar nicht quantifizierbar.

Der Einsatz von Kategorie-1-Messverfahren unterliegt der Limitation, dass nur sehr spezifische Messgrößen und damit spezielle Bewertungsverfahren angewandt werden können. Die Genauigkeit der Datenerfassung bei Kategorie 1-Messsystemen kann abhängig vom Messsystem und Einsatzgebiet auch Limitationen bzgl. der Genauigkeit der Messwerte unterliegen.

In spezifischen Fällen kann auch eine kombinierte Anwendung (Beobachtungsverfahren für bestimmte Belastungsarten und Messverfahren für bestimmte Risikofaktoren) sinnvoll sein, da sich die aus den Verfahren resultierenden Beurteilungen, z.B. bei Körperzwangshaltungen, ergänzen können.

EBENE 3: Experten-Screeningverfahren und Kategorie-2-Messverfahren

Körperliche Belastungen treten häufig in der Kombination verschiedener Belastungsarten innerhalb einer Schicht gleichzeitig oder nacheinander auf. Müssen kombinierte körperliche Belastungen am Arbeitsplatz erfasst und bewertet werden, empfiehlt sich bei beobachtungsbasierter Belastungsbeurteilung besonders für die Gestaltung getakteter Montageprozesse die Anwendung von Experten-Screeningverfahren. Diese richten sich an den ergonomisch geschulten Experten, der Hintergrundwissen bezüglich der zu untersuchenden Belastungsarten hat.

- Die als Experten-Screenings vom Institut für Arbeitswissenschaft der TU Darmstadt (IAD) entwickelten Verfahren wurden weiterentwickelt (Megaphys Band 2, IAD 2021). Hiervon wird das EAWS (European Assembly Worksheet)-Verfahren in *Kapitel 5.2.8* näher vorgestellt.
- Diese Verfahren werden derzeit überwiegend zur Gefährdungsbeurteilung, Arbeitsgestaltung/Produktionsplanung bei taktgebundenen industriellen Tätigkeiten angewandt.
- Im Rahmen des MEGAPHYS-Projekts wurden darüber hinaus Ansätze für eine belastungsartübergreifende Bewertung auch für nicht-taktgebundene Tätigkeiten entwickelt, die einen Vergleich mit messbasierten, körperlokalisationsbezogenen Bewertungen erlauben (Megaphys Band 2). Experten-Screeningverfahren unterliegen prinzipiell den oben beschriebenen Limitationen von Beobachtungsverfahren zur Erfassung und Bewertung arbeitsbezogener Belastungen.

Alternativ können in der Gefährdungsbeurteilungs-Ebene 3 auch Messverfahren der Kategorie 2 eingesetzt werden. Sie richten sich an ergonomisch geschulte Experten mit Kenntnissen in der sachgerechten Auswahl und Anwendung von Messtechnik. Zielgruppen sind z.B. Ergonomieexperten der Unfallversicherungsträger, die derartige Messsysteme bei Betriebsberatungen und zur Gewinnung von Messdaten für spezielle Expositionskataster einsetzen. Beispiele sind standardisierte Erfassungen von Kniebelastungen bei größeren Probandenkollektiven (Hendriksen et al. 2020) oder der CUELA Rückenmonitor (CUELA DGUV 2021). Messverfahren der Kategorie 2 werden auch zur Ermittlung spezifischer Belastungen in Berufskrankheiten-Feststellungsverfahren eingesetzt. Limitationen bestehen bei der Generierung von Messdaten für komplexe biomechanische Modelle, da Messsysteme der Kategorie 2 bzgl. der Anzahl und der Art der eingesetzten Sensoren beschränkt sind.

EBENE 4: Betriebliche Messungen mit Messverfahren der Kategorie 3

Komplexe Feldmessungen mit Kategorie-3-Messsystemen, die von Ergonomieexperten mit fundierten Kenntnissen sowohl in Bewertungsverfahren als auch in ergonomischer Messtechnik eingesetzt werden, eignen sich für komplexe Arbeitsplatzmessungen in unterschiedlichen Branchen. Aufgrund des höheren Aufwands, der mit derartigen Messungen verbunden ist, eignen sich derartige Messungen für spezifische Anwendungen, wie z.B. bei

- Betriebsberatungen mit komplexen Belastungssituationen, die mit Verfahren der vorhergehenden Ebenen nicht bewertet werden konnten,
- Messungen, die erhöhte Genauigkeitsanforderungen erfordern, wie z.B. im Rahmen von Präventionsprojekten, bei denen die Ergebnisse der Messungen zur Ableitung präventiver Maßnahmen, die mit hohen Investitionen verbunden sind, erfolgen,
- der Beurteilung von Musterarbeitsplätzen, deren Gestaltung später auf viele gleichartige Arbeitsplätze übertragen werden soll.

Ein Beispiel eines Messverfahrens der Kategorie 4 ist das seit vielen Jahren vom Institut für Arbeitsschutz der Deutschen Gesetzlichen Unfallversicherung (IFA) entwickelte CUELA-Messverfahren („Computer-Unterstützte Erfassung und Langzeit-Analyse von Belastungen des Muskel-Skelett-Systems"), mit dem eine kontinuierliche Erfassung und Analyse physischer Belastungsfaktoren am Arbeitsplatz durchgeführt werden kann (Ellegast et al. 2010, CUELA DGUV 2021). Das CUELA-Messsystem kann je nach Anwendungsfall mit anderen physiologischen Messverfahren (Herzschlagfrequenzmessungen, Muskelaktivitätsmessungen mittels Elektromyographie (EMG), Kraftmessungen mit Kraftsensoren, Ganzkörper-/Hand-Arm-Vibrationsmessgeräte) kombiniert eingesetzt werden.

Es ermöglicht eine Bewertung nach biomechanischen, energetisch/kardiopulmonalen, muskulären und psychophysischen Kriterien sowie einen Bezug auf epidemiologisch identifizierte Risiken.

Im Rahmen des MEGAPHYS-Projektes wurde in Ebene 4 das Messsystem CUELA eingesetzt und weiterentwickelt. Im Ergebnis liegt ein evaluiertes messtechnisches Erfassungs- und Bewertungsverfahren für Ergonomen vor, das sowohl für einzelne Körperregionen (Nacken/HWS, Schultern/Oberarme, Ellenbogen/Unterarme, Hände/Handgelenke, unterer Rücken/LWS, Hüfte und Knie) als auch insgesamt für Mischbelastungen eine verlässliche Bewertung arbeitsbezogener Muskel-Skelett-Belastungen nach dem MEGAPHYS-Risikokonzept ermöglicht (Megaphys Band 2).

EBENE 5: Labormessungen

Labormessungen, in denen Arbeitsprozesse unter standardisierten Versuchsbedingungen realistisch nachgestellt werden können, liefern die präzisesten Aussagen zur physischen Belastungssituation. Wegen des besonders hohen Aufwands werden sie allerdings nur für ausgewählte Belastungsschwerpunkte durchgeführt. Ihre Ergebnisse stellen zumeist eng definierte Ausschnitte aus der Realität des betrieblichen Alltags nach, die nachträglich mit der Gesamtsituation zusammenzuführen sind, wie sie auf den Ebenen 1 bis 4 beurteilt wurden.

Derartige Labormessungen wurden z.B. bei Analysen von Pflegetätigkeiten (Jäger et al. 2015) und spezifischen Untersuchungen, z.B. zur Wirksamkeit von Exoskeletten und biomechanischen Belastungen des Hüftgelenks (Glitsch et al. 2016) durchgeführt.

5.1.3 Generelle Bewertungskriterien

Die Richtwerte für die Bewertung physischer Belastungen werden aus biomechanischen, physiologischen, epidemiologischen oder psychophysischen Untersuchungen abgeleitet. Dabei sind für die jeweiligen Belastungsarten und deren physiologische Wirkungen in der Regel Kombinationen unterschiedlicher Kriterien für die Gefährdungsbeurteilung erforderlich. Die prinzipiellen Bewertungskategorien sind im Folgenden kurz dargestellt:

- **Biomechanische Kriterien:** Berechnungen äußerer und innerer Belastungen von Knochen und Knorpel an Gelenken, Zwischenwirbelscheiben und Menisken mit biomechanischen Modellrechnungen und auf Grund skelettaler Festigkeitsuntersuchungen an Leichenpräparaten liefern Kenngrößen für die Bewertung innerer Belastungen des Muskel-Skelett-Systems (z.B. Dortmunder Richtwerte 2019 – Jäger et al. 2019).
- **Energetische und kardiopulmonale Kriterien:** Muskel-Skelett-Belastungen führen in der Regel zur Erhöhung des aeroben oder anaeroben Energieumsatzes mit verstärkter Herz-Kreislauf-Aktivität. Zur Bewertung der Belastung können daher zugehörige Beurteilungsrichtwerte wie z.B. der Herzschlagfrequenz, des Arbeitsenergieumsatzes oder der Dauerleistungsgrenze herangezogen werden *(Abschnitt 1.2.3 Tab. 1.2)*.
- **Muskuläre Kriterien:** Der Engpass bei der Beurteilung arbeitsbezogener Muskel-Skelett-Belastungen kann in der Leistungsfähigkeit der Muskulatur für aerobe (ausdauerbetonte) oder anaerobe (kraft- oder kurzzeitige maximale) Belastungen liegen. Mögliche Bewertungskriterien sind die erforderliche Muskelkraft der unmittelbar beanspruchten Muskeln im Verhältnis zur individuellen Maximalkraft sowie ihre Bewegungsaktivität und Belastungsdauer. Zusätzlich kann die elektrische Muskelaktivität und die Ermüdung der Muskeln im Elektromyogramm dargestellt werden.
- **Psychophysische Kriterien:** Psychophysische Belastungseinschätzungen erfassen subjektiv empfundene physische Belastungen. Im Vordergrund stehen die subjektiv erlebte Anstrengung und die erlebte Ermüdung. Sie werden zur Beurteilung der Akzeptanz und der Ausführbarkeit von Tätigkeiten mit Muskel-Skelett-Belastungen herangezogen. Sie sind einerseits besonders stark von subjektiven Wertekriterien und Belastungserfahrungen der belasteten Personen abhängig, andererseits haben

sie den Vorteil, unterschiedliche Beanspruchungsfolgen von Belastungen zusammenzuführen (siehe auch BORG-Skala bei *5.2.8*).

- **Epidemiologische Kriterien:** Zur Beurteilung der Langzeitwirkungen physischer Belastungen mit zeitweiligen oder dauerhaften Funktionsbeeinträchtigungen oder von Schäden am Muskel-Skelett-System liefern epidemiologische Untersuchungen grundlegende Informationen. Es werden Häufigkeiten von Befunden auf Grund von Funktionsstörungen (Beanspruchungswirkungen) oder Schädigungen (Beanspruchungsfolgen) bei spezifisch belasteten Personen mit geringer Belasteten verglichen. Durch geeignete Indikatoren können Aussagen zur Höhe und Dauer schädigender Belastungen und daraus abzuleitender Dosis-Wirkungs-Zusammenhänge gemacht werden. Allerdings ist zu beachten, dass die Beanspruchungsfolgen zumeist als unspezifische Krankheitssymptome auftreten, die in der Regel auch bei Personen ohne erhöhte Belastungen vorkommen und dass sich die Beanspruchungsfolgen über einen langen Zeitraum als summarisches Ergebnis eines Wechselspiels zwischen bestimmten stark dominierenden Belastungen und vielfältigen weiteren Belastungen darstellen. (Bolm-Audorff et al. 2007, Seidler et al. 2014).

Verfahren zur Gefährdungsbeurteilung physischer Belastungen am Arbeitsplatz sollten daher einen klaren Bezug zu diesen Arten von generellen Bewertungskriterien haben. Die Bewertungsgrundlagen, die aus biomechanischen und arbeitsphysiologischen Untersuchungen abgeleitet wurden sowie auf gesicherten Erkenntnissen aus epidemiologischen oder psychophysikalischen Studien beruhen, sollten für die jeweiligen Verfahren transparent dargestellt sein.

> Kriterien und Richtwerte zur Beurteilung physischer Belastungen werden aus biomechanischen, energetischen und kardiopulmonalen, muskulären, psychophysischen und epidemiologischen Daten abgeleitet.

5.2 Beobachtungsverfahren (Screeningverfahren) zur Erfassung und Bewertung physischer Belastungen

B. Hartmann und R. Ellegast

5.2.1 Vorscreening: Orientierungsverfahren zu möglichen physischen Belastungen

Die Beurteilung der physischen Belastungen sollte mit einer Checkliste oder einem Einstiegsscreening beginnen, wenn die Beurteiler der Gefährdungsbeurteilung nicht sicher sind,

- ob die körperlichen Belastungen überhaupt eine Schwelle zur Auslösung von Gesundheitsstörungen durch wesentlich erhöhte körperliche Belastungen sein könnten und soweit das zutreffen könnte,
- durch welche Belastungsart das geschehen könnte.

So kann bei belastenden Tätigkeiten oft erst hier entschieden werden, ob zum Beispiel

- die Schwere und Häufigkeit der gehandhabten Lasten und die dabei eingenommene Körperhaltung (= im Vordergrund steht die biomechanisch vermittelte hohe Gelenk- und Rückenbelastung) oder
- die Kraftaufwendungen durch einzelne Extremlasten (= im Vordergrund steht die hohe Kraftausübung über Arme, Schultern und Rücken) oder aber
- die Intensität und Dauer physisch stark belastender Tätigkeiten (im Vordergrund steht der hohe Arbeitsenergieumsatz) entscheidend für den gesundheitlichen Engpass der beurteilten Tätigkeit sind.

Häufig sind zur Beurteilung arbeitsbezogener physischer Belastungen mehrere gesundheit-

Tab. 5.3: Auszug Checkliste 2021, vollständige Checkliste, *siehe Anhang 4.1*

<table>
<tr><th rowspan="2">Belastungsart</th><th rowspan="2">Orientierungsfrage
(bezogen auf Tätigkeiten typischer Arbeitsschichten)</th><th colspan="2">Erhöhte Belastung</th><th rowspan="2">Tätigkeitsspez. Beschwerden bekannt?</th></tr>
<tr><th>Ja</th><th>Nein</th></tr>
<tr><td colspan="5">1. Manuelle Lastenhandhabung</td></tr>
<tr><td>Heben, Halten, Tragen</td><td>
<table>
<tr><td rowspan="2">Art der Lastenhand-habung</td><td colspan="2">Frauen</td><td colspan="2">Männer</td></tr>
<tr><td>5 – 10 kg</td><td>10 – 15 kg</td><td>10 – 15 kg</td><td>15 – 20 kg</td></tr>
<tr><td></td><td colspan="4">Häufigkeit pro Arbeitstag</td></tr>
<tr><td>Heben</td><td>100</td><td>50</td><td>100</td><td>50</td></tr>
<tr><td>Halten, Tragen (ab 5s Dauer)</td><td>60</td><td>30</td><td>60</td><td>30</td></tr>
</table>
Werden folgende Belastungen erreicht oder überschritten?

<u>Ergänzend zur Tabelle gilt:</u>
Lastenhandhabungen mit
– sehr hoher Häufigkeit niedrigerer Lastgewichte,
– höherer Lastgewichte mit einer gewissen Regelmäßigkeit,
– sehr ungünstigen Körperhaltungen
sind ebenfalls als erhöhte Belastung einzustufen.</td><td>❐</td><td>❐</td><td></td></tr>
<tr><td>Ziehen, Schieben</td><td>Ziehen oder Schieben von Lasten (Container, Betten, Trolleys etc.) mit großer Kraft-anstrengung
• über kurze Distanzen regelmäßig (ca. 40 x pro Arbeitstag)?
• über längere Distanzen (Gesamtstrecke ca. 500 m pro Arbeitstag)?</td><td>❐</td><td>❐</td><td></td></tr>
</table>

liche Engpässe zu betrachten (siehe *Kapitel 5.1.3*).

Dieses Vorscreening ist für neue bzw. erstmalig beurteilte Arbeitsplätze zu empfehlen, für die noch keine sicheren Erkenntnisse über die Art und Höhe der physischen Belastungen vorliegen. Bei Wiederholen der Gefährdungsbeurteilungen an bereits bekannten Arbeitsplätzen oder bei sehr eindeutig erkennbarer Sachlage bezüglich erhöhter körperlicher Belastungen kann diese Stufe eines Vorscreenings übersprungen werden.

Es stehen zwei Möglichkeiten dieses Vorscreenings alternativ zur Verfügung:

- **Checkliste der DGUV (Deutsche Gesetzliche Unfallversicherung)**

Die Checkliste der DGUV Information BGI/GUV-I 504-46 aus dem Jahr 2009 ist im Jahr 2021 aktualisiert worden (Hartmann et al. 2021). Diese Checkliste orientiert sich am Risikokonzept für die Erkennung der Wahrscheinlichkeit körperlichen Überbeanspruchungen mit möglichen negativen Folgen für die Gesundheit im Projekt MEGAPHYS.

Ziel der Checkliste 2021 ist es, mit einer einfach anwendbaren Praxishilfe am Arbeitsplatz einen Überblick zu ermöglichen, ob und welche Gefährdungen durch körperliche Belastungen auftreten könnten. Sie soll auf weitergehende Methoden hinlenken, mit denen eine Beurteilung sachgerecht vorgenommen werden kann sowie mögliche Konsequenzen für die arbeitsmedizinische Vorsorge ableiten. Nach wie vor steht daher auch unter präventiven Aspekten die Gesamtbetrachtung und Bewertung der körperlich belastenden Tätigkeiten während einer Arbeitsschicht im Mittelpunkt der Checkliste 2021.

Ein Verdacht auf eine wesentlich erhöhte körperliche Belastung (Risikobereich 3 – siehe „Spezielles Screening – Risikokonzept") kann bereits bestehen, wenn die Ausprägung einzelner mit „JA" eingeschätzter Merkmale im mittleren Risikobereich 2 („mäßig erhöhte körperliche Belastungen") liegt.

- **Basis-Check und Einstiegsscreening der BAuA**

Alternativ zu dieser Checkliste bietet die BAuA (Bundesanstalt für Arbeitsschutz und Arbeitsmedizin) einen Basis-Check in Verbindung mit einem Einstiegsscreening bei körperlicher Belastung an (*siehe www.baua.de*).

In diesem ebenso wie bei der DGUV-Checkliste der Anwendung von Leitmerkmalmethoden und anderen Möglichkeiten des speziellen Screenings vorgeschalteten Verfahren wird zunächst ein Basischeck durchgeführt: In einfachen Fragen dieses Basis-Checks (1 Seite) wird geklärt, ob generell ein Verdacht von speziellen Belastungen in einer oder in mehreren der 6 Belastungsarten vorliegt.

Einstiegsscreening

In einem zweiten Schritt nach dem Basischeck werden für die als zutreffend vermuteten Belastungsarten detaillierte Fragen gestellt, die sich an den Hauptmerkmalen der jeweiligen Leitmerkmalmethoden orientieren. Dieses nachfolgende Einstiegsscreening ist prinzipiell so strukturiert, dass zu jeder der sechs Belastungsarten nach einer Einstiegsfrage konkrete Kriterien zur Bewertung der jeweiligen Belastungsart, also z.B. Handhabungshäufigkeiten für die Bewertung manueller Lastenhandhabungen, angeboten werden. Werden bei einer oder mehreren Belastungsarten zwei Punkte erreicht, dann sollen nach den Empfehlungen der BAuA Maßnahmen ergriffen werden und schließlich über eine vertiefende Gefährdungsbeurteilung zum Beispiel mit einer geeigneten Leitmerkmalmethode entschieden werden.

Das gesamte BAuA-Dokument, das der Anwendung der Leitmerkmalmethoden vorgelagert ist, kann auf den Internetseiten der BAuA heruntergeladen werden.

5.2.2 Spezielle Screeningverfahren zur Beurteilung physischer Belastungen

Die Erfassung und Bewertung physischer Belastungen kann einfach durch Beobachtungen erfolgen, soweit die Anforderungen an die Verfahren hinsichtlich der Erfassung der Belastungsmerkmale erfüllbar sind und Bewertungskriterien für die Ergebnisse existieren.

Seit etwa dem Jahr 2000 sind in Deutschland schrittweise sogenannte „Leitmerkmalmethoden" (LMM) entwickelt worden. Nach einer generellen Bearbeitung in einem gemeinsamen Forschungsprojekt der Bundesanstalt für Arbeitsschutz und Arbeitsmedizin und der Deutschen Gesetzlichen Unfallversicherung (DGUV) (Projekt MEGAPHYS) existieren in Deutschland seit dem Jahr 2019 sechs Leitmerkmalmethoden, mit denen die wesentlichen Belastungen, die zu körperlichen Über- und Fehlbelastungen führen können, nach ihren Gesundheitsrisiken eingestuft werden können. Nicht erfassbar sind mit diesen LMM einige spezifische Belastungssituationen und körperliche Unterforderungen und Bewegungsmangel. Letztere stellen ebenso wie Über- und Fehlbelastungen ein Gesundheitsrisiko dar. Allerdings können sich deren Wirkungen hinsichtlich des Beschwerden- und Krankheitsspektrums von den Über- und Fehlbelastungen unterscheiden.

Die Leitmerkmalmethoden

Die Zielstellung der Leitmerkmalmethoden ist auf allen Methodenblättern gleichermaßen formuliert:

Sie sollen auf möglichst einfache Art und Weise die wesentlichen Belastungsmerkmale dokumentieren, dem Anwender Zusammenhänge deutlich machen und eine überschlägige Bewertung der Wahrscheinlichkeit einer körperlichen Überbeanspruchung ermöglichen. Mögliche gesundheitliche Folgen sowie ein daraus resultierender Handlungsbedarf können hieraus abgeleitet werden.

Diese Verfahren dienen der orientierenden Beurteilung der Arbeitsbedingungen an einem Arbeitsort oder in einem Arbeitsbereich. Eine gute Kenntnis der zu beurteilenden Teil-Tätigkeit ist unbedingte Voraussetzung. Grobe Schätzungen oder Vermutungen können zu falschen Ergebnissen führen.

Wichtig ist der Bezug auf die Arbeitszeiten:

- Jede Beurteilung mit einer Leitmerkmalmethode bezieht sich grundsätzlich nur auf Teil-Tätigkeiten.
- Treten innerhalb einer Teil-Tätigkeit geringe Abweichungen belastender Merkmale auf, sind Mittelwerte zu bilden.
- Mehrere Teil-Tätigkeiten mit unterschiedlichen Ausprägungen derselben Belastungsart oder deutlich unterschiedlichen bzw. innerhalb einer Teil-Tätigkeit stark wechselnde Bedingungen sind getrennt einzuschätzen.
- Ein ganzer (typischer) Arbeitstag: Die Einschätzung der Wahrscheinlichkeit einer körperlichen Überbeanspruchung erfordert, alle während eines Arbeitstages vorliegenden körperlichen Belastungen zu beurteilen.
- Für eine zusammenfassende Beurteilung deutlich unterschiedlicher Belastungen derselben Belastungsart kann jeweils eine selbstrechnende Version (LMM-XX-E) verwendet werden.

Bei Überschneidungen zu anderen Belastungsarten ist zu prüfen, ob weitere LMM anzuwenden sind. Falls mehrere typische Arbeitstage mit unterschiedlichen Belastungsprofilen, z.B. bei unterschiedlichen Tätigkeiten, ausgeübt werden, ist dies ebenfalls zu berücksichtigen.

Schritte zur Beurteilung

Schritt 1: Bestimmung der Zeitwichtung: Der Wert ist mindestens 1 – Zeitwichtungen kleiner als 1 werden nicht vergeben;

Schritt 2: Bestimmung der Wichtung der Haupt-Leitmerkmale und der Ausführungsbedingungen;

Schritt 3: Bewertung/Beurteilung der Punktergebnisse;

Schritt 4: Ableitung und Umsetzung von Gestaltungsmaßnahmen und Angebot arbeitsmedizinischer Vorsorge je nach Stufe der Risikobewertung.

Sie sind als wichtigste verfügbare Beurteilungsmethoden im Rahmen der Gefährdungsbeurteilung in der Praxis der Beurteilungsebene der speziellen Screeningverfahren – hier gerade bei der Betreuung von Klein- und Mittelbetrieben – auch für die Anwendung durch Betriebsärzte geeignet, um sich selbst sowie im Zusammenwirken mit dem verantwortlichen Unternehmer bzw. seiner zuständigen Sicherheitsfachkraft ein Bild von den Gefährdungen durch physische Belastungen bei der Arbeit zu machen.

Ergebnisse der Beurteilungen mit Leitmerkmalmethoden korrespondieren mit den Beurteilungskriterien des Risikokonzepts, das der ArbMedVV bzw. ihrer Arbeitsmedizinischen Regel 13.2 zu Grunde liegt. Sie geben so klare Anhaltspunkte für die Pflichten des Arbeitgebers hinsichtlich der Dringlichkeit der Gestaltung der Arbeitsplätze und seiner Pflichten zum Angebot einer arbeitsmedizinischen Vorsorge.

Alle Leitmerkmalmethoden stehen als einfache Papier-Versionen sowie als programmgestützte selbstrechnende Versionen auf den Internetseiten der BAuA zur Verfügung. Der Vorteil der selbstrechnenden Versionen ist, dass sie eine zusammenfassende Beurteilung mehrerer aufeinander folgender Tätigkeiten an einem Arbeitstag bei wechselndem Belastungsniveau innerhalb einer Arbeitsschicht für dieselbe Belastungsart erlauben.

5.2.3 Screeningmethoden zur Beurteilung der manuellen Lastenhandhabung

Die Leitmerkmalmethode zur Beurteilung und Gestaltung von Belastungen beim manuellen Heben, Halten und Tragen von Lasten ≥ 3 kg – LMM-HHT

Anwendungsbereich

Die Leitmerkmalmethode LMM-HHT berücksichtigt das manuelle Heben, Halten und Tragen von Lasten ≥ 3 kg sowie das vorwiegend horizontale Umsetzen von Lasten. Lasten können Gegenstände, Personen oder Tiere sein. Typische Tätigkeiten sind zum Beispiel das Auf-/Abladen von Säcken, Sortieren von Paketen, Beladen von Maschinen ohne Hebehilfen, das Kommissionieren und Umladen palettierter Waren, und die Richtarbeiten am Dach von Hand.

Die gesamte LMM-HHT, bestehend aus einer Anwendungsübersicht, einem 2-seitigen Formblatt und einer Kurzanleitung, ist im Original im *Anhang 4.2* dieses Buchs zu finden.

Das Verfahren dient der orientierenden Beurteilung der Arbeitsbedingungen beim Heben, Halten und Tragen von Lasten. Trotzdem ist bei der Bestimmung der Zeitwichtung sowie der Wichtungspunkte für die Leitmerkmale (Wirksames Lastgewicht, Lastaufnahmebedingungen, Körperhaltung, ungünstige Ausführungsbedingungen und der Arbeitsorganisation/zeitliche Verteilung) eine gute Kenntnis der zu beurteilenden Teil-Tätigkeit unbedingte Voraussetzung. Grobe Schätzungen oder Vermutungen führen zu falschen Ergebnissen.

1. Schritt – Zeitwichtung, 2. Schritt Ausschnitt Beispiel der Wichtung der Lasten, 3. Schritt – Bewertung und Beurteilung des Risikos auf Grund der Merkmalspunkte und Darstellung der Risikotabelle (gültig für alle Leitmerkmalmethoden)

Die physische Belastung wird hier neben der bewegten Last selbst insbesondere bestimmt durch

- die wirksame Last und die Lastaufnahmebedingungen,
- die Körperhaltungen beim Aufnehmen und Absetzen der Lasten,
- verschiedene ungünstige Ausführungsbedingungen und
- die Arbeitsorganisation und zeitliche Verteilung der Arbeit mit möglichem Belastungswechsel.

Vorgehen

Die Beurteilung erfolgt grundsätzlich für Teil-Tätigkeiten:

- Treten innerhalb einer Teil-Tätigkeit geringe Abweichungen z.B. bei Lastgewicht und/oder Körperhaltungen auf, so sind Mittelwerte zu bilden.
- Treten innerhalb eines Arbeitstages mehrere Teil-Tätigkeiten mit deutlich unterschiedlichen Bedingungen oder innerhalb einer Teil-Tätigkeit stark wechselnde Bedingungen auf, sind diese getrennt einzuschätzen und zu dokumentieren.

Leitmerkmalmethode zur Beurteilung und Gestaltung von Belastungen beim manuellen Heben, Halten und Tragen von Lasten ≥ 3 kg (LMM-HHT)

Arbeitsplatz / Teil-Tätigkeit:			
Zeitdauer des Arbeitstages:		Beurteiler:	
Zeitdauer der Teil-Tätigkeit:		Datum:	

1. Schritt: Bestimmung der Zeitwichtung

Häufigkeit [bis ... Mal pro Teil-Tätigkeit und Arbeitstag]:	5	20	50	100	150	220	300	500	750	1000	1500	2000	2500
Zeitwichtung:	**1**	**1,5**	**2**	**2,5**	**3**	**3,5**	**4**	**5**	**6**	**7**	**8**	**9**	**10**

2. Schritt: Bestimmung der Wichtungen der weiteren Merkmale

Wirksames Lastgewicht[1]	Lastwichtung Männer	Lastwichtung Frauen
3 bis 5 kg	**4**	**6**
> 5 bis 10 kg	**6**	**9**
> 10 bis 15 kg	**8**	**12**
> 15 bis 20 kg	**11**	**25**
> 20 bis 25 kg	**15**	**75**
> 25 bis 30 kg	**25**	**85**
> 30 bis 35 kg	**35**	**100**
> 35 bis 40 kg	**75**	
> 40 kg	**100**	

3. Schritt: Bewertung und Beurteilung

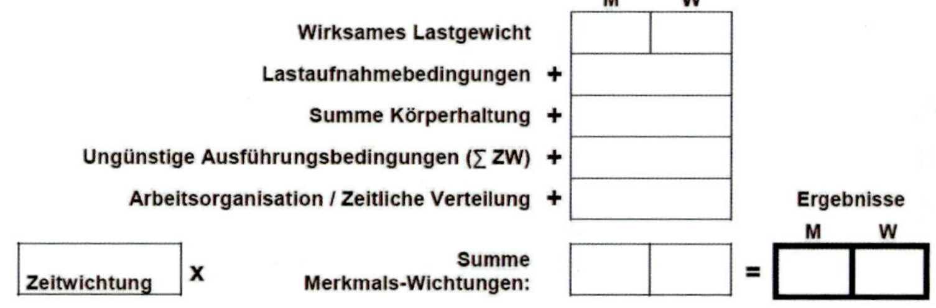

Anhand des errechneten Punktwertes und der folgenden Tabelle kann eine grobe Beurteilung vorgenommen werden:

Risiko		Risikobereich	Belastungshöhe[*]	a) Wahrscheinlichkeit körperlicher Überbeanspruchung b) Mögliche gesundheitliche Folgen	Maßnahmen
	1	< 20 Punkte	gering	a) Körperliche Überbeanspruchung ist unwahrscheinlich b) Gesundheitsgefährdung nicht zu erwarten	Keine
	2	20 - < 50 Punkte	mäßig erhöht	a) Körperliche Überbeanspruchung ist bei vermindert belastbaren Personen möglich. b) Ermüdung, geringgradige Anpassungsbeschwerden, die in der Freizeit kompensiert werden können	Für vermindert belastbare Personen sind Maßnahmen zur Gestaltung und sonstige Präventionsmaßnahmen sinnvoll.
	3	50 - < 100 Punkte	wesentlich erhöht	a) Körperliche Überbeanspruchung ist auch für normal belastbare Personen möglich b) Beschwerden (Schmerzen) ggf. mit Funktionsstörungen, meistens reversibel, ohne morphologische Manifestation	Maßnahmen zur Gestaltung und sonstige Präventionsmaßnahmen sind zu prüfen.
	4	≥ 100 Punkte	hoch	a) Körperliche Überbeanspruchung ist wahrscheinlich. b) Stärker ausgeprägte Beschwerden und / oder Funktionsstörungen, Strukturschäden mit Krankheitswert	Maßnahmen zur Gestaltung sind erforderlich. Sonstige Präventionsmaßnahmen sind zu prüfen.

Abb. 5.5: Ausschnitt aus dem Formblatt der „Leitmerkmalmethode zur Beurteilung und Gestaltung von Belastungen beim manuellen Heben, Halten und Tragen von Lasten ≥ 3 kg – LMM-HHT"

Die Wahrscheinlichkeit einer körperlichen Überbeanspruchung kann nur beurteilt werden, wenn alle während eines Arbeitstages vorliegenden körperlichen Belastungen beurteilt werden.

Beim Einsatz von weiblichen Arbeitskräften werden die Punktbewertungen für gleiche Lastgewichte bis 15 kg um 50 % (Faktor 1,5), bei höheren Lastgewichten >15 kg noch deutlich stärker erhöht. Details sind dem Formblatt der LMM-HHT (*Anhang 4.2*) zu entnehmen.

Für eine zusammenfassende Beurteilung deutlich unterschiedlicher Lastenhandhabungen kann z.B. die LMM-HHT-E verwendet werden.

Bei Überschneidungen zu anderen Belastungsarten ist zu prüfen, ob auch weitere LMM angewendet werden müssen.

Zur Beurteilung sind 3 Schritte erforderlich:

Schritt 1: Bestimmung der Zeitwichtung

Die Bestimmung der Zeitwichtung erfolgt in Abhängigkeit der Häufigkeit bei Hebe-, Absenk-, Umsetz-, Halte- oder Tragevorgängen innerhalb der zu beurteilenden Teil-Tätigkeit.

Schritt 2: Bestimmung der Wichtung der Leitmerkmale

Die Bestimmung der Wichtungspunkte für Lastaufnahmebedingungen, Körperhaltung, ungünstige Ausführungsbedingungen und Arbeitsorganisation/zeitliche Verteilung erfolgt nach Punktwertetabellen.

Schritt 3: Schritt: Die Bewertung und Beurteilung

Die Bewertung jeder Teil-Tätigkeit erfolgt anhand eines zu berechnenden Punktwertes (Addition der Wichtungen der Leitmerkmale/ Multiplikation mit der Zeitwichtung. Der Punktwert wird einem Risikobereich zugeordnet und daraus die Wahrscheinlichkeit einer körperlichen Überbeanspruchung durch diese Teil-Tätigkeit, mögliche gesundheitliche Folgen und ein daraus resultierender Handlungsbedarf abgeleitet. Ab dem Risikobereich 3 „wesentlich erhöht" sind in der Regel Gestaltungsmaßnahmen sowie weitere kollektive und individuelle Präventionsmaßnahmen und das Angebot zur Arbeitsmedizinische Vorsorge nach ArbMedVV ist erforderlich.

Für besonders schutzbedürftige Beschäftigtengruppen (Jugendliche, Leistungsgewandelte) können unabhängig von der Belastungshöhe weitere Maßnahmen, z.B. im Rahmen der Wunschvorsorge, notwendig sein.

Die Leitmerkmalmethode zur Beurteilung und Gestaltung von Belastungen beim manuellen Ziehen und Schieben von Lasten – LMM-ZS

Die Leitmerkmalmethode LMM-ZS dient zur Erfassung und Beurteilung von manuellen Belastungen durch Ziehen und Schieben von Lasten durch das Fortbewegen von Flurförderzeugen (z.B. Einradkarren und Einachskarren, Trolleys oder Wagen mit drei bis sechs Rädern), von Hängebahnen oder Hängekränen mit Muskelkraft sowie Überkranungen von Flächen, bei denen die Last in allen Richtungen bewegt werden kann.

Die physische Belastung wird hier neben der bewegten Last selbst insbesondere bestimmt durch

- die Art und Größe der Rollen und sowie den Zustand des bewegten Flurförderzeugs
- die Angriffspunkte an der Last und die damit vorgegebene Körperhaltung,
- den Untergrund, auf dem die Last bewegt wird,
- häufige Unterbrechungen mit Abbremsen und wieder Anschieben der Last, die kurzzeitig die höchste Belastung hervorrufen.

Wird die Last ohne Hilfsmittel, z.B. durch Rollen oder Schleifen von Gegenständen über den Boden bewegt, ist die Leitmerkmalmethode „Ganzkörperkräfte" (LMM-GK) zu berücksichtigen. Werden Flurförderzeuge mit mechanischen Antrieben verwendet (z.B. Treppengleiter), können die LMMs auch für Belastungen durch Körperfortbewegung und Ganzkörperkräfte berücksichtig werden.

Für weibliche Beschäftigte werden die ermittelten Risikopunkte um 30 % erhöht (Faktor 1,3). Details sind dem Formblatt der LMM-ZS (*Anhang 4.3*) zu entnehmen.

LMM zur Beurteilung und Gestaltung von Belastungen beim Ziehen und Schieben (LMM-ZS)

Arbeitsplatz / Teil-Tätigkeit:			
Zeitdauer des Arbeitstages:		Beurteiler:	
Zeitdauer der Teil-Tätigkeit:		Datum:	

1. Schritt: Bestimmung der Zeitwichtung (Weglänge, Zeitdauer des ZS)

Weglänge[1] bis ...m[2]	40	200	400	800	1200	1800	2500	4200	6300	8400	11000	15000	20000
Dauer[1] bis ...min[2]	≤ 1	≤ 5	≤ 10	≤ 20	≤ 30	≤ 45	≤ 60	≤ 100	≤ 150	≤ 210	≤ 270	≤ 360	≤ 480
Zeitwichtung	**1**	**1,5**	**2**	**2,5**	**3**	**3,5**	**4**	**5**	**6**	**7**	**8**	**9**	**10**

[1] Es wird eine ungefähre Laufgeschwindigkeit beim Ziehen und Schieben von 0,7 m/s (2,5 km/h) angenommen. [2] pro Teil-Tätigkeit und Arbeitstag.

2. Schritt: Bestimmung der Wichtungen der weiteren Merkmale

<table>
<tr><th rowspan="3">Zu bewegendes Lastgewicht inklusive Flurförderzeug

[kg]</th><th colspan="8">Flurförderzeug</th><th rowspan="3">Hänge-bahnen</th><th rowspan="3">Hänge-krane</th></tr>
<tr><th rowspan="2" colspan="3">Karren[3) 4)]</th><th colspan="5">Wagen</th></tr>
<tr><th colspan="2">nur Lenkrollen</th><th colspan="2">mit Bockrollen oder feststellbaren Lenkrollen</th><th>mit Deichsel-lenkung</th></tr>
<tr><td></td><td></td><td></td><td>5)</td><td></td><td>5)</td><td></td><td></td><td></td><td></td><td></td></tr>
<tr><td>bis 50</td><td>3</td><td>2</td><td>2,5</td><td>2,5</td><td>3</td><td>1</td><td>1</td><td>1</td><td>1</td><td>2</td></tr>
<tr><td>> 50 bis 100</td><td>5</td><td>3</td><td>4</td><td>3</td><td>4</td><td>1</td><td>1</td><td>1</td><td>1</td><td>2,5</td></tr>
<tr><td>> 100 bis 200</td><td>10</td><td>6</td><td>7</td><td>4</td><td>6</td><td>2</td><td>1,5</td><td>1,5</td><td>1,5</td><td>3,5</td></tr>
<tr><td>> 200 bis 300</td><td>50</td><td>12</td><td>50</td><td>5</td><td>8</td><td>3</td><td>2</td><td>2</td><td>2</td><td>4,5</td></tr>
<tr><td>> 300 bis 400</td><td rowspan="6">100</td><td>50</td><td rowspan="6">100</td><td>7</td><td>12</td><td>4</td><td>3</td><td>2,5</td><td>2,5</td><td>6</td></tr>
<tr><td>> 400 bis 600</td><td rowspan="5">100</td><td>12</td><td>50</td><td>6</td><td>5</td><td>4</td><td>4</td><td>10</td></tr>
<tr><td>> 600 bis 800</td><td>50</td><td rowspan="4">100</td><td>10</td><td>8</td><td>7</td><td>7</td><td>15</td></tr>
<tr><td>> 800 bis 1000</td><td rowspan="3">100</td><td>15</td><td>12</td><td>10</td><td>10</td><td>50</td></tr>
<tr><td>> 1000 bis 1300</td><td>50</td><td>50</td><td>50</td><td>20</td><td rowspan="2">100</td></tr>
<tr><td>> 1300</td><td>100</td><td>100</td><td>100</td><td>50</td></tr>
</table>

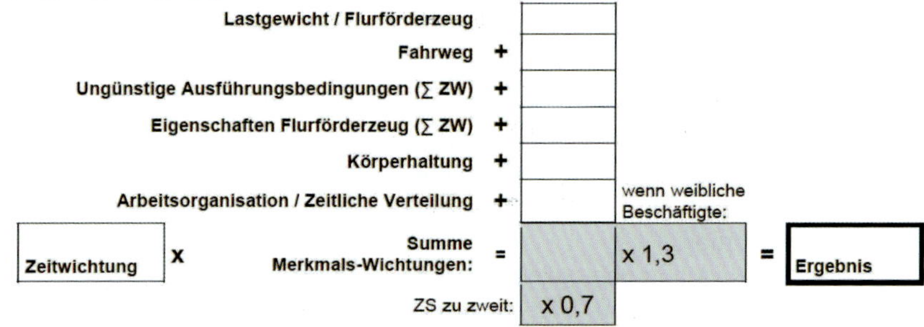

3. Schritt: Bewertung und Beurteilung

Lastgewicht / Flurförderzeug
Fahrweg +
Ungünstige Ausführungsbedingungen (∑ ZW) +
Eigenschaften Flurförderzeug (∑ ZW) +
Körperhaltung +
Arbeitsorganisation / Zeitliche Verteilung +
wenn weibliche Beschäftigte:
Zeitwichtung x Summe Merkmals-Wichtungen: = x 1,3 = Ergebnis
ZS zu zweit: x 0,7

Abb. 5.6: Ausschnitt aus dem Formblatt der Leitmerkmalmethode zur Beurteilung und Gestaltung von Belastungen beim manuellen Ziehen und Schieben von Lasten – LMM-ZS

Vorgehen

Die Beurteilung erfolgt ebenso wie bei der LMM-HHT dargestellt in drei Schritten. Es gelten dabei die Bedingungen

- für die Berücksichtigung variierender Belastungen innerhalb der Teiltätigkeit sowie
- für die Berücksichtigung der Unterschiede von Belastungen bei den Teiltätigkeiten,

so dass abschließend ggf. unter Verwendung einer LMM-ZS-E eine ganze Arbeitsschicht bestehend aus mehreren Teiltätigkeiten beurteilt wird.

Bei Überschneidungen zu anderen Belastungsarten ist zu prüfen, ob auch weitere LMM angewendet werden müssen.

5.2.4 Screeningmethoden zur Beurteilung manueller Arbeitsprozesse

Die Leitmerkmalmethode zur Beurteilung und Gestaltung von Belastungen bei manuellen Arbeitsprozessen

Manuelle Arbeitsprozesse sind im Sinn dieser Belastungsart gekennzeichnet durch sich wiederholende Bewegungsabläufe und Kraftaufwendungen vorwiegend der Hände und der Unterarme, aber auch noch der Oberarme bis zu den Schultergelenken. Die Arbeitsaufgabe kann die Bearbeitung (Veränderung) des Arbeitsgegenstandes oder die Bewegung (Handhabung) von kleinen Gegenständen zumeist bis ca. 3 kg sein. Dabei können auch Instrumente, kleinere Werkzeuge oder handgeführte Maschinen verwendet werden.

Typisch sind Montagetätigkeiten (z.B. Montage von Elektrogeräten), Löten, Nähen, Sortieren, Ausschneiden, Kassieren, händisch Kontrollieren, Pipettieren, Mikroskopieren mit den Vorgängen wie Fügen, Drehen, Schneiden, Verschieben, Drücken, Anheben, Halten oder Umsetzen).

Die Beurteilung orientiert sich hauptsächlich

- an der Höhe der ausgeübten Kraft im Verhältnis zur Maximalkraft der in Anspruch genommenen Muskulatur,
- an der Häufigkeit der Bewegungen je Minute bzw. der mittleren Haltedauer sowie
- an der Hand- oder Armstellung, die zu einer verstärkten Auslenkung und damit zur erhöhten Beanspruchung von Gelenken und lokalen Muskeln führt.

Es erfolgt keine Unterscheidung der Risiken zwischen Frauen und Männern.

Vorgehen

Die Beurteilung erfolgt auch hier wie bei der LMM-HHT in drei Schritten. Es gelten dabei die Bedingungen

- für die Berücksichtigung variierender Belastungen innerhalb der Teiltätigkeit sowie
- für die Berücksichtigung der Unterschiede von Belastungen bei den Teiltätigkeiten,

so dass abschließend ggf. unter Verwendung einer LMM-MAS-E eine ganze Arbeitsschicht, bestehend aus mehreren Teiltätigkeiten, beurteilt wird.

Beim möglichen Zusammentreffen mit anderen Belastungsarten wie der Handhabung von Lasten oder der Ausübung besonders hoher Kräfte ist zu prüfen, welche weiteren LMM angewendet werden müssen.

Details sind dem Formblatt der LMM-MA (*Anhang 4.4*) zu entnehmen.

Alternative und ergänzende Methoden zur Beurteilung von Hand-Arm-Belastungen

Bei den alternativ zur LMM-MA einsetzbaren Screening-Beurteilungsmethoden auf der Basis von Beobachtungen und verbalen Informationen von den betroffenen Beschäftigten und ggf. ergänzenden Messungen/Videoauswertungen besteht kein genereller Unterschied zu den Verfahren bei der Ausübung hoher Kräfte. Alle alternativen Verfahren beziehen sich auf den Umgang mit Lasten beliebiger Höhe auch über 3 kg hinausgehend und sie stellen eine Beziehung zwischen der Höhe und der Häu-

1. Schritt: Bestimmung der Zeitwichtung

Gesamtdauer dieser Teil-Tätigkeit pro Arbeitstag [bis … Stunden]	bis 1	2	3	4	5	6	7	8	9	10
Zeitwichtung:	**1**	**2**	**3**	**4**	**5**	**6**	**7**	**8**	**9**	**10**

2. Schritt: Bestimmung der Wichtungen der weiteren Merkmale

Art der Kraftausübung(en) im Finger-Handbereich in einer „Norm-Minute"		Halten[1)] mittl. Haltedauer [Sek. pro Minute]			Bewegen mittl. Bewegungshäufigkeiten [Anzahl pro Minute]				
		31-60	16-30	≤ 15	< 5	5-15	16-30	31-60	61-90[3)]
Höhe	**Beschreibung, typische Beispiele**	**Wichtung**			**Wichtung**				
gering	**Sehr geringe / geringe Kräfte** (bis 15 % $F_{max}M$) z.B. Tastenbedienung / Verschieben / Ordnen / Materialführung / Einlegen von kleinen Teilen	**5,5**	**3**	**1,5**	**0,5**	**1**	**2,5**	**5**	**7**
	Mittlere Kräfte (bis 30 % $F_{max}M$) z.B. Greifen / Fügen von kleinen Werkstücken mit der Hand oder kleinen Werkzeugen	**9**	**4,5**	**2,5**	**0,5**	**2**	**4**	**7,5**	**11**
	Hohe Kräfte (bis 50 % $F_{max}M$) z.B. Drehen / Wickeln / Verpacken / Fassen / Halten oder Fügen von Teilen / Eindrücken / Schneiden / Arbeiten mit kleineren angetriebenen Handwerkzeugen	**14**	**7**	**3,5**	**1**	**3**	**6**	**12**	**18**
	Sehr hohe Kräfte (bis 80 % $F_{max}M$) z.B. kraftbetontes Schneiden / Arbeit mit kleinen Tackern / Bewegen oder Halten von Teilen oder Werkzeugen	**22**	**11**	**5,5**	**1,5**	**5**	**10**	**19**	
	Spitzenkräfte[2)] (über 80 % $F_{max}M$) z.B. Schrauben anziehen, lösen / Trennen / Eindrücken	**100**		**35**	**8**	**30**	**100**		
hoch	**Kräftiges Schlagen**[2)] mit Daumenballen, Handfläche oder Faust				**8**	**30**			

3. Schritt: Bewertung und Beurteilung

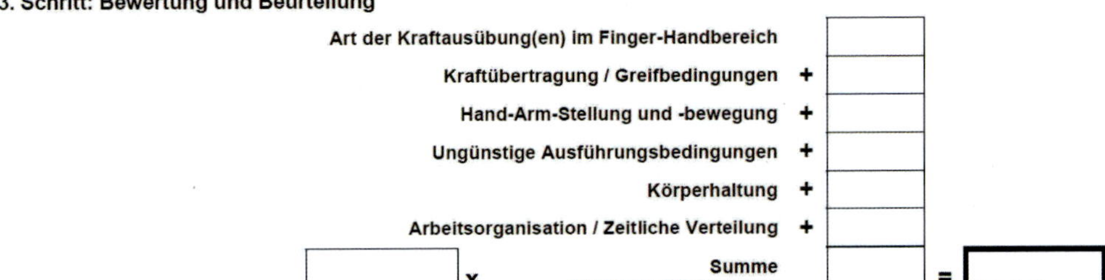

Abb. 5.7: Ausschnitt aus dem Formblatt der Leitmerkmalmethode zur Beurteilung und Gestaltung von Belastungen bei manuellen Arbeitsprozessen – LMM-MA

figkeit der Belastung her. Während die LMM MAP als Zielkörperregion das gesamte Schulter-Hand-Arm-System hat, betrachten andere Beurteilungsverfahren z.T. eingeschränkte Körperregionen (z.B. distaler Bereich der oberen Extremitäten) bzw. auch erweiterte Körperbereiche (z.B. Oberkörper und obere Extremitäten). Für diese Verfahren sind derzeitig keine Risikostufen-Bewertungen im Sinn des deutschen Arbeitsschutzes einschließlich der Arbeitsmedizinischen Vorsorge-Verordnung definiert.

Hand Activity Level Threshold Limit Values (HAL TLVs)

Die "Hand Activity Level Threshold Limit Values" (HAL TLVs) wurden in den USA von der American Conference of Governmental Industrial Hygienists (ACGIH) auf der Basis epidemiologischer, psychophysischer und biomechanischer Studien erarbeitet, umfangreich evaluiert und im Jahr 2018 in aktualisierter Version publiziert (ACGIH 2001, HAL 2007, HAL 2009, ACGIH 2018). Die HAL TLVs sind zur Beurteilung gesicherter arbeitsbezogener Risikofaktoren des Hand-Unterarm-Bereichs (distale obere Extremität) entwickelt worden. In der aktuellen Version aus 2018 wurden insbesondere Schnittstellen zu einer objektiveren Erfassung von schwer zu beobachtenden Belastungsfaktoren geschaffen. So können videobasierte, automatisierte Algorithmen genutzt werden, um wichtige Risikofaktoren, wie Handgelenksgeschwindigkeiten, Bewegungsfrequenzen und repetitive Arbeitszyklen zu quantifizieren

(Akkas et al. 2018, Akkas et al. 2019, Radwin et al. 2015). Damit berücksichtigt dieses Verfahren Belastungsfaktoren, die mit Leitmerkmalmethoden nicht ausreichend erfasst und bewertet werden können.

Das HAL TLV-Verfahren wird zur Gefährdungsbeurteilung und insbesondere auch für die Ermittlung der Belastungen im Berufskrankheiten-Verfahren der BK 2113 (Carpaltunnel-Syndrom) und zukünftig auch der BK 2101 (Sehnenscheiden) durch die Unfallversicherungsträger (Berufsgenossenschaften und Unfallkassen) eingesetzt.

In den HAL TLVs gehen die folgenden Beurteilungskriterien der Arbeitsbelastung ein:

- Die durchschnittliche Aktivität der Hand (HAL) wird aus einer Verknüpfung zwischen der Bewegungsfrequenz der Hand und des darin enthaltenen Zeitanteils mit Muskelkraft > 5 % der jeweiligen Maximalkraft bestimmt.
- Die von der Hand aufgebrachte Spitzenkraft (TLV) wird durch eine 11-stufige Skala des subjektiv empfundenen Kraftaufwandes in Anlehnung an die BORG-Skala geschätzt bzw. aus elektromyographischen Messungen abgeleitet.

Bewertet werden die Beziehungen zwischen dem „Handaktivitätsgrad" (HAL) und der „normalisierten Spitzenkraft" an zwei Schwellen, dem Aktionslimit und dem Schwellenlimit (Überschreiten bedeutet veränderungsbedürftige Tätigkeit). Die Beurteilung bezieht sich auf die Ellenbogen, Unterarme, Hände und Finger.

OCRA-Verfahren

Ein international verbreitetes Experten-Screening ist das OCRA-Verfahren („Occupational Risk Assessment of Repetitive Movements and Exertions of the Upper Limb") einer italienischen Arbeitsgruppe um Colombini und Occhipinti (Colombini et al. 2013, Colombini et al. 2016). Es gibt zwei Varianten: Ein umfangreiches Expertenverfahren (OCRA-Index) und alternativ eine Checkliste (OCRA-Checkliste).

Das OCRA-Verfahren beschreibt und bewertet

- die Risikofaktoren Repetition, Kraftaufwand, Körper- und Gelenkbewegungen sowie -haltungen in ungünstigen Winkelbereichen,
- zusätzliche Faktoren wie Vibration, lokaler Druck, Kälte oder Hitze.

und führt sie im OCRA-Index zu einer integrierten Bewertung zusammen. Der OCRA-Index berechnet sich aus dem Verhältnis zwischen den „ausgeführten technischen Aktionen" und den nach einem Schwellenkonzept des Verfahrens „empfohlenen technischen Aktionen" entsprechend der Formel:

$$\text{OCRA-Index} = \frac{\text{Zahl der tatsächlich technischen Aktionen}}{\text{Zahl der empfohlenen technischen Aktionen}}$$

Die Zahl der tatsächlich ausgeführten technischen Aktionen kann durch Auszählen in mehreren Zyklen und entsprechende Hochrechnungen festgestellt werden.

Die Zahl der empfohlenen technischen Aktionen ergibt sich aus einer im Verfahren festgesetzten Aktionsfrequenzkonstante von 30/min und Reduktionsfaktoren. Diese Reduktionsfaktoren ergeben sich aus der Bewertung verschiedener Risikofaktoren am untersuchten Arbeitsplatz, die direkt oder aus Videoaufnahmen für einzelne repetitive Arbeitsaufgaben und für den rechten und linken Arm getrennt aufgenommen werden.

Für den Fall, dass mehrere repetitive Aufgaben während einer Arbeitsschicht von einer Person durchgeführt werden, werden die Zahlen der empfohlenen technischen Aktionen aufsummiert und mit einem Reduktionsfaktor für mangelnde Erholung multipliziert, bevor der OCRA-Index nach der oben genannten Formel berechnet wird. Die Autoren versprechen damit eine Aussage über die Beanspruchung während einer gesamten Arbeitsschicht und über das Risiko, an arbeitsbezogenen Erkrankungen der oberen Extremitäten zu erkranken.

Einzelheiten der Anwendung des OCRA-Verfahrens müssen der entsprechenden Literatur entnommen werden!

Zusätzlich zur Entwicklung des OCRA-Verfahrens wurde von derselben Arbeitsgruppe die OCRA-Checkliste erarbeitet, die eine entsprechend dem OCRA-Verfahren verkürzte Prozedur der Risikobewertung erlaubt (OCRA 2013).

Das OCRA-Verfahren erfordert ein hohes Maß an Erfahrung, Einarbeitung und Training, um durch Beobachtung oder auch durch zeitaufwändige Videoanalysen die Reduktionsfaktoren verlässlich zu bestimmen. Beim OCRA-Verfahren ist die Haltungsanalyse auf die Schulter, den Arm, die Hand und die Finger beschränkt. Der OCRA-Index ergibt eine integrierte Risikobewertung repetitiver Arbeit, die mehrere Risikofaktoren und verschiedene repetitive Tätigkeiten während des Arbeitstages berücksichtigt.

Die OCRA-Checkliste vereinfacht zwar die Erfassung der Risikofaktoren durch eine gegliederte Abfrage typischer Arbeitsbedingungen, erschwert dadurch aber die spezifische Beschreibung der Risikofaktoren.

Beide Verfahren (OCRA-Index und OCRA-Checkliste) sind im Internet verfügbar (OCRA 2013).

5.2.5 Screeningmethoden zur Beurteilung von Arbeiten mit hohen Kräften

Die Leitmerkmalmethode zur Beurteilung und Gestaltung von Belastungen bei der Ausübung von Ganzkörperkräften – LMM-GK

Müssen Tätigkeiten mit so erheblichen Kräften aufgebracht werden, dass diese Tätigkeit üblicherweise nicht mehr im Sitzen ausgeübt werden kann, sollte unabhängig von der Körperhaltung eine spezielle Gefährdungsbeurteilung zu „Ausübung von Ganzkörperkräften" erfolgen. Charakteristisch ist weiterhin, dass die Krafteinleitung überwiegend über die Hände erfolgt, die Fortleitung der Kräfte aber im ganzen Körper über Schultern, Rücken, Beine und Füße.

Typische Tätigkeiten sind das Gussputzen großer Teile bei Einzelfertigung, das Bewegen von Absperrschiebern, Arbeiten mit Winden, Flaschenzügen, Hebeln, Brechstangen oder Hebebäumen oder das händische Kuppeln von Eisenbahnfahrzeugen. Möglich sind zum Beispiel weiterhin das Einbauen von Fenstern, der Patiententransfer und die -lagerung bei schweren Patienten, die Nutzung schwerer Hämmer (z.B. Vorschlaghammer) oder das Bewegen von Lasten auf Rollenbahnen/Kugelbahnen bei geringer Körperfortbewegung oder Festmachen von Schiffen in Häfen.

Die Beurteilung orientiert sich hauptsächlich

- an der Höhe der ausgeübten Kraft im Verhältnis zur Maximalkraft der in Anspruch genommenen Muskulatur, die in der Regel wenigstens etwa 20 % der Maximalkraft überschreiten sollte.
- der Symmetrie der Kraftausübung (beidhändig/einhändig), wobei eine überwiegend einhändige Ausübung als erschwerend beurteilt wird,
- der Körperhaltung bei der Ausübung der Kräfte sowie an der Hand-Arm-Stellung oder -bewegung.

Die Zeitwichtung berücksichtigt als Schätzung die Dauer der Ausübung der Kräfte in der Arbeitsschicht sowie die mittlere Haltedauer (Sekunden pro Minute) bzw. die mittlere Bewegungshäufigkeit pro Minute. Kraftaufwendungen > 50 % der Maximalkraft z.B. beim Bewegen von Patienten können schon bei seltener Ausübung der Kraft insbesondere für Frauen die Schwelle zum hohen Risiko (ab 100 Punkte) überschreiten.

Beim Einsatz von weiblichen Arbeitskräften werden die Punktbewertungen für gleiche Aktionskräfte um 50 % (Faktor 1,5) erhöht.

Details sind dem Formblatt der LMM-GK (*Anhang 4.5*) zu entnehmen.

Vorgehen

Die Beurteilung erfolgt ebenso wie bei der LMM-HHT dargestellt in drei Schritten. Es gelten dabei die Bedingungen

- für die Berücksichtigung variierender Belastungen innerhalb der Teiltätigkeit sowie
- für die Berücksichtigung der Unterschiede von Belastungen bei den Teiltätigkeiten,

so dass abschließend ggf. unter Verwendung einer LMM-GK-E eine ganze Arbeitsschicht, be-

1. Schritt: Bestimmung der Zeitwichtung

Gesamtdauer[1)] [bis … Minuten] bzw. Wiederholungshäufigkeit[2)] der Teil-Tätigkeit pro Arbeitstag:	≤ 1	> 1 - 5	> 5 - 10	> 10 - 20	> 20 - 30	> 30 - 45	> 45 - 60	> 60 - 100	> 100 - 150	> 150 - 210	> 210 - 270	> 270 - 360	> 360 - 480
Zeitwichtung	1	1,5	2	2,5	3	3,5	4	5	6	7	8	9	10

[1)] Bei kontinuierlichen Teil-Tätigkeiten, [2)] bei diskontinuierlichen Teil-Tätigkeiten. Erläuterungen hierzu: Siehe Handlungsanleitung.
Achtung: Sofern überwiegend Finger-Hand-Kräfte ausgeführt werden ist die Teil-Tätigkeit auch mit der LMM-MA zu bewerten!

2. Schritt: Bestimmung der Wichtungen der weiteren Merkmale

Kraftausübung(en) in einer Norm-Minute bei kontinuierlichen Teil-Tätigkeiten bzw. pro Teil-Tätigkeit bei diskontinuierlichen Teil-Tätigkeiten		Halten[3)] mittl. Haltedauer [Sekunden]			Bewegen mittl. Bewegungshäufigkeiten [Anzahl]			
Höhe	**typische Beispiele als orientierende Einstufungshilfen**	31 - 45[3)]	16 - 30	≤ 15	< 5	5 - 15	16 - 30	31 – 45[5)]
gering	**Geringe Kräfte** Ganzkörperkräfte mit geringen Kräften können definitionsgemäß nicht vorkommen. Diese Teil-Tätigkeiten sind ggfs. mit der LMM-MA zu beurteilen.	-	-	-	-	-	-	-
	Mittlere Kräfte (bis 30 % $F_{max}M$) Arbeiten mit handgeführten Werkzeugen wie Winkelschleifer, kleine Kettensägen, Heckenscheren oder Schlagbohrmaschinen < 3 kg / Bewegen von Lasten auf Rollenbahnen < 20 kg	18	12	6	1,5	6	12	18
	Hohe Kräfte (bis 50 % $F_{max}M$) Arbeiten mit schwereren handgeführten Werkzeugen wie Trennschleifer, größere Kettensägen, Bohrhammer 3-8 kg / Bedienen von Hochdruckreiniger oder Sandstrahler / Schaufeln von Lasten < 4 kg / Bewegen von Lasten auf Rollenbahnen 20-50 kg / Werfen von Lasten < 3 kg bis max. 5 Meter	25	17	8	2	8	17	25
	Sehr hohe Kräfte (bis 80 % $F_{max}M$) Arbeiten mit schweren handgeführten Werkzeugen wie Drucklufthämmern (≥ 8 kg) / Schaufeln von Lasten 4-8 kg / Bewegen von Lasten auf Rollenbahnen > 50-100 kg / Werfen von Lasten < 3 kg bis max. 10 Meter oder 3-5 kg max. 5 Meter	100	32	15	4	15	32	100
hoch	**Spitzenkräfte[4)]** (über 80 % $F_{max}M$) Impulsartige Kraftaufwendungen wie beim Arbeiten mit Brechstange, Vorschlaghammer / Ankippen schwerer Fässer (> 200 kg), Transport schwerer Möbel / Schaufeln von Lasten > 8 kg / Bewegen von Lasten auf Rollenbahnen > 100 kg / Werfen von Lasten < 3 kg über 10 Meter oder ≥ 3 kg über 5 Meter	100		25	6	25	50	100
Die Teil-Tätigkeit ist zu beobachten und die Wichtungen für die Kraftkategorien zu markieren. Addiert ergeben diese die Gesamtkraftwichtung.		**Gesamtkraftwichtung:**						
		Bei Frauen x 1,5:						

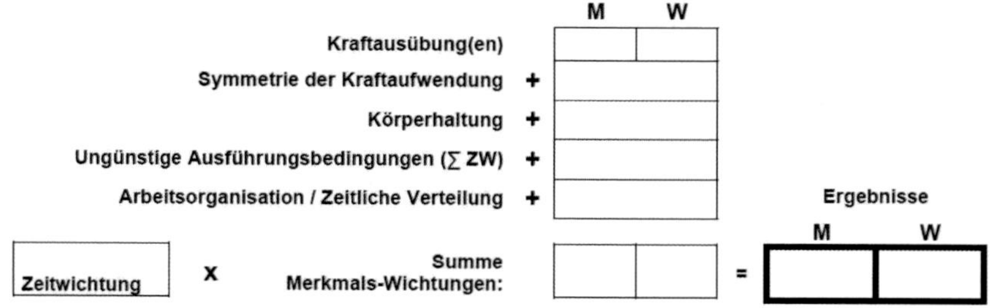

3. Schritt: Bewertung und Beurteilung

	M	W
Kraftausübung(en)		
Symmetrie der Kraftaufwendung +		
Körperhaltung +		
Ungünstige Ausführungsbedingungen (∑ ZW) +		
Arbeitsorganisation / Zeitliche Verteilung +		

Zeitwichtung x **Summe Merkmals-Wichtungen:** [M] [W] = **Ergebnisse** [M] [W]

Abb. 5.8: Ausschnitt aus dem Formblatt der Leitmerkmalmethode zur Beurteilung und Gestaltung von Belastungen bei der Ausübung von hohen Ganzkörperkräften – LMM-GK

stehend aus mehreren Teiltätigkeiten, beurteilt wird.

Bei Überschneidungen zu anderen Belastungsarten ist zu prüfen, ob auch weitere LMM angewendet werden müssen.

Bei der Interpretation der Ergebnisse im Vergleich mit den subjektiven Angaben einzelner Beschäftigter ist zu beachten, dass sich die Körperkräfte einzelner Personen sehr stark voneinander unterscheiden können: Besonders kräftige Frauen können im Einzelfall trotz erheblicher durchschnittlicher Geschlechtsunterschiede der Gruppen (Frauen haben bei Maximalkräften etwa nur die Hälfte der durchschnittlichen Maximalkräfte der Männer) etwa gleiche Kräfte wie Männer aufbringen.

Alternative und ergänzende Methoden zur Beurteilung von Belastungen durch hohe Kräfte

Montagespezifischer Kraftatlas

Im montagespezifischen Kraftatlas werden Aktionskräfte des ganzen Körpers und des Finger-Hand-Arm-Systems in typischen Arbeitshaltungen, darunter auch in ungünstigen Körperhaltungen mit nicht aufrechtem Rumpf in perzentilierter Form dargestellt (Wakula et al. 2009). Der montagespezifische Kraftatlas wendet sich an Konstrukteure, Fertigungsplaner, Sicherheitsingenieure, Arbeitsmediziner und Ergonomen und bietet Unterstützung bei der Analyse, Bewertung und Optimierung von kraftbetonten Tätigkeiten.

Zusammen mit dem Kraftatlas wurde ein Expertenverfahren entwickelt, mit dem aus den jeweiligen maximalen statischen Aktionskräften unter Berücksichtigung tätigkeitsbezogener (Angaben zur Frequenz (min^{-1}) und Häufigkeit der Kraftausübung pro Arbeitsschicht) und personenbezogener Parameter (u. a. das Alter, das Geschlecht und die Trainiertheit der Beschäftigten) empfohlene maximale Aktionskraftwerte abgeleitet werden können.

5.2.6 Screeningmethoden zur Beurteilung von Körperzwangshaltungen

Die Leitmerkmalmethode zur Beurteilung und Gestaltung von Belastungen bei Körperzwangshaltungen LMM-KH

Körperhaltungen begleiten uns über den gesamten Tag, und jede Körperhaltung mit Ausnahme des Liegens im Schlaf muss durch Muskelkräfte wenigstens teilweise stabilisiert werden. Darum grenzen wir die Körperzwangshaltungen auf Grund ihrer ermüdenden Wirkungen besonders ab.

Körperzwangshaltungen sind alle anstrengenden Körperhaltungen, die durch den Arbeitsprozess vorgegeben sind und ununterbrochen (einmalig ≥1 Minute, wiederholt ≥10 Sekunden) eingenommen werden. Eine Unterbrechung dieser Belastung liegt nur dann vor, wenn eine ungünstige Haltung durch eine entspannte Haltung wie aufrechtes Stehen oder variables Sitzen unterbrochen werden kann oder durch eine entspannte Haltung geringfügig variiert werden kann, auch ohne den Arbeitsprozess zu unterbrechen.

Im Vordergrund ihrer Wirkungen steht die dauerhafte statische Muskelanspannung mit ihren Folgen für die Muskeldurchblutung und Energieversorgung, aber auch die hohe neuromuskuläre Anspannung mit Folgen für stressartige Empfindungen.

Körperzwangshaltungen bei der Arbeit können gleichzeitig und unabhängig voneinander betreffen

- den Rücken (unterer Rücken ab Hüft-/Lendenregion bis zum oberen Rücken,
- die Schultern und Oberarme einschließlich des Nackens sowie
- die Kniegelenke und Beine/Füße.

Die Hüftregion wird je nach Haltung in die Beurteilung des unteren Rückens oder der Beine einbezogen.

Die Wirkungen auf den Rücken im Stehen oder Sitzen, Hocken oder Knien, auf Schultern/Oberarme und auf Knie/Beine werden getrennt beurteilt. So werden z.B. bei Arbeiten im Stehen über Kopf sowohl das Stehen als auch die Armhaltung beurteilt. Stehen wird einerseits bei den Rückenbelastungen berücksichtigt, andererseits aber auch bei den Beinbelastungen insbesondere mit Blick auf die Kniegelenke. Eine Zusammenfassung zu einer gemeinsamen Haltungspunktzahl erfolgt nicht. Damit wird vermieden, dass besonders ungünstige und hoch belastende Haltungen durch andere weniger belastende Haltungen maskiert werden und deshalb nicht zur Arbeitsgestaltung oder arbeitsmedizinischen Vorsorge Anlass geben. Für eine betriebliche Gesamtübersicht kann hilfsweise die schlechteste Haltungsbeurteilung aus einer drei Körperregionen als Gesamturteil verwendet werden.

In jeder Körperregion (Rücken, Schulter und Oberarme, Knie und Beine) können gleichzeitig, also bei derselben Tätigkeit, mehrere Körperhaltungen gleichzeitig eingestuft werden.

1. Schritt: Bestimmung der Zeitwichtung

Gesamtdauer dieser Teil-Tätigkeit pro Arbeitstag [bis ... Stunden]	bis 1	2	3	4	5	6	7	8	9	10
Zeitwichtung:	**1**	**2**	**3**	**4**	**5**	**6**	**7**	**8**	**9**	**10**

2. Schritt: Bestimmung der Wichtungen der weiteren Merkmale

A		Rückenbelastungen – Haltung des Körpers bei Arbeiten ohne bzw. mit geringen Kraftaufwendungen	Zeit-Anteil an Teil-Tätigkeit: bis 1/4 gelegentl.	bis 1/2 häufig	bis 3/4 überwieg.	> 3/4 ständig	Punkte
	1	**Aufrechte Rückenhaltung** im Stehen, Hocken oder Knien[1] auch unterbrochen von wenigen Schritten Gehen oder von Körperbewegungen (Vorneigung bis 20° möglich) z. B. Verkaufspersonal, Maschinenbediener	**2**	**4**	**6**	**8**	
	2	**Oberkörper mäßig vorgeneigt** (> 20-60°) im Stehen, Hocken oder Knien[1] oder nach hinten geneigt z. B. Sortierbänder für Backwaren	**7**	**15**	**22**	**30**	
	3	**Oberkörper stark vorgeneigt** (> 60°) im Stehen, Hocken oder Knien[1] - z. B. Eisenflechter	**10**	**20**	**30**	**40**	
	4	**Sitzen in erzwungener Haltung**, Oberkörper mäßig bis stark vorgeneigt, meist mit dauernder Blickzuwendung - z. B. Mikroskopieren, Kranfahren, Endoskopie (Medizin), auch Sitzen auf dem Boden	**3**	**6**	**9**	**12**	
	5	**Sitzen in variabler Sitzhaltung** z. B. Büroarbeit (Sachbearbeitung) – **Wechsel zu Stehen / Gehen ist** nicht möglich	**2**	**4**	**6**	**8**	
		Wechsel zu Stehen / Gehen ist möglich	**0,5**	**1**	**1,5**	**2**	

[1] *Achtung: Bei Hand-/Armhaltungen ggf. auch Teil **B** ausfüllen! Bei Hocken und Knien ist auch Teil **C** auszufüllen!*

Summe der Punktwerte A Rücken: ☐

3. Schritt: Bewertung und Beurteilung

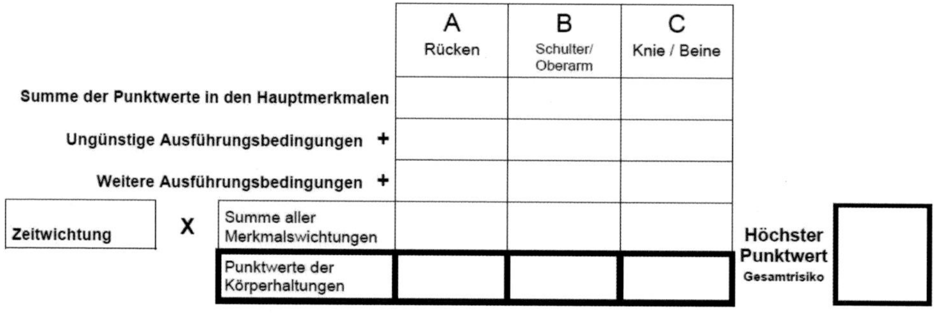

	A Rücken	B Schulter/ Oberarm	C Knie / Beine
Summe der Punktwerte in den Hauptmerkmalen			
Ungünstige Ausführungsbedingungen +			
Weitere Ausführungsbedingungen +			
Zeitwichtung X Summe aller Merkmalswichtungen			
Punktwerte der Körperhaltungen			

Höchster Punktwert Gesamtrisiko ☐

Abb. 5.9: Ausschnitt aus dem Formblatt der Leitmerkmalmethode zur Beurteilung und Gestaltung von Belastungen bei Körperzwangshaltungen – LMM-KH

Die Beurteilung orientiert sich hauptsächlich

- an der Dauer der eingenommenen Körperzwangshaltungen über jeweils mindestens 10 Sekunden, getrennt nach den Körperregionen Rumpf, Schulter/Oberarme und Knie/Beine,
- an diversen erschwerenden Ausführungsbedingungen.

Typische Beispiele für Tätigkeiten mit Körperzwangshaltungen sind Vorneigung/-beugung bei Arbeiten an Fließbändern, das Fliesenlegen, Eisenflechten (Betonbau), Handschweißen, Arbeiten im Trockenbau wie Decken- und Wandmontage oder als Elektriker, auch die Gurkenernte auf Fahrgeräten („Gurkenflieger") im Liegen, Arbeiten im Inneren von Kesseln und Tanks, in Schächten und Schiffsdoppelböden, dauerhafte Arbeiten am Mikroskop in erzwungener Sitzhaltung, Operationen in der Mikrochirurgie etc.

Die Beurteilung orientiert sich hauptsächlich

- am Zeitanteil vorgegebener belastender Haltungen innerhalb einer Normstunde der Arbeitsschicht, getrennt nach den drei

Hauptkörperregionen Rumpf (Beugungen, Überstreckungen), obere Extremitäten (Arme angehoben) und untere Extremitäten (Knien, Hocken, Stehen),
- an zusätzlichen Körperhaltungsmerkmalen und Ausführungsbedingungen.

Es gibt keine Unterscheidung der Risiken zwischen Frauen und Männern, da sie annähernd gleich sind.

Details sind dem Formblatt der LMM-KH (*Anhang 4.6*) zu entnehmen.

Vorgehen

Die Beurteilung erfolgt auch hier wie bei der LMM-HHT in drei Schritten. Es gelten dabei die Bedingungen für die Berücksichtigung der Unterschiede von Belastungen bei den Teiltätigkeiten, so dass abschließend ggf. unter Verwendung einer LMM-KH-E eine ganze Arbeitsschicht, bestehend aus mehreren Teiltätigkeiten, beurteilt wird.

Beim möglichen Zusammentreffen mit anderen Belastungsarten, wie der Handhabung von Lasten oder der Ausübung besonders hoher Kräfte, ist zu prüfen, welche weiteren LMM angewendet werden müssen.

Alternative und ergänzende Methoden zur Beurteilung von Belastungen durch Körperzwangshaltungen

Alternative Methoden der Beurteilung von Körperhaltungen können bei speziellen Fragestellungen oder Erfahrungen einzelner Beurteiler eingesetzt werden. Je nach Verfahren ist es möglich, dass sie für bestimmte Belastungskonstellationen der Belastungsart gleichwertige oder sogar präzisere Beurteilungsergebnisse liefern können als die Leitmerkmalmethode LMM KH. Für gezielte Gestaltungsaufgaben können sie dagegen je nach konkreter Fragestellung auch präzisere und praktikablere Aussagen liefern.

RULA

Das RULA-Verfahren („Rapid Upper Limb Assessment", *siehe auch Anhang 4.7*) ist ein spezielles Screeningverfahren zur ergonomischen Beurteilung von Arbeitsplätzen mit hohen Hand-Arm-Belastungen (McAtamney u. Corlett 1993). Es dient in erster Linie zur Abschätzung der Dringlichkeit ergonomischer Maßnahmen am Arbeitsplatz. Dazu wird ein Arbeitsbogen ähnlich wie bei den Leitmerkmalmethoden direkt am zu beurteilenden Arbeitsplatz ausgefüllt (*Abb. 5.10*):

- Zur Vorauswahl der zu bewertenden Tätigkeiten bzw. Körperhaltungen werden zuerst mehrere Arbeitszyklen beobachtet.
- Für die Oberarmhaltung, die Unterarmhaltung und die Handgelenksstellung werden nach dem Arbeitsbogen Punkte vergeben.
- Aus einer Tabelle wird aus diesen Punktwerten ein zusammengefasster Punktwert für die Haltung der oberen Extremität gebildet.
- Dem Punktwert für Haltung werden weitere Punkte für „Muskelarbeit" und für die einwirkende „Kraft/Last" hinzugefügt. Dadurch erhält man den endgültigen Punktwert für die repetitive Belastung der oberen Extremitäten.

In gleicher Weise kann ein Punktwert für die Wirbelsäule (Nacken und Rumpf) und die unteren Extremitäten ermittelt werden. Aus dem Punktwert „Arm, Handgelenk" und Punktwert „Hals, Oberkörper und Beine" kann schließlich ein Gesamtpunktwert gebildet werden, der die Dringlichkeit zur Einleitung ergonomischer Präventionsmaßnahmen am Arbeitsplatz widerspiegeln soll.

Das RULA-Verfahren führt schnell zu Informationen über das Gefährdungspotenzial einzelner Tätigkeiten bzw. Körperhaltungen mit dem Fokus auf Nacken, Rumpf und obere Extremitäten.

Die Schätzungen der Körperwinkel unterliegen auch hier der Subjektivität des Beobachters, sind daher in der Genauigkeit mit Fehlern behaftet und stark von der Übung des Untersuchers abhängig. Eine Begrenzung der Aussage des Verfahrens besteht darin, dass die biomechanischen Belastungen durch Kraftanforderungen und Muskelkontraktionen nur zu einem geringen Anteil in die Bewertung eingehen.

Arbeitsbogen zur Bewertung von Belastungen der oberen Gliedmaßen
RULA (Rapid Upper Limb Assessment) Teil 1

Füllen Sie den Arbeitsbogen nach dem u. a. Schema für den rechten und linken Arm getrennt aus!

A. Analyse der Arm- und Handgelenkshaltung

1. Bestimmen Sie die Haltung des Oberarms

+1 -20° bis +20° | +2 > -20° | +2 +20° bis +45° | +3 +45° bis +90° | +4 >+90°

1.a) Addieren Sie
- wenn die Schulter angehoben ist ______ +1
- wenn der Oberarm abduziert ist ______ +1
- wenn der Arm unterstützt oder die Person angelehnt ist ______ - 1

2. Bestimmen Sie die Haltung des Unterarms

+1 +60° bis +100° | +2 0° bis +60° | +2 >+100°

zu 2. a) +1 +1 links/rechts

2.a) Addieren Sie
- wenn der Unterarm über die Mitte des Körper hinaus arbeitet ______ +1
- wenn der Unterarm zur Seite des Köpers gedreht ist ______ +1

3. Bestimmen Sie die Haltung des Handgelenks

0° +1 | >-15° +3 | 0° bis -15° +2 | >+15° +3 | 0° bis +15° +2

zu 3.a) +1 +1

3. a) Addieren Sie
- wenn das Handgelenk seitlich gekrümmt gehalten wird ______ +1

4. Bestimmen Sie die Umwendung des Unterarms bzw. der Hand

Umwendungen im Neutralbereich = 1

Umwendung im endgradigen Bewegungsbereich = 2

Σ Oberarmwert

Σ Unterarmwert

Σ Handgelenkswert

Σ Umwendungswert

Tabelle A: Wert der Arm- und Handgelenkshaltung

Oberarm	Unterarm	Handgelenk 1		Handgelenk 2		Handgelenk 3		Handgelenk 4	
		Unterarmumwendung 1	2	1	2	1	2	1	2
1	1	1	2	2	2	2	3	3	3
	2	2	2	2	2	3	3	3	3
	3	2	3	3	3	3	3	4	4
2	1	2	3	3	3	3	4	4	4
	2	3	3	3	3	3	4	4	4
	3	3	4	4	4	4	4	5	5
3	1	3	3	4	4	4	4	5	5
	2	3	4	4	4	4	4	5	5
	3	4	4	4	4	4	5	5	5
4	1	4	4	4	4	4	5	5	5
	2	4	4	4	4	4	5	5	5
	3	4	4	4	5	5	5	6	6
5	1	5	5	5	5	5	6	6	7
	2	5	6	6	6	6	7	7	7
	3	6	6	6	7	7	7	7	8
6	1	7	7	7	7	7	8	8	9
	2	8	8	8	8	8	9	9	9
	3	9	9	9	9	9	9	9	9

Σ

Haltungswert für Arm und Handgelenk

5. Lesen Sie den Wert für Arm und Handgelenkshaltung unter Verwendung der oben ermittelten Werten aus der Tabelle ab!

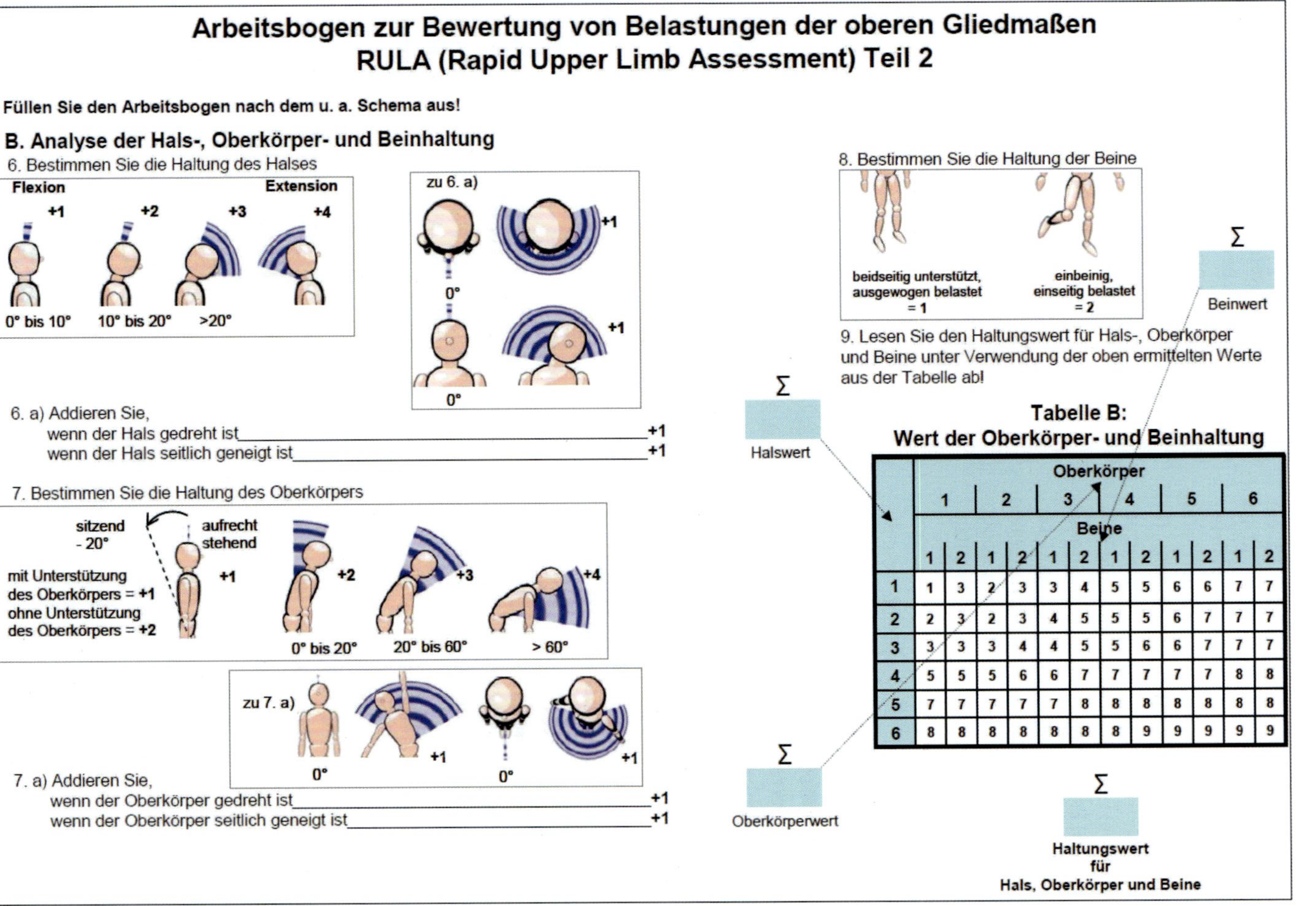

Arbeitsbogen zur Bewertung von Belastungen der oberen Gliedmaßen RULA (Rapid Upper Limb Assessment) Teil 2

Füllen Sie den Arbeitsbogen nach dem u. a. Schema aus!

B. Analyse der Hals-, Oberkörper- und Beinhaltung

6. Bestimmen Sie die Haltung des Halses

6. a) Addieren Sie,
wenn der Hals gedreht ist ______ +1
wenn der Hals seitlich geneigt ist ______ +1

7. Bestimmen Sie die Haltung des Oberkörpers

7. a) Addieren Sie,
wenn der Oberkörper gedreht ist ______ +1
wenn der Oberkörper seitlich geneigt ist ______ +1

8. Bestimmen Sie die Haltung der Beine

9. Lesen Sie den Haltungswert für Hals-, Oberkörper und Beine unter Verwendung der oben ermittelten Werte aus der Tabelle ab!

Tabelle B:
Wert der Oberkörper- und Beinhaltung

	Oberkörper 1		2		3		4		5		6	
	Beine 1	2	1	2	1	2	1	2	1	2	1	2
1	1	3	2	3	3	4	5	5	6	6	7	7
2	2	3	2	3	4	5	5	5	6	7	7	7
3	3	3	3	4	4	5	5	6	6	7	7	7
4	5	5	5	6	6	7	7	7	7	7	8	8
5	7	7	7	7	7	8	8	8	8	8	8	8
6	8	8	8	8	8	8	8	9	9	9	9	9

Abb. 5.10: Erfassungsbogen der Methode RULA zur Ermittlung und Beurteilung von Haltungsbelastungen der oberen Extremitäten – Blatt 1 und Blatt 2

REBA

REBA (Rapid Entire Body Assessment) ist ein Haltungsanalyseverfahren, das eng mit RULA verwandt ist, jedoch eine Ganzkörperbeurteilung der Haltungen vornimmt (Hignett and McAtamney 2000). Es ist insbesondere für Arbeitsanforderungen im Gesundheitssystem (Pflegedienste) und für Serviceaufgaben entwickelt worden. Es werden die Körperpositionen einzelner Körpersegmente bestimmt und bewertet hinsichtlich der Abweichung von einer Neutralposition. Es gibt zwei Haltungsgruppen mit den jeweils vorzunehmenden Klassifizierungen der Winkel:

- Gruppe A – Rücken, Nacken, Beine – die Bewertung wird ergänzt um eine Beurteilung zusätzlicher Lasten (bis 5/5 – 10/> 10 kg).
- Gruppe B – Oberarm, Unterarm, Handgelenke – die Bewertung wird ergänzt um die Ankopplungsfähigkeit der Hände an die Last (gut/mäßig/schlecht/inakzeptabel).

Aus 144 möglichen Haltungskombinationen wird ein genereller Haltungscode gebildet. Dieser kann bei bestimmten Bedingungen um einen weiteren Haltungscode ergänzt werden, der berücksichtigt

- statische Haltungen eines oder mehrerer Körperteile länger als 1 Minute,
- repetitiv wiederholte Bewegungen häufiger als 4x/Minute,
- starke Haltungsänderungen oder unstabilen Untergrund.

Das Ergebnis ist ein Reba-Code des Arbeitsplatzes, der in der Bewertung klassifiziert ist:

1 Punkt	– Risiko vernachlässigbar
2 – 3 Punkte	– Risiko gering
4 – 7 Punkte	– Risiko mittel
8 – 10 Punkte	– Risiko hoch
11 – 14 Punkte	– Risiko sehr hoch.

Es erfolgt keine Bewertung der Zeitdauer der gesamten Belastungssituation unter dem Gesichtspunkt kurzzeitig, mit zunehmender Dauer jedoch immer weniger tolerabler Belastungen..

Durch die Automatisierung von Produktionsprozessen, technische Arbeitserleichterungen und den breiten Einsatz von Computeranwendungen ist eine deutliche Reduktion der körperlichen Schwere und Aktivität an vielen Arbeitsplätzen zu beobachten, was jedoch zu einer Zunahme von statischer Muskelbelastung und Zwangshaltungen führen kann. In diesem Zusammenhang sind Empfehlungen für ein Mindestmaß an physischer Aktivität wichtig, die im Zusammenhang mit der Prävention von Zwangshaltungen stehen. Die bisher dargestellten Verfahren adressieren die Gefährdungsbeurteilung mit zu hohen physischen Anforderungen. Zu geringe physische Anforderungen führen jedoch auch zu Fehlbelastungen und in der Folge zu Muskel-Skelett-Beschwerden. In den Niederlanden wurden hierzu folgende konkrete Empfehlungen zur Prävention von physischer Inaktivität entwickelt (Commissaris et al. 2006 und Commissaris et al. 2017):

Es wird empfohlen, dass Beschäftigte an bewegungsarmen Arbeitsplätzen

- mindestens 30 Minuten pro Arbeitstag moderate physische Aktivitäten ausführen,
- mindestens insgesamt 150 Minuten pro Arbeitswoche intensive physische Aktivitäten ausführen,
- ununterbrochene Tätigkeiten in sitzender Haltung möglichst vermeiden,
- möglichst zweimal pro Woche muskel- und knochenstärkende Aktivitäten (für ältere Beschäftigte einschließlich Gleichgewichtsübungen) ausführen.

5.2.7 Screeningmethoden zur Beurteilung von dynamischen körperlichen Belastungen

Die Leitmerkmalmethode zur Beurteilung und Gestaltung von Belastungen bei Körperfortbewegung – LMM-KB

Diese Belastungsart berücksichtigt die Bewegung des Körpers zu einem Arbeitsort oder in einem Arbeitsbereich. Diese kann erfolgen

- entweder ohne Hilfsmittel oder
- mit durch Muskelkraft betriebenen Fahrzeugen.

Zusätzliche Lasten werden dabei berücksichtigt, aber nicht das Aufbringen erhöhter Arm-Aktionskräfte, das ggf. zusätzlich mit der LMM-MA beurteilt werden müsste.

Typische Tätigkeiten sind das Gehen auf der Baustelle, der Möbeltransport ohne Transporthilfen, der Krankentransport, das Besteigen von Windkraftanlagen ohne Aufzug, von Turmdrehkranen, Sendeanlagen etc., Kontrollbegehungen in Kanälen, Wartungsarbeiten an Beleuchtungsanlagen, Wartungsarbeiten an Feuerstätten, Wartungsarbeiten in Schächten/Tanks/Kanälen *(Abb. 5.11)*.

Vorgehen

Die Beurteilung orientiert sich hauptsächlich an der kardiopulmonalen Belastung im Zusammenhang mit dem Energieverbrauch

1. Schritt: Bestimmung der Zeitwichtung

Gesamtdauer der Teil-Tätigkeit [bis … Minuten] pro Arbeitstag:	≤ 1	> 1 - 5	> 5 - 10	> 10 - 20	> 20 - 30	> 30 - 45	> 45 - 60	> 60 - 100	> 100 - 150	> 150 - 210	> 210 - 270	> 270 - 360	> 360 - 480
Zeitwichtung	1	1,5	2	2,5	3	3,5	4	5	6	7	8	9	10

2. Schritt: Bestimmung der Wichtungen der weiteren Merkmale

A Körperfortbewegung ohne Hilfsmittel

Art	Beschreibung		Mitbewegte Lastmasse								
			ohne / < 3 kg	3 .. 10 kg	> 10 .. 15 kg	> 15 .. 20 kg	> 20 .. 25 kg	> 25 .. 30 kg	> 30 .. 35 kg	> 35 .. 40 kg	> 40 kg
	Gehen	Langsam	4	6	8	10	12	14	25	35	100 [1)]
		Mittel (3 .. 5 km/h)	8	10	12	14	16	18	30	40	
		Schnell	12	14	16	18	20	22	35	50	
	Steigen	Neigungswinkel < 5°	10	12	14	16	18	20	35	50	
		Neigungswinkel 5 - 15°	12	14	16	18	20	22	35	50	
		Neigungswinkel > 15°	24	26	28	30	32	34	40	50	
	Treppen steigen	Normale Treppe	18	20	22	24	26	50	100 [1)]		
		Steile Treppen (35 .. 50°)	24	26	28	30	50	100 [1)]			
		Sehr steile Treppen (> 50°)	30	32	34	50	100 [1)]				
	Besteigen von Leitern Anstellwinkel 65..75°		24	26	50	100 [1)]					
	Klettern Aufstiegswinkel > 80° Vertikale Bewegung auf Steigeisen, Steigleitern, Steigeisengängen		30	32	50	100 [1)]					
	Kriechen[2)], stark gebücktes Gehen Überwiegend horizontale Bewegung in höhenverminderten Räumen, Stollen, Wartungsebenen, Kanälen		24	26	50	100 [1)]					

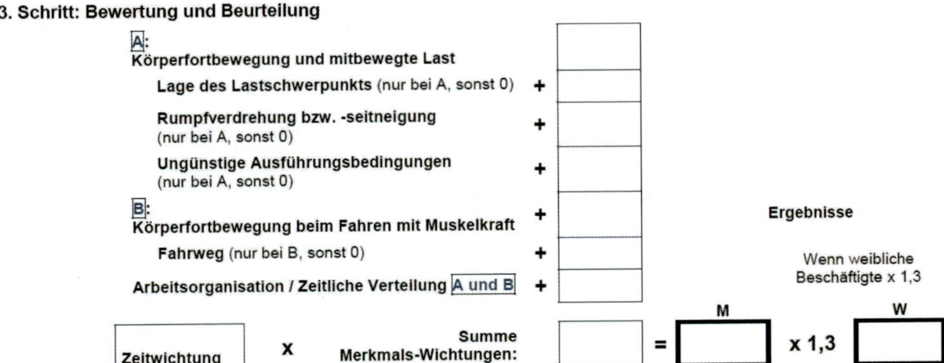

3. Schritt: Bewertung und Beurteilung

A: Körperfortbewegung und mitbewegte Last

Lage des Lastschwerpunkts (nur bei A, sonst 0) +

Rumpfverdrehung bzw. -seitneigung (nur bei A, sonst 0) +

Ungünstige Ausführungsbedingungen (nur bei A, sonst 0) +

B: Körperfortbewegung beim Fahren mit Muskelkraft +

Fahrweg (nur bei B, sonst 0) +

Arbeitsorganisation / Zeitliche Verteilung A und B +

Ergebnisse

Wenn weibliche Beschäftigte x 1,3

Zeitwichtung x Summe Merkmals-Wichtungen: = M x 1,3 W

Abb. 5.11: Ausschnitt aus dem Formblatt der Leitmerkmalmethode zur Beurteilung und Gestaltung von dynamischen körperlichen Belastungen – LMM-KB

- beim Gehen und Steigen auf Flächen, Treppen und Leitern sowie beim Klettern unterschiedlicher Neigung, aber auch beim stark gebückten Gehen oder Kriechen,
- bei der Fortbewegung mit Fahrzeugen, die durch Muskelkraft und mit unterschiedlicher Geschwindigkeit auf verschiedenartigen Fahrwegen betrieben werden.

Klimatische Einflüsse und Belastungswechsel mit anderen Tätigkeiten werden berücksichtigt.

Die Beurteilung erfolgt auch hier in 3 Schritten. Es gelten dabei die Bedingungen für die Berücksichtigung der Unterschiede von Belastungen bei den Teiltätigkeiten, so dass abschließend, ggf. unter Verwendung einer LMM-KB-E, eine ganze Arbeitsschicht bestehend aus mehreren Teiltätigkeiten beurteilt wird.

Beim möglichen Zusammentreffen mit anderen Belastungsarten wie der Handhabung von Lasten oder der Ausübung besonders hoher Kräfte ist zu prüfen, welche weiteren LMM angewendet werden müssen.

Für weibliche Beschäftigte werden die ermittelten Risikopunkte um 30 % erhöht (Faktor 1,3).

Details sind dem Formblatt der LMM-KB (*Anhang 4.8*) zu entnehmen.

Tabellen zur Ermittlung des Arbeitsenergieumsatzes nach Spitzer-Hettinger-Kaminsky

Um den Energieaufwand bei dynamischer Arbeit großer Muskelgruppen zu bestimmen, kann die Ermittlung des Arbeitsenergieumsatzes von Interesse sein. Sie kennzeichnet insbesondere die Beanspruchung des Herz-Kreislauf-Systems sowie des Atmungssystems und die dabei empfundene Arbeitsschwere. Zur Bestimmung des Arbeitsenergieumsatzes (AEU) haben im Jahr 1982 Spitzer, Hettinger und Kaminsky eine Methode entwickelt, die in tabellarischer Form eine Abschätzung dieses Arbeitsenergieumsat-

Tab. 5.4: Gruppenbewertungstafel von Spitzer/Hettinger/Kaminsky (1982) zur Berechnung des aktuellen Arbeitsenergieumsatzes pro Minute

A	Körperstellung/-bewegung						
Belastung kJ/min	Sitzen	Stehen	Stehen gebückt	Knien	Hocken	Gehen	Steigen ohne Last (10 % St.)
	1,0–1,5	2,0–3,5	3,5–4,5	2,5–3,5	4,0–6,0	7,0–15,0	13,0–27,0

B	Eingesetzte Muskelmasse		
Belastung kJ/min	Art der Arbeit	Belastungsintensität	kJ/min
	Hand	leicht	< 2,5
		mittel	2,5–4,0
		schwer	> 4,0
	1-Arm	leicht	< 3,5
		mittel	3,5–7,5
		schwer	> 7,5
	2-Arm	leicht	< 7,0
		mittel	7,0–12,0
		schwer	> 12,0
	Körper	leicht	< 10,0
		mittel	10,0–18,0
		schwer	> 18,0

zes durch die sog. „Gruppenbewertungstafeln" erlaubt *(Tab. 5.4)*. Dabei werden die Zeitanteile für die Körperstellung bzw. -bewegung und für die Belastungsintensität der eingesetzten Muskelmasse bestimmt. Für jede Teiltätigkeit werden der AEU der Körperstellung/-bewegung sowie der AEU eingesetzten Muskelmasse in der jeweiligen Belastungsintensität summiert und diese Belastungen durch die Anteile der Teiltätigkeiten je Minute mit der Dauer der Belastung in den Teiltätigkeiten in Minuten multipliziert. Die Summe ergibt den Gesamt-Arbeitsenergieumsatz der analysierten Tätigkeit.

Die Beurteilung der Arbeitsschwere kann nach der Tabelle von Frauendorf et al. (1985) erfolgen, die in *Kapitel 1.2.3 – Physiologie der Belastung und Beanspruchung* dargestellt ist. Sie hat wie alle übrigen Bewertungsmaßstäbe nur den Charakter einer Empfehlung, da es keine verbindlichen Regelungen in der Zulässigkeit physischer Belastungen durch körperliche Arbeit über den Rahmen besonders schutzbedürftiger Personen hinausgehend gibt.

Ein fiktives Berechnungsbeispiel aus einer angenommenen Warendisposition erläutert die Anwendung der Gruppenbewertungstafel in *Tab. 5.5*. Der errechnete Schichtmittelwert von 13,5 kJ/min ist vom Geschlecht unabhängig. Er entspricht einer schweren (Männer) bzw. sehr schweren (Frauen) körperlichen Arbeit unter energetischem Gesichtspunkten nach Frauendorf *(siehe Kapitel 1.2.3)*

Tab. 5.5: Anwendung der Gruppenbewertungstafel von Spitzer/Hettinger/Kaminsky (1982) zur Berechnung des aktuellen Arbeitsenergieumsatzes pro Minute auf ein fiktives Beispiel einer Warendisposition (Erläuterung im Text oben)

Tätigkeit	Körperstellung A Art der Arbeit B	Energieverbrauch in kJ/min			
		In A/in B	Summe aus A+B	Zeitwichtung (Anteil)	Schicht-mittelwert
1. Disponieren am Computer 40 % der Zeit im Sitzen	A	1,5	3,5	40 % (0,40)	1,4 kJ/min
	B	2,0			
2. Gehen mit schweren Lasten 30 % aufrechte Haltung	A	12,0	30,0	30 % (0,30)	9,0 kJ/min
	B	18,0			
3. Einlagerung schwere Pakete per Hand 15 % Zeit gebeugte Haltung	A	4,5	22,5	15 % (0,15)	3,4 kJ/min
	B	18,0			
4. Entnahme schwerer Pakete per Hand 15 % Zeit gebeugte Haltung	A	4,5	24,5	15 % (0,15)	3,7 kJ/min
	B	20,0			
Mittlere energetische Schichtbelastung	= Summe aus 4 Teiltätigkeiten				**13,5 kJ/min**

5.2.8 Experten-Screeningverfahren zur Bewertung von Kombinationen verschiedener physischer Belastungsarten

Experten-Screeningverfahren sind Beobachtungsverfahren, die dann eingesetzt werden, wenn verschiedene Belastungsarten innerhalb einer Arbeitsschicht in relevanter Häufigkeit gleichzeitig oder nacheinander auftreten (vgl. Ebene 3 in *Kapitel 5.1.2*). Aufgrund der Komplexität der Verfahren werden diese von ergonomischen Experten nach vorheriger Anwendungsschulung eingesetzt. Im Folgenden werden Beispiele für in der betrieblichen Praxis häufig eingesetzte Verfahren gegeben.

OWAS-Verfahren

Zur Bewertung arbeitsbezogener Körperhaltungen in Verbindung mit gehandhabten Lastgewichten wird international die OWAS-Methode (OWAS = Ovako Working Posture Analysing System) seit über vierzig Jahren angewandt (Karhu et al. 1977, Stoffert 1985). In einem grafisch unterstützten Raster des Erhebungsbogens werden 252 verschiedene Körperhaltungen, darunter 84 Grundhaltungen aus einer Kombination der Rücken-, Arm- und Beinhaltungen, in Verbindung mit gehandhabten Lastgewichten klassifiziert.

Ergonomic Assessment Work Sheet (EAWS)

Für die Erfassung und Bewertung von Kombinationen physischer Arbeitsbelastungen bei zyklischen Arbeitsvorgängen in der industriellen Fertigung ist das „EAWS"-Verfahren (EAWS: European Assembly Worksheet) ein insbesondere in der Automobil- und Zulieferindustrie in Deutschland weit verbreitetes Experten-Screeningverfahren (Schaub et al. 2013). EAWS wurde am Institut für Arbeitswissenschaft der TU Darmstadt (IAD) entwickelt und besteht aus Modulen zur Bewertung von Körperhaltungen, Aktionskräften, manuellen Lastenhandhabungen, Belastungen der oberen Extremitäten sowie einem übergreifenden Modul, mit dem weitere belastungsrelevante Aspekte berücksichtigt werden können. Im Rahmen des MEGAPHYS-Projekts wurde EAWS weiterentwickelt und dessen Bewertungsgrundlage dem MEGAPHYS-Risikokonzept angepasst (Megaphys Band 1 und Band 2).

Auf der IAD-Website können zusätzliche rechnergestützten Tools („Megaphys-MonKras", „Megaphys-MultipLa") interaktiv genutzt werden (IAD 2021).

Aussichtsreich für die Weiterentwicklung des EAWS-Experten-Screenings ist die Verknüpfung mit körpersegmentbezogenen Bewertungen (Stufe 5) unter Verwendung von objektiven Messdaten.

LMM Mischbelastung

Bezüglich der Leitmerkmalmethoden wurde im MEGAPHYS-Projekt ein Konzept entwickelt, das einen Ausblick gibt, wie kombinierte Belastungsarten für eine Arbeitsschicht im Rahmen eines Experten-Screeningverfahrens bewertet werden können (Megaphys Band 1). Die sogenannte Leitmerkmalmethode Mischbelastung (LMM-MB) ist ein Diskussionsentwurf, der noch nicht zu einer in der Praxis anwendbaren Methode entwickelt ist. Eine Evaluation müsste noch anhand einer Zusammenhangsanalyse zwischen LMM-Punkten, objektiv erfassten gesicherten arbeitsbezogenen Risikofaktoren der jeweiligen Körperregionen und dem Vergleich mit epidemiologischen Daten dieser Zusammenhänge erfolgen.

BORG-Skala

Ein ergänzendes, aber sehr praktikables Hilfsmittel zur Bewertung der Belastung durch die erlebte Beanspruchung, das insbesondere auch für die Bewertung von Mischbelastungen hilfreich ist, stellen die BORG-Skalen dar – Skalen zur Bewertung der empfundenen Anstrengung und Beanspruchung.

Die Grundlagen der BORG-Skala in ihren beiden Definitionen als RPE-Skala (7 bis 20 Punkte) oder als CR-10-Skala (0 bis 10 Punkte) waren bereits im *Kapitel 1.2.3* dargestellt worden.

- **Die RPE-Skala** *(Abb. 5.13)* ist in ihrer Entwicklung an den Anstieg der Herzschlagfrequenz mit steigender Belastung auf dem Fahrradergometer angelehnt: Zum Beispiel

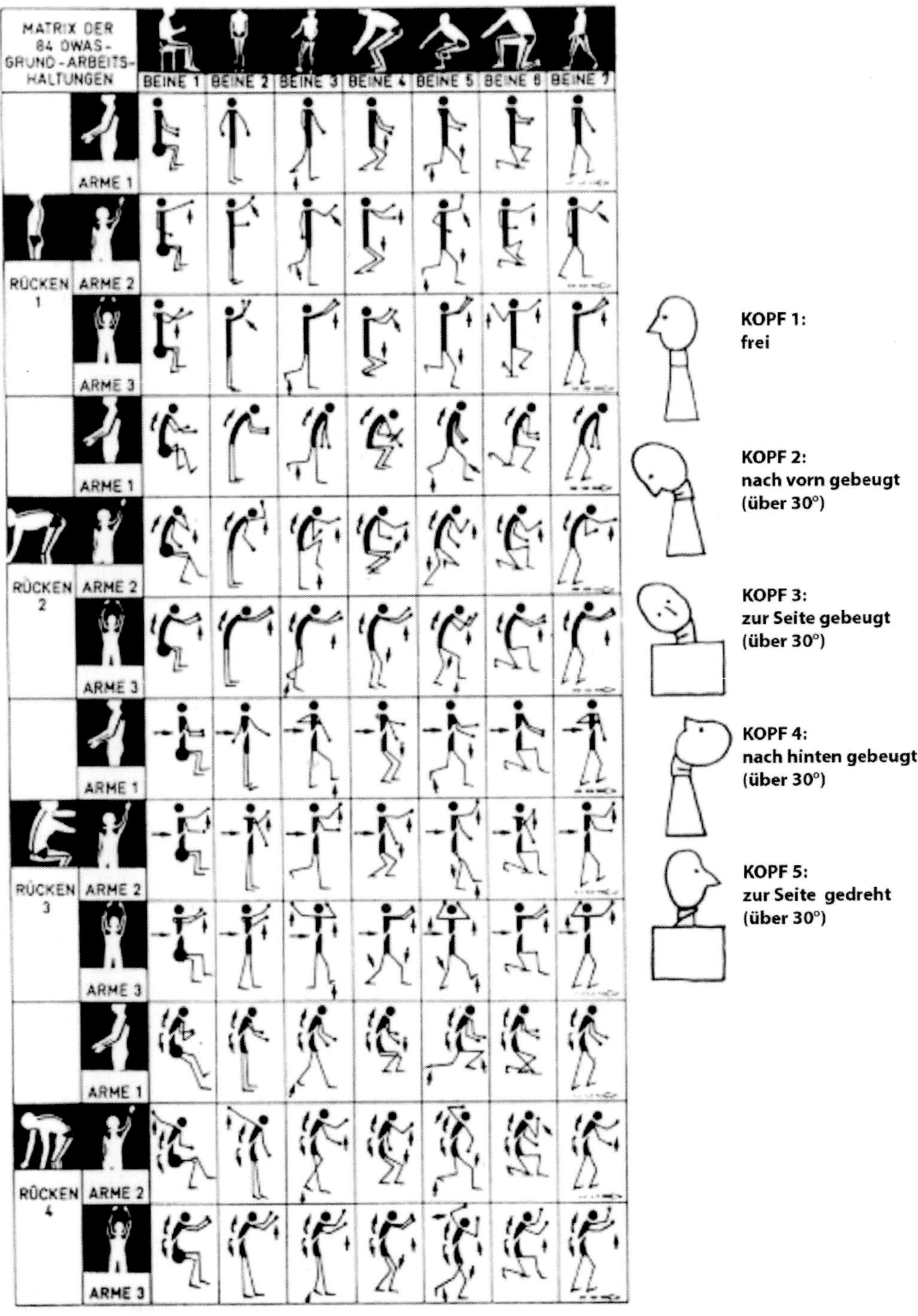

Abb. 5.12: Erfassungsbogen des OWAS Verfahrens

sollten 13 Punkte etwa einer Herzschlagfrequenz von 130/min entsprechen.

- Die CR10-Skala mit einer Punkteverteilung zwischen 0 und 10 entspricht nach BORG einer nichtlinearen, leicht positiv beschleunigten Funktion bezogen auf die Leistung. Diese Skala „... wird benutzt, um Schmerzen oder andere somatische, subjektive Symptome zu schätzen" (Borg 2003).

6	
7	sehr, sehr leicht
8	
9	sehr leicht
10	
11	relativ leicht
12	
13	etwas anstrengend
14	
15	anstrengend
16	
17	sehr anstrengend
18	
19	sehr, sehr anstrengend
20	

Abb. 5.13: RPE-Skala (BORG-Skala)

Die von Beschäftigten empfundene Beanspruchung ist ein physiologisch plausibler Indikator, der in der Summe der relevanten Einwirkungen aufgetretenen Beanspruchung zum Zeitpunkt der Befragung (während einer Arbeitsschicht, am Ende der Arbeitsschicht). Diese „empfundene Anstrengung" ergibt sich aus dem Verhältnis von Aktivierung der Energiebereitstellung, der eingetretenen Ermüdung und der laufenden Erholung als dynamischer Prozess. Erfahrungsgemäß können Beschäftigte relativ präzise angeben, wie stark sie in einer bestimmten Körperregion angestrengt und zu einem bestimmten Zeitpunkt aktuell beansprucht sind.

Das Ergebnis einer „Anstrengungsbeurteilung" hängt auch von den persönlichen Voraussetzungen des Befragten ab – es bildet also eine Beanspruchung und keine Belastung ab! Der persönliche Anpassungs- und Trainingszustand und die allgemeine Konstitution sind darin aufgehoben.

Ein Vorteil ist somit, dass die reale Arbeitspopulation der tatsächlich nach Einarbeitung und Anpassung an die Arbeitssituation angepassten Beurteilung durch reale Beschäftigte vorgenommen werden kann und keine unangepasste Allgemeinbevölkerung berücksichtigt.

Das ist aber gleichzeitig auch ihr Nachteil, denn sie kommt zu höheren Daten einer zumutbaren Belastung und schließt Personen aus diesem Bereich aus, die derzeitig nicht mit der besonders belastenden Tätigkeit beschäftigt werden. Das sind sowohl Personen aus belastungsfremden Bereichen (z.B. Beschäftigte in Bürotätigkeiten statt Bauhandwerker) als auch alternde Beschäftigte aus hoch belastenden Tätigkeiten, deren Leistungsvermögen altersbedingt gesunken ist, die jedoch noch immer über Erfahrungen beim Ausüben der Beschäftigung verfügen und deren Erwerbstätigkeit gesichert werden soll.

Wie sollte also eine Anstrengungsskala angewendet werden?

1. Auswahl der geeigneten BORG-Skala
   Stehen Ganzkörperbelastungen im Vordergrund (Heben, Halten, Tragen, Ziehen, Schieben, Körperzwangshaltungen des Rückens und der unteren Extremitäten, Körperfortbewegung), so ist die RPE-Skala anzuwenden (6–20 Punkte).
   Stehen kraftbetonte Belastungen im Vordergrund (manuelle Arbeitsprozesse, Ganzkörperkräfte), so sollte die CR-10-Skala (0–10 Punkte) angewandt werden.
2. Zeitpunkt der Befragung
   Die Skalen sollten am Ende einer belastenden Arbeitsphase oder zum Pausenbeginn sowie am Ende der Arbeitsschicht eingesetzt werden. Ein Vergleich mit einer Ausgangslage vor der Belastung findet nicht statt.
3. Vergleich mit einer zumutbaren Belastung
   Die Ergebnisse der Beurteilung der Arbeitsbelastung durch eine repräsentative Gruppe mehrerer gleichartig belasteter Personen sollte

- bei einer Beurteilung mit der RPE-Skala den Wert 13 (etwas anstrengend) nicht überschreiten.
- bei einer Beurteilung mit der CR10-Skala den Wert 4 (etwas anstrengend) nicht überschreiten.

4. Die Anwendung einer BORG-Skala wird ergänzend zu einer Beurteilung durch die Standardmethoden der Gefährdungsbeurteilung (Ebene von Screening- und Expertenverfahren) besonders dann empfohlen, wenn
   - das Ergebnis der Standardmethode nicht plausibel ist und eine andere (ggf. höhere) Beanspruchung zu erwarten ist,
   - bestimmte lokale Beanspruchungen einzelner Muskelgruppen in bestimmten Körperregionen durch verschiedene Belastungsarten zusammenwirken und dabei
   - mehrere körperliche Belastungsarten gleichzeitig oder auch nacheinander innerhalb einer typischen Arbeitsschicht auf die Beschäftigten einwirken und deshalb insbesondere die Summation bzw. Kombination gleicher Beanspruchungen durch die einzelnen Methoden nicht hinreichend abgebildet werden.

5.3 Messwertbasierte Erfassung und Bewertung physischer Belastungen

R. Ellegast

Erkenntnisse aus arbeitsphysiologischen und biomechanischen Messungen sind zusammen mit zugehörigen Wirkungsmodellen die Grundlage für Bewertungen physischer Belastungen. In *Kapitel 5.1.2* wurden prinzipielle Stufen der messtechnischen Erfassung und Beurteilung physischer Belastungen vorgestellt (Messsystem-Kategorien 1 bis 3). Im Folgenden werden zunächst die grundlegenden Eigenschaften dieser Kategorien erläutert und anschließend differenziert nach Körperregionen spezifischen Mess- und Bewertungsansätze dargestellt.

5.3.1 Grundlegende Eigenschaften der Messkategorien

Messsysteme der Kategorie 1 bestehen aus 1–2 meist Inertial-Sensoren (IMU: Inertial Measurement Unit) oder Beschleunigungssensoren und zeichnen sich durch eine hohe Praxistauglichkeit aus. Hiermit können spezifische biomechanische und arbeitsphysiologische Risikofaktoren für eine Körperlokalisation quantifiziert und bewertet werden.

Messkategorie 2 adressiert zusammenhängende größere Körperregionen, z.B. im Schulter-Ellbogen-Hand-Bereich. IMUs, ggf. kombiniert mit EMG-Messungen, liefern hier Eingangsdaten für Bewertungsverfahren von Teilkörperregionen. Für den Schulter-Ellenbogen-Hand-Bereich sind dies z.B. Zeitanteile in ungünstigen Gelenkwinkelstellungen, Mikropausen, Wiederholungsparameter (z.B. mittlere Medianfrequenzen von Gelenkbewegungen).

Messkategorie 3 umfasst komplexe 3D-Bewegungsanalysen mehrerer Gelenke/Körperregionen mit IMUs, ergänzt durch physiologische (EMG) und ggf. weitere physikalische (Hand-Arm-/Ganzkörpervibrationen) Messungen, für komplexe biomechanische Modellrechnungen.

In *Abb. 5.14* sind diese prinzipiellen Eigenschaften von Messsystemen der Kategorien 1,2 und 3 exemplarisch am Beispiel des CUELA-Messsystems (CUELA-DGUV 2021) dargestellt.

Eine höhere Kategorie zeichnet sich somit durch eine zunehmende Anzahl von Sensoren und Sensortypen aus. Gleichzeitig steigen auch die Komplexität und die Genauigkeit der erfassten Messgrößen verbunden mit einem höheren Aufwand, der durch die Messungen entsteht. Mit Sensorsystemen der Kategorie 3 ist eine genaue Bewertung Körperlokalisationsübergreifender Mischbelastungen möglich. Daher werden sie als Referenzsysteme für biomechanische und arbeitsphysiologische Risikofaktoren eingesetzt.

Tab. 5.6 zeigt allgemeine Merkmale von Messsystemen zur Erfassung und Beurteilung arbeitsbedingter muskuloskelettaler Belastungen in den Kategorien 1, 2 und 3. Die Tabelle ist als Auswahl- und Entscheidungshilfe für

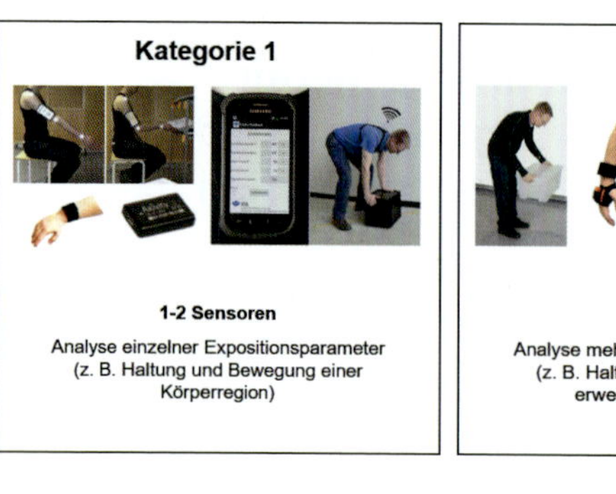

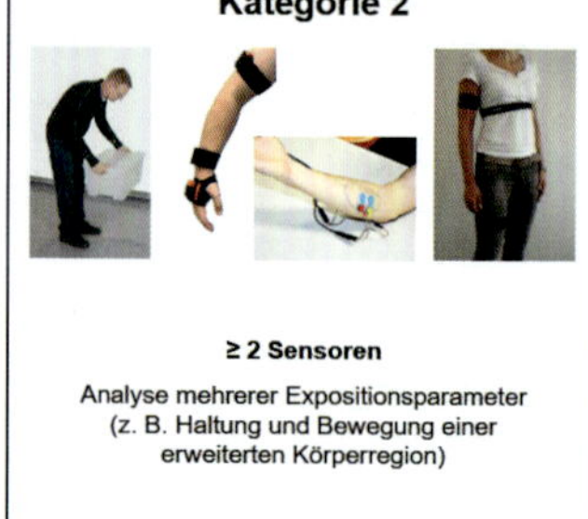

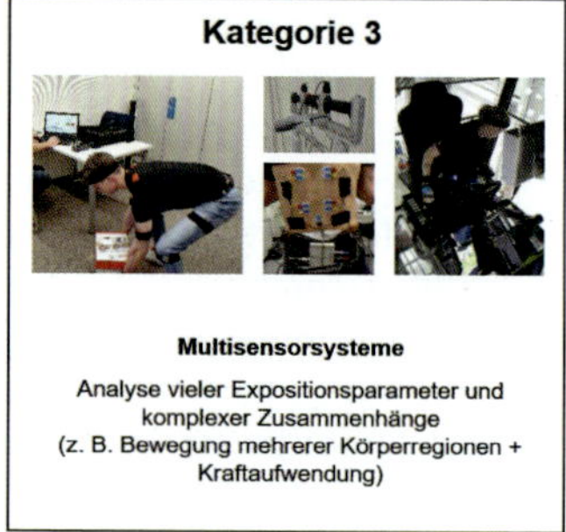

Abb. 5.14: Prinzipielle Illustration von Messsystemen zur Erfassung und Bewertung physischer Belastungen der Kategorien 1,2 und 3, angepasst nach Holtermann et al. (2017). In der Abbildung sind CUELA-Messsysteme aller Kategorien dargestellt (CUELA-DGUV 2021).

die Nutzung von Messsystemen in Abhängigkeit des jeweils geplanten Einsatzes konzipiert. Kriterien bei der Planung der Nutzung sind hierbei u. a. die erforderliche Genauigkeit der Messdaten, die Zugänglichkeit der Messdaten nach Abschluss der Messungen, die Messdauer, die Anzahl der zu untersuchenden Probanden/Beschäftigten und der Kostenrahmen der Untersuchung. Die jeweiligen Anforderungen können Anwender von Messsystemen so im Vorfeld einer Untersuchung überprüfen und sich für die geeignetste Messkategorie entscheiden.

Ein Beispiel für ein Messverfahren, das Varianten aller drei Kategorien 1 bis 3 zur Erfassung und Bewertung von Belastungen der oberen Extremitäten, der Wirbelsäule und der unteren Extremitäten beinhaltet, ist das vom Institut für Arbeitsschutz der Deutschen Gesetzlichen Unfallversicherung – IFA – entwickelte CUELA-Messsystem (Computerunterstützte Erfassung und Langzeitanalyse von Belastungen des Muskel-Skelett-Systems), das in Deutschland von den Unfallversicherungsträgern (Berufsgenossenschaften und Unfallkassen) eingesetzt wird (Ellegast et al. 2010, Ellegast et al. 2009, CUELA-DGUV 2021) (*Abb. 5.14* und *Abb. 5.15*). Das CUELA-System ermöglicht eine kontinuierliche Belastungsanalyse von Arbeitsschichten auch bei komplexen Arbeitsvorgängen. CUELA besteht aus kleinen Inertialsensoren zur dreidimensionalen Bewegungserfassung des Rückens, des Kopfes und der oberen und unteren Extremitäten, aus Kraftsensoren und einer tragbaren Datenspeichereinheit, die auf der Kleidung der Arbeitsperson angebracht werden können. Die Belastungsdaten (Körper-/Gelenkwinkel und -Bewegungen, einwirkende Kräfte, optional auch Herzschlagfrequenz, EMG, mobile Spirometrie zur Energieumsatzbestimmung, Ganzkörpervibrationen, Hand-Arm-Vibrationen) werden mit hoher Zeitauflösung über eine Arbeitsschicht gemessen. Die CUELA-Beurteilungsverfahren wurden im Rahmen des MEGAPHYS-Projekts für die Beurteilungsebene der betrieblichen Messungen evaluiert und weiterentwickelt, so dass für die betroffenen Körperregionen Beurteilungsverfahren für eine Bewertung nach dem MEGAPHYS-Risikokonzept vorliegen (Megaphys Band 2). Die autarke Energieversorgung ermöglicht den Feldeinsatz der Messsysteme auch an nicht stationären Arbeitsplätzen.

Tab. 5.6: Merkmale von Messsystemen zur Erfassung und Beurteilung arbeitsbedingter Muskel-Skelett-Belastungen in den Kategorien 1, 2 und 3, zusammengefasst nach (Ellegast et al. 2017, Holtermann et al. 2017), Legende : „+" zutreffend, „o" teilweise zutreffend, „-" nicht zutreffend

		Kategorie 1	Kategorie 2		Kategorie 3
		1–2 Sensoren, Befestigung an einer Körperstelle	Integrierte Sensoren in intelligenten Textilien	Wenige Sensoren, Befestigung an Körperteilbereich	Multi-Sensor-Systeme, Komplexe Sensoranbringung
Genauigkeitsanforderungen (Messdaten)	niedrig	+	+	–	–
	mäßig	–	o	+	–
	hoch	–	–	–	+
Datenzugriff	Kein Zugriff auf Rohdaten erforderlich	+	o	–	–
	Eingeschränkter Zugriff auf Rohdaten erforderlich	–	+	+	–
	Voller Zugriff auf Rohdaten erforderlich	–	–	o	+
Expertenwissen zur Datenanalyse	nicht erforderlich	+	o	–	–
	teilweise erforderlich	+	+	o	–
	erforderlich	+	+0	+	+
Mess- und Stromversorgungsdauer	≤ 1 Arbeitstag	+	+	+	+
	2-3 Arbeitstage	+	o	o	–
	4 oder mehr Arbeitstage	+	o	–	–
Größe des Probandenkollektivs/Anzahl der Probanden	klein	+	+	+	+
	mittel	+	+	o	o
	hoch	+	o	–	–
Kosten/Aufwand pro Person	niedrig	+	–	–	–
	mäßig	+	+	o	–
	hoch	+	+	+	+
Aufwand Kalibrierung/Befestigung	niedrig	+	o	–	–
	mäßig	–	+	o	–
	hoch	–	–	+	+

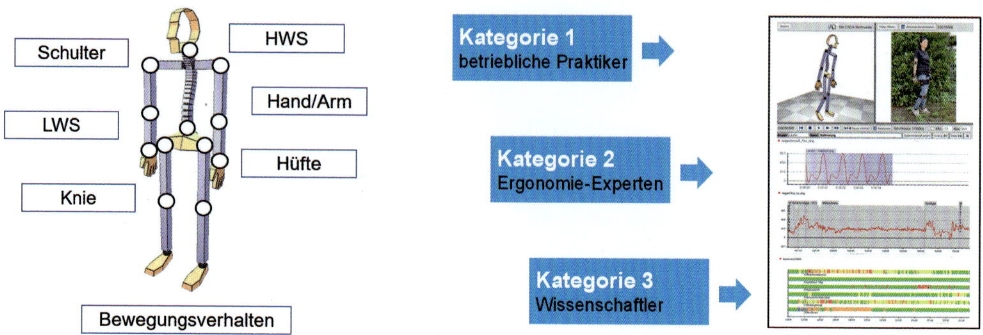

Abb. 5.15: Prinzipieller Messansatz des CUELA-Messsystems: In den Körperregionen Schulter, Hand/Arm, Halswirbelsäule (HWS), Lendenwirbelsäule (LWS) und für Ganzkörperbewegungen werden in allen drei Messkategorien für die jeweiligen Anwender mit einer standardisierten Auswertesoftware gesicherte arbeitsphysiologische Risikofaktoren quantifiziert und nach dem MEGAPHYS-Risikokonzept beurteilt (CUELA-DGUV 2021)

5.3.2 Messtechnische Erfassung und Bewertung arbeitsbezogener Belastungen der oberen Extremitäten

Die Risikofaktoren Haltung, Auslenkungsgrad der (Hand-)Gelenke, Repetition, muskuläre Belastungen, Kraftaufwand und Hand-Arm-Vibration sind für die Entstehung von arbeitsbedingten Muskel-Skelett-Erkrankungen der oberen Extremitäten bekannt (Bernard et al. 1997, Seidel et al. 2019) und müssen daher in entsprechenden Gefährdungsbeurteilungen quantifiziert und bewertet werden. Personengetragene Messsysteme verwenden in der Regel Inertial-(IMU-) oder Beschleunigungs-Sensoren, die an den entsprechenden Körperlokalisationen Hand, Unterarm, Oberarm, Schulter angebracht werden, um die Risikofaktoren Gelenkwinkelstellungen, -winkelgeschwindigkeiten und Repetitionen zu erfassen. Die Muskelaktivität kann ergänzend durch elektromyographische Messsysteme (EMG) und die Handkräfte durch Handkraftmesssysteme quantifiziert werden. 3D-Beschleunigungssensoren werden zur Quantifizierung von Hand-Arm-Vibrationsbelastungen eingesetzt. Seidel et al. (2021) geben Beispiele und Einsatzgebiete von Messverfahren zur Erfassung und Bewertung arbeitsbezogener Belastungen der oberen Extremitäten für alle drei Messkategorien.

Anwendungen der Kategorie 1

Sie beschränken sich auf die Erfassung und Bewertung ausgewählter Risikofaktoren einer Körperstelle. Hier kommen hauptsächlich IMU-Sensoren zum Einsatz, da die anderen oben genannten Messverfahren für den Einsatz in der betrieblichen Praxis zu komplex sind. Beurteilungen beschränken sich meist auf Haltungen, z.B. des Handgelenks. Weitere einfache Anwendungen in Kategorie 1 sind die Beurteilungen von Belastungen durch Überkopfarbeiten und Oberarmbeugungen. Ein Beispiel für ein derartiges Kategorie-1-Messverfahren zur Quantifizierung und Bewertung physischer Belastungen der oberen Extremität ist die ErgoArmMeter-Applikation für Smartphones, die am Karolinska-Institut in Stockholm, Schweden entwickelt wurde (Yang et al. 2017) *(Abb. 5.16)*. Jedes Smartphone ist mit hochwertigen Inertialsensoren ausgestattet, so dass es als Messsystem zur Erfassung von Körperhaltungen und -bewegungen in spezifischen Körperbereichen genutzt werden kann. Mit Hilfe der ErgoArmMeter-Anwendung können objektive Risikofaktoren für die Lokalisation „Schulter" wie z.B. Perzentile von Winkelverteilungen des Schultergelenks (Flexion, Abduktion), statische Haltungen in ungünstigen Winkelbereichen und auch dynamische Belastungen (Median der Winkelgeschwindigkeit)

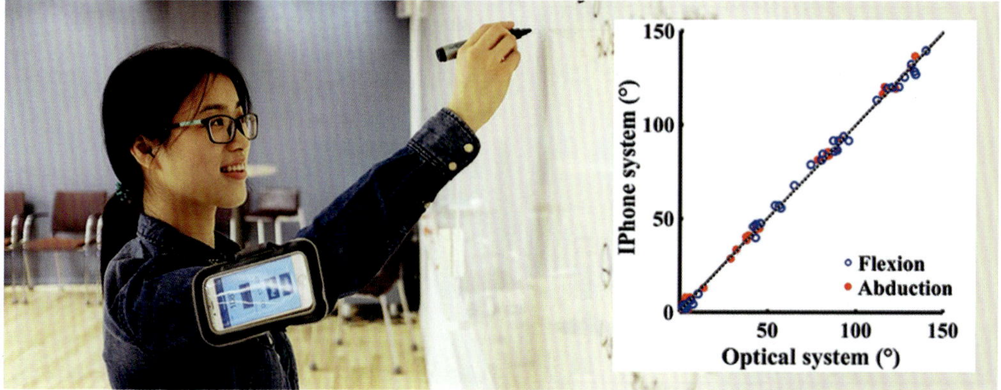

Abb. 5.16: Der ErgoArmMeter als Beispiel für ein Kategorie 1-Messsystem: Eine validierte Smartphone-Applikation zur Erfassung und Bewertung von Haltungen und Bewegungen der oberen Extremitäten, (Yang et al. 2017)

erfasst und automatisiert ausgewertet werden. Diese durch Beobachtungen nicht zu erfassenden Belastungsdaten werden mit Schichtreferenzwerten bewertet und hierdurch können zielgerichtete Präventionsmaßnahmen zur Reduzierung der Schulterbelastung abgeleitet werden, bspw. durch technische oder organisatorische Umgestaltung des Arbeitsplatzes.

Anwendungen der Kategorie 2

Sie umfassen IMU-Anwendungen an mehr als einer Körperstelle (z.B. in intelligenten Textilien oder mit direkter Sensoranbringung) sowie Oberflächen-EMG-Anwendungen an ausgewählten Muskelgruppen. Dies ermöglicht eine genauere Beurteilung unter Berücksichtigung der Risikofaktoren Gelenkwinkelstellungen, -winkelgeschwindigkeiten, Repetitionen und ggf. auch Muskelaktivitäten. Zur Verbesserung der Genauigkeit bei der Erfassung von Risikofaktoren und zur Beurteilung komplexer Bewegungen werden auch Algorithmen des maschinellen Lernens eingesetzt (Bobin et al. 2017).

Anwendungen der Kategorie 3

Hier werden Kombinationen aus kinematischen, kinetischen und physiologischen Messmethoden eingesetzt. Eine komplexe Beurteilung aller Bereiche der oberen Extremitäten ist möglich auch unter Verwendung komplexer biomechanischer Modelle zur Abschätzung von Gelenkmomenten und Belastungsdosen. In *Abb. 5.17* ist das CUELA-Messsystem in der Hardwarekonfiguration, mit der im Rahmen des MEGAPHYS-Projekts Belastungen, u. a. der oberen Extremitäten ermittelt und beurteilt wurden, als Beispiel eines Kategorie-3-Messsystems dargestellt (Megaphys Band 2 CUELA-DGUV 2021).

Mittels Inertialsensoren werden bei CUELA kontinuierlich Gelenkstellungen und -bewegungen im Hand-Arm-Bereich, Mikropausen und Kennwerte für die Repetition gemessen. Einwirkende Hand-Arm-Kräfte werden mit Kraftsensoren bzw. EMG-Messsystemen gemessen. Für die oberen Extremitäten existieren standardisierte Messprotokolle für die Aufbereitung der Messdaten zur Beurteilung bekannter arbeitsphysiologischer Risikofaktoren:

- Für die Haltungs-/Bewegungsdokumentation:
  3D-Winkelmessung der Gelenkwinkel in den Regionen Schulter, Oberarm, Ellenbogen, Unterarm, Handgelenk (Flexion/Extesion, Abduktion/Adduktion, Deviation nach ulnar/radial, Pronation/Supination)
  - %-Zeitanteile statischer Haltungen (> 4 Sekunden) außerhalb der Neutralstellung
  - Gelenkwinkelverteilungen mit Angabe der 5., 50. und 95. Perzentilwerte
  - Angabe der %-Zeitanteile für Bewegungsbereiche der Gelenke (neutral, mittel, extrem)

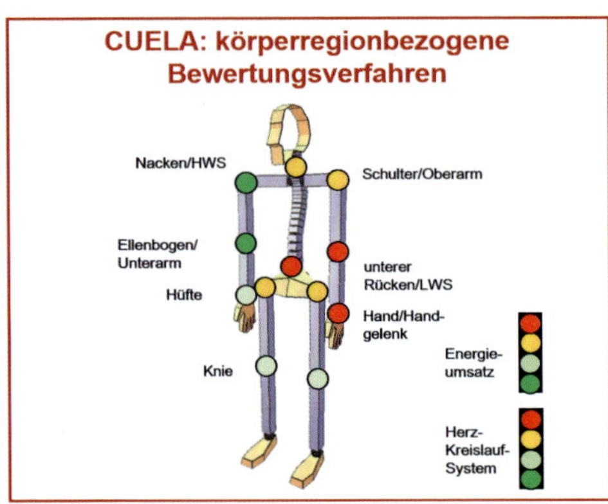

- Bewegungserfassung (Ganzkörpersystem)
- Elektromyographie (EMG)
- Herzfrequenz
- Video

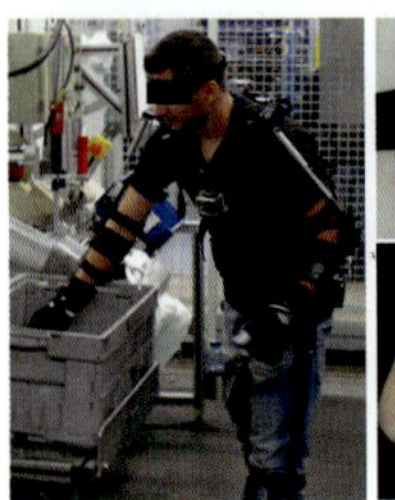
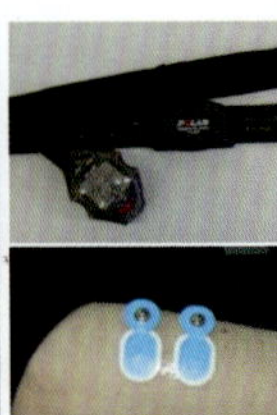
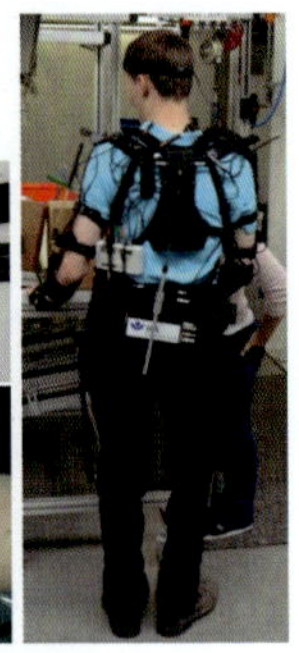

Abb. 5.17: Das CUELA-Messsystem in der Hardwarekonfiguration, mit der im Rahmen des MEGAPHYS-Projekts Belastungen u. a. der oberen Extremitäten ermittelt und beurteilt wurden; (Megaphys Band 2 CUELA-DGUV 2021)

  - Verteilungen der Winkelgeschwindigkeiten und -beschleunigungen mit Angabe der 5., 50. und 95. Perzentilwerte
- Für die Repetition:
  3D-Winkelmessung der Gelenkwinkel in den Regionen Schulter, Oberarm, Ellenbogen, Unterarm, Handgelenk (Flexion/Extension, Abduktion/Adduktion, Deviation nach ulnar/radial, Pronation/Supination)
  - Bestimmung zugehöriger Mitten- und Medianfrequenzen der Gelenkbewegungen
  - Erkennung von Pausen: Sie liegen vor, wenn die Winkelgeschwindigkeiten < 1°/s und/oder Muskelaktivitäten im EMG < 0,5 % der „maximal voluntary contraction" (MVC) liegen
- Für den Kraftaufwand /die Greifart:
  Ermittlung von % MVC bzw. Kraft in Newton [N]
  - EMG-Messungen mit Kalibration auf MVC für die Greifart
  - direkte Kraftmessung (Kraftgriffe)
- Für die Hand-Arm-Schwingungen:
  Sie können messtechnisch separat oder in Verbindung mit Messungen der Hand-/Unterarm-Haltung erfasst werden.

Im Rahmen des MEGAPHYS-Projekts wurde zusätzlich ein risikofaktorübergreifender Beurteilungsindex, mit dem Haltungen/Bewegungen mit deren statischen/dynamischen und repetitiven Anteilen bewertet werden können, entwickelt: Der Kinematic Assessment Index (KAIx) (Weber et al. 2021). Dieser kombiniert die zugehörigen Risikofaktoren für jeden Messzeitpunkt und liefert den zeitlichen Anteil [%] von nicht empfohlenen Haltungen und Bewegungen für die Körperregionen Halswirbelsäule, Schultern, Ellenbogen, Handgelenke und auch Lendenwirbelsäule.

Ein Repetition Score (RS) bewertet die repetitive Kinematik von Handgelenk und Ellenbogen unter Berücksichtigung der Mitten- und Medianfrequenzen der Winkelgeschwindigkeiten und der kinematischen Mikropausen der Handgelenksflexion/-extension bzw. Unterarm-Supination/Pronation in Anlehnung an etablierte physiologische Bewertungsverfahren aus der Literatur (Seidel et al. 2021).

Die Kraftanstrengung des Unterarms wird anhand des Prozentsatzes der maximalen freiwilligen Kontraktion (%MVC) bewertet. Das 90. Perzentil der %MVC-Werte gilt als Spitzenbelastung (P90 %MVC). Ein weiterer Indikator für die Muskelaktivität der distalen oberen Extremitäten, der einbezogen wird, ist der Anteil der muskulären Mikropausen (MP [%]) in Anlehnung an etablierte und evaluierte Bewertungsverfahren (Hansson et al. 2004, Hansson et al. 2009).

Die im Schultergelenk aufgrund von Körperbewegungen und einwirkenden Kräften (z.B. durch gehandhabte Lasten) einwirkenden

Tab. 5.7: Belastungen der oberen Extremität: Gelenke, Risikofaktoren (Messtechnik/Sensor) und zugehörige Messparameter und Bewertungen (auswertbar mit MEGAPHYS-Risikokonzept (Megaphys Band 1) in 4 Risikobereichen ①②③④); die grauen Farben der Matrixfelder beziehen sich auf die Kategorieklassen des Messsystems: Erfassung/Beurteilung möglich ab Kat 1 □, halb ab Kat 1/halb ab Kat 2 ▒, ab Kat 2 ■ und ab Kat 3 ■

Gelenk/Körperregion	Handgelenk/Hand		Ellenbogen		Schulter	
Risikofaktor (Sensor)	Messparameter	Bewertung ①②③④	Messparameter	Bewertung ①②③④	Messparameter	Bewertung ①②③④
Körperhaltung *(IMU)*	Gelenkwinkel [°] Handgelenk: Flexion/Extension, Radialduktion Vorderarm Pronation/Supination	Prozentsatz der Arbeitszeit [%] in neutralen, mittleren und extremen Gelenkwinkelpositionen, in ungünstigen statischen Haltungen	Gelenkwinkel [°] Ellenbogen Beugung/Extension	Prozentsatz der Arbeitszeit [%] in neutralen, mittleren und extremen Gelenkwinkelpositionen, in ungünstigen statischen Haltungen	Gelenkwinkel [°] Schulter Beugung/Extension Abduktion/Adduktion anterior/posterior Innen-/Außenrotation	Prozentualer Anteil der Arbeitszeit [%] in neutralen, mittleren und extremen Gelenkwinkelpositionen, in ungünstigen statischen Positionen, Überkopfarbeiten
Repetition *(IMU)*	Gelenkwinkel [°] Handgelenk: Flexion/Extension, Radialduktion Vorderarm Pronation/Supination	Mittlere Winkelgeschwindigkeiten [/s], mittlere Leistungsfrequenz MPF [Hz], Mikropausen [% Zeit]	Gelenkwinkel [°] Ellenbogen Beugung/Extension	Mittlere Winkelgeschwindigkeiten [/s], mittlere Leistungsfrequenz MPF [Hz], Mikropausen [% Arbeitszeit]	Gelenkwinkel [°] Schulter, Flexion/Extension, Abduktion/Adduktion antior/posterior, Innen-/Außenrotation	Mittlere Winkelgeschwindigkeiten [/s], mittlere Leistungsfrequenz MPF [Hz], Mikropausen [% Zeit]
muskuläre Aktivität *(EMG)*	elektrische Aktivität eA [RMS µV] z.B. m. Finger flexor/extensor	Median, 90. Perzentil [% MVC] Muskelermüdung, mediane Frequenz [Hz/s]	elektrische Aktivität eA [RMS µV] m. Ellenbogenbeuger/-strecker	Median, 90. Perz. [% MVC]	elektrische Aktivität eA [RMS µV] z.B. M. trapezius, M. deltoideus	Median, 90. Perzentil [% MVC] Muskelermüdung, mediane Frequenz [Hz/s]
Kraft + biomechanische Modellierung *(3D-Kraftmesssystem + IMU)*	Handkraft [N]	Handgelenksmoment [Nm], Dosis [Nmh]	Handkraft [N]	Ellenbogengelenkmoment [Nm], Dosis [Nmh]	Handkraft [N]	Schultergelenkmoment [Nm], Dosis [Nmh]
Hand-Arm-Vibration (3D-Beschleuniger)	Beschleunigung [m/s^2]	frequenz- und richtungsbewertete Beschleunigung [m/s^2]				

äußeren Gelenkmomente werden mit Hilfe eines inversen kinematischen biomechanischen Modells unter Berücksichtigung der anthropometrischen Maße der ausführenden Person ermittelt. Hieraus wird ein kumulatives Belastungsmaß, die Dosis der Schultermomente (in Einheit Newtonmeterstunden [Nmh]) abgeleitet, welches nach dem MEGAPHYS-Risikokonzept bewertet werden kann.

Die meisten der oben dargestellten Risikofaktoren für die Entstehung von Muskel-Skelett-Erkrankungen der oberen Extremitäten können durch Beobachtungen nur sehr schwer oder gar nicht erfasst werden. Für Gefährdungsbeurteilungen von Tätigkeiten mit komplexen Schulter-Arm-Handbewegungen ist daher der Einsatz von Messsystemen dann notwendig, wenn fundierte Aussagen zur Belastungssituation abgeleitet werden sollen.

Tab. 5.7 fasst für die oberen Extremitäten Gelenke, Risikofaktoren und entsprechende Mess-/Beurteilungsparameter zusammen, die für messtechnische Beurteilungen in den Kategorien 1, 2 und 3 vorgeschlagen werden. Alle Bewertungsergebnisse können grundsätzlich in die vier von MEGAPHYS definierten Risikobereiche eingeordnet werden. So kann für jeden Risikofaktor ein Handlungsbedarf zur Ableitung von Präventivmaßnahmen abgeleitet werden und durch die Kombination der Ergebnisse ist auch eine standardisierte Gesamtrisikobewertung möglich. Die Zuordnung zu Messkategorien ermöglicht eine Vergleichbarkeit der Messungen in unterschiedlichen Anwendungsszenarien (Megaphys Band 2).

5.3.3 Messtechnische Erfassung und Bewertung arbeitsbezogener Belastungen des oberen und unteren Rückens (BWS/LWS)

Die Risikofaktoren manuelle Lastenhandhabungen, Krafteinwirkungen, Einwirkungen von Ganzkörpervibrationen, Arbeiten in Zwangshaltungen des Oberkörpers und hiermit zusammenhängende muskuläre Belastungen sind für die Entstehung von arbeitsbedingten Muskel-Skelett-Erkrankungen der Wirbelsäule bekannt und müssen daher in entsprechenden Gefährdungsbeurteilungen quantifiziert und bewertet werden. Personengetragene Messsysteme verwenden auch hier Inertial- (IMU-) oder Beschleunigungs-Sensoren, die an den oberen Extremitäten, an der Wirbelsäule und gegebenenfalls auch am Kopf und den unteren Extremitäten angebracht werden, um die Risikofaktoren Wirbelsäulenhaltungen, -winkelgeschwindigkeiten und Repetitionen zu erfassen. Die Muskelaktivitäten ausgewählter Rückenmuskeln können ergänzend durch elektromyographische Messsysteme (EMG) und die Handkräfte durch Handkraftmesssysteme quantifiziert werden. 3D-Beschleunigungssensoren werden zur Quantifizierung von Ganzkörper-Vibrationsbelastungen eingesetzt. Biomechanische Modelle nutzen die kinematischen und kinetischen Messdaten als Eingangsgrößen, um Belastungen in ausgewählten Wirbelsäulenbereichen, z.B. in der untersten Lendenwirbelsäulenbandscheibe L5/S1 abzuschätzen (siehe z.B. MEGAPYHS Band 2).

Anwendungen der Kategorie 1 beschränken sich auf die Erfassung und Bewertung ausgewählter Risikofaktoren der Wirbelsäule. Hier kommen hauptsächlich IMU-Sensoren zum Einsatz, da die anderen o.g. Messverfahren für den Einsatz in der betrieblichen Praxis zu komplex sind. Beurteilungen beschränken sich meist auf Haltungsbeurteilungen, z.B. der Lendenwirbelsäule oder der Halswirbelsäule, in Kategorie 1.

Ein Beispiel für ein derartiges Kategorie-1-Messverfahren zur Quantifizierung und Bewertung von Oberkörperzwangshaltungen ist das CUELA-Kat1-Rückenfeedbacksystem (CUELA-DGUV 2021) *(siehe Abb. 5.14)*. Dabei handelt es sich um eine Smartphone-App, mit der Rückenzwangshaltungen quantifiziert und bewertet werden können. Der IMU-Sensor des Smartphones zeichnet Oberkörperneigewinkel auf und die App gibt eine direkte akustische oder haptische Rückmeldung zu statischen und dynamischen Wirbelsäulenhaltungen in ungünstigen Winkelbereichen. Das System kann als Feedbacksystem im Betrieb, als Schulungssystem in Ergonomie-Seminaren oder auch in der Individualprävention eingesetzt werden.

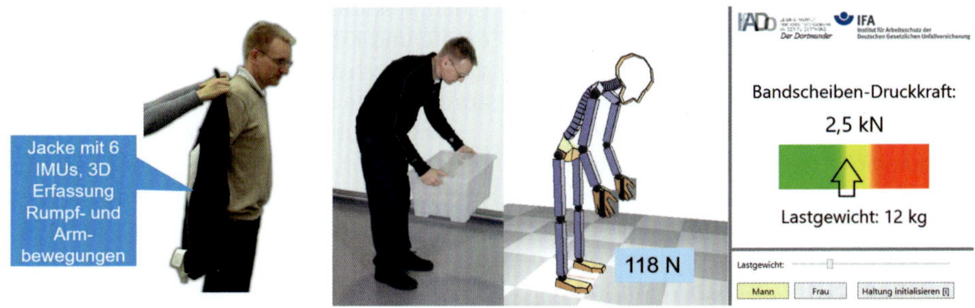

Abb. 5.18: Der CUELA-Rückenmonitor als Beispiel für ein Kategorie 2-Messsystem: Eine validierte Messjacke zur Erfassung und Bewertung von Belastungen der Lendenwirbelsäule (CUELA DGUV 2021).

In *Abb. 5.18* ist der CUELA-Rückenmonitor als Beispiel für ein Messsystem der Kategorie 2 zur Erfassung und Bewertung arbeitsbezogener Wirbelsäulenbelastungen dargestellt.

Beim CUELA-Rückenmonitor handelt es sich um eine Jacke, in die sechs IMU-Sensoren zur Erfassung von Oberkörper- und Arm-Bewegungen integriert sind. Zusammen mit gleichzeitig dokumentierten Lastenhandhabungen können die hiermit erfassten kinematischen Informationen als Eingangsdaten für das biomechanische Modell „Der Dortmunder" (MEGAPHYS Band 2) genutzt werden, so dass eine Abschätzung der mit Zwangshaltungen und Lastenhandhabungen verbundenen Lendenwirbelsäulenbelastungen während der Ausführung von Tätigkeiten erfolgen kann. Arbeitsprozesse können auch aufgezeichnet werden und im Anschluss der Messung hinsichtlich der hiermit verbundenen Wirbelsäulenbelastungen ausgewertet werden.

In der Kategorie 3 kann wiederum das in *Abb. 5.17* dargestellte CUELA-Messsystem oder ein gleichwertiges IMU-Messsystem zur komplexen Beurteilung von Wirbelsäulenbelastungen, auch unter Verwendung komplexer biomechanischer Modelle zur Abschätzung von Wirbelsäulenmomenten, -kräften und Belastungsdosen eingesetzt werden (CUELA-DGUV 2021). Einwirkende Körperkräfte werden dabei wieder mit Kraftsensoren bzw. EMG-Messsystemen gemessen. Auch für die Bewertung arbeitsbezogener Wirbelsäulenbelastungen existieren standardisierte Messprotokolle für die Beurteilung bekannter arbeitsphysiologischer Risikofaktoren:

- Für die Haltungs-/Bewegungs-Dokumentation:
  3D-Winkelmessung der Wirbelsäulenhaltungen in den Regionen Halswirbelsäule, Lendenwirbelsäule
  - %-Zeitanteile statischer Haltungen (> 4 Sekunden) außerhalb der Neutralstellung
  - Winkelverteilungen mit Angabe der 5., 50. und 95. Perzentilwerte
  - Angabe der %-Zeitanteile für Bewegungsbereiche der Wirbelsäule (neutral, mittel, extrem)
  - Verteilungen der Winkelgeschwindigkeiten und -beschleunigungen mit Angabe der 5., 50. und 95. Perzentilwerte
- Muskuläre Belastungen ausgewählter Rückenmuskeln:
  - Ermittlung von % MVC bzw. Kraft in Newton [N]
  - direkte Kraftmessung (Kraftgriffe, Messung von Bodenreaktionskräften)
- Für die Ganzkörper-Schwingungen:
  Sie können messtechnisch separat oder in Verbindung mit Messungen von Wirbelsäulenhaltungen erfasst werden.

Der Kinematic Assessment Index (KAIx) liefert auch hier wieder den zeitlichen Anteil [%] von nicht empfohlenen Haltungen und Bewegungen in den Regionen der Halswirbel- und Lendenwirbelsäule (Weber et al. 2021).

Zur Abschätzung der Druckkraft auf die unterste Lendenwirbelsäulen-Bandscheibe L5/S1 wurde das Simulationsmodell Der Dortmunder (Jäger et al. 2001) in die CUELA-Software integriert. Mit dem CUELA-Dortmunder kann der kontinuierliche Zeitverlauf der Kompressionskraft, die auf die unterste Lendenwirbelsäulenbandscheibe L5/S1 wirkt, abgeschätzt werden. Eine zugehörige Dosisberechnung basiert auf einer quadratischen Wichtung der Kompressionskraft und wird in der Einheit Kilonewtonstunden [kNh] ausgegeben (Jäger et al. 2007).

Analog zu *Kapitel 5.3.2* sind in *Tab. 5.8* Risikofaktoren, Mess-/Bewertungsparameter zur Beurteilung von arbeitsbedingten LWS- und HWS-Belastungen zusammengefasst. Auch hier ist eine Zuordnung zu den Messkategorien 1, 2 und 3 dargestellt. Die Beurteilungsergebnisse lassen sich prinzipiell mit den vier von MEGAPHYS definierten Risikobereichen bewerten (Megaphys Band 2).

5.3.4 Messtechnische Erfassung und Bewertung arbeitsbezogener Belastungen der unteren Extremitäten

Wesentliche Risikofaktoren für die Entstehung arbeitsbezogener Muskel-Skelett-Erkrankungen der unteren Extremitäten sind Tätigkeiten in Zwangshaltungen der unteren Extremitäten, manuelle Lastenhandhabungen, Krafteinwirkungen, Gehen auf unebenem Boden (z.B. Gleisbau, Tätigkeiten in der Landwirtschaft) sowie hohe Krafteinwirkungen (z.B. bei Sprüngen). Bezüglich der Sensorik und deren Anbringung ist der Aufbau zugehöriger personengetragener Messsysteme mit denen in *Kapitel 5.3.2* und *5.3.3* vergleichbar. Die Muskelaktivitäten ausgewählter Muskeln der unteren Extremitäten können wieder ergänzend durch elektromyographische Messsysteme (EMG) und durch Bodenreaktionskräfte mit mobilen Fußdruckmesssystemen bzw. stationären Kraftmessplattformen quantifiziert werden. Biomechanische Modelle nutzen die kinematischen und kinetischen Messdaten als Eingangsgrößen, um Momente und Kräfte im Hüftgelenk bzw. im Kniegelenk durch äußere mechanische Belastungen abzuschätzen (siehe z.B. Glitsch et al. 2016).

Anwendungen der Kategorie 1 beschränken sich auf die Erfassung und Bewertung von Körperhaltungen und -bewegungen der unteren Extremitäten. Auch hier werden wieder vorrangig IMU-Sensoren zur Erfassung von Zwangshaltungen der unteren Extremitäten eingesetzt. Hierdurch können zeitliche Anteile von Zwangshaltungen, z.B. im Knien, oder Körperhaltungen und -bewegungen quantifiziert werden.

Ein Beispiel für ein derartiges Kategorie 1-Messverfahren zur Quantifizierung und Bewertung von Zwangshaltungen der unteren Extremitäten ist ein dänisches 3D-Beschleunigungsaufnehmerverfahren (Hendriksen et al. 2020), das für zugehörige Arbeitsplatz-Analysen an Probandenkollektiven eingesetzt wird. Die drahtlose Datenübertragung ermöglicht einen Feldeinsatz des Messsystems und eine computergestützte, standardisierte Auswertung kniender Zwangshaltungen.

Im Zusammenhang mit dem Aufbau von Expositionskataster zur Erfassung kniender Zwangshaltungen werden Kategorie 2-Messsysteme eingesetzt. Ein Beispiel hierfür ist das CUELA-KAT2-System, das für die Erfassung von Datensätzen für Gonkatast, einer DGUV-Datenbank mit Zeitanteilen kniebelastender Tätigkeiten, eingesetzt wird (Ditchen et al. 2010). Kniegelenksbelastungen werden hierbei durch den Anteil kniebelastender Tätigkeiten [%] und die Anzahl der Haltungswechsel in kniebelastenden Haltungen bewertet.

In der Kategorie 3 können wiederum das in *Abb. 5.17* dargestellte CUELA-Messsystem oder ein gleichwertiges IMU-Messsystem zur komplexen Beurteilung arbeitsbezogener Belastungen der unteren Extremitäten, auch unter Verwendung komplexer biomechanischer Modelle zur Abschätzung von Wirbelsäulenmomenten, -kräften und Belastungsdosen eingesetzt werden. Einwirkende Körperkräfte werden dabei wieder mit Kraftsensoren bzw. EMG-Messsystemen gemessen. Auch für die Bewertung arbeitsbezogener Belastungen der unteren Extremitäten existieren standardisierte Mess-

Tab. 5.8: Wirbelsäulenbelastungen: Ort, Risikofaktoren (Messtechnik/Sensor) und zugehörige Messparameter und Bewertungen (auswertbar mit MEGAPHYS-Risikokonzept (Megaphys Band 1) in 4 Risikobereichen ❶❷❸❹); die grauen Farben der Matrixfelder beziehen sich auf die Kategorieklassen des Messsystems: Erfassung/Beurteilung möglich ab Kat 1 □, ab Kat 2 ■, halb ab Kat 2/halb ab Kat. 3 ■ und ab Kat 3 ■

Gelenk/Körperregion	Lendenwirbelsäule		Halswirbelsäule	
Risikofaktor (Sensor)	Messparameter	Bewertung ❶❷❸❹	Messparameter	Bewertung ❶❷❸❹
Körperhaltung kinematische Aktivität *(IMU)*	Gelenkwinkel [°] Rumpf: Flexion/Extension, Lateralflexion, Torsion Lendenwirbelsäule Kyphose/Lordose	Prozentualer Anteil der Arbeitszeit [%] in neutralen, moderaten und extremen Gelenkwinkelpositionen, in ungünstigen statischen Haltungen, Winkelgeschwindigkeiten [/s]	Gelenkwinkel [°] Halswirbelsäule: Flexion/Extension, Lateralflexion, Torsion	Prozentualer Anteil der Arbeitszeit [%] in neutralen, mittleren und extremen Gelenkwinkelstellungen, in ungünstigen statischen Haltungen, Winkelgeschwindigkeiten [/s]
muskuläre Aktivität *(EMG)*	elektrische Aktivität eA [RMS µV] Muskulatur unterer Rücken, z.B. M. erector spinae	median, 90. Perz. [% MVC] Muskelermüdung, mediane Frequenz [Hz/s]	elektrische Aktivität eA [RMS µV] Muskulatur oberer Rücken, z.B. M. trapezius	median, 90. Perz. [% MVC] Muskelermüdung, mediane Frequenz [Hz/s]
Kraft + biomechanische Modellierung *(3D-Kraft, Bodenreaktionskraft-Messsystem+ IMU)*	Handkraft, Bodenreaktionskraft [N]	lumbale Wirbelsäulendruckkraft [Nm], Dosis [Nmh] lumbale Bandscheibenkompressionskraft [N], Dosis [Nh] kumulierte behandelte Belastungsgewichte [kg]	Handkraft, Bodenreaktionskraft [N]	zervikales Wirbelsäulenmoment [Nm], Dosis [Nmh] zervikale Bandscheibenkompressionskraft [N], Dosis [Nh]
Ganzkörper-Vibration *(Beschleunigungssensor)*	Beschleunigung [m/s^2]	frequenz- und richtungsbewertete Beschleunigung [m/s^2]		

protokolle für die Beurteilung bekannter arbeitsphysiologischer Risikofaktoren:

- Für die Haltungs-/Bewegungs-Dokumentation:
  3D-Winkelmessung der Gelenkwinkelverläufe (Hüft-/Kniegelenke)
  - %-Zeitanteile statischer Zwangshaltungen der unteren Extremitäten (> 4 Sekunden)
  - Anzahl von Haltungswechseln in und aus Zwangshaltungen der unteren Extremitäten
  - Hüft-/Kniegelenkswinkelverteilungen Angabe der Verteilung mit 5., 50. und 95. Perzentilen
  - Angabe der %-Zeitanteile für Bewegungsbereiche der Kniegelenke und Hüftgelenke (neutral, mittel, extrem)
  - Verteilungen der Winkelgeschwindigkeiten und -beschleunigungen mit Angabe der 5., 50. und 95. Perzentilwerte
- Muskuläre Belastungen ausgewählter Muskeln der unteren Extremitäten:
  - Ermittlung von % MVC bzw. Kraft in Newton [N]
  - direkte Kraftmessung (Messung von Bodenreaktionskräften)

Zur Abschätzung von Momenten und Gelenkskräften im Knie- und im Hüftgelenk werden invers-dynamische biomechanische Modelle genutzt, die als Eingangsdaten kinematische und kinetische Daten von Kategorie 3-Messsystemen nutzen (siehe z.B. Glitsch et al. 2016). Analog zur Beschreibung kumulativer Wirbelsäulenbelastungen mit Dosismodellen (siehe *Kapitel 5.3.3*) werden zur Bewertung kumulativer Belastungen des Knie- und Hüftgelenks auch Dosismodelle herangezogen, bei denen mechanische Gelenksbelastungen in [% Körpergewicht] aufsummiert werden. Als hüftbelastende Tätigkeiten gelten dabei das Heben und Tragen schwerer Lasten (≥ 20 kg) sowie das Auf- und Absteigen von Treppen und Leitern (Glitsch et al. 2016).

In *Tab. 5.9* sind Risikofaktoren, Mess-/Bewertungsparameter zur Beurteilung von arbeitsbedingten Belastungen der unteren Extremitäten zusammengefasst. Dargestellt ist die Zuordnung zu den Messkategorien 1, 2 und 3. Die Beurteilungsergebnisse lassen sich prinzipiell mit den 4 Bereichen des MEGAPHYS-Risikokonzepts bewerten.

5.3.5 Messtechnische Erfassung und Bewertung physischer Aktivitäten

In der Arbeitswelt werden Messsysteme zunehmend zur Quantifizierung physischer Aktivitäten eingesetzt. Dabei ist das wichtigste Anwendungsgebiet die Untersuchung bewegungsarmen Verhaltens am Arbeitsplatz. Dies erfolgt vor dem Hintergrund, dass mit zunehmender Digitalisierung eine Zunahme der Bewegungsarmut an Arbeitsplätzen vermutet wird. Insbesondere die Arbeit an Bildschirmen wird mit Bewegungsarmut in Verbindung gebracht. Weitere Anwendungsgebiete vom Messsystemen zur Quantifizierung physischer Aktivitäten sind Beurteilungen der Belastungsart „Körperfortbewegung" und anderer Ganzkörperbelastungen, bei denen erhöhte energetische Belastungen vermutet werden.

Zur Quantifizierung und Bewertung physischer Aktivitäten gibt es eine Vielzahl von sogenannten „Wearables", also am Körper des Benutzers getragene Computer-/Sensorsysteme, die kontextbezogen mit dem Nutzer interagieren *(siehe Abb. 5.19)*. Grundsätzlich ist ein Wearable in der Lage, unterschiedliche Arten von Daten zu sammeln und zu speichern, je nachdem, welche Arten von Sensoren integriert sind. Weit verbreitete Beispiele für Wearables sind Smartphones, „schlaue" Armbanduhren (Smartwatches) und Fitnesstracker, die physiologische Kennwerte aufzeichnen und dem Nutzer Hinweise zu seiner körperlichen Aktivität liefern. Aber auch intelligente Kleidungsstücke („Smart Textiles"), in die Sensoren integriert sind, sind zunehmend kommerziell verfügbar. Das Tragen dieser Geräte soll ähnlich unkompliziert und „intuitiv" sein wie das Tragen tatsächlicher Kleidung und modischer Accessoires, wie z.B. Schmuck.

Bezüglich des Zusammenhangs zwischen sitzenden Tätigkeiten und negativen gesundheitlichen Auswirkungen wurden in systematischen Literaturstudien zu bewegungsarmem

Tab. 5.9: Belastungen der unteren Extremitäten: Ort, Risikofaktoren (Messtechnik/Sensor) und entsprechende Messparameter und Bewertungen (auswertbar mit MEGAPHYS-Risikokonzept (Megaphys Band 1) in 4 Risikobereichen ❶❷❸❹); die grauen Farben der Matrixfelder beziehen sich auf die Kategorieklasse des Messsystems: Erfassung/Beurteilung möglich ab Kat 1 □, ab Kat 2 ■ und ab Kat 3 ■

Gelenk/Körperregion	Kniegelenk		Hüftgelenk	
Risikofaktor (Sensor)	**Messparameter**	**Bewertung ❶❷❸❹**	**Messparameter**	**Bewertung ❶❷❸❹**
Körperhaltung *(IMU)*	Gelenkwinkel [°] Kniegelenk: Beugung/Extension	Anteil der Arbeitszeit [%] in neutralen, mittleren und extremen Gelenkwinkelpositionen, in asymmetrischem Knien, in ungünstigen statischen Haltungen, Anzahl der Haltungswechsel (in/aus Knien)	Gelenkwinkel [°] Hüftgelenk: Flexion/Extension, Abduktion/Adduktion	Prozentsatz der Arbeitszeit [%] in neutralen, mittleren und extremen Gelenkwinkelpositionen, in ungünstigen statischen Haltungen
muskuläre Aktivität *(EMG)*	elektrische Aktivität eA [RMS µV] Muskulatur Knie, z.B. M. quadriceps	median, 90. Perz. [% MVC] Muskelermüdung, mediane Frequenz [Hz/s]	elektrische Aktivität eA [RMS µV] Muskulatur Hüfte, z.B. M. gluteus	median, 90. Perz. [% MVC] Muskelermüdung, mediane Frequenz [Hz/s]
Kraft + biomechanische Modellierung *(3D-Bodenreaktionskraftmesssystem + IMU)*	Bodenreaktionskraft [N]	Kniegelenkmoment [Nm], Dosis [Nmh]	Bodenreaktionskraft [N]	Hüftgelenksmoment [Nm], Dosis [Nmh], kumulativ gehandhabte Lastgewichte [kgs]

Verhalten am Arbeitsplatz Anzeichen für eine Verbindung zu muskuloskelettalen Beschwerden, kardiovaskulären Erkrankungen und Diabetes gefunden (van Uffelen et al. 2010). In derzeit – 2021 – laufenden Langzeitstudien werden Messsysteme zur Erfassung physischer Aktivitäten eingesetzt, um Zusammenhänge zwischen dem Bewegungsverhalten am Arbeitsplatz und der Gesundheit von Beschäftigten zu gewinnen. Dabei werden je nach Fragestellung unterschiedliche Arten von Messsystemen eingesetzt.

Das beschriebene Kategoriensystem für Messsysteme gilt insbesondere auch bei der Erfassung und Bewertung physischer Aktivitäten am Arbeitsplatz *(siehe Abb. 5.20)*. In den Kategorien 1 und 2 gibt es hier bereits zahlreiche kommerziell verfügbare Messsysteme.

Im Folgenden werden die Messsysteme der jeweiligen Kategorien beschrieben:

Die meisten Messsysteme der Kategorie 1 enthalten Beschleunigungs- oder Inertialsensoren, die typischerweise in einem Armband integriert sind. Seltener werden diese an der Hüfte oder den unteren Extremitäten angebracht. Letztere ermöglichen in einigen Anwendungen eine Erkennung von groben Körperhaltungen/-bewegungen, wie Sitzen, Stehen, Gehen oder Radfahren (Chastin and Granat 2010; Skotte et al. 2014; Byrom et al. 2016). In den meisten Kategorie 1-Messsystemen sind sowohl Bewegungssensoren als auch optische Pulsmesser integriert. Letztere nutzen eine Diode, um das mit dem Herzrhythmus verändernde Absorptionsverhalten der Blutgefäße zu messen. Die

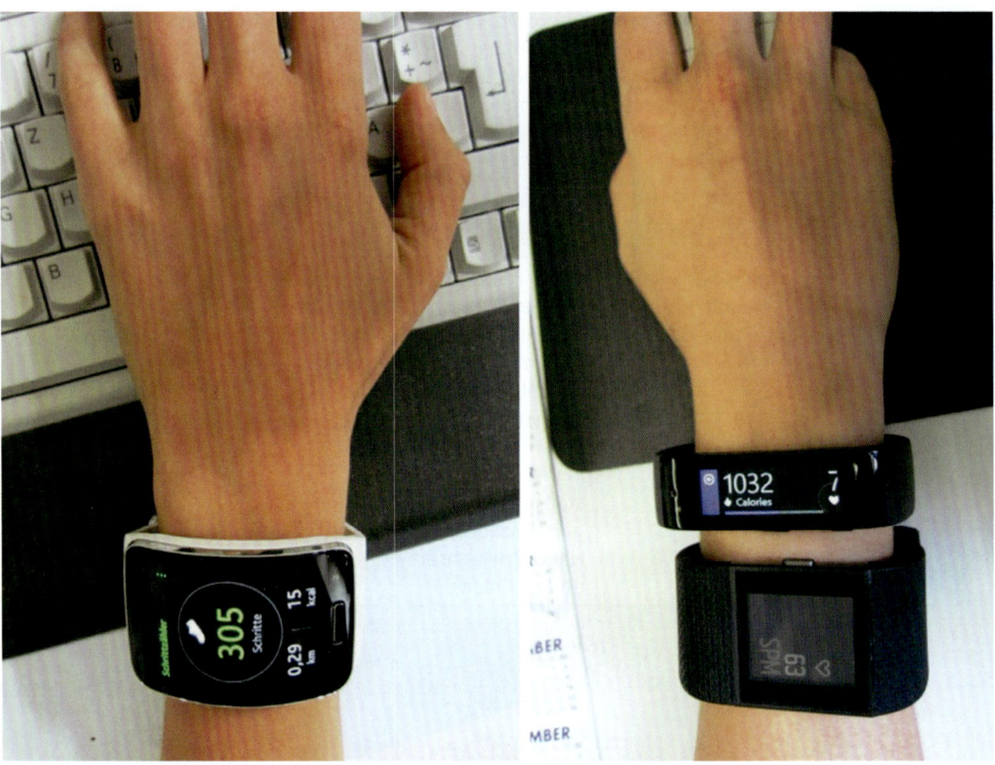

Abb. 5.19: Nutzung kommerzieller Wearables (Kategorie 1 Messsysteme) zur Quantifizierung physischer Aktivitäten am Arbeitsplatz (Ellegast et al. 2017)

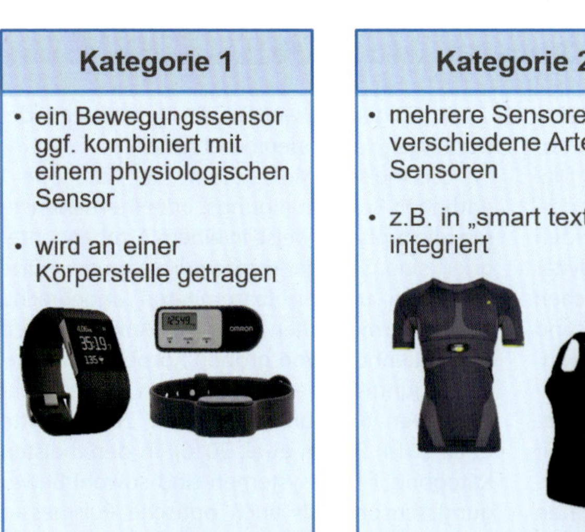

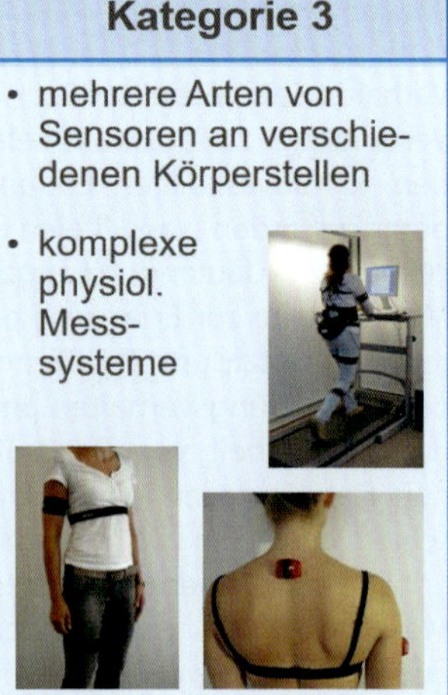

Abb. 5.20: Übertragungen des Kategoriensystems für Messsysteme auf die Erfassung und Bewertung physischer Aktivitäten

Tab. 5.10: Beurteilung physischer Aktivitäten: Risikofaktoren (Messtechnik/Sensor) und entsprechende Messparameter und Bewertungen (auswertbar mit MEGAPHYS-Risikokonzept (Megaphys Band 1) in 4 Risikobereichen ❶❷❸❹); die grauen Farben der Matrixfelder beziehen sich auf die Kategorieklasse des Messsystems: Erfassung/Beurteilung möglich ab Kat 1 ☐, ab Kat 2 ■ und halb ab Kat 1/halb ab Kat 2 ■

Beurteilungsmodul	Physische Aktivität	
Risikofaktor (Sensor)	**Messparameter**	**Bewertung** ❶❷❸❹
Körperhaltungen und -bewegungen *(IMU)*	Gelenkwinkel [°] Körperteilposition Gelenkwinkelgeschwindigkeiten, -beschleunigungen [°/s], [°/s²]	• Anteil der Arbeitszeit [%] – „Sitzen, Stehen" – „Bewegen, Gehen, Treppe steigen …" • Anzahl Haltungswechsel in anhaltenden Perioden sitzender Körperhaltung • Zeitanteile in ungünstigen statischen Haltungen bezogen auf – den Oberkörper – die Lendenwirbelsäule – das Becken – die unteren Extremitäten
	Gelenkwinkelgeschwindigkeiten, -beschleunigungen [°/s], [°/s²]	PAI (Physische Aktivitäts-Indizes) von Körperteilen, -regionen und des gesamten Körpers
muskuläre Aktivität *(EMG)*	elektrische Aktivität eA [RMS, µV] Muskulatur LWS Trapezius untere Extremitäten	5. Perz., median, 90 Perz. [% MUC] Muskelermüdung, mediane Frequenz [Hz/s]
Metabolische, kardiovaskuläre Anforderungen *(Spiroergometrie, Herzfrequenzmessung, IMU)*	• Energieumsatz [KJ, Mets] • Herzfrequenz [s^{-1}] HF	• 5 Perz., median, 90. Perz. [Mets, KJ] • zeitl. Verlauf Perzentilverteilung/ Herzschlagfrequenz • Anteil HF oberhalb Dauerleistungsgrenze (DLG)

Genauigkeit dieser Sensoren ist jedoch beschränkt, da Fehlmessungen u. a. durch Kontaktprobleme, unterschiedliche Hauttypen oder auch Streulicht aus der Umgebung auftreten können. Eine grobe Abschätzung des Energieumsatzes in Kilokalorien oder METs erfolgt z.B. durch Aufbereitung der kombinierten Beschleunigungs- und Herzfrequenzdaten (Strath et al. 2013). Ein anderes Messprinzip der Herzfrequenz ist die Ableitung des EKG-Signals mit Hilfe eines Brustgurtes, mit dem die elektrische Aktivität des Herzmuskels (EKG) gemessen wird. Die Messung ist hier genauer, eine Auflösung der R-Zacke ist aber aufwändig und ebenso von Fehlerquellen (elektrische Ankopplung über die Brusthaut etc.) betroffen. Dieses Messverfahren ist zur orientierenden Ermittlung von Mittelwerten der Herzschlagfrequenz und damit zur Abschätzung der Arbeitsschwere bei dynamischer Arbeit großer Muskelgruppen geeignet. Zur Bewertung der Arbeitsschwere mit Hilfe der Herzschlagfrequenz wird auf *Abschnitt 1.2.3 – Physiologie der Belastung und Beanspruchung* verwiesen.

Genauere kinematische und physiologische Messungen können mit Kategorie 2-Messsystemen durchgeführt werden. Diese bestehen aus mehreren kinematischen und physiologischen Sensoren, die nicht nur an einer Körperposition, sondern in einer Körperregion, z.B. am Oberkörper, angebracht sind. Typische Beispiele für Kategorie 2-Messsysteme sind smarte Textilien, aber auch Kombinationen aus mehreren Sensoren, die an verschiedenen Positionen einer Körperregion angebracht sind. Bezüglich der Herzfrequenzmessungen sind in dieser Kategorie meist elektrische Systeme mit Elektroden integriert. Diese ermöglichen eine genauere Abschätzung des Energieumsatzes und der physischen Aktivität (Brage et al. 2005, Corder et al. 2005). Beim Einsatz von smarten Textilien muss hier allerdings eine genaue Positionierung auf der Haut über längere Messzeiten gewährleistet sein.

Kategorie 3-Messsysteme bestehen aus mehreren kinematischen und physiologischen Sensoren, die an verschiedenen Körperregionen angebracht sind. Der Genauigkeitsanspruch bei der Messung von Körperhaltungen, -bewegungen, physischer Aktivitätsmaße und Energieumsätze ist vergleichbar mit dem von Laborsystemen und wesentlich höher als bei Messsystemen der Kategorien 1 und 2. Ein Beispiel für ein Kategorie 3-Messsystem ist das CUELA-Activity-Messsystem, dessen Messdaten auch als Eingabedaten für physiologische Modelle genutzt werden können (Weber et al. 2007, Weber 2011). Aufgrund der Komplexität und des erhöhten Kalibrieraufwandes werden Kategorie 3-Messsysteme in der Regel von ergonomischen Experten in Feldmessungen eingesetzt. Typische Einsatzgebiete sind hier die Untersuchung bewegungsfördernder Maßnahmen, z.B. in Interventionsstudien (Ellegast et al. 2012), und Wirksamkeitsuntersuchungen neuer innovativer Gestaltungsmaßnahmen zur Förderung physischer Aktivitäten an Arbeitsplätzen, z.B. durch dynamische Bürostühle (Ellegast et al. 2008) oder dynamische Arbeitsstationen (Botter et al 2016, Schellewald et al. 2018, Schellewald et al. 2020). Eine Beschreibung und Übersicht zu Anwendungen von Messverfahren zur Erfassung und Bewertung sitzender Arbeitstätigkeiten wurde vom PEROSH-Verbund (PEROSH – Partnership for European Research in Occupational Safety and Health) der europäischen Arbeitsschutzinstitute erstellt (Holtermann et al. 2017a, Holtermann et al. 2017b).

In *Tab. 5.10* sind Risikofaktoren, Mess-/Bewertungsparameter zur Beurteilung physischer Aktivitäten zusammenfassend dargestellt. Dabei ist eine Zuordnung zu den Messkategorien 1 und 2 vorgenommen. Messsysteme der Kategorie 3 erfassen die gleichen Mess-Bewertungsparameter mit höherer Genauigkeit. Die Beurteilungsergebnisse lassen sich prinzipiell in den 4 Bereichen des MEGAPHYS-Risikokonzepts bewerten.

5.4 Erfassung und Bewertung von Vibrationen

B. Hartmann

5.4.1 Grundsätzliches zu Vibrationsbelastungen

Vibrationen entstehen durch mechanische Schwingungen von Massen. Steht der menschliche Körper in Kontakt mit schwingenden Massen, können Schwingungen in den Körper eingeleitet werden, die nach Art, Ausmaß und Dauer unterschiedliche physiologische Wirkungen ausüben. Dabei wird je nach der Stelle, in der die Schwingungen in den Körper eingeleitet werden, nach Hand-Arm-Vibrationen (Hand) und Ganzkörpervibrationen (Gesäß, Füße) unterschieden. Vibrationen können grundsätzlich

- die Muskulatur durch verstärkte Wechsel zwischen erhöhter Anspannung und Entspannung zur Stabilisierung des Körpers und damit zu einer Abwehr der äußeren mechanischen Einwirkungen anregen, aber bei Überforderung dieses physiologischen Ablaufs verkrampfen und damit schmerzsensibel machen,
- die Durchblutung der Gefäße in den betroffenen Körperregionen beeinflussen, indem sie den Blutfluss selbst oder die Gefäßnerven reizen und dadurch zu Durchblutungsstörungen der belasteten Gewebsanteile oder Körperpartien führen,

- die passiven Körperstrukturen – Knochen, Knorpelflächen, Sehnen und Sehnenansätze – direkt mechanisch oder vermittelt über die veränderte Gefäßregulation oder gestörte Diffusionsprozesse dauerhaft schädigen.

Die physiologischen Wirkungen von Vibrationen werden wesentlich durch die erzeugte Resonanz im belasteten Gewebe mitbestimmt, wenn die von außen einwirkenden Schwingungen die Eigenfrequenz des jeweils erreichten Gewebes anregen, was zu extremen Amplitudenausschlägen führt. Diese Eigenfrequenzen variieren in weitem Bereich von ca. 4–16 Hz an der Wirbelsäule beim stehenden Menschen oder 10–20 Hz am Unterarm in Längsrichtung.

Die über einen Zeitraum (Arbeitsschicht 8 Stunden) eingeleitete Beschleunigung wird hinsichtlich ihrer Frequenz bewertet (VDI 2057-1) und zu einem Dosismaß für diese 8 Stunden zusammengeführt. Je nach der Höhe dieser Dosis kann der Körper die einwirkenden Vibrationen ohne Folgen tolerieren oder es kommt zu funktionellen Störungen oder sogar zu strukturellen Schädigungen (Notbohm et al. 2009).

Ein davon zu unterscheidendes positives Beispiel der Wirkung gelegentlicher Vibrationen mit mäßiger Dosis ist das in der Prävention von Rückenbeschwerden, zur Stärkung der tiefen Rückenmuskulatur und zur Osteoporose-Prävention angewandte Vibrationstraining: Es dauert allerdings nur wenige Minuten am Tag, begrenzt auf mehrere Wochen, und ist bei wenigen Millimeter Schwingweg auf einen Frequenzbereich begrenzt zwischen 15 Hz bis 60 Hz.

Als Folgen der Arbeitsbelastung, die mit regelmäßig wiederkehrenden Expositionen längerer Dauer und teils deutlich höheren Schwingbeschleunigungen verbunden sind, können entstehen:

- reversible funktionelle Störungen mit lokalen Beschwerden,
- strukturelle Schädigungen mit dauerhaften Folgen für die Gesundheit.

Im Zusammenhang mit den strukturellen Schäden sind für Hand-Arm- und Ganzkörpervibrationen Berufskrankheiten in die deutsche BK-Liste aufgenommen worden (siehe unten).

Grundlegende Rahmenbedingungen der Gefährdungsbeurteilung sind in der Lärm- und Vibrations-Arbeitsschutzverordnung (Abschnitt 4) geregelt. Grundlage der Beurteilung gesundheitlicher Wirkungen ist der Tages-Vibrationsexpositionswert A(8), der separat für Hand-Arm-Vibrationen und für Ganzkörpervibrationen (siehe Technische Regeln zur Lärm- und Vibrations-Arbeitsschutzverordnung TRLV Vibrationen, Teil 1 2015) aus den

- täglich einwirkenden, frequenzbewerteten Beschleunigungen und den
- täglichen Einwirkungsdauern gebildet wird.

Für den A(8)-Wert sind Auslöse- und Expositionsgrenzwerte definiert. Die Verordnung zur Arbeitsmedizinischen Vorsorge (ArbMedVV) bezieht sich auf diese Auslöse- und Expositionsgrenzwerte, um die pflichtgemäß vom Arbeitgeber anzubietende arbeitsmedizinische Vorsorge (Angebotsvorsorge) sowie die Pflichtvorsorge zu regeln. Eine mögliche Pflichtvorsorge unterscheidet die Prävention der Belastungen durch Vibrationen von der Prävention der übrigen physischen Belastungen des Muskel-Skelett-Systems.

Herstellerangaben zu Vibrationskennwerten (Emission) in Bedienungsanleitungen dienen dem Vergleich innerhalb von Maschinen-/Gerätegruppen und werden unter normgerechten, definierten Prüfbedingungen ermittelt, die häufig nicht die in der Praxis vorgefundenen, sehr unterschiedlichen Einsatzbedingungen wiedergeben. Arbeitsplatz-Messungen (Immission) erfordern dagegen Schwingungsmessungen für die konkrete Einsatzdauer und -art bei jeweiligen Arbeitsprozessen und der Art, in der eine Maschine benutzt wird. Hersteller müssen Vibrationskennwerte (Emissionswerte) nur oberhalb einer bewerteten Beschleunigung von 2,5 m/s^2 (gemäß Nr. 2.2 Anhang I der EG-Maschinenrichtlinie) für handgeführte und handgehaltene Arbeitsmaschinen in der Bedienungsanleitung angeben. Wenn eine bewertete Beschleunigung von weniger als 2,5 m/s^2 gemäß Prüfbedingungen vorliegt, dann ist nach EG-Maschinenrichtlinie die Angabe „< 2,5 m/s^2" ausreichend.

Aus: Fachausschuss-Informationsblatt Nr. 017 Gefährdungsbeurteilung „Vibrationen" bei handgeführten und -gehaltenen Arbeitsmaschinen: Hinweise zur Nutzung von Herstellerangaben aus Bedienungsanleitungen. Fachausschuss Maschinenbau, Fertigungssysteme, Stahlbau 07/2006

5.4.2 Spezifische Wirkungen und Grenzwerte für Hand-Arm-Vibrationen

Grundlagen der Beurteilung

Schwingungen können am Hand-Arm-System in allen 3 Koordinaten des Raumes wirken. Die Schwingbeschleunigungen werden grundsätzlich sowohl in der der Längsachse des Arms folgenden z-Achse als auch in der x- und y-Achse eines kartesischen Koordinatensystems gemessen. Der Betrag der gemessenen Beschleunigungen aller drei Achsen wird nach dessen jeweiligen Frequenzanteilen zu einer frequenzbewerteten Schwingbeschleunigung zusammengeführt.

Die Messung soll an der Einleitungsstelle der Vibration erfolgen, d. h. an der Kontaktstelle der Hand zur Oberfläche des Werkzeugs, Griffs oder Werkstücks. Besondere Sorgfalt ist auf die Ermittlung der realen Einwirkungsdauer zu verwenden, da viele handgeführte Geräte zum Beispiel mit hoher Schwingbeschleunigung (z.B. Trennschleifer oder Schlagschrauber) nur wechselnd mit anderen Tätigkeiten für jeweils wenige Minuten im Einsatz sind, andere dagegen längere Zeiten (z.B. Schleifmaschinen). Die relevante Zeit ist die echte Kontaktzeit beim Betrieb des Werkzeugs.

Statt komplizierter eigener Messungen können bei Berücksichtigung der Einsatzbedingungen auch Messwerte der Hersteller oder Angaben aus Messwertdatenbanken verwendet werden. Bei Verwendung von Herstellerdaten oder orientierenden einmaligen Messungen besteht die Gefahr der Unterschätzung der Vibrationsbelastung. Von der Prüfmessung des Herstellers abweichende reale Anwendungsbedingungen und die Alterung der verwendeten Geräte können teils zu erheblich höheren Schwingbeschleunigungen führen.

Wichtig für die regelrechte Beurteilung einer Schwingungsbelastung ist die Feststellung der realen Einwirkungsdauer: Von der Arbeitsschicht über typische 8 Stunden werden abgetrennt

- die Benutzungsdauer des vibrierenden Geräts oder Werkzeugs und innerhalb dieser
- die reale Einwirkungsdauer ermittelt, in der das benutzte Gerät tatsächlich verwendet wird und dabei Vibrationen erzeugt.

Die Werte der frequenzbewerteten Schwingbeschleunigung in m/s^2 und der Einwirkungsdauern werden zum Tages-Vibrationsexpositionswert A(8) zusammengeführt, der auf acht Stunden normiert ist. Für die Zusammenfassung und Bewertung stehen umfangreiche Hilfen der Berufsgenossenschaften wie das Handbuch 2007, ein Kennwertrechner der DGUV für Hand-Arm-Vibrationen und Datenbanken zur Verfügung (DGUV Vibrationsrechner 2021).

Es wird empfohlen, der Beurteilung der Schwingbeschleunigung zunächst die Schwingungsangaben der Hersteller nach Fabrikat und Gerätetyp zu Grunde zu legen, da eigene Messungen in der Regel vom Unternehmen nicht selbst durchgeführt werden können. Aus diesen lässt sich mit Hilfe eines Korrekturfaktors ein Beschleunigungswert für die Gefährdungsbeurteilung ermitteln (DIN V 45694). Bei besonderen Übertragungsbedingungen ist eine Beratung durch einen Schwingungsexperten erforderlich.

Beurteilung

Für Hand-Arm-Vibrationen beträgt

- der Expositionsgrenzwert A(8) = 5 m/s^2: Das Überschreiten des Expositionsgrenzwerts hat für die Beschäftigten gemäß der Verordnung über die Arbeitsmedizinische Vorsorge (ArbMedVV) eine Pflichtvorsorge zur Folge. Außerdem müssen unverzüglich Maßnahmen getroffen werden, um die Exposition unter den Expositionsgrenzwert zu senken.
- der Auslösewert A(8) = 2,5 m/s^2: Das Überschreiten des Auslösewertes führt zur Pflicht des Arbeitgebers, den Beschäftigten nachweislich eine arbeitsmedizinische Angebotsvorsorge wegen Belastungen durch Hand-Arm-Vibrationen aktiv anzubieten.

Gefährdung

Typische Werkzeuge mit relevanter Hand-Arm-Vibrationsbelastung sind zum Beispiel Abbruch- und Aufbruchhämmer, Bohrhämmer, Kettensägen, Säbelsägen und andere Sägen, Schlagschrauber, Stampfer einschließlich Vibrationsstampfer und Rüttler. Die Variationsbreite der Schwingbeschleunigungen ist bei diesen Geräten je nach Leistungsklasse, Bauweise ohne oder mit wirksamer interner Vibrationsdämpfung durch Entkopplung der Krafteinleitung vom Handgriff, technischem Zustand und Alter sowie den Einsatzbedingungen sehr groß. Unter Berücksichtigung teils kurzer Einwirkungsdauern kommen aber auch zahlreiche Geräte zum Einsatz, bei denen die Auslösewerte sicher eingehalten sind.

Als typische Folgen der Hand-Arm-Vibrationen können die Berufskrankheiten anerkannt werden:

- BK 2103 – Erkrankungen durch Erschütterung bei Arbeit mit Druckluftwerkzeugen oder gleichartig wirkenden Werkzeugen oder Maschinen,
- BK 2104 – Vibrationsbedingte Durchblutungsstörungen an den Händen.

Während es sich bei der BK 2103 um typische Muskel-Skelett-Erkrankungen mit Schädigung der Handwurzelknochen, der Hand- und Ellenbogengelenke sowie evtl. der Schultergelenke handelt, bestehen bei der BK 2104 ausschließlich funktionelle Beeinträchtigungen der Hände vergleichbar mit einem Morbus Raynaud (deshalb als Raynaud-Syndrom bezeichnet), die teilweise reversibel sind.

Gefährdungen durch Hand-Arm-Vibrationen sind erheblich von den Nutzungsbedingungen abhängig, bei denen der realen Einwirkungsdauer eine besonders wichtige Rolle zukommt.

5.4.3 Spezifische Wirkungen und Grenzwerte für Ganzkörpervibrationen

Grundlagen der Beurteilung

Die Messwerte der Schwingbeschleunigungen aus Messungen in der senkrechten Z- sowie der sagittalen X- und der transversalen Y-Achse werden unter Berücksichtigung der Schwingungsrichtung zu einer frequenzbewerteten Schwingbeschleunigung zusammengeführt. Besondere Sorgfalt ist auf die Ermittlung der Einwirkungsdauern zu verwenden. Die Messzeit muss lang genug sein, damit die Messung repräsentativ für den Arbeitsplatz ist. Studien zeigen, dass z.B. bei Kraftfahrern die Messdauer mindestens 30 Minuten betragen soll.

Statt komplizierter eigener Messungen können bei Berücksichtigung der Einsatzbedingungen auch Messwerte der Hersteller oder Angaben aus Messwertdatenbanken auch für Ganzkörpervibrationen verwendet werden.

Die Werte der Schwingbeschleunigung (in m/s^2) und der Einwirkungsdauern werden zum Tages-Vibrationsexpositionswert A(8) zusammengeführt, der auf acht Stunden normiert ist. Im Gegensatz zu Hand-Arm-Vibrationen bezieht sich der A(8) auf eine Schwingungsrichtung (x, y, z).

Für die Zusammenfassung und Bewertung stehen umfangreiche Hilfen des staatlichen Arbeitsschutzes und der Berufsgenossenschaften wie das „Handbuch zum Thema Ganzkörper-Vibrationen“ 2007 und das „Handbuch zum Thema Hand-Arm-Vibrationen“ aus dem Jahr 2007 sowie weitere Datenbanken zur Verfügung (DGUV Vibrationen 2021).

Beurteilung

Für Ganzkörpervibrationen beträgt

- der Expositionsgrenzwert A(8) = 1,15 m/s^2 in X- und Y-Richtung und A(8) = 0,8 m/s^2 in Z-Richtung. Das Überschreiten des Expositionsgrenzwerts hat für die Beschäftigten gemäß der Verordnung über die Arbeitsmedizinische Vorsorge (ArbMedVV) eine Pflichtvorsorge zur Folge. Außerdem müssen unverzüglich Maßnahmen getroffen

werden, um die Exposition unter den Expositionsgrenzwert zu senken.
- der Auslösewert A(8) = 2,5 m/s²: Das Überschreiten des Auslösewerts führt zur Pflicht des Arbeitgebers, den Beschäftigten nachweislich eine Angebotsuntersuchung zur arbeitsmedizinischen Vorsorge wegen Belastungen durch Ganzkörpervibrationen anzubieten.

Gefährdung

Typische Geräte mit Vibrationsbelastung im Sinn der Lärm- und Vibrations-Arbeitsschutzverordnung sind zum Beispiel Baggerlader, Gabelstapler auf unebenem Grund, Grader und Scraper, landwirtschaftliche Traktoren, Planiergeräte, Radlader und Raupenbagger. Für sie gilt eine erhebliche Spannweite der Höhe der Exposition, die von den konkreten Arbeitsbedingungen abhängt, wie zum Beispiel der Untergrund, auf dem sich die Fahrzeuge und Geräte bewegen, sowie der Typ und Pflegezustand schwingungsdämpfender Kabinen und Fahrersitze.

Personenkraftfahrzeuge, Schienentriebfahrzeuge und LKW gehören in der Regel nicht zu den Geräten mit Überschreitung der Auslöseschwelle, obwohl es bei ihnen in der Kombination von passiver sitzender Tätigkeit mit wenig Bewegungsmöglichkeiten und oft weiteren Anzeichen wie Übergewicht und Trainingsmangel erhöhte Häufigkeiten von Rückenbeschwerden gibt.

Die typischen Folgen hoher Belastungen durch Ganzkörpervibrationen mit struktureller Schädigung der Bandscheiben der Lendenwirbelsäule werden mit der Berufskrankheit BK 2110 anerkannt: „Bandscheibenbedingte Erkrankungen der Lendenwirbelsäule durch langjährige, vorwiegend vertikale Einwirkung von Ganzkörperschwingungen im Sitzen". Funktionelle Störungen wie Rückenschmerzen allein genügen dafür nicht. Allerdings ist nachgewiesen, dass die Kombination aus Ganzkörpervibrationen und Zwangshaltungen des Rückens zur Verstärkung der Rückenschmerzen bei Ganzkörpervibrationen beitragen (Hermanns et al. 2008, Raffler et al. 2017).

Gefährdungen durch Ganzkörpervibrationen sind von Sitzkomfortmängeln z.B. in Pkw deutlich zu unterscheiden: Gesundheitlich schädigende Expositionen können bei Einsatzbedingungen auf besonders unebenem Grund entstehen sowie bei Dämpfungsmängeln der Fahrersitze und -kabinen.

5.5 Psychische Belastungen und Muskel-Skelett-Erkrankungen

B. Hartmann

5.5.1 Anlässe und Hintergründe für eine Gefährdungsbeurteilung psychischer Belastungen

Effekte der psychischen Belastung bei der Arbeit sind neben psychischen Störungen auch Herz-Kreislauf-Erkrankungen und Muskel-Skelett-Erkrankungen, daneben auch psychosomatische Beschwerden, Beeinträchtigungen des subjektiven Befindens sowie der Arbeitszufriedenheit und Motivation (Rothe et al. 2016).

Dieses *Kapitel 5.5* soll ausschließlich auf die psychische Gefährdungsbeurteilung im Zusammenhang mit physisch erhöhten Belastungen eingehen und dafür sensibilisieren. Es ist keine abschließende Empfehlung zur generellen Durchführung psychischer Gefährdungsbeurteilungen.

Gesetzlicher Auftrag

Zu den nach gesetzlichem Auftrag durchzuführenden Gefährdungsbeurteilungen gehören seit dem Jahr 2013 ausdrücklich auch die psychischen Belastungen (ArbSchG § 5 (3): „Eine Gefährdung kann sich insbesondere ergeben durch … 6. psychische Belastungen bei der Arbeit"). Auch die Gefährdungsbeurteilung für psychische Belastungen kann zusätzlich zur Gefährdungsbeurteilung physischer Belastungen wichtige Hilfen für die Prävention von Muskel-Skelett-Erkrankungen sowie zur Klärung bestehender Störungen am Muskel-Skelett-System liefern. Sie ist unter dieser Fragestellung insbesondere dann nützlich, wenn es Häufungen von Muskel-Skelett-Beschwerden (insbesondere von Rücken- und Nackenbeschwerden) gibt und die physischen Belastungen allein diese Beschwerden nicht hinreichend erklären können. Dabei kann sie

- psychische Ursachen oder wenigstens Teilursachen von gehäuften körperlichen Muskel-Skelett-Beschwerden aufdecken oder
- die Verstärkung durch körperliche Belastungen verursachter Beanspruchungsfolgen durch gleichzeitige psychische Fehlbelastungen darstellen.

Im Zusammenhang mit der Anwendung des COPSOQ-Fragebogens zur psychischen Gefährdungsbeurteilung im Gesundheitswesen 2018 (Lincke et al. 2018) wird eingeschätzt, dass es dabei noch viele ungenutzte Reserven gibt: „Die physischen Anforderungen bzw. Arbeitsumgebung bilden einen Randaspekt der psychischen Gefährdungsbeurteilung. Deren Kern bilden nach wie vor die psychosozialen Belastungen von Menschen, die in Betrieben, Abteilungen und Teams zusammenarbeiten."

Die Gefährdungsbeurteilung psychischer Belastungen setzt Basiskenntnisse über die Wirkungen psychischer Belastungen als Teil der spezifischen Kompetenzen des Betriebsarztes auf dem Gebiet der psychischen Gesundheit voraus.

Die Mitwirkung des Betriebsarztes an der Beurteilung psychischer Gefährdungen bei der Arbeit stellt eine besonders wichtige Aufgabe dar: Der Betriebsarzt erfährt die Beschwerden einzelner Beschäftigter und kennt deren Befunde. Diese kann er in einem ersten Schritt zu gruppentypischen Aussagen über Arbeitsplätze, Tätigkeiten und Organisationsstrukturen des Unternehmens zusammenführen, und er kennt die Organisation des Unternehmens, von der wichtige Rahmenbedingungen für die psychische Gesundheit ausgehen.

- Gefährdungsbeurteilungen psychischer Belastungen sind besonders dann eine Hilfe bei der Prävention arbeitsbezogener Muskel-Skelett-Erkrankungen, wenn deren Auftreten und Folgen nicht hinreichend durch die physischen Belastungen erklärt werden können.
- Die Beurteilung psychischer Belastungen sollte in jedem Fall unter Mitwirkung des Betriebsarztes erfolgen, der sowohl die subjektiven Beschwerden als auch die Arbeitsbedingungen kennt.

5.5.2 Psychische Belastungen und Beanspruchungen

Die Begriffe der psychischen Belastung und der psychischen Beanspruchung sind in der DIN EN ISO 10075 international einheitlich vereinbart worden:

- **Psychische Belastung** ist die Gesamtheit aller erfassbaren psychischen Einflüsse, die von außen auf den Menschen zukommen und psychisch auf ihn einwirken.
- **Psychische Beanspruchung** ist die zeitlich unmittelbare Auswirkung der psychischen Belastung im Individuum in Abhängigkeit von seinen jeweiligen überdauernden und augenblicklichen Voraussetzungen, einschließlich der individuellen Bewältigungsstrategien.

Beide Begriffe sind „neutral", d. h. erst die Fehlbelastung und -beanspruchung kann nachteilige Folgen für die Gesundheit haben.

Psychische Belastungen können in der Regel nur indirekt gemessen werden: Zu erkennen sind dagegen die objektiven Anforderungen aus der Arbeitsaufgabe, der Arbeitsorganisation und der Organisation des Unternehmens, welche die Beanspruchungen ausgelöst haben sowie die subjektiven Reaktionen auf diese Belastungen – die Beanspruchungen. Das bedeutet, alle psychischen Belastungen werden auf der Basis physiologischer oder psychischer Beanspruchungsmerkmale abgeschätzt. Sie sind nicht stabil einzuschätzen, sondern die Urteile sind abhängig von den Personen, die diesen Belastungen ausgesetzt sind und der konkreten Situation zum Zeitpunkt ihrer Einschätzung. Beurteilungen psychischer Belastungen unterliegen damit den individuellen oder gruppentypischen Voraussetzungen zu deren Bewältigung.

Das hat zur Folge, dass in grober Vereinfachung vorliegen können:

- **Generelle Fehlbeanspruchungen**, die von einem erheblichen Teil der gleichartig belasteten Personen so empfunden werden und somit nicht den typisch vorhandenen Ressourcen entsprechen.
  Die Konsequenz daraus ist zuerst die psychologische und damit auch ergonomische Arbeitsgestaltung.
- **Individuelle Fehlbeanspruchungen**, die nur bei einzelnen Personen auftreten, weil sie mit ihren Ressourcen die Arbeit nicht bewältigen können. Die Konsequenz daraus ist zuerst die Stärkung der Ressourcen des Beschäftigten oder die Verminderung gesundheitlicher Einschränkungen, zu der auch die Verbesserung der körperlichen Funktionen, z.B. durch Training des Muskel-Skelett-Systems gehört.

Positive Effekte oder Gefährdungen der Gesundheit durch psychische Belastungen?

Psychische Belastungen der Arbeit und ihrer Rahmenbedingungen üben akute Beanspruchungswirkungen aus und sie können kurz- bis mittelfristige Beanspruchungsfolgen haben. Bei der Erkennung von Gefährdungen durch psychische Belastungen ist deren ambivalente Rolle zu berücksichtigen, die einerseits gesundheitsförderlich und andererseits die Gesundheit beeinträchtigend sein kann:

- **Positive Effekte:** Psychische Belastungen haben in der Regel positive Wirkungen auf Gesundheit, Wohlbefinden und Leistungsfähigkeit: Psychisch belastende Tätigkeiten führen bei Aufnahme der Arbeit zu einem „Aufwärmeffekt". Sie aktivieren psychisch und physiologisch, womit sie zu Lern- und Trainingsprozessen beitragen. Ihre positiven Effekte beruhen auch darauf, dass berufliche Arbeit die zentrale Rolle für den sozialen Status und die materielle Reproduktion bildet und die Tätigkeit Rahmenbedingungen für kreative Betätigung, soziale Interaktion und das Erleben von Erfolg und Anerkennung schafft (Psychische Gesundheit im Betrieb 2011).
- **Mögliche Beeinträchtigungen:** Psychische Belastungen bei der Arbeit können dann die Gesundheit be-einträchtigen, wenn sie zu Fehlbeanspruchungen führen. Dabei können sie auch das Muskel-Skelett-System mit Befindlichkeitsstörungen und Schmerzverstärkung sowie Einschränkungen der Funktion und Belastbarkeit erreichen. Der Wandel in den Auffassungen über die Ursachen von unspezifischen Rücken-schmerzen zeigt in den letzten zwei Jahrzehnten, welche Rolle psychische Belastungen und Beanspruchungen für das Muskel-Skelett-System spielen.

Berufliche Arbeit verursacht vorwiegend zeitweilige psychische unmittelbare negative Beanspruchungsfolgen und erst mit erheblich geringerer Wahrscheinlichkeit auch krankhafte psychische Störungen wie Depressionen oder Angststörungen.

Unmittelbare negative Beanspruchungsfolgen und beeinträchtigende Effekte psychischer Belastungen können sein (*Abb. 5.21*):

- **Psychische Ermüdung**, eine vorübergehende Beeinträchtigung der Leistungsfähigkeit mit den Folgen eines größeren Zeitbedarfs und zunehmender Fehlerzahl bei Arbeitshandlungen insbesondere bei der Informationsverarbeitung.
- **Ermüdungsähnliche Zustände**, die als Auswirkungen psychischer Beanspruchung in abwechslungsarmen Situationen auftreten und nach Wechsel der Arbeitsaufgabe, der Umgebung oder der äußeren Situation verschwinden. Dazu zählen:
- **Monotonie** als herabgesetzter Aktivierungszustand bei lang andauernden, einförmigen und sich wiederholenden Arbeitsaufgaben oder Tätigkeiten.

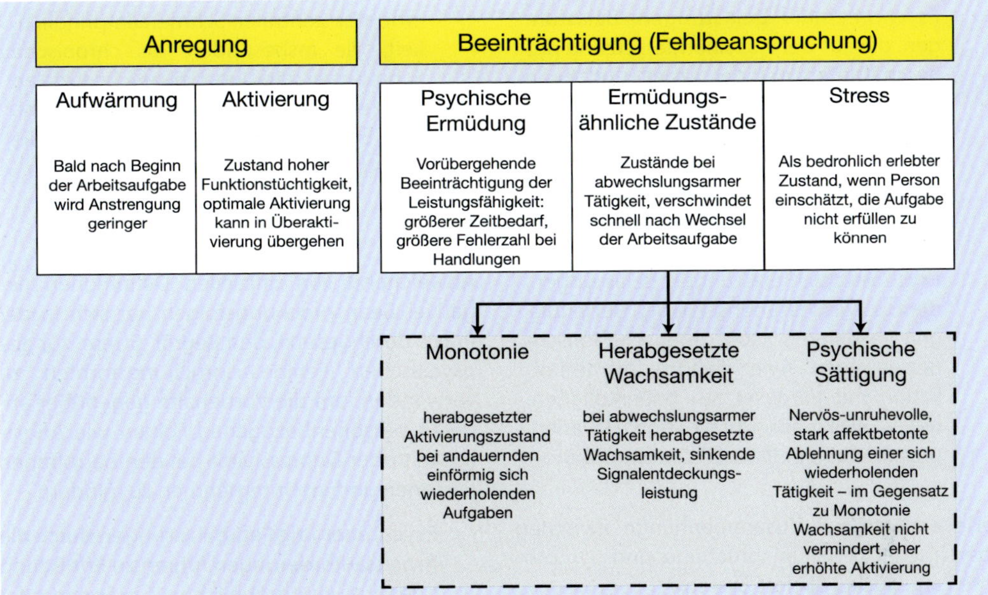

Abb. 5.21: Auswirkungen psychischer Beanspruchung – in Anlehnung an die DIN EN ISO 10075-1 – gekürzt nach „Psychische Belastung und Beanspruchung im Berufsleben: Erkennen – Gestalten" (BAuA 2010)

- **Herabgesetzte Wachsamkeit** mit herabgesetzter Signalentdeckungsleistung bei abwechslungsarmen Beobachtungstätigkeiten.
- **Psychische Sättigung** als nervös-unruhevolle, stark affektbetonte Ablehnung einer sich wiederholenden Tätigkeit oder Situation bei unveränderter oder gesteigerter Aktivierung.
- **Stress:** Er ist ein als bedrohlich und unausweichlich erlebter Zustand, der von körperlichen, psychischen oder sozialen Beschwerden oder Funktionsstörungen begleitet wird, und der auf Empfindungen des Einzelnen, die an ihn gerichteten Anforderungen oder Erwartungen nicht erfüllen zu können, zurückzuführen ist. Stress ist eine besonders wichtige, aber nicht die einzige negative Beanspruchungsfolge aus der Arbeit, die für Beschwerden und Fehlfunktionen des Muskel-Skelett-Systems bedeutsam ist.

Im Gespräch ist darüber hinaus das Burnout: Die besonders in Deutschland in der Öffentlichkeit als „Burnout" diskutierten Folgen psychischer Fehlbeanspruchungen sind in diesem Sinn beschränkt auf „ausgeprägte Erschöpfungsgefühle zusammen mit einem überdauernden Gefühl der Überforderung durch Arbeit". Diese stellen in der Regel keine eigenständige Erkrankung, sondern einen Risikozustand für psychische Erkrankungen (Depressionen u.a.) und für körperliche Erkrankungen (psychosomatische Störungen u.a. des Muskel-Skelett-Systems) dar. Nach Erkenntnissen der Deutschen Angestellten-Krankenkasse (DAK) hat das Burnout wieder eine sinkende Tendenz und die registrierten Fälle sollen sich zwischen 2012 und 2018 fast halbiert haben (Psychoreport 2019).

Die arbeitsbedingten Ursachen psychischer Fehlbeanspruchungen, die auch Folgen für Muskel-Skelett-Erkrankungen haben können, lassen sich zwei Bereichen der Belastung zuordnen:

- **Psychomentale Belastungen:** Belastungen, die aus der Auseinandersetzung des Beschäftigten mit der Arbeit und ihren Ausführungsbedingungen resultieren (sog. „Mensch-Maschine-Beziehungen" wie Zeitdruck bzw. hohe Arbeitsmenge, Daueraufmerksamkeit, widersprüchliche Anweisungen, unzureichende Qualifikation oder Einarbeitung u.a.).
- **Psychosoziale Belastungen**: Belastungen, die aus zwischenmenschlichen Beziehungen resultieren (sog. „Mensch-Mensch-Beziehungen" wie gestörte Kommunikation mit Vorgesetzten oder Kollegen, hohes Risiko für Unfälle und Havarien, unzureichender Platz im Großraumbüro).

Wie erklären wir Zusammenhänge zwischen psychischer Fehlbeanspruchung und Symptomen am Muskel-Skelett-System?

Das Erkennen von psychischen Fehlbelastungen kann ein Beitrag zur Verhinderung von gehäuften Auftreten und von Chronifizierung von Schmerzen, darunter wegen der großen Häufigkeit insbesondere von Rückenschmerzen sein.

Die häufigsten pathophysiologischen Zusammenhänge des Einflusses hoher psychischer Beanspruchungen auf subjektiv empfundene Leistungseinschränkungen durch Muskel-Skelett-Erkrankungen beruhen auf

- erhöhter Muskelanspannung als physiologischer Effekt psychischer Anspannung: Diese wird weiter verstärkt, wenn zusätzliche statische Muskelbelastungen zum Beispiel durch das Halten von schweren Lasten oder Arbeiten im Bücken, durch andauernde fixierte Sitzhaltungen oder durch ununterbrochene Belastung der Hand-Arm-Muskulatur durch die PC-Maus vorliegen. Erhöhter Muskelanspannung kann man durch gezielte Trainingsbelastungen, psychische Entspannungsverfahren (*siehe Kapitel 7)*, und wenn erforderlich, durch Physiotherapie wirksam begegnen.
- erhöhter zentraler Schmerzempfindlichkeit, die insbesondere als chronische Schmerzverstärkung bei psychosozialen Problemkonstellationen auftritt. Psychische Entspannungsverfahren können die Schmerzempfindlichkeit vermindern.

Stress?

Abweichend von offiziellen Definitionen negativer Beanspruchungsfolgen hat sich in der Praxis durchgesetzt, den Begriff „Stress" für alle psychischen Fehlbeanspruchungsformen zu verwenden, um die Vorbehalte gegenüber anderen personenbezogenen Folgen wie Ängstlichkeit oder Depressivität bei den betroffenen Personen und im Unternehmen zu mindern.

- **Psychomentale Fehlbelastungen** durch die Arbeitsanforderungen führen zu Ermüdung oder ermüdungsähnlichen Zuständen oder zu Stresssituationen.
- **Psychosoziale Fehlbelastungen** führen vorwiegend zu Stress oder Störungen wie Depressivität und Ängstlichkeit. Neben der Veränderung der Verhältnisse wirken körperliches Training und psychische Entspannung in den meisten Fällen positiv.

In der Realität treten allerdings beide in enger Beziehung zueinander auf, da sie sich gegenseitig bedingen können.

5.5.3 Konzepte und Instrumente der Beurteilung psychischer Belastungen und Beanspruchungen

Erste Einschätzungen der psychischen Belastungen sind (in Anlehnung an die Informationsschrift der DGUV 206-007) in Kleinbetrieben auf Grund sogenannter „Ideentreffen" von Führungskräften mit Beschäftigten möglich. Die DGUV Information enthält eine besonders einfache Übersicht zur Gefährdungsbeurteilung psychischer Belastungen (*Anhang 4.9.2*).

Die wesentlichen die Belastungen in allen Wirtschaftszweigen übergreifenden Empfehlungen der jüngeren Zeit für die Durchführung psychischer Gefährdungsbeurteilungen sehen gestufte Verfahren vor, um sich je nach Erfordernis schrittweise und mit steigendem Aufwand der Identifizierung von erhöhten Belastungen mit der Folge von psychischen Fehlbeanspruchungen zu nähern.

Stufenkonzepte der Beurteilung

Von der Bundesanstalt für Arbeitsschutz und Arbeitsmedizin (Schuller et al. 2018) werden drei Typen von methodischen Herangehensweisen in der betrieblichen Praxis abgegrenzt. Diese schließen sich keineswegs aus, sondern spiegeln sich jeweils mehr oder weniger in der „methodischen Gesamtstrategie" wider. Es handelt sich um die Ebenen

Bewerten und Messen: Es kommen standardisierte und validierte Messinstrumente zur Anwendung, die auf arbeitspsychologischen Konstrukten basieren und die einen systematischen Überblick kritischer und unkritischer Belastungsausprägungen geben.

Erklären und Verstehen: Offensichtlich problematische Arbeitssituationen mit psychischen Belastungen werden durch ein kommunikatives reflexives Vorgehen diskutiert, um Erklärungsmodelle für die Entstehung dieser Arbeitssituationen abzuleiten.

Erstellung eines „rechtssicheren Dokuments" zum Nachweis der Gefährdungsbeurteilung: Es entsteht vorwiegend auf der Grundlage von Standards und Normen.

Die im Weiteren genannten Instrumente entsprechen überwiegend der Vorgehensweise „Bewerten und Messen" auf der ersten Ebene der nachfolgenden methodischen Empfehlungen, jedoch auch dem offenen Dialog des Erklärens und Verstehens sowie der Anwendung von Standards.

Die wesentlichen, aktuellen Empfehlungen als Anleitungen, die sich an den Betriebsarzt richten sind

- die Arbeitsmedizinische Empfehlung „Psychische Gesundheit im Betrieb" vom Ausschuss für Arbeitsmedizin des Bundesministeriums für Arbeit und Soziales (BMAS 2019) und
- der „Leitfaden für Betriebsärzte zu psychischen Belastungen und den Folgen in der Arbeitswelt" der Deutschen Gesetzlichen Unfallversicherung (DGUV 2010).

Sie sehen in ähnlicher Weise Stufenkonzepte der Beurteilung von psychischen Belastungen und Fehlbeanspruchungen vor. Ihre Darstellung erfolgt hier ausschnittsweise mit dem Ziel, konkurrierende psychische Faktoren der Entstehung arbeitsbezogener Muskel-Skelett-Erkrankungen zu erkennen und Ansatzpunkte für die Prävention und Rehabilitation (*Kapitel 7* und *8*) zu begründen.

Stufe 1 – Auswertung von Daten und Erfahrungen. Dazu gehören insbesondere:

- Auswertung der Informationen aus der arbeitsmedizinischen Vorsorge (besonders Anamnese beachten!)
- Auswertung der Informationen aus dem Eingliederungsmanagement wegen psychischer Störungen
- Arbeitsplatzbesichtigungen und Betriebsbegehungen
- Krankenstands- und Fehlzeitenanalysen sowie Gesundheitsberichte
- Fluktuationsstatistiken und Zeitarbeitsanforderungen
- Gespräche mit Unternehmensverantwortlichen und Hinweise der Personalvertretung
- Personaleinsatzpläne, Schichtpläne und Überstundenstatistiken
- Produktions- und Qualitätskennziffern sowie Unternehmensperspektive
- Darstellungen zur Unternehmenskultur.

Diese erste Stufe sollte auch dann durchlaufen werden, wenn man sich auf externe Berater zur Lösung eines generellen Problems im Unternehmen verständigt hat, das mit Hilfe externer Experten und umfänglicher Analysen erfolgen soll. Externe Berater können sich selbst nur mit sehr hohem Aufwand das fundierte und meist langjährige Wissen der betrieblichen Experten mit den betrieblichen Daten aneignen.

Für die Konstellationen erhöhter psychischer Beanspruchungen mit Bezug zum Muskel-Skelett-System sind Häufungen von gesundheitlichen Beschwerden sowie von Befunden bei Vorsorgeuntersuchungen am Muskel-Skelett-System hohe Krankenstände aufgrund von Muskel-Skelett-Beschwerden und subjektiv als hoch eingeschätzte körperliche Belastungen besonders zu berücksichtigen.

Stufe 2 – Erhebungsinstrumente und moderierte Arbeitssituationsanalysen:

Ergeben sich in Stufe 1 Hinweise auf psychische Belastungen, die weitere Analysen erfordern oder die zur Überzeugung aller Beteiligten zur Mitwirkung an der Lösung vermuteter Probleme für erforderlich gehalten werden, so kann eine vertiefende Klärung erfolgen durch

- den Einsatz spezieller Erhebungsbögen (siehe unten) bzw.
- die Durchführung moderierter Arbeitssituationsanalysen.

Diese Aufgabe kann als Teil des betrieblichen Gesundheitsmanagements erfüllt werden. Zur notwendigen Vorbereitung beim Umgang mit teils sensiblen Informationen über interne Beziehungen im Unternehmen ist die gründliche Einbindung aller Partner des Unternehmens und die Klärung des Ziels dieser Erhebung sowie der möglichen Maßnahmen nach der Analyse erforderlich. Es sind Vorbehalte bei Beschäftigten und Unternehmensvertretern gegen die Auswertung der Ergebnisse zu berücksichtigen und abzubauen. In diesem Teil eines besonderen Gesundheitsmanagements spielt der Betriebsarzt eine wesentliche Rolle wegen der Verknüpfung der ihm bekannten medizinischen Daten mit einer Betrachtung, dass bei psychischen Belastungen komplexe und teils komplizierte Wechselwirkungen bestehen können, die zu erklären sind. Auch Organisationsfragen des Unternehmens bedürfen sehr sensibel geführter Moderation, wenn es um beteiligte Vorgesetzte geht, deren Wahrnehmung ihrer Verantwortung ein Teil der Unternehmenskultur und des Problems psychischer Fehlbelastungen ist.

Um gruppentypische Einschätzungen zu verifizieren, können einfache Hilfsmittel dienen. Empfohlen werden zum Beispiel *(Tab. 5.11)*:

Der WHO-5 Fragebogen bietet einen Einstieg in die Beurteilung persönlicher Betroffenheit hinsichtlich des allgemeinen psychischen Wohlbefindens auch über die Arbeit hinausgehend.

Die Leitfäden von GDA, INQA und DGUV können hinreichende Informationen bieten, um im betrieblichen Gesundheitsmanagement gemeinsame Problemlösungen zu beraten und Mindestanforderungen an eine psychische Gefährdungsbeurteilung zu erfüllen. Arbeitsplatz- und Betriebsbegehungen sollten sich nach den ermittelten Schwerpunkten an diese Beurteilung anschließen. Der Leitfaden der Initiative Neue Qualität der Arbeit (Debitz et al. 2016) dient zur Durchführung eines Beobachtungsinterviews im Rahmen betrieblicher Gefährdungsbeurteilungen mit anschließender Auswertung in einem Risikoprofil und Festlegung von Maßnahmen.

EVALOG ist aus dem unten genannten KFZA-Fragebogen abgeleitet worden. Es wird von den Autoren für die Anwendung in Kleinbetrieben und darunter zum Beispiel von der österreichischen gesetzlichen Unfallversicherung AUVA empfohlen.

Inhalte dieser Verfahren und daraus zu erwartende konkrete Informationen werden in den Items der Fragebögen im *Anhang 4.9.1 bis 4.9.5* teils als Auszüge dargestellt.

Eine strukturierte Analyse mit der Anwendung spezieller Analyseinstrumente kann schließlich nach Standardempfehlungen von Beurteilungsmethoden durchgeführt werden. Besondere Schwerpunkte erfordern schließlich für die Aufgabenstellung speziell konfigurierte Expertenanalysen.

Weitere für die betriebsärztliche Praxis geeignete vertiefende Verfahren sind in *Tab. 5.12* dargestellt. Es handelt sich um eine Auswahl aus einer Vielzahl von Analyseinstrumenten zur Gefährdungsbeurteilung durch psychische Belastungen für die Expertenanwendung in der betriebsärztlichen Praxis.

Alle angegebenen Werkzeuge sind nicht spezifisch für die Beurteilung der psychischen Anteile an den Ursachen von arbeitsbezogenen Muskel-Skelett-Erkrankungen entwickelt worden. Auch eine spezifische Analyse der Wechselwirkungen zwischen physischen und psychischen Belastungen existiert bisher nicht. Eine scharfe Trennung zwischen physischen

Tab. 5.11: Psychologische Analyseinstrumente zur Gefährdungsbeurteilung für die Anwendung durch Betriebsärzte, Gesundheitsmanager und teils für betriebliche Führungskräfte in der betriebsärztlichen Praxis (*Anhang 4.9.1 bis 4.9.5*)

- WHO-5-Fragebogen zum Wohlbefinden. Dieser ermittelt auf einer 6-stufigen Skala unspezifisch unter Einschluss der Arbeitswelt das Wohlbefinden. Er fragt „In den letzten 2 Wochen … war ich froh und guter Laune, … habe ich mich ruhig und entspannt gefühlt, … habe ich mich energisch und aktiv gefühlt, … habe ich mich beim Aufwachen frisch und ausgeruht gefühlt, … war mein Alltag voller Dinge, die mich interessieren." (*Anhang 4.9.1*).
- „Checkliste psychischer Belastungen zum Ideentreffen in Kleinbetrieben" (nach GDA-Leitlinie „Beratung und Überwachung bei psychischer Belastung am Arbeitsplatz" aus DGUV-Information 206-207). (*Anhang 4.9.2*)
- Leitfaden zum Screening Gesundes Arbeiten (Debitz et al. 2016) aus der „Initiative Neue Qualität der Arbeit (INQA)". Er enthält orientierende Fragen zum Erkennen psychischer Gefährdungen (*Anhang 4.9.3*).
- Leitfaden für Betriebsärzte zu psychischen Belastungen und den Folgen in der Arbeitswelt – herausgegeben von der Deutschen Gesetzlichen Unfallversicherung (DGUV 2010). Maximal 35 einfache Fragen auf die Arbeitsaufgabe, die Arbeitsumgebung, die Arbeitsorganisation und die psycho-sozialen Rahmenbedingungen gerichtet (*Anhang 4.9.4*).
- EVALOG: Evaluierung psychischer Belastung im Dialog (Prümper/Schneeberg/Prümper 2020): EVALOG ist eine dem KFZA (siehe in *Tab. 5.15*) ähnliche kurze Prüfung psychischer Belastungen insbesondere für Kleinbetriebe mit den Kategorien „Arbeitsinhalte, Stressoren, Ressourcen und Organisationsklima" (*Link siehe im Anhang 4.9.5*).

Tab. 5.12: Psychologische Analyseinstrumente zur Gefährdungsbeurteilung durch psychische Belastungen zur Expertenanwendung in der betriebsärztlichen Praxis – die Items dieser Verfahren sind im *Anhang 4.9.6 bis 4.9.8* zu diesem Kapitel aufgeführt

- KFZA Kurzfragebogen zur IST- und SOLL-Analyse der Arbeitstätigkeit (Prümper et al. 1995): Stressoren wie Störungen der Konzentration, Zeitdruck und Handlungsspielräume sowie Arbeitsorganisation und interpersonelle Beziehungen am Arbeitsplatz werden erfragt (*Anhang 4.9.6*).
- COPSOQ (Copenhagen Psychosocial Questionnaire) ein wissenschaftlich validierter, sehr umfänglicher und inhaltlich breit gefasster Fragebogen zur Erfassung psychosozialer Faktoren am Arbeitsplatz im Rahmen von Gefährdungsbeurteilungen oder als Basis für das betriebliche Gesundheitsmanagement (BGM). Die deutsche Version (Nübling et al. 2004) enthält insgesamt 87 Fragen zu verschiedenen Themenfeldern. Die Ergebnisse können mit einer Datenbank (www.copsoq-datenbank.de/index.php) auf der Basis von ca. 10 000 befragten Personen (Nübling et al. 2011) verglichen werden (*Anhang 4.9.7*)
- REBA[1] Rechnergestütztes Dialogverfahren für die Analyse, Bewertung und Gestaltung von Arbeitstätigkeiten (Pohlandt et al. 1999, Richter 2009): Das Verfahren orientiert sich an der Bewertung der Gestaltungsgüte von Arbeitstätigkeiten nach Hacker und schätzt das Risiko des Auftretens der Fehlbeanspruchungsfolgen ab. Die Ergebnisse werden nach Ausführbarkeit, Schädigungslosigkeit, Beeinträchtigungsfreiheit, Lern- und Persönlichkeitsförderlichkeit bewertet (*Informationen im Anhang 4.9.8*).

[1] Achtung: Dieses Verfahren von Pohlandt und Richter nicht verwechseln mit dem gleichnamigen REBA (Rapid Entire Body Assessment) – Haltungsanalyseverfahren, das eng mit RULA verwandt ist (Hignett and McAtamney 2000)

und psychischen Ursachen von Störungen des Muskel-Skelett-Systems ist wegen der komplexen Beanspruchungswirkungen sowohl der physischen als auch der psychischen Belastungen nicht sinnvoll. In der Anlage zu diesem Kapitel sind alle Items der in den *Tab. 5.11* und

Tab. 5.12 enthaltenen Verfahren dargestellt, um einen Einblick in die Kerne der Verfahren zur psychischen Belastungsbeurteilung zu geben.

Stufe 3 – Externe arbeitswissenschaftliche Detailanalyse

Arbeitswissenschaftliche Analysen zur Klärung von zumeist komplexen Zusammenhängen erfordern eine gründliche Vorbereitung, damit die externen methodischen Experten auch die Feinarchitektur des speziellen Unternehmens hinsichtlich der Wirkungen psychischer und psychosozialer Fehlbelastungen erkennen.

Die Identifikation der Unternehmenskultur erleichtert es, Interventionsmöglichkeiten und Ressourcen des Unternehmens zu erkennen und zu nutzen, sie hilft aber auch bei der Erkennung von Kommunikations- und Durchsetzungsbarrieren. Die Kenntnis widerstreitender Zielvorstellungen und Interessen, der informellen Ebenen von Kooperation und Kommunikation, spontaner und unbewusst ablaufender Prozesse kann auf allen drei Ebenen der Beurteilung hilfreich sein, um psychische Belastungen zu erkennen und realistische Lösungen anzustreben.

Für den Betriebsarzt ist die Doppelanforderung, gleichzeitig „Arzt des Beschäftigten" und „Berater der Unternehmen" zu sein, Anlass für modular spezielle Fortbildungsmaßnahmen zum betrieblichen Management.

5.5.4 Beziehungen zwischen Beschäftigten, Unternehmen und Gesellschaft

Eine grobe Übersicht der wichtigsten Ursachen psychischer Fehlbelastungen zeigt die *Tab. 5.13*. Sie unterscheidet zwischen Fehlbelastungen, die entweder aus der Arbeitsaufgabe und der Arbeitsorganisation (also den vorwiegend durch die Arbeitsorganisation bedingten Fehlbelastungen) und den vorwiegend aus den menschlichen Beziehungen am Arbeitsplatz (also den interpersonellen Beziehungen zu Kollegen und zu Vorgesetzten) resultieren. Zwischen beiden Kategorien können sich Überschneidungen und Wechselwirkungen ergeben.

Zur plausiblen und praxisorientierten Vermittlung der Kenntnisse über die Zusammenhänge zwischen Beschäftigten, Unternehmen und Gesellschaft ist das sog. „Dreiebenenmodell psychischer Belastungen im Beruf" entwickelt worden (Windemuth et al. 2014). Es stellt das psychische Belastungsgeschehen in dem Geflecht von Beschäftigtem, Unternehmen und Gesellschaft dar:

- **Außerbetriebliche Gegebenheiten** stellen nach diesem Konzept die unterste Ebene dar. Diese haben einen Effekt auf die mittlere Ebene betrieblicher Belastungen und auf den Beschäftigten (oberste Ebene). Überbetriebliche Rahmenbedingungen bestimmen Qualität und Quantität der psychischen Belastungen am Arbeitsplatz mit.
- Die mittlere Ebene ist die der psychischen Belastungen am Arbeitsplatz, also der Gesamtheit der **Ereignisse und Gegebenheiten aus dem Arbeitsumfeld einer Person**, die von außen psychisch auf ihn einwirken.
- Der **Beschäftigte selbst hat Ressourcen und Kompetenzen, mit Belastungen umzugehen**. Im Falle zu starker Fehlbelastungen oder nicht ausreichender Bewältigungsmöglichkeiten kann es auf dieser individuellen Personenebene zu Fehlbeanspruchungen kommen.

Dieses Erklärungskonzept berücksichtigt die sozialen Rahmenbedingungen, die für Unternehmen und Beschäftigte gleichermaßen gelten und die Unternehmenskultur erheblich prägen können. Es kann aber die Unternehmen und ihre Mitarbeiter nicht von der Lösung der Konflikte innerhalb der Unternehmen entbinden, weil übergeordnete Rahmenbedingungen diese erschweren.

Eine praktikable Empfehlung zur Umsetzung dieses Konzepts stellt die Publikation „Psychische Arbeitsbelastung und Gesundheit. Arbeitsschutz in der Praxis" der Gemeinsamen Deutschen Arbeitsschutzstrategie (GDA, 2017) dar.

Wenn es sich um die Beurteilung der Arbeitssituation einer Gruppe gleichartig oder ähnlich Beschäftigter handelt, sollten die Er-

Tab. 5.13: Psychische Fehlbelastungen aus der Arbeitsaufgabe und der sozialen Situation am Arbeitsplatz (aus Nebel et al. 2010)

Fehlbelastungen aus der Arbeitsaufgabe und der Arbeitsorganisation	Fehlbelastungen aus der sozialen Situation am Arbeitsplatz
Zeitdruck	Soziale Konflikte mit Vorgesetzten und Kollegen
Qualitative Überforderung	Ungerechtes Verhalten von Vorgesetzten und Kollegen
Quantitative Überforderung	Soziale Isolation, sozialer Ausschluss
Ständige Konzentrationserfordernisse	Mobbing
Rollenunklarheit und -konflikt	Konflikte mit Kunden bzw. Klienten
Zielwidersprüche, unklare Ziele	Emotionale Dissonanz
Arbeitsunterbrechungen	Gratifikationskrisen
Regulationsüberforderungen (zu hohe Komplexität, Variabilität)	Statuskränkungen

gebnisse subjektiver Beurteilungen mit den hier genannten oder ähnlichen Verfahren in einer moderierten Diskussion (sog. moderierte Fokusgruppendiskussion) besprochen werden, um Schwerpunkte der Belastung und ihrer Ursachen herauszuheben, Missverständnisse seitens der Nutzer der Ergebnisse (Unternehmervertreter, Betriebsärzte etc.) für das Auslösen von Veränderungen zu klären und neue Aspekte der Gefährdungsbeurteilung zu generieren.

Literatur

ACGIH (2001). Hand Activity Level TLVs and BEIs – Threshold Limit Values for Chemical Substances and Physical Agents. American Conference of Governmental Industrial Hygienists (ACGIH®), Cincinnati, Ohio, pp. 1–18

ACGIH (2018). TLVs® and BEIs®: Based on the Documentation of the Threshold Limit Values for Chemical Substances and Physical Agents & Biological Exposure Indices. American Conference of Governmental Industrial Hygienists (ACGIH®), Cincinnati, Ohio, pp. 182–213

Akkas O, Azari DP, Chen C-HE, Hu YH, Ulin SS, Armstrong TJ, Rempel D, Radwin RG (2015). A hand speed and duty cycle equation for estimating the ACGIH hand activity level rating. Ergonomics 58 (2), 184–194. https://doi.org/10.1080/00140139.2014.966155

Akkas O, Bao S, Harris-Adamson C, Lin J-H, Meyers A, Rempel D, Radwin RG (2019). The Speed Calculated Hand Activity Level (HAL) Matches Observer Estimates Better Than the Frequency Calculated HAL. In: Bagnara S, Tartaglia R, Albolino S, Alexander T, Fujita Y (Eds.). Proceedings of the 20th Congress of the International Ergonomics Association (IEA 2018). IEA 2018. Advances in Intelligent Systems and Computing, vol. 820. Springer, Cham, pp. 547–549. https://doi.org/ 10.1007/978-3-319-96083-8_71

Akkas O, Lee CH, Hu YH, Yen TY, Radwin RG (2016). Measuring elemental time and duty cycle using automated video processing. Ergonomics 59 (11), 1514–1525 https://doi.org/10.1080/00140139.2016.1146347

Akkas O, Hu YH, Lee C-H, Bao S, Harris-Adamson C, Lin J-H, Meyers A, Rempel D, Radwin RG (2018). How do computer vision upper extremity exposure measures compare against manual measures? Proc. Hum. Factors Ergon. Soc. Annu. Meet. 62 (1), 960–961 https://doi.org/10.1177/1541931218621221

Akkas O, Lee, CH, Hu YH, Harris-Adamson C, Rempel D, Radwin RG (2017). Measuring exertion time, duty cycle and hand activity level for industrial tasks using computer vision. Ergonomics 60 (12), 1730–1738. https://doi.org/10.1080/00140139.2017.1346208

AMR Nr. 13.2: Arbeitsmedizinische Regel „Tätigkeiten mit wesentlich erhöhten körperlichen Belastungen mit Gesundheitsgefährdungen für das Muskel-Skelett-System". Stand: November 2014. (GMBl. Nr. 76/77 vom 23.12.2014, S. 1571)

Arbeitsschutzgesetz: Gesetz über die Durchführung von Maßnahmen des Arbeitsschutzes zur Verbesserung der Sicherheit und des Gesundheitsschutzes der Beschäftigten bei der Arbeit (Arbeitsschutzgesetz – ArbSchG): Arbeitsschutzgesetz vom 7. August 1996 (BGBl. I S. 1246), das zuletzt durch Artikel 1 des Gesetzes vom 22. Dezember 2020 (BGBl. I S. 3334) geändert worden ist

BAuA Basis-Check: Sind am Arbeitsplatz Tätigkeiten mit körperlichen Belastungen erforderlich? https://www.baua.de/DE/Themen/Arbeitsgestaltung-im-Betrieb/Physische-Belastung/Leitmerkmalmethode/pdf/Einstiegsscreening.pdf?__blob=publicationFile&v=2

BAuA (Hrsg.) (2010). Psychische Belastung und Beanspruchung im Berufsleben: Erkennen – Gestalten. 5. Aufl., Bundesanstalt für Arbeitsschutz und Arbeitsmedizin, Dortmund

BMA (2011). Psychische Gesundheit im Betrieb. Arbeitsmedizinische Empfehlung. Bundesministerium für Arbeit und Soziales, Bonn. https://www.bmas.de/DE/Service/Publikationen/a450-psychische-gesundheit-im-betrieb.html

Bernard BP et al. (1997). Musculoskeletal Disorders and Work Place Factors – A Critical review of Epidemiologic Evidence for Work-related Musculoskeletal Disorders of the neck, Upper Extremity and Low Back. In: Bernard, B. P. (Hrsg), DHHS (U. S: Departement of Health and Human Services NIOSH (National Institute for Occupational Safety and Health), Cincinnati 1997

Bobin M, Amroun H, Coquillart S et al. (2017). DNN based Approach for the Assessment of Elbow Flexion with Smart Textile Sensor. In: SMC 2017 – IEEE International Conference on Systems, Man, and Cybernetics. Oct 2017, Banff, Canada. hal-01677679v2

Bolm-Audorff U, Bergmann A, Ditchen D, Ellegast R, Elsner G, Grifka J, Haerting J, Hofmann F, Jäger M, Linhardt O, Luttmann A, Michaelis M, Petereit-Haack G, Seidler A (2007). Zusammenhang zwischen manueller Lastenhandhabung und lumbaler Chondrose – Ergebnisse der Deutschen Wirbelsäulenstudie. Zentralblatt für Arbeitsmedizin, Arbeitsschutz und Ergonomie 2007b;57: 304–316

Borg G (2004). Anstrengungsempfinden und körperliche Aktivität. Dtsch Arztebl 101: A 1016–1021

Botter J, Ellegast RP, Burford EM, Weber B, Könemann R, Commissaris D (2016). Comparison of the postural and physiological effects of two dynamic workstations to conventional sitting and standing workstations. Ergonomics 59 Nr. 3, 449-46

Boudet G et al. (2019). How to Measure Sedentary Behavior at Work? Front. Public Health, 7, 1–11

Brage S, Brage N, Franks PW, Ekelund U, Wareham NJ (2005). Reliability and validity of the combined

Byrom B, Stratton G, Mc CM, Muehlhausen W (2016). Objective measurement of sedentary behaviour using accelerometers. Int J Obes (Lond)., 40, 1809–1812

Chastin SF, Granat MH (2010). Methods for objective measure, quantification and analysis of sedentary behaviour and inactivity. Gait.Posture., 31, 82–86

Clasen J (2019). ISTA-F. Instrument zur stressbezogenen Tätigkeitsanalyse bei Freelancern (Verfahrensdokumentation aus PSYNDEX Tests-Nr. 9007847 und Fragebogen). In Leibniz-Zentrum für Psychologische Information und Dokumentation (ZPID) (Hrsg.), Testarchiv. Trier: ZPID. https://doi.org/10.23668/psycharchives.2668

Colombini D, Occhipinti E (2016). Risk analysis and management of repetitive actions: a guide for applying the OCRA system (occupational repetitive actions). CRC Press.

Colombini D, Occhipinti E, Álvarez-Casado E (2013). The revised OCRA Checklist method. Editorial Factors Humans

Commissaris D, Douwes M, Koningsveld E (2006). Office workers on the move; measures to stimulate physical activity at work. TNO Work and Employment, Hoofddorp, http://www.tno.nl/downloads/office_workers_on_the_move.pdf

Corder K, Brage S, Wareham NJ, Ekelund U (2005) Comparison of PAEE from combined and separate heart rate and movement models in children. Med Sci.Sports Exerc., 37, 1761–1767

CUELA-DGUV (2021). Das CUELA-Messsystem zur Erfassung und Bewertung arbeitsbezogener Muskel-Skelett-Belastungen, DGUV, Berlin, https://www.dguv.de/ifa/fachinfos/ergonomie/cuela-messsystem-und-rueckenmonitor/index.jsp

Debitz U, Buruck G, Mühlpfordt S, Muzykorska E, Lübbert U, Schmidt H (2016). Der Leitfaden zum Screening Gesundes Arbeiten – SGA. Physische und psychische Gefährdungen erkennen – gesünder arbeiten! Initiative Neue Qualität der Arbeit. https://screening-gesundes-arbeiten.de/wp-content/uploads/2017/03/Leitfaden-Screening-Gesundes-Arbeiten-SGA-Auflage3-2016.pdf

DGUV (2010). Leitfaden für Betriebsärzte zu psychischen Belastungen und den Folgen in der Arbeitswelt. https://www.dguv.de/medien/inhalt/praevention/praev_gremien/arbeitsmedizin/produkte/leitfaeden/leitfaden_psyche_netz_100310.pdf

DGUV Information 206-007: So geht´s mit Ideen-Treffen. https://publikationen.dguv.de/regelwerk/dguv-informationen/804/so-geht-s-mit-ideen-treffen. (abgerufen am 17.06.2021)

DGUV (2021) Vibrationen. DGUV Berlin, https://www.dguv.de/ifa/fachinfos/vibrationen/index.jsp

DGUV (2021) Vibrationsrechner, DGUV Berlin, https://www.dguv.de/ifa/praxishilfen/praxishilfen-vibration/software-gefaehrdungsbeurteilung-fuer-hand-arm-vibrationen/index.jsp

DGUV Empfehlung „Belastungen des Muskel- und Skelettsystems einschließlich Vibrationen" (ehemals G46). Deutsche Gesetzliche Unfallversicherung DGUV (Hrsg.), Berlin, 2021 (in Vorbereitung)

DGUV Information 208-033 „Belastungen für Rücken und Gelenke – was geht mich das an?" Deutsche Gesetzliche Unfallversicherung DGUV (Hrsg.), Berlin, 2013 (Aktualisierung in Vorbereitung);

https://www.unfallkasse-nrw.de/fileadmin/server/download/Regeln_und_Schriften/Informationen/208-033-2016.pdf

DIN EN ISO 10075-1: Ergonomische Grundlagen bezüglich psychischer Arbeitsbelastung – Teil 1: Allgemeine Aspekte und Konzepte und Begriffe (ISO 10075-1:2017); Deutsche Fassung EN ISO 10075-1:2017

Ditchen D, Ellegast RP, Rehme G (2010). GonKatast – Ein Messwertkataster zu beruflichen Kniebelastungen (IFA-Report 1/2010). Institut für Arbeitsschutz der Deutschen Gesetzlichen Unfallversicherung (IFA), Sankt Augustin, S 1–137

Ellegast RP, Hermanns I, Schiefer C (2009). Workload assessment in field using the ambulatory CUELA system. In: Duffy, VG (Hrsg.): Digital Human Modeling LNCS 5620. Springer, Berlin, 221–226

Ellegast RP, Hermanns I, Schiefer C (2010). Feldmesssystem CUELA zur Langzeiterfassung und -analyse von Bewegungen an Arbeitsplätzen, Zeitschrift für Arbeitswissenschaft 64, Nr. 2, 101–110

Ellegast RP (2010). Quantifizierung physisicher Belastungen am Arbeitsplatz, Zbl Arbeitsmed 60, 386–389

Ellegast RP, Keller K, Hamburger R, Berger H, Krause F, Groenesteijn L, Blok M, Vink P (2008). Ergonomische Untersuchung besonderer Büroarbeitsstühle. BGIA-Report 5/2008, Deutsche Gesetzliche Unfallversicherung (DGUV) (Hrsg.), Sankt Augustin, http://www.dguv.de/bgia/de/pub/rep/rep07/bgia0508/index.jsp

Ellegast, R.P.; Weber, B.; Mahlberg, R. (2012) Method inventory for assessment of physical activity at VDU workplaces. WORK 41 Supplement 1, S. 2355–2359

Ellegast RP, Schellewald V, Weber B, Weber A, Hartmann U (2017). Kategorisierung von Wearables zur Erfassung der körperlichen Aktivität am Arbeitsplatz. Frühjahrskongress 2017, Brügge. Berichtsband, Hrsg.: Gesellschaft für Arbeitswissenschaft e.V., Dortmund

Ellegast R, Weber B, Schiefer C, Heinrich K, Hermanns-Truxius I (2021). Measurement of work-related physical workloads – proposal for a body region-related categorization system. Proceedings of the 21st Congress of the International Ergonomics Association (IEA 2021), Volume V: Methods & Approaches. Editors: Black, Nancy, Neumann, Patrick, Noy, Ian, Springer Verlag Berlin, ISBN 978-3-030-74614-8

Gesund und fit im Kleinbetrieb So geht's mit Ideen-Treffen Tipps für Wirtschaft, Verwaltung und Dienstleistung. DGUV Information 206-007. Mai 2014 – aktualisierte Fassung September 2016. https://publikationen.dguv.de/widgets/pdf/download/article/804

Glitsch U, Ditchen D, Varady P, Augat P (2016). Analyse der Hüftgelenksbelastung bei beruflichen und außerberuflichen Tätigkeiten. IFA-Report 3/2016 Berlin https://publikationen.dguv.de/widgets/pdf/download/article/3113

HAL (2007). Hand Activity Level TLVs. Deutsche Beschreibung des BGIA, DGUV, Sankt Augustin, http://www.dguv.de/ifa/de/pub/rep/pdf/rep07/biar0207/hal-tlvs-und-borg-skala.pdf (11/2012)

HAL (2009). Hand Activity Level TLVs. American Conference of Governmental Industrial Hygienists. https://www.acgih.org/store/ProductDetail.cfm?id=1349 (11/2012)

Handbuch zum Thema Ganzkörper-Vibration (2007). Rechtlich nicht bindendes Handbuch im Hinblick auf die Umsetzung der Richtlinie 2002/44/EG. Landesamt für Arbeitsschutz Potsdam, BGIA und BGZ Sankt Augustin, http://www.dguv.de/ifa/de/fac/vibration/pdf/eu_gkv_Handbuch.pdf (11/12)

Handbuch zum Thema Hand-Arm-Vibration (2007). Rechtlich nicht bindendes Handbuch im Hinblick auf die Umsetzung der Richtlinie 2002/44/EG. Landesamt für Arbeitsschutz Potsdam, BGIA und BGZ Sankt Augustin, http://www.dguv.de/ifa/de/fac/vibration/pdf/eu_hav_Handbuch.pdf (11/12)

Hansson G, Balogh I, Ohlsson K, Skerfving S (2004). Measurements of wrist and forearm positions and movements: effect of, and compensation for, goniometer crosstalk. Journal of Electromyography and Kinesiology 14(3), 355–367

Hansson G, Balogh I, Ohlsson K, Granqvist L, Nordander C, Arvidsson I, Akesson I, Unge J, Rittner R, Strömberg U, Skerfving S (2009). Physical workload in various types of work: Part I. Wrist and forearm. International Journal of Industrial Ergonomics, 39(1), 221–233

Hartmann B, Weber B, Ellegast R, Jäger M, Schick R, Spallek, M (2021). Die „Checkliste 2021" für physische Belastungen bei der Arbeit – eine überarbeitete Hilfe zur Beurteilung körperlicher Belastungen, Zentralblatt Arbeitsmedizin Zbl Arbeitsmed

Hendriksen PF, Korshøj M, Skotte J, Holtermann A. Detection of kneeling and squatting during work using wireless triaxial accelerometers. Ergonomics. 2020 May;63(5):607–617. doi: 10.1080/00140139.2020.1734668. Epub 2020 Mar 5

Hermanns I, Raffler N, Ellegast RP, Fischer S, Göres B (2008). Simultaneous field measuring method of vibration and body posture for assessment of seated occupational driving tasks. Int J Ind Ergonomics 38: 255–263

Hignett, S., & McAtamney, L. (2000). Rapid entire body assessment (REBA). Applied ergonomics, 31(2), 201–205

Holtermann A, Schellewald V, Mathiassen SE, Gupta N, Pinder A, Punakallio A, Veiersted KB, Weber B, Takala E-P, Draicchio F, Enquist H, Desbrosses K,

Peñahora M, Malińska M, Villar M, Wichtl M, Strebl M, Forsman M, Lusa S, Tokarski T, Hendriksen P, Ellegast RP (2017a). A practical guidance for assessments of sedentary behavior at work: A PEROSH initiative. Applied Ergonomics 63, 41–52

Holtermann A, Mathiassen SE, Pinder A, Punakallio A, Veiersted B, Weber B, Ditchen D, Takala E-P, Draicchio F, Enquist E, Desbrosses K, Sanz MPG, Villar M, Malińska M, Wichtl M, Strebl M, Forsman M, Gupta N, Hendriksen P, Lusa S, Tokarski T, Schellewald V, Ellegast R (2017b). Assessing Sedentary Behaviour at Work with Technical Assessment Systems – Final Report. Partnership for European Research in Occupational Safety and Health – PEROSH. http://www.perosh.eu/wp-content/uploads/2017/08/Report-Sedentary-Behaviour.pdf

IAD 2021 Methoden des Instituts für Arbeitswissenschaft der TU Darmstadt, die im Rahmen des MEGAPHYS-Projekts entwickelt/weiterentwickelt wurden, Darmstadt 2021

https://www.iad.tu-darm-stadt.de/forschung_iad/forschungsgruppen_iad/abg_iad/methodenentwicklung___anwendung_iad/megaphys_iad/megaphys_iad.de.jsp)

Jäger M, Luttmann A, Göllner R, Laurig W (2001). The Dortmunder – Biomechanical model for quantification and assessment of the load on the lumbar spine. In: SAE Digital Human Modeling Conference Proceedings, paper 201-01-2085. Society of Automotive Engineers, Arlington VA

Jäger M, Geiß O, Bergmann A, Bolm-Audorff U, Ditchen D, Ellegast R, Elsner G, Grifka J, Haerting J, Hofmann F, Linhardt O, Michaelis M, Petereit-Haack G, Seidler A, Luttmann A (2007). Biomechanische Analysen zur Belastung der Lendenwirbelsäule innerhalb der Deutschen Wirbelsäulenstudie. Zentralblatt für Arbeitsmedizin, Arbeitsschutz und Ergonomie 57: 264–276

Jäger, M (2019). Die „Revidierten Dortmunder Richtwerte ". Zentralblatt für Arbeitsmedizin, Arbeitsschutz und Ergonomie 69 (2019): 271–289

Karhu O, Kansi P, Kuorinka I (1977). Correcting working postures in industry: A practical method for analysis. Appl Ergon, 8, 199–201

Kilbom Å (1994). Repetitive work of the upper extremity: Part I – Guidelines for the practitioner. Intern J Indust Ergonomics 14: 51–57

Leitmerkmalmethoden: http://www.baua.de/leitmerkmalmethoden/

Leitmerkmalmethode zur Beurteilung und Gestaltung von Belastungen beim manuellen Heben, Halten und Tragen von Lasten ≥ 3 kg LMM-HHT: https://www.baua.de/DE/Themen/Arbeitsgestaltung-im-Betrieb/Physische-Belastung/Leitmerkmalmethode/pdf/LMM-Heben-Halten-Tragen.pdf?__blob=publicationFile&v=4

Leitmerkmalmethode zur Beurteilung und Gestaltung von Belastungen beim manuellen Ziehen und Schieben von Lasten LMM-ZS: https://www.baua.de/DE/Themen/Arbeitsgestaltung-im-Betrieb/Physische-Belastung/Leitmerkmalmethode/pdf/LMM-Ziehen-Schieben.pdf?__blob=publicationFile&v=6

Leitmerkmalmethode zur Beurteilung und Gestaltung von Belastungen bei manuellen Arbeitsprozessen LMM-MA: https://www.baua.de/DE/Themen/Arbeitsgestaltung-im-Betrieb/Physische-Belastung/Leitmerkmalmethode/pdf/LMM-Manuelle-Arbeit.pdf?__blob=publicationFile&v=4

Leitmerkmalmethode zur Beurteilung und Gestaltung von Belastungen bei Körperzwangshaltungen LMM-KH: https://www.baua.de/DE/Themen/Arbeitsgestaltung-im-Betrieb/Physische-Belastung/Leitmerkmalmethode/pdf/LMM-Koerperzwangshaltungen.pdf?__blob=publicationFile&v=4

Leitmerkmalmethode zur Beurteilung und Gestaltung von Belastungen bei der Ausübung von Ganzkörperkräften LMM-GK: https://www.baua.de/DE/Themen/Arbeitsgestaltung-im-Betrieb/Physische-Belastung/Leitmerkmalmethode/pdf/LMM-Ganzkoerperkraefte.pdf?__blob=publicationFile&v=3

Leitmerkmalmethode zur Beurteilung und Gestaltung von Belastungen bei Körperfortbewegung LMM-KB: https://www.baua.de/DE/Themen/Arbeitsgestaltung-im-Betrieb/Physische-Belastung/Leitmerkmalmethode/pdf/LMM-Koerperfortbewegung.pdf?__blob=publicationFile&v=4

Li G, Buckle P (1999). Current techniques for assessing physical exposure to work-related musculoskeletal risks, with emphasis on posture-based methods. Ergonomics 42: 674 695

Lin JH, Kirlik A, Xu X (2018). New technologies in human factors and ergonomics research and practice. Applied Ergonomics, 66, 179–181

Lincke HJ, Lindner A, Nolle I, Vomstein M, Haug A, Kranich J, Nübling M (2018): Was machen physische Arbeitsbelastungen in der psychischen Gefährdungsbeurteilung? Empirische Befunde mit dem COPSOQ. In: Hofmann F, Reschauer G, Stößel, U (Hrsg.) (2018): Arbeitsmedizin im Gesundheitsdienst. Tagungsband 31 des Freiburger Symposiums Arbeitsmedizin im Gesundheitsdienst. Edition FFAS, Freiburg, S. 203–218. www.ffas.de

McAtamney L, Corlett EN (1993). RULA: a survey method for the investigations of work-related upper limb disorders. Applied Ergonomics 24, Nr. 2, 91–99

MEGAPHYS – Mehrstufige Gefährdungsanalyse physischer Belastungen am Arbeitsplatz. Band 1. 1. Auflage. Dortmund: Bundesanstalt für Arbeitsschutz und Arbeitsmedizin 2019. Seiten 986, Projektnummer: F 2333, Papier, PDF-Datei, DOI: 10.21934/baua:bericht20190821. https://www.

baua.de/DE/Angebote/Publikationen/Berichte/F2333.html

MEGAPHYS Mehrstufige Gefährdungsanalyse physischer Belastungen am Arbeitsplatz. Band 2, DGUV-Report 3/2020, DGUV (Hrsg.), Berlin, 2020 (https://publikationen.dguv.de/forschung/dguv-report/3635/dguv-report-3/2020-megaphys-mehrstufige-gefaehrdungsanalyse-physicher-belastungen-am-arbeitsplatz)

Nebel C, Wolf S, Richter P. (2010). Instrumente und Methoden zur Messung psychischer Belastung. D. Windemuth, D. Jung & O. Petermann (Hrsg.), Praxishandbuch psychischer Belastungen im Beruf, S. 261–274. Wiesbaden: Universum

Notbohm G, Schwarze S, Albers M (2009). Ganzkörperschwingungen und das Risiko bandscheibenbedingter Erkrankungen. Erkenntnisse aus einer Reanalyse der epidemiologischen Studie „Ganzkörpervibration. Arbeitsmed Sozialmed Umweltmed 44: 327–335

Nübling M, Stössel U, Hasselhorn H.-M, Michaelis M, Hofmann, F (2004). Mitarbeiterbefragungen zu psychosozialen Belastungen in Betrieben – das Befragungsinstrument COPSOQ. In: Hofmann F, Reschauer G, Stößel U (Hrsg.): Arbeitsmedizin im Gesundheitsdienst. Band 17. Freiburg: Edition FFAS, 227–241

Nübling M, Vomstein M, Nübling T, Stößel, U, Hasselhorn HM, Hofmann, F (2011). Erfassung psychischer Belastungen anhand eines erprobten Fragebogens – Aufbau der COPSOQ-Datenbank. Schriftenreihe der Bundesanstalt für Arbeitsschutz und Arbeitsmedizin. Forschung Fb 2031

OCRA und OCRA Checkliste deutsch (2007). In: BGIA-Report 2/2007 „Muskel-Skelett-Erkrankungen der oberen Extremität – Entwicklung eines Systems zur Erfassung und arbeitswissenschaftlichen Bewertung von komplexen Bewegungen der oberen Extremität bei beruflichen Tätigkeiten", 87–111, https://www.dguv.de/medien/ifa/de/pub/rep/pdf/rep07/biar0207/rep2_07.pdf

Pohlandt A, Richter P, Jordan P, Schulze F (1999). Rechnergestütztes Dialogverfahren zur psychologischen Bewertung von Arbeitsinhalten (REBA). In: Dunkel H (Hrsg.): Handbuch psychologischer Arbeitsanalyseverfahren. vdf Hochschulverlag, Zürich, 341–363

Prümper J, Hartmannsgruber K, Frese M (1995). KFZA – Kurzfragebogen zur Arbeitsanalyse. Zeitschrift für Arbeits- und Organisationspsychologie 39: 125–132

Prümper J, Schneeberg T, Prümper AM (2020). EVALOG: Beurteilung der Gebrauchstauglichkeit, Verständlich- und Handhabbarkeit, Teilnahmemotivation und emotionalen Reaktion bei der Evaluierung psychischer Belastung aus Sicht von Evaluierenden und Beschäftigten. Prävention und Gesundheitsförderung (2020): 1–10

Psychische Arbeitsbelastung und Gesundheit. Arbeitsschutz in der Praxis. Gemeinsame Deutsche Arbeitsschutzstrategie (GDA): Leitung des GDA-Arbeitsprogramms Psyche c/o Bundesministerium für Arbeit und Soziales Referat IIIb2 11017. Berlin 2017

Psychoreport 2019. Langzeitanalyse Entwicklung der psychischen Erkrankungen im Job. https://www.dak.de/dak/bundesthemen/dak-psychoreport-2019-dreimal-mehr-fehltage-als-1997-2125486.html. abgerufen am 22.05.2021

Radwin RG, Azari DP, Lindstrom MJ, Ulin SS, Armstrong TJ, Rempel D (2015). A frequency-duty cycle equation for the ACGIH hand activity level. Ergonomics 58 (2), 173–183. https://doi.org/10.1080/00140139.2014.966154

Raffler N, Rissler J, Ellegast R, Schikowsky C, Kraus T, Ochsmann E (2017). Combined exposures of whole-body vibration and awkward posture: a cross sectional investigation among occupational dri-vers by means of simultaneous field measurements, Ergonomics, 60 (11), 1564–1575

Richter P, Debitz U, Pohlandt A (2009). Bewertung der Qualität der Arbeitsgestaltung mit dem handlungsorientierten Softwaretool REBA – aktuelle Entwicklungen und Anwendungen. Wirtschaftsingenieurwesen und Ergonomie (S. 321–333). Springer, Berlin, Heidelberg

Rothe I, Schütte M, Windel A (2016). Überblick über das Projekt Psychische Gesundheit in der Arbeitswelt – Wissenschaftliche Standortbestimmung. Arbeit in komplexen Systemen–Digital, vernetzt, human

RULA Deutsch (2007). In: BGIA-Report 2/2007 „Muskel-Skelett-Erkrankungen der oberen Extremität – Entwicklung eines Systems zur Erfassung und arbeitswissenschaftlichen Bewertung von komplexen Bewegungen der oberen Extremität bei beruflichen Tätigkeiten", 77–82, https://www.dguv.de/medien/ifa/de/pub/rep/pdf/rep07/biar0207/rep2_07.pdf

Schaub K, Caragnano G, Britzke B, Bruder R (2013). The European assembly worksheet. Theoretical Issues in Ergonomics Science, 14(6), 616–639

Schellewald V, Kleinert J, Ellegast RP (2018). Use and physiological responses of portable dynamic office workstations in an occupational setting – A field study. Applied Ergonomics 71, 57–64

Schellewald V, Kleinert J, Ellegast RP (2020). Effects of two types of dynamic office workstations (DOWs) used at two intensities on cognitive performance and office work in tasks with various complexity. Ergonomics Nr. 12, 1–13

Schuller K, Schulz-Dadaczynski A, Beck D (2018). Methodische Vorgehensweisen bei der Ermittlung und Beurteilung psychischer Belastung in der betrieblichen Praxis. Zeitschrift für Arbeits- und Organisationspsychologie 62 (3) 126–141

Seidel DH, Ditchen DM, Hoehne-Hückstädt UM, Rieger MA, Steinhilber B (2019). Quantitative Measures of Physical Risk Factors Associated with Work-Related Musculoskeletal Disorders of the Elbow: A Systematic Review. Int J Environ Res Public Health. 16(1):130. doi: 10.3390/ijerph16010130. PMID: 30621312; PMCID: PMC6339038

Seidel DH, Ellegast RP, Rieger MA et al. Messdatenbasierte Gefährdungsbeurteilung. Zbl Arbeitsmed (2021). https://doi.org/10.1007/s40664-021-00424-y

Seidel DH, Heinrich K, Hermanns-Truxius I, Ellegast R, Barrero LH, Rieger MA, Steinhilber B, Weber B (2021b). Assessment of work-related hand and elbow workloads using measurement-based TLV for HAL. Applied Ergonomics, 92: 1–11

Seidler A, Bergmann A, Bolm-Audorff U, Ditchen D, Ellegast R, Euler U, Haerting J, Haufe E, Jordan C, Kersten N, Kuss O, Luttmann A, Morfeld P, Schäfer K, Jäger M (2014) Dosis-Wirkung-Zusammenhang zwischen physischen Belastungen und lumbalen Bandscheibenerkrankungen. Ergebnisse der DWS-Richtwertestudie. Zbl Arbeitsmed 64:239-257

Semmer N, Zapf D, Dunckel H (1991). Stressbezogene Arbeitsanalyse. In: Greif S, Bamberg E, Semmer N: Psychischer Stress am Arbeitsplatz. Hogrefe, Göttingen, 57–90

Skotte J, Korshoj M, Kristiansen J, Hanisch C, Holtermann A (2014) Detection of physical activity types using triaxial accelerometers. J Phys Act. Health., 11, 76–84

Spitzer H, Hettinger T, Kaminsky G (1982). Tafeln für den Energieumsatz bei körperlicher Arbeit (6. Auflage); Beuth Verlag, Berlin

Strath SJ, Kaminsky LA, Ainsworth BE, Ekelund U, Freedson PS, Gary RA, Richardson CR, Smith DT, Swartz AM (2013) Guide to the assessment of physical activity: Clinical and research applications: a scientific statement from the American Heart Association. Circulation., 128, 2259–2279

Stoffert G (1985). Analyse und Einstufung von Körperhaltungen bei der Arbeit nach der OWAS-Methode. Zeitschrift für Arbeitswissenschaft 39 (11NF) 1985/1, 31–38.

van Uffelen JG, Wong J, Chau JY, van der Ploeg HP, Riphagen I, Gilson ND, Burton NW, Healy GN, Thorp AA, Clark BK, Gardiner PA, Dunstan DW, Bauman A, Owen N, Brown WJ. Occupational sitting and health risks: a systematic review

VDBW (2008). Psychische Gesundheit im Betrieb. Leitfaden für Betriebsärzte und Personalverantwortliche des Verbandes Deutscher Betriebs- und Werksärzte, Karlsruhe

Wakula J, Berg K, Schaub K, Bruder R, Glitsch U, Ellegast R (2009). Der montagespezifische Kraftatlas. BGIA-Report 3/2009. Deutsche Gesetzliche Unfallversicherung, Berlin, https://www.dguv.de/ifa/publikationen/reports-download/reports-2009-bis-2010/bgia-report-3-2009/index.jsp

Wærsted M. et al. (2020). Work above shoulder level and shoulder complains: a. systematic review. Int Arch of Occupational and Environmental Health, 93, 925–954

Weber B (2011). Entwicklung und Evaluation eines Bewegungsmesssystems zur Analyse der physischen Aktivität. IFA-Report 2/2011, DGUV, Berlin, http://publikationen.dguv.de/dguv/pdf/10002/rep2_2011.pdf

Weber B, Wiemeyer J, Hermanns I, Ellegast RP (2007). Assessment of everyday physical activity: Development and evaluation of an accelerometry based measuring system. Int J Computer Sciences in Sport, 6, 4–20

Weber B, Douwes M, Forsman M, Könemann R, Heinrich K, Enquist H, Pinder A, Punakallio A, Uusitalo A, Ditchen D, Takala EP, Draicchio F, Desbrosses K, Wichtl M, Strebl M, Waersted M, Gupta N, Lechner N, Bayona TA, Hoehne-Hückstädt U, Mathiassen SE, Holtermann A, Veiersted KB. (2018) Assessing arm elevation at work with technical systems. DOI: 10.23775/20181201. http://www.perosh.eu/wp-content/uploads/2018/12/Report-Arm-Elevation.pdf

Weber B., Heinrich K., Seidel DH, Hermanns-Truxius I., Hoehne-Hückstädt U, Ditchen D, Jäger M, Barrero LH, Ellegast R. (2021) Overview of measurement-based assessment approaches from the MEGAPHYS project. Proceedings of the 21st Congress of the International Ergonomics Association (IEA 2021), Volume V: Methods & Approaches. Editors: Black, Nancy, Neumann, Patrick, Noy, Ian, Springer Verlag Berlin, ISBN 978-3-030-74614-8

Windemuth D, Jung D, Petermann O (2014). Das Dreiebenenmodell psychischer Belastungen im Betrieb In: Praxishandbuch psychische Belastungen im Beruf, vorbeugen – erkennen – behandeln. 2. erweiterte Auflage. S. 15–17. Universum-Verlag, Wiesbaden

Yang L, Grooten WJA, Forsman M (2017) An iPhone application for upper arm posture and movement measurements. Appl Ergon 65:492-500

6 Präventionsmaßnahmen am Arbeitsplatz

R. Ellegast

6.1 Prinzipielle Arten von präventiven Maßnahmen

Wenn im Rahmen der Gefährdungsbeurteilung im Unternehmen *(Kapitel 5)* wesentlich erhöhte Belastungen (bei besonders schutzbedürftigen Beschäftigten bereits mäßig erhöhte Belastungen) ermittelt wurden, sollten präventive Maßnahmen eingeleitet werden („korrigierende Ergonomie"). Bei der Planung neuer Arbeitsplätze oder bei wesentlichen Änderungen an Arbeitsplätzen sollte bereits in der Planungsphase eine vorausschauende Beurteilung der Belastungen erfolgen und entsprechende präventive Maßnahmen sollten mit eingeplant werden („konzipierende Ergonomie"). Die ergonomische Gestaltung von Arbeitsplätzen vor der Einrichtung neuer bzw. veränderter Arbeitsprozesse bietet in der Regel größere Spielräume als die Korrektur vorhandener Arbeitsplätze. Vorausschauende Gestaltung sollte alle Beteiligten, z.B. Arbeitsplaner, Fachkräfte für Arbeitssicherheit, Betriebsärzte, betroffene Mitarbeiter, ggf. Architekten, frühzeitig einbeziehen.

Es gibt eine Vielzahl von Maßnahmen zur Minderung erhöhter Belastungen bzw. Optimierung von Belastungen. In der betrieblichen Praxis ist oft die Auswahl einer Kombination mehrerer Maßnahmen sinnvoll oder sogar erforderlich. Man unterscheidet prinzipiell zwischen Maßnahmen der Verhältnisprävention und der Verhaltensprävention.

Die Verhältnisprävention befasst sich mit der Optimierung der Verhältnisse, z.B. von technischen und organisatorischen Arbeitsbedingungen, während die Verhaltensprävention auf das Verhalten der Beschäftigten, z.B. durch Schulung des ergonomischen und gesundheitsorientierten Verhaltens, abzielt. In der betrieblichen Praxis werden Verhaltens- und Verhältnisprävention häufig kombiniert. Größere Präventionsprogramme nutzen meist beide Ansätze, um einen optimalen Erfolg zu erzielen.

Eine andere Klassifizierung präventiver Maßnahmen erfolgt durch das sogenannte „(S)TOP-Prinzip", das zwischen den folgenden Maßnahmenkategorien unterscheidet:

- **S**ubstitution
- **T**echnische Maßnahmen
- **O**rganisatorische Maßnahmen
- **P**ersonenbezogene Maßnahmen

Die Substitution bezeichnet das Ersetzen/Vermeiden der gefährdenden Tätigkeit durch eine nicht belastende Tätigkeit. Technische Maßnahmen umfassen hierbei z.B. die Optimierung von baulichen und technischen Arbeitsbedingungen, wie der ergonomischen Gestaltung des Arbeitsplatzes und dessen Arbeitsumgebungsfaktoren (u.a. Beleuchtung, Klima, Lärm, Vibrationen). Hilfsmittel zur Reduzierung von Muskel-Skelett-Belastungen, wie z.B. Handhabungs- und Transporthilfen, zählen ebenfalls zu den technischen, verhältnispräventiven Maßnahmen *(Kapitel 6.2)*.

Beispiele für organisatorische Maßnahmen sind die gesundheitsorientierte Gestaltung von Arbeitsabläufen, z.B. durch den Wechsel zwischen hoch und gering belastenden Aufgaben oder durch die Einführung von Kurzpausen, z.B. zur Auflockerung und Dehnung der belasteten Muskulatur.

Oft ist es trotz technischer oder organisatorischer Maßnahmen nicht möglich, erhöhte Muskel-Skelett-Belastungen zu vermeiden. Personenbezogene Maßnahmen, wie z.B. die Unterweisung und Schulung von Beschäftigten zur Ausübung geeigneter Hebetechniken oder gesundheitsfördernder Bewegungsabläufe, können hier eine die Belastung reduzierende Wirkung haben *(Kapitel 7)*.

In den folgenden Kapiteln werden Beispiele für technische Maßnahmen zur Reduktion von Muskel-Skelett-Belastungen bei Lastenhandhabung *(Abschnitt 6.2)* und Praxisbeispiele zur Implementierung verhältnispräventiver Maßnahmen *(Abschnitt 6.3)* dargestellt.

Bei präventiven Maßnahmen werden Maßnahmen der

- Verhältnisprävention, zu denen technische und organisatorische Maßnahmen zählen, und der
- Verhaltensprävention, die auf das Verhalten der Beschäftigten abzielen,

unterschieden.

6.2 Technische Hilfsmittel zur Reduktion von Muskel-Skelett-Belastungen

R. Ellegast und B. Hartmann

Vorbemerkungen

Die technischen Lösungen zur ergonomischen Gestaltung der Arbeit können sehr vielfältig sein, um die Muskel-Skelett-Belastungen zu reduzieren. Sie beginnen bei der richtigen Auswahl von Arbeitsmitteln wie Werkzeugen und Geräten und sie reichen bis zur Gestaltung eines ganzen Arbeitssystems. Dabei stehen sowohl Hilfen zur Vermeidung von Überbelastungen in den verschiedenen körperlichen Belastungsarten und deren Kombinationen (siehe dazu auch bei Mischbelastungen!) im Vordergrund als auch Hilfen, um die körperliche Aktivität bei Tätigkeiten mit körperlicher Unterforderung zu steigern.

Daraus ergibt sich eine besonders große Vielfalt möglicher Lösungen, die hier nur exemplarisch dargestellt werden kann.

Besonders hilfreich für Praktiker sind zum Beispiel *(siehe bei 6.2.2)* die Veröffentlichungen auf den

- Websites einiger gesetzliche Unfallversicherungen und die
- Website der Gemeinsamen Deutschen Arbeitsschutzstrategie (GDA).

Im Folgenden werden Beispiele für technische Hilfsmittel zu den sechs physischen Belastungsarten vorgestellt

6.2.1 Technische Hilfsmittel bei Lastenmanipulationen

Zur manuellen Lastenhandhabung werden die Belastungsarten „Heben, Halten und Tragen" sowie „Ziehen und Schieben" betrachtet.

Manuelle Handhabung von Lasten kann bereits organisatorisch durch Optimierung von Arbeitsabläufen, z.B. durch kurze Transportwege und eine günstige Lagerung der Lasten am Arbeitsplatz, erleichtert oder vermieden werden. An vielen Arbeitsplätzen ist der Lastentransport jedoch unumgänglich. In diesen Fällen kann der Einsatz von technischen Hilfsmitteln zu einer deutlichen Verringerung der Muskel-Skelett-Belastungen führen.

Nachfolgend werden prinzipielle technische Hilfsmittel zur Reduktion von Muskel-Skelettbelastungen bei Lastenmanipulationen vorgestellt und kategorisiert. Die gewählte schematische Darstellung soll der Breite und Vielfalt unabhängig von konkreten Produkten bestimmter Hersteller gerecht werden. Einzelne Produkte finden sich auf den Webseiten von Herstellern, wobei deren ergonomische Vorteile und Wirksamkeit nicht allein aus der Eigenwerbung der Hersteller zu entnehmen sein muss. Fachlich begutachtete und teils auch geprüfte Produkte finden sich auf Websites verschiedener Berufsgenossenschaften, darunter insbesondere der BG der Bauwirtschaft für viele Gewerke nicht nur des Bauhaupt- und Baunebengewerbes sowie des Reinigungsgewerbes (Ergonomische Lösungen – BG Bau).

Technische Hilfsmittel zur Handhabung von Lasten

In *Abb. 6.1* sind einfache Hilfsmittel zur günstigeren Handhabung von Lasten – gemeint ist der unmittelbare Umgang mit der Last per Hand – dargestellt. Hierzu zählen Handmagnete, Handsaugheber, Tragketten, -haken, -klauen, -klemmen und -gurte, Hebezangen, Hebel und Plattenheber. Diese einfachen Hilfsmittel zeichnen sich in der Regel durch ein geringes Eigengewicht aus. Sie sollen eine sicherere Lastaufnahme mit einer günstigen Schwerpunktlage der Last ermöglichen und insgesamt auch möglichen Verletzungen, z.B. durch Schnitt- und Quetschgefahren, vorbeugen.

- Handmagnete und Handsaugheber werden überwiegend zur besseren Handhabung von unhandlichen Lasten eingesetzt. Hierzu zählen beispielsweise Bleche mit glatter Oberfläche. Die Anwendung von Handsaughebern erfolgt beim Halten, Heben und Bewegen von Werkstücken, Glasscheiben oder Platten mit möglichst glatter und trockener Oberfläche.
- Tragketten und -gurte sollen eine bessere Krafteinleitung in den Körper und einen geringeren Hebelarm zwischen Lastschwerpunkt und Wirbelsäule/Gelenken bewirken. Darüber hinaus können unhandliche Lasten hiermit in günstigerer Körperhaltung gehandhabt werden. Bei der Handhabung vieler sperriger Lasten, z.B. bei Tätigkeiten des Möbelpackers, ist der Einsatz derartiger Tragesysteme empfehlenswert.
- Hebezangen werden zur Optimierung der Handhabung von Lasten eingesetzt.
- Plattenheber sind Hilfsmittel zum Ansetzen, Verlegen und Transportieren schwerer Platten. Hebel dienen der Reduktion von aufzubringenden Körperkräften durch Anwendung des Hebeleffektes und werden zum Anheben schwerer Lasten verwendet.

Bei der Pflege von Patienten in Krankenhäusern und Pflegeeinrichtungen können eine Vielzahl

Bezeichnung	Piktogramm	
Handmagnet	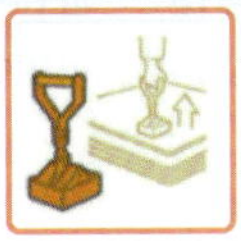	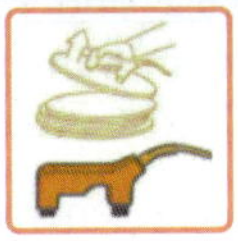
Handsaugheber	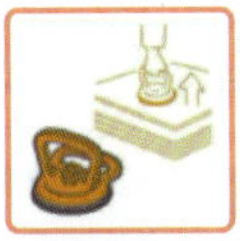	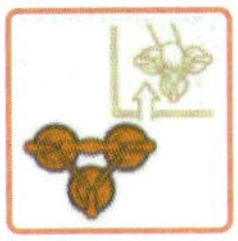
Tragketten, -haken, -klauen, -klemmen und -gurte	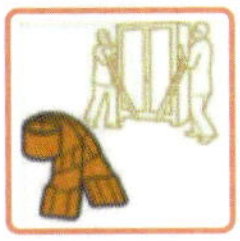	
Hebezangen und Hebel	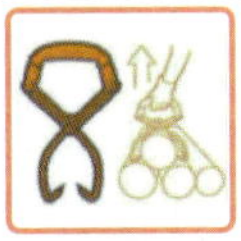	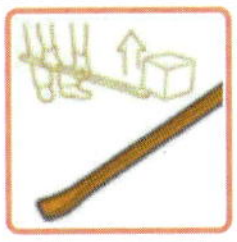
Plattenheber	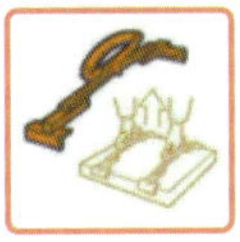	

Abb. 6.1: Technische Hilfsmittel zur günstigeren Handhabung von Lasten: Handmagnete, Handsaugheber, Tragketten, -haken, -klauen, -klemmen und -gurte, Hebezangen/Hebel und Plattenheber

von technischen Hilfsmitteln zur Reduzierung der Muskel-Skelett-Belastungen des Pflegepersonals eingesetzt werden. Eine Übersicht entsprechender Hilfsmitteltypen, wie Gleitmatte, Rutschbrett und Mobilisationsgürtel, wurde von der Berufsgenossenschaft für Gesundheitsdienst und Wohlfahrtspflege (BGW) zusammengestellt (Ricken 2014) und deren Effizienz wurde wissenschaftlich nachgewiesen (Jäger et al. 2015).

Mechanisierte technische Hilfsmittel zum Anheben schwerer Lasten

In der Regel wird beim Einsatz mechanisierter Hilfsmittel eine spürbare Entlastung des Muskel-Skelett-Systems erreicht. Die Auswahl und der Einsatz des jeweiligen Hilfsmittels richten sich nach den Merkmalen der zu handhabenden Last und den räumlichen Gegebenheiten am Arbeitsplatz. Entsprechend den sehr verschiedenen Anwendungsbereichen gibt es viele Sonderbauformen von mechanisierten Hilfsmitteln. Die Bedienung der Hilfsmittel erfordert grundsätzlich eine gründliche und regelmäßige Unterweisung.

In *Abb. 6.2* sind prinzipielle mechanisierte Hilfsmittel zum Anheben schwerer Lasten (ggf. mit kurzer Transportstrecke) dargestellt.

- Hebezeuge dienen dem Heben sowie horizontalen Verschieben bzw. Verfahren von Lasten.
- Mit Kranen können Lasten gehoben, gedreht und auch gewendet werden. Einsatzbereiche sind hier z.B. Verladearbeiten in der industriellen Fertigung, aber auch Unterstützungen bei Montage- und Reparaturarbeiten.
- Mit Balancern und anderen industriellen Manipulatoren/Hebegeräten ist eine flexible Lastenhandhabung in der Regel in industriellen Produktionsprozessen möglich. Die Geräte erlauben eine schnelle und immer wiederkehrende Handhabung auch von sperrigen Lasten. Je nach Ausführungstyp bieten sich vielfältige Einsatzmöglichkeiten.
- Für Spezialanwendungen, z.B. dem Anheben besonders schwerer und unhandlicher Lasten, auch in höher gelegenen Einbauorten, gibt es weitere Hebegeräte, die z.B. mit Hydraulikunterstützung arbeiten.

Technische Hilfsmittel zum innerbetrieblichen Transport von Lasten über kurze Strecken

In *Abb. 6.3* sind Hilfsmittel zum innerbetrieblichen Transport von Lasten – auch über kurze Strecken dargestellt.

- Rollenbänder ermöglichen den Transport von Lasten über größere Strecken, bei denen ggf. auch Höhenunterschiede zu überwinden sind. Die Lasten können hier

Bezeichnung	Piktogramm		
Hebezeuge	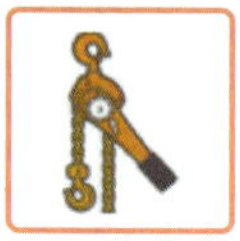	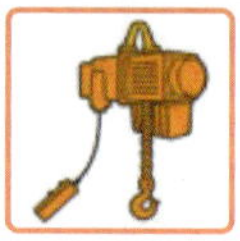	
Krane	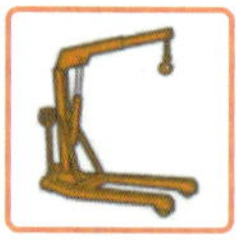	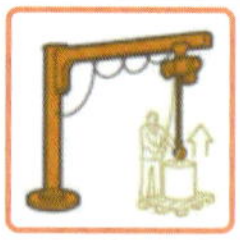	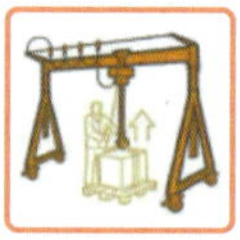
Balancer/Manipulatoren/Hebegeräte	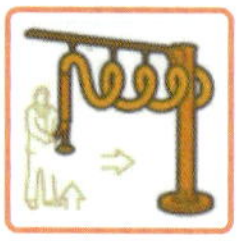	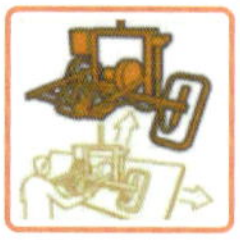	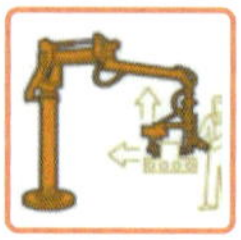

Abb. 6.2: Mechanisierte Hilfsmittel zum Anheben schwerer Lasten (ggf. mit kurzer Transportstrecke): Hebezeuge, Krane, Balancer/Manipulatoren/Hebegeräte

Bezeichnung	Piktogramm	
Rollenbänder	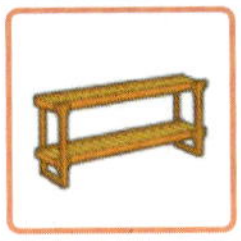	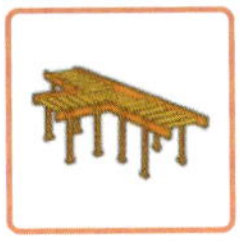
Transportbänder	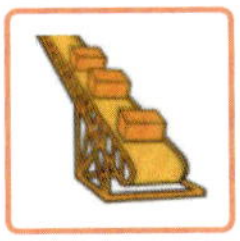	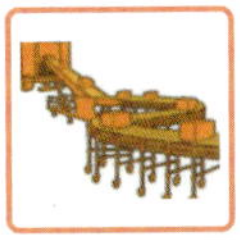
Aufzüge	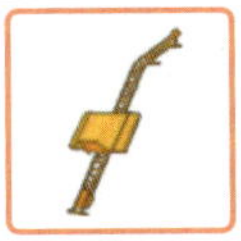	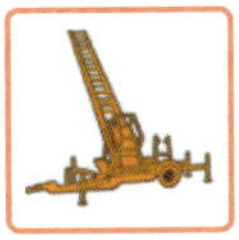
Zuführtechnik	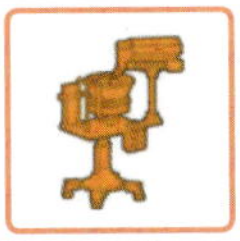	

Abb. 6.3: Hilfsmittel zum innerbetrieblichen Transport von Lasten über kurze Strecken mit Rollenbändern, Transportbändern, Zuführtechnik und Aufzügen

auf leichtgängigen Rollen ohne großen Kraftaufwand verschoben werden. In Rollenbänder können auch Sortierfunktionen und Waagen integriert werden, so dass eine Selektion von Teilen ohne manuelle Lastenhandhabung erfolgen kann.

- Transportbänder befördern Lasten aktiv über längere Strecken, ggf. auch verbunden mit Höhenunterschieden. Zum Einsatz kommen diese z.B. bei industriellen Fertigungsanlagen und auch bei der Entladung von Lasten aus Lastkraftwagen oder Flugzeugen.
- Auch so genannte Zuführtechniken, die aus Schienenführungssystemen bestehen, dienen dem Transport von Lasten über weite Strecken, ggf. mit Höhendifferenzen.
- Aufzüge ermöglichen den Transport von Gütern und Materialien zu höher gelegenen Arbeitsstellen. In der Bauwirtschaft werden diese z.B. zum Transport von Baumaterial auf Geschosse von Gebäuden eingesetzt, aber auch Möbelspeditionen nutzen Aufzüge und entsprechende Transportsysteme zur Vermeidung von Lastenhandhabungen über mehrere Stockwerke von Gebäuden bei Umzügen.

Technische Hilfsmittel zum rollenden Transport leichter bis mittelschwerer Lasten

Zum (rollenden) Transport leichter bis mittelschwerer Lasten zeigt *Abb. 6.4* typische Hilfsmittel.

- Lenkfahrwerke oder Transportrollen werden überwiegend für den Kurzstreckentransport von mittelschweren teils auch unhandlichen Lasten eingesetzt.
- Karren ermöglichen den sicheren Transport von Stückgut, z.B. auch Fässern und Gasflaschen über längere Strecken, die auch Treppen beinhalten können. Je nach Verwendungszweck gibt es hier verschiedene Ausführungen.
- Als Roller bezeichnet man kleinere Handfahrzeuge, mit denen Lasten transportiert werden können. Die Gestaltung des Rollers richtet sich nach dem jeweiligen Verwendungszweck.
- Handbetriebene Wagen (Handwagen) sind für den Transport mittelschwerer Lasten geeignet. Sie sind universell einsetzbar und besitzen je nach Einsatzgebiet unterschiedliche Aufbauten. Speziell für den Transport

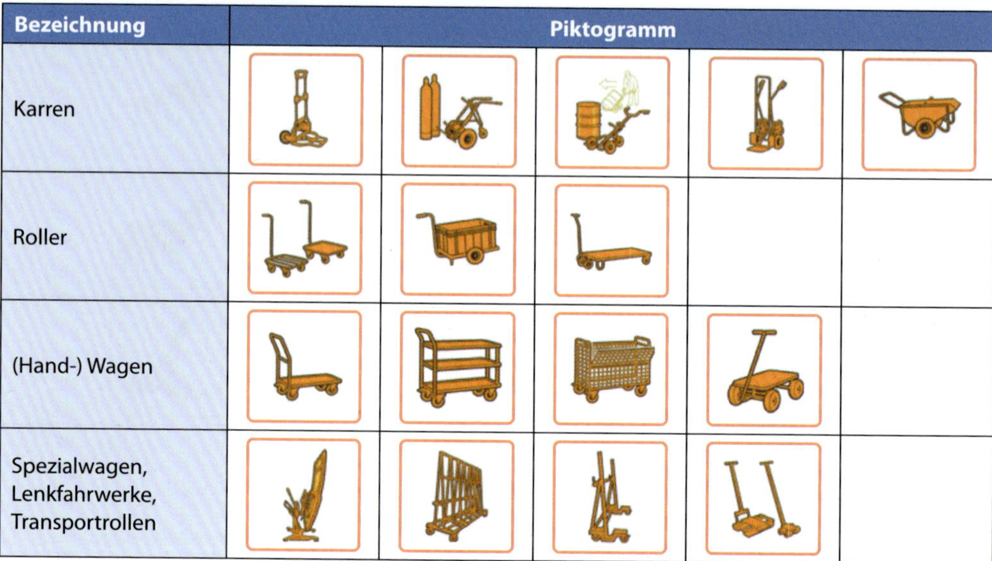

Bezeichnung	Piktogramm				
Karren					
Roller					
(Hand-) Wagen					
Spezialwagen, Lenkfahrwerke, Transportrollen					

Abb. 6.4: Hilfsmittel zum rollenden Transport leichter bis mittelschwerer Lasten: Lenkfahrwerke, Transportrollen, Karren, Roller, (Hand-)Wagen, Spezialwagen

von großen flachen Gegenständen, wie z.B. Glasscheiben oder Metallbleche, existieren Spezialwagen.

Technische Hilfsmittel zum rollenden Transport schwerer Lasten

Zum rollenden Transport schwerer Lasten werden die in *Abb. 6.5* dargestellten technischen Hilfsmittel eingesetzt.

- Handbetriebene Hubwagen besitzen eine Handhydraulik und sind Hilfsmittel zum Heben, Senken und Fahren von (palettierten) Gütern und zum Transport von Lasten. In der betrieblichen Praxis werden sie z.B. zum Kommissionieren von Gütern in Lagern und zum Verteilen der Waren in Verkaufsmärkten verwendet.
- Gabelstapler werden zum Transport von großen Lasten auch über weitere Strecken

Bezeichnung	Piktogramm			
Handbetriebene Hubwagen				
Gabelstapler				
Kraftbetriebene Flurförderzeuge				

Abb. 6.5: Hilfsmittel zum rollenden Transport schwerer Lasten: Handbetriebene Hubwagen, Kraftbetriebene Flurförderzeuge, Gabelstapler

eingesetzt. In Großlagern können mit Gabelstaplern Lasten auch bis in größere Höhen positioniert werden.

- Kraftbetriebene Flurförderzeuge verfügen über einen elektromotorischen Fahrantrieb und können Lasten elektrohydraulisch heben und senken. Sie sind leicht und sicher zu bedienen und besonders für den Transport von palettierten Gütern geeignet. Durch die Möglichkeit der optimalen Einstellung der Arbeitshöhe stellen sie ebenfalls einen Beitrag zur Vermeidung von Zwangshaltungen dar.

Technische Hilfsmittel zum automatisierten bzw. teilautomatisierten Transport von Lasten

In *Abb. 6.6* sind Hilfsmittel zum automatisierten oder teilautomatisierten Transport von Lasten dargestellt.
Durch Automatisierung oder Teilautomatisierung kann manuelle Lastenhandhabung vermieden werden.

- Mit Hilfe von Roboterarmen kann z.B. die Handhabung großer Lasten und Gegenstände, auch für mehrere Produktionsschritte in der industriellen Fertigung, automatisiert werden. Roboterarme haben in der Regel eine kurze Reichweite und sind für die Ausführung von Präzisionsarbeiten sehr geeignet.
- Regalbediengeräte werden z.B. in vollautomatisierten Hochregallagern zum Einlagern und Entnehmen von Gegenständen eingesetzt.
- Automatisierte Greifer ermöglichen das Heben und Senken von Gegenständen und sind auch für Präzisionsarbeiten einsetzbar. Durch die Verwendung unterschiedlicher Greifköpfe ergeben sich hier verschiedene Einsatzmöglichkeiten.
- Exoskelette sind technische personengetragene Hilfsmittel, die den menschlichen Körper bei der Ausübung von Bewegungen und Kräften durch äußere Mechaniken und ggf. auch Motoren unterstützen können und somit belastungsreduzierend wirken. In der Rehabilitation sind sie im Forschungsbereich auch über physiologische Messsignale ansteuerbar und ermöglichen hier eine Erweiterung des Bewegungsumfangs von gehbehinderten Menschen. Für eine ausführlichere Beschreibung von Exoskeletten wird auf den *Abschnitt 6.3.3* in diesem Buch verwiesen.

Alle dargestellten technischen Hilfsmittel werden sowohl zur Reduktion der physischen Be-

Bezeichnung	Piktogramm	
Roboter	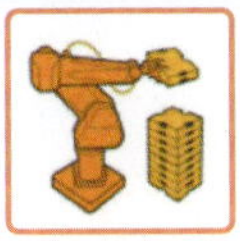	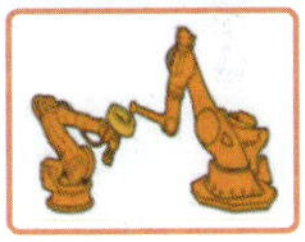
Regalbediengeräte	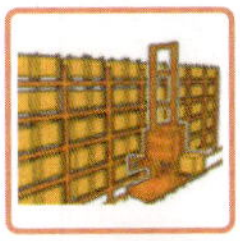	
Greifer	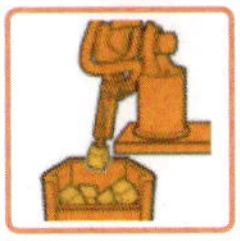	
Exoskelette	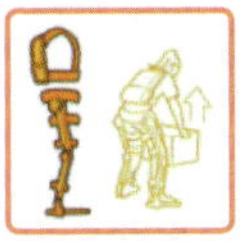	

Abb. 6.6: Technische Hilfsmittel zum automatisierten bzw. teilautomatisierten Transport von Lasten: Roboter, Regalbedienelemente, Greifer, Exoskelette

lastungen des arbeitenden Menschen als auch zur ökonomischen Optimierung von Arbeitsprozessen angewandt.

6.2.2 Technische Hilfsmittel bei den übrigen Belastungsarten

Die Technischen Hilfsmittel zur ergonomischen Optimierung bei den übrigen Belastungsarten, außer jenen der Lastenhandhabung, können sehr vielfältig sein:

Manuelle Arbeitsprozesse, die zumeist stationär und häufiger im Sitzen als im Stehen ausgeübt werden, können durch eine körpergerechte Arbeitsgestaltung besonders hinsichtlich der Körperhaltungen und -bewegungen optimiert werden.

Hilfsmittel zur Optimierung der Arbeitshöhe

Abb. 6.7 zeigt Hilfsmittel zur Optimierung der Arbeitshöhe, die z.T. auch mit Hilfsmitteln zur Reduzierung der Lastenhandhabung kombinierbar sind.

- Mit Hilfe von klappbaren Arbeitstischen können Lasten/Güter auch an mobilen Arbeitsplätzen, wie z.B. an Baustellen, in optimaler Arbeitshöhe gehandhabt werden.
- Hebetische dienen in der industriellen Fertigung in verschiedenen Ausführungen für das Anheben von mittelschweren Lasten und ermöglichen gleichzeitig das Arbeiten in der jeweiligen optimalen Arbeitshöhe wie zum Beispiel beim Schriftenhauen eines Grabsteinmetzes. Derartige Hebetische sind in der Regel einfach zu bedienen.
- Arbeits- und Hebebühnen sind höhenverstellbare Arbeitsplattformen, die ein Arbeiten in optimaler Arbeitshöhe erlauben und z.T. auch mit Kranen zur Reduzierung der körperlichen Belastungen bei Lastenhandhabungen kombinierbar sind. Sie werden auch beim Be- und Entladen von Lastkraftwagen und in der Bauwirtschaft eingesetzt.
- Hebe-, Neig- und Kippgeräte sind als stationäre und mobile Geräte kommerziell erhältlich. Die Einstellung einer optimalen Arbeitshöhe wird hier über eine stufenlos regelbare Höhe und Neigung der Geräte erreicht. Eine Bestückung von Hebe-, Neige- und Kippgeräten ist durch Gabelhubwagen oder Gabelstapler möglich.

Bezeichnung	Piktogramm				
Hebetische, transportable Arbeitstische	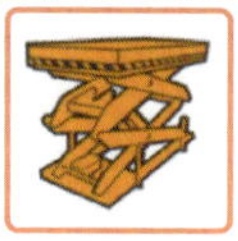	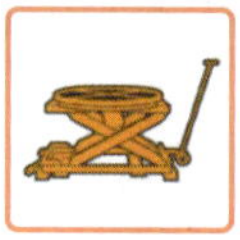	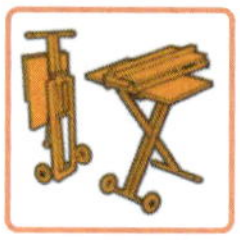		
Arbeits- und Hebebühnen	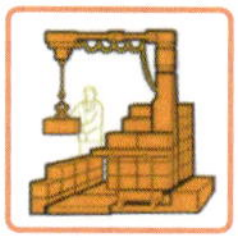	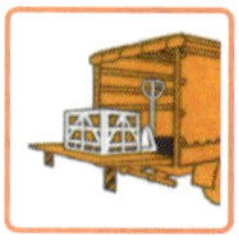	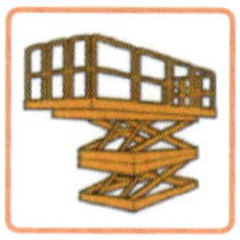		
Hebe-, Neige-, Kippgeräte	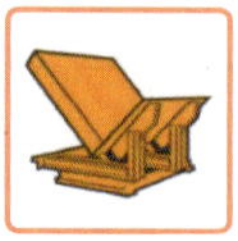	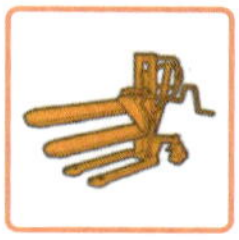	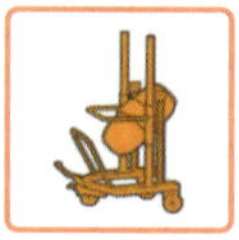	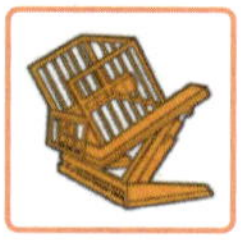	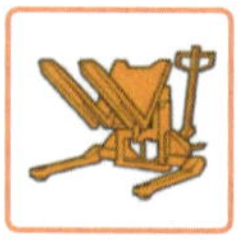

Abb. 6.7: Hilfsmittel zur Optimierung der Arbeitshöhe: Arbeitstische, Hebetische, Arbeits- und Hebebühnen, Hebe-/Neige-/Kippgeräte

6.2.3 Einsatz von Exoskeletten als technisches Hilfsmittel

S. Weiler und B. Hartmann

Exoskelette sind am Körper getragene Assistenzsysteme, die mechanisch auf den Körper einwirken. Sie wirken durch die Übertragung von einwirkenden Belastungen über die Ablenkung von Kräften von der Einwirkungsstelle (z.B. Hände und Arme, Schulter und Nacken, Daumensattelgelenk etc.) auf andere Körperstrukturen, die relativ weniger belastet sind und diese möglichst ohne Überbeanspruchung aufnehmen können.

Die Erwartung an die überwiegend noch in der Erprobung befindlichen Anwendungen ist beim generellen Einsatz am Arbeitsplatz hoch: Sie sollen insbesondere beim Umgang mit schweren oder häufig zu handhabenden Lasten oder bei Zwangshaltungen den Körper partiell oder ganz entlasten. Darüber hinaus wird erwartet, dass sie bei einzelnen Personen auch durch Krankheit verminderte oder ausgefallene Funktionen des Muskel-Skelett-Systems kompensieren können.

Generell kann der Einsatz von Exoskeletten bei bestimmungsgemäßer Verwendung geeignet sein für verschieden Einsatzziele:

- Primärprävention und ergonomische Gestaltung der Arbeit:
  Sie sollen der Verminderung von Überlastungssymptomen wie Beschwerden bei Personen ohne gesundheitliche Risiken oder körperliche Fähigkeitseinschränkungen des Bewegungsapparates bzw. der Steigerung der Arbeitsleistung dienen. Auch in militärischen Bereichen werden Exoskelette intensiv erprobt, um die Wirkung körpereigener Kräfte zu erhöhen.
- Sekundärprävention:
  Sie können bei Personen mit gesundheitlichen Risiken am Bewegungsapparat eingesetzt werden, wenn diese vorübergehend oder auch dauernd bestehen. Im Rahmen der Rehabilitation und Wiedereingliederung können Exoskelette die Wiederherstellung der Funktionen unterstützen.
- Tertiärprävention/Rehabilitation
  Personen mit dauerhaften Bewegungseinschränkungen oder Funktionsausfällen. Hier befinden sie sich im Übergangsbereich zu Orthesen (siehe dazu unten „Exoskelette in der Rehabilitation"!).

Technische Konstruktion und Einsatz in der Primärprävention

Hinsichtlich der Bauart werden unterschieden:

- **Passive Exoskelette:** Sie leiten Kräfte von besonders hoch belasteten Strukturen oder Regionen am Körper um und führen dabei zumeist biomechanisch und physiologisch zu geringeren Beanspruchungen dieser Strukturen. Allerdings kann es durch Umleitung von Kräften zu höheren Belastungen anderer Bereiche und Strukturen kommen, die ohne Exoskelett noch geringer belastet waren und Reserven der Lastaufnahme bieten. Darum ist der Einsatz passiver Exoskelette immer mit dem Abwägen zwischen Entlastung hoch belasteter Strukturen und der höheren Belastung anderer diese Belastung aufnehmender Strukturen verknüpft. Summarisch entsteht durch das Eigengewicht der Exoskelette immer eine Mehrbelastung.
- **Aktive Exoskelette:** Sie werden als „aktiv" bezeichnet, weil sie zusätzlich mit zumeist elektromotorisch betriebenen Elementen ausgestattet sind, die zusätzliche Kräfte zum Halten oder Bewegen erzeugen. Dabei wird in Kauf genommen, dass die Antriebsmotorik und insbesondere die Batterien zu deren Betrieb als zusätzlich Lasten auftreten. Hersteller geben Gewichte zwischen 15 und 39 kg an.

Der Einsatz von Exoskeletten an Arbeitsplätzen wird zunehmend verbreitet: Er sollte grundsätzlich arbeitswissenschaftlich und arbeitsmedizinisch begleitet werden.

Hinsichtlich der Unterstützungsfunktionen werden Exoskelette unterschieden vorwiegend für

- den Rücken zur Entlastung bei Lastenhandhabungen oder bei Zwangshaltungen durch dauernde Rumpfvorbeugung *(Abb. 6.8)*,
- die Schultern und Oberarme insbesondere bei Arbeiten über dem Körper (über Schulterhöhe bzw. Kopfhöhe *(Abb. 6.9)*,

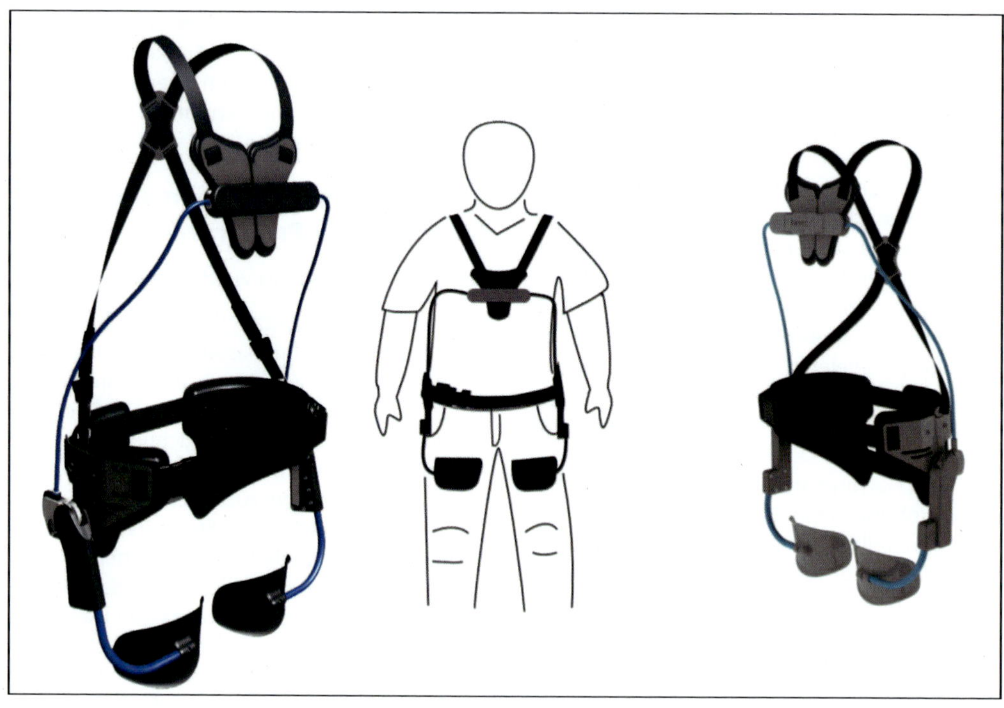

Abb. 6.8: Passives Exoskelett zum Einsatz beim Heben und Tragen von schweren Lasten (Laevo V2.4.5.)

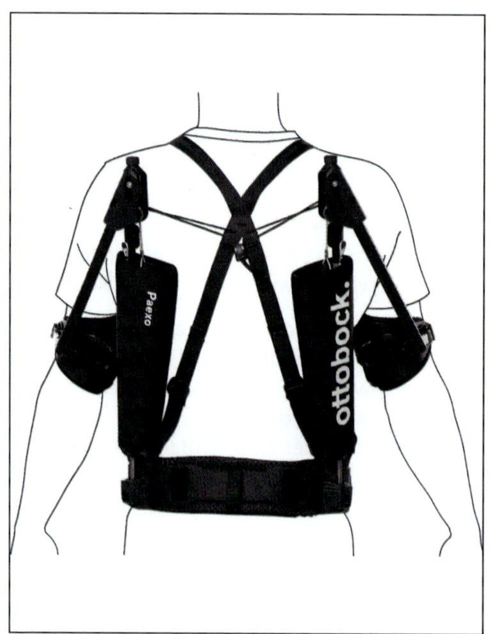

Abb. 6.9: Passives Exoskelett zum Einsatz bei Montagearbeiten über Kopfhöhe (Ottobock)

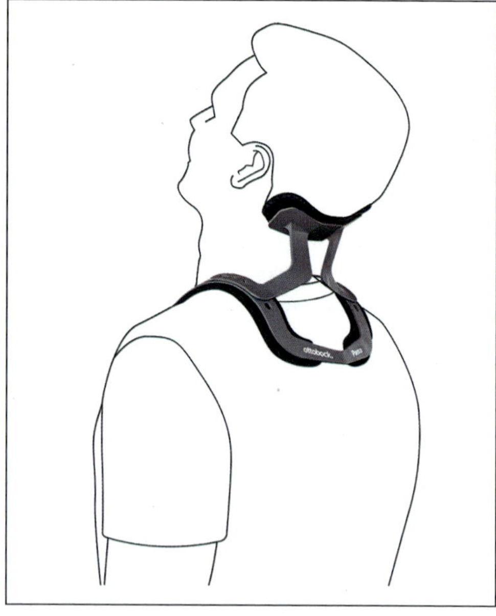

Abb. 6.10: Passives Exoskelett zur Stützung des Nackens bei dauerhaft rückwärts geneigtem Kopf (Ottobock)

Weiterhin werden auch Exoskelette angeboten für

- zur Stützung des Nackens bei dauerhaft rückwärts geneigtem Kopf (*Abb. 6.10*),
- zum Schutz des Daumens und anderer Finger, wenn Knöpfe, Klemmen oder ähnliche Produkte unter Druck in einen Gegenstand hineinzudrücken sind (*Abb. 6.11*).

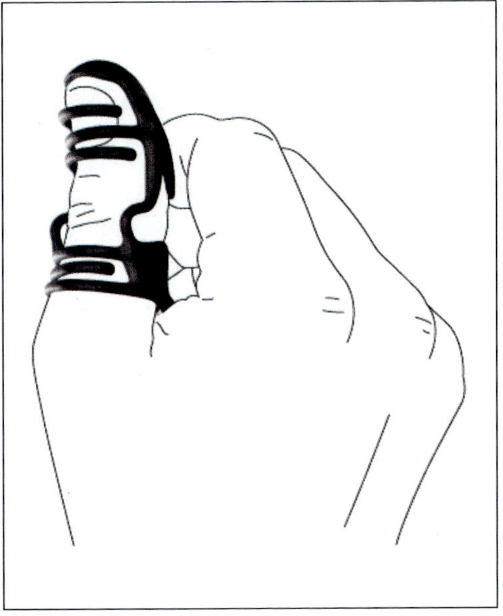

Abb. 6.11: Passives Exoskelett zum Schutz des Daumens und anderer Finger zum Beispiel bei Arbeiten mit Druckausübung (Ottobock)

Wirkungen und erwartete Effekte

Die Entlastung des Körpers durch Exoskelette führt in der Regel zu einer lokalen und zeitlichen Umverteilung der Belastungen, aber nicht zu deren genereller Verminderung. So haben zum Beispiel Baltrusch et al. (2019) den Energieverbrauch, die Kinematik und die Muskelaktivität bei Männern während 5 Minuten wiederholten Hebens und 5 Minuten Gehens mit und ohne passivem Exoskelett gemessen. Mit einem Exoskelett sanken beim Heben die Stoffwechselkosten um bis zu 17 %. Die Teilnehmer tendierten dazu, sich in einem kleineren Bewegungsbereich zu bewegen. Beim Gehen

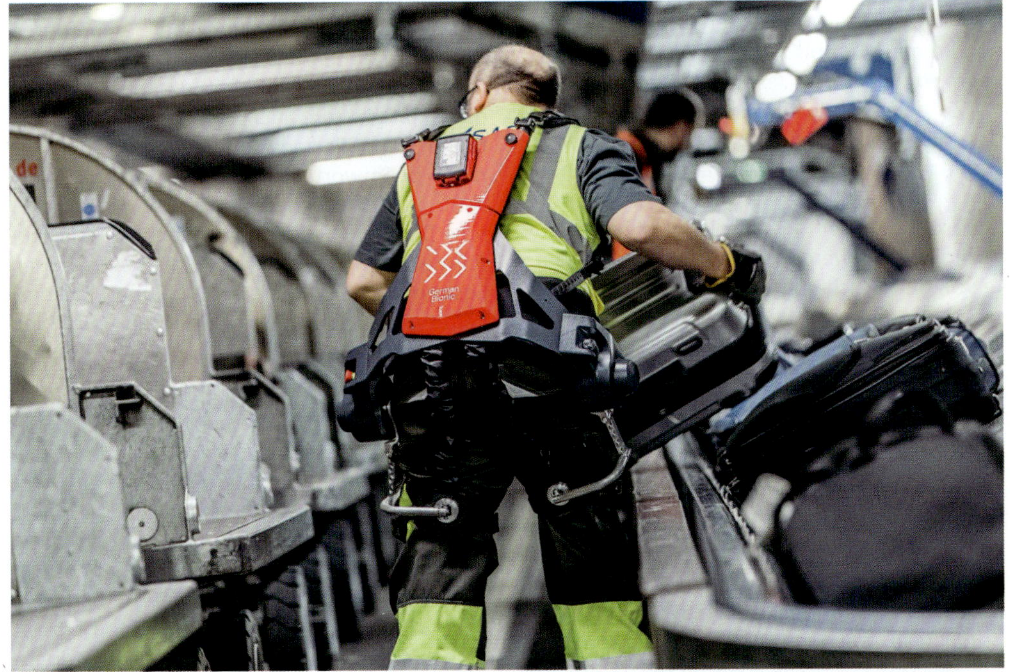

Abb. 6.12: Aktives Rücken-Exoskelett von German Bionic im Einsatz beim Gepäck-Handling am Flughafen Stuttgart (©German Bionic)

mit dem Exoskelett stiegen die Stoffwechselkosten um bis zu 17 %. Die Teilnehmer gingen mit verkürzten Schritten etwas langsamer. Ein ähnliches Beispiel für ein Exoskelett bei Überkopfarbeiten haben Schmalz et al. (2019) experimentell untersucht: Neben einer Verringerung der Herzschlagfrequenz und des Sauerstoffverbrauchs stellten sie eine starke Verringerung der EMG-Amplituden in den Deltamuskeln und Bizeps-Brachii-Muskeln bei etwa gleichen biomechanischen Verhältnissen fest.

Zur Einschätzung der Wirkung und der gesundheitlichen Vorteile sowie der Risiken von Exoskeletten ist im Jahr 2020 eine erste wissenschaftliche Leitlinie der Deutschen Gesellschaft für Arbeitsmedizin und Umweltmedizin in Zusammenarbeit mit anderen medizinischen Fachgesellschaften erschienen (Steinhilber, Luger et al. 2020 – AWMF-Leitlinie 002 – 046).

Der Erkenntnisstand im Wechselspiel zwischen hohen Erwartungen, wissenschaftlich belegten Kurzzeit- und Langzeiteffekten sowie praktischen Erfahrungen von Anwendern und deren begleitenden Institutionen befindet sich im Fluss: Insbesondere Längsschnittstudien und Studien an Beschäftigten über die Wirkungen im mittleren bis höheren Alter sind bisher kaum vorhanden.

Zu den wichtigsten Erkenntnissen gehört, dass bisher keine Evidenz dafür nachzuweisen war, dass Exoskelette dauerhaft zur Verminderung von Muskel-Skelett-Beschwerden oder Erkrankungen beitragen. Solange dieses nicht nachgewiesen werden kann, sollten Exoskelette von den Beschäftigten nur freiwillig mit deren Zustimmung getragen werden und diese Anwendung soweit möglich vom Betriebsarzt begleitet werden. Die Freiwilligkeit impliziert, dass die Tätigkeit auch ohne Exoskeletteinsatz bewältigbar bleiben muss.

Exoskelette zur Unterstützung des Rumpfes einschließlich der Wirbelsäule sollen zu verminderter Belastung von Muskeln wie des M. longissimus lumborum, des M. trapezius pars ascendens, des M. rectus abdominis und des M. biceps femoris führen können. Dem stehen erhöhte Beanspruchungen im Belastungsempfinden des Drucks zum Beispiel auf die als Abstützung gewählte Vorderseite der Oberschenkel gegenüber.

Besonders sollte auf Druckstellen am Körper geachtet werden, die bei Umleitung der Kräfte auf andere Körperregionen (z.B. vom Rücken auf die Thoraxvorderseite (Brust) oder die Hüftregion oder bei ungenügender Anpassung an die Körpermaße des Trägers auftreten können.

Bei Exoskeletten für die Schultern und Oberarme sind die Entlastungseffekte für Muskeln und Gelenke sowie für das Belastungsempfinden bei Arbeiten über Schulterniveau eindeutiger als bei Arbeiten in oder unter Schulterhöhe.

Es stellt sich unter Beschäftigten als Anwender ein Trend dar, dass Exoskelette zunächst positiv aufgenommen werden, im Weiteren jedoch die Erfahrungen mit dem zusätzlichen Belastungsaufwand besonders durch Eigengewicht und Bewegungseinschränkungen sowie der mäßige Gewinn beim Belastungsempfinden diese positiven Einschätzungen teilweise wieder zurücknehmen.

Exoskelette in der Sekundärprävention

Der Einsatz von Exoskeletten bei Beschäftigten mit bestehenden Beschwerden wird nur empfohlen, wenn der Beschäftigte grundsätzlich diese Tätigkeiten auch ohne Exoskelett ausführen kann. Es kann aufgrund der Datenlage nicht beantwortet werden, ob sekundärpräventive Effekte erwartbar sind. Es sind praktische Beispiele bekannt, bei denen von Rückenschmerzen Betroffene mit selbst geschaffenen Lösungen ihre Tätigkeit mit gehäuften Zwangshaltungen im Bücken oder Hocken und Knien fortsetzen konnten.

Exoskelette in der Rehabilitation

Exoskelette werden in der medizinischen Rehabilitation schon seit längerem erfolgreich eingesetzt – beispielsweise, um Rückenmarksverletzten mit einer Querschnittslähmung unter bestimmten Voraussetzungen das Gehen wieder zu ermöglichen. An mehreren Standorten der BG-Kliniken in Deutschland werden Exoskelette auch mit motorischem Antrieb erfolgreich eingesetzt.

Praktischer Einsatz

Auch bei der Verwendung von Exoskeletten am Arbeitsplatz ist der Arbeitgeber gemäß Arbeitsschutzgesetz zur Durchführung einer Gefährdungsbeurteilung verpflichtet. Im Rahmen dieser Gefährdungsbeurteilung sind Gefährdungen für die Sicherheit und Gesundheit der Beschäftigten zu ermitteln und zu bewerten sowie wirksame Schutzmaßnahmen inkl. Unterweisungen abzuleiten und umzusetzen. Insbesondere sind hierbei die Schutzziele und Anforderungen der Betriebssicherheitsverordnung sowie ggf. die Verordnung über Sicherheit und Gesundheitsschutz bei der Benutzung persönlicher Schutzausrüstungen bei der Arbeit zu berücksichtigt. Die Deutsche Gesetzliche Unfallversicherung (DGUV) hat dafür eine Mustergefährdungsbeurteilung entworfen.

Beim Einsatz von Exoskletten sollte darauf geachtet werden, dass es mit ihnen möglich ist, bei dem häufig angestrebten Vorbeugen auch im Knien oder Hocken zu arbeiten und sich bei der Arbeit drehen, zur Seite neigen oder oben strecken und gehen zu können.

Exoskelette sind keine Ersatzlösung für ergonomische Gestaltung der Arbeit: Insbesondere Bereiche mit stationären Arbeitsplätzen lassen sich in den meisten Fällen ergonomisch so gestalten, dass auf Exoskelette verzichtet werden kann (Fachbereichsinformation FBHL 006 der DGUV).

Erfahrungsberichte zum Einsatz von Exoskeletten (Hensel et al. 2018, Mayer et al. 2020, Steinhilber et al. 2020, Wakula et al. 2020) zeigen geringe bis mäßige Effekte bei Hand-Arm-Unterstützung, die jedoch beobachtet werden müssen, da sie in einzelnen Fällen mit Erhöhungen von Belastungen in bestimmten Bewegungsachsen und -richtungen verbunden sein können.

Sonderformen – im Prinzip den Exoskeletten zugehörig

Bereits seit längerer Zeit werden ähnlich wie aktuelle Exoskelette verschiedene Gurtsysteme zum Tragen am Körper empfohlen, die durch Unterstützung biologischer Strukturen des Muskel-Skelett-Systems besonders hohe Hebe- und Tragebelastungen (z.B. präventive Rückenstützgurte) oder lang andauernde Haltungsbelastungen (z.B. sog. Geradehalter des oberen Rückens) verhindern sollen.

- **Präventive Rückenstützgurte:** Mit der Verwendung von Rückenstützgurten wird

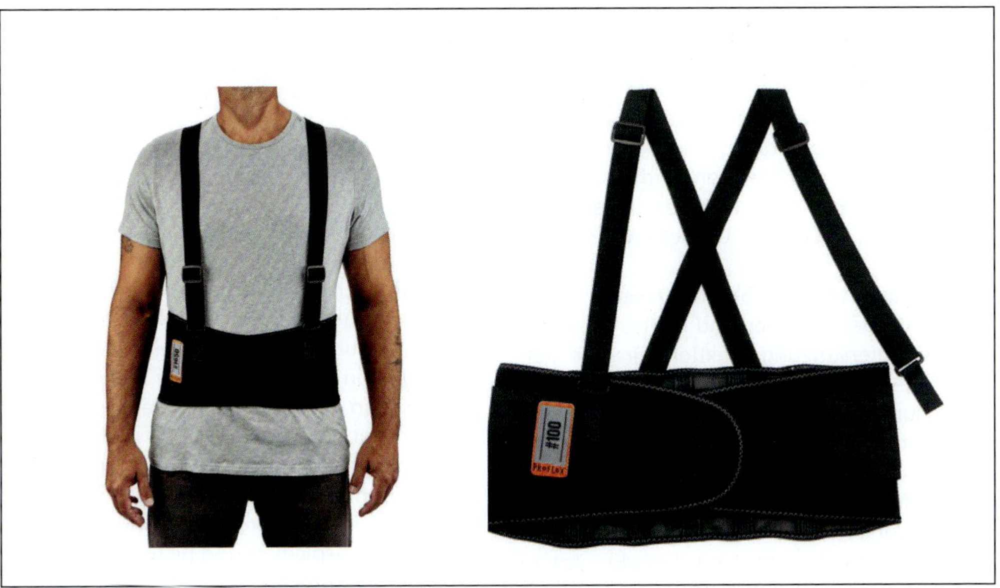

Abb. 6.13: Rückenstützgurt (Tenacious Holdings Inc., dba Ergodyne)

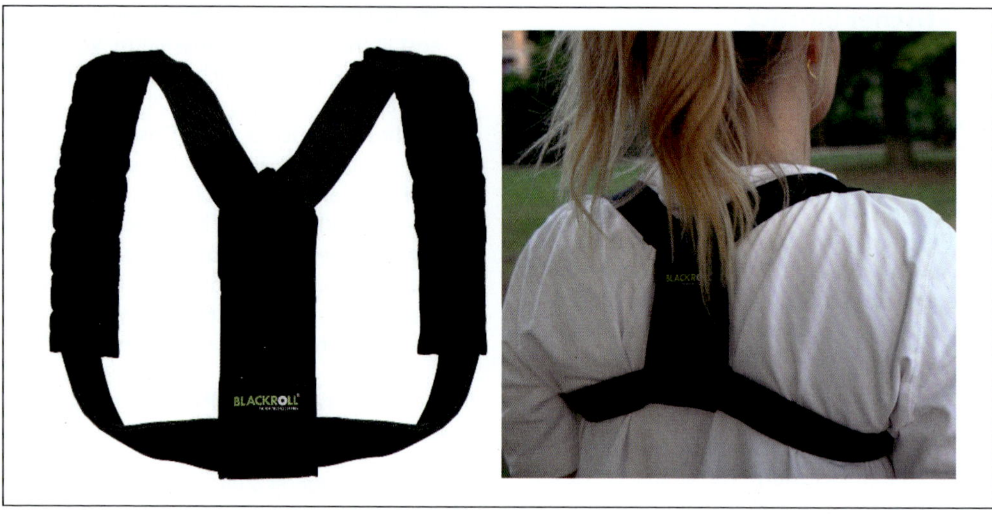

Abb. 6.14: Geradehalter des oberen Rückens (Blackroll)

angestrebt, die von schweren Hebe- und Tragebelastungen besonders betroffene Rückenmuskulatur im LWS-Bereich zu entlasten *(Abb. 6.13)*. Eine elastische Bandage, die zeitweilig auch entspannt werden kann (an Trägern über der Schulter abgestützt), umschließt die Bauch- und Lendenregion. Erwartet werden vorwiegend Muskelentlastungseffekte. Tatsächlich sind diese gering ausgeprägt und erlauben keine wesentlich höheren physischen Belastungen. Eine Entlastung der Wirbelsäule selbst mit ihren Bandscheiben bewirken sie nicht. Sie verhindern allerdings Extrembewegungen, die sie ausbremsen und begrenzen und sie geben die Wärme der Muskulatur im Freien in kälterer Umgebung weniger ab.

- **Geradehalter des oberen Rückens:** So genannte Geradehalter sind Gurte, die durch ihre Unterstützungsfunktion für eine aufrechte Haltung sorgen sollen *(Abb. 6.14)*. Dadurch sollen angeblich Rücken- und Nackenschmerzen verschwinden. Entsprechende Belege gibt es keine. Sportwissenschaftler warnen davor, den „Geradehalter" als Wundermittel gegen Nacken-, Schulter- und Rückenprobleme jeglicher Art zu nutzen. Als zeitweilige Maßnahme gegen Schmerzen im Nacken und oberen Rücken können sie wirksam sein, allerdings wirken sie hier als passive Maßnahme gegen das erforderliche Training der fehlbelasteten Rücken- und Nackenmuskulatur. Der Gurt sollte bestenfalls nur zwei bis drei Stunden getragen werden, so dass sich der Körper nicht daran gewöhnt.

6.2.4 Empfehlungen von Unfallversicherungsträgern und GDA

R. Ellegast und B. Hartmann

Neben vielen anderen verfügbaren Quellen liefern insbesondere die Unfallversicherungsträger konkrete Empfehlungen zur ergonomischen Reduzierung körperlicher Belastungen. Sie beziehen dabei vorhandene grundlegende Empfehlungen ein, sammeln Erkenntnisse aus den von ihnen betreuten Branchen und betreiben in Verbindung mit dem Institut für Arbeitsschutz der DGUV (IFA) und anderen wissenschaftlichen Instituten auch eigene Forschungs- und Entwicklungsaktivitäten zur Minderung bzw. Optimierung der physischen Belastungen. Beispielhaft und nicht abschließend sind hier darzustellen:

Beispiele für Empfehlungen der Unfallversicherungsträger

- Die **BG der Bauwirtschaft (BG BAU)** gibt umfangreiche praktische Empfehlungen zur Reduzierung der teilweise noch immer hohen körperlichen Belastungen in der Bauwirtschaft. Sie beziehen sich sowohl auf das Bauhauptgewerbe (Rohbau im Hoch- und Tiefbau, Straßenbau) als auch auf das Baunebengewerbe (Fliesen- und Plattenleger, Stuckateure, Estrichleger, Parkettleger, Klempner, Installateure und Heizungsbauer, Bauschlosser, Bautischler, Raumausstatter, Elektrotechniker, Maler und Lackierer). Darüber hinaus gehören auch die Gebäudereinung (Innenräume, Fassaden, Außengelände) in ihre Zuständigkeit.
  Die BG der Bauwirtschaft betreibt darum seit langer Zeit eine öffentlich zugängliche Website mit vielen ergonomischen Lösungen (Quelle: Ergonomische Lösungen – Berufsgenossenschaft der Bauwirtschaft). Eine tabellarische Übersicht der derzeitig im Juni 2021 fast 100 vorhandenen ergonomischen Produktempfehlungen findet sich im *Anhang 5.1*.
- Die **BG Holz und Metall (BGHM)** gibt auf der Website „Ergonomie und Arbeitsgestaltung" eine umfassende Übersicht über die Grundlagen der Ergonomie (Quelle: Ergonomie und Arbeitsgestaltung). Sie enthält Informationen zu Leistungsvoraussetzungen des Menschen (Variabilität menschlicher Eigenschaften, Händigkeit, Demografie, Tagesgang der Leistungsbereitschaft, Einfluss des Geschlechtes, Inklusion), zu Schnittstellen Mensch-Technik (Sitz-Steharbeitsplätze, Büroarbeitsplätze, Körpermaße, Wirk- und Greifräume, Sehbedingungen, Anzeigen und Stellteile sowie ergonomische Handwerkzeuge), zur Arbeitsumgebung (Klima, Beleuchtung, Farbgestaltung und Lärm), zu den physischen Belastungen (Lastenhandhabung, Körperhaltung, erhöhte Körperkräfte und manuelle Tätigkeiten, Körperfortbewegung und mechanische Schwingungen/Vibrationen sowie zu weiteren Themen der Ergonomie (Psychische Belastung, Arbeitszeit- und Schichtplangestaltung). Die Themen sind teils mit speziellen Fachinformationen verknüpft (Quelle: Ergonomie und Arbeitsgestaltung. Website der Berufsgenossenschaft Holz und Metall (BGHM).
- Die **Verwaltungs-Berufsgenossenschaft (VBG)** widmet sich insbesondere dem Büroarbeitsplatz. Sie bietet detailierte Informationsschriften zu den Themen des Büroarbeitsplatzes die Broschüren „Bildschirm- und Büroarbeitsplätze" (DGUV Information 215-410), „Die Qual der Wahl – wie beschaffe ich den passenden Stuhl" sowie „Softwareergonomie" (DGUV Information 215-450) und das Faltblatt „Gesund arbeiten am PC", eine Fachinformation „Arbeiten im Home-Office – nicht nur in der Zeit der SARS-CoV-2-Epidemie" sowie zum Thema „Bewegung im Büro" Informationsblätter und Schriften an (Quelle: Ergonomie im Unternehmen fördern: Website der Verwaltungsberufsgenossenschaft (VBG).
- Die **Berufsgenossenschaft Gesundheitswesen und Wohlfahrtspflege (BGW)** empfiehlt zur allgemeinen Belastungsminderung bei der Pflege am Bett sogenannte „kleine Hilfsmittel": Antirutschmatte, Gleitmatte, Bettzügel, Rutschbrett und Mobilisationsgürtel. Die BGW bietet für Entscheidungsträger und Führungskräfte aus der ambulanten oder stationären Kranken- und Altenpflege sowie weitere Einrichtungen (auch Betriebsärzte und Fachkräfte für Arbeitssicherheit) Seminare zur Prävention von Rückenbeschwerden in der Pflege und Betreuung an. Sie umfassen rechtliche Grundlagen, rückengerechte Arbeitsweise, Einsatz von Hilfsmitteln für Transfer und Mobilisation von Patienten und Bewohnerinnen. So werden z.B. zur Prävention von Rückenbeschwerden in der Pflege und Betreuung gemeinsam Erfolge und Schwierigkeiten analysiert, die bei der Prävention von Rückenbeschwerden durch arbeitsorganisatorische Maßnahmen entstanden sind. Die BGW bietet mit dem sog. „Rückenkolleg" (siehe auch *Kapitel 7.2.3* Präventionsmaßnahmen bei BK) Versicherten ein nachhaltiges Rückenprogramm in Kooperation mit Berufsgenossenschaft-

lichen Kliniken an. Das Rückenkolleg kann auch für Erzieherinnen und Erzieher, Hebammen oder Physiotherapeutinnen und Physiotherapeuten und andere Berufe sinnvoll sein.

- Die **Berufsgenossenschaft Nahrungsmittel und Gastgewerbe (BGN)** betreibt über die ihr angegliederte Forschungsgesellschaft für angewandte Systemsicherheit und Arbeitsmedizin (FSA) ein Informationsportal „Biomechanik und Ergonomie", in dem sie ihren Unternehmen Dienstleistungen anbietet. Sie ist verknüpft mit dem Kompetenzzentrum für Interdisziplinäre Prävention der Friedrich-Schiller-Universität Jena und der Berufsgenossenschaft Nahrungsmittel und Gastgewerbe.

Gemeinsame Deutsche Arbeitsschutzstrategie (GDA)

Darüber hinaus liefert die Gemeinsame Deutsche Arbeitsschutzstrategie (GDA) wichtige übergreifende Anregungen zur Prävention. Die (GDA) ist eine im Arbeitsschutzgesetz und im SGB VII verankerte Plattform von Bund, Ländern und Unfallversicherungsträgern. Sie ist im deutschen Arbeitsschutzsystem fest etabliert. Ihr Ziel ist es, das Arbeitsschutzsystem kontinuierlich zu modernisieren und Anreize für Betriebe zu schaffen, die Sicherheit und Gesundheit der Beschäftigten weiter zu stärken. Im Mittelpunkt der GDA steht die Gemeinsamkeit im Präventionshandeln. Es geht darum, praktische Verbesserungen für die Beschäftigten im Arbeitsschutz zu erreichen. Zu den vereinbarten gemeinsamen Arbeitsschutzzielen gehört das Arbeitsprogramm Muskel-Skelett-Erkrankungen (MSE). Praktische Informationen finden sich auf der Plattform „GDA bewegt" (Quelle GDA bewegt.

6.3 Präventionsbeispiele aus der Praxis

R. Ellegast

Bevor Betriebe in ergonomische Präventionsmaßnahmen investieren, möchten sie Informationen zu deren humanitären und ökonomischen Nutzen haben. Idealerweise ergeben sich bei der ergonomischen Gestaltung von Arbeitsplätzen nachweisbare belastungsreduzierende Effekte und ökonomische Vorteile für den Betrieb. Beispiele für erfolgreich umgesetzte ergonomische Gestaltungsmaßnahmen („Best Practice Beispiele") sind wichtige Instrumente zur Verbreitung präventiver Maßnahmen in die betriebliche Praxis. Im Folgenden werden Beispiele der Implementierung verhältnispräventiver Maßnahmen, die zur Reduktion physischer Belastungen am Arbeitsplatz geführt haben, für unterschiedliche physische Belastungsarten dargestellt.

6.3.1 Prävention bei manueller Lastenhandhabung

Gepäckverladung im Flughafen

Ein Beispiel für die Evaluation von Präventionsmaßnahmen bei manueller Lastenhandhabung ist die Überprüfung der Wirksamkeit von Hebehilfen für Beschäftigte, die häufig schwere Lasten handhaben müssen. Ein Tätigkeitsbereich, der diesen Belastungen durch häufiges Umsetzen von Koffern und Gepäckstücken ausgesetzt ist, ist die Gepäckabfertigung an Flughäfen. Die große Anzahl der Lastenmanipulationen (in der Gepäckzentrale in Flughäfen z.B. bis zu ca. 250 Koffer pro Stunde und Mitarbeiter) und das Gewicht der Gepäckstücke (durchschnittliches Gewicht eines Reisekoffers beträgt ca. 18 kg) können bei Beschäftigten zu einer hohen Beanspruchung des Muskel-Skelett-Systems, insbesondere des Rückens, führen.

Im Rahmen einer Untersuchung des Instituts für Arbeitsschutz der DGUV (IFA) wurde daher die belastungsreduzierende Wirkung von Vakuumhebehilfen in der Gepäcktransferzentrale eines Flughafens untersucht (Böser et al. 2011). Dazu wurden zehn Mitarbeiter der Gepäckabfertigung mit dem CUELA-Messsystem *(Kapitel 5)*, das Rückenbelastungen in Form von Körperbewegungen und gehandhabten Lasten kontinuierlich aufzeichnet, ausgestattet. Die Rückenbelastungen der Arbeitsschichten wurden sowohl an konventionellen Arbeitsplätzen (ohne Hebehilfen) als auch an ergonomisch optimierten Arbeitsplätzen (mit Vakuumhebehilfen) messtechnisch ermittelt und verglichen *(Abb. 6.15)*.

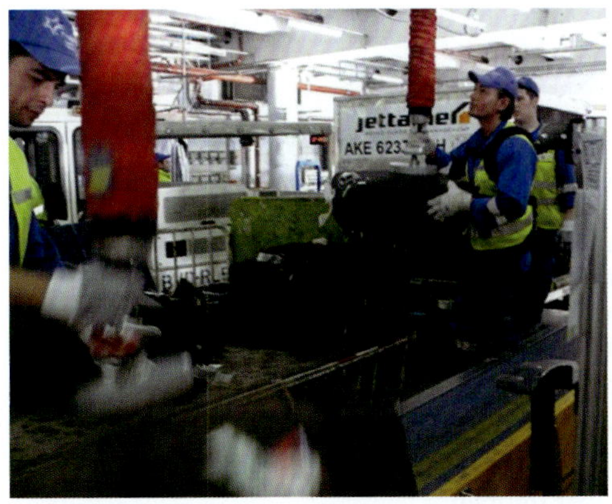

Abb. 6.15: Heben und Umsetzen von Gepäckstücken mit Hilfe von Vakuumhebehilfen in der Gepäckzentrale eines Flughafens

Es zeigte sich, dass die Vakuumhebehilfe das Risiko der Gepäckabfertiger für die Entstehung von Rückenbeschwerden bzw. -erkrankungen auf ein akzeptables Maß reduzieren kann. Die Verringerung der manuellen Umsetz- und Hebevorgänge um durchschnittlich ca. 75 % lässt eine nachhaltige Wirkung auf den Gesundheitszustand der Beschäftigten erwarten. Die ökonomische Evaluation ergab jedoch eine Reduktion der Anzahl gehandhabter Gepäckstücke um ca. 20 % bei Nutzung der Hebehilfe. Für den Arbeitsablauf im Flughafen stellte dies keinen wesentlichen Nachteil dar, da die Gepäckumsatzrate mit Einsatz der Hebehilfen immer noch über dem durchschnittlichen Gepäckaufkommen lag und hier eher sicherheitstechnische Abläufe einen zeitlichen Engpass darstellen. Ein weiterer Vorteil der Hebehilfe ist ihre Verträglichkeit mit dem konventionellen Arbeitsprozess. Bei technischen Problemen kann ohne Umbau auf manuelle Gepäckabfertigung gewechselt werden. Es können auch mehrere Gepäckabfertiger parallel mit Hebehilfe und in konventioneller Weise am Gepäckband arbeiten. Diese hohe Flexibilität ermöglicht es, saisonale Spitzen im Passagieraufkommen zu bewältigen. Der Arbeitgeber war von diesen Ergebnissen überzeugt, so dass heute der Einsatz von Hebehilfen weit verbreitet ist. Gerade auch vor dem Hintergrund des demografischen Wandels hat der Arbeitgeber ein großes Interesse, seine Arbeitsplätze belastungsoptimiert zu gestalten.

Die Erhöhung der Handhabungszeiten beim Einsatz von Hebehilfen gegenüber der manuellen Lastenhandhabung ohne Hebehilfe wurde z.T. auch in anderen Tätigkeitsbereichen beobachtet. Allerdings gibt es auch Beispiele, bei denen eine effizientere Arbeitsweise mit Hebehilfen durch die Möglichkeit des Transports größerer Materialmengen erreicht wurde. Muskel- und Skelettbelastungen können durch den Einsatz von Hebehilfen bei häufigen Lastenhandhabungen erheblich reduziert werden.

Ziehen und Schieben von Müllbehältern

Zur Verringerung der erforderlichen Hebe- und Tragevorgänge bei Müllwerkern werden seit einigen Jahren überwiegend zwei- und vierrädrige Müllgroßbehälter (MGB) mit einem Füllvolumen von 120, 240 und 1100 L eingesetzt. Eine Untersuchung der Berufsgenossenschaft Verkehr hatte die Quantifizierung der Belastungen beim Ziehen und Schieben von MGB und die Ableitung möglicher Präventionsmaßnahmen zum Ziel (Backhaus et al. 2012). Die biomechanische Untersuchung in Verbindung mit einer Literaturrecherche führte zu einem Katalog an technischen, organisatorischen und personenbezogenen Präventionsempfehlungen. Hierdurch können die z.T. gemessenen erhöhten Muskel-Skelett-Belastungen beim Ziehen und Schieben der MGB kompensiert werden.

In *Tab. 6.1* sind die Präventionsmaßnahmen beim Ziehen und Schieben von Müllgroßbehälter zusammengestellt.

Die Greifhöhe hat beim Ziehen und Schieben der MGB darüber hinaus einen Einfluss auf die Belastungshöhe. Biomechanische Untersuchungen zeigen, dass größere Greifhöhen eher zu geringeren physischen Belastungen führen. Daher ist die Handhabung des größeren 240-L-Müllgroßbehälters bei gleicher Zuladung der Handhabung des kleineren 120-L-Behälters vorzuziehen.

Tab. 6.1: Präventionsmaßnahmen zur Verringerung der Belastung bzw. Beanspruchung beim Ziehen und Schieben von Müllgroßbehältern (MGB) (aus Backhaus et la. 2012)

T	• Sammelfahrzeuge mit automatischer Schüttvorrichtung • Bevorzugt Seitenlader-Sammelfahrzeuge einsetzen • Gewichtsbezogene gegenüber volumen- bzw. behälterbezogenen Abrechnungssysteme bevorzugen • Defekte Müllgroßbehälter austauschen • Leichtlaufrollen an den Müllgroßbehältern einsetzen • Auf ebenen und festen Untergrund an den Sammelplätzen achten • An Kanten und Stufen Überfahrbrücken einsetzen
O	• Partizipative Schicht- und Tourplanung • Kein Vorverlegen des Arbeitsendes durch schnelles Arbeiten • Kein Holservice • Kein Transport von Müllgroßbehältern über Treppen • Ausreichend Pausenzeiten vorsehen • Jobrotation • Arbeitsmedizinische Vorsorgeuntersuchungen nach G 46 anbieten
P	• Vierrädrige Müllgroßbehälter nur zu zweit bewegen • Besser Schieben statt Ziehen • Gerader und aufrechter Rücken, nicht gebeugt und verdreht • Rückenschule anbieten • Bei Bedarf medizinische Kräftigungstherapie anbieten (Sekundär- und Tertiärprävention)

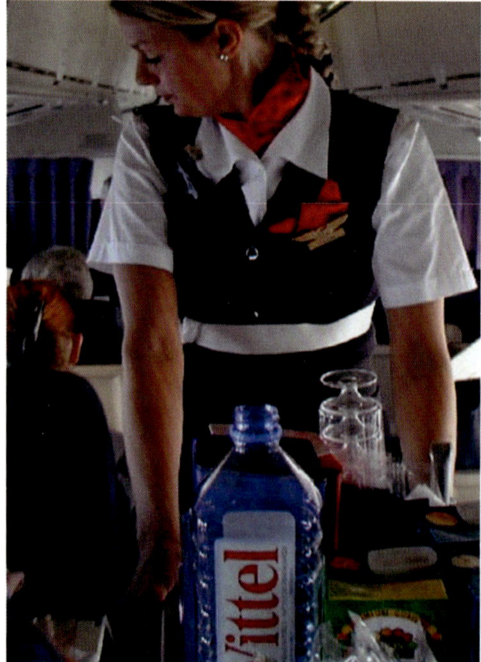

Abb. 6.16: Ziehen und Schieben von Servicewagen in Flugzeugen

Ziehen und Schieben von Servicewagen (Trolleys) in Flugzeugen

Ein weiteres Beispiel für die Optimierung von manuellen Zieh- und Schiebevorgängen ist die Untersuchung zur Ermittlung von Muskel-Skelett-Belastungen bei Flugbegleitern beim Schieben und Ziehen von „Trolleys" (Servierwagen) in Flugzeugen (Glitsch et al. 2004). Flugbegleiter klagten über hohe Muskel-Skelett-Belastungen beim Ziehen und Schieben von Trolleys, insbesondere in der Steig- und Sinkphase des Flugzeugs. In Felderhebungen wurden daher zunächst Häufigkeiten und Ausführungsbedingungen von Trolley-Handhabungen ermittelt (*Abb. 6.16*).

Auf Grundlage der Flugbeobachtungen und der Angaben der beteiligten Fluggesellschaften wurde ein spezieller Laboraufbau eingerichtet, in dem kinematische und dynamische Untersuchungen des Ziehens und Schiebens von Trolleys auf einer variabel einstellbaren schiefen Ebene durchgeführt werden konnten. Insgesamt nahmen 25 Flugbegleiter an den Labormessungen teil, in denen bei verschiedenen Flugzeugneigungen

(0 Grad, 2 Grad, 5 Grad und 8 Grad), Trolley-Typen (Fullsize, Halfsize), Beladungszuständen (leer, mittel, voll) und Handhabungsarten (Schieben, Ziehen) die Körperhaltungen und die Aktionskräfte am Trolley erfasst wurden. Die Bewegungserfassung wurde mit Hilfe des CUELA-Messsystems (*Kapitel 5*) durchgeführt. Die Messung der Handkräfte und der Angriffspunkte erfolgte dreidimensional an beiden Händen bei freier Wahl der individuell bevorzugten Handposition am Trolley (Glitsch et al. 2007). Zur Abschätzung der körperlichen Leistungsfähigkeit der Probanden und zu deren Einordnung in die Gesamtpopulation wurden Maximalkraftmessungen mit den Flugbegleitern durchgeführt (Schaub et al. 2007). Die CUELA-Messdaten wurden zusammen mit den ermittelten dreidimensionalen Handkraftmessdaten als Eingangsdaten für das biomechanische Modell „Der Dortmunder" genutzt (Jäger et al. 2007). Ziel der biomechanischen Berechnungen war die Ermittlung von Kompressionskräften und Beugemomenten nach vorn an der unteren Lendenwirbelsäule. Die biomechanischen Berechnungen ergaben Druckkräfte bis zu 3 kN und Beugemomente bis zu 130 Nm. Beim Schieben stieg die Wirbelsäulenbelastung generell mit zunehmendem Trolleygewicht und Bodenneigung. Bei den größeren Trolleys (Fullsize) war die Wirbelsäulenbelastung beim Schieben höher als beim Ziehen. Umgekehrt war bei den kleineren Trolleys (Halfsize) die Wirbelsäulenbelastung beim Ziehen höher als beim Schieben. Die Erkenntnisse wurden direkt für arbeitsorganisatorische Gestaltungsmaßnahmen, z.B. Regeln für die Trolleyhandhabung in Abhängigkeit des Flugzeugneigewinkels und der Handhabungs- und Trolleyart, genutzt. Für die Entwicklung von Trolleys zukünftiger Flugzeuggenerationen waren Empfehlungen zur Schwerpunktsverteilung, Rollen- und Griffgestaltung ableitbar.

6.3.2 Prävention bei Körperzwangshaltungen

Schleifarbeitsplatz im Schiffbau

Manuelles Schleifen an horizontal liegenden Blechtafeln zur Schweißnahtvorbereitung ist im Schiffbau traditionell ein wichtiger Arbeitsgang. Die Vorkonservierung von Blechtafeln hat den Anteil an manuellen Schleifarbeiten wesentlich erhöht, da vor dem Schweißen die Lackschicht entfernt werden muss. Bisher führte der Arbeiter dazu den Winkelschleifer in hockender Körperhaltung *(Abb. 6.17)*. Zur Entlastung der Wirbelsäule kniete er auf der kalten Blechplatte. Die Schleifmaschine befand sich in Armlängenabstand unterhalb des Gesichtes, so dass neben der Vibrations- und Lärmeinwirkung auch Stäube und Dämpfe eingeatmet wurden. Ziel der Verbesserung dieses in mehrfacher Hinsicht gesundheitsgefährdenden Arbeitsverfahrens war es, die Schleifarbeiten in aufrechter Körperhaltung ausführen zu können.

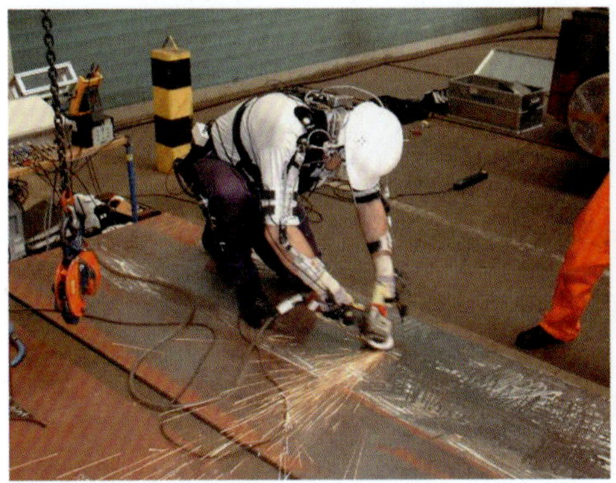

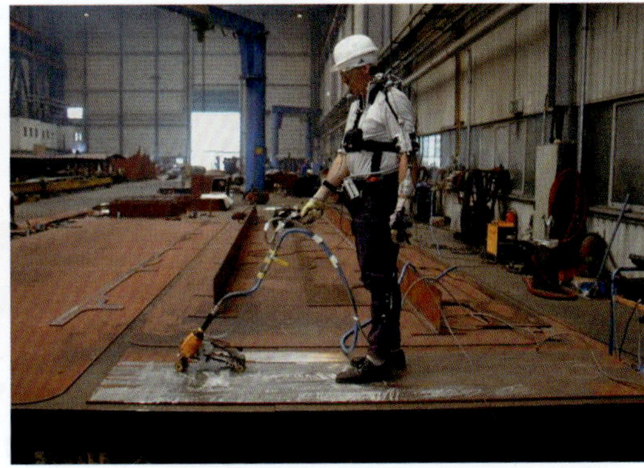

Abb. 6.17 a) und b): Messung der physischen Belastungen bei Schweißnahtvorbereitung mit einem konventionellen Winkelschleifer (a, links) und mit dem ergonomisch umgestalteten Bandschleifer (b, rechts)

Dazu entwickelte der Betrieb unter Verwendung eines handelsüblichen Winkelschleifers einen ergonomischen Bandschleifer *(Abb. 6.17)*. Hiermit können Schleifarbeiten aufrecht gehend ausgeführt werden. Die Führungsstange ermöglicht die exakte Einhaltung der markierten Schleifbahn. Das Einatmen von Staub und Dämpfen vermindert sich durch den vergrößerten Abstand des Gesichtes zum Schleifvorgang. Die typischen Unwuchtvibrationen der rotierenden Schleifscheibe beim Winkelschleifer treten beim Bandschleifer nicht auf.

Die erreichte Verbesserung durch den Einsatz des ergonomisch umgestalteten Bandschleifers wurde durch Messungen mit dem CUELA-Messsystem *(Kapitel 5)* sowohl bei der Ausführung der Schleifarbeiten mit dem konventionellen Winkelschleifer als auch mit dem ergonomischen Bandschleifer quantifiziert. Die Bewertung der Messergebnisse erfolgte u.a. in Anlehnung an die OWAS-Methode *(Kapitel 5.2.8)*.

In *Abb. 6.18* sind die Ergebnisse der Körperhaltungsanalyse (bezogen auf die Arbeitszeit) dargestellt.

Die Ergebnisse der Körperhaltungsanalyse verdeutlichen im Vergleich beider Arbeitsvorgänge die Beseitigung des hohen Zeitanteils an ungünstigen Körperhaltungen im Knien sowie mit gebeugtem Oberkörper. Beim Schleifen mit dem ergonomischen Bandschleifer überwiegt die aufrechte, nicht verdrehte Haltung des Oberkörpers.

Die OWAS-Analyse ergab, dass bei Arbeiten mit dem Winkelschleifer für nur 9,1 % der Arbeitszeit kein ergonomischer Verbesserungsbedarf der Arbeitshaltung besteht (OWAS-Maßnahmenklasse 1), während für 90,9 % der Arbeitszeit die eingenommenen Körperhaltungen als gesundheitlich bedenklich für das Muskel-Skelett-System eingestuft werden (OWAS-Maßnahmenklassen 2, 3 und 4). Bei der neuen Schleiftechnik mit dem ergonomischen Bandschleifer gelten 93,8 % der Arbeitszeit als

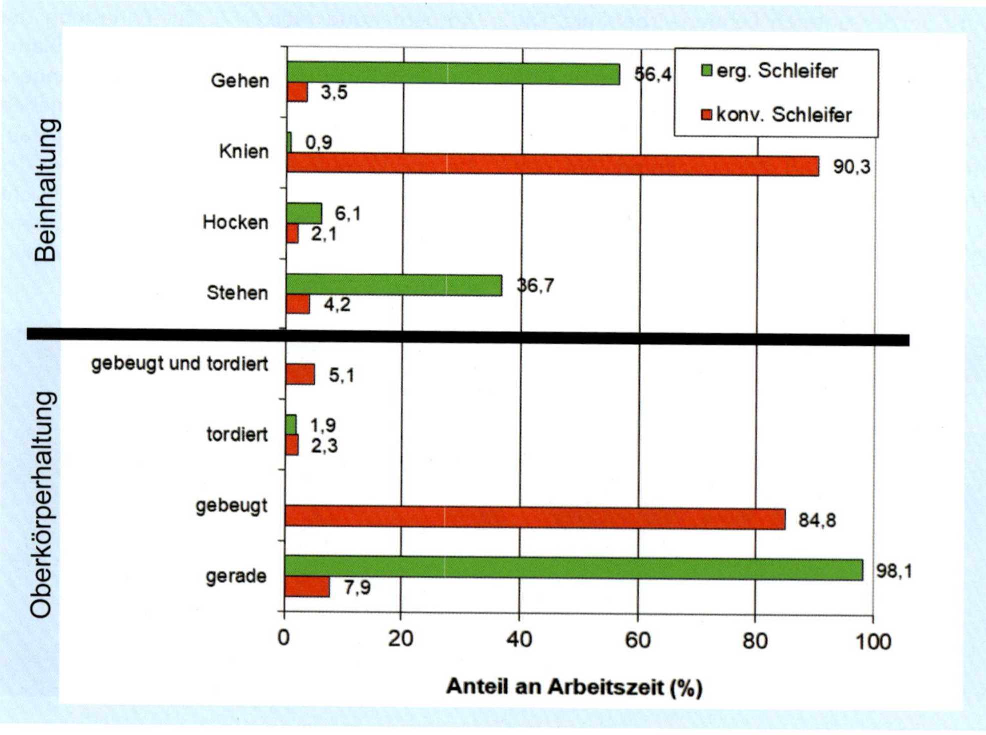

Abb. 6.18: Ergebnisse der Körperhaltungsanalyse des konventionellen Winkelschleifers im Vergleich zum ergonomischen Bandschleifer

gesundheitlich unbedenklich (OWAS-Maßnahmenklasse 1). Nur 6,2 % der Arbeitszeit werden hier der OWAS-Maßnahmenklasse 2 zugeordnet.

Neben den belastungsreduzierenden Wirkungen zeigte die Nutzung des ergonomischen Bandschleifers auch erhebliche ökonomische Vorteile. Gegenüber der Arbeitsweise mit dem konventionellen Schleifgerät konnten gleiche Schweißnahtvorbereitungsarbeiten in fast halbierter Arbeitszeit ausgeführt werden.

Ergonomische Arbeitsplatzgestaltung an Kranfahrerarbeitsplätzen

Ein weiteres Beispiel für die Prävention arbeitsbezogener Zwangshaltungen ist die ergonomische Gestaltung von Kranfahrer-Arbeitsplätzen in Müllheizkraftwerken (Ditchen et al. 2005). Ausgangspunkt für diese technische Präventionsmaßnahme waren Beschwerden in Nacken, Schultern und Armen bei Kranfahrern. Da diese überwiegend von Kranfahrern eines Müllheizkraftwerks (M 1) geäußert wurden, jedoch nicht an Arbeitsplätzen eines anderen, annähernd baugleichen Müllheizkraftwerkes (M 2) auftraten, initiierte der zuständige Unfallversicherungsträger, die damalige Berufsgenossenschaft der Gas-, Fernwärme- und Wasserwirtschaft, eine messtechnische Untersuchung zum Vergleich beider Arbeitsplätze.

Die ersten CUELA-Messungen *(Kapitel 5)* bei vier Probanden ergaben für die Kranfahrer in M 1 deutlich ungünstigere Kopf-, Oberkörper- und Armhaltungen als bei ihren Kollegen in M 2. Die M 1-Kranfahrer mussten zu hohen Zeitanteilen mit stark vorgeneigtem Kopf und extrem ungünstiger und statischer Haltung der Arme arbeiten *(Abb. 6.19)*.

Die Ursache für diese Haltungsunterschiede wurde letztendlich in der relativen Lage der Kranfahrerkanzel innerhalb des Müllbunkers gefunden. Während sich in M 2 die Kanzel an der Stirnseite befindet und somit das Sicht- und Arbeitsfeld des Kranfahrers vor bis leicht unterhalb des Kranfahrers liegt, ist der Hauptarbeitsbereich des Kranfahrers in M 1 zum größten Teil unterhalb der Kranfahrerkanzel. Da ein nachträglicher Umbau der Kranfahrerkanzel in M 1 nicht möglich war, wurde eine Neugestaltung des Arbeitssitzes zur Verbesserung der Körperhaltung empfohlen. Ein für diese Arbeitsverhältnisse optimaler Sitz sollte einschließlich der Bedienungselemente stufenlos nach vorne kippbar und individuell einstellbar sein.

Ein solcher Sitz wurde für das Müllheizkraftwerk M 1 entwickelt und installiert, so dass anschließend weitere Messungen zur Evaluation der Umbaumaßnahme durchgeführt werden konnten.

Diese Messungen ergaben deutlich verbesserte Kopf-, Oberkörper- und Armhaltungen der Kranfahrer. Als Beispiel hierzu sind in *Abb. 6.20* die Verteilungen der Halswirbelsäulenflexionswinkel durch Boxplot-Diagramme für den alten und den neu umgestalteten Arbeitsplatz dargestellt. Es zeigt sich eine deutliche Reduzierung von extremen Haltungen der Halswirbelsäule.

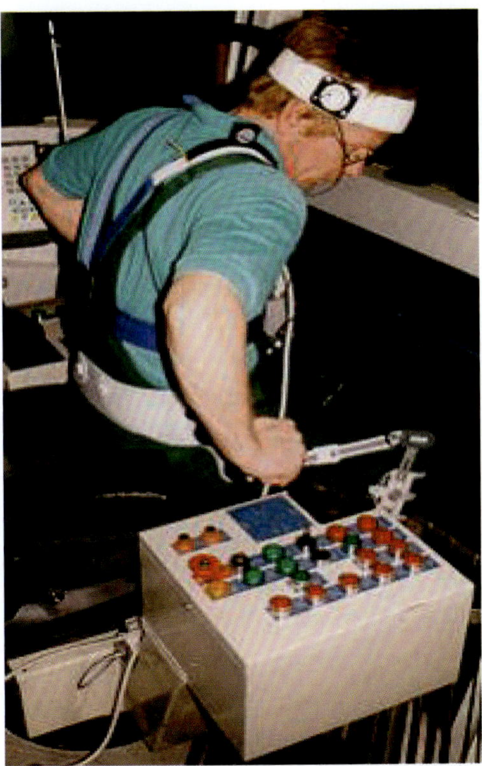

Abb. 6.19: Ungünstige Körperhaltungen bei einem Kranfahrer in einem Müllheizkraftwerk

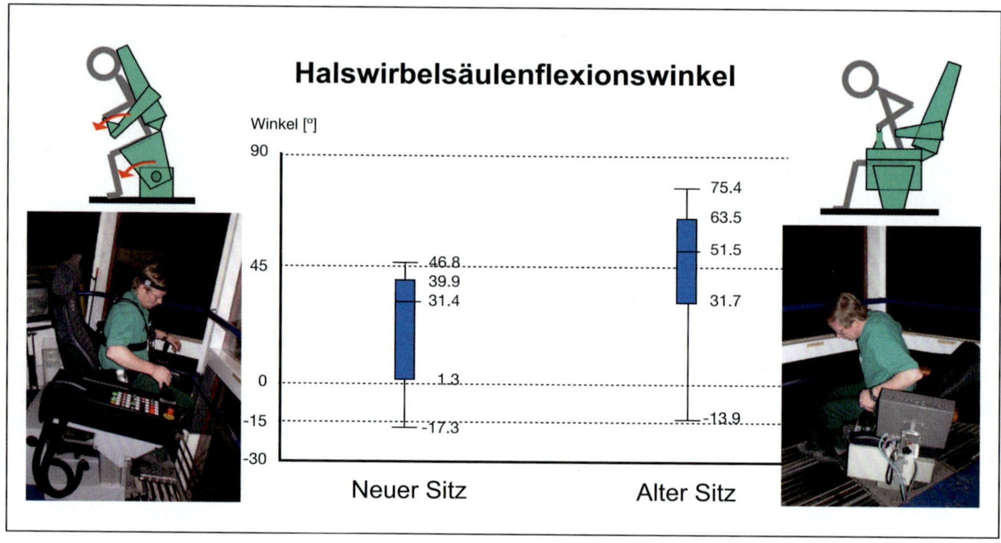

Abb. 6.20: Boxplot-Diagramm der Halswirbelsäulenflexionswinkelverteilung im Vergleich (alter und neu umgestalteter Arbeitssitz)

Eine Befragung der Belegschaft ergab, dass die muskuloskelettalen Beschwerden nach dem Umbau des Arbeitsplatzes stark zurückgegangen sind. Der neue Arbeitssitz wurde von den Kranfahrern sehr positiv bewertet.

Die Umgestaltung des Arbeitssitzes erwies sich als eine geeignete ergonomische Maßnahme. Für die Zukunft empfiehlt es sich jedoch, die hier gewonnenen Erkenntnisse (Position der Kranfahrerkanzel) bereits bei der Planung solcher und ähnlicher Anlagen zu berücksichtigen.

Prävention bei Überkopfarbeit

Überkopfarbeiten sind im Handwerk, z.B. bei Malern, Trockenbauern und Stuckateuren, und in der Industriemontage, z.B. bei der Herstellung von Automobilen und Lastkraftwagen *(Abb. 6.21)*, anzutreffen. Sie zeichnen sich durch das Arbeiten mit den Armen oberhalb des Schulterniveaus über längere Zeiträume aus.

Zusätzlich zu Schulterbelastungen und Durchblutungsstörungen können hier statische Nackenbelastungen bei Rückbeugung des Kopfes zum Blick nach oben und auch eine erhöhte Belastung der Lendenwirbelsäulenregion durch die hiermit verbundene Extensionshaltung der Wirbelsäule auftreten. Überkopfarbeiten sind meist mit statischen Haltungs- und Haltearbeiten verbunden, die zur schnellen muskulären Ermüdung führen kann.

Zur Vermeidung von Haltearbeiten über Kopf können Hilfsmittel, wie z.B. Hebegeräte, Balancer oder Manipulatoren *(Abschnitt 6.2)*, eingesetzt werden, die zur erheblichen Reduktion des erforderlichen Kraftaufwands führen. Wenn durch den Arbeitsablauf Überkopfarbeiten unvermeidbar sind, sollte auf eine gesundheitsorientierte Arbeitsorganisation geachtet werden. Diese sollte Job-Rotationen beinhalten, die eine Verteilung von belastungsintensiven Überkopftätigkeiten auf mehrere Mitarbeiter vorsehen. Ferner sind auch ausreichende Pausen einzuplanen, die eine Erholung der Beschäftigten zwischen belastungsintensiven Arbeitsphasen ermöglichen.

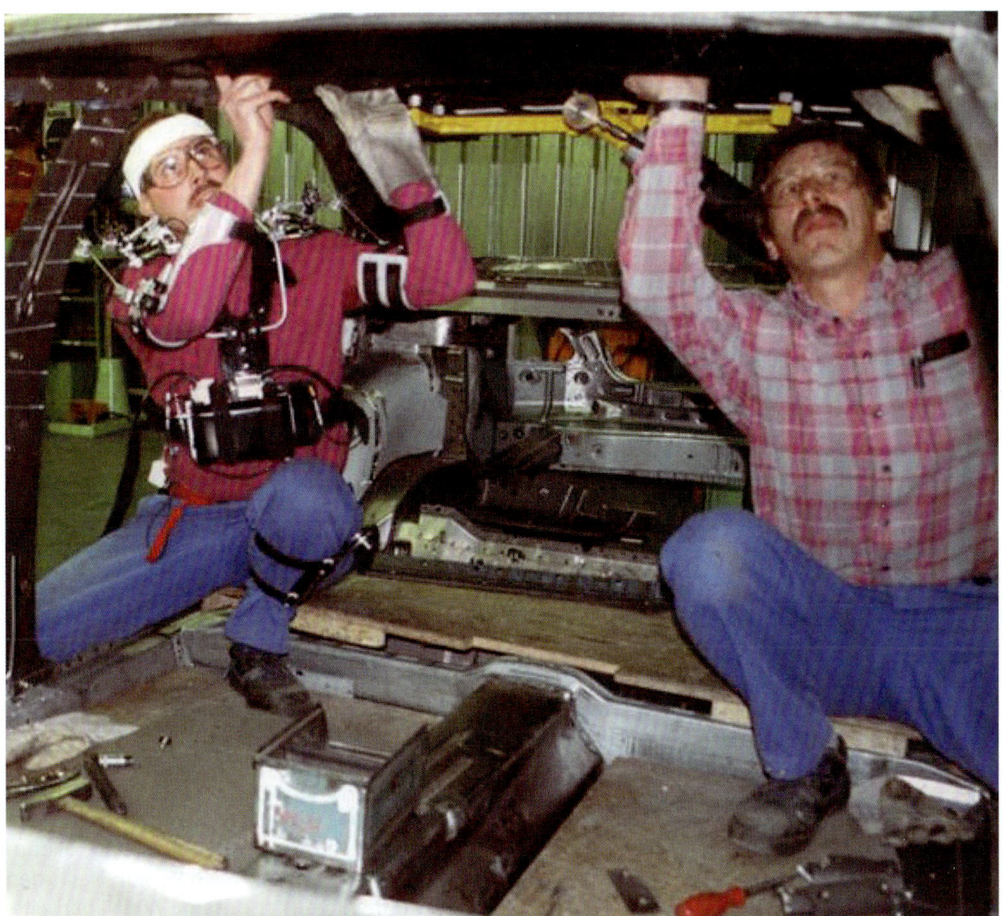

Abb. 6.21: Überkopfarbeit bei Montagetätigkeiten in der Automobilindustrie

6.3.3 Prävention bei häufigen repetitiven Tätigkeiten

Ergonomische Gestaltung von Näharbeitsplätzen

Näharbeitsplätze zeichnen sich durch häufige repetitive Tätigkeiten im Hand-Armbereich aus. Ferner werden Näharbeiten an konventionellen Arbeitsplätzen im Sitzen in überwiegend statischen Zwangshaltungen ausgeführt. Zur Verbesserung der Arbeitssituation von Näherinnen wurde daher eine Interventionsstudie in der deutschen Nähindustrie durchgeführt (Ellegast et al. 2004). Diese wurde von den damaligen Lederindustrie- und Textil- und Bekleidungs-Berufsgenossenschaften mit dem Ziel der Entwicklung ergonomischer Näharbeitsplätze initiiert. An der als Feldstudie ausgelegten Untersuchung beteiligten sich acht Unternehmen der Nähindustrie, in denen Belastungen und Beanspruchungen bei den dort ausgeführten Tätigkeiten an typischen Näharbeitsplätzen untersucht wurden (Ist-Zustandsanalyse). Durch Messung und Auswertung physiologischer Parameter wie Herzschlagfrequenz und elektrische Muskel-Aktivität (EMG) einzelner Muskeln des Schulter-Arm-Systems konnten die körperlichen Beanspruchungen bei verschiedenen Nähtätigkeiten abgeschätzt werden. Die Erfassung der Körperhaltungen und -bewegungen

(Wirbelsäule, Kopf, Schulter-Arm-System und untere Extremitäten) wurden mit dem CUELA-Messsystem *(Kapitel 5)* durchgeführt. Darüber hinaus war auch die Ermittlung und Bewertung von Arbeitsplatzmaßen und Umgebungsbedingungen wie Beleuchtung, Lärm und Klima wiederum Teil der Untersuchung. Die subjektive Einschätzung der Beanspruchung und der Beschwerden der beteiligten Arbeitspersonen wurden mit Hilfe eines Fragebogens erhoben.

Die Entwicklung der neuen ergonomischen Näharbeitsplätze erfolgte auf Basis der in der Ist-Zustandsanalyse identifizierten Belastungsschwerpunkte. Die neuen ergonomischen Arbeitsplätze zeichneten sich insbesondere durch eine Neugestaltung des Bein- und Fußraums, der Möglichkeit des schnellen Wechsels von stehender und sitzender Körperhaltung beim Nähen, einer flexiblen Abstützungsmöglichkeit der oberen Extremitäten und einem optimierten Gesichtsfeld und Beleuchtungssystem aus *(Abb. 6.22)*.

Nach Installation der ergonomisch umgestalteten Näharbeitsplätze und einer Eingewöhnungszeit wurden die Näherinnen erneut während einer normalen Arbeitsschicht untersucht. Der Vergleich der Belastungsprofile der herkömmlichen und der ergonomisch neu gestalteten Näharbeitsplätze zeigte, dass bei den ergonomisch optimierten Arbeitsplätzen eine signifikante Verbesserung der Wirbelsäulenhaltungen und der Gelenkwinkelstellungen des Schulter-Arm-Systems erreicht wurde. Entsprechend war auch eine Reduzierung der Aktivitäten der Schulter-Arm-Muskulatur messtechnisch nachweisbar (Ellegast et al. 2004). Die Akzeptanz des ergonomisch neu gestalteten Arbeitsplatzes durch die Näherinnen war nach einer ausreichenden Eingewöhnungszeit hoch, auch die subjektive Beurteilung durch die Versuchspersonen bestätigte die belastungsreduzierende Wirkung der veränderten Arbeitssituation.

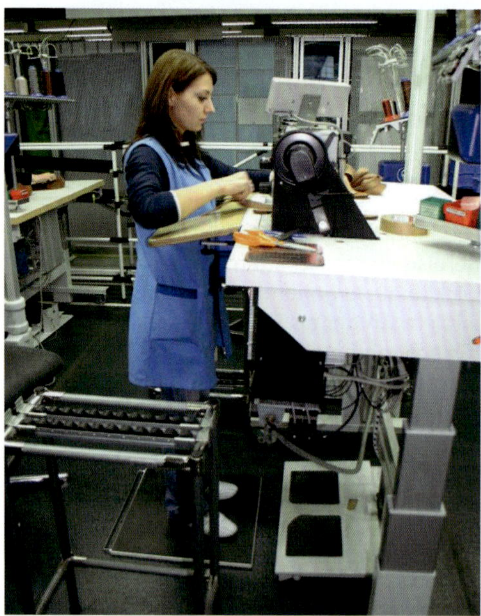

Abb. 6.22: Neu konzipierter ergonomischer Näharbeitsplatz

Die Erkenntnisse aus den Messungen sind in einfache Handlungsanleitungen mit Praxistipps für Betriebe eingeflossen (DGUV I 203-023, 2019).

Die entwickelten ergonomischen Näharbeitsplätze wurden inzwischen in einigen deutschen Unternehmen, insbesondere in kleinen und mittleren Unternehmen (KMUs), installiert. Ein mittelständisches Textil-Service-Unternehmen konnte nach Installation der ergonomischen Näharbeitsplätze besondere Erfolge hinsichtlich humanitärer und ökonomischer Auswirkungen nachweisen: Nach den Umrüstungen von insgesamt 40 Näharbeitsplätzen gingen dort die Arbeitsunfähigkeitstage um 16 Prozent zurück; gleichzeitig erhöhte sich die Produktivität um etwa 15 Prozent. Die Mehrkosten für den Umbau (ca. 1500 € pro Arbeitsplatz) hatten sich bereits nach wenigen Monaten amortisiert (EU OSHA, 2007).

6.3.4 Prävention bei Tätigkeiten mit erhöhter Kraftanstrengung

Ergonomische Gestaltung bei der Wartung von Freileitungen

Freileitungsmonteure führen Tätigkeiten mit erhöhten Kraftanstrengungen in ihrem Arbeitsalltag aus. Beim Besteigen von hohen Strommasten und auch während der Montage bzw.

der Wartungsarbeiten in der Höhe müssen z.T. hohe Ganzkörperkräfte aufgebracht werden, die in erhöhten Belastungen des Muskel-Skelett-Systems und des Herz-Kreislaufsystems resultieren. Eine typische Arbeitssituation eines Freileitungsmonteurs ist in *Abb. 6.23* dargestellt.

Das Arbeiten in bis zu 80 Meter Höhe ist neben Risiken durch Absturzgefährdung und Hochspannungsleitungen auch mit klimatischen Belastungen verbunden. Dieser Arbeitsplatz bietet nur begrenzte Möglichkeiten für verhältnispräventive Maßnahmen. Da alle Werkzeuge und Arbeitshilfen manuell auf den Mast gebracht werden müssen, sind eine gesundheitsorientierte Arbeitsorganisation, die sowohl eine homogene Verteilung der Belastungen innerhalb der Arbeitsgruppe als auch ausreichende Pausen nach belastungsintensiven Tätigkeitsabschnitten berücksichtigt, notwendig. Zur Identifizierung von belastungsintensiven Tätigkeitsabschnitten eignen sich Herzfrequenzmessungen und biomechanische Analysen (Glitsch et al. 2006). Personenbezogenen Präventionsmaßnahmen, wie z.B. die

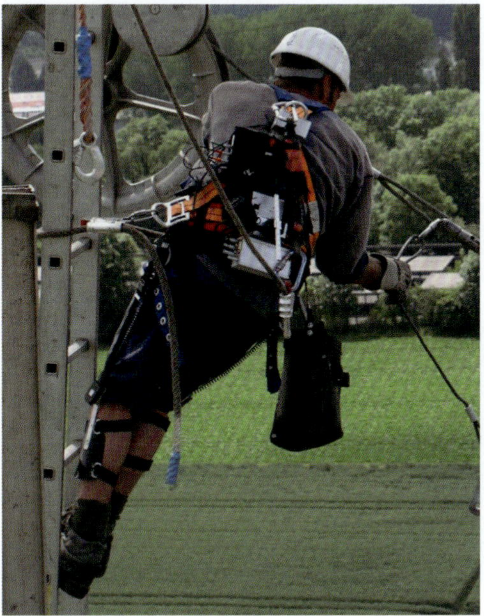

Abb. 6.23: Freileitungsmonteur mit Absturzsicherung und CUELA-Messsystem bei Wartungsarbeiten an einem Strommast

Verbesserung und den Erhalt der körperlichen Fitness oder spezielle Ausdauertrainingsprogramme, sind für Freileitungsmonteure besonders empfehlenswert.

6.3.5 Prävention bei Mischbelastungen

Ergonomische Gestaltung in Kindertageseinrichtungen

Tätigkeiten von Erzieherinnen und Erziehern gehen mit typischen Risikofaktoren für arbeitsbezogene Muskel-Skelett-Beschwerden einher. Einige dieser Tätigkeiten zeichnen sich durch Mischbelastungen in ungünstigen Körperhaltungen, unter anderem aufgrund niedriger, auf die Körpermaße von kleinen Kindern ausgelegten Arbeitshöhen, in Verbindung mit Lastenhandhabungen, z.B. beim Heben und Tragen von Kindern, aus. Die zuletzt genannten Hebe- und Tragetätigkeiten haben sich insbesondere durch die steigende Zahl der unter Dreijährigen in Kindertageseinrichtungen in Deutschland weiter erhöht, zum Beispiel durch mehr Wickeltätigkeiten. Hinzu kommen psychische Belastungsfaktoren, wie zum Beispiel viele Tätigkeitswechsel (Kusma et al. 2011), geringe Rückzugsmöglichkeiten und unzureichende Planbarkeit in der Tätigkeitsausführung. Zur Ableitung geeigneter Präventionsmaßnahmen ist die Kenntnis darüber, welche genauen Belastungen bei welchen Tätigkeiten im Kitaalltag auftreten, entscheidend.

Dies war der Ausgangspunkt des Forschungsprojekts „ErgoKiTa – Prävention von Muskel-Skelett-Belastungen bei Erzieherinnen und Erziehern in Kindertageseinrichtungen" (Sinn-Behrendt et al. 2015). Ziel der ErgoKita-Interventionsstudie war es, tätigkeitsspezifische Muskel-Skelett-Belastungen im Kitaalltag präzise zu erfassen und Lösungsansätze zur Verbesserung der beruflichen und gesundheitlichen Situation des pädagogischen Personals in Kindertageseinrichtungen zu entwickeln und zu evaluieren.

Im ErgoKita Projekt wurden zunächst 265 Kindertageseinrichtungen in Nordrhein-Westfalen, Rheinland-Pfalz und Hessen zu aktuellen Rahmenbedingungen, Fort- und Weiterbildung und Ausstattung befragt. 24 repräsentative Kitas (je sieben in Nordrhein-Westfalen und Hessen sowie zehn in Rheinland-Pfalz) wurden ausgewählt und bei intensiven Vor-Ort-Begehungen sowie durch Befragungen hinsichtlich der physischen und psychischen Belastungen genauer untersucht. Weiter vertieft wurden diese Ist-Zustands-Analysen durch umfangreiche Messungen der physischen Belastungen und computergestützte Tätigkeitsanalysen in insgesamt 36 Arbeitsschichten vor Ort in neun Kitas *(siehe Abb. 6.24)*.

Hierdurch konnte ein sehr detaillierter Einblick, insbesondere in die physischen Belastungssituationen des Kitaalltags gewonnen werden. Aufbauend hierauf wurden gemeinsam mit den Erzieherinnen und Erziehern verschiedene Präventionsmaßnahmen abgeleitet. So entstand ein Basiskatalog von Präventionsmaßnahmen für die Tätigkeitsbereiche Spielen, Essen, Pflege und Schlafen. Darin enthalten sind unterschiedliche Lösungsansätze zur Belastungsreduktion, wie der Einsatz ergonomisch gestalteter Wickeltische oder ergonomisch gewichtsoptimierter Möbel zur Vermeidung von Zwangshaltungen, organisatorische Maßnahmen zur Förderung des Belastungswechsels und individualpräventive Maßnahmen. Wie wirksam diese Maßnahmen sind, wurde anschließend in der Praxis wissenschaftlich evaluiert.

Die Messungen der physischen Belastungen von Erzieherinnen und Erziehern zeigten spezifische Belastungsschwerpunkte beim Arbeiten mit gebeugtem Oberkörper in niedrigen Arbeitshöhen (mittlere Zeitanteile mit gebeugtem Oberkörper zwischen 16 und 35 Prozent der Arbeitsschicht). Der Anteil der Betreuung von unter Dreijährigen und die Nutzung ungeeigneter Transportmittel hatte einen Einfluss auf die Lastenhandhabung (bis zu vier Prozent der Arbeitsschicht Handhabung von Gewichten größer 10 kg). Auffällig waren weiterhin die relativ hohen Anteile kniender Haltungen (im

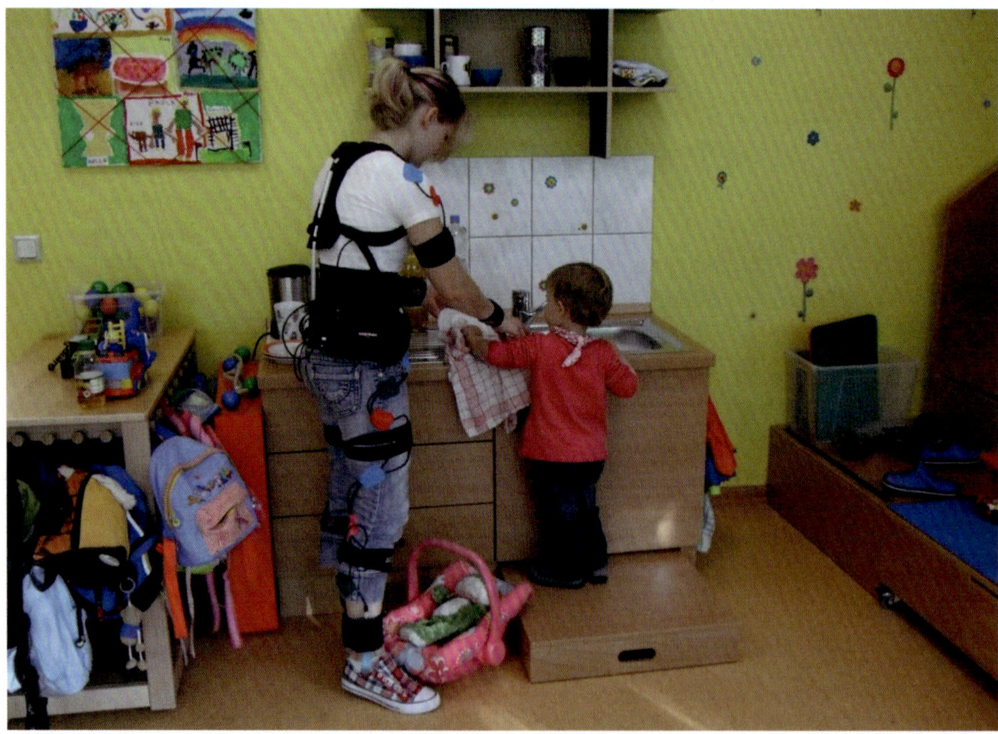

Abb. 6.24: Messungen tätigkeitsbezogener Muskel-Skelett-Belastungen im Rahmen der Ist-Zustandsanalyse: Erzieherin mit CUELA-Messsystem (Quelle: IFA der DGVU)

Mittel bis zu 16 Prozent der Arbeitsschicht) und sitzender Zwangshaltungen in ungünstigen Kniegelenkwinkelstellungen.

Die Tätigkeitsanalyse bestätigte, dass der Beruf des Erziehers/der Erzieherin durch häufiges Arbeiten in Multitasking-Situationen gekennzeichnet ist. In der ErgoKiTa-Studie wurde bei den untersuchten Erzieherinnen beobachtet, dass sie sich in durchschnittlich circa 35 bis 40 Prozent ihrer gemessenen Arbeitszeit in Multitasking-Situationen befanden. Das parallele Ausführen von Arbeitsaufgaben kann zu einer Leistungsverschlechterung bei den Betroffenen führen und erhöht das Risiko für die Entstehung von Fehlern am Arbeitsplatz.

Die ergonomische Umgestaltung der Arbeitsplätze in den Interventions-Kitas führte zu messbaren Verbesserungen der muskuloskelettalen Belastungssituation: Die Anteile an der Arbeitsschicht, in denen Erzieherinnen und Erzieher in kniebelastenden Haltungen arbeiten, konnten durch die Nutzung ergonomischen Mobiliars erheblich reduziert werden. Durch den Einsatz von speziellen Erzieherinnenstühlen konnten Sitzhaltungen, zum Beispiel bei Verpflegungstätigkeiten, nachdrücklich verbessert werden. Die mit Messsystemen erfassten physischen Belastungsspitzen wurden dem pädagogischen Personal in einem spezifischen Ergonomie-Workshop anschaulich dargestellt und gemeinsam wurden alternative ergonomische Abläufe für den Kitaalltag erarbeitet. Die Wirksamkeit dieser optimierten Abläufe konnten wiederum messtechnisch quantifiziert werden. So wurde das Arbeiten in stark gebeugten Oberkörperhaltungen signifikant reduziert.

Das gesundheitsbewusste Verhalten des pädagogischen Fachpersonals war besonders wichtig für die nachhaltige Reduktion von Belastungen. Leider zeigte sich, dass das Thema „Gesundheit und Ergonomie" weder in der Ausbildung noch später in Fortbildungsangeboten bei Erzieherinnen und Erziehern eine nennenswerte Rolle spielt. Da es sich bei arbeitsbezogenen Muskel-Skelett-Beschwerden überwiegend um Langzeitfolgen belastender Arbeitssituationen handelt, muss das Gesundheitsbewusstsein für belastende Situationen bei den Beschäftigten verbessert werden. In der ErgoKita-Studie war hierzu die Präsentation der individuellen physischen Belastungsspitzen, zusammen mit der per Video aufgezeichneten Kita-Situation, eine sehr lehrreiche Erfahrung für die Erzieherinnen. Dies führte zum kritischen Hinterfragen arbeitsorganisatorischer Abläufe und über Jahre eingeübter Arbeitsweisen. So wurden zum Beispiel Alternativen zu Hebe-/Tragetätigkeiten und Tätigkeiten in ungünstigen Körperhaltungen, unter anderem durch die Nutzung von Hilfsmitteln entwickelt. Ein Beispiel hierfür ist eine speziell entwickelte Anziehhilfe in Kombination mit einer rückengerechten Sitzgelegenheit für Erzieher und Erzieherinnen *(siehe Abb. 6.25)*. Beim Anziehen und Binden der Kinderschuhe wird konventionell oft mit stark gebeugtem Oberkörper oder in knienden Körperhaltungen gearbeitet. Die Nutzung der entwickelten Anziehhilfe, bei der Kinder über eine Treppe mit Handlauf selbstständig auf eine angenehme Arbeitshöhe der Erzieherinnen steigen, ist nicht mehr mit erhöhten Muskel-Skelett-Belastungen verbunden.

Nach der Durchführung der spezifischen Ergonomie-Workshops konnte zudem in allen untersuchten Kitas das Arbeiten in stark gebeugten Oberkörperhaltungen, insbesondere

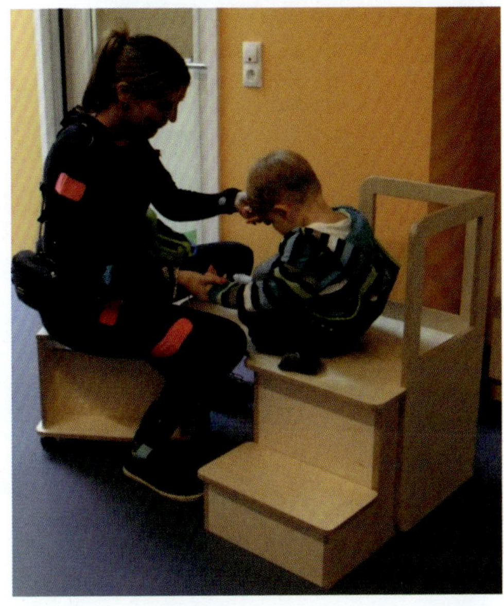

Abb. 6.25: Erzieherin mit CUELA-Messsystem bei Nutzung einer entwickelten Anziehhilfe (Quelle: Unfallkasse Rheinland-Pfalz)

bei der Bildungsarbeit, durch individuell verbesserte Arbeitsweisen erheblich reduziert werden.

Die Umsetzung der ErgoKita-Ergebnisse in die breite betriebliche Praxis fand über verschiedene Folgeprojekte stattstatt. Das Folgeprojekt „MusterKita" der Unfallkasse Rheinland-Pfalz umfasste sowohl einen Neubau als auch die Sanierung eines bestehenden alten Kindertagesstätten-Gebäudes (Eul et al. 2016). Bei diesem Bauvorhaben wurden viele der in ErgoKita entwickelten Lösungen umgesetzt. Hiervon sollte nicht nur das direkt dort beschäftigte Kitapersonal profitieren, sondern auch Verantwortliche und Beschäftigte anderer Kitas, die im Rahmen von Weiterbildungen/Veranstaltungen in die MusterKita eingeladen wurden, um Ideen für die ergonomische Umgestaltung ihres Kitaalltags zu sammeln und anschließend in ihren Einrichtungen zu implementieren. Im Neubau der MusterKita entstanden auf vier Krippengruppen zugeschnittene Gruppenräume mit Nebenräumen sowie Räume für Elterngespräche, Dokumentationsarbeiten, Personal, ein Rückzugsraum mit Entspannungsliege für die Beschäftigten sowie ein Essbereich für die gesamte Kindertageseinrichtung. Im Außenbereich des Neubaus wurde eine bespielbare Dachterrasse *(siehe Abb. 6.26)* errichtet.

Darüber hinaus wurden die praktischen Empfehlungen der DGUV Projekte ErgoKita und MusterKita für den Kita-Alltag zu einer Handlungshilfe für eine gesundheitsgerechte Kitagestaltung aufbereitet (DGUV Information 202-106, 2020). Diese enthält praktische Beispiele guter ergonomischer Arbeitsgestaltungen und Checklisten zur Gefährdungsbeurteilung für die betriebliche Praxis. Ein weiteres Folgeprojekt beschäftigte sich mit der Nachhaltigkeit der Wirksamkeit der Präventionsmaßnahmen in den ErgoKita-Interventionseinrichtungen (Hauke et al. 2020). Die Evaluation sollte klären, ob das ergonomische Mobiliar drei Jahre nach der Intervention noch regelmäßig verwendet und als hilfreich bewertet wurde und ob die Intervention zu nachhaltigen Veränderungen in Einstellungen und Verhalten des pädagogischen Personals geführt hat. Hierzu wurden strukturierte Interviews durch eine Evaluatorin in Kombination mit Begehungen von Aufsichts-

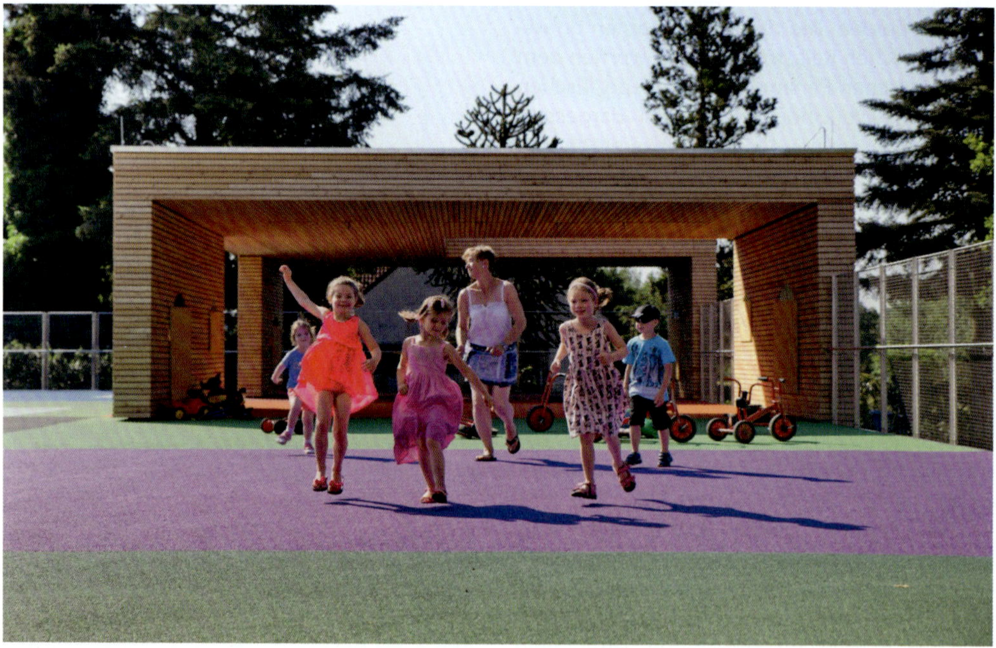

Abb. 6.26: Bespielbare Dachterasse in der MusterKita in Neuwied, Rheinland-Pfalz (Quelle: Unfallkasse Rheinland-Pfalz)

personen in den an ErgoKita teilnehmenden Einrichtungen drei Jahre nach Abschluss des Projekts ErgoKita durchgeführt.

Die Ergebnisse ergaben ein sehr positives Resultat: Die verschiedenen Arten von ErzieherInnenstühlen, die Wickelkommode mit ausziehbarer Treppe, die rollbaren Tische und Tisch-Stuhl-Kombinationen sowie der Bodenstuhl, wurden mehrheitlich als hilfreich oder sehr hilfreich bewertet und befanden sich immer noch in regelmäßiger Nutzung. Nur ein Kniesitzkissen wurde von den meisten Erzieherinnen nicht als hilfreich bewertet. Die Auswertungen der strukturierten Interviews ergaben, dass ein sehr großer Anteil der Erzieherinnen auch drei Jahre nach Abschluss der ErgoKita-Interventionsstudie bestätigten, dass sie im Hinblick auf Muskel-Skelett-Belastungen im Arbeitsalltag sensibilisiert wurden und ihr Wissen über den gesundheitsförderlichen Effekt ergonomischen Verhaltens an ihrem Arbeitsplatz nachhaltig verbessert wurde. Seitens der Träger erwarten die Erzieherinnen ein proaktiveres Handeln zum Erhalt der Erzieherinnengesundheit. Neben ergonomieoptimiertem Mobiliar bewerten sie regelmäßige Wiederholungen von Ergonomieschulungen als wichtig, um alte Verhaltensweisen zu überwinden.

6.3.6 Präventive Gestaltung von Büro- und Bildschirmarbeit

R. Ellegast und B. Hartmann

Maßnahmen zur Bewegungsförderung an Büroarbeitsplätzen

Langandauernde Sitzhaltungen werden zunehmend als gesundheitlicher Risikofaktor für die Entstehung von Muskel-Skelett-Beschwerden, Adipositas, Herz-Kreislauf-Erkrankungen, Typ II Diabetes diskutiert (van Uffelen et al. 2010). Beschäftigte an Büro- und Bildschirmarbeitsplätzen nehmen z.T. langandauernde sitzende Körperhaltungen ein, so dass es zu einem ausgeprägten Bewegungsmangel kommen kann. Mit zunehmender Digitalisierung in der Arbeitswelt könnte auch der Anteil an bewegungsarmen Arbeitsplätzen weiter steigen. Gelegentlicher Sport am Abend, wie z.B. der wöchentliche Gang ins Fitness-Studio, wirkt zwar präventiv, kann aber alle Nachteile des dauerhaften Sitzens während des Arbeitstages kaum kompensieren.

Mit wenigem Zusatzaufwand kann u.a. mit folgenden verhaltenspräventiven Maßnahmen eine Bewegungsförderung im Büroalltag erreicht werden:

- Nutzung der Treppe anstelle des Aufzugs
- Nicht starr sitzen, sondern Sitzpositionen wechseln
- Einige Arbeitsmittel am anderen Ende des Büros platzieren, so dass sitzende Tätigkeit öfter durch Aufstehen unterbrochen wird
- Drucker und Fax in einem anderen Raum aufstellen
- Besuch von Kollegen in den umliegenden Büros, anstatt diesen E-Mails zu schreiben oder zu telefonieren, dies fördert auch die direkte Kommunikation
- Einige Bürotätigkeiten können gut im Stehen ausgeführt werden, wie z.B. Telefonieren, Emails beantworten, Dokumente sortieren etc.
- Nutzung der Mittagspause für einen kurzen Spaziergang

Zusätzlich ist eine ergonomische Gestaltung des Büro- und Bildschirmarbeitsplatzes wichtig. Diese beginnt mit der Auswahl eines geeigneten ergonomischen Bürostuhls. Hierbei gilt jedoch nicht, dass teure dynamische Bürostühle einen positiven bewegungsfördernden Effekt haben müssen. In Labor- und Feldstudien wurden besonders dynamische Bürostühle im Vergleich zu konventionellen Stühlen hinsichtlich ihrer physischen Aktivierung untersucht. Im Ergebnis konnte bei den teureren dynamischen Stühlen keine nennenswerte Steigerung der Bewegungsaktivität festgestellt werden (Ellegast et al. 2012a). Zu viele Einstellungsmöglichkeiten bei Bürostühlen können bei Anwendern mitunter sogar zu Verwirrungen führen. Eine hilfreiche Checkliste zur Auswahl des individuell jeweils geeigneten Bürostuhls wird von der VBG zur Verfügung gestellt (VBG, 2020). Ein noch so ergonomischer Stuhl nutzt dem Anwender jedoch nichts, wenn er nicht richtig eingestellt ist. Zur optimalen Einstellung des Stuhls und der Tischhöhe sollten die Füße flach auf dem Boden stehen, Ober- und Unterschenkel bilden zirka einen 90-Grad-Winkel und der Unterarm kann etwa im rechten Winkel zum Oberarm auf der Tischplatte ruhen. Um diese Geometrie zu realisieren, sind höhenverstellbare Schreibtische ideal. Sollte der Tisch nicht höhenverstellbar sein, können Fußstützen helfen. Sinnvoll ist insbesondere der Einsatz von Sitz-Stehkombinationen, an denen einige Bürotätigkeiten, wie z.B. Telefonate im Stehen durchgeführt werden können. Für den Wechsel zwischen Sitzen und Stehen gibt es verschiedene Konzepte, wie z.B. ein Sitzarbeitstisch mit integriertem oder freistehenden Stehpult, zwei getrennte Sitz- und Steharbeitstische oder ein höhenverstellbarer Arbeitstisch. Das Arbeiten an Sitz-Stehkombinationen hat überwiegend Vorteile gegenüber dem konventionellen Bürositzarbeitsplatz. Jedoch führte es in verschiedenen Studien nicht zu einer signifikanten Erhöhung der Muskelaktivität, der physischen Aktivität und des Energieumsatzes der Beschäftigten. In einer Interventionsstudie zur Bewegungsförderung an Büro- und Bildschirmarbeitsplätzen standen die Beschäftigten im Mittel 60 bis 70 Minuten mehr am Tag, wenn sie einen höhenverstellbaren Sitz-Steh-Bürotisch zur Verfügung gestellt bekamen. Dies führte jedoch nicht zu einer signifikanten Erhöhung der physischen Aktivität und des Energieumsatzes während der Büro- und Bildschirmarbeit (Ellegast et al. 2012b). Daher stellt sich die Frage, wie der Büroalltag noch dynamischer gestaltet werden kann.

Zur Erhöhung der physischen Aktivität direkt am Bildschirmarbeitsplatz bieten Hersteller dynamische Büroarbeitsstationen an. Hiervon gibt es verschiedene Ausführungen, bei denen im Sitzen (Beispiel Sitzergometer, siehe *Abb. 6.27*) oder im Stehen (Beispiel Lauf-

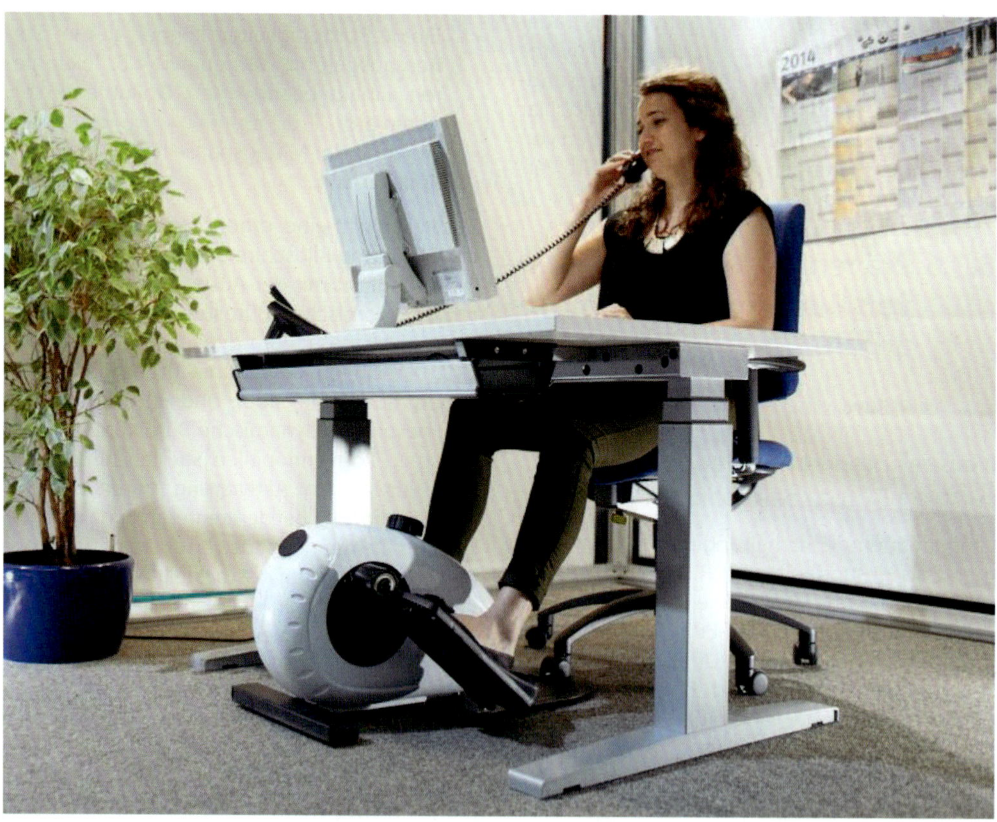

Abb. 6.27: Arbeiten an einem dynamischen Büro-Sitzarbeitsplatz (Foto: IFA)

band, siehe *Abb. 6.28*) gearbeitet werden kann. Büro- und Bildschirmtätigkeiten können hier in Verbindung mit der Ausführung leichter physischer Aktivitäten ausgeführt werden.

Die Auswirkungen verschiedener dynamischer Arbeitsstationen sowohl auf die physische Aktivität als auch auf die kognitive Leistungsfähigkeit wurde in Laborstudien untersucht (siehe z.B. Botter et al. 2015). Im Ergebnis zeigten die Messungen von Körperhaltungen und Gelenkwinkeln keine wesentlichen Unterschiede zwischen den dynamischen Arbeitsstationen und ihren konventionellen Gegenstücken. Im Gegensatz zum konventionellen Sitzarbeitsplatz wurden bei dynamischen Arbeitsstationen für die mittlere Herzfrequenz und die physische Aktivität des gesamten Körpers signifikant erhöhte Werte ermittelt. Die Messung der Aktivität ausgewählter Rückenmuskeln führte zu geringen Unterschieden. Nur beim Vergleich des Laufbandarbeitsplatzes (mit hoher Bewegungsintensität) mit dem konventionellen Sitzarbeitsplatz wurden signifikant erhöhte Muskelaktivitäten ermittelt. Nahezu alle dynamischen Arbeitsstationen zeigten signifikant erhöhte mittlere Energieumsätze gegenüber dem konventionellen Sitzarbeitsplatz. Maximale mittlere Energieumsätze wurden beim Sitzergometer mit hoher Bewegungsintensität gemessen. Durch die Nutzung dynamischer Arbeitsstationen konnten Energieumsätze deutlich oberhalb von 1.5 METs (metabolischen Äquivalen-

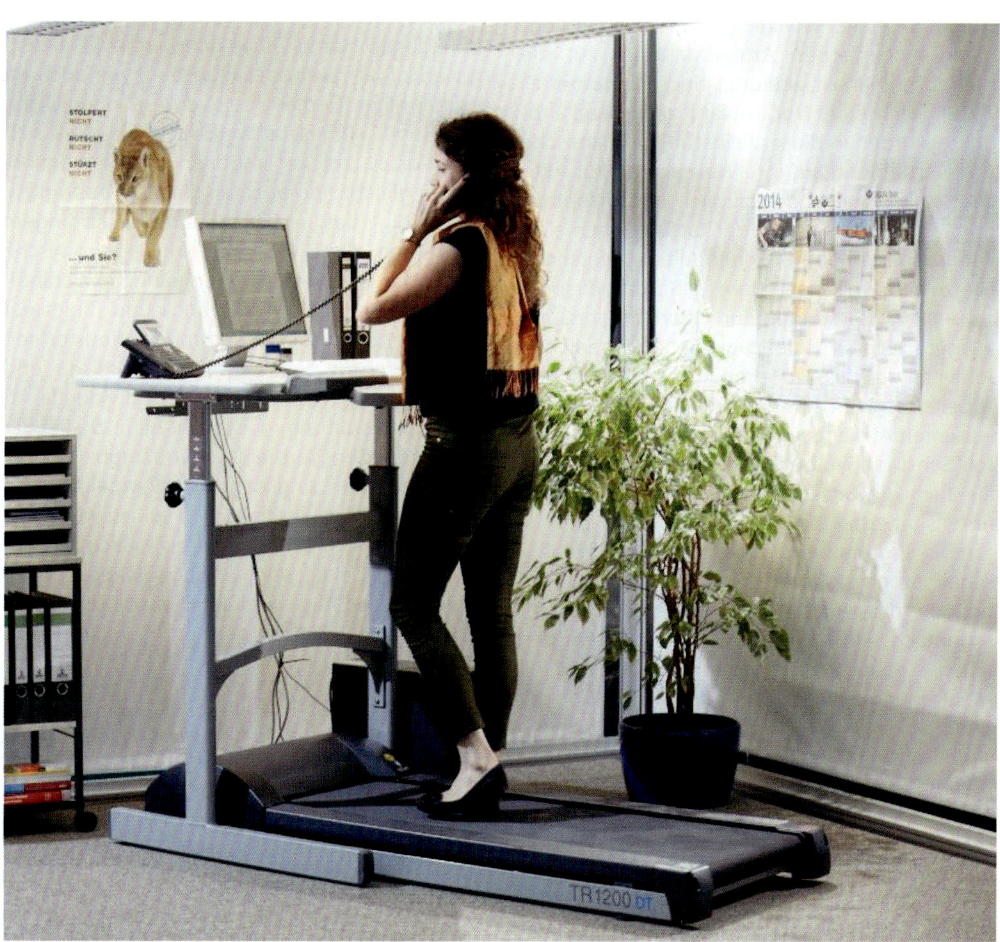

Abb. 6.28: Arbeiten an einem dynamischen Büro-Steharbeitsplatz (Foto: IFA)

ten) gemessen werden (Botter et al. 2015). Es sind somit wirksame Präventionsmaßnahmen, um sedentäres Verhalten, das als geringfügig energetisch beanspruchende Verhaltensweisen mit Energieumsätzen kleiner oder gleich 1.5 METs definiert ist, entgegenzuwirken (Backe et al. 2020). Objektiv wurden kaum Unterschiede in der Arbeitsleistung bei den dynamischen gegenüber den konventionellen Arbeitsstationen gemessen. Befragt nach ihrem subjektiven Empfinden, beurteilten die Probanden ihre Arbeitsleistungen bei dynamischen Arbeitsstationen schlechter. Auch das Komfortempfinden wurde bei dynamischen Stationen schlechter bewertet (IFA Report 2014).

Ein deutsches Telekommunikationsunternehmen hat inzwischen im Rahmen einer Feldstudie getestet, welche kommerziell verfügbaren dynamischen Arbeitsstationen für die betriebliche Praxis geeignet sind (Ellegast et al. 2018). Nach einer Vorauswahl geeigneter Produkte wurden in dieser Feldstudie dynamische Arbeitsstationen auf ihre Wirksamkeit zur Aktivitätssteigerung und bezüglich der Akzeptanz durch die Nutzer sowie der tatsächlichen Nutzungsdauer im betrieblichen Alltag untersucht. Hierzu wurden Beschäftigte an Büroarbeitsplätzen mit Messsystemen zur Aktivitätserfassung ausgerüstet, um die täglichen körperlichen Aktivität zu quantifizieren. Die dynamischen Arbeitsstationen standen an für die Studie entwickelten Ausleihstationen zur Verfügung. Mittels Sensoren wurden sowohl die Ausleihdauer als auch die tatsächliche Nutzungsdauer und -intensität erfasst.

Die Ergebnisse zeigen, dass die dynamischen Arbeitsstationen an 40 % der Tage innerhalb des Nutzungszeitraumes für durchschnittlich 54 Minuten pro Tag genutzt wurden (Ellegast et al. 2018). Der Energieumsatz und die Herzfrequenz stiegen während der Nutzung der Stationen im Vergleich zum Arbeiten im Sitzen signifikant an. Eine spezifische dynamische Arbeitsstation, das sogenannte „deskbike" wurde insgesamt am häufigsten genutzt. Die Teilnehmenden empfanden die letztendlich ausgewählten dynamischen Arbeitsstationen als gut im Büro einsetzbar, sie fühlten sich durch die Nutzung nicht in ihrer Arbeit gestört und waren autonom motiviert, die Stationen zu nutzen. Eine Verbesserung des allgemeinen Wohlbefindens zeigte sich lediglich ab einer zwei- bis dreimaligen Nutzung pro Woche. Diese spezifischen dynamischen Arbeitsstationen sind somit für den täglichen Einsatz geeignet und können für den Einsatz im Büro empfohlen werden.

Home-Office und mobiles Arbeiten mit Notebooks und Tablets

Seit einigen Jahren werden Bildschirmarbeiten nicht mehr vorwiegend an stationären Geräten, sondern mit Hilfe von Notebooks, Laptops oder auch Tablets ausgeführt. Der Vorteil solcher PC-Geräte ist ihre Mobilität und damit eine Ortsungebundenheit zur Erledigung der notwendigen Bildschirmarbeiten. Notebooks und Tablets können jederzeit sowohl im Büro beim Arbeitgeber, im eigenen Home-Office oder auch bei Dienstreisen z.B. in Zug oder Flugzeug, wie auch an primär nicht für die Arbeit vorgesehenen Orten wie Hotels eingesetzt werden. Dabei kann sich der Vorteil solcher mobilen Arbeitsmöglichkeiten gleichzeitig auch als Nachteil auswirken: Oft erfolgt das mobile Arbeiten über längere Zeiträume, ohne dass auf eine ergonomische Gestaltung geachtet werden kann. Eine ständige Erreichbarkeit am Notebook und Tablet per Mail oder mit anderen Kommunikationsformen ist zudem für eine abwechslungsreiche und damit auch stressreduzierende individuelle Arbeitszeitgestaltung meist nicht hilfreich. Bei der zunehmenden Verbreitung von mobilen Bildschirmarbeiten sind daher zur Vermeidung arbeitsbezogener Beschwerden am Bewegungssystem einige Grundsätze zu beachten, vor allem auch bei der Verlagerung solcher Arbeiten in ein Home-Office oder auf Dienstreisen:

- Im Büro wie auch im Home-Office sollte möglichst z.B. mittels einer Dockingstation aus dem Notebook, ein technisch und möglichst auch ergonomisch vollwertiger Büro- und Bildschirmarbeitsplatz gemacht werden.
- Für den Telearbeitsplatz sollten dieselben ergonomischen Standards gelten wie für den stationären Büroarbeitsplatz. Dazu hat die Arbeitsstättenverordnung (§ 2 Absatz 7) Telearbeitsplätze als vom Arbeitgeber fest eingerichtete Arbeitsplätze im Privatbe-

reich der Beschäftigten definiert, für die der Arbeitgeber eine mit den Beschäftigten eindeutige wöchentliche Arbeitszeit zu vereinbaren und die Dauer der Einrichtung festzulegen hat. Der Arbeitgeber hat auch den Arbeitsplatz im Home-Office mit Mobiliar, Arbeitsmitteln sowie Kommunikationseinrichtungen analog zu klassischen Arbeitsplätzen im Betrieb auszustatten. Es gelten die Vorgaben der ArbStättV.

- Beim mobilen Einsatz von Notebooks und Tablets ist sowohl auf günstige Sehbedingungen als auch auf eine möglichst stabile Arbeitsunterlage zur Vermeidung von körperlichen Zwangshaltungen zu achten. Diese Anforderungen betreffen insbesondere die Aufstellung des Gerätes, die Größe und Leuchtkraft des Bildschirms, die Gestaltung der Tastatur mit erkennbaren Zeichen sowie die Vermeidung von Blendung. Konkrete Angaben zu empfohlenen Nutzungszeiten verschiedener mobiler Endgeräte in Abhängigkeit deren Eigenschaften sind leider derzeit noch nicht verfügbar, da zugehörige wissenschaftliche Untersuchungen fehlen.
- Auch bei mobilem Arbeiten sind Arbeitszeitregelungen einzuhalten. Bewährt haben sich entweder konkrete Vereinbarungen zu verfügbaren mobilen Arbeitszeiten bzw. aber auch zu Zeiten der „Nicht-Erreichbarkeit" des Arbeitsnehmers, z.B. durch vorübergehendes Abschalten der Telekommunikationsmöglichkeiten. Damit kann nicht nur eine Überbeanspruchung am Bewegungssystem aufgrund ergonomisch ungünstiger Arbeitsbedingungen vermieden werden. Feste Zeiten einer „Nicht-Verfügbarkeit" sind auch wesentliche Arbeitsregelungen zur Stressreduktion bzw. zur Stressvermeidung.

Rahmenbedingungen zur Arbeit mit Bildschirmgeräten

Vom Beschäftigten nur begrenzt beeinflussbare Rahmenbedingungen der Bildschirmarbeit betreffen damit insgesamt drei wichtige Gesichtspunkte, die auch Auswirkungen auf gesundheitliche Beschwerden am Muskel-Skelett-System haben können.

Qualität, Ergonomie und individuelle Anpassungsfähigkeit der Software: Eine professionelle Software zeichnet sich durch softwareergonomische Aspekte aus, die sich nicht allein auf die Erkennbarkeit von Zeichen (Größe, Helligkeit, Kontrast, Farbkontrast etc.) beschränken. Auch auf die Selbstbeschreibungsfähigkeit, die Fehlertoleranz des Programmes und v.a. die sog. Erwartungskonformität des Nutzers an die Reaktionen der Software (Abläufe gemäß der dem Prozess innewohnenden Logik darstellen, bekannte Symbolik und Kürzel verwenden und damit den formalen Lernaufwand gering halten) sind wesentliche Qualitätskriterien. Solche softwareergonomische Grundsätze sind zwar detailliert in der DIN EN ISO 9241-110 beschrieben, finden aber selbst bei Programmen internationaler Softwareanbieter oder auch in der Gestaltung sog. Apps oft nicht hinreichend Anwendung.

„Betriebliche Kultur" der Kommunikation und Information mit elektronischen Medien (Mail, SMS usw.): Hierbei kann durch die Menge eintreffender Mails eine erhöhte psychische Anspannung eintreten, insbesondere wenn diese Kommunikation unregelmäßig erfolgt oder den Arbeitsfluss und die Konzentration unterbricht. Vielfach wird beim Empfänger auch nach dem Lesen einer Mail davon ausgegangen, dass der Absender unmittelbar eine Antwort erwartet. Dies kann den individuellen Arbeitsdruck nicht unwesentlich erhöhen.

Zeitregime der Arbeit beim Einsatz mobiler Kommunikation: Der Mitarbeiter ist durch die Zurverfügungstellung mobiler Kommunikationsgeräte mit online-Funktionen (Mobiltelefon, Laptop, Tablet) anscheinend jederzeit erreichbar für den Arbeitgeber. Eine solche ständige Erreichbarkeit an jedem Ort und zu jeder Zeit beeinträchtigt aber erheblich die individuelle Erholungsfähigkeit und kann auch muskuläre Verspannungen und Beschwerden verstärken. Hier sind für beide Seiten verbindliche Regelungen für eine Erreichbarkeit oder Abschalten der Funktion erforderlich (s.o.).

Literatur

Backhaus C, Jubt KH, Post M, Ellegast R, Felten C, Hedtmann J (2012). Belastungen des Muskel-Skelett-Systems beim Ziehen und Schieben von Müllgroßbehältern. (66) 2012/4 Z Arb Wiss 327–346

Baltrusch SJ, van Dieën JH, Bruijn SM, Koopman AS, van Bennekom C, Houdijk H (2019). The effect of a passive trunk exoskeleton on metabolic costs during lifting and walking: Ergonomics. 2019 ;62: 903–916

Backé EM, Schellewald V, Reichel K, Ellegast RP, Latza U (2020). Workshop Gesundheitsgefährdung durch langes Sitzen am Arbeitsplatz – Teil II Betriebliche Lösungsansätze. in: Das Gesundheitswesen, Volume 82, Ausgabe 7 2020. S. 632–638

Blackroll, www.blackroll.com

Böser C, Post M, Ellegast RP (2011). Ermittlung der Belastung des Muskel-Skelett-Systems bei Verladetätigkeiten am Flughafen. IFA-Report 4/2011. Deutsche Gesetzliche Unfallversicherung (DGUV), Berlin. https://publikationen.dguv.de/widgets/pdf/download/article/2549

Botter J, Burford EM, Commissaris D, Könemann R, Hiemstra-van Mastrigt S, Douwes M, Weber B, Ellegast RP (2014). Untersuchung von dynamischen Büroarbeitsplätzen (IFA Report 4/2014). Hrsg.: Deutsche Gesetzliche Unfallversicherung (DGUV), Berlin https://publikationen.dguv.de/forschung/ifa/ifa-report/2915/untersuchung-von-dynamischen-bueroarbeitsplaetzen-ifa-report-4/2014

Botter J, Ellegast RP, Burford EM et al. (2015). Comparison of the postural and physiological effects of two dynamic workstations to conventional sitting and standing workstations. Ergonomics; 59: 449–463

DGUV Information 202-106 Ergonomische Gestaltung von Arbeitsplätzen pädagogischer Fachkräfte in Kindertageseinrichtungen (2020). DGUV (Hrsg.) Berlin https://publikationen.dguv.de/widgets/pdf/download/article/3638

DGUV Information 203-023 Ergonomie an Näharbeitsplätzen – Ratgeber für die Praxis (2019). DGUV (Hrsg.) Berlin https://publikationen.dguv.de/widgets/pdf/download/article/592

DGUV Information 215-410 „Bildschirm- und Büroarbeitsplätze, Leitfaden für die Gestaltung". https://publikationen.dguv.de/regelwerk/dguv-informationen/409/bildschirm-und-bueroarbeitsplaetze-leitfaden-fuer-die-gestaltung (abgerufen am 12.06.2021)

DGUV-Information 215-450 „Softwareergonomie". https://publikationen.dguv.de/regelwerk/dguv-informationen/3046/softwareergonomie (abgerufen am 12.06.2021)

DGUV Information 202-106 Ergonomische Gestaltung von Arbeitsplätzen pädagogischer Fachkräfte in Kindertageseinrichtungen (2020). DGUV (Hrsg.) Berlin https://publikationen.dguv.de/widgets/pdf/download/article/3638

DGUV Mustergefahrdungsbeurteilung. https://www.dguv.de/medien/ifa/de/pra/ergonomie/gefaehrdungsbeurteilung_exoskelette.pdf

Ditchen D, Ellegast RP, Herda C, Hoehne-Hückstädt U (2005). Ergonomic intervention on musculoskeletal discomfort among crane operators at waste-to-energy-plants. In: Bust PD, McCabe (Hrsg.): Contemporary Ergonomics 2005. Taylor & Francis, London, 22–26

Ellegast RP, Herda C, Hoehne-Hückstädt U, Lesser W, Kraus G, Schwan W (2004). Ergonomie an Näharbeitsplätzen. BIA-Report 7/2004. Hauptverband der gewerblichen Berufsgenossenschaften (HVBG), Sankt Augustin. https://www.dguv.de/medien/ifa/de/pub/rep/pdf/rep04/biar0704/bia0704.pdf

Ellegast RP, Keller K, Hamburger R, Berger H, Krause F, Groenesteijn L, Blok M, Vink P (2008). Ergonomische Untersuchung besonderer Büroarbeitsstühle. BGIA-Report 5/2008. Deutsche Gesetzliche Unfallversicherung (DGUV) (Hrsg.), Sankt Augustin. https://www.dguv.de/medien/ifa/de/pub/rep/pdf/rep07/biar0508/rep5_08.pdf

Ellegast RP, Kraft K, Groenesteijn L, Krause F, Berger H, Vink P (2012a). Comparison of four specific dynamic office chairs with a conventional office chair: impact upon muscle activation, physical activity and posture. Appl Ergonomics 43: 296–307

Ellegast RP, Weber B, Mahlberg R (2012b). Method inventory for assessment of physical activity at VDU workplaces. Work 41: 2355 2359, DOI: 10.3233/WOR-2012-0464-2355

Ellegast RP, Heinrich A, Schäfer A, Schellewald V, Wasserkampf A, Kleinert J (2018). Active Workplace: Physiologische und psychologische Bedingungen sowie Effekte dynamischer Arbeitsstationen. IFA Report 3/2018. Hrsg.: Deutsche Gesetzliche Unfallversicherung (DGUV), Berlin 2018, https://publikationen.dguv.de/widgets/pdf/download/article/3456

Eul M, Ellegast RP, Köhmstedt B (2016). Gesundheitsförderung am Arbeitsplatz Kita: die „MusterKita" als Beispiel guter Praxis. Kita aktuell/Nordrhein-Westfalen (1), 4–8

Ergonomische Lösungen – BG Bau (Berufsgenossenschaft der Bauwirtschaft). https://www.bgbau.de/service/angebote/ergonomische-loesungen/ (abgerufen am 09.06.2021)

Ergonomie im Gastgewerbe: Forschungsgesellschaft für angewandte Systemsicherheit und Arbeitsmedizin https://www.fsa.de/forschung/biomechanik-ergonomie (abgerufen am 12.06.2021)

Ergonomie im Unternehmen fördern: Website der Verwaltungsberufsgenossenschaft (VBG): https://www.vbg.de/DE/3_Praevention_und_Arbeitshilfen/2_Themen/01_Arbeitsschutz_organisieren/7_Arbeitsschutzorganisation_Einzelthemen/2_Sicherheitsbeauftragte/2_Sicherheitsbeauftragte_Arbeitnehmer/Ergonomie/sicherheitsbeauftragte_ergonomie_node.html. (abgerufen am 12.06.2021)

Ergonomie und Arbeitsgestaltung. Website der Berufsgenossenschaft Holz und Metall (BGHM). bghm.de/arbeitsschuetzer/fach-themen/ergonomie-und-arbeitsgestaltung (abgerufen am 12.06.2021)

Eu Osha (2007). The ergonomic design of workplaces and work organisation in a small to medium size enterprise. In: Safety and Health at work – European best practice award 2007, EU OSHA (Hrsg.), Bilbao, Spanien, S. 10 https://osha.europa.eu/publications/reports/TE7606536ENC

Fachartikel und BGW-Broschüren: https://www.bgw-online.de/DE/Arbeitssicherheit-Gesundheitsschutz/Grundlagen-Forschung/Ergonomie/Veroeffentlichungen/Linksammlung_Publikationen_Ergonomie.html (abgerufen am 12.06.2021)

Fachbereichsinformation der DGUV FBHL-006 „Einsatz von Exoskeletten an gewerblichen Arbeitsplätzen". https://publikationen.dguv.de/regelwerk/fachbereich-aktuell/handel-und-logistik/3579/fbhl-006-einsatz-von-exoskeletten-an-gewerblichen-arbeitsplaetzen Forschungsgesellschaft für angewandte Systemsicherheit und Arbeitsmedizin. https://www.fsa.de/forschung/biomechanik-ergonomie – abgerufen am 12.06.2021

Forschungsgesellschaft für angewandte Systemsicherheit und Arbeitsmedizin. https://www.fsa.de/forschung/biomechanik-ergonomie – abgerufen am 12.06.2021

GDA bewegt. https://www.gdabewegt.de/GDA_MSE/DE/Home/home_node.html (abgerufen am 12.06.2021)

Gefährdungsbeurteilung für Exoskelette. Entwurf 1.1. Institut für Arbeitsschutz der Deutschen Gesetzlichen Unfallversicherung (IFA). https://www.dguv.de/medien/ifa/de/pra/ergonomie/gefaehrdungsbeurteilung_exoskelette.pdf. (abgerufen am 22.05.2021)

German Bionic, www.germanbionic.com

Glitsch U, Ottersbach HJ, Ellegast R, Hermanns I, Feldges W, Schaub K, Berg K, Winter G, Sawatzki K, Voß J, Göllner R, Jäger M (2004). Untersuchung der Belastung von Flugbegleiterinnen und Flugbegleitern beim Schieben und Ziehen von Trolleys in Flugzeugen. BIA-Report 5/2004. Hauptverband der gewerblichen Berufsgenossenschaften (HVBG) (Hrsg.), Sankt Augustin. http://www.dguv.de/ifa/de/pub/rep/pdf/rep04/biar0504/0504gesamt.pdf (12/12)

Glitsch U, Keller S, Kusserow H, Hermanns I, Ellegast R, Hüdepohl J (2006). Physical and physiological workload profiles of overhead line service technicians. Procceedings of the iea conference 2006 Maastricht, Int. Ergonomics Association (ed.)

Glitsch U, Ottersbach HJ, Ellegast RP, Schaub K, Franz G, Jäger M (2007). Physical workload of flight attendants when pushing and pulling trolleys aboard aircraft. Int J Ind Ergonomics 37: 845–854

Hauke A, Bruder R, Ellegast RP, Hartmann H,Hellhammer U, Hundeloh H, Köhmstedt B, Schedlbauer G (2020). Was bleibt nach drei Jahren Kita-Alltag? Ergebnisse der Projektevaluation „ErgoKita". in DGUV-Report 2/2020, 7. FG Ergonomie, Deutsche Gesetzliche Unfallversicherung e.V. (DGUV), Berlin, S.187–194 https://publikationen.dguv.de/widgets/pdf/download/article/3967

Hensel R, Keil M, Weiler S, Mücke B (2018). Chancen und Risiken für den Einsatz von Exoskeletten in der betrieblichen Praxis. Arbeitsmed Sozialmed Umweltmed 53: 654–661

Jäger M, Sawatzki K, Glitsch U, Ellegast RP, Ottersbach HJ, Schaub K, Franz G, Luttmann A (2007). Load on the lumbar spine of flight attendants during pushing and pulling trolleys aboard aircraft. Int J Ind Ergonomics 37: 863–876

Jäger M, Jordan C, Kuhn S, Beck B, Nienhaus A (2015). Ableitung tätigkeitsspezifischer biomechanisch begründeter Handlungsanleitungen für rückengerechtes Bewegen von Patienten. Applied ASU Arbeitsmedizin, 50, 738–749

Kusma B, Mache S, Quarcoo D, Nienhaus A, Groneberg D (2011). „Educators' Working Conditions in a Day Care Centre on Ownership of a Non-Profit Organization." Journal of Occupational Medicine and Toxicology (London, England) 6 (1). BioMed Central Ltd: 36. doi:10.1186/1745-6673-6-36

Laevo V2.4.5. Kontakt: Laevo Patrijsweg 30, Rijswijk, Niederlande 2289 EX, Kontaktformular unter https://www.laevoexoskeletons.com

Mayer TA, Harsch AK, Koska D, Hensel-Unger r, Maiwald C (2020). Einfluss einer aktiven Hand-Exoskeletts auf die Muskelaktivität im Unterarm bei industriellen Montage-Greifarten. Arbeitsmed Sozialmed Umweltmed 55: 303–312

Ottobock SE & Co. KGaA, Max-Näder-Straße 15, D-37115 Duderstadt, industrials@ottobock.com, www.paexo.com

Ricken T (2014): Kleine Hilfsmittel – große Hilfe. BGW-Mitteilungen, Ausgabe 2/2014. https://www.bgw-online.de/DE/Medien-Service/Kundenmagazin/Artikel%20alte%20Ausgaben/Kleine-Hilfsmittel.html. Abgerufen am 07.06.2021

Schaub K, Berg K, Winter G, Ellegast RP, Glitsch U, Ottersbach HJ, Jäger M, Franz G (2007). Muscular capabilities and workload of flight attendants for pushing and pulling trolleys aboard aircraft. Int J Ind Ergonomics 37: 883–892

Schmalz T, Schändlinger J, Schuler M, Bornmann J, Schirrmeister B, Kannenberg A, Ernst M (2019). Biomechanical and Metabolic Effectiveness of an Industrial Exoskeleton for Overhead Work. Int J Environ Res Public Health. 16(23):4792. doi: 10.3390/ijerph16234792

Sinn-Behrendt A, Sica L, Bopp V, Bruder R, Brehmen M, Groneberg D, Burford EM, Schreiber P, Weber B, Ellegast RP (2015). Projekt ErgoKiTa – Prävention von Muskel-Skelett-Belastungen bei Erzieherinnen und Erziehern in Kindertageseinrichtungen. IFA-Report 2/2015, DGUV, Berlin https://publikationen.dguv.de/widgets/pdf/download/article/3012

Steinhilber B, Bär M, Caputo G, Seibt R, Rieger MA, Luger T (2020). Einfluss eines passiven Exoskeletts zur Rückenunterstützung auf die subjektive körperliche Beanspruchung und subjektive Beschwerdenwahrnehmung bei simulierten Tätigkeiten mit statischer Oberkörpervorneigung und dynamischen Hebebewegungen. Arbeitsmed Sozialmed Umweltmed 55: 494–502

Steinhilber B, Luger T, Schwenkreis P, Middeldorf S, Bork H, Mann B, von Glinski A, Schildhauer TA, Weiler S, Schmauder M, Heinrich K, Winter G, Schnalke G, Frener P, Schick R, Wischniewski S, Jäger M: Deutsche Gesellschaft für Arbeitsmedizin und Umweltmedizin e.V. (2020). Einsatz von Exoskeletten im beruflichen Kontext zur Primär-, Sekundär-, und Tertiärprävention von arbeitsassoziierten muskuloskelettalen Beschwerden. 1. Auflage, Version 1 vom 31.05.2020. www.awmf.org/Leitlinien/Detail/LL/002-046.html

Tenacious Holdings, Inc. (dba Ergodyne), ein Unternehmen von Klein Tools, 1021 Bandana Blvd. E. Suite 220, Saint Paul, Mn 55108 USA https://www.ergodyne.com/proflex-1650-economy-elastic-back-support.html, support@ergodyne.com, +45 2070 1777

VBG (2020). Die Qual der Wahl – wie beschaffe ich den passenden Stuhl? Hilfen und Kriterien für die Auswahl von Bürostühlen. Verwaltungs-Berufsgenossenschaft (VBG) (Hrsg.), Hamburg https://www.vbg.de/SharedDocs/Medien-Center/DE/Broschuere/Themen/Bildschirm_und_Bueroarbeit/Die_Qual_der_Wahl_VBG_Praxis_Kompakt.pdf;jsessionid=8D3C9AF5C94677C7C7AC9F716386B810.live2?__blob=publicationFile&v=14

van Uffelen JG, Wong J, Chau JY, van der Ploeg HP, Riphagen I, Gilson ND, Burton NW, Healy GN, Thorp AA, Clark BK, Gardiner PA, Dunstan DW, Bauman A, Owen N, Brown WJ (2010). Occupational sitting and health risks: a systematic review. Am J Prev Med; 39(4): 379–388

Wakula J, Klaer V, Steinebach T (2020). Analyse des Einflusses von passiven Exoskeletten für Überkopftätigkeiten auf die Haltezeiten von Werkzeugen, die lokale physiologische Beanspruchung und den Bewegungsraum der oberen Extremitäten. Arbeitsmed Sozialmed Umweltmed 55: 578–584

6.4 Ergonomisches Training und Verhalten am Arbeitsplatz

B. Hartmann und M. Spallek

6.4.1 Grundlagen

Dem TOP-Prinzip der Prävention folgend (Technisch-Organisatorisch-Persönlich) sollen Beschäftigte befähigt werden bzw. die Chance erhalten, sich arbeitsschutzgerecht und den ergonomischen Erfordernissen entsprechend am Arbeitsplatz zu verhalten. Dazu gehören

- die Verwendung von ergonomischen Hilfsmitteln zur Arbeitsgestaltung,
- die Beachtung von Verhaltensregeln zum sicheren und gesundheitsgerechten Arbeiten sowie
- Übungen und Training am Arbeitsplatz zum Erlernen gesundheitsförderlicher Verhaltensweisen bei der Arbeit.

Die Maßnahmen knüpfen an das Arbeitsschutzgesetz (§ 12 Unterweisung) an, wonach der Arbeitgeber die Beschäftigten über Sicherheit und Gesundheitsschutz bei der Arbeit während ihrer Arbeitszeit ausreichend und angemessen zu unterweisen hat. Die Unterweisung beinhaltet Anweisungen und Erläuterungen, die auf den Arbeitsplatz oder den Aufgabenbereich der Beschäftigten ausgerichtet sind. Sie hat jeweils bei der Einstellung, bei Veränderungen im Aufgabenbereich, der Einführung neuer Arbeitsmittel oder einer neuen Technologie vor Aufnahme der Tätigkeit der Beschäftigten bzw. sogar in besonderen Fällen regelmäßig zu erfolgen.

Ergonomisch zweckmäßiges persönliches Verhalten kann die technischen und organisatorischen Maßnahmen zur gesundheitsförderlichen Gestaltung der Arbeit aber nicht vollständig ersetzen. Verminderung von Belastungen durch Ergonomie ist hingegen oft nur in mehreren kleineren Schritten erreichbar: Unterweisungen zur Nutzung von Hilfsmitteln werden mit dem persönlichen Training der Beschäftigten kombiniert.

6.4.2 Beispiele für ergonomische Verhaltensempfehlungen

Es gibt unterschiedliche Angebote zum ergonomischen Verhaltenstraining bei verschiedenen Arbeitgebern bzw. Institutionen, die den Besonderheiten der Arbeitsanforderungen (Lastenhandhabung, Körperhaltungen einnehmen u.a.) und den Rahmenbedingungen der Tätigkeiten (auf Baustellen, an stationären Arbeitsplätzen, im Büro etc.) entsprechen. Sie sind teils mit der Verwendung von Hilfsmitteln verknüpft und werden sowohl bei Unterweisungen als auch in der Ausbildung zum Beruf oder bei Aktivitäten der Gesundheitsförderung *(Abschnitt 6.5)* eingesetzt.

Umgang mit schweren Lasten

Trainingsangebote betreffen häufig das Erlernen des „richtigen" oder besser „rückenfreundlichen" Hebens von schweren Lasten in den Gewerbezweigen und Tätigkeiten, in denen diese Anforderung regelmäßig und unvermeidlich vorkommt. Grundlagen der Biomechanik als sachliche Begründung dieser Empfehlungen sind im *Abschnitt 1.2.2* dargestellt worden. Angesprochen werden Beschäftigte, aber auch Auszubildende, bei denen das Erlernen des Umgangs mit schweren Lasten häufig in die Ausbildung einbezogen wird.

Im Internet findet sich eine große Zahl von Hinweisen zum rückengerechten Umgang mit Lasten für die verschiedensten Berufszweige. Beispielsweise werden unterschiedliche Strategien im Umgang mit Lasten verschiedener Schwere und Dimensionen sowie unterschiedlicher typischer Häufigkeiten vermittelt, unter anderem zur:

- Hebetechnik leichter Lasten
- Hebetechniken unterschiedlich schwerer Lasten
- Hebetechnik von schweren Säcken
- Hebe- und Tragetechnik von Belagrollen auf kurzen oder auf langen Wegen *(Abb. 6.29)*
- Hebetechniken schwerer unhandlicher Lasten am Beispiel einer Belagtafel
- Koordination des Bewegungsablaufs beim Zuwerfen von Dachziegeln
- Koordination, Reaktions- und Balanciersicherheit beim Transport in der Höhe

Abweichend von der weit verbreiteten Regel, dass alle Lasten grundsätzlich rückenschonend aus der Hocke mit möglichst stabiler und gestreckter Lendenregion gehoben werden sollen, berücksichtigen diese unterschiedlichen Hebetechniken folgende individuellen Gesichtspunkte:

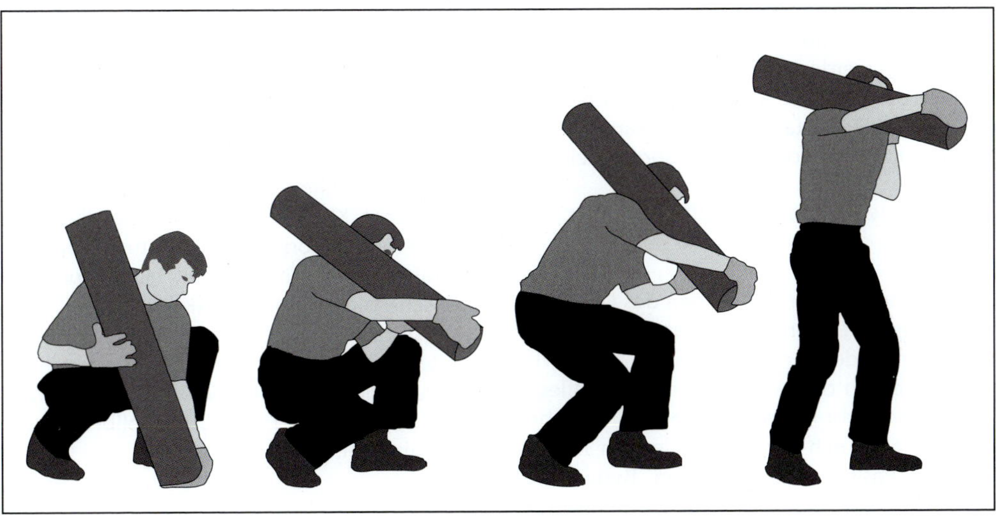

Abb. 6.29: Entlastende Hebetechnik – Beispiel Heben einer schweren Belagrolle auf die Schulter

- Beim Heben kleiner Lasten bis 10 kg (Männer) bzw. 5 kg (Frauen) ist das spontan ausgeführte Vorneigen des Körpers gegenüber dem Heben aus der Hocke zu bevorzugen, weil
  - die LWS-Belastung („Bandscheibendruckkraft") nur kurz erhöht ist,
  - eine als anstrengend empfundene Zusatzbelastung (Blindleistung) durch das Heben des ganzen Körpers vermieden wird,
  - die sonst ebenfalls belasteten Knie- und Hüftgelenke geschont werden.
- Beim Heben schwerer Lasten ab 15 kg (Männer) bzw. ab 10 kg (Frauen) sollte jedoch bevorzugt aus der Hocke gehoben werden. Dabei ist die Last nach Möglichkeit nahe der Körperachse zwischen den Beinen zu positionieren, sofern die Lastdimensionen dies zulassen.
- In den Gewichtsbereichen zwischen 10 und 15 kg (Männer) bzw. 5 und 10 kg (Frauen) sollte in wechselnder Technik gehoben werden, um Rücken bzw. Knie- und Hüftgelenke gleichermaßen zu be- und entlasten.
- Sperrige Güter wie lange Balken oder große Platten benötigen eine besondere Technik des Umgangs, die deren Lastdimensionen berücksichtigt.
- Beim Umgang mit Lasten wie Dachziegel oder Säcke können dynamische Effekte des Werfens ggf. auch für die Gelenke schonend genutzt werden.
- Der Umgang mit schweren Lasten bei eingeschränkter Standsicherheit kann besondere Koordinationsanforderungen stellen.

Rückengerechtes Arbeiten in der Pflege

Zu den häufig unter den Folgen des Umgangs mit schweren Lasten und Arbeiten in Zwangshaltungen leidenden Beschäftigten zählen die Pflegekräfte in der Kranken- und Altenpflege. Dabei sind nicht allein die gelegentlichen hohen Lasten durch Patienten, die sich in teils hilfloser Position befinden von Bedeutung, sondern auch die anstrengenden Zwangshaltungen in Vorneigung des Oberkörpers > 20 Grad, die teils mehrere Stunden pro Tag eingenommen werden müssen (Freitag et al. 2007/2012).

Der ergonomische Engpass bei diesen Tätigkeiten besteht besonders darin, dass überwiegend weibliche Beschäftigte aller Altersgruppen bei ihren Pflegetätigkeiten hilfsbedürftige Personen mit einem Körpergewicht zwischen 50 und bis zu 150 kg im Bett zu bewegen oder beim Aufstehen zu unterstützen haben, während andere Pflegearbeiten z.B. bei bettlägerigen Patienten über längere Zeit in einer vorgebeugten Haltung auszuführen sind. So verbringen Altenpflegekräfte während des Frühdienstes bis zu drei Stunden in einer vorgeneigten Haltung von mehr als 20 Grad, wie Arbeitsplatzmessungen gezeigt haben.

Die BG Gesundheitswesen und Wohlfahrtspflege (BGW) hat daher eine Reihe von Programmen für die Kranken- und die Altenpflege entwickelt. Angeboten wird den Beschäftigten beispielsweise ein zweiteiliges Seminarprogramm „Prävention von Rückenbeschwerden in der Pflege und Betreuung – Grundlagen sowie Betriebliche Umsetzung". Dabei wird auch umfangreich über die Anwendung ergonomischer Hilfsmittel durch den Arbeitgeber sowie zu Fragen der Verhaltensprävention am Arbeitsplatz informiert.

Das Gesundheitsdienstportal der BGW stellt für die Erleichterung der Arbeiten in der Pflege Informationen zu technischen Hilfsmitteln wie Duschwagen, Evakuierungsstuhl, Hubbadewanne, Lifter, Notfallhebekissen/Notfallmatratze, Patientenumbetter/Patientenschleuse. Pflegebett, Rollstuhl, Tagespflegestuhl, Umsetzhilfe/Aufrichthilfe, Untersuchungs-/Transportliege bereit. Kleinere und handliche Hilfsmittel reduzieren die körperliche Belastung von Pflegekräften beim Umgang mit hilfsbedürftigen Menschen. Im Rahmen der aktivierenden Pflege unterstützen sie außerdem die Mobilität des Patienten. Dazu gehören Antirutschmatten, Beingurte, Bettleitern, Drehscheiben, Evakuierungsmatten, Gleithilfen, Haltegürtel, Rollbretter und Rutschbretter.

Ergonomisches Verhalten am Bildschirmarbeitsplatz

Die gemeinsam von der Verwaltungs-BG (VBG) und der Bundesanstalt für Arbeitsschutz und Arbeitsmedizin herausgegebene Informationsschrift „Bildschirm- und Büroarbeitsplätze – Leitfaden für die Gestaltung" (DGUV Information 215-410) und das interaktive Programm zur Rückenprävention der VBG bieten ein umfassendes Informationsangebot für die Gestaltung und Nutzung von modernen Büroarbeitsplätzen dar. Auch im Internet finden sich viele sachlich gute Hinweise, die aber gelegentlich mehr Produktwerbecharakter als ergonomische Fakten haben.

Einrichtung des persönlichen Arbeitsplatzes:

Grundregeln der Einrichtung des Bildschirmarbeitsplatzes betreffen die Einstellung des Bürostuhls und des Arbeitstischs sowie Hinweise für die Verwendung der Tastatur bzw. einer PC-Maus *(Abb. 6.30)*:

- Die Höhe der Sitzfläche soll entsprechend der eigenen Körperhöhe so eingestellt werden, dass Ober- und Unterschenkel einen Winkel von 90 Grad oder mehr bilden, wenn die Füße ganzflächig auf dem Boden stehen.
- Die zu dieser Stuhlhöhe gehörige Tischhöhe soll so eingestellt werden, dass die Arme ohne Anspannung der Schultern so auf der Tischfläche abgelegt werden können, dass Ober- und Unterarme einen Winkel von rund 90 Grad bilden, wenn die Unterarme eine waagerechte Linie zur Tastatur bilden.
- Wenn die Tischhöhe nicht entsprechend eingestellt werden kann, sollte die Sitzhöhe an die vorgegebene Tischhöhe entsprechend angepasst werden. Die Höhe der Füße, die weiterhin beim Kniewinkel ab 90 Grad möglichst waagerecht abgestellt werden sollen, wird durch eine Fußstütze ausgeglichen.
- Um Anspannungen im Nacken und entsprechenden Beschwerden vorzubeugen, sollte die Tastatur eine Handballenauflage haben. Diese ermöglicht, dass beim Schreiben die Unterarme abgestützt werden und nicht aktiv „getragen" werden müssen.

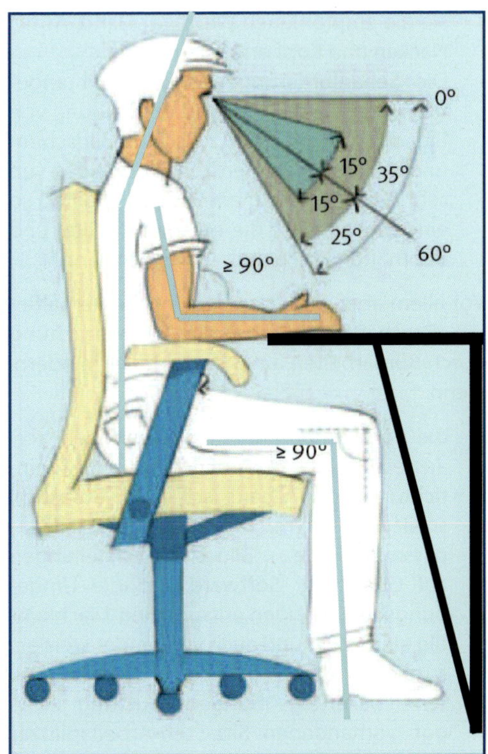

Abb. 6.30: Körperwinkel am Bildschirmarbeitsplatz bei mittlerer entspannter Haltung

- Für eine möglichst spannungsfreie Nackenhaltung ist entscheidend, eine Blickrichtung auf den Bildschirm nach unten zwischen etwa 30 Grad (obere Zeilen auf dem Bildschirm) und 70 Grad (untere Zeilen auf dem Bildschirm) einzustellen. Als Orientierung gilt, dass die Augenoberkante etwa mit der Oberkante des Bildschirmgerätes übereinstimmt. Damit sind die Hals- und Nackenmuskulatur, die den Kopf in entspannter Ruhehaltung nicht aufrecht, sondern ca. 10 Grad nach vorne geneigt tragen, sowie die zusätzliche Neigung der mittleren Augenachse nach unten ausgeglichen.
- Nutzer von einfach und schnell höhenverstellbaren Arbeitstischen, die damit einen zeitweiligen Steharbeitsplatz einrichten, sollten diese vorgenannten Arbeitsplatzdaten kennen, um in der Steh- wie auch Sitzposition die Tischhöhe so wählen, dass

sie die empfohlenen Werte für Hand, Arme, Nacken und Kopf erreichen.

- Die Sehanforderungen sind durch angemessene Beleuchtung und Vermeidung von Blendung (Verhältnis zwischen Bildschirm und Leuchten bzw. Fenstern, Vermeiden von sehr heller Kleidung am Bildschirmgerät) so einzustellen, dass die entspannte Sitz- und Kopfhaltung beibehalten werden kann.

Vor allem aber auch das persönliche Verhalten der Beschäftigten kann die Beanspruchung durch Büroarbeiten am Bildschirm vermindern, wenn

- die vom Unternehmen geschaffenen Voraussetzungen am Arbeitsplatz – Büroeinrichtung mit Arbeitstisch und Bürostuhl sowie Bildschirm, Tastatur, individuell anpassungsfähige Bildschirmdarstellungen auf Grund der Software und die Umgebungsbedingungen entsprechend sachkundig eingestellt und auch verwendet werden,
- zusätzlich durch das persönliche Verhalten (Lockerungsübungen, Nutzung eines ggf. vorhandenen Sitz-Steh-Arbeitsplatzes durch höhenverstellbaren Tisch, Einfügen von Wegen im Bürobereich z.B. zum Drucker, ggf. Bewegungspausen) einem Bewegungsmangel am Arbeitsplatz entgegengewirkt wird.

Gleiches gilt natürlich auch für Bildschirmarbeiten im sog. Home-Office.

Bewegung am Büroarbeitsplatz:

- Es gibt auch im gut ausgewählten Bürostuhl nicht die einzige ideale bzw. richtige Sitzhaltung. Es sollte vielmehr bei aufrechter Haltung regelmäßig zwischen der vorderen und eher im Rücken angespannten, der mittleren und der hinteren Sitzposition mit entspannt auf der Rückenlehne abgelegtem Rücken gewechselt werden. Dieses sog. „dynamische Sitzen" ist gegenüber einer statischen Sitzhaltung zu bevorzugen.
- Ein Steh-Sitz-Arbeitsplatz sollte etwa so genutzt werden, dass maximal zwei Drittel der Arbeitszeit im Sitzen und dazwischen längere Arbeitsphasen im Stehen verbracht werden.
- Für Gespräche und arbeitsbedingte Meetings sollte man generell Stehtische verwenden. Sie erlauben eine entsprechende Dynamik der Haltung mit Anspannung der Bein- und Rückenmuskulatur und vielleicht tragen sie sogar dazu bei, die Meetings zeitlich straff zu organisieren.
- Nach spätestens einer Stunde angestrengter Bildschirmarbeit sollte eine kurze Bewegungspause eingelegt werden. Diese kann auch mit Softwareunterstützung am Bildschirm verbracht werden, vorzugsweise wenn sie Nacken, Schultern und Arme/Hände betreffen sollen.
- Um auch die gesamte Rumpf- und Beinmuskulatur zu aktivieren, bietet es sich an, in der Mittagspause eine angeleitete kurze Bewegungspause in der Arbeitsgruppe durchzuführen. Sie sollte nicht nur Dehnung und Entspannung enthalten, sondern die Muskulatur und das Kreislaufsystem insgesamt aktivieren.

Die spektakuläre These „Sitzen ist das neue Rauchen" ist dagegen weder wissenschaftlich fundiert noch praktisch hilfreich (Starrett u. Starrett 2016). Eine überwiegend sitzende Tätigkeit gilt nach derzeitigem Kenntnisstand nicht als Risikofaktor für Rückenschmerzen (DAK Gesundheitsreport 2018, S. 41). Der eher an einen Werbeslogan erinnernde Text soll sicherlich aufrütteln, um insgesamt beruflich und privat mehr gegen Bewegungsmangel zu tun. Aber der Vergleich zwischen „Sitzen" als Ausdruck für Bewegungsmangel und ggf. dadurch hervorgerufenen Beschwerden am Bewegungssystem und „Rauchen" als Suchterkrankung mit einer Abhängigkeit und möglicherweise tödlichen Folgeerkrankungen ist für die Problemdimension des Bewegungsmangels aus arbeitsmedizinischer Sicht mehr als unangebracht.

Stehen und Sitzen im Wechsel

Der Wechsel zwischen Sitzen und Stehen – vermittelt über höhenverstellbare Tische und entsprechende Raumgestaltung führen nach einem systematischen Review von Backé et al. (2019) zu unterschiedlichen Sitzzeitreduktionen zwischen etwa 20 und 100 Minuten pro Tag. Evidente allgemein verbindliche Regeln der

Arbeitsorganisation lassen sich daraus jedoch noch nicht ableiten. Häufige kurze Sitzpausen sowie unmittelbares Feedback zum Sitzverhalten sind wirksamer als längere Phasen des Sitzens und Stehens.

Damit die Beschäftigten ihre höhenverstellbaren Tische auch anwenden, scheint eine Ergonomieberatung notwendig und wirksam. Die Anwendung der Höhenverstellung wird überwiegend als angenehm und die Atmosphäre als belebend empfunden. Der Nachweis positiver objektiver Effekte auf das Muskel-Skelett-System und die Kreislauffunktionen kann gegenwärtig wegen fehlender qualitativ hochwertiger Studien jedoch noch nicht erbracht werden.

Sitznutzung für Berufskraftfahrer

Fahrersitze insbesondere im LKW und Omnibus sind für viele Berufskraftfahrer der Arbeitsplatz, den sie viele Stunden fortlaufend bei Ausnutzung der vollen zulässigen Lenkzeiten (9 Stunden pro Tag, spätestens nach 4,5 Stunden für 45 Minuten unterbrochen, 2x/Woche maximal 10 Stunden, maximal 56 Stunden pro Woche bei maximal 90 Stunden in zwei aufeinanderfolgenden Wochen) einnehmen. Die Konstruktion moderner Fahrersitze erlaubt ein in dem genannten Zeitrahmen weitgehend ermüdungs- und vibrationsarmes Arbeiten. Dennoch bleibt es ein bewegungsarmer Arbeitsplatz, der körperlich unterfordernd ist und mit dazu beiträgt, dass Berufskraftfahrer einen besonders hohen Anteil an Übergewichtigen aufweisen.

Die zuständige Berufsgenossenschaft Verkehr stellt auf ihrer Website geeignete Unterweisungsmedien (https://www.bg-verkehr.de/medien/medienkatalog/unterweisungsmedien) bereit. Die Unterweisung zur Nutzung des Fahrersitzes im Güterverkehr oder im Omnibus soll den Berufskraftfahrer befähigen, seinen Sitz an seine individuellen körperlichen Voraussetzungen anzupassen. Das bedeutet,

- den Sitz auf die Bedürfnisse des Körpers einstellen und
- die Sitzhaltung hin und wieder verändern, um einseitigen Belastungen entgegenzuwirken. Der korrekte Verlauf des Sicherheitsgurtes muss dabei gewährleistet bleiben.

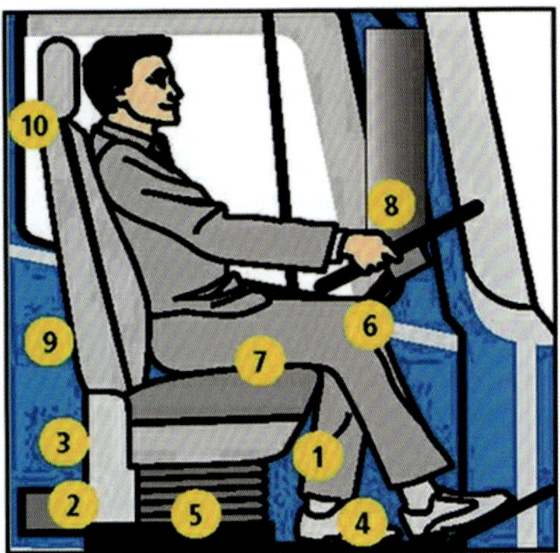

Abb. 6.31: Typische Einstellmöglichkeiten eines Fahrersitzes – in Anlehnung an eine Empfehlung der BG Verkehr (2012)

Darüber hinaus ist für ausgleichende Bewegung zu sorgen, sowohl durch regelmäßige Bewegungspausen unterwegs als auch durch sportliche Aktivitäten in der Freizeit. Die Empfehlungen der Berufsgenossenschaft Verkehr zur Einstellung eines Fahrersitzes lauten *(Abb. 6.31)*:

Fahrersitz einstellen

Angestrebt wird eine leicht zurückgelehnte, entspannte Haltung

Ausgangsstellung: Lenkrad und Instrumententräger befinden sich in vorderer Position

1. Länge der Sitzfläche einstellen: Abstand zur Kniekehle etwa eine halbe Handbreite
2. Neigung der Sitzfläche einstellen. Leicht nach hinten abfallend ca. 5–15 Grad.
3. Auf den Sitz ganz nach hinten setzen, Neigung der Rückenlehne einstellen: Der Rücken soll ganz an der Rückenlehne anliegen, der Oberkörper ist leicht zurückgelehnt. Es entsteht kein Druckgefühl oder Beengtheit im Bauchbereich
4. Mittleren Pedalwinkel zwischen Ruhestellung und Vollausschlag bestimmen: Ferse soll aufstehen, Fußwinkel 90 Grad, Fuß soll beim Betätigen auf der gesamten Pedalfläche aufstehen

5. Sitzhöhe und Sitzlängenverstellung (Abstand zu Pedalen einstellen, Pedale müssen gut erreichbar sein, Oberschenkel sollen auf der Sitzvorderkante aufliegen
6. Kniewinkel überprüfen: 110–120 Grad
7. Lage der Oberschenkel überprüfen: Kein Druck der Vorderkante auf die Oberschenkel, falls nötig zuerst Sitztiefe, dann nochmals Sitzhöhe und Längseinstellung überprüfen
8. Lenkrad und Instrumententräger richtig einstellen: Leicht angewinkelte Arme beim Lenken
9. Lendenwirbelstütze einstellen: Fühlbare Stützwirkung ohne unangenehmen Druck
10. Kopfstütze einstellen: Oberkante über Augenhöhe (keine „Nacken"-Stütze) aus (BG Verkehr) – Beispiel Unterweisung O 2 – Richtig sitzen im Omnibus

Diese Empfehlungen können ebenso auf die Einstellung des PKW-Fahrersitzes übernommen werden.

Stehen im Beruf

Das Stehen über mehrere Stunden ohne wirksame Pausen stellt insgesamt eine hohe körperliche Belastung für das Bewegungssystem dar.

Ein zusätzliches Risiko tragen Frauen: Das Stehen verursacht Druck auf den Beckenboden, so dass neben der Muskulatur auch passive Strukturen eine Stützfunktion übernehmen.

Eine Minimalforderung ist die These „Möglichst oft bewegen", soweit es die Tätigkeit zulässt. Es gibt folgende Tipps für den Arbeitsalltag in Stehberufen:

Technische Maßnahmen: Eine Erleichterung können sog. Steh-Sitz-Hilfen bringen, die eine Entlastung durch Anlehnen ermöglichen. Federnde Bodenbeläge oder Steharbeitsmatten aus elastischen Materialien puffern härtere Stöße beim Gehen und werden ebenfalls als entlastend empfunden.

Organisatorische Maßnahmen: Die Arbeitsaufgabe sollte nach Möglichkeit zwischen stehenden, bewegten und sitzenden Tätigkeiten abwechseln. Das muss in der Regel im Unternehmen organisiert werden.

Persönliche Maßnahmen: Bei unvermeidlichem Stehen hilft es, immer wieder die Haltung zu ändern (einen Fuß auf eine Stufe stellen, mit den Füßen wippen, den Rücken fest gegen eine Wand lehnen und drücken).

Schuhe sollten flache Absätze, eine weiche Innensohle und die optimale Passform haben, ggf. mit Unterstützung durch individuelle Fußbettungen.

Kompressionsstrümpfe verhindern einen Stau von Blut in den Venen der Beine und sind auch für Männer verfügbar.

Ergonomie bei der Arbeit der Zahnärzte

Die Arbeit des Zahnarztes, der mehrere Stunden pro Tag am Behandlungsstuhl über dem Patienten gebeugt steht oder sitzt und dabei hochkonzentriert feinmotorische Arbeiten verrichten muss, wurde schon frühzeitig als Aufgabenfeld für die Ergonomie erkannt (Reitemeier et al. 2012). Viele Entwicklungen der Behandlungstechnik basieren deshalb nicht allein auf der Behandlungsaufgabe für den Patienten, sondern auch auf den Ausführungsbedingungen für den Arzt. Die Berufsgenossenschaft Gesundheitswesen und Wohlfahrtspflege (BGW) veröffentlicht sieben Leitsätze der Ergonomie für Zahnärzte mit ergänzenden Kommentaren:

1. Vermeide schädigende Bewegungen oder Haltungen
2. Vermindere Belastungen, die schädigend wirken können
3. Arbeite in aufrechter Körperhöhe
4. Arbeite körpernah
5. Arbeite frontal
6. Arbeite mit entspannten Gelenken
7. Wechsle Belastungen

(Details finden sich in BGW 2014: BGW kompakt – Zahnmedizin)

Schlussbemerkungen

Abschließend zu diesem *Kapitel 6.4* ist noch einmal hervorzuheben, dass es sich um Beispiele einer begrenzten Auswahl von Tätigkeiten handelt, welche die Breite der möglichen Anwendungsfälle beispielhaft verdeutlichen soll. Darüber hinaus sollte jeder in der Praxis Tätige auch nach anderen für sein Tätigkeitsfeld zutreffenden Lösungsvorschlägen suchen. Dabei ist jedoch auf Grundlegendes der Gestaltung wie die TOP-Prinzipien zu achten und ggf. auch sehr engagiert beworbenen, aber nicht gut sachlich begründbaren Lösungsvorschlägen mit Vorsicht und kritischer Distanz zu begegnen.

Literatur

Arbeiten im Home-Office – nicht nur in der Zeit der SARS-CoV-2-Epidemie. Information der DGUV FBVW-402. Sachgebiet Büro. Stand: 24.02.2021 https://publikationen.dguv.de/widgets/pdf/download/article/3925

Backé EM, Kreis L, Latza U (2019). Interventionen am Arbeitsplatz, die zur Veränderung des Sitzverhaltens anregen. Zentralblatt für Arbeitsmedizin, Arbeitsschutz und Ergonomie, 69(1), 1–10. BAuA (Hrsg.) (2011). Sitzlust statt Sitzfrust – Sitzen bei der Arbeit und anderswo. 4. durchgesehene Auflage, Berlin

BAuA (Hrsg.) (2011). Sitzlust statt Sitzfrust – Sitzen bei der Arbeit und anderswo

Baum F, Beck BB, Flöder B, Köhler S, Küfner S, Ramm M, Stangenberger S, Wortmann N (2008). Leitfaden Prävention von Rückenbeschwerden in der stationären Altenpflege. Berufsgenossenschaft für Gesundheitsdienst und Wohlfahrtspflege – BGW, Hamburg

BG Verkehr (2016). Unterweisungskarte Richtig Sitzen im Omnibus. https://www.bg-verkehr.de/medien/medienkatalog/unterweisungsmedien/unterweisungskarte-o2-richtig-sitzen-im-omnibus

BGI 650 „Bildschirm- und Büroarbeitsplätze – Leitfaden für die Gestaltung". Verwaltungsberufsgenossenschaft, Hamburg (2012)

BGW (2012). Ergonomie in der Zahnarztpraxis. BGW-Mitteilungen 3/2012 (https://www.bgw-online.de/internet/generator/Inhalt/OnlineInhalt/BGW-Mitteilung/2012/3-2012/Artikel/Titelthema/Ergonomie_Zahnarzt.html) unter Verwendung von Material aus Schmidt H (2012): Ergonomie für das Zahnarztteam. Hrsg. Zahnärztekammer Westfalen-Lippe. Ein Kooperationsprojekt mit der Berufsgenossenschaft für Gesundheitsdienst und Wohlfahrtspflege (BGW), 12–16

BGW (2014). BGW kompakt. Angebote – Informationen – Leistungen. Unternehmer Zahnmedizin. Erstveröffentlichung 09/2008, Stand 08/2014 © Berufsgenossenschaft für Gesundheitsdienst und Wohlfahrtspflege (BGW)

Bildschirm- und Büroarbeitsplätze. Leitfaden für die Gestaltung. DGUV Information 215-410. Stand 2019. Herausgegeben von Deutsche Gesetzliche Unfallversicherung e.V. (DGUV). https://publikationen.dguv.de/widgets/pdf/download/article/409

DIN EN ISO 9241-110 (https://www.din.de/de/mitwirken/normenausschuesse/naerg/normen/wdc-beuth:din21:289443385)

Freitag S, Ellegast R, Dulon M, Nienhaus A (2007). Quantitative Measurement of Stressful Trunk Postures in Nursing Professions. Ann Occup Hyg 51, 385–395

Freitag S, Fincke-Junod I, Seddouki R, Dulon M, Hermanns I, Kersten JF, Nienhaus A (2012). Frequent Bending – An Underestimated Burden in Nursing Professions. The Annals of occupational hygiene, 56(6), 697–707

Korshoj M, Hallman DM, Mathiassen SE, Aadahl M, Holtermann A, Jorgensen MB (2018). Is objectively measured sitting at work associated with low-back pain? A cross sectional study in the DPhacto cohort. Scandinavian Journal of Work, Environment & Health 44, 96–105

Reitemeier B, Arnold M, Scheuch K, Pfeifer G (2012). Arbeitshaltung des Zahnarztes. Zahnmedizin up-2date, 6(02), 147–170

Rund um den Rücken. Abschnitt Hebe- und Tragetechnik – Unterweisung mit Übungen. Herausgeber: BG BAU Berufsgenossenschaft der Bauwirtschaft, Berlin. BC GmbH Verlags- und Mediengesellschaft, Wiesbaden. (www.bc-verlag.de/site.aspx?url=/html/mm-anwendung.htm#ruecken)

Starrett, Kelly, and Juliet Starrett (2016). Sitzen ist das neue Rauchen: das Trainingsprogramm, um Haltungsschäden vorzubeugen und unsere natürliche Mobilität zurückzugewinnen. riva. München

6.5 Betriebliches Gesundheitsmanagement und Betriebliche Gesundheitsförderung

G. Biernath und J. Groschopp

6.5.1 Was ist Betriebliches Gesundheitsmanagement (BGM)?

In den vorangehenden Abschnitten des *Kapitels 6* sind betriebliche Präventionsmaßnahmen des Arbeits- und Gesundheitsschutzes dargestellt worden. Im Rahmen eines betrieblichen Gesundheitsmanagements werden diese Aktivitäten in die Managementprozesse eines Unternehmens verwoben und erweitert. Sie finden damit einen betrieblichen Rahmen, der Ihre Wirksamkeit verstärkt.

Das „Gesetz zur Stärkung der Gesundheitsförderung und der Prävention" – kurz Präventionsgesetz, welches im Juli 2015 verabschiedet wurde zeigt, dass auch der Staat eine enge Verzahnung aller Präventionsaktivitäten und -akteure z.B. im Arbeitsschutz und bei betrieblicher Gesundheitsförderung will. Sicherheit und Gesundheit der Belegschaft sollen gemeinsam gedacht und umgesetzt werden. Das BGM bietet einen geeigneten Rahmen, um dieses Ziel auf betrieblicher Ebene zu verwirklichen.

Es umfasst die Entwicklung betrieblicher Rahmenbedingungen sowie integrierter, betrieblicher Strukturen und Prozesse, welche die gesundheitsförderliche Gestaltung von Arbeit und Organisation und die Befähigung zum gesundheitsförderlichen Verhalten der Mitarbeiterinnen und Mitarbeiter zum Ziel hat (Badura et al. 2010). Das BGM integriert ausdrücklich formulierte Unternehmensziele zur Gesundheit aller Mitarbeiter in das Arbeitssystem und dient der zielgerichteten Umsetzung derselben. Betriebliches Gesundheitsmanagement beinhaltet (Abb. 6.32)

- den Arbeits- und Gesundheitsschutz für die Verhütung arbeitsbedingter Gesundheitsgefahren und Erkrankungen. Existiert bereits ein Arbeitsschutzmanagementsystem, wird es mit diesem verknüpft bzw. integriert,
- Aktivitäten der betrieblichen Gesundheitsförderung mit ihren verhaltens- und verhältnispräventiven Aktivitäten für verschiedene Zielgruppen und
- das betriebliche Eingliederungsmanagement nach SGB IX.

Dabei wird es auch mit Hilfe der betrieblichen Personal- und Organisationsentwicklung wirksam (Badura 1999, Leitfaden Betriebliches Gesundheitsmanagement. VDBW 2009, PAKT 2010) und gestaltet Unternehmenskultur.

Die Einrichtung eines qualifizierten Gesundheitsmanagements zielt auf die „Organisation von Gesundheit im betrieblichen Kontext. Gesundheitsmanagement hat die Aufgabe, verschiedene gesundheitsbezogene Maßnahmen in einem Unternehmen zu planen, zu adressieren, zu organisieren und untereinander abzustimmen. Es entwickelt Strategien, die sich an den Unternehmenszielen orientieren und setzt diese in spezifische Zielwerte und Kennzahlen [...] um." (Bamberg, Ducki, Metz, 2011, S.128).

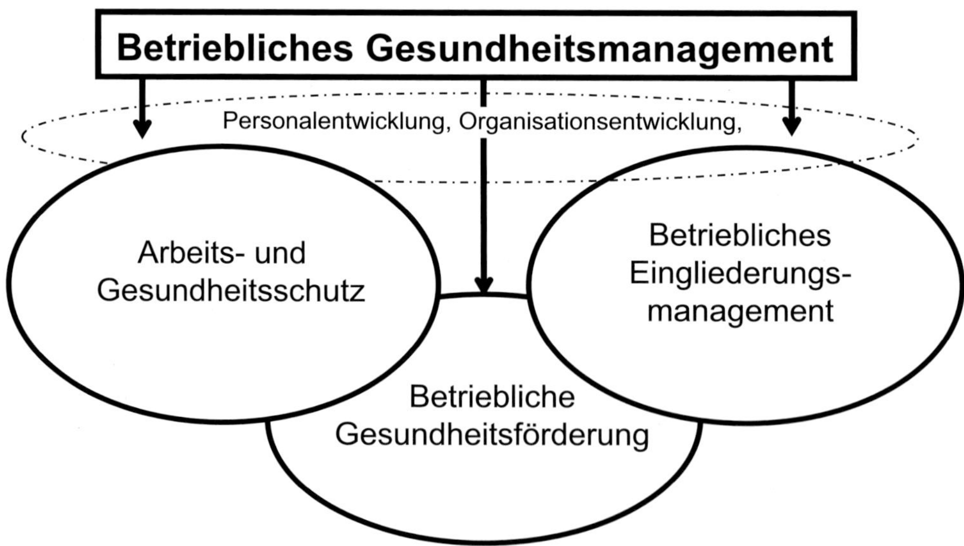

Abb. 6.32: Betriebliches Gesundheitsmanagement

Es geht also um:

- das Formulieren einer unternehmenspolitischen Ausrichtung zum Themenfeld „Gesundheit" mit der dazu passenden organisatorischen Verankerung und Evaluation der Strategie,
- die regelmäßige Bestandsaufnahme der Arbeits- und Gesundheitssituation mit Berücksichtigung von Erkenntnissen aus betrieblichen (Arbeits- und Gesundheitsschutz-) Aktivitäten,
- die Vereinbarung messbarer betrieblicher Gesundheitsziele, die über Krankheitsquoten hinausgehen,
- die Einsetzung einer/es „Gesundheitsmanager/in" und dessen Vernetzung mit anderen inner- und außerbetrieblichen Experten und Unterstützern,
- regelmäßige Aktivitäten zum Thema Gesundheit im Rahmen betrieblicher Gesundheitsförderung (BGF),
- die Qualifizierung von Führungskräften zu eigenem Gesundheits- und gesundem Führungsverhalten,
- den Einsatz von passenden Führungsinstrumenten wie z.B. Willkommensgesprächen,
- die Verbindung mit dem betrieblichen Wiedereingliederungsmanagement (BEM), welches nach § 167 Abs. 2 SGB IX betrieblich umgesetzt werden muss und
- die Unterstützung und Entwicklung einer gesundheitsförderlichen Unternehmenskultur.

In größeren Unternehmen wird in aller Regel ein/e Gesundheitsmanager/-in eingesetzt, der oder die alle Aktivitäten koordiniert und steuert. Das Kompetenzprofil dieser Funktion sollte umfassen: Praktische Erfahrungen im Projektmanagement und der Moderation und vertiefte Sachkenntnis über Sicherheit und Gesundheit im Betrieb (siehe auch DGUV-Information 206-021).

Der Betriebsarzt hat im BGM die Rolle des fachlichen Experten, der Vertrauensperson von Unternehmen und Beschäftigten sowie des Unterstützers oder sogar Treibers in diesem System (VDBW 2009).

Seit 2015 gibt es die Möglichkeit, ein betriebliches Gesundheitsmanagement gemeinsam mit dem Arbeitsschutzmanagement durch den Unfallversicherer begutachten und mit einem Gütesiegel auszeichnen zu lassen. (DGUV Grundsatz 311-002). Einige Unfallversicherer bilden auch Gesundheitsmanager für ihre Branchen aus.

Am Beispiel der Prävention arbeitsbezogener Erkrankungen des Muskel-Skelett-Systems sorgt ein funktionierendes BGM zum Beispiel für:

- die stetige Verbesserung der ergonomischen Gestaltung der Arbeitsplätze unter aktiver Beteiligung der Mitarbeiter, die ihr Erleben der Belastungen am Arbeitsplatz, ihre Erfahrungen mit vorhandenen und mit veränderten Arbeitsbedingungen und Ideen für praktikable Lösungen einbringen können,
- die Beförderung einer von Verantwortungsbewusstsein getragenen Arbeitsorganisation und Arbeitsatmosphäre, die z.B. auch das Arbeitszeitregime als Faktor bei hohen körperlichen Belastungen und bei ausgeprägtem Bewegungsmangel berücksichtigt,
- der Abbau von Faktoren, die zu überhöhter psychischer Anspannung beitragen und als „Stress" erlebt werden wie z.B. Zeitdruck und gleichzeitig der Aufbau von gesunderhaltenden Faktoren, wie z.B. guter Zusammenarbeit oder funktionierenden Hebe- und Tragehilfen, so dass die wahrscheinliche negative Folge „Auslösung von Rückenschmerzen" vermieden wird.

6.5.2 Umsetzung eines Betrieblichen Gesundheitsmanagements

Der Ansatz des BGM ist unternehmensumfassend und als ein kontinuierlicher Verbesserungsprozess angelegt. Es wird getragen von Unternehmens- bzw. Geschäftsleitung, dem Personalwesen, den Führungskräften, Betriebs- oder Personalrat und Arbeitsschutzexperten (Sicherheitsfachkraft, Arbeitsmediziner) sowie interessierten Mitarbeitern.

Kleine und mittlere Betriebe können von der inhaltlichen Zielsetzung des Gesundheitsmanagements ebenso profitieren wie große Unternehmen. Die Nutzung der BGM-Systematik ist hier genauso möglich. Ziele zu formulieren, einen Kümmerer zu bestimmen sowie regelmäßige Treffen mit den Mitarbeitenden, um wichtige Themen zu erfassen und aufzugreifen, entspricht nicht selten schon der Vorgehensweise bei anderen betrieblichen Themen.

Eine praktikable Systematik bietet bspw. die Methode der Ideentreffen (DGUV-Information 206-007). Eine regionale Vernetzung mit anderen kleineren und größeren Betrieben bietet sich ebenfalls an.

Viele Unternehmer kleiner Betriebe fühlen sich mit dieser Aufgabenstellung bislang überfordert. Kostenlose Unterstützung finden sie aber z.B. über die regionalen Koordinierungsstellen der Krankenkassen (https://bgf-koordinierungsstelle.de/) oder durch Angebote wie das der Berufsgenossenschaft Nahrungsmittel und Gastgewerbe (BGN) „Sicherheit und Gesundheit im Kleinbetrieb", bei dem in einer Kombination von Information und Beratung relevante Umsetzungsfragen praktisch und systematisch bearbeitet werden können.

Die ausführliche Darstellung aller wichtigen Prinzipien und Erfolgsfaktoren eines Gesundheitsmanagements ist hier nicht möglich. Neben der Grundidee eines kontinuierlichen Verbesserungsprozesses sind Information und Kommunikation, Führung, Qualifizierung und gute Werkzeuge in der Umsetzung erfolgskritisch. Wir sehen aber häufig auch, dass der Bezug zur Arbeitssituation und eine partizipative Analyse derselben im Vorfeld von Maßnahmen im BGM ausgelassen wird. Die Analyseaktivitäten sind jedoch ein Kernprozess im BGM, so dass sie hier noch kurz umrissen werden.

Analysen als Grundlage des BGM und der BGF

Zentrales Grundelement der Analyse für Sicherheit und Gesundheit im Betrieb ist die Beurteilung der Arbeitsbedingungen („Gefährdungsbeurteilung"), wie im Arbeitsschutzgesetz verlangt. Die Erfassung und Bewertung von arbeitsbedingten Gefährdungen sowie die Umsetzung passender Gestaltungsmaßnahmen zum Abbau bzw. zur Verringerung von Gefährdungen und die Dokumentation dessen ist gesetzlich festgeschrieben. Im Rahmen eines BGM können diese Informationen – passend zur Zielsetzung und Fragestellungen – erweitert werden. Besonders auf die psychischen Faktoren der Gefährdungsbeurteilung wird im BGM oft Bezug genommen.

Die Aktivitäten der BGF sind Teil des BGM. Sie leben davon, dass die betroffenen Beschäftigten die Angebote tatsächlich nutzen. Dies ist in der betrieblichen Praxis mitunter herausfordernd. Ein Erfolgsfaktor dafür ist die Analyse. Das bedeutet die Außensicht von Experten auf die Arbeitssituation mit der Innensicht der Belegschaft zu kombinieren (Biernath 2005). Damit wird nicht nur Handlungsbedarf differenziert erkennbar, sondern auch eine höhere Akzeptanz bei der Umsetzung von Maßnahmen erreicht. Die Betroffenen fühlen sich ernst genommen und die Angebote können auf die Bedürfnisse der Betroffenen zugeschnitten werden. *Tab. 6.2* zeigt eine Übersicht von Analysedaten/-methoden.

Analysen werden meist als eigener Schritt im Managementzyklus betrachtet, der den

Tab. 6.2: Analysemethoden für Sicherheit und Gesundheit im Betrieb

Außensicht auf Sicherheit und Gesundheit im Betrieb	Innensicht auf Sicherheit und Gesundheit im Betrieb
• Beurteilung relevanter Gefährdungsfaktoren durch Betriebsbegehung und Arbeitsplatzanalyse • Unfallstatistiken • Arbeitsunfähigkeitsdaten-Analyse • Arbeitsmedizinische Vorsorgeuntersuchungen	• Befragung mit Fragebogen (Papier, on-line) • Interviews • Analyseworkshop wie Arbeitssituationsanalyse (Nieder 2009) • Gesundheitszirkel • Ideentreffen
Beurteilung der Arbeitsbedingungen („Gefährdungsbeurteilung") nach dem Arbeitsschutzgesetz Checklisten, Begehungen, Experteneinschätzungen, Befragungen	

Maßnahmen vorausgeht. Gleichwohl ist eine Analyse mit Beteiligung der Belegschaft auch immer schon eine Maßnahme. Sie „macht etwas“ mit den Teilnehmenden, weckt Erwartungen („Jetzt kann ich das Thema endlich mal anbringen!“), reaktiviert bestehende Erfahrungen mit Befragungen („Da wird sich sowieso nichts ändern!“) und ermöglicht vielleicht einen Austausch unter den Teilnehmenden, der sonst in der Form nicht geschieht. Auch aus diesem Grund ist die Beteiligung der Belegschaft in der Analyse und ein guter Gesamtprozess so zentral für den Erfolg eines BGM.

6.5.3 Maßnahmen der Betrieblichen Gesundheitsförderung

Betriebliche Gesundheitsförderung (BGF) ist ein wesentlicher Bestandteil des BGM. Sie wirkt vor allem auf den Aufbau von Gesundheitskompetenz und das gesundheitsgerechte Verhalten bei der Arbeit. Sie unterstützt durch Maßnahmen und Angebote der Krankenkassen und Unfallversicherungsträger die Primärprävention. Einzelheiten zur Individualprävention enthält das *Kapitel 7*.

Aktionen der BGF

Gesundheitstage: Typische Rahmenveranstaltungen für betriebliche Aktionen sind Gesundheitstage, in denen sich die Beschäftigten aktiv mit ihrem eigenen Verhalten auseinandersetzen und ihre Gesundheitskompetenz ausbauen sollen. Ein Wissensquiz, Ausgleichsübungen oder ein Hebetraining können z.B. für das Thema sensibilisieren.

Diagnostikangebote: Einen besonderen Aufforderungscharakter haben auch einfache orientierende Diagnostikangebote, die dem Teilnehmenden eine unmittelbare Rückmeldung zum Gesundheitsstatus geben (z.B. Beweglichkeits- und Krafttests). Kombiniert mit einer guten fachlichen Beratung und weiterführendem Informations-/Übungsmaterial können sie Anstöße zu einem gesundheitsbewussteren Verhalten und zur Akzeptanz von Vorsorgeuntersuchungen geben. Neben allgemeinen Beweglichkeitsmessungen gibt es auch solche für gezielte Bereiche, wie bspw. die Beweglichkeit der Halswirbelsäule. Die meisten Kraft- und Beweglichkeitstest können im Betrieb, teilweise direkt am Arbeitsplatz, angeboten werden. Es gibt zusätzlich Mobile, in denen ausführliche Tests durchgeführt werden.

Beispiel „Mobile Rückendiagnostik“ der BGN

Die BGN bietet ihren Versicherten eine Mobile Rückendiagnostik (MRD) an (*Abb. 6.33* und *Abb. 6.34*).
Der Test wird auf einem Gerät der Firma BfMC Biofeedback Motor Control GmbH vom Typ 3D-System PEGASUS *(Abb. 6.34)* durchgeführt.
Eine Untersuchung beginnt mit einer ausführlichen Befragung des Teilnehmenden zu Kontraindikationen, Beschwerden sowie Belastungen im Beruf- und Freizeitbereich.
Der Test besteht aus

- einem Beweglichkeitstest und
- einem Maximalkrafttest

in jeweils drei Bewegungsebenen (sagittal=Frontalflexion/-extension, frontal=Lateralflexion nach links/rechts und transversal=Rotation nach links/rechts).
Die individuellen Testwerte werden mit einer Normgruppe verglichen, so dass bei der abschließenden Auswertung auf Defizite im Vergleich zur Normgruppe und auf Dysbalancen im Seitenvergleich eingegangen werden kann.
Unter Berücksichtigung der persönlichen Angaben zu Beschwerden und Belastungen erfolgt eine Beratung des Teilnehmenden. Diese schließt Empfehlungen zu verhältnis- und verhaltenspräventiven Maßnahmen ein.

Aktivitäten mit Wettbewerbs- und Erlebnischarakter: Weitere Möglichkeiten einer BGF sind Aktivitäten mit Wettbewerbs- und Erlebnischarakter, die über einen begrenzten Zeitraum angeboten werden. Es geht dabei in der Regel nicht um einzelne Fähigkeiten, sondern um komplexe Übungen, die allgemeine motorische Aktivität mit koordinativen Anforderungen an die Muskulatur verbinden und einen hohen

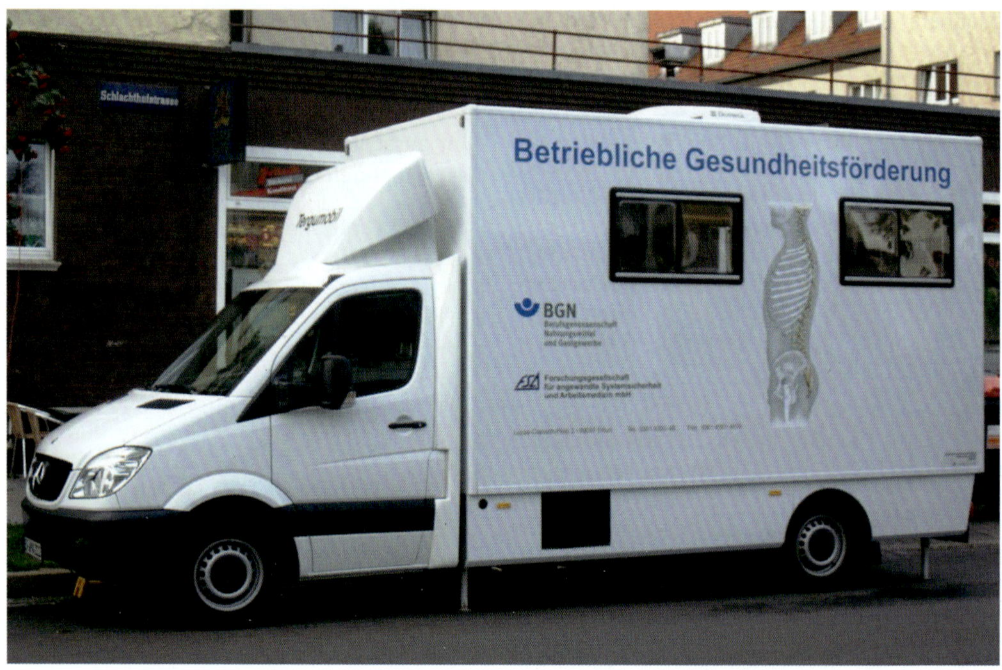

Abb. 6.33: Mobile Rückendiagnostik am Arbeitsplatz – Außensicht des Rückenmobils der BGN

Aufforderungscharakter aufweisen. Zugleich soll die Freude an der Betätigung angeregt werden, verbunden mit der Hoffnung auf einen Langzeiteffekt höherer sportlicher Bewegungsaktivität.

Erfolgreiche betriebliche Aktivitäten der BGF im Rahmen eines Gesundheitstages oder als dauerhafte Programme sind zum Beispiel:

Koordinationsparcours: Zum Training von Geschicklichkeit und Koordination sind verschiedene Balancegeräte mit unterschiedlichem Einsatzprofil entwickelt worden. Daraus kann ein Parcours aus labilen Koordinationsgeräten zusammengestellt werden, der alle Körperachsen und Bewegungsrichtungen berücksichtigt. Details finden sich in *Kapitel 7.4.5*.

Spielekonsole Wii-Fit: Um den Erwartungen jüngerer Nutzer moderner elektronischer Medien entgegenzukommen, werden bei dem Programm „Wii Fit“ auf dem so genannten Nintendo Wii Balance Board Übungen ausgeführt. Details finden sich in *Kapitel 7.4.5*.

Geh-Wettbewerbe mit Schrittzähler: Das tägliche Gehen von Wegstrecken ist die einfachste Form eines wirksamen Trainings. Der Schrittzähler motiviert zur Bewältigung einer täglichen Gehstrecke: Im betrieblichen Gesundheitsmanagement kann sie als ein Event für alle Mitarbeiter/-innen organisiert werden. Es bestehen fast keine Einstiegshürden für die Steigerung der Alltagsbewegungen. Er erlaubt die Anrechnung sämtlicher sportlicher Aktivitäten des Tages, fördert bei einem Wettbewerb Teamgeist, Spaß und Kommunikation, ist unabhängig von Arbeitszeit, -ort und sportlicher Fitness. Erfahrungen zeigen hohe Teilnahmequoten bis zu 60 % der angesprochenen Beschäftigten. Der betriebliche Organisationsaufwand ist bis auf den einmaligen Kauf der Schrittzähler bzw. die Nutzung einer Handy-App gering. Ein Ziel sollten zum Beispiel 10 000 Schritte pro Tag sein. Diese und andere Bewegungsaktivitäten des Tages sind zu dokumentieren.

Digitale Angebote für betriebliche Gesundheitsförderung: Zur Auswahl stehen orts- und zeitunabhängige Selbstlernprogramme (z.B. über Videos oder Apps von Krankenkassen, Berufsgenossenschaften oder anderen Anbietern

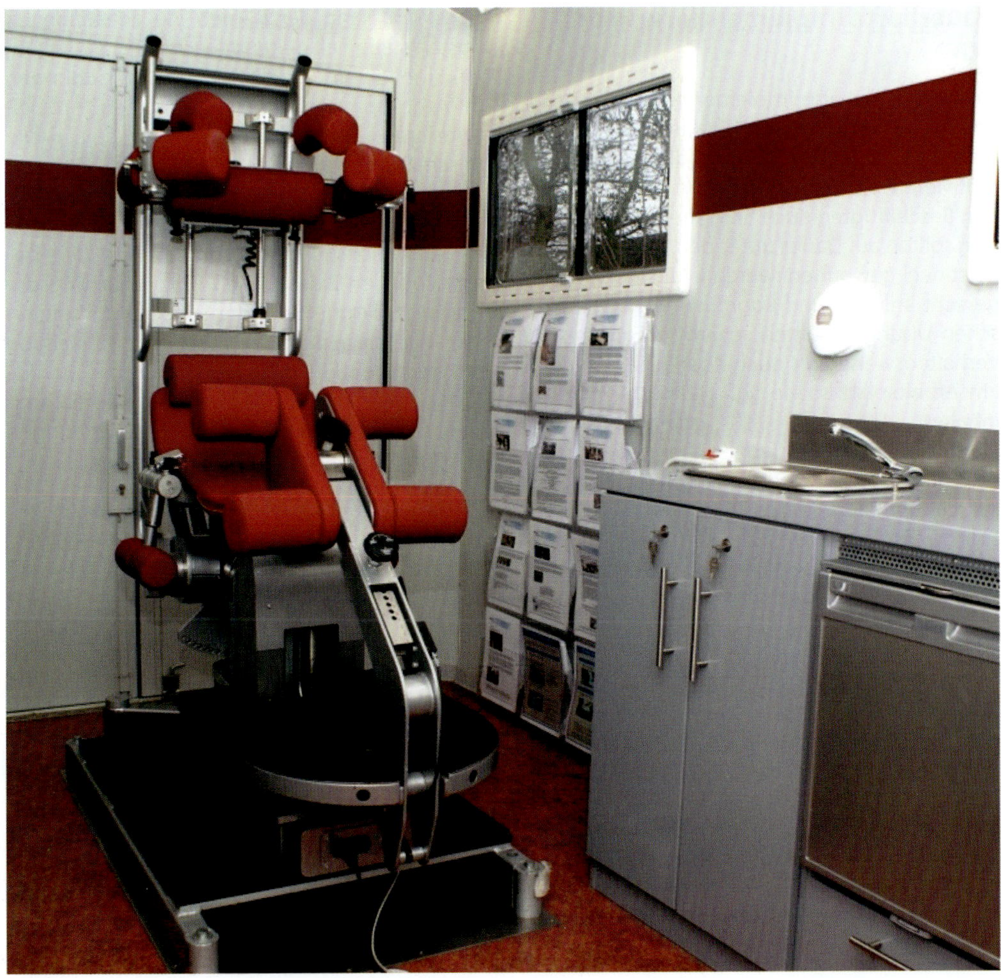

Abb. 6.34: Mobile Rückendiagnostik am Arbeitsplatz – Innenansicht des Rückenmobils der BGN mit Testgerät

sowie ortsunabhängige Live-Tutorials). Der Vorteil dieses Formates ist die Kontaktmöglichkeit zum Referierenden. Er oder sie kann in Echtzeit Fragen beantworten oder den Teilnehmenden wichtige Informationen zu den Übungen geben. Ein Austausch mit anderen Web-Seminarteilnehmenden ist ebenfalls möglich. Neben den klassischen Übungsanleitungen und Web-Seminaren gibt es Online-Gesundheitstage, Coachings und Beratungen sowie komplette Kursreihen.

Effektiv können Maßnahmen der Gesundheitstage oder anderer Einmalaktionen mit digitalen Angeboten kombiniert werden, um einen nachhaltigen Effekt zu bewirken. Insbesondere für PC-Arbeitsplätze gibt es kostenpflichtige Angebote (bspw. über die webbasierte Software „Back2Action") oder kostenfreie Hinweise und Tipps mit Erinnerungsfunktion per Email. Das MSE-Portal „gdabewegt.de" bietet Interessierten neben einem Check der Arbeitsbedingungen auch eine E-Mail-Erinnerung über einen gewissen Zeitraum mit Tipps und Hinweisen zur Stärkung der Rückengesundheit.

Dauerhafte Implementierung der BGF

Für eine dauerhafte Implementierung von BGF über die Einmalaktionen hinaus bedarf es betriebsinterner Mitwirkender, die regelmäßig motivieren und anleiten können und die von den Beschäftigten auch akzeptiert werden. Darum sollten auf Dauer unter den **Beschäftigten** Personen gewonnen werden, die diese sachgerecht anleiten und koordinieren. Die praktischen Übungen sollten sowohl ergonomische Verhaltensweisen als auch Ausgleichsübungen am Arbeitsplatz sowie ggf. Heimübungen beinhalten.

In größeren Betrieben kann es sinnvoll sein, einzelne Mitarbeiter zu **Multiplikatoren** zu schulen, die anderen Beschäftigten als Ansprechpartner dienen und dafür sorgen, dass Probleme erkannt und bearbeitet werden.

Führungskräfte, deren Verhalten im Rahmen eines BGM eine wesentliche Rolle spielt, sind eine weitere Zielgruppe der BGF. In speziellen Schulungen lernen Führungskräfte den Zusammenhang zwischen ihrem Verhalten und der Arbeitszufriedenheit, dem Betriebsklima, von Fehlzeiten und Gesundheit kennen. Sie üben eine gesundheitsgerechte Mitarbeiterführung und Selbstachtsamkeit zur Erhaltung der eigenen Gesundheit.

Arbeitsplatznahes Training und Kurse

Um physiologische Stabilisierungen und Verbesserungen der Funktionen des Muskel-Skelett-Systems zu erreichen, bedarf es eines regelmäßigen Trainings (vgl. *Kapitel 6.4* und *7.1.1*). Manche Betriebe bieten ihren Beschäftigten die Möglichkeit, an **betrieblichen Sportkursen** (wöchentlich vor/nach der Arbeit, im Idealfall auf dem Betriebsgelände) teilzunehmen. Der Übungsleiter sollte über eine entsprechende Qualifikation verfügen und auf arbeitsbedingte Belastungen eingehen. Der „Leitfaden Prävention" des Spitzenverbandes der gesetzlichen Krankenkassen (Handlungsfelder und Kriterien nach § 20 Abs. 2 SGB V) regelt Anbieterqualifikationen. Führen Anbieter mit entsprechenden Qualifikationen die gezielten Maßnahmen durch und wurden sie vorab entsprechend in die Programme eingewiesen, kann der Betrieb die entstandenen Kosten steuerlich geltend machen.

Sinnvoll sind tägliche Ausgleichsübungen in Arbeitspausen oder ggf. kurzen Arbeitsunterbrechungen direkt am Arbeitsplatz. Die Beschäftigten erhalten ein auf ihre Tätigkeit zugeschnittenes Übungsprogramm, in das sie einmalig eingewiesen werden (*siehe Kapitel 6.4*).

Ausgleichsübungen sollten nach den berufstypischen Belastungen bzw. Belastungsdefiziten strukturiert werden und so aufbereitet sein, dass sie in möglichst bildlicher Darstellung mit Personen, die der angesprochenen Berufsgruppe verwandt ist, die Ziele von realisierbaren Dehnungen, Lockerungen und Entspannungen erfüllen. Im *Anhang* finden Sie ein Beispiel:

- ein Übungsset der BGN mit Ausgleichsübungen am Arbeitsplatz für das Backgewerbe, das auch verfügbar ist für das Gastgewerbe, die Fleischwirtschaft, sonstiges Produktionsgewerbe und Beschäftigte an Büroarbeitsplätzen jeweils als Tischaufsteller (*Anhang 5.2*).

Ein mehrseitiges Übungsprogramm „FLEXIFIT" von der Berufsgenossenschaft der Bauwirtschaft (BG Bau) für den Arbeitsplatz empfohlen mit den Elementen „Lockern und Aufwärmen", „Entlastung Rücken", „Dehnung Schulter – Nacken – Brust", „Dehnung Arme und Hände", „Dehnung Beine", „Kräftigung für Schulter – Nacken – Brust" und „Vorbeugung von Kniebeschwerden" kann bei der BG Bau eingesehen werden.

Entsprechende Übungsprogramme können bei Kenntnis der typischen Arbeitsbelastungen im Unternehmen mit sportwissenschaftlicher Unterstützung angepasst werden.

6.5.4 Umfassende Kampagnen und Strategien der Sozialversicherungsträger

Die Präventionskampagne der gesetzlichen Unfallversicherung

Im Rahmen der DGUV-Kampagne der Jahre 2013 bis 2015 „Denk an mich. Dein Rücken!" als Dachkampagne und in Trägerkampagnen ist eine Reihe betrieblicher Aktivitäten unter-

Tab. 6.3: Informationen über die DGUV-Kampagne „Denk an mich – Dein Rücken"

DGUV-Kampagne „Denk an mich – Dein Rücken"
Die Berufsgenossenschaften und Unfallkassen sowie die Knappschaft und die Landwirtschaftliche Sozialversicherung haben in den Jahren 2013 bis 2015 eine Präventionskampagne durchgeführt. Die Kernbotschaft der Kampagne lautete: „Das richtige Maß an Belastung hält den Rücken gesund". Sie bezog berufliche Überbelastungen und Unterforderungen z.B. durch Bewegungsmangel ein. Im Rahmen einer Präventionskampagne wurde ein ganzheitlicher Ansatz unter Berücksichtigung physischer und psychosozialer Faktoren verfolgt. Das generelle Ziel „Reduktion arbeitsbezogener Rückenbelastungen" inklusive Unterforderungen wurde durch einzelne Präventionsziele konkretisiert: • Mehr ergonomisch optimierte und alternsgerechte Arbeitsplätze, -stätten und -abläufe, • Mehr und bessere Gefährdungsbeurteilungen zu physischen und psychischen Belastungen mit Schwerpunkt Rücken • Arbeitsmedizinische Vorsorgeuntersuchungen nach dem Grundsatz G46 durchführen • Die Präventionskultur in Betrieben und Schulen, z.B. durch Verbesserung der Arbeitsorganisation, der Führungskompetenz, Einführung von Elementen des Gesundheitsmanagements verbessern • Stärkere Beteiligung an betrieblich geförderten Präventionsangeboten zu Rückenbelastungen oder -beschwerden • Erhöhung der individuellen Gesundheitskompetenz der Versicherten • Präventionsprodukte aus arbeitswissenschaftlichen und arbeitsmedizinischen Forschungserkenntnissen für die Praxis Handlungsbereiche der Kampagne unter Berücksichtigung der Beteiligung der Beschäftigten waren • Handlungshilfen zu Gefährdungsbeurteilungen • Betriebliche Wiedereingliederungsprogramme • Ergonomisches Arbeitsplatz- und Produktdesign • Integratives Gesundheitsmanagement • Arbeitsmedizinische Vorsorge • Schulungs- und Trainingsprogramme • Instrumente zur Selbstbewertung der betrieblichen Prävention (z.B. Online-Erhebungen) • Materialien für Schüler, Lehrer und Eltern

stützt worden, von denen nachfolgend einige ausgewählte Beispiele dargestellt werden. Die DGUV Kampagne entsprach weitgehend einem betrieblichen Gesundheitsmanagement, indem zu Verhältnis- und Verhaltensprävention motiviert und zielgerichtet Veränderungen angestoßen werden. Einzelheiten zeigt die Übersicht in *Tab. 6.3*.

Die Kampagne wurde am 31.12.2015 beendet. Mehr als 3 000 Unternehmensleitende, Führungskräfte und Beschäftigte haben an einer Befragung zum Abschluss der Kampagne teilgenommen. Über die Hälfte der befragten Unternehmerinnen und Unternehmer beziehungsweise Führungskräfte gab an, von „Denk an mich. Dein Rücken" gehört zu haben. Für sie waren die Informationen der Berufsgenossenschaften und Unfallkassen sowie die Flyer (83 %) und Broschüren (59 %) die mit Abstand häufigste Informationsquelle zur Kampagne.

Mehr Informationen finden Sie unter https://www.dguv.de/de/praevention/kampagnen/praev_kampagnen/dein_ruecken/index.jsp

Die Gemeinsame Deutsche Arbeitsschutzstrategie (GDA) – Arbeitsprogramm MSE

Sie ist eine auf Dauer angelegte Plattform der Träger Bund, Länder und Unfallversicherungsträger. Ihr Ziel ist es, das Arbeitsschutzsystem in Deutschland zu modernisieren und dabei Anreize für Betriebe zu schaffen, die Sicherheit und Gesundheit der Beschäftigten weiter zu stärken.

Im Mittelpunkt der GDA steht die Verpflichtung ihrer Träger zur Gemeinsamkeit im Präventionshandeln, um – abgestimmt mit den Sozialpartnern – praktische Verbesserungen für die Beschäftigten im Arbeitsschutz zu erreichen. Dafür vereinbaren die GDA-Träger gemeinsame Arbeitsschutzziele, verbesserte Beratungskonzepte und Überwachungspraxis sowie verständliche Regeln und Vorschriften.

Bereits seit Beginn der GDA existiert das wiederholt fortgeschriebene Arbeitsprogramm Muskel-Skelett-Erkrankungen (MSE). Sein Ziel ist es, die betrieblichen Akteure (Unternehmer, Führungskräfte, Personalvertretungen, Verantwortliche für den Arbeitsschutz), umfassend zu informieren und zu qualifizieren, um arbeitsbedingte Gesundheitsgefährdungen und Erkrankungen im Muskel-Skelett-Bereich zu senken. Im Mittelpunkt stehen risikobezogene Tätigkeiten wie schweres Heben und Tragen, sich wiederholende Arbeitsabläufe oder Bewegungsmangel. Hilfen richten sich zum Beispiel an Beschäftigte mit der Komponente „Bewusst bewegen – auch im Job (Tipps für Beschäftigte, „GDA bewegt"), das einen Check „Rückenfit am Arbeitsplatz" beinhaltet. Die Evaluation 2018 machte deutlich, dass Aktivitäten wie Gefährdungsbeurteilungen am besten in Unternehmen durchgeführt werden, in denen die betriebliche Interessenvertretung der Beschäftigten vorhanden war und auch einbezogen wurde. Arbeitsmedizinische Vorsorge wurde in weniger als der Hälfte der Unternehmen fristgerecht angeboten.

Sowohl aus den Erfahrungen der Kampagne als auch aus der GDA-Periode von 2013 bis 2018 ist ersichtlich geworden, dass die verschiedenen Akteure der Sozialversicherung gemeinsam am Thema Rückengesundheit weiterarbeiten müssen.

In der seit Mai 2021 laufenden 3. Periode der GDA befasst sich eines der drei strategischen Ziele wieder mit der guten Arbeitsgestaltung bei Muskel-Skelett-Belastungen. Das zugehörige Programm zielt darauf ab, Gefahren und Belastungen im Vorfeld zu erkennen und dadurch die Erkrankungen/Belastungen des Muskel-Skelett-Systems in den Betrieben zu reduzieren. Dies soll realisiert werden, indem den Aufsichtspersonen der Gewerbeaufsicht und der Unfallversicherungsträger tätigkeitsbezogene Informationen zu typischen oder besonders relevanten Muskel-Skelett-Belastungen zur Verfügung gestellt werden. Diese beinhalten auch Handlungshilfen mit Praxisinformationen zur Reduzierung vorliegender Belastungen, die zuvor durch die Gefährdungsbeurteilung erkannt wurden.

Bundesrahmenempfehlung der nationalen Präventionskonferenz

In der Bundesrahmenempfehlung der Nationalen Präventionskonferenz zur Umsetzung des Präventionsgesetzes von 2015 ist der Bewegungsmangel immer noch ein wichtiges Thema. Bei den konkreten inhaltlichen Zielen im Bereich „Gesund leben und arbeiten" gibt es das inhaltliche Ziel „Schutz und Stärkung des Muskel-Skelett-Systems in der Arbeitswelt". (Nationale Präventionskonferenz NPK (Hrsg.) Bundesrahmenempfehlungen nach § 20d Abs. 3 SGB V. Fassung vom 29.08.2018) In der näheren Erläuterung wird ersichtlich, an wen man sich grundsätzlich hinsichtlich der Unterstützung bei der Auslösung, Finanzierung, Mitwirkung und Begleitung von Maßnahmen auch bei der Bewegungsförderung wenden kann. Im Rahmen der Betrieblichen Gesundheitsförderung werden nachfolgend die Zielgruppen Beschäftigte und Betriebe betrachtet.

Zielgruppe: Beschäftigte

Im Handlungsfeld Prävention, betriebliche Gesundheitsförderung (BGF) und Arbeitsschutz/ **Unterstützung innerbetrieblicher Maßnahmen** liefern die beteiligten Sozialversicherungsträger folgende Beiträge:

- Gesetzliche Krankenversicherung: Leistungen nach dem Leitfaden Prävention in den Handlungsfeldern der BGF: „Beratung zur gesundheitsförderlichen Arbeitsgestaltung" und „Gesundheitsförderlicher Arbeits- und Lebensstil"
- Gesetzliche Unfallversicherung: Präventionsleistungen auf Grundlage der „Position der gesetzlichen Unfallversicherung zur Prävention" und der „Qualitätskriterien ‚Gesundheit im Betrieb' der Gesetzlichen Unfallversicherung"

- Gesetzliche Rentenversicherung: Leistungen nach dem Rahmenkonzept der gesetzlichen Rentenversicherung: Auf Antrag des Versicherten Ermittlung und Beurteilung des verhaltensbezogenen Präventionsbedarfs sowie Erbringung von medizinischen Leistungen zur Sicherung der Erwerbsfähigkeit/Förderung der Eigenverantwortung zur Gestaltung eines gesundheitsförderlichen Lebensstils im Alltag und am Arbeitsplatz

Als zu beteiligende Organisationen und Einrichtungen werden folgende genannt: Unternehmensleitung einschließlich Personalverantwortliche, Betriebs- und Personalräte, Betriebsärztinnen und Betriebsärzte sowie Fachkräfte für Arbeitssicherheit, Gleichstellungsbeauftragte, Vertrauenspersonen der schwerbehinderten Menschen, Arbeitsschutzbehörden der Länder.

Zielgruppe: Betriebe

Im Handlungsfeld: Prävention, betriebliche Gesundheitsförderung (BGF) und Arbeitsschutz/ **Förderung und Unterstützung von Netzwerken** ist die Beteiligung folgendermaßen geregelt:

- Gesetzliche Krankenversicherung: Leistungen nach dem Leitfaden Prävention, BGF-Handlungsfeld „Überbetriebliche Vernetzung und Beratung"
- Gesetzliche Unfallversicherung: Präventionsleistungen auf Grundlage der „Position der gesetzlichen Unfallversicherung zur Prävention" und der „Qualitätskriterien ‚Gesundheit im Betrieb' der Gesetzlichen Unfallversicherung"
- Gesetzliche Rentenversicherung: Information und Beratung von Betrieben und Unternehmen zum Thema „Gesunde Mitarbeiter" durch den Firmenservice der Deutschen Rentenversicherung/Zusammenarbeit und Vernetzung mit Haus-, Werks-, und Betriebsärztinnen und -ärzten, mit Selbsthilfegruppen sowie mit anderen regionalen und überregionalen Beratungs- und Präventionsangeboten für Betriebe und deren Beschäftigte, Unterstützung bei der Ein- und Durchführung von betrieblichem Eingliederungsmanagement; Information und Beratung zum Thema „Betriebliches Gesundheitsmanagement"

Folgende Einrichtungen und Organisationen können beteiligt werden: Unternehmensorganisationen/-verbände, Betriebsärztinnen und Betriebsärzte sowie Fachkräfte für Arbeitssicherheit, Arbeitgeberverbände, Gewerkschaften, Arbeitsschutzbehörden der Länder.

6.5.5 Zusammenfassung: Wer unterstützt bei betrieblichen Maßnahmen?

Jeder Akteur ist gemäß seinem gesetzlichen Auftrag zuständig und verfolgt unterschiedliche Schwerpunkte. Die Gesetzliche Unfallversicherung legt ihren Fokus auf die Verhütung von Unfällen, Berufskrankheiten und arbeitsbedingten Gesundheitsgefahren. Während die gesetzliche Krankenversicherung (GKV) die Spezialistin im Bereich der Betrieblichen Gesundheitsförderung ist, bietet die Gesetzliche Rentenversicherung (GRV) medizinische Leistungen für Versicherte, die bereits erste gesundheitliche Beeinträchtigungen haben, um die Sicherung der Erwerbsfähigkeit zu erzielen. Beim BEM unterstützen alle drei Träger.

In der Landkarte der Unterstützenden der DGUV (DGUV 2020 Landkarte der Unterstützenden) werden verschiedene Zugänge zu den Präventionsangeboten der Sozialversicherungsträger aufgezeigt über

- die regionalen BGF-Koordinierungsstellen der GKV, welche die regional zuständigen gesetzlichen Krankenkassen zur firmenspezifische Beratung vermitteln (www.bgf-koordinierungsstelle.de),
- die regionalen Präventionsdienste der Unfallversicherungsträger, welche über die zuständigen Aufsichtspersonen die Betriebe beraten,
- die Sozialversicherung für Landwirtschaft, Forsten und Gartenbau (SVLFG)
- den Firmenservice der DRV, welcher Unternehmen u.a. zum BEM sowie zum BGM berät (firmenservice.drv.info),
- die Arbeitsschutzbehörden der Länder sowie
- die Betreuung über Netzwerk

Tab. 6.4: Präventionsangebote der Sozialversicherungsträger in Anlehnung an die DGUV-Landkarte der Unterstützenden

Unterstützende	Gesetzliche Krankenversicherung	Gesetzliche Unfallversicherung	Gesetzliche Rentenversicherung
Strukturberatung und Angebote	• Information u. Beratung, z.B. über „BGF-Koordinierungsstellen" zu bspw. gesundheitsförderlicher Gestaltung von Arbeitsbedingungen • Unterstützung beim Aufbau von innerbetrieblichen Strukturen für d. Steuerung von Gesundheitsförderungs- u. Präventionsmaßnahmen • Analyseleistungen zur Bedarfsermittlung, z.B. Arbeitsunfähigkeitsanalysen • Unterstützung bei Planung u. Umsetzung der BGF in Handlungsfeldern der Arbeitsgestaltung u. des Arbeits- und Lebensstils • Unterstützung bei Planung u. Umsetzung von Maßnahmen, z.B. Gesundheitstagen • Qualifizierung/Fortbildung von innerbetrieblichen Multiplikatoren für Prävention u. BGF • Dokumentation, Evaluation u. Qualitätssicherung • Überbetriebliche Vernetzung u. Beratung, z.B. Kooperationen mit Industrie- und Handelskammern	• Anreizsysteme, z.B. Anerkennung über das Prämienverfahren • Beratung, z.B. zur sicheren und gesunden Arbeitsgestaltung u. dem Aufbau entsprechender Strukturen • Betriebsärztliche u. sicherheitstechnische Betreuung • Ermittlung, z.B. arbeitsbedingter Gesundheitsgefahren • Modellprojekte, z.B. „Gemeinsam stark für KMU" • Information, z.B. Informationsmaterialien zu Sicherheit und Gesundheit, z.B. Sensibilisierung durch Präventionskampagnen • Prüfung und Zertifizierung, z.B. GMS • Qualifizierung, z.B. Ausbildung von Betrieblichen Gesundheitsmanagerinnen und -managern • Vorschriften und Regelwerk, z.B. „Verfahren und Methoden im Präventionsfeld „Gesundheit im Betrieb" – Empfehlungen für Präventionsfachleute"	• Information und Bereitstellung von Informationsmaterialien zum Thema BGM durch den Firmenservice der DRV
Einzelfallberatung und -leistungen	• Erstattung oder Bezuschussung von Gesundheits- bzw. Präventionskursen, z.B. Rückenschule • Seminare, z.B. Raucherentwöhnung • Anreize, z.B. Prämien bei der Aktion „mit dem Rad zur Arbeit"	• Präventionsberatung, z.B. nach Arbeitsunfällen • Seminare und Online-Lernmodule, z.B. „Betriebliche Gesundheitsförderung durch Personalentwicklung" (BGW)	

Die Landesrahmenvereinbarungen gemäß § 20f SGB V zur Umsetzung der nationalen Präventionsstrategie regelt die Zusammenarbeit der Träger, auch mit weiteren Partnern.

Die *Tab. 6.4* fasst die konkreten Präventionsangebote der Sozialversicherungsträger im Bereich Betriebliche Gesundheitsförderung zusammen:

Weitere Informationen zur Betrieblichen Gesundheitsförderung sind u.a. bei der Bundeszentrale für gesundheitliche Aufklärung (BzgA), den Gesundheitsämtern der Länder, der Initiative Arbeit und Gesundheit (iga), der Initiative Neue Qualität der Arbeit (INQA), der Offensive Mittelstand sowie dem Deutschen Netzwerk für Betriebliche Gesundheitsförderung (DNBGF) erhältlich.

Literatur

Badura B, Ritter W, Scherf M (1999). Betriebliches Gesundheitsmanagement, Berlin

Badura B, Walter U, Hehlmann T (2010). Betriebliche Gesundheitspolitik. Springer, Heidelberg

Bamberg E, Ducki A, Metz A-M (2011). Gesundheitsförderung und Gesundheitsmanagement: Konzeptuelle Klärung. In: E. Bamberg, A. Ducki, A.-M. Metz (Hrsg.): Gesundheitsförderung und Gesundheitsmanagement in der Arbeitswelt. Hogrefe. Göttingen

Betriebliches Gesundheitsmanagement: Gesunde Mitarbeiter in gesunden Unternehmen. Betriebliche Gesundheitsförderung als betriebsärztliche Aufgabe. Ein Leitfaden für Betriebsärzte und Führungskräfte. Verband Deutscher Betriebs- und Werksärzte e.V. Karlsruhe. 2019. http://www.vdbw.de/fileadmin/01-Redaktion/02-Verband/02-PDF/Leitfaden/Leitfaden_Betriebliche_Gesundheitsf%C3%B6rderung_RZ3.pdf

Bewusst bewegen – auch im Job (Tipps für Beschäftigte). Gemeinsame Deutsche Arbeitsschutzstrategie (GDA). https://www.gdabewegt.de/GDA_MSE/DE/Handlungshilfe/Home/home_node.html;jsessionid=53EE43629459B8CCC257E44F-6FA6E17D (abgerufen am 21.05.2021)

Biernath, G. (2005). Organisationsentwicklung als Strategie der BGN zur betrieblichen Präventionsarbeit. In: R. Grieshaber, M. Stadeler, H. C. Scholle (Hrsg.): Prävention von arbeitsbedingten Gesundheitsgefahren und Erkrankungen. Verlag Dr. Busselt & Stadeler. Jena

Brandenburg U, Nieder P (2009). Betriebliches Fehlzeiten-Management. Gabler GWV Fachverlage. Wiesbaden

DGUV 2020: Landkarte der Unterstützenden. Quelle: https://publikationen.dguv.de/versicherungleistungen/versicherungsschutz/3729/landkarte-der-unterstuetzenden. Abgerufen am 14.05.2021

DGUV Grundsatz 311-002 (Hrsg.) (2015). „Arbeitsschutzmanagementsysteme – Managementsysteme für Sicherheit und Gesundheit bei der Arbeit". Quelle: https://publikationen.dguv.de/regelwerk/dguv-grundsaetze/2902/arbeitsschutzmanagementsysteme-managementsysteme-fuer-sicherheit-und-gesundheit-bei-der-arbeit. Abgerufen am 14.05.2021

DGUV Information 206-007 (2016). „So geht´s mit Ideen-Treffen" der Deutschen Gesetzlichen Unfallversicherung e.V. (DGUV) Quelle: https://publikationen.dguv.de/regelwerk/dguv-informationen/804/so-geht-s-mit-ideen-treffen. Abgerufen am 14.05.2021

DGUV Information 206-021 (Hrsg.) (2016). „Empfehlung für die Qualifizierung zum/zur Betrieblichen Gesundheitsmanager/in" der Deutschen Gesetzlichen Unfallversicherung e.V. (DGUV). Quelle: https://publikationen.dguv.de/regelwerk/publikationen-nach-fachbereich/gesundheit-im-betrieb/betriebliches-gesundheitsmanagement/3099/empfehlung-fuer-die-qualifizierung-zum/zur-betrieblichen-gesundheitsmanager/in. Abgerufen am 14.05.2021

Die Nationale Präventionskonferenz: Erster Präventionsbericht nach § 20d Abs. 4 SGB V (Juni 2019). https://www.npk-info.de/fileadmin/user_upload/ueber_die_npk/downloads/2_praeventionsbericht/NPK-Praeventionsbericht_Kurzfassung.pdf. Abgerufen am 14.05.2021

Flexifit: Übungsprogramm der BG BAU für Handwerker und Dienstleister. https://www.bgbau.de/themen/sicherheit-und-gesundheit/ergonomisches-arbeiten/koerperliche-belastungen/uebungen-mit-flexifit/ (abgerufen am 21.05.2021).

Gesundheitsnetzwerke - Ein Leitfaden für Klein- und Mittelbetriebe. Herausgeber: Initiative Neue Qualität der Arbeit (INQA). Bundesanstalt für Arbeitsschutz und Arbeitsmedizin. Dortmund Berlin Dresden. 2011

GDA bewegt https://www.gdabewegt.de/GDA_MSE/DE/Handlungshilfe/Home/home_node.html;jsessionid=53EE43629459B8CCC257E44F-6FA-6E17D

Horváth P, Gamm N, Möller K et al. (2009). Betriebliches Gesundheitsmanagement mit Hilfe der Balanced Scorecard. Bundesanstalt für Arbeitsschutz und Arbeitsmedizin. Dortmund Berlin Dresden

INQA Handlungshilfe (2019). „Gesunde Mitarbeiter – gesundes Unternehmen – Eine Handlungshilfe für das Betriebliche Gesundheitsmanagement" der Initiative neue Qualität der Arbeit (INQA), Nöldnerstraße 40–42, 10317 Berlin. Quelle: https://inqa.de/SharedDocs/downloads/webshop/psyga-gesunde-mitarbeiter-gesundes-unternehmen?__blob=publicationFile

Leitfaden Prävention – Handlungsfelder und Kriterien nach § 20 Abs. 2 SGB V zur Umsetzung der §§ 20, 20a und 20b SGB V vom 21. Juni 2000 in der Fassung vom 14. Dezember 2020. Quelle: https://www.gkv-spitzenverband.de/media/dokumente/krankenversicherung_1/praevention__selbsthilfe__beratung/praevention/praevention_leitfaden/Leitfaden_Pravention_2020_barrierefrei.pdf (abgerufen am 14.05.2021)

PAKT Programm Arbeit Rücken Gesundheit – ein ganzheitliches Präventionsprogramm zur Reduzierung von Muskel-Skelett-Beschwerden. Uve-GmbH für Managementberatung. Berlin 2010

7 Verhaltensprävention: Individuelle Präventionsmaßnahmen

A. Schorcht und B. Hartmann

7.1 Ziele und Voraussetzungen der individuellen Prävention

7.1.1 Was soll durch individuelle Prävention erreicht werden?

Verhaltensprävention durch individuelle Präventionsmaßnahmen zielt darauf, dass die Beschäftigten ihre eigene Verantwortung für die Erhaltung ihrer Gesundheit wahrnehmen. Dabei werden sie durch gezielte und kompetente Beratung, vorwiegend im Unternehmen durch den Betriebsarzt, und durch die Bereitstellung geeigneter Programme, teils mit Kostenbeteiligung externer Versicherungsträger, unterstützt.

Bevor man sich z.B. als Betriebsarzt für eine Beratung entscheidet, stellen sich aus medizinischer Sicht drei Fragen:

1. Sollen die individuellen Präventionsmaßnahmen für Gesunde (Primärprävention) oder für Personen mit vorhandenen Beschwerden bzw. Funktionsstörungen (Sekundärprävention) durchgeführt werden? Davon hängt ab, ob man sich für allgemeine gesundheitsförderliche Elemente/Angebote oder gezielte Aktivitäten zur Kompensation beginnender Störungen entscheidet.
2. Richtet sich die Beratung an einen am Beginn bzw. in der Mitte des Lebens stehenden Beschäftigten oder an einen Beschäftigten nahe dem Eintritt in das Rentenalter? Dadurch wird bestimmt, ob es wichtig ist, die evtl. bis hier lebenslang ausgeübte Tätigkeit zu wechseln oder ob es sinnvoller ist, Defizite für eine nur noch begrenzte Zeit zu kompensieren.
3. Welche physische Belastungskonstellation liegt am Arbeitsplatz vor? Unter Berücksichtigung der Gefährdungsbeurteilung ist grob zwischen Beschäftigten mit einer Tendenz zur physischen Überforderung am Arbeitsplatz und zur physischen Unterforderung zu unterscheiden.

Wichtig ist aber: Keine Empfehlung ist für alle Beschäftigten in gleicher Weise geeignet.

Im Vordergrund der individuellen Prävention von Erkrankungen des Muskel-Skelett-Systems stehen Programme und Methoden für die Erhaltung und Verbesserung seiner Funktionen wie Mobilität, Stabilität, Koordination, Kraft und Ausdauer, um Anforderungen in Alltag und Beruf bewältigen zu können. Sie sind auf eine Verbesserung des persönlichen Verhaltens der Personen gerichtet. Bezüglich der beruflichen Tätigkeit betrifft dies insbesondere die Befähigung zur Bewältigung von Tätigkeiten mit

- Lastenmanipulationen in der Regel ab 3 kg (Heben, Halten, Tragen, Ziehen, Schieben),
- kraftvollen oder häufig wiederholten Hand- und Armbelastungen,
- andauernden Zwangshaltungen wie Bücken, Hocken, Knien, Hände über Schulter- bzw. Kopfhöhe und andere erzwungene Körperhaltungen,
- dem Aufbringen von hohen Kräften (z.B. Bearbeiten großer Werkstücke, Maschinenbedienung, Positionieren von Arbeitsgegenständen oder Personen, Benutzung von Werkzeugen und Armaturen),
- dynamischen Bewegungsabläufen wie langzeitigem Gehen besonders auf unebenem Untergrund, Treppen oder Leitern steigen, Klettern, Kriechen etc.,
- besonderen Anforderungen an die Geschicklichkeit oder an das Gleichgewicht,

- dauerhaftem Bewegungsmangel ggf. in Verbindung mit hoher psychischer Anspannung.

Wichtige Ziele der individuellen Prävention bei Erwerbstätigen unterscheiden sich nach den beruflichen Anforderungen:

Übergreifend ist es die Erhöhung der überwiegend für die Erhaltung der Gesundheit wichtigen Grundlagenausdauer der Leistungsfähigkeit. Sie betrifft neben der Skelettmuskulatur das Herz-Kreislaufsystem und den Stoffwechsel. Für viele Tätigkeiten ist es andererseits eine Kompensation hoher bzw. langdauernder einseitiger körperlicher Belastungen oder aber besonders geringer körperlicher Aktivität in Beruf und Alltag.

Trainierende Aktivitäten sollten in allen Empfehlungen, die das Muskel-Skelett-System zum Ziel haben, ein wesentlicher Bestandteil sein.

Die individuelle Prävention von Muskel-Skelett-Erkrankungen steht darüber hinaus im Zusammenhang mit weiteren gesundheitlichen Effekten wie:

- Vorbeugung von Übergewicht und metabolischen Erkrankungen,
- positive Einflussnahme auf Erkrankungen, bei denen die physische Aktivität Teil der nichtmedikamentösen Therapie ist (z.B. Bluthochdruck, ischämische Herzkrankheit, Adipositas und Diabetes mellitus)
- Stärkung der psychischen Stabilität zur Bewältigung psychischer und psycho-sozialer Belastungen.

Pathogenese und Salutogenese

Prävention richtet sich aus arbeitsmedizinischer Sicht

- auf die Schaffung gesunder Lebensbedingungen am Arbeitsplatz und in der privaten Lebenssphäre und
- auf die Verhinderung, den späteren Eintritt und die Früherkennung von arbeitsbezogenen Funktions- oder Gesundheitsstörungen.

Sie orientiert sich an der Physiologie, Psychologie und Psychosomatik der menschlichen Funktionen und Fähigkeiten. Dafür ist die Kenntnis der Pathogenese wichtiger Erkrankungen ein Leitfaden, da sie häufig von den Bedingungen bei der Entstehung von Krankheiten auf deren Vermeidungsmöglichkeiten zurückschließt (Risikokonzept). Sie bezieht darin auch die Erkenntnisse darüber ein, was Menschen auch unter höheren Belastungen gesund erhält (siehe dazu auch *Kapitel 1.3.2* „Das biopsychosoziale Modell als Erklärung von Gesundheit und Krankheit").

Diesem vorwiegend medizinisch-naturwissenschaftlich geprägten Prinzip stellen vor allem die nichtmedizinischen Gesundheitswissenschaften das Ziel der Prävention durch Verbesserung der sog. „Resilienz" entgegen.

Resilienz beschreibt die Fähigkeit, Ressourcen zu entwickeln und einzusetzen, um die Widerstandsfähigkeit gegen äußere psychische, aber auch physische Einwirkungen zu stärken und somit auch bei Vorliegen vieler Risikofaktoren nicht zu erkranken.

Zu den Eigenschaften, die Resilienz fördern, gehören insbesondere die positive Selbstwahrnehmung, Selbststeuerungsfähigkeit, Selbstwirksamkeitsüberzeugung, soziale Kompetenzen, der angemessene Umgang mit Stress und die Problemlösekompetenz. Als Ursache der Resilienz wird ein komplexer psychischer Mechanismus vermutet (Färber 2018).

Resilienz wird in der sog. Salutogenese durch den Ansatz aufgegriffen, statt der Bekämpfung von Krankheiten die Aktivierung vorhandener Anlagen und Kapazitäten einzusetzen, um Gesundheit über alle Lebensphasen zu stabilisieren und weiter zu verbessern. Körperliche Fitness, Gesundheitswissen, Lebensweisen und soziale Einbindung werden als die „generalisierten Widerstandsquellen" des Menschen betrachtet (Salutogenese-Modell, Antonovsky 1979).

Prävention und Salutogenese sind zwei einander ergänzende Betrachtungsweisen zur Erhaltung der Gesundheit:
Jeder Zustand von Gesundheit kann gefördert werden, um ihn über alle Lebensphasen zu erhalten und sowohl bei Gesunden als auch bei bereits Erkrankten zu verbessern.
In jedem Menschen verbergen sich Anlagen zu erhöhter Krankheitssensibilität, die durch Prävention bei Eintritt von Veränderungen frühzeitig erkannt und kompensiert werden sollen.

Jede wirkungsvolle Maßnahme der Prävention muss schließlich mit Veränderungen des Verhaltens verknüpft sein. Das gilt sowohl für die Anwendung bzw. Nutzung von ergonomischen Lösungen am Arbeitsplatz als auch für das individuelle Verhalten am Arbeitsplatz und in der Freizeit. Das bedeutet: Jede Prävention ist freiwillig, sie muss über längere Zeit ausgeübt werden, sie braucht die passenden örtlichen und zeitlichen Rahmenbedingungen, sie sollte soweit vorhanden an alten Gewohnheiten ansetzen, was sich oft in einem spezifischen motorischen Typ ausdrückt. Das bedeutet:

Freiwilligkeit der Verhaltensprävention:

Es gilt immer das Prinzip der Freiwilligkeit, soweit dem keine arbeitssicherheitsrelevanten Sanktionen entgegenstehen. Freiwilligkeit bedeutet die Schaffung von Motivationen ggf. auch unter Vermittlung von Belohnungen.

Die Rolle der Unternehmen in der Individualprävention

Auch wenn es primär darum geht, die Gesundheit, das persönliche Befinden und die Leistungsfähigkeit des einzelnen Beschäftigten zu erhalten, sollte die individuelle arbeitsbezogene Prävention aus sozialer Verantwortung auch im Unternehmen beginnen. Gruppeneffekte der gegenseitigen Motivation von Beschäftigten und mit der Unternehmensführung können genutzt und die Überzeugung von der Notwendigkeit, Realisierbarkeit und Wirksamkeit von Prävention unter den beruflichen Bedingungen nachgewiesen werden. Hier wird insbesondere für langfristig Beschäftige und erfahrenes Fachpersonal ein direkter Nutzen erkennbar.

Wie motiviert man Beschäftigte zur individuellen Prävention?

Grundsätzlich ist es die persönliche Entscheidung jedes Einzelnen, an Sport- und Bewegungsangeboten teilzunehmen. Die Erfahrungen bezüglich des Inanspruchnahme-Verhaltens verschiedener Personengruppen (Kroll et al. 2011) zeigen jedoch, dass

- Personen, die bereits der Prävention zugewandt sind, leichter erreicht werden, zumeist körperlich weniger belastende Arbeitsbedingungen haben und ihre vorhandene Aktivität weiter verbessern wollen,
- die Präventionsaktivitäten mit steigendem Alter an Häufigkeit und Intensität abnehmen und der persönliche Entschluss zur aktiven Lebensweise schwerer fällt,
- Personen in physisch höher belastenden Tätigkeiten trotz objektiv notwendiger Sicherung ihrer Erwerbsfähigkeit schwer zu erreichen sind.

Die Empfehlung von Präventionsmaßnahmen richtet sich sowohl an die Beschäftigten selbst als auch an die Unternehmen, die Rahmenbedingungen für eine arbeitsbezogene individuelle Prävention schaffen können. Die Verantwortung für die Verbesserung der Gesundheit liegt weder allein beim Unternehmen noch allein bei den Beschäftigten.

Um die Beschäftigten persönlich für arbeitsbezogene Prävention zu erreichen, sind motivations- und verhaltensbezogene Aktivierungsmaßnahmen erforderlich:

- Zusammenhänge zwischen Arbeit, Gesundheit und Altern für die Lebensplanung erkennen,
- Förderung von Selbstverantwortung und Eigeninitiative zum Erhalt der Gesundheit und Beschäftigungsfähigkeit,
- Ausbildung eines arbeitsbezogenen Rollenverständnisses in den Unternehmen, so dass sich Beschäftigte am Arbeitsplatz gesundheitsgerecht verhalten und ihre Arbeit ergonomisch mitgestalten können,
- Förderung einer gesundheitsgerechten Lebensweise über die Arbeit hinaus („Work-Life-Balance“).

Der Betriebsarzt als effizienter Berater

Der routinemäßige Zugang des Betriebsarztes zu den individuellen Risiken Beschäftigter für Erkrankungen des Muskel-Skelett-Systems besteht in der arbeitsmedizinischen Vorsorge auf der Grundlage einer Gefährdungsbeurteilung, einer zielorientierten Anamnese und der medizinisch-funktionellen Untersuchung sowie der Beratung des Beschäftigten und des Unterneh-

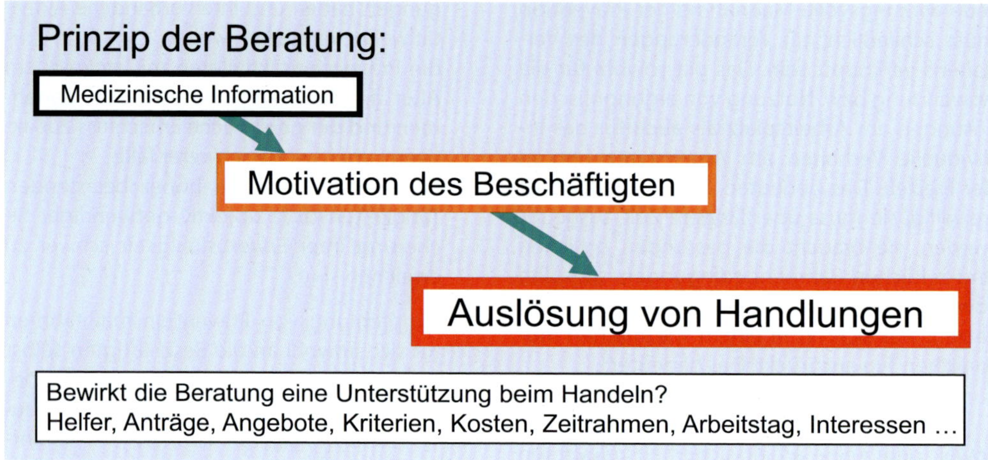

Abb. 7.1: Stufen der Beratung zur Prävention

mens. Die methodische Basis der arbeitsmedizinischen Vorsorge durch den Betriebsarzt ist die BG-Empfehlung Nr. 46, die bei Tätigkeiten mit wesentlich erhöhten körperlichen Belastungen und Gesundheitsrisiken für das Muskel-Skelett-System wie

- Lastenhandhabung beim Heben, Halten, Tragen, Ziehen oder Schieben von Lasten,
- manuelle Arbeitsprozesse oder
- Arbeiten in Körperzwangshaltungen,
- Arbeiten mit Vibrationsbelastungen

angeboten wird. Auf Grund des Vorkommens entsprechender körperlicher Belastungen richtet sich die Beratung gerade auch an beruflich geringer qualifizierte Personen und Beschäftigte in zunehmendem Alter.

Für die arbeitsmedizinische Vorsorge genügt es nicht, die Funktionsfähigkeit des Muskel-Skelett-Systems durch medizinische Tests zu prüfen und ggf. Diagnosen zu stellen. Die betriebsärztliche Beratung soll durch ärztliche Information die Motivation des Beschäftigten zur Veränderung seines Handelns verbessern *(Abb. 7.1)*. Das trifft insbesondere in der Sekundärprävention zu, wenn eine Beratung auf nachweisbaren Befunden beruht, auf die sich der Betroffene jedoch wegen der oft schleichenden Entwicklung zunächst „einstellt". Das Vorgehen entspricht weitgehend dem sog. Health-Belief-Modell der Gesundheitspsychologie.

„Health-Belief-Modell" der Gesundheitspsychologie

Die Bewertung der Erkrankungsrisiken und die Einschätzung der persönlichen Gefährdung sollte zur Überzeugung des Beschäftigten vom Nutzen bestimmter präventiver Aktivitäten führen. Diese sollte in Beziehung zum persönlichen Aufwand für den Beschäftigten betrachtet werden.

Teils vorhandene Barrieren des Zugangs zur Prävention wie Arbeitszeitregime, familiäre Verhältnisse, finanzielle Situation und eigenes Verständnis von den angebotenen Maßnahmen können die Akzeptanz und Umsetzung der Empfehlungen in eigenes Handeln der Beschäftigten erheblich mindern.

Die Inhalte der effizienten betriebsärztlichen Beratung sind:

- Information und verständliche Erläuterung der Befunde am Muskel-Skelett-System,
- Einbeziehung von Befunden an anderen Organen („Komorbidität") wegen ihrer Bedeutung für die körperliche Belastbarkeit (KHK, COPD etc.),
- Bewertung resultierender Funktionsstörungen und Minderungen der Belastbarkeit,
- Prognostische Abschätzung des gesundheitlichen Risikos,

- Empfehlungen zur Änderung des Lebensstils (z.B. Training, Ernährung, Stressvermeidung),
- Hinweise auf Träger der Gesundheitsförderung, die bei gezielter Prävention unterstützen (Sportvereine, Krankenkassen, Rentenversicherung, Fitnessstudios etc.).
- Empfehlungen für eine effiziente Sekundärprävention, aber auch Therapie oder Rehabilitation,
- Beurteilung, ob ein Verbleib am Arbeitsplatz möglich ist und dazu ergonomische Anpassungen oder Arbeitsplatzwechsel erforderlich werden,
- Möglichkeiten der persönlichen Mitwirkung des Beschäftigten an der Minderung von Belastungen am Arbeitsplatz.

Welchen Umfang die konkrete weiterführende Beratung annehmen kann, zeigt sich am Beispiel einer Auswertung der arbeitsmedizinischen Vorsorgeuntersuchungen aus der Bauwirtschaft (Hartmann und Seidel 2008). Auf Grund der Untersuchung von 99 000 männlichen und 4621 weiblichen Beschäftigten ergab sich:

- Am häufigsten wurde eine Empfehlung zum Ausgleichssport für 11,5 % der Männer bzw. 14,1 % der Frauen ausgesprochen.
- Ein Rückentraining oder eine Rückenschule wurde 11,1 % der Männer bzw. 17,1 % der Frauen empfohlen.
- Ernährungsbezogene Empfehlungen zur Gewichtsreduzierung erhielten 14,3 % der Männer bzw. 12,2 % der Frauen sowie zur fettarmen Ernährung 9,9 % der Männer bzw. 6,9 % der Frauen.
- Einen Facharzt für Orthopädie aufzusuchen wurde 8,1 % der Männer bzw. 6,1 % der Frauen empfohlen.
- Eine Rehabilitationsempfehlung erhielten 1,4 % der Männer bzw. 0,5 % der Frauen.

Die Häufigkeit der Empfehlung zu Rückentraining oder Rückenschule nahm mit zunehmendem Alter bei bestehenden Rückenschmerzen von 24,2 % bis 24 Jahre auf 19,3 % *(Abb. 7.2)* ab 55 Jahre ab. Positiv entwickelt sich die Rate der Empfehlungen zur Rehabilitation, die ab dem 45. Lebensjahr mit 3,6 % eine wesentliche Größenordnung erreicht. Diese Daten zeigen die Chancen und den Rahmen der Erfordernisse zur

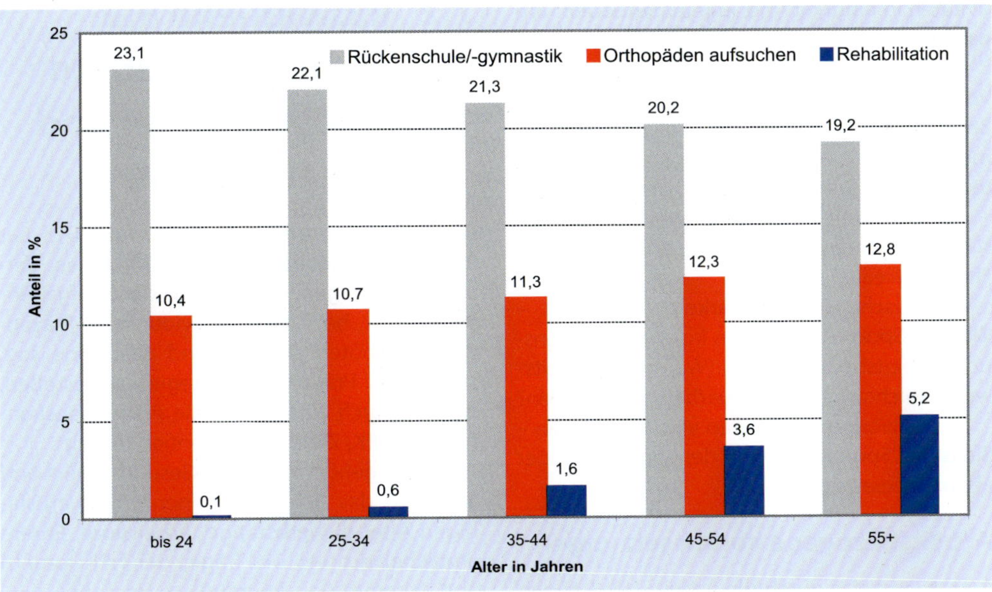

Abb. 7.2: Empfehlungen hinsichtlich weiterer Diagnostik/Therapie durch Facharzt für Orthopädie, Rückenschule oder Rückengymnastik oder Rehabilitationsmaßnahme je 100 untersuchte Männer mit Rückenschmerzen (Hartmann u. Seidel 2008)

Beratung an, sind aber auch als Ausdruck eines weiteren Spielraums für eine qualifizierte Beratung zu interpretieren. Aktuellere Daten stehen wegen der fehlenden Erfassung nicht zur Verfügung.

7.1.2 Persönliche und arbeitsbezogene Voraussetzungen zur individuellen Prävention

Die Mehrzahl der Präventionsmaßnahmen für das Muskel-Skelett-System richtet sich auf die körperliche Aktivierung der konditionellen und koordinativen motorischen Fähigkeiten. Empfehlungen der Betriebsärzte zu Bewegungsaktivitäten und Sport mit Aussicht auf Realisierung durch Beschäftigte sind differenziert zu gestalten. Sie sollten sowohl persönliche als auch arbeitsbezogene Voraussetzungen berücksichtigen:

Persönliche Voraussetzungen

Persönliches Interesse an bestimmten Sportarten – dabei ggf. auf der Reaktivierung von Aktivitäten in Kindheit und Jugend aufbauen und danach im Beratungsgespräch fragen.

Individueller motorischer Typ – Bestimmte Vorlieben und Verhaltensweisen in Bezug auf Bewegung beachten, wobei Spielsportarten zumeist lieber als Ausdauersport, Kraftsport oder technische Disziplinen gewählt werden.

Bisher erreichtes Fitnesslevel – Ist der Beschäftigte Anfänger oder hat er ein höheres Fittnessniveau?

Praktische Realisierbarkeit von Sport – Welcher Sport ist unter den konkreten Lebens- und Arbeitsbedingungen (Wohnort, Arbeitsweg, Schichtarbeit etc.) dauerhaft auszuführen?

Finanzierbarkeit/Kosten von Angeboten – Sie ist bei Sportvereinen in der Regel günstiger als im Fitnessstudio.

Arbeitsbezogene Voraussetzungen

Belastungsreize durch die Arbeit – Sie können hinsichtlich Ausdauer, Koordination oder Kraft tätigkeitsspezifisch körperlich überfordernd oder unterfordernd nebeneinander bestehen. Belastungen oder deren Defizite müssen auch bei körperlich Tätigen durch andere Belastungsreize ergänzt werden, da berufliche körperliche Arbeit in der Regel einseitig trainiert (überwiegend Kraft, nur bestimmte Muskelgruppen).

Training bei körperlich hoch Belasteten – Training und andere Veränderungen des Lebensstils stellen gerade für körperlich hoch Belastete ein Problem dar. Ermüdende körperliche Arbeit muss zunächst durch Erholung kompensiert werden. Ausdauerleistungen werden hier vorwiegend an freien Tagen z.B. am Wochenende trainiert.

Einschränkungen als Folgen der Arbeit – Einschränkungen für die Gesundheit können sich in den Ergebnissen der betriebsärztlichen Vorsorgeuntersuchung (Funktionsdiagnosen) zeigen.

> Empfehlungen zur Individualprävention sollten neben dem Bezug zu persönlichen Risiken auch nach den persönlichen Voraussetzungen hinsichtlich Interessenlage, Realisierbarkeit und Kosten sowie der arbeitsbezogenen Trainings- und Ermüdungseffekte konkretisiert werden.

7.2 Individuelle Präventionsangebote – Kostenträger und Zugangswege

Das Präventionsgesetz vom 25. Juli 2015 hat auch die Aufgaben der verschiedenen Versicherungsträger hinsichtlich der Aufgabenverteilung bei den individuellen Präventionsangeboten geregelt und dazu eine sog. „Nationale Präventionsstrategie" angestoßen, welche durch eine „Nationale Präventionskonferenz" (NPK) Ziele der Prävention festlegt.

Dazu gehört das Ziel „Gesund leben und arbeiten", das sich an Personen im erwerbsfähigen Alter (Erwerbstätige, Arbeitslose, Ehrenamtliche) richtet: „Die Träger der NPK fördern abgestimmte und koordinierte Vorgehensweisen in der arbeitsweltbezogenen Prävention, Gesundheits-, Sicherheits- und Teilhabeförderung zur Unterstützung von Betrieben

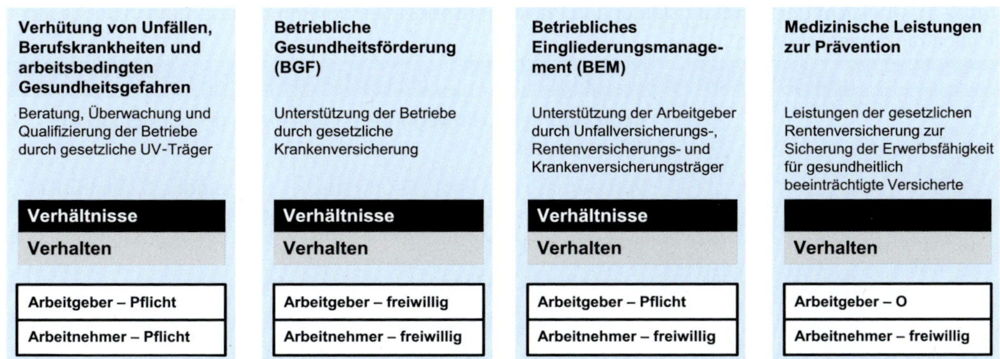

Abb. 7.3: Beiträge der Unfall-, Kranken- und Rentenversicherungsträger in Deutschland zu Präventionsaktivitäten (nach Bundesrahmenempfehlung S. 25, Abb. 2)

a) bei der Erfüllung ihrer gesetzlichen Verpflichtungen im Arbeitsschutz und beim betrieblichen Eingliederungsmanagement sowie bei der freiwilligen betrieblichen Gesundheitsförderung (BGF) und
b) auf regionaler und örtlicher Ebene unter Beteiligung von regionalen Unternehmensorganisationen, Gewerkschaften und weiteren Partnern, insbesondere für kleinste, kleine und mittlere Betriebe."

Ein von der Bundesvereinigung Prävention und Gesundheitsförderung e. V. (BVPG) durchgeführtes jährliches Präventionsforum setzt dafür Schwerpunkte wie Gesundheitsförderung und Prävention in der Pflege (2020), zum Zusammenhang zwischen Muskel-Skelett-Erkrankungen und psychischen Belastungen (2018) oder zu Maßnahmen betrieblicher Gesundheitsförderung in der Realität von Klein- und Kleinstunternehmen (2017).

Die individuellen Präventionsangebote sind durch verschiedene Prozesse geprägt: Hohe Lebenserwartung, verlängerte Lebensarbeitszeit, Bewegungsarmut in der Freizeit sowie ungesundes Ernährungs- und Genussmittelverhalten bei einem Teil der Bevölkerung, aber auch zunehmender Stress sind Herausforderungen unserer Zeit. Das Anliegen jedes Einzelnen sollte sein, die eigene Gesundheit und damit auch die berufliche Leistungsfähigkeit und Lebenszufriedenheit bestmöglich zu erhalten.

Dies setzt einen eigenverantwortlichen, gesunden Lebensstil mit ausreichender Bewegung, ausgewogener Ernährung, gezielter Entspannung und verantwortungsvollem Umgang mit Genussmitteln voraus. Diese Eigenverantwortung wird für die Beschäftigten im Wesentlichen von den gesetzlichen Krankenkassen, den Renten- und Unfallversicherungen gefördert. Bei diesen gesetzlichen Versicherungsträgern, die nahezu allen Beschäftigten einen Versicherungsschutz bieten, liegen einige Pflichten auch für Arbeitgeber und Arbeitnehmer *(Abb. 7.3)*.

7.2.1 Die Gesetzliche Krankenversicherung

Die gesetzliche Krankenversicherung (GKV) hat neben ihrer historischen originären Rolle der Sicherung medizinischer Versorgung einen Auftrag zur Primärprävention und betrieblichen Gesundheitsförderung (SGB V §§ 20 und 20a). Die Leistungen zur Primärprävention sollen den allgemeinen Gesundheitszustand verbessern und insbesondere einen Beitrag zur Verminderung sozial bedingter Ungleichheit von Gesundheitschancen erbringen. Diese Aufgaben erfordern eine sachliche Zusammenarbeit mit dem Betriebsarzt.

Primärprävention der Gesetzlichen Krankenversicherung

Primärprävention (PP) setzt vor Eintreten einer Krankheit ein und zielt darauf ab, die Gesundheit zu erhalten bzw. der Entstehung von Er-

Tab. 7.1: Übersicht der Handlungsfelder und Präventionsprinzipien der Primärprävention in der gesetzlichen Krankenversicherung

Handlungsfeld	Präventionsprinzipien
Bewegungsgewohnheiten	Reduzierung von Bewegungsmangel durch gesundheitssportliche Aktivität
	Vorbeugung und Reduzierung spezieller gesundheitlicher Risiken durch geeignete verhaltens- und gesundheitsorientierte Bewegungsprogramme
Ernährung	Vermeidung von Mangel-/Fehlernährung
	Vermeidung und Reduktion von Übergewicht
Entspannung	Förderung von Stressbewältigungskompetenzen
	Förderung von Entspannung
Genuss- und Suchtmittelkonsum	Förderung des Nichtrauchens
	Gesundheitsgerechter Umgang mit Alkohol/Reduzierung des Alkoholkonsums

krankungen vorzubeugen. Sie richtet sich somit an gesunde Personen. Für die Primärprävention im Bereich der Krankenkassen wurden durch den Spitzenverband der gesetzlichen Krankenversicherung sog. „prioritäre Handlungsfelder", Präventionsprinzipien und Kriterien insbesondere hinsichtlich Bedarf, Zielgruppen, Zugangswegen, Inhalten und Methodik entwickelt (Leitfaden Prävention – Handlungsfelder und Kriterien des GKV-Spitzenverbandes 2018). Die Handlungsfelder und Präventionsprinzipien sind in *Tab. 7.1* dargestellt. Zur Durchführung aller Programme sind entsprechende therapeutische Qualifikationen erforderlich, die auch Ärzte erwerben können.

Präventionsprinzipien im Handlungsfeld Bewegungsgewohnheiten

Ziel 1: Reduzierung von Bewegungsmangel durch gesundheitssportliche Aktivität

Die Zielgruppe des Gesundheitssports sind gesunde – auch ältere – Versicherte mit Bewegungsmangel, Bewegungseinsteiger/-wiedereinsteiger, jeweils ohne behandlungsbedürftige Vorerkrankungen.

Die Programme sollen zur Verbesserung der Ausdauer, Kraft, Dehnfähigkeit, Koordinationsfähigkeit mit Hinweisen zur Belastungsdosierung und -anpassung beitragen. Neben Modulen zur Förderung der physischen Ressourcen sollen sie zur Entspannungsfähigkeit, zur Körpererfahrung und zu positiven Bewegungserlebnissen beitragen.

Für den Alltag ist ein Ziel die Weiterführung gesundheitssportlicher Aktivitäten, z.B. in Sportvereinen nach Interventionsende. Durch Information und Anleitung zu gesundheitsförderlichen Bewegungsabläufen und für eine ergonomische/gesundheitsförderliche Arbeitsplatzgestaltung sowie zur Vermeidung von einseitig belastenden Situationen in Beruf und Alltag soll das Gelernte in das Alltagsleben integriert werden.

Für den Gesundheitssport wurden die folgenden 6 Kernziele formuliert (Leitfaden Prävention – Spitzenverband der GKV 2018):

1. **Stärkung von physischen Gesundheitsressourcen:** Insbesondere die Faktoren gesundheitsbezogene Fitness, Ausdauer, Kraft, Dehnfähigkeit, Koordinationsfähigkeit, Entspannungsfähigkeit.
2. **Stärkung von psychosozialen Gesundheitsressourcen:** Insbesondere Handlungs- und Effektwissen, Selbstwirksamkeit, Stimmung, Körperkonzept, soziale Kompetenz und Einbindung.
3. **Verminderung von Risikofaktoren:** Insbesondere solche des Herz-Kreislauf-Systems sowie des Muskel-Skelett-Systems.

4. **Bewältigung von Beschwerden und Missbefindens-Zuständen**
5. **Aufbau von Bindung an gesundheitssportliche Aktivität:** Regelmäßige Teilnahme am Gesundheitssport soll eine persönliche Bindung und vielfältige direkte gesundheitswirksame Anpassungen des gesamten Lebensstils (Ernährung, Entspannung, Freizeitaktivitäten etc.) auslösen.
6. **Verbesserung der Bewegungsverhältnisse:** Verbesserung der Bewegungsverhältnisse (u. a. durch den Aufbau kooperativer Netzwerke beim Zugang zu einer gesundheitssportlichen Aktivität und bei deren Weiterführung.

Ziel 2: Vorbeugung und Reduzierung spezieller gesundheitlicher Risiken durch geeignete verhaltens- und gesundheitsorientierte Bewegungsprogramme

Die Zielgruppe sind Versicherte mit speziellen Risiken im Bereich des Muskel-Skelett-Systems, im Bereich des Herz- Kreislaufsystems und des metabolischen Bereichs sowie im psychosomatischen Bereich, jeweils ohne behandlungsbedürftige Erkrankungen. Das Handlungsfeld ist somit nicht auf Muskel-Skelett-Erkrankungen eingegrenzt.

Die Inhalte der Angebote beziehen sich wie beim Präventionsprinzip „Reduzierung von Bewegungsmangel durch gesundheitssportliche Aktivität" grundsätzlich auf die gleichen sechs Kernziele von Gesundheitssport. Im Hinblick auf die Prävention gilt es, die Inhalte jeweils auf die spezifischen Problembereiche zu beziehen und dabei u.a.

- spezielle Ressourcen zu betonen (z.B. die Ausdauer bei Problemen im Bereich des Herz-Kreislauf-Systems),
- indikationsbezogene Inhalte deutlich zu machen (z.B. Zusammenhang zwischen Bewegung und Ernährung bei Problemen im metabolischen Bereich) oder
- problemzentrierte Bewältigungsstrategien zu spezifizieren (z.B. Schmerzbewältigung bei Problemen im Bereich des Muskel-Skelett-Systems).

Beispiele für Angebote der Gesetzlichen Krankenversicherungen zur Primärprävention

Die Mehrzahl der Krankenkassen hat die Zentrale Prüfstelle Prävention (eine Kooperationsgemeinschaft aller gesetzlichen Krankenkassen) mit der Prüfung und Zertifizierung von Kursangeboten beauftragt. Interessierte Anbieterinnen und Anbieter können sich direkt online dahin wenden.

Art und Umfang der Primärpräventionsangebote können unter Einhaltung der Vorgaben des gemeinsamen Handlungsrahmens variieren.

Sehr häufig angebotene Kurse sind Rückenschule, Wirbelsäulengymnastik, Pilates, Nordic Walking, Yoga, ChiGong, Herz-Kreislauf-Training, Wassergymnastik, Aquajogging, Autogenes Training und Progressive Muskelrelaxation nach Jacobson.

Umfang: In der Regel umfasst ein primärpräventives Angebot 8–10 Einheiten à 60 min. Die Prinzipien und Inhalte der einzelnen Angebote werden im *Abschnitt 7.4* (Inhalte der individuellen Prävention) bzw. *Abschnitt 7.5* (Entspannungsmethoden) dargestellt.

Zugang: Versicherte der GKV können ohne ärztliche Verordnung auf Eigeninitiative an den Angeboten der Primärprävention teilnehmen. Es empfiehlt sich jedoch, zuvor Auskunft über zertifizierte Anbieter und die Kosten sowie einen evtl. zu zahlenden Eigenanteil einzuholen. Auf Grund der Vielgestaltigkeit und Details können diese Informationen nicht vom ärztlichen Berater erwartet werden.

Übernahme von Kosten durch einen Versicherungsträger der GKV: Krankenkassen dürfen ausschließlich zeitlich befristete Maßnahmen fördern, jedoch keine kontinuierliche Inanspruchnahme (Dauerangebote). Die Teilnehmer der Maßnahmen sollen befähigt und motiviert werden, nach Abschluss der Intervention das erworbene Wissen bzw. die erworbenen Fertigkeiten/Übungen selbstständig anzuwenden und fortzuführen sowie in ihren beruflichen und privaten Alltag zu integrieren. Im Sinn der GKV als „ergänzend" bezeichnete Angebote von Sportvereinen, Volkshochschulen u.a. sollen in Eigenverantwortung wahrgenommen werden.

Bei mindestens 80 %iger Teilnahme werden den Versicherten 75–90 % der Kosten vom Versicherungsträger rückerstattet. Die AOK übernimmt die Kosten in vollem Umfang. Der Gesetzgeber schränkt seit 2011 jedoch die Förderungsfähigkeit der Inanspruchnahme von Präventionsangeboten auf zwei Kurse pro Jahr aus unterschiedlichen Handlungsfeldern, d.h. ein Kurs pro Handlungsfeld innerhalb von zwei Jahren, ein.

Auch im Rahmen der betrieblichen Gesundheitsförderung können Präventionskurse nach § 20 SGB V angeboten werden. Der Gesetzgeber hat mit § 3 Nr. 34 EStG einen Anreiz geschaffen, um die Gesundheitsförderung von Mitarbeitern zu unterstützen. Der Paragraph sieht vor, dass Leistungen im Rahmen der betrieblichen Gesundheitsförderung steuerfrei bewertet werden. Diese Regelung bezieht sich auf einen Betrag von 500 Euro pro Arbeitnehmer und Jahr. Die Förderung nach § 3 Nr. 34 EStGB gewährt der Staat nur, wenn die eingeleiteten Maßnahmen den Anforderungen des § 20 SGB V entsprechen.

Sekundär- und Tertiärprävention der Gesetzlichen Krankenversicherung

Die **Sekundär- und Tertiärprävention** wird von den gesetzlichen Krankenkassen unterschiedlich gehandhabt. Die gesetzliche Grundlage für die Sekundär- und Tertiärprävention bildet bei den Krankenkassen der § 43 Abs. 1 SGB V.

Die Sekundärprävention (SP) greift in den Entstehungsprozess einer Krankheit oder Behinderung ein und beeinflusst frühzeitig Risikofaktoren, um damit das Fortschreiten der Erkrankung einzudämmen.

Die Tertiärprävention (TP) soll Rückfälle und die Chronifizierung von Erkrankungen vermeiden. Sie umfasst alle Maßnahmen zur Verhütung von Folge- oder Begleiterkrankungen eines bestehenden Krankheitsfalles oder dient der Verbesserung bzw. Vermeidung einer Verschlechterung der Schadensbilder des bestehenden Krankheitsbildes oder einer Behinderung. Sie entspricht damit der Rehabilitation.

Beispiele für Angebote der GKV zur Sekundär- und Tertiärprävention sind

- Sekundärpräventionsmaßnahmen für Versicherte der AOK Plus für die Bereiche Rücken, Herz-Kreislauf und Metabolisches Syndrom mit je 12 Einheiten in Gruppen sowie individuelle Ernährungsberatung 1–4 Einheiten zuzüglich Ein- und Ausgangsuntersuchung sowie Nachtreffen.
- Sekundär-/Tertiärpräventionsangebote für Versicherte der IKK classic für die Bereiche Bewegung und Ernährung mit je 10–12 Einheiten sowie individuelle Ernährungsberatungen.

Zugang: Maßnahmen der Sekundär- und Tertiärprävention erfordern eine ärztliche Verordnung und sind bewilligungspflichtig. Eine Teilnahme ist nur in größeren Abständen (2–4 Jahre) möglich.

Übernahme von Kosten durch einen Versicherungsträger der GKV: Für die Teilnahme an Sekundär- und Tertiärpräventionsmaßnahmen entstehen dem Versicherten in Abhängigkeit vom Versicherungsträger entweder keine oder anteilige Kosten.

7.2.2 Die Gesetzliche Rentenversicherung

Präventionsleistungen

Von der gesetzlichen Rentenversicherung werden bereits dann Präventionsleistungen erbracht, wenn Versicherte erste gesundheitliche Beeinträchtigungen aufweisen, welche die von ihnen ausgeübte Beschäftigung gefährden (§ 14 SGB VI). Näheres enthält die „Gemeinsame Richtlinie der Träger der Rentenversicherung nach § 14 Absatz 2 SGB VI über medizinische Leistungen für Versicherte, die erste gesundheitliche Beeinträchtigungen aufweisen, die die ausgeübte Beschäftigung gefährden (Präventionsrichtlinie)" vom 28.06.2018. Die Präventionsleistungen der Gesetzlichen Rentenversicherung wurden im Interesse der Flexibilisierung des Übergangs vom Erwerbsleben in den Ruhestand zu Pflichtleistungen.

Um diese Pflichtleistungen der DRV in Anspruch nehmen zu können, müssen die Beschäftigten selbst einen „Antrag auf Leistungen zur Teilhabe für Versicherte – Rehabilitationsantrag" (Formblatt G0100 – 12 Seiten) stellen. Hier kann es zweckmäßig sein, dass der zuständige Betriebsarzt oder andere Träger eine Hilfestellung bei der Ausfüllung dieses Antrags zu geben. Er kann entscheidend sein für den Versuch, erfolgreich für einen längeren Zeitraum in der Erwerbstätigkeit zu bleiben, statt vorzeitig eine Erwerbsunfähigkeitsrente zu beziehen mit Auswirkungen auch auf die Höhe der Alterstrente.

Der Antrag eines Beschäftigten mit auffälligen medizinischen Befunden auf Leistungen zur Teilhabe für Versicherte – Rehabilitationsantrag der DRV – ist der Einstieg in die Inanspruchnahme von Pflichtleistungen zur Rehabilitation. Er sollte deshalb im Blickfeld des Betriebsarztes bei der Beratung der Beschäftigten zum Beispiel bei der Angebotsvorsorge stehen.

Darüber hinaus sieht das Präventionsgesetz für die Rentenversicherungsträger vor, dass sie sich an der Nationalen Präventionsstrategie nach dem SGB V beteiligen und auf die modellhafte Erprobung einer freiwilligen individuellen berufsbezogenen Gesundheitsvorsorge für Versicherte ab vollendetem 45. Lebensjahr hinwirken.

Beispielhaft werden dort beginnende Funktionsstörungen der Bewegungsorgane sowie psychische Beeinträchtigungen, beginnende Funktionsstörungen der verschiedenen Organsysteme und Störungen der Atemwege, die zur Chronizität neigen, genannt. Als Hinweis auf erste gesundheitliche Beeinträchtigungen mit Einfluss auf die ausgeübte Beschäftigung kommen unter anderem in Betracht

- auffällige Arbeitsunfähigkeitszeiten,
- auffällige Medikation,
- längerfristige oder rezidivierende Schmerzproblematik.

Wichtig ist die breite Anwendungsmöglichkeit, denn es muss keine besonders gesundheitsgefährdende Beschäftigung ausgeübt werden.

Maßgebend ist, dass aktuell eine Beschäftigung oder selbständige Tätigkeit aktiv ausgeübt und bis zum Antritt der Prävention nicht aufgegeben worden ist.

RV FIT

Das Rahmenprogramm der DRV für die Sekundärprävention wird als „RV Fit" bezeichnet. RV Fit ist ein speziell für Berufstätige entwickeltes Trainingsprogramm mit Elementen zu Bewegung, Ernährung und Stressbewältigung für ein ganzheitlich verbessertes Lebensgefühl.

Die Leistungen werden modular in inhaltlich aufeinander aufbauenden Phasen erbracht. Für die Durchführung stehen mehr als 200 Partnereinrichtungen in ganz Deutschland zur Verfügung, die mit Hilfe einer Postleitzahlensuche auf der Website von RV FIT zu finden sind. Die Anmeldung kann direkt online durch den Versicherten selbst erfolgen.

Zugangsvoraussetzungen:

- aktuelle Berufstätigkeit
- länger als 6 Monate berufstätig
- erste Beschwerden (z.B. gelegentliche Rückenschmerzen, leichtes Übergewicht, Stress- oder Schlafprobleme)

Die **Acquisition** von Teilnehmern soll durch Betriebe und Unternehmen, die durchführenden Einrichtungen selbst, durch Präventionsmanager (PM), aber auch durch Betriebs- und Werksärzte, niedergelassene Ärzte, Hausärzte oder Rehabilitationsärzte sowie weitere Beratungsstellen sowie auf Eigeninitiative der Versicherten erfolgen.

Die Befunderhebung kann über den Werks- und Betriebsarzt, einen niedergelassenen Arzt oder den Rehabilitationsarzt erfolgen. Der Arzt führt die medizinische Untersuchung des Beschäftigten durch und erstellt einen Befund (G0190 – siehe Broschüre der DRV und Informationsplattform im Internet (https://www.deutsche-rentenversicherung.de/DRV/DE/Praevention/Ablauf-und-Zustaendigkeiten/ablauf-und-zustaendigkeiten_node.html).

Ablauf:

1. **Initialphase:** 3 Tage ganztägig ambulant oder 5 Tage stationär, Freistellung von der Arbeit
   In einer stationären beziehungsweise ganztägig ambulanten Maßnahme erarbeiten die Teilnehmer nach erfolgter Diagnostik

gemeinsam mit Trainern und Ärzten eine individuelle Zielsetzung.
Anschließend erfolgt die Teilnahme an Gruppenangeboten zu den Themen Ernährung, Bewegung und Umgang mit Stress.
2. **Trainingsphase:** 3 Monate, 1–2-mal pro Woche, berufsbegleitend
Im Rahmen der sich anschließenden Trainingsphase nehmen die Versicherten regelmäßig an therapeutischen geleiteten Präventionsangeboten teil.
3. **Eigenaktivitätsphase:** 3 Monate, selbstständiges Trainieren, berufsbegleitend
Diese Phase ist mit keiner Leistungserbringung durch den RV-Träger verbunden. Hier sollen die Teilnehmer die vermittelten Ansätze zu Verhaltens- und Lebensstiländerungen eigenverantwortlich im Lebensalltag umsetzen.
4. **Auffrischungsphase:** 1 Tag ganztägig ambulant oder 3 Tage stationär, Freistellung von der Arbeit
Am Ende der Eigenaktivitätsphase findet eine therapeutische Maßnahme zur Auffrischung des Erlernten sowie zur Unterstützung bei eventuellen Umsetzungsschwierigkeiten statt.

Näheres zu RV Fit findet sich jeweils aktualisiert auf der Homepage der DRV bei deutsche-rentenversicherung.de/DRV/DE/Praevention/praevention_node.html

Rentenversicherung in der Nationalen Präventionsstrategie

Die Rentenversicherungsträger beteiligen sich mit ihren Präventionsleistungen an der nationalen Präventionsstrategie nach dem SGB V (siehe auch bereits § 31 Abs. 2 S. 3 SGB VI in der Fassung des Präventionsgesetzes vom 17.07.2015) und wirken trägerübergreifend auf die modellhafte Erprobung einer freiwilligen individuellen berufsbezogenen Gesundheitsvorsorge für Versicherte ab vollendetem 45. Lebensjahr hin.

7.2.3 Die BK-Prävention der Gesetzlichen Unfallversicherung

Auch für die Gesetzliche Unfallversicherung – die Berufsgenossenschaften und Unfallkassen – gewinnen Maßnahmen zur individuellen Prävention im Rahmen der Verhinderung von Arbeitsunfällen und besonders von Berufskrankheiten und der Verhütung arbeitsbedingter Gesundheitsgefahren zunehmend an Bedeutung.

Die Grundlage für präventive Maßnahmen gegen Berufskrankheiten bildet seit langer Zeit bereits der § 3 der Berufskrankheiten-Verordnung: „Besteht für Versicherte die Gefahr, dass eine Berufskrankheit entsteht, wiederauflebt oder sich verschlimmert, haben die Unfallversicherungsträger dieser Gefahr mit allen geeigneten Mitteln entgegenzuwirken."

Durch die Kombination von Verhältnis- und Verhaltensprävention sollen unterstützt werden die

- Fortsetzung der bisher ausgeübten Tätigkeit sowie die
- Reduzierung der gesundheitlichen Belastung am Arbeitsplatz.

Neue Entwicklungen bei Berufskrankheiten seit 2021

Der Wegfall des Unterlassungszwangs als Voraussetzung für die Anerkennung einer Berufskrankheit mit dem Siebten Gesetz zur Änderung des Vierten Buches Sozialgesetzbuch vom 12. Juni 2020 hat zu deutlich erhöhten Anforderungen an die Sekundärprävention auch bei Berufskrankheiten des Muskel-Skelett-Systems geführt.

Bisher war für fünf Berufskrankheiten des Muskel-Skelett-Systems, nämlich

- Erkrankungen der Sehnenscheiden oder des Sehnengleitgewebes sowie der Sehnen- oder Muskelansätze (BK 2101)
- Vibrationsbedingte Durchblutungsstörungen an den Händen (BK 2104)
- Bandscheibenbedingte Erkrankungen der Lendenwirbelsäule durch langjähriges Heben oder Tragen schwerer Lasten oder

durch langjährige Tätigkeiten in extremer Rumpfbeugehaltung (BK 2108)

- Bandscheibenbedingte Erkrankungen der Halswirbelsäule durch langjähriges Tragen schwerer Lasten auf der Schulter (BK 2109) und
- Bandscheibenbedingte Erkrankungen der Lendenwirbelsäule durch Ganzkörperschwingungen (BK 2110)

die Unterlassung der schädigenden Tätigkeit durch den Betroffenen gefordert, die unabhängig von seiner weiteren Möglichkeit der Beschäftigung an seinem bisherigen Arbeitsplatz oder in seinem Unternehmen galten. Seit dem 1. Januar 2021 gilt (Siebtes Gesetz zur Änderung des Vierten Buches Sozialgesetzbuch 2020):

„Besteht für Versicherte, bei denen eine Berufskrankheit anerkannt wurde, die Gefahr, dass bei der Fortsetzung der versicherten Tätigkeit die Krankheit wiederauflebt oder sich verschlimmert und lässt sich diese Gefahr nicht durch andere geeignete Mittel beseitigen, haben die Unfallversicherungsträger darauf hinzuwirken, dass die Versicherten die gefährdende Tätigkeit unterlassen. Die Versicherten sind von den Unfallversicherungsträgern über die mit der Tätigkeit verbundenen Gefahren und mögliche Schutzmaßnahmen umfassend aufzuklären."

Dadurch ist bei diesen BK-Nummern künftig eine Anerkennung als Berufskrankheit unabhängig von der Frage möglich, ob ein objektiver Zwang zur Tätigkeitsaufgabe vorliegt und die als schädigend identifizierte Tätigkeit auch tatsächlich aufgegeben wurde.

Neu ist gegenüber der früheren Fassung insbesondere:

„Zur Verhütung einer Gefahr nach Satz 1 sind die Versicherten verpflichtet, an individualpräventiven Maßnahmen der Unfallversicherungsträger teilzunehmen und an Maßnahmen zur Verhaltensprävention mitzuwirken."

Die Umsetzung dieser Regelung betrifft die Unternehmen und damit auch die Betriebsärzte direkt. Darum ist im Juni 2020 in einem Gespräch zwischen den Fachgesellschaften und -verbänden (DGAUM, VDSI, VDBW, BSAFB) empfohlen worden, auch bei der Begleitung von Beschäftigten mit Berufskrankheiten eng zusammenzuarbeiten und mit den Unfallversicherungsträgern bei allen Maßnahmen der Tertiärprävention zu kooperieren. Ziel ist es, die Unternehmen optimal in dieser geänderten Situation unterstützen zu können und betroffene Personen bestmöglich zu begleiten. Die Verbände empfehlen folgendes Vorgehen (Konsequenzen für die Arbeitssicherheit und die Arbeitsmedizin – Gemeinsame Stellungnahme von DGAUM, VDSI, VDBW, BSAFB 2020):

Empfehlung des Vorgehens im Betrieb:

1. Im Rahmen der Information der betroffenen Beschäftigten durch die Unfallversicherungsträger wird ein Einverständnis zur Einbindung des Betriebsarztes ins Verfahren eingeholt.
2. Nach Einwilligung des Beschäftigten wird der zuständige Betriebsarzt informiert.
3. Betrieb, Unfallversicherungsträger, Beschäftigter, Betriebsarzt und Fachkraft für Arbeitssicherheit suchen gemeinsam nach Lösungsmöglichkeiten.
4. Unterstützung erfolgt durch die Unfallversicherungsträger – z.B. ergonomische Gestaltung, Weiterqualifikation von Beschäftigten, berufsfördernde Maßnahmen etc.
5. Der Betriebsarzt begleitet das Verfahren, berichtet an die Berufsgenossenschaft und informiert gegebenenfalls in Absprache mit den Betroffenen, wenn Handlungsbedarf bezüglich weiterer Maßnahmen besteht.

Bei Bedarf werden auch weitere Unterstützungsmöglichkeiten eingebunden (z.B. Rentenversicherung, analog des BEM-Verfahrens).

Entwicklung von Präventionsprogrammen der Berufsgenossenschaften

Für die Prävention von Berufskrankheiten, insbesondere mit früherem Unterlassungszwang, existieren spezielle Präventionsprogramme und weitere sind in der Entwicklung (Römer und Zagrodnik 2021).

Beispiel: Das Rückenkolleg der Berufsgenossenschaft Gesundheitswesen und Wohlfahrtspflege (BGW)

Das Rückenkolleg der BGW ist ein integriertes Versorgungskonzept zur sekundären Individualprävention von Wirbelsäulenerkrankungen im Sinne der BK 2108 für Beschäftigte im Gesundheitsdienst (BGW-Rückenkolleg 2016).

Teilnahmekriterien

- Wirbelsäulenbelastende Tätigkeit im Sinn der BK 2108
- Krankheitsbild im Sinne der BK 2108 liegt vor (objektivierbare Befunde, nicht nur Beschwerden)

Ablauf und Inhalte

- Drei Wochen teilstationär oder ganztägig ambulant
- Training der Kraft, Ausdauer und Koordination
- Abbau muskulärer Dysbalancen
- Schmerzverarbeitungsstrategien
- Ergonomieschulung/berufsspezifisches Training
- Vermittlung von theoretischen Grundlagen
- Einbeziehung eines Berufshelfers
- Nachgehende Betreuung im Betrieb/ Arbeitsplatzbegleitung
- Refresherkurs (eine Woche) nach zwölf Monaten

Zugang

Nach Verdachtsmeldung einer Berufskrankheit 2108 erhält der Betroffene eine Einladung zur Rückensprechstunde in ein regionales Schulungs- und Beratungszentrum der BGW.

Hier erfolgt eine ärztliche Untersuchung und Beratung zu weiteren Maßnahmen. Sind die BK-Kriterien weitestgehend erfüllt, soll der Betroffene am Rückenkolleg teilnehmen. Die BGW übernimmt sämtliche Kosten für Beratung, Untersuchung, Rückenkolleg, Übernachtung, Verpflegung sowie An- und Abreise.

Beispiel: Modellprojekt Wirbelsäulenerkrankungen der Berufsgenossenschaft für Nahrungsmittel und Gastgewerbe (BGN)

Für Versicherte mit Schmerzen in der Region der Lendenwirbelsäule bei bandscheibenbedingter Erkrankung sowie arbeitsbedingt hoher körperlicher Belastung (langjähriges Heben und Tragen schwerer Lasten, häufiges Arbeiten in extremer Rumpfbeugehaltung) bietet die BGN ein multimodales Präventionsprogramm an.

Das Ziel ist der langfristige Verbleib von Versicherten im Tätigkeitsbereich durch Wiederherstellung und/oder Steigerung der körperlichen und psychomentalen Belastbarkeit.

Teilnahmekriterien

Arbeitstechnische Voraussetzungen

Mindestens 7-jährige Zugehörigkeit zu einer der folgenden Berufsgruppen: Fleischer, Fleisch-/Wurstwarenhersteller, Bäcker, Konditor, Süßwarenhersteller, Hersteller von Mehl-/Nährmitteln und Molkereierzeugnissen, Köche, Servicekräfte, Versand-/Ausfahrer, Tabakwarenmacher oder Fischverarbeite

Medizinische Voraussetzungen

- Nachgewiesene bandscheibenbedingte Erkrankung der unteren Lendenwirbelsäule mit arbeitsrelevanten Einschränkungen
- Ausschluss von Kontraindikationen
- Operationswürdige Befunde, akutes Wurzelreizsyndrom, allgemeine Kontraindikationen für Trainingsbelastung innerhalb einer medizinischen Rehabilitation
- Motivation
- Versicherter möchte im Beruf verbleiben und am Therapieprogramm teilnehmen.

Ablauf und Inhalte

Einwöchige ganztägige Therapiemaßnahme im Zentrum für Bewegungstherapie in Erfurt:

- Eingangsdiagnostik: Anamnese, klinische Untersuchung, funktionelle Wirbelsäulendiagnostik, Ausdauertest, psychologische Diagnostik
- Therapie: Physiotherapie, Ergonomietraining, Medizinische Trainingstherapie, Funk-

tionsgymnastik, Entspannung, Gruppenberatungen zu Stress, Schmerz und Ernährung, abschließende ärztliche Beratung
- Nachbehandlung: 20 Einheiten Physio-/ Sporttherapie; zweimal pro Woche, berufsbegleitend in wohnortnaher Therapieeinrichtung
- Beratung am Arbeitsplatz: Hinweise zur Umsetzung einer rückenfreundlichen Arbeitstechnik und Arbeitsplatzgestaltung

Zugang

Der Zugang zur Sekundären Individualprävention (SIP) der BGN ist auf verschiedenen Wegen möglich:

- durch Meldung der betroffenen Versicherten durch Betriebsärzte oder Kompetenzzentren der BGN
- als Ergebnis der Mobilen Rückendiagnostik der BGN
- durch Bezirksverwaltungen der BGN bei BK 2108-Verdachtsmeldung sowie nach Arbeitsunfällen
- mittels direkter Kontaktaufnahme des Versicherten mit der BGN.

Ansprechpartner ist in allen Fällen das Zentrum für Bewegungstherapie (ZfB) der BGN in Erfurt. Bei Teilnahme am Modellprojekt entstehen dem Versicherten keine Kosten.

Beispiel: Rückenkolleg der Berufsgenossenschaft der Bauwirtschaft (BG BAU)

Das Rückenkolleg ist ein Angebot für Beschäftigte aus dem professionellen Bau- und Handwerksbereich mit berufsbedingten Belastungen des Rückens und des Bewegungsapparates. Im Rückenkolleg wird den Teilnehmenden anhand theoretischer und praktischer Inhalte nahegebracht, wie sie mit ihrer Erkrankung umgehen können. Sie sollen für ein gesundes Alltags- und Berufsleben sensibilisiert werden, um das Missverhältnis zwischen Belastbarkeit und Belastung ausgleichen zu können.

Der Zugang besteht entweder über die Selbstmeldung betroffener Versicherter bei der BG Bau und der Vorstellung beim Betriebsarzt im AMD der BG Bau oder über die Auswahl geeigneter Fälle bei BK-Verdachtsmeldungen oder durch Betriebsärzte, die entsprechende funktionelle Befunde im Rahmen der Vorsorge feststellen.

Ziele

- Verbesserung der Gesamtbelastbarkeit im Alltag und im Beruf
- Bessere Einschätzung der eigenen Belastbarkeit
- Erlernen von Übungen und Verhaltensweisen, welche den Rücken schonen und stabilisieren
- Verbesserung der allgemeinen Fitness und der Balance zwischen den Muskeln verschiedener Körperregionen
- Sicherung der Erwerbsfähigkeit für die berufliche Zukunft

Inhalte

Das Rückenkolleg umfasst vielfältige Leistungen. Einen besonderen Stellenwert nimmt das Üben an „Kulissenarbeitsplätzen" der Bauwirtschaft und baunaher Dienstleistungen ein.

- Ärztliche Eingangs- und Abschlussuntersuchung sowie Physiotherapeutische Befunderhebung
- Individuelle Einzeltherapie mit verschiedenen Behandlungstechniken der Physiotherapie und der Physikalischen Therapie
- Kraftdiagnostik des Rückens und Medizinische Trainingstherapie
- Vortrag über Funktion und Belastbarkeit des Rückens und dessen Erkrankung
- Theoretischer und praktischer Unterricht zum Erlernen individueller rückenentlastender alltags- und berufsspezifischer Bewegungsabläufe, ergonomische Beratung für den Arbeitsplatz und Hilfsmittelberatung
- Psychologische und psychosoziale Betreuung sowie Entspannungstechniken und Ernährungsberatung.

Anmeldung und Praktische Durchführung

- Beschäftigte können sich beim Arbeitsmedizinischen Dienst (AMD.BG BAU) der BG BAU informieren.
- Das Rückenkolleg wird aktuell (09/2021) an zwei Standorten berufsgenossenschaftliche Kliniken angeboten.

- Das Rückenkolleg findet montags bis freitags über einen Zeitraum von drei Wochen statt.
- Zur Wiederholung und Vertiefung ist die Durchführung von zwei einwöchigen Auffrischungskursen nach 12 Monaten vorgesehen.
- Die Kosten für das Rückenkolleg werden übernommen. Das Arbeitsentgelt einschließlich der Sozialversicherungsbeiträge wird dem Arbeitgeber erstattet.
- Der Besuch eines Sportstudios am Heimatort nach dem Rückenkolleg wird mit bis zu 20,00 Euro monatlich gefördert.

Aktuelle Inhalte und Entwicklungen finden sich auf der Website der BG Bau (https://www.bgbau.de/service/bildungsangebote/rueckenkolleg/).

Eine ausführliche Darstellung eines entsprechenden vergleichbaren Programms zeigt die Publikation von Hauck et al. (2009) zu RehaBau – Rehabilitationsprogramm für ältere Beschäftigte in Berufen der Bauwirtschaft.

Beispiel: Kniekolleg der Berufsgenossenschaft der Bauwirtschaft (BG BAU)

Programm

Speziell für die Vermeidung der Entstehung einer klinisch manifesten Gonarthrose als Berufskrankheit bei Beschäftigten, bei denen auf Grund der beruflichen Belastung (Tätigkeiten im Knien oder vergleichbaren Körperhaltungen länger als drei bis vier Stunden pro Tag) und des klinischen Befunds die konkrete Gefahr der Entstehung einer Berufskrankheit 2112 Gonarthrose besteht, wurde ein Programm „Kniekolleg" entwickelt und an mehreren Standorten (2020: Hamburg, Bremen, Ludwigshafen) eingesetzt. Als Pilotprojekt „Kniekolleg" ist es in zwei Rehabilitationseinrichtungen der Berufsgenossenschaften erprobt worden (Dalichau et al. 2019). Das Rehabilitationsprogramm orientiert sich an den Prinzipien der medizinisch-berufsorientierten Rehabilitation (MBOR – siehe *Kapitel 8*), erreicht aber im Rahmen der Sekundärprävention Beschäftigte ohne hochgradige Arthrose. Nur auf diese Weise ist eine Präventionsmaßnahme möglich, da sie zur Stabilisierung der Muskulatur um das Gelenk sowie zur verbesserten Propriozeption führen muss. Ein bereits stark geschädigter Gelenkknorpel kann durch keine Maßnahme wiederhergestellt werden und sie käme deshalb bei diesem zu spät.

Zugang

Der Zugang besteht entweder über die Selbstmeldung betroffener Versicherter auf der Website der BG Bau und der Vorstellung beim Betriebsarzt im AMD der BG Bau (https://www.bgbau.de/service/bildungsangebote/kniekolleg/) oder über die Auswahl geeigneter Fälle bei BK-Verdachtsmeldungen oder durch Betriebsärzte, die entsprechende funktionelle Befunde im Rahmen der Vorsorge feststellen.

Als Indikationen gelten für Versicherte als Arbeitnehmerin/Arbeitnehmer oder Selbstständige/Selbstständiger der BG Bau bei

- häufig auftretende Kniebeschwerden,
- eine Tätigkeit seit mehreren Jahren in einem kniebelastenden Beruf (Fliesenleger, Bodenleger, Parkettleger, Teppichleger, Estrichleger, Pflasterer, Natur-/Kunststeinverleger, Installateur Heizung und Sanitär, Maler-Innenarbeiten, Dachdecker) und
- der Beruf mit Kniebelastung, wenn möglich bis zur Rente weiter ausgeübt werden soll.

Die Kosten trägt die BG der Bauwirtschaft.

Verlauf und Nachbehandlung

Nach dem Knietraining im Kolleg werden die Teilnehmer durch die BG BAU für maximal 24 Monate bei der Weiterführung der erlernten Übungen in Eigenregie mit einem Zuschuss für die Mitgliedschaft in einem Sportstudio unterstützt. Durch das selbstständige Weiterüben sollen die im Kniekolleg erlernten Techniken nachhaltig in den Bewegungsablauf einfließen.

Die BG BAU bietet den Teilnehmenden in einem Abstand von etwa 12 Monaten zwei je einwöchige Refresher-Kurse an. In diesen Auffrischungsseminaren zum Kniekolleg sollen das Erlernte gefestigt und Fragen aus dem Alltag geklärt werden.

7.3 Individuelle Präventionsaktivitäten und ihre Anbieter

In Deutschland bieten zahlreiche Institutionen in privater und öffentlicher Trägerschaft ganz unterschiedliche gesundheitssportliche Aktivitäten an. Hierzu gehören nicht nur medizinische Einrichtungen, Sozialversicherungsträger und Sportvereine/-verbände, sondern auch Volkshochschulen, Familienbildungsstätten, Fitnessstudios, Betriebe, Schwimmhallen und andere.

Auf einige Anbieter wird im Folgenden näher eingegangen.

7.3.1 Sportvereine

Eine besondere Bedeutung haben Sportverbände und -vereine. Sie weisen eine fast flächendeckende Infrastruktur auf und ermöglichen den schnellen Zugang zu einer breiten Palette an Bewegungsmöglichkeiten.

Die Ziele von Gesundheitsprogrammen im Sportverein richten sich zugleich auf die Stärkung der physischen und der psychosozialen Gesundheitsressourcen sowie die Minderung von Risikofaktoren und Beschwerden *(Abb. 7.4)*.

Um die Qualität der gesundheitsorientierten Bewegungsangebote zu fördern, haben der Deutsche Olympische Sportbund (DOSB) und der Deutsche Turnerbund (DTB) Qualitätssiegel wie „Sport pro Gesundheit" und „Pluspunkt Gesundheit" u.a. vergeben.

Rahmenprogramm „Sport pro Gesundheit" des DOSB

Bei „SPORT PRO GESUNDHEIT" verfolgen die Sportvereine einen ganzheitlichen Gesundheitsansatz. Die Trainer besitzen eine spezielle Ausbildung für die Primärprävention. Der Deutsche Olympische Sportbund (DOSB) vergibt dafür zusammen mit der Bundesärztekammer das Qualitätssiegel „SPORT PRO GESUNDHEIT". Die Programme unterscheiden sich zwischen Kindern (6 bis 7 und 8 bis 12 Jahre), Jugendlichen (13 bis 17 Jahre) und Erwachsenen (18 bis 49, 50 bis 69 und ab 70 Jahren).

Die Kernziele entsprechen denen des Gesundheitssports *(Abschnitt 7.2.1)*.
Exemplarisch für eine Qualitätssicherung in der Prävention haben die Träger von „Sport pro Gesundheit" sechs Qualitätskriterien veröffentlicht, die hier auszugsweise dargestellt sind:

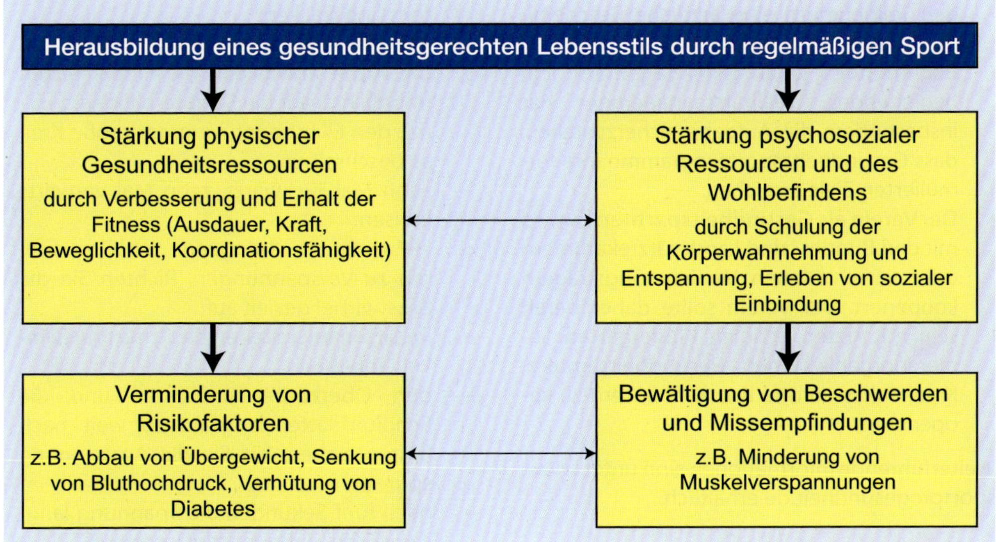

Abb. 7.4: Ziele von Gesundheitsprogrammen im Sportverein

- **Zielgruppengerechtes Angebot:** Die Angebote sollen sich auf festgelegte Zielgruppen richten. Die Kernziele des Gesundheitssports sollten umgesetzt werden. Das Angebot muss den Bereichen „Herz-Kreislauf", „Muskel-Skelett-System", „Entspannung/Stressbewältigung" oder „Allgemeiner Präventionssport" zugeordnet werden.
- **Qualifizierte Leitung:** Der Leiter eines Gesundheitssportangebotes verfügt über die Übungsleiterausbildung „Sport in der Prävention" auf der 2. Lizenzstufe oder ist Sportwissenschaftler bzw. Sport- und Gymnastiklehrer mit gesundheitsorientierter Ausrichtung oder Physiotherapeut bzw. Krankengymnast, Ergotherapeut bzw. Motopäde mit Zusatzqualifikation in der Methodik des Sports.
- **Einheitliche Organisationsstrukturen:** Die Gruppengröße ist auf maximal 15 Teilnehmer begrenzt. Ziel ist es, die Teilnehmerinnen und Teilnehmer z.B. über ein Dauerangebot zu binden. Ein Kursangebot dauert 10–15 Unterrichtsstunden und umfasst mindestens eine Unterrichtsstunde wöchentlich.
- **Präventiver Gesundheits-Check:** Vor der Teilnahme an einem Sportprogramm wird eine Gesundheitsvorsorgeuntersuchung angeraten. In begründeten Fällen kann von den Teilnehmern eine ärztliche Bescheinigung gefordert werden.
- **Begleitendes Qualitätsmanagement:** Ein begleitendes Qualitätsmanagement hat insbesondere die Aufgabe sicherzustellen, dass Gesundheitssportprogramme ihre formulierten Ziele erreichen.
- **Der Verein als Gesundheitspartner:** Es wird mit den Bundes- und Landesärztekammern oder verschiedenen Versicherungsträgern kooperiert. Der Verein sollte daher bereit sein, mit Ärzten, Schulen, Kindergärten, Seniorenorganisationen, Gesundheitsämtern, Krankenkassen und Krankenhäusern zu kooperieren.

Weiterführende Informationen sind unter www.sportprogesundheit.de erhältlich.

Bewegt im Betrieb

Der DOSB hat zum Thema der betrieblichen Gesundheitsförderung ein Programm „Bewegt im Betrieb" entwickelt und dokumentiert. Sportvereine werden als Kooperationspartner zur betrieblichen Gesundheitsförderung empfohlen. „Bewegt im Betrieb" folgt der WHO-Minimalempfehlung „5 x pro Woche bewegen" und es enthält ein 4-Wochen-Programm mit drei Abschnitten

Abschnitt 1: Zügiger Spaziergang in der Mittagspause/auf dem Weg zur Arbeit: Gehen Sie wenn möglich 5 x pro Woche in zügigem Tempo 20 bis 30 Minuten. Wenn Ihnen zügiges Gehen zu anstrengend ist, beginnen Sie langsam. Bei Bedarf ruhig eine Pause einlegen. Achten Sie auf eine entspannte, aufrechte Haltung. Die Arme locker anwinkeln und mitschwingen. Steigern Sie mit der Zeit das Tempo, aber bleiben Sie beim „Gehen".

Abschnitt 2: Fünf Job-Fit-Übungen direkt am Arbeitsplatz (siehe Kasten unten!).

Fünf Job-Fit-Übungen direkt am Arbeitsplatz (aus „Bewegt im Betrieb" – DOSB 2015)

Absolvieren Sie die folgenden Übungen (mindestens) zwei Mal täglich, dann werden sie sich schnell daran gewöhnen.

1. **Schulterkreisen** – So lockern Sie Schultern und Nacken:
   - aufrecht sitzen oder stehen,
   - die Arme anwinkeln, die Fingerspitzen (möglichst) auf die Schultern legen,
   - mit den Ellenbogen langsam große Kreise beschreiben,
   - zehn Mal rückwärts, zehn Mal vorwärts kreisen.
2. **Heldenbrust** – Hängende Schultern führen zu Verspannungen. Richten Sie die Brustwirbel gezielt auf:
   - im Sitzen oder Stehen die Arme angewinkelt anheben
   - den Oberkörper aufrichten und die Schulterblätter langsam so weit nach hinten ziehen, bis Sie die Anspannung spüren
   - nach fünf Sekunden die Spannung langsam lösen, dabei kräftig ausatmen
   - fünf Wiederholungen.

3. **Fingerhakeln** – Sorgen Sie für Entlastung der Wirbelsäule, indem Sie die Arm- und Schultermuskulatur kräftigen:
   - aufrecht hinsetzen oder -stellen
   - die Mittelfinger vor der Brust fest ineinander haken
   - die Arme langsam auseinanderziehen
   - die Spannung zehn Sekunden halten, gleichmäßig weiteratmen
   - die Spannung langsam lösen
   - fünf Wiederholungen
4. **Sternengriff** – Gezieltes Recken und Strecken lockert und kräftigt, greifen Sie nach den Sternen:
   - im Sitzen oder Stehen mit der rechten Hand ganz langsam so hoch wie möglich in die Luft greifen, tief einatmen
   - die Spannung langsam lösen, dabei kräftig ausatmen
   - anschließend die linke Seite dehnen
   - im Wechsel fünf Wiederholungen.
5. **Fußschaukel** – Achten Sie bei langem Stehen oder Sitzen darauf, dass die Blutzirkulation in den Beinvenen in Schwung bleibt:
   - aufrecht stehen, mit einer Hand leicht festhalten (z.B. an einer Wand oder Tischkante)
   - das Gewicht gleichmäßig auf beide Füße verteilen
   - nun langsam von den Fersen auf die Fußballen schaukeln und wieder zurück auf die Fersen (Fußspitzen leicht anheben)
   - zehn Durchgänge, anschließend die Beine „ausschütteln".

3. Abschnitt: Tipps für mehr Bewegung im beruflichen Alltag – nach den spezifischen beruflichen Anforderungen und Bedingungen zu gestalten.

Rezept für Bewegung

Um den Gesundheitssport besser mit der medizinischen Versorgung zu verbinden, ist das „Rezept für Bewegung" entwickelt worden. Es handelt sich um eine bundesweite Initiative der

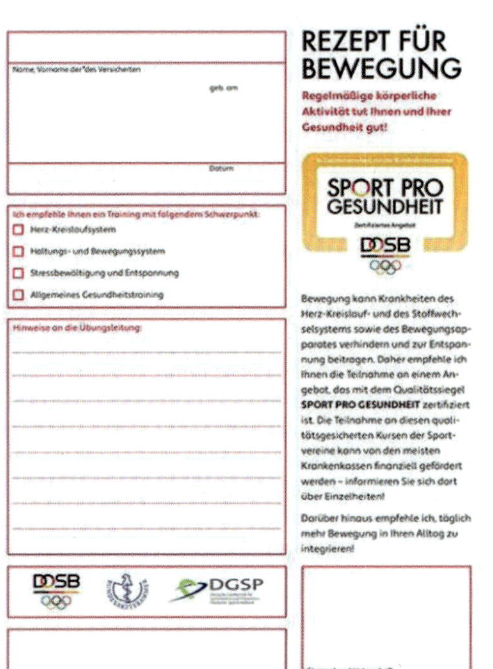

Name, Vorname der*des Versicherten

geb. am

Datum

Ich empfehle Ihnen ein Training mit folgendem Schwerpunkt:
- ☐ Herz-Kreislaufsystem
- ☐ Haltungs- und Bewegungssystem
- ☐ Stressbewältigung und Entspannung
- ☐ Allgemeines Gesundheitstraining

Hinweise an die Übungsleitung:

DOSB DGSP

REZEPT FÜR BEWEGUNG

Regelmäßige körperliche Aktivität tut Ihnen und Ihrer Gesundheit gut!

SPORT PRO GESUNDHEIT
Zertifiziertes Angebot
DOSB

Bewegung kann Krankheiten des Herz-Kreislauf- und des Stoffwechselsystems sowie des Bewegungsapparates verhindern und zur Entspannung beitragen. Daher empfehle ich Ihnen die Teilnahme an einem Angebot, das mit dem Qualitätssiegel **SPORT PRO GESUNDHEIT** zertifiziert ist. Die Teilnahme an diesen qualitätsgesicherten Kursen der Sportvereine kann von den meisten Krankenkassen finanziell gefördert werden – informieren Sie sich dort über Einzelheiten!

Darüber hinaus empfehle ich, täglich mehr Bewegung in Ihren Alltag zu integrieren!

Stempel und Unterschrift Arzt*Ärztin

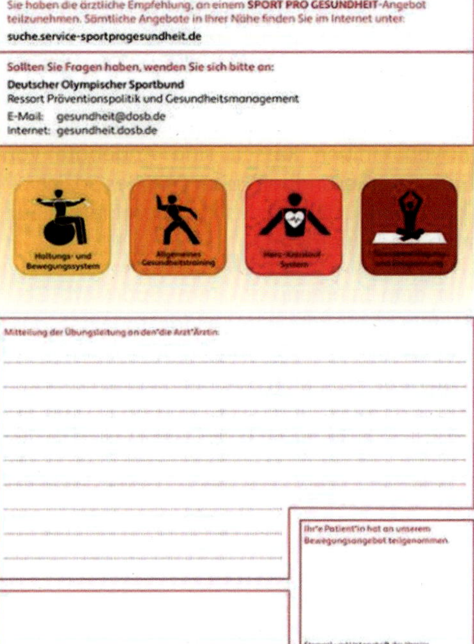

Sie haben die ärztliche Empfehlung, an einem **SPORT PRO GESUNDHEIT**-Angebot teilzunehmen. Sämtliche Angebote in Ihrer Nähe finden Sie im Internet unter:
suche.service-sportprogesundheit.de

Sollten Sie Fragen haben, wenden Sie sich bitte an:
Deutscher Olympischer Sportbund
Ressort Präventionspolitik und Gesundheitsmanagement
E-Mail: gesundheit@dosb.de
Internet: gesundheit.dosb.de

Mitteilung der Übungsleitung an den*die Arzt*Ärztin:

Ihr*e Patient*in hat an unserem Bewegungsangebot teilgenommen.

Stempel und Unterschrift des Vereins

Abb. 7.5: Rezept für Bewegung – Formularvorschlag der Bundesärztekammer und der Sportorganisationen DGSP und DGOP

Deutschen Gesellschaft für Sportmedizin und Prävention (DGSP), der Bundesärztekammer (BÄK) und des Deutschen Olympischen Sportbunds (DOSB) *(Abb. 7.5)*.

Patienten sollen angesprochen und auf die gesundheitsfördernden Bewegungsangebote der Sportvereine mit dem Qualitätssiegel SPORT PRO GESUNDHEIT (siehe bei *Kapitel 7.3.1*) aufmerksam gemacht werden. Interessierte Ärzte geben ihren Patienten mit dem Rezept für Bewegung eine schriftliche Empfehlung für Aktivitäten mit den Schwerpunkten Herz-Kreislauf, Muskel- und Skelettsystem, Entspannung/Stressbewältigung und Koordination/motorische Förderung. Die Patient*innen finden auf dem Rezeptformular konkrete Hinweise zum Schwerpunkt des empfohlenen Sportangebots. Über www.sportprogesundheit.de werden für den Patienten bundesweite Kursangebote angezeigt. Das „Rezept für Bewegung" hat vor allem symbolischen Charakter. Eine Abrechnung des Rezepts über die Krankenkassen oder eine ärztliche Vergütung ist damit nicht verbunden.

Viele Krankenkassen haben „Sport pro Gesundheit" als qualifizierte Maßnahme zur Primärprävention anerkannt. Mitglieder haben die Möglichkeit, sich über § 20 SGB V einen Teil der Kurskosten rückerstatten zu lassen. Dies gilt vor allem für Angebote in der online-Datenbank, die das „Sport pro Gesundheit"-Siegel tragen.

Von einigen Kassen sind Angebote von „Sport pro Gesundheit" über § 65 des Sozialversicherungsbuchs V in das Bonusprogramm aufgenommen worden.

Mit dem Rahmenprogramm „Sport pro Gesundheit" wurde eine Mindestqualität der Inhalte und der Durchführung von Präventionssport vereinbart, der konkret hinterfragt werden kann. Durch das Rezept für Bewegung wird Ärzten eine Vermittlungshilfe für die Ausübung von Gesundheitssport gegeben.

7.3.2 Fitnessstudios

Ein gesundheitsorientiertes Fitnessstudio bietet heute flexible und vielfältige Möglichkeiten zur sportlichen Betätigung unabhängig von Tageszeit und Witterung. Dabei gibt es in der Regel zahlreiche Angebote für die Bereiche Muskelaufbau, Ausdauertraining, Gewichtsreduktion, Koordination und Entspannung. Je nach persönlicher Neigung kann einzeln oder in Gruppen trainiert werden.

Der Fitnessbereich stellte einen sehr großen Markt dar, auf dem sich unterschiedliche Anbieter mit Programmen zwischen Body-Building, Fitnesstraining, Entspannungsübungen und Wellness bewegen. Trotz eines Qualitätssiegels „Prae-Fit®" der drei größten Verbände kommt der Empfehlung durch Betriebsärzte eine wichtige Rolle zu, da die Prüfkriterien von Prae-Fit nicht allgemein zugänglich sind. Die nachfolgenden Kriterien sollen Anhaltspunkte für eine qualitätsorientierte Beratung geben.

Allgemeine Qualitätskriterien

- Qualifikation und Ausbildung der Trainer, z.B. Sport-Reha-Trainer, Physiotherapeuten, Sportlehrer oder Sportstudenten.
- Betreuung
  Eingangsgespräch zu Motivation, Trainingszielen, bisherigen Trainingserfahrungen und ggf. Beschwerden oder Erkrankungen. Idealerweise Fitness-Eingangscheck bzw. ärztliche Vordiagnostik. Individueller Trainingsplan mit regelmäßiger Überprüfung. Kompetente Geräteeinweisung durch einen Trainer und dessen Präsenz im Trainingsbereich.
- Ausstattung/Angebote
  Ausreichende Anzahl von Trainingsgeräten einschl. Ergometer, ausreichender Platz, unterschiedliche Kursangebote wie z.B. Yoga, Aerobic, Spinning oder Rückenschule zu verschiedenen Tageszeiten.
- Unterstützung oder zertifizierte Angebote durch Krankenkassen
  Werden die personellen, konzeptionellen und räumlichen Anforderungen (Leitfaden Prävention 2018) erfüllt, zertifizieren die GKVen Kursangebote.

Qualitätssiegel „Sport pro Fitness" für vereinseigene Fitnessstudios

Der Deutsche Olympische Sportbund (DOSB), der Deutsche Turner-Bund (DTB) und der Bundesverband Deutscher Gewichtheber (BVDG) haben ein Qualitätssiegel „Sport pro Fitness" für Sportvereine entwickelt, die ein eigenes Fitnessstudio betreiben. Den Sportvereinen und den Nutzern will „Sport pro Fitness" eine Orientierungshilfe im Markt der Fitnessstudio-Anbieter geben und anzeigen, dass ein mit dem Qualitätssiegel ausgezeichnetes Vereinsstudio über qualifiziertes Personal, Geräteausstattung und Hygienestandards verfügt. Einzelheiten der Programme und ihrer Qualitätsprüfung müssen der jeweils aktualisierten Website des DOSB entnommen werden.

Achtung: Fitnessstudios haben ein unterschiedliches Profil des Trainingsangebots, das in jedem Fall Krafttraining, aber nicht immer auch Ausdauer- und Koordinationstraining enthält.

7.3.3 Medizinische Einrichtungen

Medizinische Therapieeinrichtungen wie z.B. Physiotherapiepraxen sowie Gesundheits- und Rehabilitationszentren bieten je nach personeller und räumlicher Ausstattung die unter *Abschnitt 7.2* aufgeführten Maßnahmen der Primär-, Sekundär- und Tertiärprävention an. Darüber hinaus können auch Leistungen aus dem Heilmittelkatalog (z.B. Krankengymnastik, manuelle Therapie, Elektrotherapie) in Anspruch genommen werden, ggf. in Kombination mit einem Präventionskurs. Das Training wird ausschließlich von Fachpersonal geleitet und die Geräteausstattung entspricht den aktuellen Standards.

7.3.4 Einrichtungen der Gesetzlichen Krankenversicherungen

Viele Krankenkassen organisieren für ihre Versicherten eigene Kursangebote im Bereich der Primärprävention gemäß § 20 Abs. 1 und 2 SGB V. Diese werden im Gegensatz zu Fremdanbietern häufig ohne Kostenbeteiligungen der Versicherten gewährt.

7.4 Die Inhalte der individuellen Prävention

7.4.1 Das Maß empfohlener Bewegungsaktivitäten

Die Weltgesundheitsorganisation (WHO) hat 2010 globale Empfehlungen für gesundheitsfördernde sportliche Aktivitäten veröffentlicht. 2016 erschienen „Nationale Empfehlungen für Bewegung und Bewegungsförderung", gefördert durch das deutsche Bundesministerium für Gesundheit mit altersspezifischen Empfehlungen sowie Empfehlungen für chronisch Kranke (Rütten und Pfeifer 2018).

Für Erwachsene gelten danach folgende Empfehlungen:

- Erwachsene Personen sollten regelmäßig körperlich aktiv sein. Sie können dadurch bedeutsame Gesundheitswirkungen erzielen und die Risiken der Entstehung chronischer Erkrankungen reduzieren
- Der größte gesundheitliche Nutzen entsteht bereits, wenn bisher gänzlich körperlich Inaktive in geringem Umfang aktiv werden. Das heißt:

Jede zusätzliche Bewegung ist mit gesundheitlichem Nutzen verbunden. Jeder auch noch so kleine Schritt weg vom Bewegungsmangel ist wichtig und fördert die Gesundheit.

- AUSDAUER: Um die Gesundheit zu erhalten und umfassend zu fördern, gelten folgende Mindestempfehlungen:
  - Erwachsene sollten mindestens 150 Minuten/Woche aerobe körperliche Aktivität mit moderater Intensität durchführen (z.B. 5 x 30 Minuten/Woche) **oder**
  - mindestens 75 Minuten/Woche aerobe körperliche Aktivität mit höherer Intensität durchführen **oder**
  - aerobe körperliche Aktivität in entsprechenden Kombinationen beider Intensitäten durchführen

  und die Gesamtaktivität in mindestens 10-minütigen einzelnen Einheiten verteilt über Tag und Woche sammeln (z.B. mind. 3 x 10 Minuten/Tag an fünf Tagen einer Woche)

- KRAFT: Erwachsene sollten zusätzlich muskelkräftigende körperliche Aktivitäten an mindestens zwei Tagen pro Woche durchführen
- SITZEN: Erwachsene sollten lange, ununterbrochene Sitzphasen meiden und nach Möglichkeit das Sitzen regelmäßig mit körperlicher Aktivität unterbrechen

Erwachsene können weitere Gesundheitseffekte erzielen, wenn sie den Umfang und/oder die Intensität der Bewegung über die Mindestempfehlungen hinaus weiter steigern.

SCHWANGERE: Diese Empfehlungen gelten jeweils unter Berücksichtigung der schwangerschaftsspezifischen körperlichen Anpassungen auch für schwangere Frauen bzw. Frauen nach der Entbindung (siehe hierzu Ferrari und Graf 2017)

Die Deutsche Gesellschaft für Sportmedizin und Prävention (Deutscher Sportärztebund) e.V. (DGSP) hat im Jahr 2007 „Empfehlungen zum Beginn eines körperlichen Trainings" herausgegeben:

Im Vordergrund der präventiven Wirksamkeit stehen Ausdauersportarten mit rhythmischem, zyklischem Bewegungsablauf und einer Beanspruchung verschiedener, möglichst großer Muskelgruppen.

Die Anteile an der Trainingszeit sollten sich verteilen auf

- Ausdauersportarten ca. 70 %,
- Krafttraining bis zu 20 % und
- Übungen zur Verbesserung der Beweglichkeit ca. 10 %.

Gut geeignet für die Verbesserung der Gesundheit und zum Training der Ausdauer sind Laufen (Joggen), schnelles Gehen (Walking), Nordic Walking, Bergwandern, Radfahren, Schwimmen, Ski-Langlauf, Inline-Skaten (nach Schulung), Aqua-Joggen bzw. Aqua-Fitness, Ergometertraining (Radfahren auf dem Standrad oder Laufen auf dem Laufband, etc.). Diese Sportarten sollten mindestens zwei, besser drei- bis viermal in der Woche über mindestens 15 bis 30 Min. durchgeführt werden (Löllgen und Löllgen 2007).

Bei den genannten Aktivitäten handelt es sich um Individualsportarten bzw. Aktivitäten, die man allein oder in einer zu organisierenden Gruppe ausführt. Eine verpflichtende Teilnahme ist nicht erforderlich. Mannschaftsspiele sind aus der Sicht der Motivation zu bevorzugen, da hierbei einerseits eine gewisse Verpflichtung zur Teilnahme besteht und andererseits soziale Kontakte entstehen. Deshalb sind auch Ballspiele wie Fußball, Handball, Basketball, Volleyball, Squash, Tennis und Sporttanzen bei ausreichender Intensität und ausreichender Fitness geeignete Alternativen.

Werden im Rahmen einer arbeitsmedizinischen Beratung Trainingsmaßnahmen empfohlen, sollten außerdem die speziellen Belastungen am Arbeitsplatz und in der Freizeit sowie ggf. gesundheitliche Defizite besonders berücksichtigt werden.

Den Nachweis der Effizienz derartiger Aktivitäten liefert zum Beispiel eine Auswertung aus Dänemark: In der Copenhagen City Heart Study (CCHS – Schnohr et al. 2018) sind 8577 Teilnehmer zwischen 1991 und 2017 insgesamt jeweils 25 Jahre beobachtet worden. Der durchschnittliche Gewinn an Lebenserwartung betrug statistisch (multivariat berechnet) für verschiedene Sportarten im Vergleich zur sitzenden Gruppe: Tennis +9,7 Jahre; Badminton +6,2 Jahre; Fußball +4,7 Jahre; Radfahren +3,7 Jahre; Schwimmen +3,4 Jahre; Joggen +3,2 Jahre; Calisthenics +3,1 Jahre und Health Club Aktivitäten +1,5 Jahre.

Nachfolgend werden einige präventionsrelevante Trainingsprinzipien und geeignete Sportarten vorgestellt.

7.4.2 Aerobes Ausdauertraining – Trainingsprinzipien und Beispiele

Ziel aller Sportarten mit Ausdauerbelastung ist die Steigerung der kardiovaskulären Leistungsfähigkeit. Dabei sollte sich der Trainierende an seiner Herzfrequenz orientieren. Es gibt altersabhängige Orientierungsbereiche zur Verbesserung der Leistung in Abhängigkeit vom Trainingszustand *(Tab. 7.2)*. Man unterscheidet zwischen einem:

Tab. 7.2: Orientierungsbereiche der Herzschlagfrequenz für körperliches Training in Abhängigkeit von Alter und Leistungsbereich (nach Löllgen und Löllgen 2007)

Alter (Jahre)	Gesundheitsbereich	Fitnessbereich	Profibereich
20	110–130	130–150	140–160
25	107–127	127–146	137–156
30	105–124	124–143	133-152
35	102–120	120–139	130–148
40	99–117	117–135	126–144
45	96–114	114–131	123–140
50	94–111	111–128	119–136
55	91–107	107–124	116–132
60	88–104	104–120	112–128
65	85–101	101–116	109–124
70	83–98	98–113	105–120

- Gesundheitsbereich für Personen, die selten Sport treiben
- Fitnessbereich für Personen, die regelmäßig 2 bis 4 × pro Woche Sport treiben
- Profibereich bei täglichem Ausdauertraining

Walking: Walking ist intensives Gehen mit verstärktem Armeinsatz. Es ist ein gelenkschonendes, sanftes, aber dennoch äußerst effektives Ganzkörpertraining und fördert das Kreislaufsystem und den Stoffwechsel. Da Walking in der freien Natur durchgeführt wird, werden darüber hinaus das Immunsystem gestärkt und positive psycho-emotionale und kognitive Effekte gefördert. Als natürliche Bewegungsform kann Walking von jeder Person durchgeführt werden. Die Gehgeschwindigkeit beträgt in Abhängigkeit von Alter und körperlicher Leistungsfähigkeit 5–8 km/h.

Nordic Walking: Alle unter Walking beschriebenen Kriterien und Effekte treffen auch für das Nordic Walking zu. Zusätzlich kommen spezielle Nordic Walking-Stöcke zum Einsatz. Durch den Einsatz der Stöcke wird die Muskulatur des Oberkörpers stärker trainiert. Die Effekte auf das Herz-Kreislaufsystem und den Stoffwechsel sind gegenüber dem Walking leicht erhöht. Zu beachten sind die richtige Ausführung sowie eine an die Körpergröße angepasste Länge der Stöcke. Die Technik sollte von einem geschulten Trainer vermittelt werden.

Laufen (Joggen): Das Laufen stellt eine höhere Belastung sowohl für das Herz-Kreislauf- als auch für das Muskel-Skelett-System und die unteren Extremitäten dar. Im Gegensatz zum Walken besteht kein ständiger Bodenkontakt, die Laufgeschwindigkeiten liegen über 8 km/h. Das Lauftraining sollte mit geringer Intensität begonnen und dosiert gesteigert werden, damit der Körper sich auf die neue Bewegungsform und die erhöhte Herz-Kreislaufbelastung einstellen kann. Empfehlenswert ist ein geeigneter Laufschuh, der für ausreichende Stabilität und Dämpfung sorgt.

Aqua-Joggen: Beim Aqua-Joggen werden verschiedene Laufübungen im Schwimmbecken unter Nutzung eines Auftriebsgurts durchgeführt. Es handelt sich um ein intensives Ausdauertraining, das auch für Personen mit Fuß-, Knie- oder Hüftproblemen geeignet ist. Aufgrund der erhöhten Herz-Kreislaufbelastung ist Untrainierten und Personen über 35 Jahren im Vorfeld ein Herz-Kreislauf-Check zu empfehlen.

7.4.3 Krafttraining – Trainingsprinzipien und Beispiele

Ziel des Krafttrainings ist die Steigerung der muskulären Kraft und Erhöhung der Muskelmasse. Dabei sollen alle wesentlichen Muskelgruppen des Körpers erreicht werden. Je nach

Trainingsprinzip können unterschiedliche Trainingsziele verfolgt werden, wie z.B. die Steigerung der Kraftausdauer, des Muskelaufbaus oder die Verbesserung der intramuskulären Koordination. Steuerelemente in der Trainingsplanung sind dabei u.a. die Anzahl der Wiederholungen und Sätze, die Last in Abhängigkeit (%) von der individuellen Maximalkraft und die Pausendauer zwischen den Sätzen. Adaptationsprozesse der Muskulatur sowie die physiologische Begrenzung der Belastungssteigerung machen es erforderlich, in größeren Abständen den Trainingsreiz zu variieren. Dies kann z.B. durch Änderung der Übungsauswahl oder des Trainingsprinzips erfolgen. Bei der Übungsauswahl im Rahmen der Trainingsplanung sind wiederum die persönlichen Trainingsziele, der individuelle Fitnesszustand, bisherige Trainingserfahrungen aber auch ggf. bestehende Beschwerden und muskuläre Dysbalancen zu berücksichtigen.

Aufgrund des alltäglichen Bewegungsverhaltens werden bestimmte Muskeln relativ stark und/oder einseitig beansprucht, andere hingegen so gut wie gar nicht. Dies kann zu einem muskulären Ungleichgewicht mit Verkürzungen und Abschwächungen führen. Sowohl ein verkürzter als auch ein abgeschwächter Muskel ist in seiner Funktionalität eingeschränkt. Infolgedessen kann es zu Beschwerden kommen. In *Abb. 7.6* sind einige relevante Muskeln mit Neigung zur Verkürzung oder Abschwächung dargestellt.

Die Trainingsplanung sollte ein mögliches muskuläres Ungleichgewicht durch eine entsprechende Auswahl von Kräftigungs- und Dehnübungen berücksichtigen.

Krafttraining an Geräten und mit freien Gewichten:

- Diese Form des Krafttrainings kann sowohl im Fitnessstudio als auch bei entsprechender

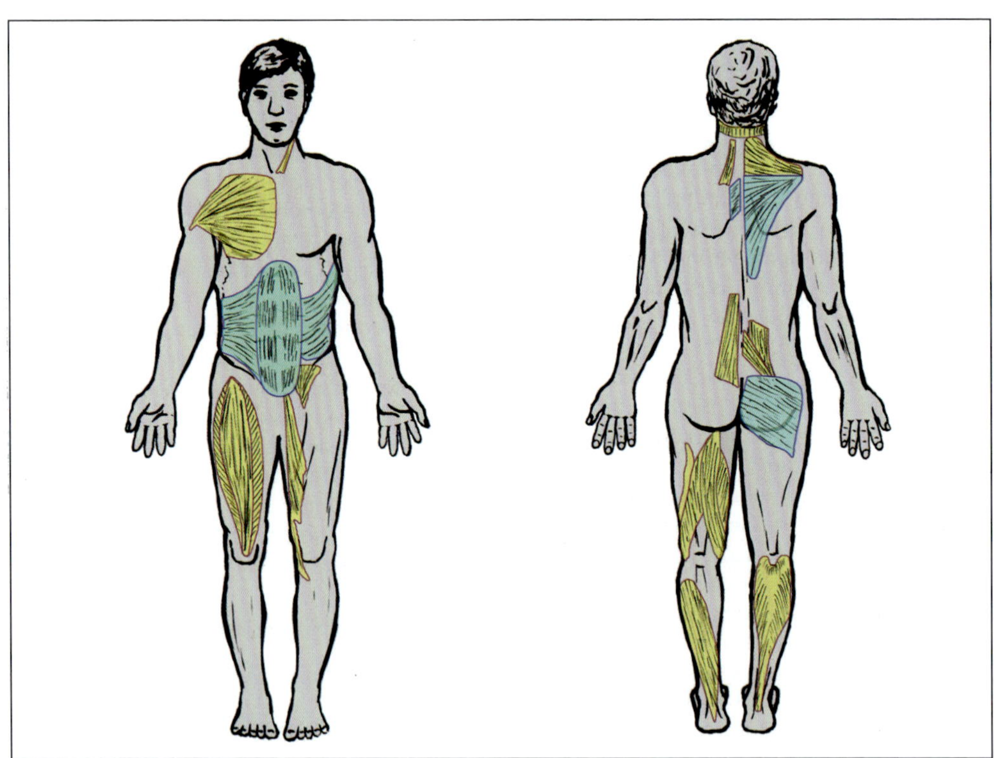

Abb. 7.6: Schematische Darstellung ausgewählter Muskeln kategorisiert nach zur Verkürzung (gelb) und zur Abschwächung (grün) neigender Muskeln (Quelle: Dieter Settele/BGN)

Ausrüstung im häuslichen Bereich durchgeführt werden. Ein Trainingseinstieg an Geräten mit gelenkgerechter Bewegungsführung unter Anleitung eines qualifizierten Trainers ist zu empfehlen. Das Training mit freien Gewichten bietet mehr Variabilität in der Ausführung, stellt jedoch höhere Anforderungen an koordinative Fähigkeiten. Für das Trainingsziel „Muskelaufbau" existieren verschiedene Trainingsprinzipien. Beim prozentualen Training z.B. wird dieselbe Übung über Wochen wiederholt. Dabei wird das Gewicht stetig gesteigert, um die Muskelkraft aufzubauen. Entscheidend bei dieser Trainingsform ist die vollständige Erholung der Muskeln, um eine maximale Trainingseffizienz zu erreichen und das Verletzungsrisiko zu minimieren. Trainiert werden in der Regel etwa 3–4 Sätze mit je 8–10 Wiederholungen mit einem Lastgewicht, das 70 % der Maximalkraft entspricht. Die Maximalkraft wird im Rahmen der Trainingsplanung vom Trainer bestimmt. Das Training sollte mindestens zweimal wöchentlich erfolgen, wobei zwischen den Trainingszyklen gleicher Muskelgruppen Pausen von mindestens zwei Tagen liegen sollten, um den gewünschten Trainingseffekt zu erzielen.

Fitnesskurse

- Im Gegensatz zum Gerätetraining werden Fitnesskurse in Gruppen und mit Musik durchgeführt. Je nach Zielstellung handelt es sich um ein Ganzkörpertraining oder ein Training für spezielle „Problemzonen". Neben dem Kraftaufbau werden auch die aerobe Ausdauer und koordinative Fähigkeiten trainiert. In den Kursen kommen gezielt Kleingeräte wie Trainingsbänder, Tubs, leichte Hanteln, Steppbretter usw. zum Einsatz. Diese Art des Krafttrainings mit dem Einsatz von Musik, der ständigen Motivation durch den Instruktor und gruppendynamischen Effekten ist eine beliebte Alternative für diejenigen, die kein Gerätetraining absolvieren möchten *(Abb. 7.7)*.

Ausgleichs- und Heimtrainingsprogramme:

- Ein primärpräventives Übungsprogramm sollte ein Ganzkörpertraining sein, welches insbesondere die Eigenschaften spezieller

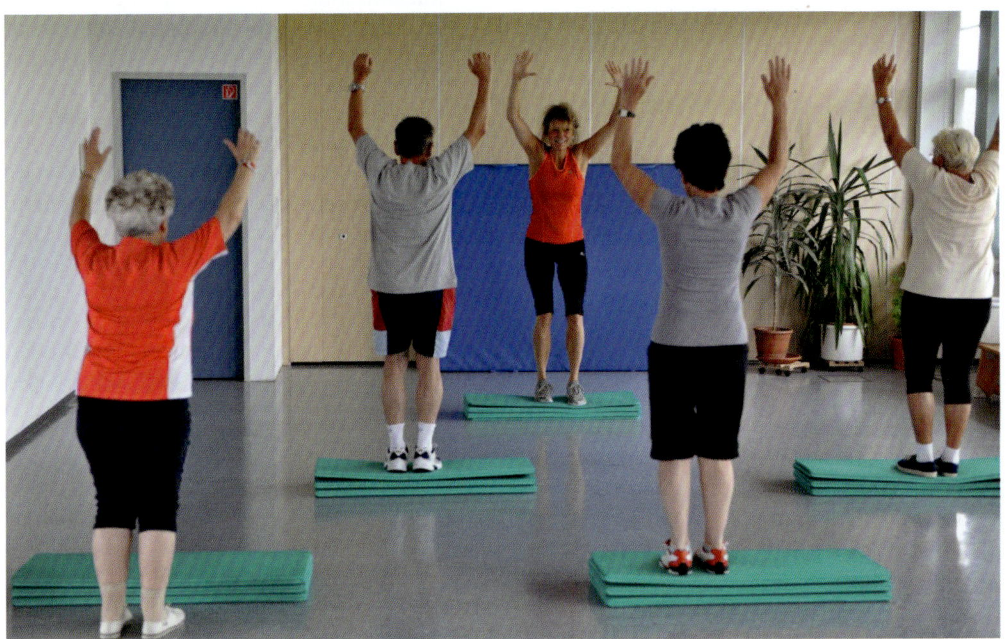

Abb. 7.7: Gruppentraining im Fitnesskurs

Muskelgruppen entsprechend der *Abb. 7.6 ((kursiv))* berücksichtigt. Es dient primär der Verbesserung der Beweglichkeit und muskulären Stabilität und dem Abbau muskulärer Dysbalancen. Sekundärpräventiv ist es sinnvoll, Übungen diagnosebezogen auszuwählen. Bei Ausgleichsübungen am Arbeitsplatz sind die besonderen Belastungen der Tätigkeit zu berücksichtigen und entsprechende Übungen so auszuwählen, dass zur Verkürzung neigende, belastete Muskeln gedehnt und die wegen Unterforderung zur Abschwächung neigenden trainiert werden. Solche Übungsprogramme lassen sich kostenfrei, eigenständig und zeitunabhängig durchführen, was insbesondere für Schichtarbeiter und Personen mit geringem Verdienst von Vorteil ist. Zwei Beispiele für ein Heimübungsprogramm mit dem Schwerpunkt „Schulter-Nacken-Bereich" und „Rumpf" sind im *Anhang 6.1* und *6.2* des Buchs aufgeführt.

- Zur Prävention von Rückenschmerzen in der LWS-Region ist ein Krafttraining der Rückenstreckermuskeln nicht allein entscheidend: Evaluationen entsprechender Trainingsprogramme haben gezeigt, dass die Verbesserung der Koordination in komplexen Bewegungssituationen und der Gleichgewichtsfähigkeit einen entscheidenden Beitrag dazu leistet.

Körpergewichtstraining:

- Training mit dem eigenen Körpergewicht, bekannt z.B. als „Urbanes Fitnesstraining", „Freeletics" oder „Calisthenics", ist nach wie vor ein Megatrend.
- In zahlreichen deutschen Städten gibt es Outdoor Fitness-Kurse unter Namen wie Urban Fitness, Outdoor Fitness, Outdoor Circuit oder ähnlichem. Sie stehen für ein Outdoortraining in kleinen Gruppen. Das Training kann sowohl auf allen Plätzen der Stadt, z.B. Parkplätzen oder Industriegelände, als auch in der freien Natur, z.B. in Parks stattfinden, ohne dass weitere Hilfsmittel eingesetzt werden müssen. Bänke, Treppen, Geländer, Mauern, Hügel, Gräben, Baumstämme, Spielplatzgeräte und vieles mehr, was das Umfeld zu bieten hat, werden genutzt.
- Freeletics ist ein Konzept mit dazugehöriger App einer Münchener Firma. Das Konzept beinhaltet individuelle Trainingsprogramme, vermittelt von einem Personal-Trainer oder als digitales Coaching per App. Es kann zu Hause, im Fitnessstudio oder im Freien trainiert werden und bietet so zeitliche und räumliche Flexibitität. Es kommt grundsätzlich ohne Trainingsgeräte aus. Das Trainingssystem kombiniert die Methoden des High Intensity Trainings (HIT) und des High Intensity Interval Trainings (HIIT). Eine Trainingseinheit mit Freeletics dauert in der Regel 30 Minuten. Dabei stehen mehr als 1000 Trainingsvariationen zur Verfügung. Im Vordergrund stehen hoch belastende kurze Trainingseinheiten.

7.4.4 Kombinierte Sportaktivitäten

Es gibt zahlreiche Sportaktivitäten, die verschiedene Trainingsprinzipien miteinander kombinieren. Beispielhaft sollen hier die Neue Rückenschule, Pilates und Wassergymnastik vorgestellt werden.

- **Rückenschule – „Die Neue Rückenschule":** Die klassische Rückenschule war mit dem Ziel entstanden, für Patienten mit Rückenerkrankungen rückenschonende Verhaltensweisen zu entwickeln, die sich auf „korrekte" Körperhaltungen und Bewegungsabläufe im Alltag beschränkten. Dieser Ansatz erwies sich als unzureichend und teilweise nicht praktikabel. Die kritische Aufarbeitung dieser Konzepte für die Primär- und Sekundärprävention unter trainingswissenschaftlichen und psychosozialen Gesichtspunkten hat zu einer „Neuen Rückenschule" geführt (siehe Inhalte der präventiven Rückenschule – KddR).

Die Konföderation der Deutschen Rückenschulen (KddR) formuliert dazu (Details siehe http://www.kddr.de/die-neue-ruckenschule/):

- Der Rücken soll bei Beschwerden nicht vorrangig geschont, sondern sanft weiterbewegt werden.

Der gelegentliche Rückenschmerz wird nicht dramatisiert, sondern als ein wichtiges Warnsignal des Körpers wahrgenommen. Man lernt mit Rückenschmerzen angemessen umzugehen und achtet beim Bewegen nicht so sehr auf die Bandscheibenbelastungen, sondern vielmehr auf den ständigen Wechsel von Be- und Entlastung. Es werden 4 Indikationsbereiche des präventiven Rückentrainings unterschieden *(Tab. 7.3)*.

Tab. 7.3: Indikationsbereiche des präventiven Rückentrainings

- Personen mit bewegungsarmem Lebensstil und Risikofaktoren wie dauerhafter Bewegungs- und Trainingsmangel, Dekonditionierungssymptomen, Koordinationsschwächen, muskulären Insuffizienzen und nachfolgende Haltungsschwächen sowie ergänzend bei Haltungsschäden.
- Personen mit Risikofaktoren wie regelmäßiges schweres Heben und Tragen, Vibrationen, wiederkehrende und langanhaltende monotone Körperhaltungen (Sitzen, Stehen), andere Zwangshaltungen sowie sich ständig wiederholende stereotype Bewegungsmuster.
- Personen mit arbeitspsychologischen und psychosozialen Risikofaktoren wie erhöhte psychische Stressbelastung und verminderte psychischer/seelische Belastungsfähigkeit sowie Depressionen und Angstzustände.
- Personen mit Rückenschmerzanamnese und muskulären Dysbalancen.

Die KddR hat die Inhalte der „Neuen Rückenschule" in ein Rahmenprogramm überführt, das zur Grundlage der Ausbildung von Rückenschullehrern dient. Sie umfasst im vollständigen Konzept untere anderem folgende Bausteine:

- Training der motorischen Grundeigenschaften. Dazu gehören das Training
  - der allgemeinen aeroben Ausdauer (z.B. Walking, Jogging, Nordic Walking, Aerobic),
  - der segmentalen (tiefen) und globalen Rumpf- und Extremitätenmuskulatur in ihrer Haltungs- und Bewegungsfunktion (Funktionsgymnastik mit/ohne Kleingeräte);
  - zur Erreichung/Erhaltung einer altersgerechten Beweglichkeit (Dehnung, Lockerung);
  - koordinativer Fähigkeiten (sensomotorische, postural- propriozeptive und komplexe Übungen).
- Körperwahrnehmung und Körpererfahrung
- Entspannung und Stressmanagement
- Haltungs- und Bewegungsschulung (Verhaltensprävention)
- Wissensvermittlung zum Thema Rückenschmerz, Schmerzbewältigung sowie Ansätze der Verhältnisprävention
- Vorstellung von Life-Time-Sportarten

Einzelheiten sind den entsprechenden Dokumentationen der KddR sowie einzelner Anbieter zu entnehmen (http://www.kddr.de/grundlagenartikel).

- **Pilates:** Das Pilates-Training ist ein systematisches Ganzkörpertraining, welches Kraftübungen, Stretching und eine bewusste Atmung beinhaltet. Im Mittelpunkt steht die Aktivierung der Tiefenmuskulatur zur Stabilisierung des Rumpfes (Beckenboden, Bauch und Rücken), das sog. „Powerhouse". Die Übungen sind gekennzeichnet durch fließende, kontrollierte Ganzkörperbewegungen, die zu einer Verbesserung der Mobilität und Körperwahrnehmung führen. Einzelheiten zur Ausführung und Übungsprogramme finden sich u.a. bei Bimbi-Dresp (2010).
- **Wassergymnastik:** Es handelt sich um ein Ganzkörpertraining im Flachwasser. Gymnastische Übungen mit verschiedenen Trainingsgeräten wie Poolnudel, Fußmanschetten oder Bällen fördern den Aufbau der jeweils beanspruchten Muskulatur. Durch die entlastende Wirkung des Wassers ist die Wassergymnastik insbesondere für Personen mit Knie-, Hüft- und Rückenbeschwerden geeignet.

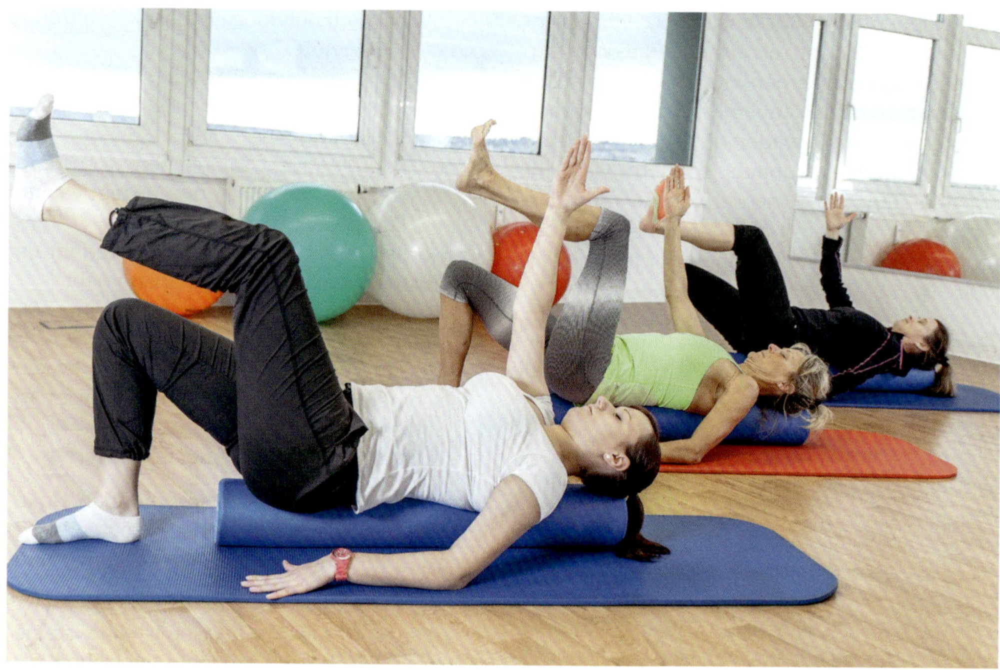

Abb. 7.8: Pilates-Übungen

7.4.5 Trendverfahren

Unter dieser Kategorie wird eine Darstellung von Präventionsmöglichkeiten zusammengefasst, die überwiegend spielerisch und/oder computergestützt zu Verhaltens- und Bewegungsänderungen und zur Koordinations- und Kraftverbesserung beitragen sollen.

Sie werden besonders von trendorientierten Personen angenommen und setzen auf das Streben nach einer trendkonformen Lebensstiländerung. Deshalb sind sie als Aktivierungsprogramme in gemeinschaftlichen Einrichtungen geeignet. Ihre Attraktivität liegt in der zumeist spielerischen Gestaltung der Programme, die den Ausführenden Informationen und Erfolgserlebnisse durch Biofeedbacklösungen vermitteln und in der Tatsache, dass sie die Geduld fordernde Anstrengung der Ausdauerbelastungen scheinbar ersetzen können.

Sie tragen primär zur Verbesserung der Muskelkoordination und Beweglichkeit bei und haben bei guter Motivation positive psychophysische Effekte. Der Entwicklung einer langfristig guten gesundheitlichen Basis im Sinn der Grundlagenausdauer dienen sie dagegen nur begrenzt, können diese aber ergänzen. Dennoch stellen sie eine wertvolle erlebnisorientierte Hilfe zum Einstieg in eine körperlich aktive Lebensweise dar.

Auf Grund der Vielfalt der erreichbaren Angebote können hier nur beispielhafte Angaben zu weit verbreiteten Programmideen gemacht werden, deren Effekte überschaubar sind.

Spielekonsolen

Sie werden auch als Trainingsgeräte eingesetzt, mit denen verschiedene Übungen zur Stärkung der Rückenmuskulatur absolviert werden. Ein weit verbreitetes Beispiel ist „Wii Fit". Es handelt sich dabei um eine Anwendung einer PC-Spielkonsole mit Zusatzgeräten (Balanceboard) auf Fernsehgeräten, bei denen dem Übenden über das Programm Bewegungsaufgaben gestellt werden.

Wii Fit soll nach Angaben der Entwickler die Fitness, Balance und Haltung trainieren und den Body-Mass-Index verbessern. Sensoren in der Trittfläche des Boards stellen Druckbelastung und Gewichtsverlagerungen des Spielers fest und übermitteln die Daten drahtlos zur Wii-Konsole. Röttger et al. (2011) haben das Balance Board des Wii mit einem sensomotorischen Training (SMT) verglichen, wie es insbesondere für Ältere zur Sturzprophylaxe in der Rehabilitation eingesetzt wird und keine Vorteile der Konsole festgestellt. Wii kann aber bei einem Gleichgewichtstraining im gesundheitsorientierten Bereich eine Alternative zu SMT darstellen.

Parcours

Sie dienen als Trainingsgeräte und zugleich zur spielerischen Gestaltung gemeinschaftlicher Bewegungsprogramme. Beim Pedalo-Parcours handelt es sich zum Beispiel um fünf Balanceplatten, auf denen der Proband unterschiedliche Koordinationsaufgaben im Stehen angeboten bekommt, die er freistehend, aber in einem Halbrund von Griffleisten gesichert absolvieren kann. Dabei wird z.B. eine Vielzahl unterschiedlicher komplexer Bewegungsmuster entlang der Körperachsen trainiert.

Dieses Konzept stellt mittels eines auf Bewegungskoordination ausgerichteten Trainings die Stabilisation, Koordination und Kräftigung des gesamten Haltungs- und Bewegungsapparates in den Mittelpunkt und ist auf alle Altersgruppen ab dem mittleren Schulalter anwendbar. Die Übungen sollen zu einer Optimierung der Bewegungsabläufe und Steigerung der Bewegungsfrequenz führen. Der erwartete Effekt des Pedalo-Trainings besteht in einem „Vestibularmotorik-Koordinationstraining", das die kleinen tiefliegenden Muskeln des Rückens erreicht, die für die Haltungs- und Bewegungskontrolle erforderlich sind.

Ein Set des 5S-Koordinationsparcours besteht aus fünf Übungsstationen (*Abb. 7.9* – Beispiel Twister): Links-Rechts-Balance, Frontalbalance (vor/zurück), Drehung, Abrollen und Federn in allen drei Achsen.

Zielgruppen sind einerseits Mitarbeiter mit bewegungsarmen Tätigkeiten, bei denen die Muskelkoordination vermindert ist und eine erhöhte Schmerzsensibilität eintritt, andererseits ältere Personen, bei denen eine Schwächung der Muskulatur eintritt, die auch mit einem erhöhten Sturzrisiko verbunden sein kann.

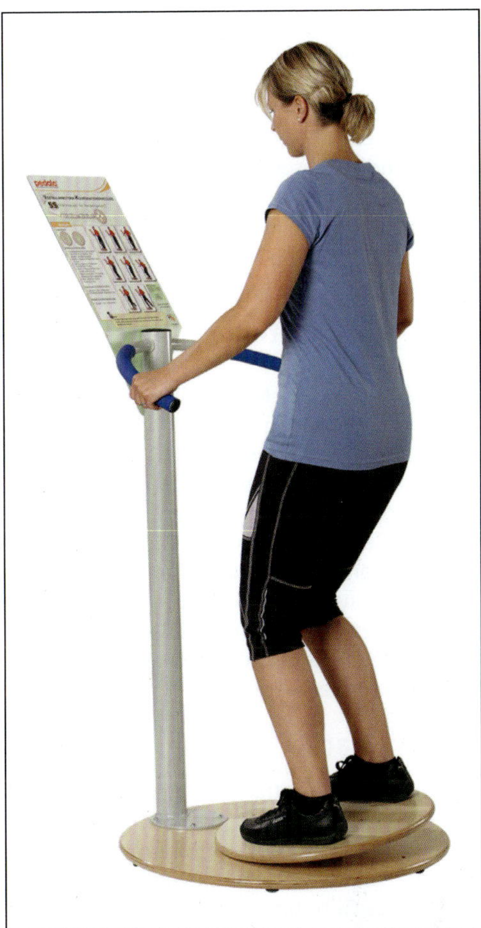

Abb. 7.9: Pedalo-5-S-Twister zur Balance- und Koordinationsübung für die Rücken- und Beinmuskulatur (in alle Richtungen um einen Mittelpunkt beweglich, keine Rotation)

Mobile Trainingshilfen

Möglichkeiten des Trainings mit Geräten beschränken sich für viele Beschäftigte ausschließlich auf die Freizeit, womit täglich mehr als 10 Stunden keine adäquaten Reize für das Muskel-Skelett-System gesetzt werden können. Als Unterstützung für diese Beschäftigten bieten sich leichte kleine und transportable Trainingshilfen an. Ein Beispiel ist das Trainingsgerät „Twistfit". Es besteht aus einem hochfesten Gurtband mit seitlichen Schlaufen, zwischen denen bei korrekter Ausführung auf einem Spezialseil eine

Scheibe aus Hartgummi (160 g) rotiert. Dabei können je nach Zuggeschwindigkeit Kräfte zwischen 1 bis 20 kg auftreten. Es existieren Programme für ein Basistraining (Grundfitness in 30 Tagen), ein 7-Minuten-Intensivprogramm für Fortgeschrittene sowie Spezialprogramme für Rücken, Hals und Nacken, Arme und Unterarme sowie Bauch, Beine und Po.

7.4.6 Weitere individuelle Aktivitäten

Zur Prävention von Muskel-Skelett-Erkrankungen tragen alle allgemeinen Aktivitäten bei, die zum Beispiel im Handlungsfeld „Bewegungsgewohnheiten" der gesetzlichen Krankenversicherung aufgegriffen werden. Deshalb werden eine Reihe von Aktivitäten auch individuell ohne begleitenden Träger durchgeführt und sind Teil einer allgemeinen gesundheitsbewussten Lebensweise geworden. Technische Entwicklungen unterstützen diese Aktivitäten. Dazu hier einige Beispiele:

Activity Tracker

Es handelt sich um tragbare elektronische Geräte (Bänder, Uhren – auch als „Fitness Tracker" bezeichnet) oder Applikationen auf Smartphones, welche die Schrittzahl aufzeichnen und daraus Geh- bzw. Laufstrecken und Energieumsatz ableiten. Einige Applikationen können zusätzlich die Herzschlagfrequenz oder Beschleunigungswerte des Körpers aufzeichnen. Sie leiten daraus indirekt den etwa erreichten Energieumsatz des Körpers ab. In Verbindung mit GPS können sie bei Bewegung im Freien auch die Strecke der Fortbewegung (Gehen, Laufen, Radfahren etc.) aufzeichnen. Als tragbare elektronische Geräte werden sie auch als „Wearables" bezeichnet.

Der Markt dieser Geräte wird sehr intensiv beworben und echte oder scheinbare Neuerungen kommen ständig hinzu. Bei konkreten Empfehlungen der Anwendung für Beschäftigte ist eine eingehende Beschäftigung mit den Details dieser Produkte erforderlich, da nicht alle Angaben gleichermaßen zuverlässig sind: Einfache Aktivitätsmessungen auf Grund von Schrittzählern sind bei entsprechender Einstellung der individuellen Schrittlänge zuverlässig, wogegen abgeleitete Daten empfindlicher für Verzerrungen und Fehlmessungen sind.

10 000 Schritte?

Die Zahl 10 000 gilt in der Öffentlichkeit als die Empfehlung für die täglich zu erreichende Schrittzahl. Diese Zahl ist bisher nicht wissenschaftlich validiert worden und es ist davon auszugehen, dass je nach Alter und Ausgangsniveau Aktivitäten des Gehens unterschiedliche Wirkungen haben.

Auch deutlich geringere Aktivitäten können bereits positive Wirkungen haben, wie ein Review in den USA zeigte (Kraus et al. 2018).

7.5 Entspannungsmethoden

Neben der Aktivierung der unterschiedlichen körperlichen neuromuskulären Funktionen gehört die körperliche und psychische Entspannung zu den wesentlichen Elementen der individuellen Prävention. Entspannungsmethoden haben entsprechend der verschiedenen Ursachen muskulärer und psychisch erlebter Daueranspannung auch verschiedene Wirkungsrichtungen.

Wirkungen der Entspannung

Entspannungsverfahren haben sich als psychologische Therapiemöglichkeit bei Schmerzen und Muskelverspannungen nach Belastung (Stress) entwickelt. Man geht davon aus, dass psychische Anspannung allein oder als Folge hoher körperlicher Belastung zu einer Daueraktivierung der Muskulatur führt, die sich selbst verstärken kann (siehe *Kapitel 1* – Muskelverspannung, Cinderella-Phänomen). Die Fähigkeit zur Entspannung gehört zur menschlichen Natur, muss jedoch durch Übungen aktiviert und konditioniert werden.

Ziele der Entspannungsverfahren sind intensive und verfeinerte Körperwahrnehmung, bewussteres Körpererleben und die Entwicklung bzw. Steigerung von körperlichem und seelischem Wohlbefinden. Durch Bewegungen, Berührungen und Worte sollen den Anwendern

Möglichkeiten eröffnet werden, mit sich selbst zu „experimentieren" und sich selbst „neu zu erfahren". Das Zusammenspiel von leistungssteigerndem Sympathikus, der die glatte Muskulatur innerviert, mit dem ausgleichenden Parasympathikus spielt in allen Entspannungsverfahren eine wichtige Rolle. Es kommt zu zwei Hauptwirkungen:

- Physische Effekte sind die Verringerung von Muskeltonus, Hautleitfähigkeit und Reflextätigkeit, die periphere Gefäßweitstellung, die Senkung von Herzfrequenz, Blutdruck und Sauerstoffverbrauch sowie die Veränderung der hirnelektrischen und neurovaskulären Aktivität.
- Psychisch werden in der Entspannungsreaktion Gelassenheit, Zufriedenheit und Wohlbefinden erlebt. Die Differenzierungsfähigkeit der körperlichen Wahrnehmung sowie die Konzentrationsfähigkeit werden verbessert.

Wissenschaftliche Grundlagen und klinische Wirkungen der Entspannungsverfahren sind durch zahlreiche Studien gut belegt.

> Entspannungsverfahren sollen bezogen auf die Muskel-Skelett-Prävention physisch den Muskeltonus vermindern und psychisch das Wohlbefinden und die Körperwahrnehmung verbessern.

Zu den wichtigsten und am besten beforschten Techniken gehören die Progressive Muskel-Entspannung nach Jacobson, das Autogene Training nach Schultz, die Hypnose, die Transzendentale Meditation, Imaginationstechniken und das Biofeedback. Aus fernöstlichen Kulturkreisen kommen das Repertoire erweiternde und inspirierende Methoden wie Yoga, Tai-Chi und die Zen-Meditation (vertiefende Darstellungen zu den Entspannungsverfahren bei Vaitl u. Petermann 2000).

Progressive Muskelentspannung nach Jacobson

Die progressive Muskelentspannung geht auf den amerikanischen Physiologen Jacobson zurück. Das Ziel ist die Reduktion muskulärer Spannung bei gleichzeitiger Wahrnehmung der Muskelspannung („cultivation of the muscle-sense" – Jacobson 1938). Es handelt sich um eine Selbstentspannungstechnik auf Grund psychophysiologischer Muskelarbeit ohne systematische Erzielung eines Ruhe- bzw. Versenkungsstandes durch Konzentrationseffekte.

Der Ansatz beruht auf den Erkenntnissen, dass einerseits bei vielen körperlichen Erkrankungen ein spezifisches muskuläres Spannungsmuster besteht, andererseits bewirkt eine muskuläre Entspannung eine Verminderung des viszeralen und zentralnervösen Spannungsgrads. Das Grundprinzip der Progressiven Muskelentspannung besteht darin, nacheinander einzelne Muskelgruppen (z.B. die Hände, die Schultern oder die Zehen) für fünf bis sieben Sekunden willentlich anzuspannen und danach deutlich länger (30–40 Sekunden, in denen die Veränderungen bewusst wahrgenommen werden) zu entspannen und zu lockern. In festgelegter Übungsfolge werden sechs Übungsbereiche des Körpers *(Tab. 7.4)* erreicht. Der Abschluss der Entspannung besteht in einer sog „Rücknahme", indem durch Bewegungen beim Fäuste Ballen, Räkeln, Beugen der Arme etc. eine erneute Aktivierung eingeleitet wird. Progressive Muskelentspannung soll leichter als das ähnliche Autogene Training erlernbar sein.

Tab. 7.4: Übungsbereiche der progressiven Muskelentspannung nach Jacobson

Übungsbereiche
• Muskeln von Händen und Armen
• Gesichtsmuskulatur
• Schulter- und Nackenmuskulatur
• Rückenmuskulatur
• Bauchmuskulatur
• Beinmuskulatur und Füße

> Die progressive Muskelentspannung soll durch eine erhöhte Körperwahrnehmung und durch ein bewussteres Erleben des Alltags psychomotorische Spannungszustände verhüten oder abbauen und stellt somit auch eine wichtige Begleitkomponente der psychischen Verminderung von Schmerzzuständen dar.

Autogenes Training

Das autogene Training stellt eine systematische Selbstentspannungsmethode dar, die auf der Autohypnose basiert. Sie kann vielfältig eingesetzt werden, um das Gleichmaß zwischen Spannung und Entspannung zu wahren und damit den gesundheitlichen Störungen, die aus anhaltenden Überspannungen und Stress herrühren, vorbeugend zu begegnen (Lohmann 1996).

Die konzentrative Selbstentspannung des autogenen Trainings soll mit genau vorgeschriebenen Übungen durch innerliche Lösung und Versenkung eine von innen kommende Umschaltung des Organismus erreichen (Schultz 2003, Grasberger 2015). Zu den Zielen gehören (Lohmann 1996):

- **Selbstentspannung** insbesondere der willkürlichen Körpermuskulatur und der Blutgefäße, hier vor allem der oberflächlichen Hautgefäße
- **Selbstruhigstellung** mit „Entängstigung", von daher auch zur Schlafförderung geeignet
- **Erholung** mit Leistungssteigerung
- **Selbstregulierung** unwillkürlicher Körperfunktionen (Herz-Kreislauf-, Atmungs-, Verdauungssystem)
- **Schmerzlinderung** bzw. -verhinderung
- **Selbstkritik** und Selbstkontrolle durch Innenschau in der Versenkung
- **Selbstbestimmung** durch formelhafte Vorsätze, die wie posthypnotische Suggestionen automatisch wirken

Bestimmte passive Körperhaltungen wie die Liegehaltung in horizontaler Rückenlage, die Droschkenkutscherhaltung oder die passive Sitzhaltung begünstigen das autogene Training. Die Übungszeiten sollten insbesondere am Anfang nur zwischen drei und zehn Minuten liegen. Jede Übung erfordert eine Zurücknahme am Ende, das gilt insbesondere für die Muskelentspannung. Das autogene Training hat einen sechsstufigen Aufbau *(Tab. 7.5)*, der im Abstand mehrerer Tage bis zwei Wochen zwischen den einzelnen Übungen erlernt werden sollte, um mit jeder Übung eigene Erfahrungen zu sammeln und zu festigen.

Tab. 7.5: Sechs Stufen des autogenen Trainings

- **Schwereübung:** Sie dient der Muskelentspannung und beginnt am dominanten Arm, um in weiteren Sitzungen über alle Gliedmaßen und großen Muskelgruppen des Körpers im Sinn einer Generalisierung ausgebreitet zu werden. Die Grundformel lautet: „Der rechte Arm ist ganz schwer."
- **Wärmeübung:** Hier beziehen sich die Formeln der Suggestion auf die Vorstellung von Wärme zur Entspannung der oberflächlichen Hautgefäße mit dem zugehörigen Wohlgefühl. Die Grundformel lautet hier: „Der rechte Arm ist ganz warm". Der Satz kann verbunden werden mit dem Satz „Ich bin ganz ruhig".
- **Herz-Übung:** Im gleichen Sinn wird der Satz verwendet: „Mein Herz schlägt ruhig und gleichmäßig".
- **Atem-Übung:** Sie betrifft einen Funktionsbereich, der sowohl der willkürlichen Einflussnahme als auch der autonomen Regulation unterliegt. Es wird die Formel verwendet: „Es atmet mich".
- **Sonnengeflechts-Übung:** Sie wendet sich der Bauchregion zu und folgt der Formel: „Das Sonnengeflecht ist strömend warm".
- **Kühle-Stirn-Übung:** Als letzte Übung der Grundstufe des autogenen Trainings kann sie nur von wenigen Teilnehmern bewusst gespürt werden. Ihre Formel lautet: „Die Stirn ist angenehm kühl".

Während das Autogene Training durch psychophysische Effekte erklärt werden kann, bewegen sich die anfangs in diesem Kapitel genannten Techniken der Hypnose, der Imaginationstechniken und insbesondere der sog. „transzendentalen Meditation" in einem Wirkungsbereich, der nicht direkt auf die Muskel-Skelett-Prävention Bezug nimmt und deren Evidenz im wissenschaftlichen Sinn nur begrenzt oder gar nicht nachgewiesen werden kann.

Biofeedback

Als Biofeedback wird eine Rückmeldung der Aktivität physiologischer Vorgänge in Form von Signalen optischer, akustischer oder anderer Art bezeichnet. Sie erfolgt mit dem Ziel, die eigene bewusste Steuerung scheinbar autonomer körperlicher oder seelischer Vorgänge zu ermöglichen. Das Ziel der Biofeedback-Therapie besteht darin, dem Patienten das Erlernen der Kontrolle über bestimmte unbewusst ablaufenden physiologische Prozesse zu ermöglichen, die im Zusammenhang mit der jeweiligen Symptomatik gesehen werden (Dorsch 2004). Als empirisch abgesichertes erfolgreiches Verfahren gilt EMG-Biofeedback beim Kopfschmerz vom Spannungstyp. Bei der Behandlung von chronischem Rückenschmerz sind die Befunde uneinheitlich. Es gibt Studien, die auf eine moderate Wirksamkeit hinweisen (Kröner-Herwig 2000) bzw. auch auf eine Überlegenheit gegenüber einer konservativen medizinischen Therapie im Follow-up (Flor u. Birbaumer 1993).

Yoga als meditative Entspannung

Yogaübungen sollen Körper, Geist und Seele in Einklang bringen. Seine Wurzeln liegen im indischen Buddhismus. Im „modernen Yoga" liegt der Schwerpunkt in der Praxis des Yoga, die eher meditativ oder eher körperbezogen sein kann. Unter Hinweis auf die positiven Auswirkungen der Übungspraxis betrachtet man Yoga als individuelle Bereicherung oder als Beitrag zur persönlichen Entwicklung, weitgehend unabhängig von religiösen oder weltanschaulichen Überzeugungen. Metaanalysen fanden in Studien mit insgesamt mehr als 1000 Patienten moderate bis starke Evidenz für positive Wirkungen auf Schmerzintensität und Funktion (Cramer 2017).

Im Zusammenhang mit der Betonung des Trainingseffektes von Yoga auf Körper und Geist wird an die Psychosomatik angeknüpft. Es existieren eine Reihe unterschiedlicher Schulen des Yoga. Eine feste Darstellung für ein zu empfehlendes Yoga-Programm erscheint deshalb nicht möglich.

Yoga kann zur Linderung bei chronischen Kopfschmerzen oder Rückenschmerzen beitragen. Der Handlungsleitfaden der Krankenkassen nach § 20 Abs. 1 und 2 SGB V lässt Yoga als erstattungsfähige Methode der Entspannung im Rahmen der individuellen Prävention zu. Wegen seiner beruhigenden und ausgleichenden Wirkung kann Yoga den Folgeerscheinungen von Stress entgegenwirken.

Yoga gehört seit dem 1. Dezember 2016 zum immateriellen Kulturerbe der UNESCO. Der Ursprung des Yoga liegt im mehrere Jahrtausende alten Buddhismus und Hinduismus.

Pilates (siehe bei *Kapitel 7.4.4*) ist eng mit Yoga verwandt. Es wurde erst am Beginn des 19. Jahrhunderts als eine Trainingsform in Anlehnung u.a. an das Yoga entwickelt.

Taiji und Chigong als meditative Entspannung

Die Verfahren entstammen der chinesischen Tradition: Taijiquan, auch Tai-Chi-Chuan (abgekürzt Tai-Chi) oder chinesisches Schattenboxen genannt, ist eine im Kaiserreich China entwickelte Kampfkunst, die zu den am häufigsten geübten Kampfkünsten zählt. Der Deutsche Dachverband für Qigong und Taijiquan e.V. (DDQT) kennzeichnet die aus China stammenden Methoden der Bewegungskunst: Sie enthalten die Möglichkeit zur persönlichen Entfaltung mit Aspekten der Meditation, der Gesundheit und der Selbstverteidigung bzw. Kampfkunst. Zwischen Qigong und Taijiquan gibt es fließende Übergänge. Gemeinsam ist beiden, dass sie sich vor dem Hintergrund der östlichen Philosophie und Tradition entwickelt haben. Sie verstehen sich als Wege der Lebenspflege bzw. als Übungswege, die geistige/seelische und körperliche Aspekte des menschlichen Lebens in Einklang bringen. Eine typische Abfolge der Taijiquan-Übungen ist in *Tab. 7.6* dargestellt:

Tab. 7.6: Typische Abfolge von Taiji-Übungen

Den Kopf entspannt aufrichten
Die Brust zurückhalten und den Rücken gerade dehnen
Das Kreuz/die Taille locker lassen
Die Leere und die Fülle auseinander halten (das Gewicht richtig verteilen)
Die Schultern und die Ellenbogen hängen lassen
Das *Yi* (die Absicht, die Intention) und nicht die Gewaltkraft („Muskelkraft") anwenden
Die Koordination von Oben und Unten
Die Harmonie zwischen Innen und Außen
Der ununterbrochene Fluss (die Bewegungen sollen fließen)
In der Bewegung ruhig bleiben

7.6 Weitere Wege zur Stressbewältigung

Grundsätzlich sind die bis hier dargestellten Programme und Angebote zur Erhöhung der körperlichen Aktivität, zum Training motorischer Grundfertigkeiten und zur körperlichen Entspannung wesentliche Grundlagen der Stressbewältigung. Sie stärken die physischen und psychischen Voraussetzungen zur Bewältigung von Arbeitsanforderungen. Für

- besonders einseitige körperliche und psychische Belastungen mit hohem Konfliktpotenzial, wie sie zum Beispiel zumeist im Call-Center in typischer Weise bestehen – Bewegungsmangel, Zeitdruck, Umgang mit Kunden und deren ggf. unerwartete Reaktionen etc.
- besondere Lebenssituationen und persönliche Schwierigkeiten der Bewältigung hoher psychischer Anforderungen während der Arbeit, oft jedoch in der Verbindung mit zusätzlich hohen psychischen Belastungen in der Freizeit z.B. durch besondere familiäre Konflikte

können weitere psychologische Therapieangebote und Programme zur Stärkung der Ressourcen und damit der Verbesserung der Stressbewältigung erforderlich werden.

Literatur

Antonovsky A (1979). Health, stress and coping. Jossey Bass, London

Basler HD, Franz C, Kröner-Herwig B, Rehfisch HP (2004). Psychologische Schmerztherapie. Springer-Verlag, Berlin

BGN (Berufsgenossenschaft Nahrungsmittel und Gastgewerbe): Präventionsangebote zum Thema Rücken. https://www.bgn.de/praevention-arbeitshilfen/sicher-und-gesund/themenseite-rueckengesundheit/praxishilfen/#c14697-7038

BGN-Modellprojekt Prävention von Rückenerkrankungen. BGN-Report. BGN-Report 2/2019. 10–11

Bundesrahmenempfehlungen nach § 20d Abs. 3 SGB V. Die Nationale Präventionskonferenz. https://www.bundesgesundheitsministerium.de/fileadmin/Dateien/3_Downloads/P/Praeventionsgesetz/BRE_Fassung_vom_29.08.2018.pdf. abgerufen am 30.05.2021

Bimbi-Dresp M (2010). Pilates. Gräfe und Unzer-Verlag, München

Cramer H (2017). Wo und wie wirkt Yoga? – Eine wissenschaftliche Bestandsaufnahme. DMW Deutsche Medizinische Wochenschrift 2017; 142 (25); 1925–1929

Dalichau S, Giemsa M, Solbach T, Büschke M, Engel D, Möller T, Wahl-Wachendorf A (2019). Profitieren Beschäftigte des Baugewerbes mit Kniegelenksbeschwerden vom Kniekolleg? Zentralblatt für Arbeitsmedizin, Arbeitsschutz und Ergonomie, 69, 62–69

Das BGW-Rückenkolleg. Berufsgenossenschaft für Gesundheitsdienst und Wohlfahrtspflege (BGW). Hamburg 2016

Die Neue Rückenschule. Ein völlig neuer, ganzheitlicher Ansatz. Konföderation der deutschen Rückenschulen. http://www.kddr.de/die-neue-ruckenschule/ (12/12)

DOSB – Deutscher Olympischer Sportbund. Rezept für Bewegung. Bundesärztekammer (BÄK) und Deutsche Gesellschaft für Sportmedizin und Prävention. http://www.dosb.de/?id=13969 (12/12)

DOSB – Deutscher Olympischer Sportbund. Qualitätssiegel Sport pro Gesundheit. https://servicesportprogesundheit.de/149/qualittskriterien (abgerufen am 15.05.2021)

DRV (2009). Aktiv im Beruf bleiben. Frühintervention zum Erhalt der Erwerbsfähigkeit – FEE. Ein Programm zum Umgang mit gesundheitlichen Problemen am Arbeitsplatz. Deutsche Rentenversicherung Mitteldeutschland, Leipzig

DRV-Informationsplattform: https://www.deutsche-rentenversicherung.de/DRV/DE/Praevention/Ablauf-und-Zustaendigkeiten/ablauf-und-zustaendigkeiten_node.html

Färber F, Rosendahl J (2018). The association between resilience and mental health in the somatically ill – a systematic review and meta-analysis. Dtsch Arztebl Int 115: 621–627. DOI: 10.3238/arztebl.2018.0621

Ferrari N, Graf C (2017). Bewegungsempfehlungen für Frauen während und nach der Schwangerschaft. Das Gesundheitswesen 79, 36–39

Flor H, Birbaumer N (1993). Comparison of the efficacy of electromyographic biofeedback, cognitive-behavioral therapy, and conservative medical interventions in the treatment of chronic musculoskeletal pain. J Consulting Clin Psychol 61: 653–658

Gemeinsame Richtlinie der Träger der Rentenversicherung nach § 14 Absatz 2 SGB VI über medizinische Leistungen für Versicherte, die erste gesundheitliche Beeinträchtigungen aufweisen, die die ausgeübte Beschäftigung gefährden (Präventionsrichtlinie) vom 28. Juni 2018

Gesetz zur Stärkung der Gesundheitsförderung und der Prävention (Präventionsgesetz – PrävG) vom 17. Juli 2015 (BGBl. I S. 1368)

Grasberger D (2015). Autogenes Training. Graefe und Unzer. München

Hartmann B, Seidel D (2008). Muskel-Skelett-Erkrankungen im Baugewerbe – Betriebsärztliche Erkenntnisse, Risikocharakteristik und Präventionsempfehlungen. Schriftenreihe Arbeitssicherheit und Arbeitsmedizin in der Bauwirtschaft. Bd. 21. Berufsgenossenschaft der Bauwirtschaft, Berlin

Hauck A, Hanse J, Hartmann B, Trierweiler R, Middel S (2009). RehaBau – Rehabilitationsprogramm für ältere Beschäftigte in Berufen der Bauwirtschaft: Handlungsanleitung für ein ergonomisches Übungsprogramm. Schriftenreihe Arbeitssicherheit und Arbeitsmedizin in der Bauwirtschaft, Band 22, BG Bau 2009. https://www.bgbau.de/fileadmin/user_upload/reha-programm.pdf

Inhalte der präventiven Rückenschule. Konföderation der Deutschen Rückenschulen. http://www.kddr.de/grundlagenartikel/ (12/12)

Jacobson, E (1938). Progressive relaxation. Chicago: University of Chicago Press

Kittel J, Fröhlich SM, Kruse N, Olbrich D, Heilmeyer P, Greitemann B, Karoff M (2011). Beschäftigungsfähigkeit teilhabeorientiert sichern (BETSI): Erste Ergebnisse aus den Modellprojekten. In: 20. Rehabilitationswissenschaftliches Kolloquium. DRV-Schriften – Band 93, 247–248. Hrsg. Deutsche Rentenversicherung Bund, Berlin

Konsequenzen für die Arbeitssicherheit und die Arbeitsmedizin – Gemeinsame Stellungnahme von DGAUM, VDSI, VDBW, BSAFB: Wegfall des Unterlassungszwangs als Kriterium für die Anerkennung von Berufskrankheiten. In ASU Heft 10/2020: https://www.asu-arbeitsmedizin.com/praxis/konsequenzen-fuer-die-arbeitssicherheit-und-die-arbeitsmedizin-gemeinsame-stellungnahme-von

Kraus WE, Janz KF, Powell KE, Campbell WW, Jakicic JM, Troiano RP, Sprow K, Torres A, Piercy KL (2018). Daily Step Counts for Measuring Physical Activity Exposure and Its Relation to Health. Med Sci Sports Exerc. 2019 Jun;51(6): 1206–1212

Kroll LE, Müters S, Dragano N (2011). Arbeitsbelastungen und Gesundheit. Hrsg. Robert Koch-Institut Berlin. GBE kompakt 2(5). www.rki.de/gbe-kompakt (12/12)

Kröner-Herwig B (2000). Rückenschmerz. Beck-Verlag, München

Leitfaden Prävention – Handlungsfelder und Kriterien nach § 20 Abs. 2 SGB V zur Umsetzung der §§ 20, 20a und 20b SGB V vom 21. Juni 2000 in der Fassung vom 1. Oktober 2018 Prävention – Handlungsfelder und Kriterien des GKV-Spitzenverbandes zur Umsetzung § 20 und 20a SGB V vom 21. Juni 2000 in der Fassung vom 27. August 2010

Lohmann R (1996). Suggestive und übende Verfahren. In: Uexküll T. Psychosomatische Medizin. 5. Auflage, Urban & Schwarzenberg. München Wien Baltimore. S 450–463

Löllgen H, Löllgen D (2007). Bewegung und Sport: Anfangen ja, aber wie? Empfehlungen zum Beginn eines körperlichen Trainings. Deutsche Gesellschaft für Sportmedizin und Prävention. Freiburg. http://www.dgsp.de/_downloads/allgemein/Bewegung_und_Sport_2007.pdf (12/12)

Petermann F (2020). Entspannungsverfahren: Praxishandbuch. 6. Auflage. Beltz-Verlag. Weinheim und Basel

Römer W, Zagrodnik FD (2021). Weiterentwicklung des Berufskrankheitenrechts nach dem 7. SGB-IV-Änderungsgesetz. DGUV Forum 1-2/2021, 3-10

Röttger K, Mornieux G, Gollhofer A (2011). Sensomotorisches Training als Computerspiel? Deutsche Zeitschrift für Sportmedizin 62, 63–68

Rütten A, Pfeifer K (Hrsg) (2018). Nationale Empfehlungen für Bewegung und Bewegungsförderung. Bundesministerium der Gesundheit. Bundeszentrale für gesundheitliche Aufklärung. Forschung und Praxis der Gesundheitsförderung – Sonderheft 03

RV Fit: Deutsche-rentenversicherung.de/DRV/DE/Praevention/praevention_node.html

Schnohr P, O'Keef JH, Holtermann A, Lavie C, Lange P, Jensen G, Marott JL (2018). Various leisure-time physical activities associated with widely divergent life expectancies: the Copenhagen City Heart Study. Mayo Clinic Proceedings 93, 1775–1785. Elsevier

Schultz, JH (2003). Das autogene Training. Konzentrative Selbstentspannung. Stuttgart. Thieme

Siebtes Gesetz zur Änderung des Vierten Buches Sozialgesetzbuch und anderer Gesetze Vom 12. Juni 2020. Bundesgesetzblatt Jahrgang 2020 Teil I Nr. 28, ausgegeben zu Bonn am 23. Juni 2020

Sozialgesetzbuch (SGB) Fünftes Buch (V) – Gesetzliche Krankenversicherung – (Artikel 1 des Gesetzes v. 20. Dezember 1988, BGBl. I S. 2477) in der Fassung vom 26.02.2020

Sozialgesetzbuch (SGB) Sechstes Buch (VI) – Gesetzliche Rentenversicherung – in der Fassung der Bekanntmachung vom 19. Februar 2002 (BGBl. I S. 754, 1404, 3384), das zuletzt durch Artikel 9 des Gesetzes vom 22. März 2020 (BGBl. I S. 604) geändert worden ist

TwistFit: http://www.twistfit.de/epages/13389786.sf/de_DE/?ObjectPath=/Shops/ 13389786/Categories/TwistFit

WHO (2010). Global recommendations on physical activity for health. World Health Organization, Geneva

8 Erhaltung der Erwerbsfähigkeit, Eingliederungsmanagement und Rehabilitation

ST. WEILER UND B. HARTMANN

8.1 Grundlagen für die Erhaltung der Erwerbsfähigkeit

Ein wesentliches Ziel der Sekundärprävention und der Rehabilitation von Menschen im Erwerbsalter ist es, zu verhindern, dass Krankheit zum vorzeitigen Verlust der Erwerbsfähigkeit oder der Beschäftigungsfähigkeit führt.

Was ist damit gemeint? Im deutschen Sozialversicherungsrecht ist der Begriff der Erwerbsfähigkeit beschrieben, die Beschäftigungsfähigkeit dagegen nicht.

- ***Erwerbsfähig*** ist, wer nicht wegen Krankheit oder Behinderung auf absehbare Zeit außerstande ist, unter den üblichen Bedingungen des allgemeinen Arbeitsmarktes mindestens sechs Stunden täglich erwerbstätig zu sein, teilweise erwerbsfähig bei drei bis sechs Stunden. Dieser für die Gewährung von Rentenleistungen definierte Begriff gilt aber nicht für Leistungen zur Rehabilitation und Teilhabe. In Bezug auf Leistungen zur Rehabilitation und Teilhabe gilt statt des Bezuges zum schwer fassbaren „allgemeinen Arbeitsmarkt" nach einem Urteil des Bundessozialgerichts bei erheblicher und länger andauernder Einschränkung des Leistungsvermögens eines Versicherten seine tatsächlich ausgeübte sog. „Bezugstätigkeit", die er auf Dauer nicht mehr oder nicht mehr ohne wesentliche Einschränkung ausüben kann (BSG-Urteil 2006).
- Der Begriff ***„Beschäftigungsfähigkeit"*** ist eine mit der Veränderung der Arbeitswelt und den Anforderungen an lebenslanges Lernen entstandene Beschreibung, hergeleitet aus dem Konzept der sog. „employability". Erhalt der Beschäftigungsfähigkeit bedeutet, den sich wandelnden Arbeits- und Kompetenzanforderungen über ein ganzes Erwerbsleben hinweg gerecht werden zu können und im Sinne der Teilnahme und Teilhabe am Erwerbsprozess aktiv zu bleiben (BMAS 2018). Sie orientiert sich an der Tätigkeit in wechselnden Arbeitsfeldern durch lebenslanges Lernen. Beschäftigte sollen über ihr ganzes Berufsleben beschäftigungsrelevante Kompetenzen auch für stark wechselnde Aufgabenfelder aufbauen, erhalten und weiterentwickeln. Das Konzept zielt darauf, dass Erwerbspersonen „ihre Karriere und ihre Gesundheit (selbst) flexibel ... steuern und sichern" (Kriegmann et al. 2005).

Zusammenfassend ergibt sich daraus, dass es bei der Prävention und Rehabilitation auch bei Erkrankungen des Muskel-Skelett-Systems in erster Linie darum geht, die Betroffenen nach Möglichkeit in ihrem vorhandenen Berufsfeld erwerbsfähig zu halten und auf Veränderungen der Tätigkeit im Sinn der Erhaltung der Beschäftigungsfähigkeit hinzuwirken. Wie weit die Wirksamkeit der Prävention und die Gestaltung des Arbeitsmarktes diesen Zielen gerecht werden, ist bisher bei der Beschäftigungsfähigkeit jedoch noch nicht betrachtet worden.

Eingliederungsmanagement und Rehabilitation zielen bei Personen im erwerbsfähigen Alter auf die Erhaltung der Erwerbsfähigkeit in der bisherigen Bezugstätigkeit oder die weniger präzise definierte Beschäftigungsfähigkeit als allgemeine Fähigkeit zur Teilhabe am Arbeits- und Berufsleben.

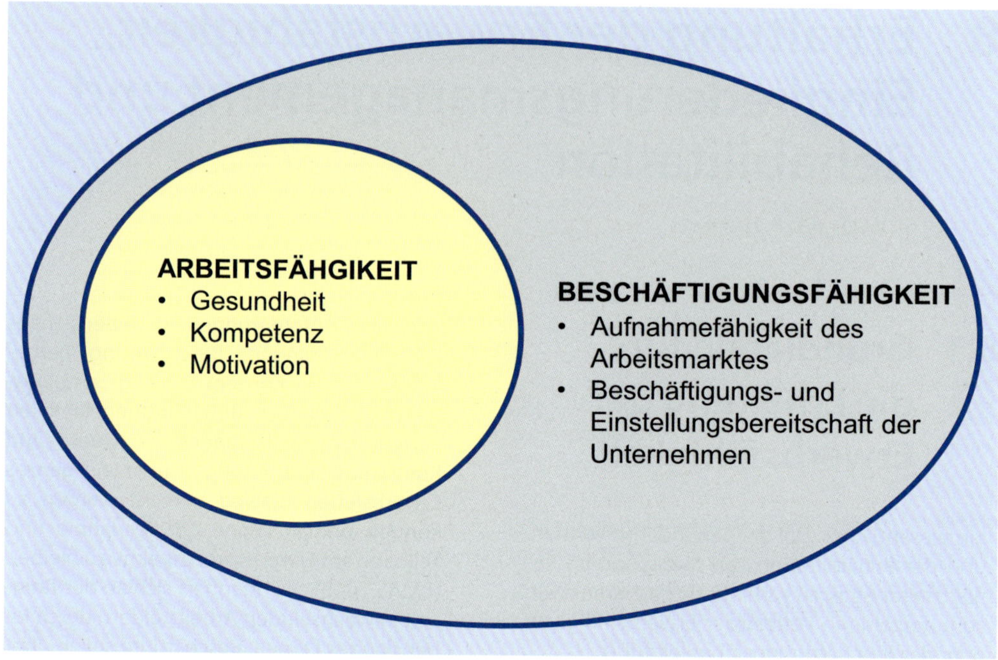

Abb. 8.1: Arbeits- und Beschäftigungsfähigkeit (nach Hillert et al. 2009)

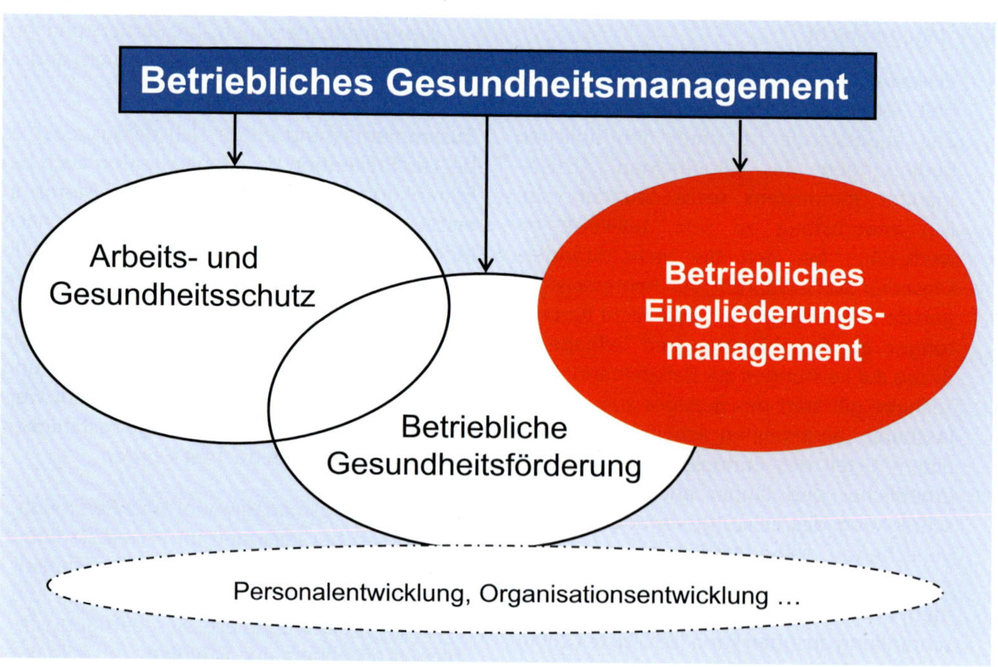

Abb. 8.2: Eingliederungsmanagement im Rahmen des betrieblichen Gesundheitsmanagements

Prävention soll im Vorfeld bei frühen Anzeichen von Gesundheitsstörungen dafür sorgen, dass Erkrankungen nicht eintreten oder keine schwerwiegenden Folgen haben.

Rehabilitation soll bereits eingetretene Störungen oder Schädigungen der Gesundheit soweit wiederherstellen, dass eine Selbstbestimmung und gleichberechtigte Teilhabe am Leben in der Gesellschaft, darunter am Arbeitsleben gesichert bzw. wiederhergestellt werden. Dieser Anspruch betrifft damit den sozialen Arbeitnehmerschutz und er gewinnt in der demografischen Situation der Gegenwart noch an Bedeutung.

Das Interesse an der Erwerbsfähigkeit der Bevölkerung im entsprechenden Altersbereich wird auch für die Unternehmen unter der veränderten demografischen Situation wichtig und verändert sich zunehmend von einem abstrakten Thema des Angebots auf dem Arbeitsmarkt zu ihrem konkreten Anliegen, um die eigenen ausgebildeten und erfahrenen Beschäftigten möglichst lange im Unternehmen als leistungsfähige Mitarbeiter zu halten. In vielen Unternehmen ist es Bestandteil eines betrieblichen Gesundheitsmanagements geworden *(Abb. 8.2)*. Das betrifft vor allem Stammbelegschaften größerer Unternehmen, zunehmend aber auch die Beschäftigten von Klein- und Mittelbetrieben. Zeitweilig Beschäftigte oder andere Formen prekärer Arbeitsverhältnisse werden derzeit davon weniger erreicht.

Für die Unternehmen ergibt sich die Notwendigkeit für die Durchführung von Maßnahmen zur Erhaltung der Erwerbsfähigkeit in allgemeiner Form aus dem Arbeitsschutzgesetz mit der Pflicht zur Beurteilung der Arbeitsbedingungen, der Berücksichtigung spezieller Gefahren für besonders schutzbedürftige Beschäftigtengruppen sowie der Vermeidung von Gesundheitsgefährdungen (§§ 3–5 ArbSchG).

Eine Mitwirkungsverantwortung des Arbeitnehmers ist bei Wiedereingliederungs- und Rehabilitationsmaßnahmen aus § 1 SGB V (Gesetzliche Krankenversicherung) herzuleiten: „Die Versicherten sind für ihre Gesundheit mitverantwortlich; sie sollen durch eine gesundheitsbewusste Lebensführung, durch frühzeitige Beteiligung an gesundheitlichen Vorsorgemaßnahmen sowie durch aktive Mitwirkung an Krankenbehandlung und Rehabilitation dazu beitragen, den Eintritt von Krankheit und Behinderung zu vermeiden oder ihre Folgen zu überwinden." Eine Verpflichtung resultiert für die Beschäftigten hieraus jedoch nicht.

Die Wiedereingliederung in den Beruf ist das Hauptziel der Rehabilitation in der Renten- und Unfallversicherung (§ 9 Abs. 1 SGB VI, § 26 Abs. 2 SGB VII). Mit dem Inkrafttreten des SGB IX (§ 6 SGB IX) wurde das Wiedereingliederungsziel auch für die Patienten in der gesetzlichen Krankenversicherung wichtiger Bestandteil eines umfassenden Reha-Planes.

Wichtig für die erfolgreiche Wiedereingliederung ist aus medizinischer Sicht eine kurze Zeitspanne der Arbeitsunfähigkeit und – wenn erforderlich – ein rascher Therapiebeginn. Beschäftigte gelten als weitgehend für den Arbeitsmarkt „verloren", wenn ihnen länger als drei Monate wegen Rückenschmerzen ohne schwerwiegenden ursächlichen Befund einer Schädigung ärztlich Arbeitsunfähigkeit bescheinigt wurde. Mit steigender Krankheitsdauer nimmt die Wahrscheinlichkeit einer erfolgreichen Reintegration in den Beruf drastisch ab (Ropponen et al. 2020, Troup et al. 1981, Waddell u. Burton 2001, Weber u. Raspe 1998).

8.1.1 Grundlagen für das Betriebliche Eingliederungsmanagement

Die Rahmenbedingungen für Maßnahmen zur Erhaltung der Erwerbsfähigkeit durch Eingliederungsmanagement und Rehabilitation haben in Deutschland im Jahr 2004 veränderte gesetzliche Regelungen erfahren.

Seitdem werden zwei Hauptformen für ein Eingliederungs-Management unterschieden:

- Eingliederungs-Management nach 6-wöchiger Erkrankung eines Mitarbeiters bzw. bei wiederholter Arbeitsunfähigkeit (auch wegen unterschiedlicher Diagnosen/Krankheitsbilder) von insgesamt sechs Wochen in zwölf Monaten (§ 167 Abs. 2 SGB IX): Der

Arbeitgeber hat zu klären, durch welche Maßnahmen betriebliche Einflüsse auf die Arbeitsunfähigkeit überwunden werden können. In der konkreten Ausgestaltung des Verfahrens ist der Arbeitgeber frei, die Mitbestimmungspflicht der Arbeitnehmervertretung ist zu beachten.
- Stufenweise Wiedereingliederung nach längerer oder schwerer Erkrankung (§ 74 SGB V): Sie erfolgt, wenn der arbeitsunfähige Beschäftigte seine bisherige Tätigkeit zeitweise wieder verrichten kann. Im Rahmen eines ärztlich überwachten Stufenplans soll der Beschäftigte schrittweise (verkürzte Arbeitstage, Wechsel zwischen Arbeits- und Therapietagen – sog. Hamburger Modell, verminderte Arbeitsintensität) an die volle Arbeitsbelastung herangeführt werden. Während dieser Phase ist der Beschäftigte weiterhin arbeitsunfähig.

Weitere Möglichkeiten bestehen in einer Belastungserprobung und Arbeitstherapie sowie für eine Wiedereingliederung von Schwerbehinderten aus Arbeitslosigkeit bzw. nach beruflicher Rehabilitation oder Umschulung.

- Belastungserprobung und Arbeitstherapie können als Leistung der gesetzlichen Krankenkasse bzw. nach einem Arbeitsunfall oder bei einer Berufskrankheit als Leistung der gesetzlichen Unfallversicherungsträger gewährt werden.
- Die Wiedereingliederung Schwerbehinderter aus der Arbeitslosigkeit bzw. nach beruflicher Rehabilitation oder Umschulung erfolgt in Zusammenarbeit mit den Integrationsfachdiensten.

Maßnahmen des Eingliederungsmanagements sind Angebote zur Betrieblichen Eingliederung bei Überschreiten von sechs Wochen Arbeitsunfähigkeit im Jahr, die stufenweise Wiedereingliederung zu Lasten der Krankenkasse nach längerer oder schwerer Erkrankung, die Belastungserprobung und Arbeitstherapie sowie die Wiedereingliederung Schwerbehinderter.

8.1.2 Grundlagen für die Berufsorientierte Rehabilitation

Das in *Abschnitt 8.1.1* dargestellte Eingliederungsmanagement schließt Maßnahmen der Rehabilitation grundsätzlich ein. Rehabilitation geht jedoch darüber hinaus:

Die institutionalisierte Entwicklung eines Rehabilitationssystems steht im Zusammenhang mit einem Wandel des Sozialrechts und dem Konzept der Herstellung einer funktionalen Gesundheit, die dem Menschen die Möglichkeit gibt und die Zugänge schafft, am gesellschaftlichen Leben und somit auch am Arbeitsleben teilzuhaben *(Abb. 8.3)*.

Seit dem Inkrafttreten des Sozialgesetzbuchs IX „Rehabilitation und Teilhabe" im Jahr 2001 ist Rehabilitation eine wichtige Säule auch im Arbeitnehmerschutz geworden, die eng mit der medizinischen Versorgung verknüpft ist.

In Deutschland werden im gegliederten System der Sozialversicherung die Rehabilitationsleistungen (sog. „Leistungen zur Teilhabe am Arbeitsleben") in der Regel durch die gesetzliche Rentenversicherung (DRV – Deutsche Rentenversicherung) übernommen, bei Arbeitsunfällen und Berufskrankheiten durch die gesetzliche Unfallversicherung (DGUV – Deutsche Gesetzliche Unfallversicherung). Die DRV erbringt gemäß

- § 9 des Sozialgesetzbuchs VI Leistungen zur medizinischen Rehabilitation und zur Teilhabe am Arbeitsleben. Damit soll den Auswirkungen einer Krankheit oder einer körperlichen, geistigen oder seelischen Behinderung auf die Erwerbsfähigkeit der Versicherten entgegengewirkt oder sie überwunden werden. Beeinträchtigungen der Erwerbsfähigkeit der Versicherten oder ihr vorzeitiges Ausscheiden aus dem Erwerbsleben sind zu verhindern oder sie sollen möglichst dauerhaft in das Erwerbsleben wiedereingegliedert werden. Das Sozialgesetzbuch VI ermöglicht darüber hinaus nach
- § 31 „Sonstige Leistungen" auch medizinische Leistungen zur Sicherung der Erwerbsfähigkeit für Versicherte, die eine besonders

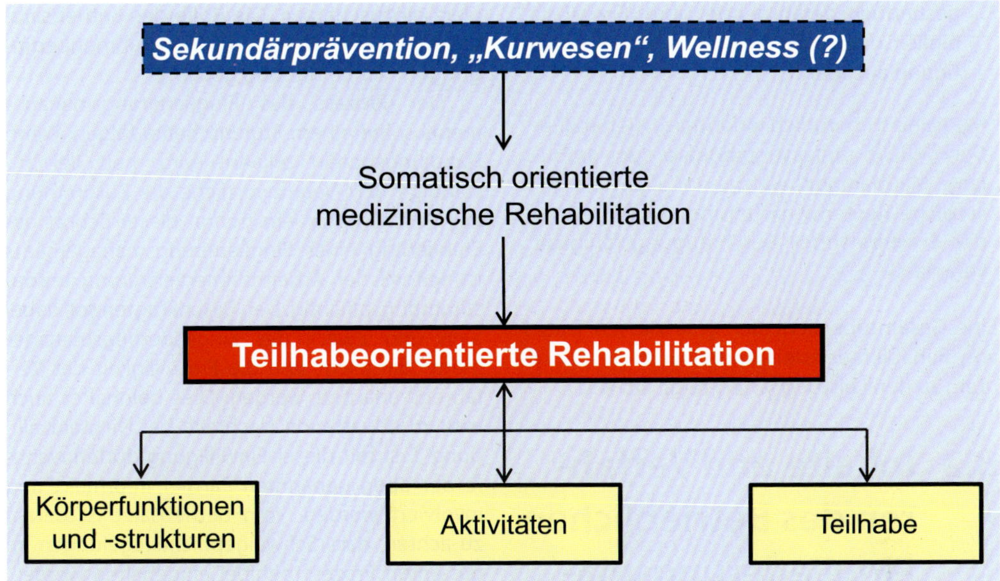

Abb. 8.3: Etappen der Entwicklung zur teilhabeorientierten Rehabilitation

Tab. 8.1: Träger der Leistungen zur Teilhabe – § 6 des SGB IX (aus „Wiedereingliederung – Ein Leitfaden des VDBW")

Rehabilitationsträger	Leistungen der medizinischen Rehabilitation	Leistungen zur Teilhabe am Arbeitsleben	Unterhaltssichernde ergänzende Leistungen	Leistungen zur Teilhabe am Leben in der Gemeinschaft
Gesetzliche Krankenkasse	X		X	
Bundesagentur für Arbeit		X	X	
Träger der gesetzlichen Unfallversicherung	X	X	X	X
Träger der gesetzlichen Rentenversicherung	X	X	X	
Träger der Altershilfe für Landwirte	X		X	
Träger der Kriegsopferversorgung und -Fürsorge	X	X	X	X
Träger der öffentlichen Jugendhilfe	X	X		X
Träger der Sozialhilfe	X	X		X

gesundheitsgefährdende, ihre Erwerbsfähigkeit ungünstig beeinflussende Beschäftigung ausüben.

Medizinisch-beruflich orientierte Rehabilitation (MBOR) umfasst stationäre oder ambulante Maßnahmen, welche vor allem die gesetzliche Rentenversicherung zur Sicherung der Erwerbs- oder Beschäftigungsfähigkeit veranlasst.

Eine Gesamtübersicht der gesetzlichen Träger von Rehabilitationsleistungen und die Zuordnung zu den Leistungsarten zeigt *Tab. 8.1*.

8.2 Inhalte und Verfahren des Betrieblichen Eingliederungsmanagements

8.2.1 Konzeption und Partner des Eingliederungsmanagements

Das betriebliche Eingliederungsmanagement ist als Aufgabe von Arbeitgeber und Personalvertretung bei Zustimmung des Beschäftigten ggf. unter Einbeziehung der Schwerbehindertenvertretung gesetzlich vorgegeben. Die Mitwirkung des Betriebsarztes ist jedoch hilfreich und aus unserer Sicht notwendig, weil sie die Gesamtumstände der Tätigkeit berücksichtigt, sich auch auf den Rahmen der veränderbaren ergonomischen Arbeitsplatzsituation richtet und unter Wahrung der ärztlichen Schweigepflicht die konkreten gesundheitlichen Belange des Einzelnen berücksichtigt. Für medizinische Experten bietet sich mit einem Angebot von gestuften Eingliederungshilfen die Chance, mit allen erforderlichen betrieblichen Entscheidungsebenen zu kooperieren und diese generell für Gesundheitsfragen zu sensibilisieren. Der Betrieb ist auf die Kompetenz des Betriebsarztes oder der Betriebsärztin angewiesen, um sowohl die medizinischen Sachverhalte zu klären als auch die Beanspruchung am Arbeitsplatz einzuschätzen. Die Rolle des Betriebsarztes ist jedoch in den rechtlichen Rahmenbedingungen nicht eindeutig geklärt.

Der Prozess des Eingliederungsmanagements sollte einem Stufenschema folgen: Wenn Handlungsbedarf erkannt wird, holt der zuständige BEM-Verantwortliche die Zustimmung des Beschäftigten ein. Schon dieser Schritt der Etablierung eines Eingliederungsmanagements ist seitens der Arbeitnehmervertretung mitbestimmungspflichtig. Den Beschäftigten soll dabei Sinn und Zweck des Eingliederungsmanagements dargelegt und die Freiwilligkeit des Verfahrens erläutert werden. Dies beinhaltet auch evtl. zu erwartende Nachteile bei Nichteinwilligung. Erst mit dieser Einwilligung dürfen weitere der oben genannten Partner informiert und involviert werden. Vom Betriebsarzt ist darauf zu achten, dass Schweigepflichtsregelungen im gesamten Prozess penibel eingehalten werden. Das Eingliederungsmanagement setzt die Bereitschaft des Beschäftigten zur Offenlegung sensibler persönlicher Daten voraus, was ohne Vertrauensverhältnis nicht zum Erfolg führen wird. So sollte ein Arzt beurteilen, ob bei bestimmten Tätigkeiten und gegebenen Erkrankungen vorgeschlagene Maßnahmen erforderlich oder ausreichend sind, um eine weitere Verschlechterung des Gesundheitszustandes zu vermeiden oder den Heilungsprozess nicht zu beeinträchtigen. Darüber kann nur mit Kenntnis von medizinischen Befunden entschieden werden und eine Handlungsstrategie für den Einzelfall entworfen werden. In schwierigen Fällen kann ein Einsatzversuch angezeigt sein, um die dauerhafte berufliche Wiedereingliederung zu begünstigen.

Der Betriebsarzt ist ein wesentlicher Partner im Eingliederungsmanagement, wenngleich er vom Gesetzgeber nur als fakultativ einzubeziehen vorgesehen ist.

8.2.2 Empfehlungen zum Verfahren

Die Handlungshilfe der Deutschen Gesetzlichen Unfallversicherung (DGUV 2011) zeigt eine Empfehlung für neun Handlungsschritte im BEM-Verfahren, in denen sich die Mitwirkung des Betriebsarztes in der sachkundigen Vermittlung zwischen Unternehmen und Mitarbeiter und die Bedeutung von Leistungs- und Anforderungsprofil zeigen. Diese sind auf die Beurteilung gesundheitlicher Einschränkungen und Risiken des Muskel-Skelett-Systems und die Beurteilung der körperlichen Belastungen am Arbeitsplatz direkt zu übertragen *(Tab. 8.2)*.

Für ein funktionierendes Eingliederungsmanagement sollte eine im Betrieb verantwortliche Stelle benannt sein (BEM-Verantwortlicher oder BEM-Beauftragter), welche den Prozess steuert und überwacht. Es erweist sich in der Praxis oft als sinnvoll, wenn ein Eingliederungsmanagement nicht erst die im SGB IX benannten sechs Wochen Arbeitsunfähigkeit voraussetzt, sondern gegebenenfalls schon früher einsetzen kann.

Bereits die Beschaffung angepasster Arbeitsmittel, besonders aber organisatorische Veränderungen wie auch die Suche nach ggf. geeigneten Ausweicharbeitsplätzen benötigen vor allem Zeit.

Tab. 8.2: Übersicht der Handlungsschritte im BEM-Verfahren (gekürzt in Anlehnung an „Leitfaden für Betriebsärzte" der DGUV 2015)

Handlung		Wer handelt – Bemerkungen
1	Feststellung von Arbeitsunfähigkeit > 6 Wochen in den letzten 12 Monaten (BEM kann bei bekannter Erkrankung früher sinnvoll sein)	• Personalabteilung/Geschäftsführung
2	Kontakt zum Mitarbeiter, Informationen über das BEM	• Hilfsangebote darstellen • Persönliches Gespräch suchen in KMU
3	Erstgespräch mit dem betroffenen Beschäftigten	• Erklärung des Verfahrens: Freiwilligkeit, Datenschutz, Perspektiven erläutern • Einwilligung des Mitarbeiters einholen
4	**Bei Ablehnung des Mitarbeiters endet das BEM-Verfahren hier**	
5	Erhebung der Krankheitsdaten, Leistungsprofil erstellen und Reha-Bedarf erkennen	Betriebsarzt: • Schweigepflichtentbindung gegenüber behandelnden Ärzten • Schweigepflicht gegenüber dem Unternehmen
6	Anforderungsprofil des Arbeitsplatzes erstellen	• Unternehmen unter Einbindung der Sicherheitsfachkraft • Mitarbeiter kann auf Wunsch an Begehung teilnehmen
7	Umsetzung der Maßnahmen	• Wenn erforderlich, auswählen: Anpassung des Arbeitsplatzes, Qualifizierung des Beschäftigten durch das Unternehmen • Einleitung einer berufsorientierten Rehabilitation • Bei Schwerbehinderung Leistungen beantragen
8	Wiedereingliederungsplan: Begleitung der Wiedereingliederung	• Betriebsarzt begleitet durch wiederholte Kontakte zum Beschäftigten bei Bedarf • Auf Anpassungen des Plans an den Heilungsverlauf hinwirken
9	Evaluation nach Abschluss der Wiedereingliederung	• Einschätzung durch Mitarbeiter und Unternehmen nach Abschluss des Verfahrens • Konsequenzen für Arbeitsbedingungen auch bei anderen Beschäftigten prüfen

8.2.3 Medizinische Beurteilungskriterien zum Wiedereinsatz

Auch bei muskuloskelettalen Beschwerden gilt der Grundsatz, dass der Wiedereingliederungserfolg stark von der Dauer der vorangegangenen Arbeitsunfähigkeit beeinflusst wird. Hierfür gibt es mehrere Gründe:

- Viele Arbeitsplätze benötigen und bedingen eine spezifische fortdauernde muskuläre Belastung, welche in der Zeit der Arbeitsunfähigkeit unterbrochen ist und zu einer muskulären Dekonditionierung führen kann.
- Die Dauer der Krankschreibung ist bei schwereren Erkrankungen länger.
- Es kommt zu psychosozialen Anpassungen an das Leben in Krankheit, die eine Hürde zur regelmäßigen Ausübung körperlich belastender Tätigkeiten in der Zukunft darstellen können (z.B. krankheitsbedingter Entfall von Schichtarbeit, Eröffnung neuer Freizeitfenster).
- Es setzen unbewusst Lernprozesse ein, die den Betroffenen daran hindern, subjektiv als schmerzfördernd empfundene Bewegungen oder Tätigkeiten auszuführen (Angst-Vermeidungs-Strategien, Fear Avoidance Beliefs).
- Chronische Schmerzen bewirken depressive Stimmungsveränderungen, welche als Begleitdiagnose den Verlauf verlängern und verschlechtern.
- Bei hoch komplexen Tätigkeiten geht zudem fachspezifisches Spezialwissen verloren oder der Arbeitsplatz wurde zwischenzeitlich verändert.

Partiell können Dekonditionierung und psychisch schwierige Konstellationen durch aufrechterhaltene körperliche Aktivität und eine möglichst kurze Arbeitsunterbrechung eingeschränkt werden *(siehe Kapitel 1, Abb. 1.32).*

Bei der Behandlung von Muskel-Skelett-Beschwerden ist so viel Aktivität wie möglich und erträglich das entscheidende Moment, die absolute Schmerzfreiheit aber nicht das Ziel (Schüle u. Huber 2012).

Es sollte deshalb auch auf die Therapie eingewirkt werden: Speziell bei Physio- und medizinischer Trainingstherapie muss auf Schonhaltungen geachtet werden – diese gehen meist mit kontralateralen Überlastungen und erneuten Beschwerden einher. Nicht selten ist bereits der Ausgleich festgestellter Dysbalancen durch individuell angepasstes Training und Dehnung die Therapie der Wahl.

Es existiert für die Einzelfälle in der Beratung zum BEM eine Vielzahl von Fallkonstellationen, die zur Klärung der Frage nach einer Wiedereingliederung anstehen könnten. Diese können nur beispielhaft an einigen wesentlichen Kriterien behandelt werden. Im *Kapitel 4 „Arbeitsmedizinische Diagnostik und berufliche Belastbarkeit"* dieses Buches werden im jeweiligen Abschnitt zur beruflichen Belastbarkeit Empfehlungen zur beruflichen Belastung gegeben.

Einige Grundsätze sind darüber hinaus:

- Rückenerkrankungen ohne akute Schädigung der Bandscheiben („low back pain") sollten nach wenigen Tagen wieder belastet werden. Soweit es sich um ein akutes schmerzhaftes Krankheitsbild handelt, sollte die körperliche Belastung zunächst moderat und schmerzlimitiert sein. Das bedeutet einerseits im Sinn der Empfehlungen der Nationalen Versorgungsleitlinie „Kreuzschmerz" *(Kapitel 1)*, baldmöglichst zum Arbeitsplatz zurückzukehren und keine längere (Bett-)Ruhe zu unterstützen. Da es sich vorrangig um muskuläre Beschwerden handelt, sollten Belastungen durch den Umgang mit sehr schweren Lasten oder sehr häufiges Handhaben kleinerer Lasten und Arbeiten in dauerhaften Zwangshaltungen zunächst vermieden werden.
- Beschäftigte mit länger dauernden unspezifischen Rückenschmerzen sind besonders geeignet für eine stufenweise Wiedereingliederung. Die Toleranz des Unternehmens gegenüber der zeitweiligen Beschäftigung wird dadurch gefördert, dass die Beschäftigten bei Arbeitsunfähigkeitsdauern über sechs Wochen für diese Zeit ihre finanzielle Absicherung allein auf Kosten der Krankenkassen erhalten.
- Rückenerkrankungen der LWS-Region mit Schädigungen der Bandscheiben, die akute

Beschwerden auslösen (radikuläre Befunde, Facettensyndrom der Wirbelgelenke), sollten durch Befreiung oder Minderung der beruflichen Belastung bei körperlichen Arbeiten in eine stabile Situation gebracht werden. Wichtig ist, durch ein angemessenes Therapiekonzept die Muskulatur in der betroffenen Region des Rückens belastbar zu halten bzw. durch moderates Training zu stärken. Körperlich leichte Arbeiten können zumeist frühzeitig wieder aufgenommen werden, wie insbesondere Erfolge minimalinvasiver Therapie bei Bandscheibenvorfällen mit Radikulärsyndrom zeigen.

- Erkrankungen im Hand-Arm-Bereich, Epikondylopathien am Ellenbogengelenk, Carpaltunnel-Syndrom oder Styloiditis am Handgelenk sind häufig mit muskulärer oder ligamentärer Überforderung verbunden. Bei ihnen ist zwar eine Entlastung für einen Zeitraum mehrerer Wochen oft nicht zu umgehen, Behandlungen wirken aber meist nur symptomatisch. Bei Beschwerden, die bei neuartigen Belastungen auftreten (Berufseinsteiger, Aufnahme einer neuartigen Tätigkeit, Wechsel der Arbeitsaufgabe), bleibt abzuwarten, ob ein nach kurzer Frist bereits auftretendes erstmaliges Ereignis durch eine Anpassung der Strukturen für die Zukunft überwunden werden kann.
- Erkrankungen im Schulterbereich bedürfen ebenso der dauerhaften moderaten muskulären Aktivierung, soweit keine akuten Phasen von Schädigungen der Rotatorenmanschette des Schultergelenks oder der Supraspinatussehne vorliegen. Das gilt auch für die idiopathische Schultersteife.
- Die Arthrose der Knie- oder Hüftgelenke ist ein Zustand der Knorpelschädigung, der entgegen vielen Versprechungen nicht wirksam rückgängig gemacht werden kann. Durch moderate Belastungen kann jedoch die umgebende Muskulatur und damit die Stabilität der Gelenke verbessert werden. Damit vermindern sich die Beschwerden und die Fähigkeit zur zeitweiligen Fortführung der Tätigkeit in besonders knie- oder hüftbelastenden Berufen wird verbessert.

Eingliederungsmanagement zielt bei Muskel-Skelett-Erkrankungen besonders darauf, die durch Arbeitsunfähigkeit und Schonung gefährdeten muskulären und psychischen Leistungsvoraussetzungen aktiv aufrecht zu erhalten, ohne dabei akute und andere tatsächlich minderbelastbare Situationen zu übersehen, die eine relative Entlastung im Vergleich zu den beruflichen Anforderungen brauchen.

8.3 Inhalte und Verfahren der Rehabilitation im Arbeitsleben

8.3.1 Konzeption und Partner der Rehabilitation: MBOR

Rehabilitation hat bisher zwischen der Phase der medizinischen Rehabilitation zur Wiederherstellung einer bestmöglichen Funktionsfähigkeit durch medizinische Leistungen und der Phase der beruflichen Rehabilitation bzw. von Leistungen zur Teilhabe unterschieden.

Der Leitgedanke der MBOR (medizinisch-beruflich orientierte Rehabilitation) ist die Ausrichtung der medizinischen Rehabilitation an den Anforderungen der Arbeitswelt und insbesondere dem aktuellen bzw. angestrebten Arbeitsplatz. Die MBOR stellt eine konzeptionelle Weiterentwicklung von Reha-Diagnostik und Reha-Therapie dar, die gezielt an den gesundheitlich bedingten beruflichen Problemlagen und der gefährdeten oder bereits geminderten Teilhabe am Erwerbsleben ansetzen. Damit erweitert die MBOR das potenzielle Leistungsspektrum der medizinischen Rehabilitation um explizit arbeitsbezogene Leistungen (DGUV 2019).

In der Rehabilitation arbeitsbezogener Erkrankungen sind die medizinische und die berufliche Rehabilitation eng miteinander verknüpft:

- Einerseits sollen durch Rehabilitation medizinische Befunde stabilisiert und verbessert werden. Die Funktionsfähigkeit ist das entscheidende Kriterium des Rehabilitationserfolgs. Wenn es aber keine vollständige

Restitution gibt, gehört das Leben mit Funktionsstörungen zu den zu erreichenden Zielen.

- Andererseits ist es damit auch Ziel der Rehabilitation, die Teilhabe im konkreten Fall am Arbeitsleben zu ermöglichen und möglichst langzeitig zu erhalten durch:
  - die Rehabilitation als Teil der Strategie eines lebenslangen Lernens,
  - die Relevanz der zu erwerbenden Qualifikationen für die Zukunft in einer von Dienstleistungen und Wissen geprägten Gesellschaft,
  - das Ziel der Teilhabe am Arbeitsleben über die wirtschaftliche Sicherstellung hinausreichend,
  - die Rehabilitation in Verbindung mit dem betrieblichen Alltag.

Schließlich sehen die Träger der Rehabilitation auch die Vernetzung mit dem Arbeits- und Gesundheitsschutz und mit der betrieblichen Gesundheitsförderung als wichtige Ziele der Entwicklung der MBOR.

8.3.2 Auslöser für Rehabilitationsmaßnahmen

Muskel-Skelett-Erkrankungen haben den höchsten Einzelanteil aller Krankheitsgruppen an der Rehabilitation. Er betrug im Jahr 2019 bei der stationären Rehabilitation 35 % bzw. 32 % (Frauen bzw. Männer), bei der ambulanten Rehabilitation sogar 67 % (Rehabericht 2019).

> Nur wenige Empfänger einer zeitlich befristeten Erwerbsminderungsrente schaffen den Wiedereinstieg in die Arbeitswelt. In einer Studie bei der Deutschen Rentenversicherung Oldenburg-Bremen wurden 17 Monate lang die Erwartungen und Erfahrungen von Betroffenen untersucht. 453 Personen nahmen an der Studie teil, ihr Durchschnittsalter betrug 50 Jahre. Viele der Studienteilnehmer wollen gerne wieder arbeiten. Ihre Motivation ist kurz nach Eintritt in die Erwerbsminderungsrente noch hoch. Je länger die Erwerbsminderung andauert, desto stärker nimmt die Motivation ab. Von den zeitweiligen Empfängern einer Erwerbsminderungsrente kehrten real nur 1 % der Beschäftigten an einen Arbeitsplatz zurück (Lippke et al. 2020).

Die präventive Aufgabe der Arbeitsmedizin besteht vor allem darin, zur Erhaltung der Erwerbstätigkeit mit den gegebenen persönlichen und darunter den gesundheitlichen Voraussetzungen der Beschäftigten beizutragen. Die funktionsorientierte Konzeption prägt den Ansatz der Rehabilitation in Übereinstimmung mit dem ICF-Konzept der Weltgesundheitsorganisation *(Kapitel 1, Abb. 1.28)*.

MBOR und besondere Problemlage

Die Rehabilitation verfolgte früher das Prinzip, zunächst medizinische Befunde zu beseitigen oder zu mildern (medizinische Rehabilitation), um erst danach spezifische berufliche Fähigkeiten zu fördern. Dieses zeit- und kostenträchtige Verfahren ist nur sinnvoll für sehr schwerwiegende Befunde (z.B. Defektheilung nach einem Unfall) und erreichte deshalb nur einen kleinen Teil der Beschäftigten. In den meisten Fällen erfolgte die berufliche Anpassung nach einer Rehabilitation bisher ohne fachliche Begleitung, was vor dem Hintergrund einer evtl. längerfristigen Entwöhnung vom Arbeitsleben in der früheren Tätigkeit Schwierigkeiten bereiten kann.

Erkennung von Rehabilitationsbedarf in der Praxis

Wie wird erkannt, dass über die Therapie und Eingliederungsmaßnahmen hinaus für einen Beschäftigten spezifischer Rehabilitationsbedarf besteht? Die wichtigsten Situationen, in denen Rehabilitationsbedarf im betrieblichen Rahmen bestehen kann, sind

- gehäufte krankheitsbedingte Fehlzeiten, deren Ursachen nicht sofort aus den angegebenen Erkrankungen ableitbar sein müssen,
- Langzeiterkrankungen an Rücken und Gelenken, geplante Maßnahmen wie z.B. Operationen auch am Muskel-Skelett-System (z.B. Gelenksendoprothesen), nach denen nur eine begrenzte Belastbarkeit gegeben ist,
- Leistungsversagen auch ohne Fehlzeiten, wenn je nach persönlicher Motivation oder Sicherheit des Arbeitsplatzes keine Arbeitsunfähigkeit auftritt.

In der Praxis gibt es verschiedene Wege des Zugangs zur MBOR

- Der Arzt erkennt, dass eine Rehabilitationsmaßnahme angezeigt wäre und empfiehlt dem Beschäftigten, einen Antrag auf medizinisch-berufsorientierte Rehabilitation zu stellen. Dafür kommt in erster Linie der Betriebsarzt in Frage, der Zusammenhänge zwischen Arbeitsunfähigkeit und Arbeitsplatzbelastungen am ehesten einschätzen kann.
- Betriebsärzte erkennen den Bedarf im Rahmen der arbeitsmedizinischen Vorsorge, bei Beratungen von Beschäftigten z.B. im Eingliederungsmanagement oder bei persönlicher Vorstellung des Beschäftigten. In dieses Verfahren des Zugangs sind auch die Vereinbarungen zur Kooperation zwischen der DRV Bund (Vereinbarung zwischen dem VDBW und der DRV Bund 2013) sowie regionalen DRV-Einrichtungen mit dem Berufsverband der Betriebs- und Werksärzte (VDBW) eingebunden.
- Rentenversicherungsträger identifizieren Anträge zur medizinischen Rehabilitation für Versicherte, die eine vom Orthopäden, Neurologen oder Hausärzten angeregte orthopädische Rehabilitation erhalten sollen, nach Aktenlage oder bei der Voruntersuchung beim Rentenversicherungsträger.
- Weitere Möglichkeiten der Erkennung von Bedarf an MBOR gibt es bei den Krankenkassen oder bei Gefahr des Auftretens einer Schwerbehinderung durch das Integrationsamt.

Festzustellen ist, dass die Auslösung medizinisch-berufsorientierter Rehabilitation (MBOR) bisher wegen der schwierigen Erkennbarkeit des Zusammenhangs zwischen beruflichen Leistungsanforderungen und Funktionsbeeinträchtigungen häufig unterbleibt, auch wenn das Angebot dazu regional vorhanden ist.

Die DRV empfiehlt ergänzend für die Erkennung der besonderen beruflichen Problemlage für einen MBOR-Bedarf spezielle Instrumente wie das „Würzburger Screening", das sich auf die wesentlichen subjektiven Voraussetzungen für eine erfolgreiche Teilnahme richtet. Das Würzburger Screening umfasst drei Skalen:

- Berufliche Belastungen (erlebte berufliche Einschränkung?),
- Subjektive Erwerbsprognose (Erkennung von Befürchtungen, die Tätigkeit nicht fortsetzen zu können),
- Interesse an berufsbezogenen Therapieangeboten (Motivation, an der Rehabilitation teilzunehmen).

Weitere Informationen bietet die Internetplattform http://www.medizinisch-berufliche-orientierung.de/bausteine/diagnostische_instrumente/.

> Der zumeist erwünschte Nachweis längerer oder häufiger Arbeitsunfähigkeit muss nicht immer zielführend sein, denn hochmotivierte Beschäftigte mit Beschwerden vermeiden oft ein allgemein akzeptables Fernbleiben von der Arbeit, wogegen gering motivierte Personen häufige Arbeitsunfähigkeiten aufweisen. Damit kann der bevorzugte Blick auf die Arbeitsunfähigkeit ggf. gerade die weniger für die Rehabilitation geeigneten Personen identifizieren.

Eine Evaluation von 170 Fällen vom MBOR-Teilnehmern (Preßmann u. Philipp 2012) zeigt, dass nur 47,5 % im letzten Jahr vor der Rehabilitation arbeitsunfähig waren, aber > 70 % mindestens 1 × im vergangenen Jahr trotz Krankheit zur Arbeit gegangen sind, wobei der überwiegende Grund dafür die Angst um den Arbeitsplatz war.

Die Motivation zur Teilnahme an Rehabilitationsmaßnahmen

Sie kann eine erhebliche Hürde sein, um zum richtigen Zeitpunkt die richtigen Personen zu fördern. Die Erhaltung der Erwerbsfähigkeit liegt objektiv im Interesse jedes Beschäftigten, um seine materielle Lebensgrundlage und die Teilhabe am gesellschaftlichen Leben im familiären Bereich und in anderen Beziehungen sicherzustellen. Dennoch gibt es Hemmnisse:

- Beschäftigte sehen den Zeitpunkt für eine Rehabilitation noch nicht als erreicht an, weil sie dadurch Nachteile befürchten. Dies trifft vor allem dann zu, wenn sie dieses der Umgebung (Familie, Kollegen, insbesondere Arbeitgeber) nicht vermitteln können oder es betriebsbedingt nur schwer realisierbar erscheint (z.B. kleine Unternehmen mit termingebundenen oder saisonbedingten Tätigkeiten). Typische Beispiele sind Tätigkeiten mit dem Handhaben schwerer Lasten wie Gerüstbauer.

- Manche Beschäftigte sehen eine Lösung ab einem bestimmten Zeitpunkt und vor dem Hintergrund ihrer Beobachtungen und Erfahrungen nur noch im Ausscheiden aus der belastenden Tätigkeit, was jedoch bei einfachen und körperlich hoch belastenden Tätigkeiten häufig Frühberentung wegen Erwerbsunfähigkeit mit erheblichen existenziellen Nachteilen bedeutet. Typisch dafür sind Personen mit psychosomatisch geprägten chronischen Rückenschmerzen und gleichzeitigen Bandscheibendegenerationen ohne funktionellen Krankheitswert.
- Auch die Bewilligungssystematik der Kostenträger kann ein Hemmnis darstellen, wenn Beschäftigte tatsächlich zu spät die Chance zur Rehabilitation erhalten, so dass die Chronifizierung einen länger dauernden Therapieerfolg erschwert. Die Herausforderung für den Arzt besteht darin, den Antrag auf Rehabilitation rechtzeitig zu empfehlen – nicht zu spät, aber auch nicht bereits am Beginn der Behandlungskette.

Betriebsärztliche Praxiserfahrungen bei der Einleitung von MBOR

Formal ist der Betroffene der Antragsteller. Vielen Beschäftigten bereiten Details der Anträge Schwierigkeiten, weshalb es sinnvoll ist, die Antragsteller zu unterstützen. Die Antragsformulare können zwischen den verschiedenen Regionen der DRV unterschiedlich sein, inhaltlich jedoch sehr ähnlich.

Überwiegend werden Anträge auf Rehabilitation über die behandelnden Ärzte gestellt. Mitarbeiter werden oft erst bei einer Ablehnung des Antrags beim Betriebsarzt vorstellig – meist mit der Intention auf arbeitsplatzseitige Hilfe. Es gibt in großen Unternehmen auch gute Erfahrungen damit, dass der Betriebsarzt zunächst eine Reha-Maßnahme empfiehlt und die weitere Antragstellung den (meist kassenärztlich tätigen) Kollegen überlässt, dem Mitarbeiter jedoch bereits zu diesem Zeitpunkt eine Arbeitsplatzbeschreibung mitgibt, Daten für eine evtl. erforderliche Kontaktaufnahme der Behandler aushändigt (Schweigepflichtentbindung!) und ggf. auch einen ärztlichen Befundbericht zum Reha-Antrag erstellt. Einige Rentenversicherungen bieten inzwischen spezielle Formulare für Betriebsärzte an. Auf diesem sollte insbesondere dargestellt werden, inwiefern die Erwerbstätigkeit des Erkrankten eingeschränkt ist, wie der Betrieb bereits zu reagieren versuchte und worauf ggf. eine rehabilitationsmedizinische Behandlung berufsorientiert ansetzen kann.

> Die Motivation der Beschäftigten zur Rehabilitation ist einer ihrer wichtigsten Erfolgsfaktoren. Bedenken der Beschäftigten oder ihre Hoffnung auf Lösung eines gesundheitlichen Problems durch Ausscheiden aus der Tätigkeit müssen überwunden werden. Der Betriebsarzt hat auf Grund seiner Position im Unternehmen die besten Voraussetzungen, eine Entscheidung für die rechtzeitige Rehabilitation zu unterstützen.

8.3.3 Medizinisch-berufliche Inhalte der MBOR

Die primäre Zielstellung der MBOR besteht in der wesentlichen Besserung oder Wiederherstellung der erheblich gefährdeten oder bereits geminderten Erwerbsfähigkeit, um den Anforderungen am (alten oder angestrebten) Arbeitsplatz nachhaltig gerecht werden zu können. Dies geschieht durch die Verbesserung der personenbezogenen Ressourcen und den Abbau von Barrieren im beruflichen Verhalten und Erleben. Ist frühzeitig absehbar, dass der Arbeitsplatz in der bisherigen Form trotzdem nicht wieder eingenommen werden kann, steht der möglichst nahtlose Übergang in eventuell erforderliche nachfolgende Leistungen im Mittelpunkt, um die Bedingungen des Arbeitsplatzes und -verhältnisses an Erwerbsfähigkeit anzupassen.

Gemäß diesen Zielstellungen können folgende Stufen der MBOR unterschieden werden:

- Stufe A: Alle medizinischen Rehabilitationseinrichtungen richten ihre Rehabilitationsleistungen am Ziel der dauerhaften beruflichen Wiedereingliederung aus und bieten beruflich orientierte Basisangebote an. Sie umfassen Diagnostikbausteine (Erwerbsbezogene Problemlagen), Therapiebausteine (Arbeitsplatzberatung, Ergonomieschulung, sozialrechtliche Informationen mit Berufsbezug).

- Stufe B: Medizinische Rehabilitationseinrichtungen bieten über die Basisangebote hinausgehende Rehabilitationselemente (MBOR-Kernangebote) an. Die Inhalte sind
  a) berufsbezogene Diagnostik,
  b) psychosoziale Beratung,
  c) berufsbezogene Gruppenangebote,
  d) Arbeitsplatztraining.

  Die Zielgruppe sind Rehabilitandinnen und Rehabilitanden mit einer deutlichen auch subjektiv empfundenen Diskrepanz zwischen beruflicher Leistungsfähigkeit und den Arbeitsanforderungen der aktuellen bzw. zuletzt ausgeübten beruflichen Tätigkeit. Die Personen bedürfen besonderer Angebote, um den bisherigen oder einen angestrebten Arbeitsplatz wieder einnehmen zu können. Sie werden erkannt z.B. durch häufige Zeiten der Arbeitsunfähigkeit und/oder Arbeitslosigkeit, negative subjektive berufliche Prognose, verbunden mit der Sorge, den Anforderungen des Arbeitsplatzes längerfristig nicht gerecht werden zu können.
- Stufe C: Spezifische MBOR-Angebote richten sich an Rehabilitandinnen und Rehabilitanden der MBOR-Stufe B, bei denen absehbar oder fraglich ist, dass sie ihren alten oder einen entsprechenden Arbeitsplatz nicht wieder erfolgreich einnehmen können.

Medizinisch-beruflich orientierte Rehabilitation > Anforderungsprofil zur Durchführung der Medizinisch-beruflich orientierten Rehabilitation (MBOR) im Auftrag der Deutschen Rentenversicherung. 4. Auflage (11/2015). https://www.deutsche-rentenversicherung.de/SharedDocs/Downloads/DE/Experten/infos_reha_einrichtungen/konzepte_systemfragen/konzepte/mbor_datei.pdf?__blob=publicationFile&v=1

Im Arbeitsplatztraining der überwiegend angestrebten Stufe B werden arbeitsplatzrelevante komplexe Bewegungsabläufe trainiert (zum Beispiel Heben, Tragen, Schieben, vorgeneigtes Stehen). Die einzelnen Trainingselemente bilden tatsächliche Arbeitsaufgaben in Ausführung und körperlicher Beanspruchung möglichst realitätsnah ab. Trainiert werden Bewegungsaufgaben, für die Diskrepanzen zwischen Arbeitsanforderungen und aktueller Leistungsfähigkeit der Rehabilitandinnen und Rehabilitanden bestehen. Die Grundlage für die Auswahl der zu trainierenden Bewegungsabläufe bildet daher die anforderungsorientierte Diagnostik (vgl. *Kapitel 3.5*).

Dazu wird ein jeweils partielles Fähigkeitsprofil aus medizinischer, psychologischer, bewegungstherapeutischer und sozialpädagogischer Sicht erstellt. Die medizinischen Informationen werden im Aufnahmegespräch und anhand der Untersuchungsergebnisse erhoben. Im bewegungstherapeutischen Bereich erfolgt eine Erhebung der Fähigkeiten zum Beispiel durch ausgewählte Testsituationen auf der Basis von Functional-Capacity-Evaluation (FCE) Systemen.

Das MBOR-Konzept umfasst bei Muskel-Skelett-Beschwerden alle klassischen Bestandteile einer orthopädischen Rehabilitation mit orthopädischer Behandlung, medikamentöser Therapie, Krankengymnastik, Sport, Bewegungstherapie sowie Ergo-, Physio- und Balneotherapie. Es erfolgt eine psychologische und ggf. interdisziplinäre Begleitung durch andere Fachgebiete. Auch Versuche für Risikofaktormodifikationen werden in viele Reha-Konzepte integriert. Einerseits werden auch Fähigkeiten zur Selbstbeobachtung und -wertschätzung thematisiert, zum anderen sind diese ins Private zielenden Veränderungen eine Möglichkeit, die Eigenverantwortung von Patienten in der Therapie zu betonen und Selbstwirksamkeitsüberzeugungen zu stärken. Persönliche Einstellungen der Patienten sind für den Therapieerfolg wichtig und übertreffen in ihrer Bedeutung andere psychosoziale Faktoren – schmerzbezogene Ängste behindern stärker als der Schmerz selbst (Crombez et al. 1999, Pfingsten 2004, Busch et al. 2007, Fritz u. George 2002).

Assessment zum Abgleich zwischen Fähigkeiten und Anforderungen

Grundlage der Rehabilitation, insbesondere wenn diese dem MBOR-Konzept folgen soll, ist die Kenntnis und Gegenüberstellung von:

- Arbeitsanforderungen und -belastungen, besonders hinsichtlich der Einwirkungen auf das Muskel-Skelett-System, wobei neben den Formen und dem Umfang der Belastungen (Höhe, Häufigkeit, Dauer) auch psychische Kofaktoren der Schmerzentstehung zu beachten sind.
- Körperliche Voraussetzungen hinsichtlich der Funktionseinschränkungen des Beschäftigten. Diese sind allein aus klinischen Untersuchungsbefunden auch bei funktionsorientierter Diagnostik *(Kapitel 4)* nicht hinreichend sicher einzuschätzen. Unterschiedlicher persönlicher Handlungsstil kann in vielen Fällen auch dann zur Bewältigung von Arbeitsanforderungen führen, wenn klinisch der Verdacht auf funktionseinschränkende Befunde besteht.

Meist geschehen diese Beurteilungen wegen des instrumentellen und zeitlichen Aufwands ohne spezielles Assessment eher „intuitiv" durch den Betriebsarzt, im schwerwiegenden Einzelfall sind sie jedoch auf die nachstehend genannten Methoden zu stützen. Auch behandelnde Ärzte außerhalb des Betriebs können eine solche Beurteilung in der Regel nicht vornehmen, weil ihnen die Kenntnis der Anforderungen fehlt.

Assessmentverfahren wie

- **IMBA** (= Integration von Menschen mit Behinderungen in die Arbeitswelt – Profilvergleichs- und Dokumentationsverfahren für die Prävention und Rehabilitation (Glatz u. Schian 2007) oder
- **EFL** (= Evaluation funktioneller Leistungsfähigkeit – Kaiser et al. 2000)

könnten die vorhandene körperliche (Rest-) Leistungsfähigkeit mit konkretem Bezug auf die geforderten Arbeitsplatzbelastungen ermitteln.

Beide Verfahren setzen für diese Fragestellung die Kenntnis der vorwiegend körperlichen Leistungsanforderungen der Arbeit voraus und sie stellen diesen Anforderungen bestimmte Belastungen durch möglichst realitätsnahe Testaufgaben entgegen. Wenn daraus eine Differenz resultiert, lassen sich gezielt Maßnahmen zur Prävention und Rehabilitation ableiten. Eine Frage nach der Verursachung durch die Arbeit steht nicht im Vordergrund: Es handelt sich um arbeitsbezogene Funktionsstörungen und deren Auswirkungen auf die Verwirklichung im Beruf (= Teilhabe) und die Einsatzfähigkeit auf dem Arbeitsmarkt.

Bei allen derzeitig bekannten Assessments bereiten zwei Fragenkomplexe Schwierigkeiten und stellen deren Grenzen dar: Wie genau können die Anforderungen in der Praxis beschrieben werden? Dabei stellen sich die gleichen Fragen wie bei der Gefährdungsbeurteilung *(Kapitel 5)*:

- Ist die Höhe der oft stark wechselnden Belastungen bekannt?
  - Oder können wenigstens jene Belastungen hinreichend genau bestimmt werden, die sich als Engpass bei der Bewältigung der Arbeit und als Risiken herausstellen?
  - Sind die Häufigkeiten und die Dauer dieser Belastungen hinreichend genau zu erfassen?
  - Welche Möglichkeiten der Umgehung der Engpassbelastungen durch ergonomische Arbeitsplatzgestaltung, durch individuelle Entscheidungen über den Arbeitseinsatz u.a. ergeben sich?
- Wie zuverlässig können Leistungsvoraussetzungen festgestellt werden:
  - Welcher Grad der Fähigkeiten ist für die Bewältigung der oben festgestellten Anforderungen der Arbeit erforderlich?
  - Können die erforderlichen Fähigkeiten tatsächlich diagnostiziert werden, um die erkannten Engpässe der Arbeitsanforderungen und -belastungen zu bewältigen?
  - Welche medizinischen Befunde stehen damit in Beziehung?
  - Welche Folgen hat der persönliche Handlungsstil bei der Ausführung von Arbeitsaufgaben auf die Belastung des Muskel-Skelett-Systems generell und insbesondere bei funktionellen Einschränkungen?

– Wie zuverlässig ist die Bestimmung der Funktionseinschränkungen, so dass sie eine Prognose der Belastbarkeit erlauben, die ggf. auch zum Wechsel einer Tätigkeit mit sicherem Arbeitsplatz veranlassen?

IMBA:

Im Profilvergleichssystem IMBA werden die arbeitsrelevanten Fähigkeiten von Personen den bestehenden Anforderungen des Arbeitsplatzes gegenüberstellt (Glatz u. Schian 2007). In neun Merkmalkomplexen (Körperhaltung, Körperfortbewegung, Körperteilbewegung, Information, komplexe Merkmale, Umgebungseinflüsse, Arbeitssicherheit, Arbeitsorganisation und Schlüsselqualifikation) mit jeweils 172 Items werden korrespondierende Anforderungs- und Fähigkeitsprofile festgehalten und beurteilt. Erhebliche Differenzen zwischen Anforderungen und Fähigkeiten werden als bestehende Überforderungen bzw. Unterforderungen in Bezug auf die beurteilten Merkmale angegeben. Über den tatsächlichen Handlungsbedarf muss im Einzelfall entschieden werden.

An diesem Verfahren hervorzuheben ist die direkte Vergleichbarkeit zwischen Anforderungen und Fähigkeiten.

EFL:

Die ursprünglich von Isernhagen in den USA entwickelte Evaluation der funktionellen Leistungsfähigkeit (EFL) sollte das funktionelle Handeln in einer größeren Zahl von Arbeitssituationen realitätsnah überprüfen und es eigentlich mit einem Trainingsprogramm („work hardening") verknüpfen (Kaiser et al. 2000). EFL stellt das derzeit am weitesten verbreitete Verfahren zur Prüfung der funktionellen Kapazität dar. Mit zwei Testtagen mit jeweils sechs Stunden ist es zeitlich anspruchsvoll und wird deshalb auf Fragestellungen beschränkt, bei denen ein besonderes Interesse an der Prüfung besteht. Um eine Vorstellung vom Verlauf einer vollständigen EFL-Testung zu bekommen, sind in der *Tab. 8.3* die Tests des Verfahrens, die Klassifizierung der Einschätzungen durch den Untersucher und die Zuordnung zu den Kategorien des ICF der Komponente „d-Aktivität und Partizipation" dargestellt. Die Einschätzung orientiert sich nicht an der Maximalleistung, sondern an der vom beobachtenden Untersucher auf Grund ergonomischer Kriterien festgelegten Leistungsgrenze nach sog. „kineophysiologischen" Kriterien im Bereich willentlich zu erbringender submaximaler Leistungsfähigkeit. Die Skalierung erfolgt in Kraft (kg/kp), Toleranzdauer in Minuten, Wiederholungszahl und Gehdistanz in Metern.

Den Tests soll ein PACT-Test (Performance Assessment and Capacity Testing) vorgeschaltet werden, in dem der Patient anhand eines Testhefts mit 50 Bildern erklären kann, ob und wie er die dargestellten Alltagsaktivtäten ausführen kann.

PACT und EFL sind lizensierte Verfahren. Für EFL ist ein Zertifikat des Untersuchers erforderlich, das er nach Besuch entsprechender Kurse erhält. Einzelheiten und das Testprotokoll können zur Veranschaulichung der Inhalte bei der EFL-Akademie als dem deutschen Lizenzträger für die Ausbildung von Anwendern (http://www.efl-akademie.de/) unter den Downloads eingesehen werden.

Für die Praxis von Interesse ist, dass Gross et al. (2006) festgestellt haben, dass mit den nachfolgenden Tests ein ähnlich guter prädiktiver Wert erreicht werden kann wie beim ganzen zeitaufwändigen EFL-Test:

- Heben Boden – Taillenhöhe
- Hocke
- Längeres Stehen.

Trotz des Versuchs der Objektivierung von Leistungsfähigkeiten gibt es Grenzen dieser Verfahren, die im Rahmen von Evaluationen nachgewiesen wurden (Büschel et al. 2008). EFL-Ergebnisse und Einschätzungen der behandelnden Ärzte waren in der allgemeinen Leistungsfähigkeit der Patienten stark, aber in der Einschätzung von Einzelfähigkeiten erheblich weniger gut übereinstimmend. Der EFL-Test schreibt den Patienten in der Regel höhere Leistungsgrenzen zu. Erklären lassen sich diese Differenzen nach Büschel damit, dass die EFL

- im Gegensatz zu den Beurteilungen durch Ärzte keine weiteren Belastungen des Patienten an seinem Arbeitsplatz berücksichtigt (z.B. Zwangshaltungen, Zeitdruck),

Tab. 8.3: Tests des EFL-Verfahrens im Vergleich mit den ICF-Funktionen (nach Gross et al. 2006)

	Belastungsdauer pro 8 Stunden	nie	gele-gentlich	zeitwei-se	überwie-gend	ständig
ICF Aktivität und Partizipation	Belastungskategorie		maximal	mittel	schwer	Leicht
Lasten/Kraft (kp=10N)						
d 4300	Heben Boden zu Taillenhöhe					
d 4300	Heben Taillen- zu Kopfhöhe					
d 4301	Heben horizontal					
d 4450	Schieben/Drücken					
d 4451	Ziehen					
d 4301	Tragen rechte Hand					
d 4301	Tragen linke Hand					
d 4301	Tragen vorne					
b 7300	Handkraft rechts					
b 7300	Handkraft links					
Haltung/Beweglichkeit						
d 445	Arbeit über Kopf					
d 4153	längeres Sitzen					
d 4153	Sitzen vorgeneigt					
d 4153	längeres Stehen					
d 4154	Stehen vorgeneigt					
d 410	Rotation im Sitzen					
d 410	Rotation im Stehen					
d 4550	Kriechen					
d 4152	Knien					
d 4151	Hockstellung					
d 410	wiederholte Kniebeugen					
d 4153	längeres Sitzen					
d 4154	längeres Stehen					
Fortbewegung						
d 450	Gehen					
d 4551	Treppe steigen					
d 4551	Leiter steigen					
d 4502	Gleichgewicht	☐	gut	☐	ungenügend	
Handkoordination						
d 440	Handkoordination rechts	☐	Norm		☐	untere Norm
d 440	Handkoordination links	☐			☐	

- anders als die Ärzte in ihrer Einschätzung nicht durch die Persönlichkeit des Patienten beeinflusst wird,
- eine Einmalmessung ohne Wiederholung an anderen Tagen darstellt und keine Entwicklungen und langfristigen Prognosen berücksichtigt,
- die Schlussfolgerung von der zeitlich begrenzten Test- auf die Dauerbelastung eines Arbeitstages bzw. einer Arbeitswoche am Arbeitsplatz fragwürdig ist.

Die Autoren kommen zu dem Schluss, dass sich die EFL als ein für einige Patienten wichtiger Baustein in der MBOR zu bestätigen scheint, dessen Interpretation aber in ein ganzheitliches Geflecht von diagnostischen, beratenden und therapeutischen Maßnahmen eingebunden werden muss.

Kenntnisse über die Arbeitsanforderungen als Grundlage der MBOR

Information durch Patienten: Die von den Kliniken und Trägern als MBOR bezeichneten Rehabilitationsverfahren stützen sich in der Regel auf Angaben der Patienten zu ihrer Arbeitsbelastung, die lediglich bei Anwendung neuerer Dokumentationen oder im Rahmen von Projekten darüber hinausgehen. Beispiele werden unten erläutert. Die subjektive Sicht der Betroffenen auf die Belastungen, die sie für verursachend halten, kann zur Unterschätzung und zur Überschätzung, aber auch zum völligen Verkennen wichtiger Ursachen und Engpässe der Arbeitsbewältigung führen.

Schulung des Klinikpersonals: Kliniken mit MBOR führen ergänzend Fortbildungen für Ergotherapeuten und andere an der Betreuung Beteiligte in berufspraktischen Feldern vor Ort oder mit Hilfsmitteln durch. Der Erfolg von Reha-Maßnahmen steigt durch Einbeziehen weiterer Informationen, z.B. bei Kooperation mit Betriebsärzten, Ergonomen und anderen arbeitsplatznahen Experten signifikant an.

Erarbeitung von Berufsdokumentationen: Für die Ziele der berufsorientierten Rehabilitation können Berufsdokumentationen über die Belastungen am Arbeitsplatz hilfreich sein, wenn sie ihre Basis auf der Ermittlung der relevanten vorwiegend physischen Belastungen haben. Für das Vorgehen kann empfohlen werden:

- Gefährdungsbeurteilungen der physischen Belastungen sowie von Klima und psychischen Belastungen für das jeweilige Berufsfeld zusammenfassen.
- Ergebnisse der allgemeinen oder belastungsbezogenen arbeitsmedizinischen Vorsorge auswerten.
- Erfahrungen aus Fällen des Eingliederungsmanagements berücksichtigen.

Bei einer engen Zusammenarbeit zwischen einer Klinik und einem betriebsärztlichen Dienst, der eine große Gruppe gleichartiger Beschäftigter in seiner Betreuung hat (große Unternehmen, Branchenschwerpunkt eines überbetrieblichen Dienstes), ist es möglich, derartige Befunddokumentationen zu schaffen. Eine gemeinsame Grundlage bei der DRV existiert zum Zeitpunkt der Herausgabe dieses Buches nicht.

8.3.4 Medizinische Indikationen

Eine wesentliche Grundlage der Einleitung einer MBOR sollte die betriebsärztliche Tätigkeit sein. Der Betriebsarzt gewinnt im Rahmen arbeitsmedizinischer Vorsorge, der Beratung auf Wunsch von Beschäftigten oder im Rahmen der Mitwirkung im BEM-Verfahren Erkenntnisse, die zu einer solchen Empfehlung führen können. Berücksichtigt man die häufigsten Muskel-Skelett-Erkrankungen mit Bezug zur beruflichen Tätigkeit, so können unter Beachtung der individuellen Lage jedes Einzelfalls die in *Tab. 8.4* dargestellten Empfehlungen gegeben werden.

8.3.5 Einsatz nach der Rehabilitation

Der Reha-Entlassungsbericht

Der Reha-Entlassungsbericht dient nach den Vorgaben der DRV (DRV 2020b) der Informationsweitergabe an behandelnde Ärzte und Rentenversicherungsträger über Adressaten, Diagnosen, Rehabilitationsziele, Verlauf, Rehabilitationsergebnis und gibt Hinweise zur Weiterbehandlung des Rehabilitanden. Er hat die Funktion eines sozialmedizinischen Gutachtens.

Tab. 8.4: Häufig zutreffende medizinische Indikationen für eine medizinische berufsorientierte Rehabilitation (MBOR) bei Muskel-Skelett-Erkrankungen

Krankheitsgruppe	Anhaltspunkte für eine Indikation zur Rehabilitation	Ziele einer MBOR
Rückenschmerzen	Unspezifische Rückenschmerzen mit Gefahr der Chronifizierung (bestehen länger als 6 Wochen, besonders aber ab 3 Monate) insbesondere in Berufen mit hohen Rückenbelastungen durch schwere Lasten und Zwangshaltungen	Erhöhung der Belastbarkeit des Rückens durch trainierende Maßnahmen, Veränderung des Bewegungsverhaltens im Alltag und am Arbeitsplatz, Verhinderung einer chronischen Schmerzkrankheit
Bandscheibenschaden mit funktionellen Beeinträchtigungen oder Ausfällen	Bandscheibenbedingte Erkrankungen bei gesichertem Zusammenhang zwischen der erkennbaren Schädigung in bildgebender medizinischer Diagnostik und dem medizinischen Befund (radikulär, pseudoradikulär, Funktionsstörung der kleinen Wirbelgelenke = Facettensyndrom)	Nach akutem Stadium dosiertes Training zur Erhöhung der Belastbarkeit der Rückenmuskulatur, Erlernen rückenschonender Verhaltensweisen beim Umgang mit schweren Lasten und dauernden Zwangshaltungen (Bücken, Überkopfarbeit etc.) Erlernen von Schmerzbewältigung
Schultergelenksarthrose	Rotatorenmanschetten-Schädigung bzw. andere Zeichen der Arthrose im Schulterhauptgelenk	Wiederherstellung struktureller Schäden an Sehnen, Training der Schultermuskulatur, Verminderung der Schmerzempfindlichkeit durch psychotherapeutische Maßnahmen (Konkurrenz zu sog. HWS-Syndrom und Kopfschmerzen beachten), Erlernen schonender Verhaltensweisen beim Umgang mit schweren Lasten und Arbeiten über Schulterhöhe
Hüftgelenks- und Kniegelenksarthrose	Zeitweilige Schmerzepisoden im Gelenk und dessen Kapsel, Frühzeichen der Arthrose wie Anlaufschmerz noch ohne Dauerschmerz	Training der das Gelenk umgebenden und seine Funktion stützenden Muskulatur mit dem Ziel, die Arthroseentwicklung zu verzögern, Erlernen schonender Verhaltensweisen beim Arbeiten im Knien und Hocken (Reduzierung der Zeiten, unterbrechen) und beim Umgang mit sehr schweren Lasten

Das im Reha-Entlassungbericht darzustellende positive Leistungsvermögen bezieht sich nicht auf das Anforderungsprofil der zuletzt ausgeübten Tätigkeit, sondern beschreibt unabhängig davon ganz allgemein die zumutbaren qualitativen Leistungsmerkmale der körperlichen Arbeitsschwere, Arbeitshaltung und Arbeitsorganisation. Dabei ist auch der zeitliche Umfang anzugeben, in dem am längsten gearbeitet werden kann. Ausschlaggebend ist der zeitliche Umfang, in dem Erwerbstätigkeiten entsprechend dem positiven und negativen Leistungsvermögen ausgeübt werden können.

Diese Vorgabe stößt in der betrieblichen Praxis und somit auch beim Betriebsarzt auf Schwierigkeiten, weil es innerbetrieblich darum geht, die Möglichkeiten der weiteren Beschäftigung zu klären:

- Wenn die Rehabilitation erfolgreich war, sollte das Leistungsvermögen deutlich besser als zuvor sein. Im Gutachten könnten deshalb keine Leistungseinschränkungen definiert werden, die zuvor nicht wahrgenommen worden waren, sonst wäre die Rehabilitation in den Augen des Betroffenen und des Arbeitgebers erfolglos.
- Wenn die Rehabilitation nicht den gewünschten Erfolg erbrachte, so ist umso mehr eine Klärung der verbleibenden Einsatzmöglichkeiten im Bezug zu dem bisher vorhandenen Arbeitsplatz erforderlich und nicht nur im Hinblick auf den allgemeinen Arbeitsmarkt.

Die in Entlassungsberichten angegebenen Einschränkungen und Fähigkeiten sind meist auch defizitorientiert ausgerichtet und für die Betroffenen als Laien wenig verständlich. Verbleibende Ressourcen und Optimierungsmöglichkeiten am konkreten Arbeitsplatz können darin mangels Kenntnis der Arbeitssituationen nicht aufgezeigt werden. Der größte Nachteil entsteht für den Rehabilitanden dann, wenn aus medizinischer Sicht Veränderungen am Arbeitsplatz oder gar ein Arbeitsplatzwechsel innerhalb eines Betriebes als erforderlich angesehen werden. Nicht ständig betriebsärztlich begleitete Betriebe, zum Beispiel bei der alternativen Betreuung, sind in aller Regel überfordert, wenn eine aus einem Reha-Bericht resultierende medizinische Einschränkung zu berücksichtigen ist.

Die Nachhaltigkeit

In der Evaluation von Effekten der Rehabilitation mit Veränderung der Arbeitsbedingungen müssen sehr lange Zeiträume berücksichtigt werden, weil sich Veränderungen an den Arbeitsplatzbedingungen teilweise erst nach mehreren Jahren auswirken, wie Loisel et al. (2002) in einer randomisierten klinischen Studie zeigte: Dort schien nach einem Jahr noch die rein klinische Intervention als bester von vier Therapiearmen abzuschneiden. Erst im Sechsjahres-Follow-up setzte sich eine Therapiekombination aus klinischer Intervention und Arbeitsplatzbesuch mit ergonomischer, betriebsärztlicher Beratung und ggf. Veränderung durch. Diese langen Nachbeobachtungsdauern lassen sich nur selten realisieren, meist werden Maßnahmen wie die hier vorgestellten nur bis zu einem Jahr nach der Therapie evaluiert.

Für die medizinisch-berufsorientierte Rehabilitation mit dem Wiedereinsatz am bisherigen Arbeitsplatz steht dagegen das Thema der Nachhaltigkeit des positiven Rehabilitationseffekts nach der Rückkehr in den bisherigen Lebenskreis von Arbeit und Freizeit im Vordergrund. Erfahrungen zeigen, dass innerhalb der folgenden zwölf Monate die trainierten Effekte der Leistungsfähigkeit für die Mehrheit der Teilnehmer wieder auf das frühere Niveau zurückfallen (Schüle u. Huber 2012). Inwieweit die MBOR ein besseres nachhaltiges Ergebnis liefert, bleibt abzuwarten. In jedem Fall gehört ein Rehabilitand bei Wiederaufnahme der Arbeit in die Beratungspraxis des Betriebsarztes. Hier sollte besprochen werden, welche Möglichkeiten der Fortführung aktivierender Maßnahmen nach der Rehabilitation in der Arbeit und Freizeit bestehen. Das Beratungskonzept lehnt sich dabei eng an das Konzept der Beratung zur Sekundärprävention an *(Kapitel 7)*, wenngleich individuelle Besonderheiten zu berücksichtigen sein können.

Grundsätzlich gilt das Modell der multimodalen Schmerztherapie, wie es in die Nationale Versorgungsleitlinie Kreuzschmerz übernommen wurde, auch für Teilnehmer an der Rehabilitation, bei denen Schmerzen ein wesentlicher Faktor ihrer Leistungseinschränkungen sind (Arnold et al. 2009). Dazu gehören

- körperliches Training zur Steigerung der allgemeinen Fitness, zur Verbesserung der kardio-vaskulären und pulmonalen Kapazität und der Koordination, Körperwahrnehmung und der Eigenkontrolle der individuellen Belastungskapazität,
- Veränderungen einer evtl. emotionalen Beeinträchtigung, aber auch des auf Ruhe und Schonung ausgerichteten Krankheitsverhaltens sowie der kognitiv repräsentierten

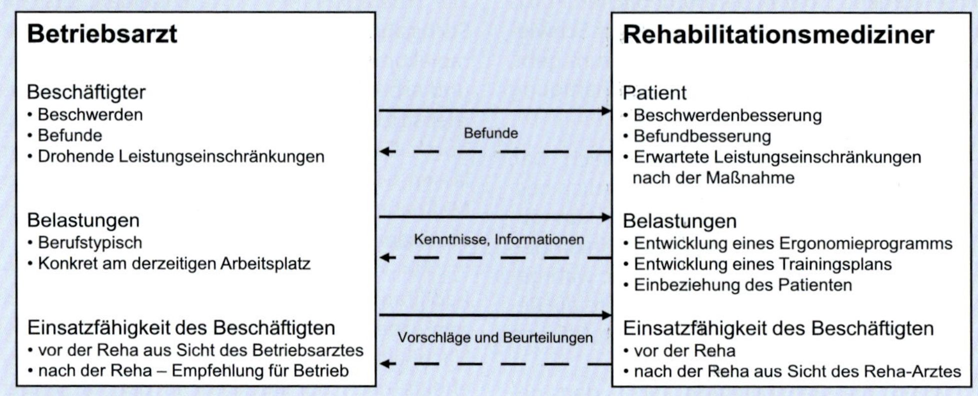

Abb. 8.4: Themenfelder der Kooperation zwischen Betriebsärzten und Rehabilitationsmedizinern im Prozess der MBOR

Einstellungen bzw. Befürchtungen in Bezug auf Aktivität und Arbeitsfähigkeit sowie

- bei Erfordernis Schmerzbewältigungstraining und die Identifikation und Bearbeitung persönlichkeitsspezifischer Merkmale oder Verhaltensdispositionen, von denen angenommen wird, dass sie an der Aufrechterhaltung der Symptomatik beteiligt sind.

Die Kommunikation zwischen Rehabilitationsmediziner und Betriebsarzt ist allerdings auch aus der Sicht der Rehabilitationseinrichtung schwierig:

Eine Schwierigkeit für Rehabilitationsmediziner ist, den zuständigen Arzt in den Betrieben ausfindig zu machen und mit ihm in Kontakt zu treten.

Betriebe und Betriebsärzte wissen meist zu wenig von einer durchgeführten Rehabilitationsbehandlung, da sie nicht automatisch über diese Maßnahmen informiert werden.

Zusammenfassend ist festzustellen, dass eine engere Zusammenarbeit zwischen Betriebsarzt und Rehabilitationsmediziner für den Beschäftigten große Vorteile hinsichtlich der Erkennung und Bewertung von Befunden, der Beurteilung der beruflichen Belastungen und ihrer Wirkungen sowie der Beratung der Beschäftigten für ihre berufliche Zukunft erbringen kann *(Abb. 8.4)*.

Es erweist sich als hilfreich, kostengünstig und einfach, auch an Gesunde Kontaktdaten mit gesundheitlich und rehabilitativ relevanten Ansprechpartnern im Betrieb auszugeben (z.B. Betriebsarzt, Vorgesetzte, Personalwesen, Disability Manager, BEM-Team). Hier sollten alle verfügbaren unternehmensinternen Medien genutzt werden. Ideal ist es, wenn diese Daten auch von außen – ggf. in einem geschützten Bereich nur für die Mitarbeiter zugänglich – abrufbar sind.

8.3.6 Praxisbeispiele von medizinisch-berufsorientierter Rehabilitation

Die Entwicklung von Projekten der MBOR vollzieht sich auf der Basis regionaler Initiativen, vorwiegend zwischen der Rentenversicherung und verschiedenen Trägern und dem Bestreben, die Erfahrungen aus diesen Projekten zu einem einheitlichen Handlungsrahmen zusammenzuführen. Die nachfolgend dargestellten Beispiele geben einen Überblick über einige im Jahr 2020 verfügbare Projekte, die einer ständigen Veränderung unterliegen:

Reha-Bau

Das Konzept RehaBau ist ursprünglich eine gemeinsame Entwicklung der Klinik für Orthopädische Rehabilitation Bad Bramstedt, des Arbeitsmedizinischen Dienstes der Berufsgenossenschaft der Bauwirtschaft in Hamburg und der Deutschen Rentenversicherung Nord (Hartmann et al. 2012). Es ist in Deutschland in mehreren Rehabilitationskliniken an vielen Standorten verfügbar. Auslöser für die Entwicklung eines speziellen Rehabilitationskonzeptes für Bauarbeiter war die Erfahrung, dass für die körperlich hoch belasteten Berufsgruppen in einer normalen Rehabilitation nur unzureichende Ergebnisse erzielt werden konnten. Die Restleistungsfähigkeit eines normalerweise nicht mehr auf dem Bau einsetzbaren Rehabilitanden liegt fast immer deutlich über dem Leistungsvermögen anderer Rehabilitanden, so dass die angewendete Trainingstherapie als zu wenig spezifisch und eher unterfordernd angesehen wurde.

Die Antragstellung von Beschäftigten auf Rehabilitationsleistungen erfolgt berufsgruppenbezogen auf Empfehlung und unter Vermittlung der betreuenden Betriebsärzte. Die Therapeuten in der Rehaklinik wurden mit exemplarischen Arbeitsplatzbegehungen für die Berufsgruppen sensibilisiert und sie erhielten Berufsdokumentationen der wichtigsten beruflichen Belastungen. In das 3-wöchige Therapiekonzept, dessen Rückgrat die medizinische Trainingstherapie bleibt, wurde eine berufsspezifische Komponente aus arbeitsplatzbezogenen Theoriebausteinen und eine Übungsbaustelle zur arbeitsplatzadaptierten kontrollierten Trainingstherapie integriert. Auf der Übungsbaustelle wurde ein Programm (Hauck et al. 2009) etabliert für

- den Umgang mit Lasten bei Hebetechniken für häufig gehobene leichte Gewichte, schwere Gewichte, Säcke, lange Balken allein und zu zweit, sperrige Platten sowie für das Schaufeln, Ziehen und Schieben,
- Arbeiten in verschiedenen Zwangshaltungen über Kopf- oder Schulterhöhe, im Bücken, Knien und Hocken,
- die Auswahl von und Arbeit mit Handwerkszeugen sowie Auswahl von ergonomischen Hilfsmitteln und Schutzkleidung,
- komplexe Arbeitssituationen mit Stressbelastungen durch Zeitdruck und Kooperation mehrerer Teilnehmer (Komplexübungen).

Das Programm enthält weiterhin Elemente zur Stressvermeidung und -bewältigung und zum Umgang mit Schmerzen. Effekte des Projektes sind evaluiert worden (Weiler et al. 2006).

WebReha

Es handelt sich um ein regionales Kooperationsprojekt zwischen den Betriebsärzten und der Deutschen Rentenversicherung Rheinland. Im Vordergrund steht die rechtzeitige und im Verfahren vereinfachte Möglichkeit für Beschäftigte, durch Vermittlung der Betriebsärzte zu einer rechtzeitigen Rehabilitation zu kommen sowie nach erfolgter Rehabilitation die Nachhaltigkeit zu sichern. Beteiligt sind insbesondere größere Unternehmen der Region, die dieses Verfahren mit dem betrieblichen Gesundheitsmanagement verknüpfen.

Weitere Programme wie

- das Programm „Medizinisch-berufsorientierte Rehabilitation" – MBO®Ortho/MBOR im Medizinischen Zentrum für Arbeit und Beruf (MedZAB) und den Rehabilitationszentren der Bavariakliniken in Kreischa, Freyung und Bad Kissingen,
- die Integrierte Medizinisch-Berufsorientierte Orthopädische Rehabilitation (IMBO-Rehabilitation) der Paracelsus-Klinik an der Gande, Bad Gandersheim

werden zum Beispiel im Praxishandbuch der DRV (2012) sowie auf der Website der DRV Bund zur medizinisch-beruflichen Orientierung http://www.medizinisch-berufliche-orientierung.de/ beschrieben.

Weitere Angaben zu Projekten, die sich in der Entwicklung befinden, sind in der Datenbank REHADAT, einem Projekt des Instituts der deutschen Wirtschaft Köln e.V., gefördert vom Bundesministerium für Arbeit und Soziales (BMAS) (https://www.rehadat.de/).

8.4 Präventionsprogramm RV FIT der Deutschen Rentenversicherung

Seit einigen Jahren werden als Innovation Präventionsprogramme durch die DRV unterstützt,

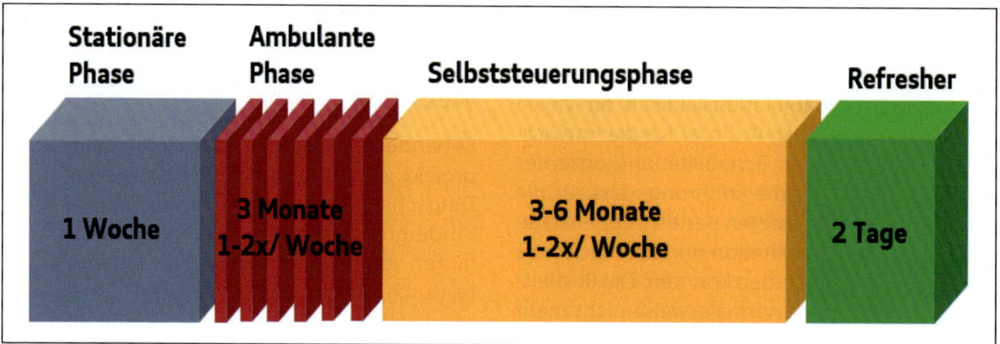

Abb. 8.5: Stufen des zeitlichen Ablaufs im Programm RV FIT bzw. BETSI

die sich dadurch auszeichnen, dass noch kein akuter Handlungsdruck in Form einer Erkrankung vorliegt. Stattdessen wird die Sicherung der Erwerbsfähigkeit ins Zentrum gerückt. Die Basis dieses Programms bildet der § 31 Abs. 1 des SGB VI, der „sonstige Leistungen" der gesetzlichen Rentenversicherung umfasst, die nicht zur Prävention, Rehabilitation oder Teilhabe gehören.

Die Programme werden unter mindestens zwei verschiedenen Namen angeboten – neben „RV-FIT" auch als BETSI („Beschäftigungsfähigkeit teilhabeorientiert sichern"). Das Programm richtet sich an Versicherte der Deutschen Rentenversicherung, die seit mindestens einem halben Jahr versichert sind und Probleme an ihrem Arbeitsplatz haben oder in absehbarer Zeit bekommen könnten, z.B. durch Risikofaktoren oder besondere Belastungen.

Das Programm startet mit einer intensiven, mehrtägigen stationären oder ganztägig ambulanten Phase, der sich eine berufsbegleitende Trainingsphase über mehrere Monate anschließt. Im weiteren Verlauf wird das Erlernte in einer Selbststeuerungsphase gefestigt. Zum Abschluss findet nach 6–12 Monaten ein kurzer Refresherkurs von 2 Tagen in derselben Einrichtung wie bei der Initialphase statt *(Abb. 8.5)*. Die durchführende Einrichtung soll wohnortnah gelegen sein.

Bei RV-FIT bzw. BETSI handelt es sich um ein gruppenbasiertes Programm, die über 200 teilnehmenden Einrichtungen fokussieren sich auf Muskel-Skelett-Beschwerden mit den Trainingsinhalten Bewegung, Ernährung und Umgang mit Stress. Einzelne Kliniken stellen psychologische Inhalte in den Vordergrund. Eine Besonderheit des Programmes ist, dass die Antragstellung explizit durch Betriebsärzte und Versicherte erfolgen soll. Bisherige Rückmeldungen zu dem noch zu evaluierenden Programm sind vielversprechend.

Die Anmeldung zum Programm kann durch den Beschäftigten, der die Zugangsvoraussetzungen erfüllt, direkt im Internet online unter Angabe der 12-stelligen Versicherungsnummer erfolgen (Siehe bei https://www.rv-fit.de/DE/los-gehts/los-gehts_node.html).

Literatur *(Kapitel 8 bis 8.4)*

Anforderungsprofil zur Durchführung der Medizinisch-beruflich orientierten Rehabilitation (MBOR) im Auftrag der Deutschen Rentenversicherung. Ein gemeinsames Papier der Deutschen Rentenversicherung. Deutsche Rentenversicherung Bund, Berlin. http://www.deutsche-rentenversiche-rung.de/Allgemein/de/Inhalt/3_Fachbereiche/01_sozialmedizin_forschung/downloads/konzepte_ systemfragen/dateianhaenge/mbor_datei.html (12/12)

Arnold B, Brinkschmidt T, Casser HR, Gralow I, Irnich D, Klimczyk K, Müller G, Nagel B, Pfingsten M, Schiltenwolf M, Sittl R, Söllner W (2009). Multimodale Schmerztherapie – Konzepte und Indikation. Schmerz 2009 DOI 10.1007/s00482-008-0741-x

BMAS (2018). Erhalt der Beschäftigungsfähigkeit. Ausschuss für Arbeitsmedizin

Brage S, Sandanger I, Nygard JF (2007). Emotional Distress as a Predictor for Low Back Disability: A Prospective 12-Year Population-Based Study. Spine 32: 269–274

BSG-Urteil: Urteil Az. B 5 RJ 15/05 R_BSG. 17. Oktober 2006

Busch H, Göransson S, Melin B (2007). Self-Efficacy Beliefs Predict Sustained Long-Term Sick Absenteeism in Individuals With Chronic Musculoskeletal Pain. Pain Pract 7: 234–240

Büschel C, Greitemann B, Scheidhammer-Placke M (2008). Stellenwert der Evaluation der funktionellen Leistungsfähigkeit nach Isernhagen in der sozialmedizinischen Beurteilung stationärer orthopädischer Reha-Patienten. In: Abschlussbericht des NRW-Forschungsverbundes Rehabilitationswissenschaften 2002–2006. S 187–192. Deutsche Rentenversicherung Rheinland, Düsseldorf

Crombez G, Vlaeyen JWS, Heuts PHTG, Lysens R (1999). Pain-related fear is more disabling than pain itself: Evidence on the role of pain-related fear in chronic back pain disability. Pain 80: 329–339

DGUV (2015). Leitfaden für Betriebsärzte zum Betrieblichen Eingliederungsmanagement. DGUV Information 250–109. https://publikationen.dguv.de/widgets/pdf/download/article/2985

DRV 2020a. Statistik der Deutschen Rentenversicherung Statistik 2019. Leistungen zur Medizinischen Rehabilitation, Leistungen zur Teilhabe am Arbeitsleben. Art und Dauer der Leistung, Diagnosen, Berufsgruppen. Band 219. Deutsche Rentenversicherung Bund, Berlin. https://statistik-ren-te.de/drv/extern/publikationen/aktuelle_statistikbaende/documents/Rehabilitation_2019.pdf

DRV 2020b. Der ärztliche Reha-Entlassungsbericht. Leitfaden zum einheitlichen Entlassungsbericht in der medizinischen Rehabilitation der gesetzlichen Rentenversicherung 2015. Stand: 06/2020. https://www.deutsche-rentenversicherung.de/SharedDocs/Downloads/DE/Experten/infos_reha_einrichtungen/quali_allgemein/download_leitfaden_einheitl_e_bericht.pdf?__blob=publicationFile&v=9

DRV 2019. Medizinisch-beruflich orientierte Rehabilitation Anforderungsprofil zur Durchführung der Medizinisch-beruflich orientierten Rehabilitation (MBOR) im Auftrag der Deutschen Rentenversicherung Stand: 30. Oktober 2019

DRV Bund (2012). Praxishandbuch Arbeits- und berufsbezogene Orientierung in der medizinischen Rehabilitation. 3. Aufl., Teil 3. Deutsche Rentenversicherung Bund, Berlin

DRV Schwaben – Formulare: http://www.deutsche-rentenversicherung.de/cae/servlet/contentblob/222878/publicationFile/41490/04_Medizinische%20Unterlagen%20GWB%2050%20bis%20GWB%20150.pdf (12/12)

Einbindung von Betriebs- und Werksärztinnen und -ärzten in den Rehabilitationsprozess. Eine Vereinbarung zwischen der Deutschen Rentenversicherung Nord und dem Verband Deutscher Betriebs- und Werksärzte (VDBW e.V.). Handreichung für Betriebs- und Werksärztinnen und -ärzte in Hamburg, Mecklenburg-Vorpommern und Schleswig-Holstein 2012. http://www.deutsche-rentenversicherung.de/cae/servlet/contentblob/209744/publicationFile/48599/30_Kooperationsbroschuere.pdf (12/12)

Fritz JM, George SZ (2002). Identifying psychosocial variables in patients with acute work-related low back pain: The importance of Fear-Avoidance Beliefs. Phys Ther 82: 973 983

Glatz A, Schian HM (2007). IMBA Integration für Menschen mit Behinderungen in die Arbeitswelt. In: Diagnostische Verfahren in der Rehabilitation. Reihe: Diagnostik für Klinik und Praxis. Hogrefe, Göttingen

Gross DP, Battié MC, Asante A (2006). Development and validation of a short-form functional capacity evaluation for use in claimants with low back disorders. J Occup Rehabil 16: 53–62

Hartmann B, Hauck A, Hanse J, Wahl-Wachendorf, A (2012). RehaBau – 10 Jahre arbeitsmedizinische Erfahrungen mit berufsspezifischer Rehabilitation für Klein- und Mittelbetriebe. Arbeitsmed Sozialmed Umweltmed 47: 4–9

Hauck A, Hanse J, Hartmann B, Trierweiler, Middel S (2009). RehaBau – Rehabilitationsprogramm für ältere Beschäftigte in Berufen der Bauwirtschaft. Handlungsanleitung für ein ergonomisches Übungsprogramm. Schriftenreihe Arbeitssicherheit und Arbeitsmedizin in der Bauwirtschaft Band 22. Berufsgenossenschaft der Bauwirtschaft, Berlin. http://www.bgbau.de/ ko-op/forschung/downloads/reha-programm.pdf (12/12)

Hillert A, Müller-Fahrnow, W, Radoschewski FM (2009). Medizinisch-beruflich orientierte Rehabilitation – Grundlagen und klinische Praxis. Deutscher Ärzte-Verlag, Köln

Kaiser H, Kersting M, Schian, HM, Jacobs, A, Kasprowski, D (2000). Der Stellenwert des EFL-Verfahrens nach Susan Isernhagen in der medizinischen und beruflichen Rehabilitation. Die Rehabilitation 39: 297–306

Kriegmann B, Kottemann M, Masurek I, Nowak U (2005). Kompetenz für eine nachhaltige Beschäftigungsfähigkeit. Forschungsbericht Fb 1038. Bundesanstalt für Arbeitsmedizin und Arbeitsschutz, Dortmund. Lippke S, Schüz N, Zschucke E (2020): Temporary Disability Pension, RTW-Intentions, and RTW-Behavior: Expectations and Experiences of Disability Pensioners over 17 Months. Int. J. Environ. Res. Public Health 2020, 17, 238

Loisel P, Lemaire J, Poitras S, Durand MJ, Champagne F, Stock S, Diallo B, Tremblay C (2002). Cost-benefit and cost-effectiveness analysis of a disability prevention model for back pain management: a six year follow up study. Occup Environ Med 59: 807–815

Manecke IA, Spallek M, Rebe T, Wrbitzky R, Gutenbrunner C, Ristel N, Schwarze M (2008). Das Modellprojekt „job-reha" – Hintergrund und Praxisbericht. Arbeitsmed Sozialmed Umweltmed 43: 36–40

Marhold C, Linton SJ, Melin L (2001). A cogitive-behavioral return-to-work program: effects on pain patients with a history of long-term versus short-term sick leave. Pain 91: 155–163

Pfingsten M (2004). Angstvermeidungs-Überzeugungen bei Rückenschmerzen – Gütekriterien und prognostische Relevanz des FABQ. Schmerz 18: 17–27

Preßmann PF, Philipp J (2012). Medizinisch-beruflich orientierte Rehabilitation für Bauhandwerker sowie tätigkeits- und belastungsähnliche Berufsgruppen – Erste Zwischenergebnisse der NABEOR-Studie. 21. Rehabilitationswissenschaftliches Kolloquium. Hamburg 2012. Tagungsband. Herausgeber: DRV Bund, Berlin, 199–201

Ropponen A, Gemes K, Frumento P, Almondo G, Bottai M, Friberg E, Alexanderson K (2020). Predicting the duration of sickness absence spells due to back pain: a population-based study from Sweden. Occup Environ Med 77: 115–121

Schüle K, Huber G (2012). Grundlagen der Sport- und Bewegungstherapie. Prävention, ambulante und stationäre Rehabilitation. 3. Aufl., Deutscher Ärzte-Verlag, Köln

Schwarze M, Spallek M, Korallus C, Manecke IA, Teumer F, Wrbitzky R, Gutenbrunner C, Rebe T (2012). Advantages of the JobReha discharge letter: an instrument for improving the communication interface in occupational rehabilitation. International Archives of Occupational and Environmental Health. DOI 10.1007/s00420-012-0805-1

Troup JDG, Martin JW, Lloyd DC (1981). Back pain in industry. Spine 6: 61–69

VDBW (Hrsg.). Wiedereingliederung – Ein Leitfaden für Betriebsärzte und Personalverantwortliche. http://www.vdbw.de/fileadmin/01-Redaktion/02-Verband/02-PDF/Leitfaden/VDBW-Leitfaden_Wiedereingliederung.pdf (12/12)

Vereinbarung zwischen dem VDBW und der DRV Bund zur Optimierung der Einbindung von Betriebs- und Werksärzten in den Rehabilitationsprozess der Deutschen Rentenversicherung Bund vom 11.12.2013. https://www.vdbw.de/arbeits-und-betriebsmedizin/praktische-arbeits-und-betriebsmedizin/erhalt-der-arbeitsfaehigkeit/kooperation-drv-bund/

Waddell G, Burton AK (2001). Occupational health guidelines for the management of low back pain at work: evidence review. Occup Med 51: 124–135

Weber A, Raspe HH (1998). Langzeitarbeitsunfähigkeit und Wiederaufnahme der Arbeit – Konzeption und erste Ergebnisse einer internationalen Studie in Deutschland. Deutsche Rentenversicherung Bund, Berlin, 601 611

Weiler SW, Hartmann B, Josenhans J, Hanse J, Hauck A, von Bodman J, van Mark A, Kessel R (2006). Arbeitsplatzorientierte Rehabilitation von Bauarbeitern – Ergebnisse der Pilotstudie „Reha-Bau". Rehabilitation 45: 309–313

8.5 Arbeitsfähigkeit und Rehabilitation bei der Versorgung mit Endoprothesen

G. Spahn

8.5.1 Implantationszahlen und Bedeutung im Gesundheits- und Sozialsystem

Die Implantation künstlicher Knie- und Hüftgelenke zählt zu den häufigsten Eingriffen in deutschen Krankenhäusern und nimmt in absoluten Zahlen aufgrund der demografischen Entwicklung der Bevölkerung stetig zu. Laut Daten des Statistischen Bundesamtes haben 2016 insgesamt 233 000 Patienten eine Hüft- und 187 000 eine Knie-TEP erhalten. Die meisten Behandelten waren 55 bis 84 Jahre alt. Allerdings nimmt der Anteil jüngerer Patienten in den letzten Jahren zu: Etwa 10 % der Implantationen von Hüft-TEPs und 8 % der Knie-TEPs erfolgen bei Patienten im Alter unter 55 Jahren (Fath 2018).

Laut Endoprothesen-Register-Deutschland (ERPD) auf Initiative der Deutschen Gesellschaft für Orthopädie und Unfallchirurgie (DGOU), welches seit dem Jahre 2016 weitgehend flächendeckend die deutschen Endoprothesen-Implantationen verfolgt, ergibt sich folgende Situation (ERPD 2020).

> Etwa ⅓ der Patienten, bei denen eine primäre Hüftendoprothese implantiert wurde, waren jünger als 65 Jahre. Dabei waren nur 1,9 % dieser Patienten jünger als 45 Jahre. Bei den primären Implantationen im Bereich des Kniegelenkes waren dagegen 25 % der Patienten jünger als 65 Jahre. Allerdings war der Anteil der unter 45-jährigen Patienten niedriger als bei der Hüftendoprothese (0,6 %). Unterschiede in Bezug auf Geschlecht oder BMI bzw. Begleiterkrankungen gab es nicht.

Die Kosten für die Behandlung eines Endoprothesen-Patienten umfassen die Aufwendungen für die präoperative Diagnostik und Vorbehandlung, den eigentlichen stationären Aufenthalt im Akutkrankenhaus einschließlich der Kosten für ärztlichen Dienst, Stationsdienst, Implantatkosten und Anästhesieleistungen und die unmittelbar nachfolgenden Rehabilitationsaufwendungen. Diese Kosten belaufen sich einschließlich der notwendigen Implantate auf 8 000 bis 12 000 € pro Fall bei der Implantation einer Endoprothese am Kniegelenk.

Hinzuzurechnen sind jedoch auch die Behandlungskosten, die aufgrund der meist präoperativ noch durchgeführten konservativen-gelenkerhaltenden Therapien in Höhe von 452 € bei Patienten unter dem 50. Lebensjahr und bei 3 800 € bei Patienten im höheren Lebensalter betragen.

Neben diesen direkten Behandlungskosten sind aber aus gesamtgesellschaftlicher Sicht auch die zusätzlichen Kosten, die entstehen, zu berücksichtigen.

So wurden im Jahre 2011 aufgrund der Diagnose Coxarthrose (ICD10 (M 16) mehr als 2 500 000 Arbeitsunfähigkeitstage unter den DKV-Pflichtmitgliedern und für die Gonarthrose insgesamt 4 900 000 Arbeitsunfähigkeitstage zu Buche geschlagen. Im gleichen Jahr wurden rund 1 600 Menschen aufgrund einer Coxarthrose und ungefähr 3 000 Menschen aufgrund einer Gonarthrose erwerbsunfähig. Diese Frühverrentung erfolgte im durchschnittlichen Alter von 55 Jahren, also etwa 10 Jahre vor Eintritt in das gesetzliche Rentenalter (Bleß et al. 2016).

8.5.2 Prinzipien der endoprothetischen Versorgung von Hüfte und Kniegelenk

Endoprothese

Unter einer Endoprothese (Gelenkersatz) versteht man den operativen Eingriff, bei dem ein zerstörtes und nicht mehr funktionsfähiges Gelenk durch Implantate teilweise oder vollständig ersetzt wird.

Ursachen für die Notwendigkeit eines Gelenkersatzes sind in mehr als 80 % der Fälle

Arthrosen, aber auch Verletzungsfolgen, Tumoren, entzündliche Erkrankungen oder Fehlbildungen.

Die Implantation einer Endoprothese erfolgt in mehr als 80 % aller Fälle aufgrund einer degenerativen Gelenkserkrankung (degenerative Arthrose). Andere Indikationen sind angeborene oder erworbene Gelenkschäden wie zum Beispiel die schwere Hüftdysplasie, schwere Knie-Fehlstellungen. Aber auch bei metabolischen Störungen (Gelenkdestruktion durch Hämochromatose, Hyperurikämie) oder bei entzündlichen Erkrankungen (rheumatischer Formenkreis, Durchblutungsstörungen des Knochens wie Hüftkopfnekrose oder Morbus Ahlbäck) erfordern gelegentlich eine endoprothetische Versorgung.

Neben den degenerativen Erkrankungen spielen vor allem posttraumatische Fehlfunktionen der Gelenke für die Endoprothetik eine entscheidende Rolle. In der Frakturversorgung wird bei schweren Verletzungen häufig bereits in der primären Versorgung die Endoprothese eingesetzt oder sie kommt sekundär zum Beispiel bei verbliebenen Fehlstellungen und Fehlfunktionen zum Einsatz.

Trotz enormer Fortschritte in der operativen Technik und insbesondere bei der Implantation der speziellen Implantate führt die Implantation der Endoprothese niemals zu einer restitutio et integrum.

Zielstellungen des Gelenkersatzes

Unabhängig von der jeweils zugrundeliegenden Ursache für die Gelenkszerstörung werden unterschiedliche Zielstellungen bei der Implantation von Endoprothesen verfolgt.

An erster Stelle steht die Herstellung der größtmöglichen Funktionalität des ersetzten Gelenkes mit gleichzeitiger Reduktion oder Beseitigung von Schmerzen, aber auch das Ziel einer möglichst raschen Wiederherstellung von Mobilität und Eigenständigkeit. Gerade Letzteres spielt bei betagten Patienten mit einer Schenkelhalsfraktur mit der Möglichkeit der Implantation einer Duokopf-Prothese eine entscheidende Rolle. Durch die Möglichkeit der Frakturversorgung bei Frakturen des Schenkelhalses konnte in den letzten Jahrzehnten die Morbidität im Vergleich zu den früher geübten stabilisierenden Osteosynthesen um ein Vielfaches reduziert werden. Gerade letztere Indikation zählt in der Unfallchirurgie zu den vital-notwendigen Eingriffen.

Indirekte Ziele der Implantation einer Endoprothese sind es aber auch, neben der Wiederherstellung der Funktion, die Patienten so weit wie möglich wieder sozial und auch ökonomisch zu rehabilitieren, um damit eine möglichst gute Lebensqualität für die Betroffenen zu erreichen.

Bewertung des Ergebnisses

Das zu erwartende Ergebnis nach Implantation einer Endoprothese hängt von unterschiedlichen Faktoren ab, die jeweils individuell beachtet werden müssen:

- Patienteneigene Faktoren
  - Allgemeinzustand (Übergewicht/Adipositas, kardiopulmonale Erkrankungen, Diabetes mellitus, motorische neurologische Störungen, Gefäßerkrankungen u.a.)
- Begleitfaktoren
  - familiäres und häusliches Umfeld
  - sonstiges soziales Umfeld
  - ökonomischer Status
- Leistungsfähigkeit (Compliance)
  - Physisch
  - Psychisch (Beeinflussung durch psychische Grunderkrankungen wie Depression, Compliance des einzelnen Patienten)
- Lokalbefund und Ausgangssituation
  - Primäre Arthrose ohne Voroperation mit besserer Ausgangssituation als bei Revisionsoperationen.
  - Knochenqualität (Defektsituationen, Zerstörung der Gelenksachse, Osteoporose oder schwere Sklerose)
  - Weichteile (Bänder, Muskulatur, Haut) einschließlich möglicher Infektionsquelle
  - Funktion von Muskulatur, neurologischer Status, Durchblutung und Propriozeption
- Operation (technische Ausführung, Qualität und Beschaffenheit der jeweils gewählten

Implantate, auftretende Komplikationen, Güte von Rehabilitation und Reintegration)
- Haltbarkeit des Implantates (Standzeiten)

In der modernen Unfallchirurgie und Orthopädie ist es heute möglich, nahezu alle zerstörten Gelenke durch Implantate teilweise oder vollständig zu ersetzen.

Im Hinblick auf die zahlenmäßige Bedeutung wird im Folgenden lediglich auf die häufigsten Indikationen, die degenerativen Arthrosen der Hüfte (Coxarthrose) und des Kniegelenkes (Gonarthrose) eingegangen.

Hüftgelenks-Endoprothese

Mit Beginn der Fünfzigerjahre des vergangenen Jahrhunderts ersetzte der englische Chirurg John Charnley erstmals zerstörte Hüftgelenke durch Endoprothesen, die in ihrem grundsätzlichen Bauprinzip auch den heute verwendeten Systemen entspricht: Resektion des Schenkelhalses, Implantation eines langen Schaftes mit darauf montierten Ersatz-Kopf und Pfanne-Ersatz.

Bei den heutigen Systemen wird versucht, möglichst wenig Knochen zu resezieren, vor allem bei jüngeren Patienten kürzere Schäfte einzubringen und Teile des Schenkelhalses zu erhalten. Bei den Gelenkpfannen werden entweder Schraub-Pfannen eingebracht oder wesentlich häufiger Pfannen in sogenannter „press-fit-Technik". Methode der Wahl ist dabei heute in der Regel die zementfreie Implantation.

Moderne Systeme sind modular aufgebaut, d. h. sowohl die Pfannengröße als auch das Inlay und der Kopf werden auf die einzelnen Komponenten aufgeschlagen bzw. aufgesteckt.

Dabei kommen verschiedene Gleitpaarungen zum Einsatz.

In Bezug auf die Tribologie (Abrieb-Verhalten), aber auch die funktionellen Eigenschaften, haben alle Paarungen Vorteile und Nachteile:

- **Keramik-Kopf und Polyethylen-Pfanne:** Am häufigsten verwendet, Nachteil: Polyethylen-Abrieb.
- **Keramik-Kopf und Keramik-Pfanne:** Unter Gesichtspunkten des Abriebs die beste Variante, allerdings mit dem Nachteil, dass es durch den Kontakt von Keramik zu Keramik zu erheblichen Gelenksgeräuschen führen kann. Außerdem besteht eine erhebliche Gefahr von Keramik-Brüchen, einer der gefürchtetsten Komplikationen.
- **Metall/Metall-Paarung bzw. Metall-Polyethylen-Paarung:** Wegen erheblicher Probleme infolge des Abriebs werden diese heute kaum noch angewandt.

In der Vergangenheit gab es zwar immer wieder Versuche, die bei der Implantation von Hüftgelenk-Endoprothesen erforderliche Knochenresektion zu minimieren und Teil-Endoprothesen zu konzipieren. Allerdings waren die Ergebnisse bislang wenig überzeugend, so dass diese Technik momentan nicht als Standard gelten kann.

Kniegelenk-Endoprothese

Bereits im Jahre 1890 implantierte der deutsch-rumänische Chirurg Themistocles Gluck an der Berliner Charité erstmals eine gekoppelte Endoprothese, die vom grundsätzlichen Bauprinzip der heutigen achsgekoppelten Scharnierprothese glich. Die Verankerung im Knochen nahm er mit Kolophonium vor (ähnlich dem heute verwandten Knochenzement) und die Überkappung erfolgte mit Elfenbein.

Dieses Bauprinzip wurde ursprünglich bis in die späten 60er Jahre des vergangenen Jahrhunderts aufrechterhalten. Die Ergebnisse waren aber zunächst sehr schlecht, sodass das ursprüngliche Bauprinzip der Scharnierprothese heute nur noch in seltenen Ausnahmefällen im Rahmen der Revisionsendoprothetik oder nach schweren Traumen angewandt wird.

Ab Beginn der 70er Jahre des vergangenen Jahrhunderts setzte sich die Technik des Oberflächenersatzes innerhalb des Hauptgelenkes mit oder ohne Patella-Ersatz durch, die der Gelenkkinematik am besten entspricht.

Die meisten implantierten Endoprothesen bestehen aus jeweils einem femoralen und tibialen Metall-Körper, der in zementierter Technik auf den Knochen aufgebracht wird. Zwischen beiden Metall-Komponenten wird ein Polyethylen-Inlay eingefügt.

Je nachdem, ob das komplette Hauptgelenk oder nur der mediale oder laterale Teil des Gelenkes ersetzt wird, unterscheidet man zwischen Total-Endoprothesen (TKA= total knee arthroplasty) und Teil-/auch Schlitten-Endoprothesen (UKA=unicompartimental knee arthroplasty).

8.5.3 Ergebnisse der Endoprothetik

Die Ergebnisqualität nach endoprothetischer Versorgung wird bestimmt durch:

- Subjektive Beurteilung durch die Patienten
- Klinisches und radiologisches Ergebnis
- Komplikationsrate
- Standzeit der Prothese

Das Erzielen einer **subjektiven Patientenzufriedenheit** ist zwar das Hauptziel der Operation. Allerdings ist die subjektive Zufriedenheit nicht immer ein Gradmesser für die Qualität des operativen Prozederes. Einfache Zufriedenheitsskalen ähneln Schulnoten von sehr gut (= 1) bis sehr schlecht (= 5) oder solche Fragen wie „Würden Sie den Eingriff wieder durchführen lassen und weiterempfehlen?".

Um möglichst viel Information über bestimmte Funktionen der Gelenke zu erhalten, haben sich in den letzten Jahrzehnten zahlreiche Summen-Scores etabliert. Diese enthalten zahlreiche Fragen zu den Haupt-Gruppen wie Schmerz, Beweglichkeit, Aktivität des täglichen Lebens und Lebensqualität.

Diese Scores wurden vielfach validiert und inzwischen in verschiedene Sprachen übersetzt. Allerdings adressieren solche Scores kaum oder nicht die Möglichkeiten der Wiederherstellung der Arbeitsfähigkeit.

Das **klinische Ergebnis** beinhaltet Angaben zur Beweglichkeit (Neutral-0-Durchgangsmethode), zur Stabilität, zur Beinlänge, zur Deskription des Gangbildes und der Gangsicherheit. Ebenso Beschreibung des Muskelmantels, des neurologischen Status unter Durchblutung bzw. der Qualität und des Aussehens der Operationsnarbe.

Als hartes Kriterium gilt der **postoperative Röntgenbefund**.

Einerseits lässt sich dadurch sehr gut die korrekte Lage der eingesetzten Metall-Implantate kontrollieren. Maß für die Güte ist dabei die korrekte Position, aber vor allem auch die Formschlüssigkeit zum umgebenden Knochen. Radioluzenzen, d.h. fehlende Kontakte von Metall zu Knochen, sind einerseits ein Zeichen einer nicht vollständig optimalen Implantation. Da solche Radioluzenzen aber auch Symptome einer Lockerung sein können, dient die postoperativ angefertigte Röntgenkontrolle auch als Referenz für spätere Kontrollen.

Als Idealzustand nach Endoprothese hat sich der Begriff des „forgotten hip" oder „forgotten knee" eingebürgert. Darunter versteht man, dass der Patient über Tage lang nicht mehr sein operiertes künstliches Gelenk im Alltag bemerkt.

Dieser Zustand wird in 80–100 % der Fälle nach Implantation einer Hüftgelenksendoprothese inzwischen erreicht.

Zu Recht wurde im Jahre 2007 vom Lancet auch als „operation of the last century" gekürt (Learmonth et al. 2007).

Für den Bereich der Knie-Endoprothetik gilt dies bislang jedoch leider nicht, die Anzahl der Patienten mit einem „forgotten knee"liegt hier nur im Bereich von 30–50 % (Eymard et al. 2015, Behrend et al. 2016, Carlson et al. 2018, Heijbel et al. 2020).

Durch die Konzentration des Eingriffs in erfahrenen Zentren (Endoprothesenzentren = EPZ) mit sehr erfahreneren Hauptoperateuren und den geforderten Mindestzahlen (50 Eingriffe/Jahr und Einrichtung) haben zur Verminderung der Komplikationsrate wesentlich beigetragen.

Auch nach Beendigung des stationären Aufenthaltes und der nachfolgenden Reha-Behandlung steigen diese Komplikationsraten innerhalb des 1. postoperativen Jahres noch deutlich an, sodass insgesamt die Komplikationsrate (Frühkomplikationen innerhalb des 1. postoperativen Jahres) durchschnittlich bei 10 % liegen (Bleß u. Kip 2016).

Eine Endoprothese wird grundsätzlich mit dem Ziel implantiert, dass diese bis ans Lebensende in situ bleibt und funktioniert, damit eine „Wechseloperation" weitgehend vermieden wird, d.h. die Standzeiten der Endoprothese sollten möglichst lange bzw. unbegrenzt sein.

In einer Metaanalyse von Evans et al. publiziert im Lancet im Jahr 2019, die auf den Daten der internationalen Endoprothesen-Register (UK, skandinavische Register, Australien) basierte, zeigte sich, dass dieses Ziel in etwa 90 % aller Fälle erreicht wird.

Dabei zeigte sich, dass nach 15 Jahren noch durchschnittlich 89 % der Hüftgelenks-Endoprothesen intakt war. Allerdings sank diese Rate deutlich um das 20. postoperative Jahr auf 70 % und nach 25 Jahren waren nur noch 58 % der ursprünglich implantierten Prothesen in situ (Evans et al. 2019).

Im Kontrast zu den schlechteren klinisch-funktionellen Ergebnissen stehen hier jedoch die Ergebnisse der Knieendoprothese. Auch hier sind nach 15 Jahren noch 77 % der Prothesen in situ, allerdings anders als beim Hüftgelenk fallen nach diesem Zeitraum die Versagerraten nur minimal auf 72 % nach 20 Jahren und 70 % nach 25 Jahren (Evans et al. 2019).

Für Deutschland sind derzeit solche Langzeitdaten nicht verfügbar. Dies liegt einerseits daran, dass mit dem Aufbau eines nationalen Endoprothesen-Registers erst im Jahre 2011 begonnen wurde und des Weiteren daran, dass über die verschiedenen Versorgungssysteme (gesetzliche Krankenversicherung, Berufsgenossenschaften und private Krankenversicherung) kaum vergleichbare Daten verfügbar sind.

Nach wie vor problematisch sind diejenigen Fälle (ca. 10 % aller implantierten Gelenke), bei denen es unterhalb der „normalen Standzeit" zu einem Versagen des Kunstgelenks kommt und bei denen eine Revision (Wechseloperation) erforderlich wird.

In Bezug auf den zeitlichen Verlauf haben sich daher 3 Kategorien etabliert, für die es jedoch keine ganz klaren Definitionen gibt:

- Versagen innerhalb des 1. postoperativen Jahres. Hierbei handelt es sich nahezu ausnahmslos um operationsbedingte Komplikationen (Frühinfekt bis 3. Monat, danach Spätinfekt, Prothesenfehllage, periprothetische Frakturen oder Weichteilkomplikationen wie Sehnenriss oder Band-Instabilität).
- Frühversagen. Hierunter versteht man einen nicht genau definierten Zeitraum unterhalb der „normalen Standzeit" der Prothese nach dem 1. postoperativen Jahr bis zum 8. –15. Jahr.
- Spätlockerung, also nach Ablauf der „normalen Standzeit" der Prothese.
  - Ursachen für die Spätlockerung sind dabei:
  - zunehmende Synovialitis infolge von Abrieb-Partikeln. Dies tritt vor allem bei Polyethylen bzw. bei der Metall-Metall-Paarung auf
  - Resorption des Knochens an der Grenzschicht von Zement bzw. der schlüssig aufliegenden Metallkomponenten der Prothese
  - Ausbrüche des Knochen-Zement (vor allem bei reinem Polyethylen- Patella-Ersatz)
  - Materialmüdigkeit mit Bruch der Prothesenkomponenten
  - Spätinfekt (meist hämatogen bedingt)
  - allergische Reaktionen (Nickel-Kobalt-Legierungen). Daran hat auch die Verwendung von sogenannten hypoallergenen Prothesen nichts geändert.

Als patienteneigene Risikofaktoren für eine vorzeitige Lockerung der Prothese vor allem durch vermehrten Abrieb, aber auch durch mechanische Überbeanspruchung an der Grenzschicht von Prothese und Knochen, gelten männliches Geschlecht, jüngeres Alter und Übergewicht/Adipositas. Es wird vermutet, dass die vermehrte mechanische Belastung zu einem früheren Versagen führt. Genau bewiesen ist dies bislang jedoch nicht (Cherian et al. 2015).

Die vorstehend genannten Standzeiten der Endoprothesen beziehen sich hier auf Operationen bei „primären Arthrosen". Werden die Operationen aufgrund posttraumatischer Arthrose oder bei rheumatischen Erkrankungen erforderlich, dann können diese Standzeiten durchaus niedriger sein und auch die Ergebnisse sind in der Regel schlechter.

8.5.4 Restriktionen nach Endoprothese

Für die unmittelbare postoperative Rehabilitation gibt es zur Vermeidung typischer Frühkomplikationen entsprechend den Leitlinien Empfehlungen zur Protektion des operierten Gelenks.

- Nach Hüftendoprothese gilt es, Belastungen zu vermeiden, die zu einer Luxation führen können.
- Nach Knieendoprothesen werden Restriktionen empfohlen, die den Bandapparat und die Quadrizepssehne/Patellasehne bis etwa

zum 9. Monat nach der Operation übermäßig belasten.

Entsprechend den Empfehlungen der Deutschen Gesellschaft für Orthopädie und Unfallchirurgie (DGOU) ist zu verfahren (Schmidt et al. 2018):
Bei unkompliziertem Verlauf nach Implantation einer Hüft- und Kniegelenksendoprothese sollte die Arbeitsfähigkeit

- für leichte körperliche Tätigkeiten nach 12 Wochen und in Abhängigkeit vom klinischen und Röntgenbefund gegebenenfalls unter Wiedereingliederung und Teilhabe am Arbeitsleben die Arbeitsfähigkeit auch
- für mittelschwere und schwere körperliche Tätigkeiten nach der 16. postoperativen Woche erreicht sein.

Konkrete Angaben in Bezug auf unbedingt zu unterlassende Bewegungen und Belastungen werden dabei nicht gemacht. Allerdings findet sich hier der allgemeine Hinweis, dass ein Belastungsaufbau immer in Absprache mit dem Operateur erfolgen sollte.

Für den weiteren Verlauf sind die Empfehlungen nur vage. Belastbare, aus prospektiven Studien gewonnene Daten, die den Einfluss beruflicher oder sportlicher Belastbarkeit des Endoprothesengelenks in Bezug auf vorzeitige Lockerung oder Komplikationen untersuchten, gibt es nicht.

Therapieziel bei der Endoprothesenimplantation ist einerseits das subjektive Outcome (Schmerzbeseitigung) und andererseits weitgehend normale Funktion. Als Idealfall wird dabei das „forgotten hip" oder „knee" erreicht, d. h. der Patient bemerkt im normalen Alltag das operierte Gelenk überhaupt nicht mehr.

Ausgehend von dieser Zielstellung ergibt sich die Frage, ob es Belastungen in Beruf oder Sport gibt, die als Risiko für das implantierte Gelenk darstellen. Dies bedeutet, es sollte nicht zu einer Lockerung der Prothese kommen und periprothetische Frakturen müssen vermieden werden.

Daher gibt es auch keine EBM-Leitlinienempfehlungen für konkrete Belastungsarten im Sinne von „erlaubt oder verboten".

Infolge der verbesserten Implantationstechnik und der verbesserten biomechanischen Eigenschaften der Endoprothese-Systeme ist es in den letzten Jahrzehnten zu einem leichten Paradigmenwechsel gekommen, dass man bei gut funktionierender Endoprothese inzwischen mehr Aktivität zulässt.

Solche Aktivitäten sind aber in der Endkonsequenz immer Entscheidungen im Einzelfall:

- Beurteilung des Gesamtzustands des Patienten (Trainingszustand, Allgemeinzustand, koordinationative und propriozeptive Fähigkeiten).
- Einschätzung der Belastbarkeit der Endoprothese im Einzelfall (Lage des Implantates, Beweglichkeit, Stabilität, Qualität des Knochens)
- Kognitive Fähigkeiten. Dies bedeutet, der Patient muss es erlernen, mit seinem Kunstgelenk angemessen und „vernünftig" umzugehen und in „dosierter Weise" seine individuelle Belastbarkeit postoperativ austesten.

Sport

Während man noch in den 90er Jahren des letzten Jahrhunderts empfahl, nach Endoprothesenimplantation nahezu alle sportlichen Aktivitäten zu unterlassen (Cirincione 1996), so wurden solche Restriktionen in den letzten Jahrzehnten immer weniger starr ausgesprochen (Healy et al. 2008).

Bestimmte Sportarten werden im Hinblick auf die muskuläre und koordinative Konditionierung heute zum Teil sogar ausdrücklich empfohlen (Radfahren, Schwimmen, Walking, Wandern, Golf). Für andere Sportarten wird für entscheidend angesehen, dass der jeweilige Patient bereits vor der Operation entsprechend ausreichende Erfahrungen hatte (Skisport, Tennis, Reiten, Rudern, Volleyball, Bergsteigen, Hockey aber nur nach Knieendoprothese, nicht nach Hüftgelenksendoprothese).

Weitgehender Konsens besteht jedoch, dass sonstige Ballsportarten und Kampfsport für den Patienten nach Endoprothese ungeeignet sind. Auch Joggen und Langstreckenlauf werden generell nicht empfohlen. Dies resultiert aus der empirischen Überlegung, dass die repetitive Belastung in der Grenzzone von Knochen-Implantat, aber auch die repetitive Belastung des Implantates selbst zu Mikro-Ermüdungsbrüchen und damit zu einer vorzeitigen Lockerung führen kann.

Für die berufliche Rehabilitation und die daraus resultierenden Belastungen der Endoprothesengelenke gibt es in der Literatur keine evidenzbasierten Empfehlungen. Für die Beratung des jeweiligen Patienten müssen daher die Empfehlungen aus der Sportmedizin in Bezug auf die Belastbarkeit angewandt werden.

Außerdem sollten solche Belastungen vermieden werden, die geeignet sind, eine entsprechende Gelenk-Berufskrankheit zu verursachen. Dies sind die BK 2102, BK 2112 sowie die BK 2116.

Dabei ist davon auszugehen, dass auch wenn es für diese Berufskrankheiten kein belastungskonformes Schadensbild gibt, die epidemiologischen Daten ein erhöhtes Arthroserisiko bedingen. Und im Umkehrschluss ist anzunehmen, dass auch die für diese Berufskrankheiten identifizierten Risikofaktoren ein erhöhtes Risiko für eine implantierte Endoprothese darstellen.

Arbeit

Damit ergeben sich folgende, allerdings nicht evidenzbasierte allgemeine Empfehlungen, welche beruflichen Tätigkeiten nach Implantation einer Endoprothese am Hüftgelenk/Kniegelenk nicht empfohlen werden:

Unterlassen werden sollten:

- Tätigkeiten, die nur unsicher oder unter Schmerzen ausgeführt werden können.
- Tätigkeiten mit erhöhter Verletzungsgefahr, insbesondere Absturzgefährdung zur Vermeidung periprothetischer Frakturen
- Arbeiten in Dauerzwangshaltung, insbesondere bei Belastungen durch Hocken oder Knien bei gleichzeitiger Kraftaufwendung
- Häufig wiederkehrende erhebliche Bewegungsbeanspruchung, insbesondere Laufen oder Springen mit häufigen Knick-, Scher- oder Drehbewegungen auf grob unebener Unterlage (BMA 1990-S).
- Tätigkeit im Knien oder vergleichbare Kniebelastung mit einer Mindesteinwirkungsdauer von insgesamt einer Stunde pro Schicht (BMAS 2006).
- Heben von Lasten >50 kg, insbesondere mit mehr als 10 Hebungen pro Tag (Bergmann et al. 2017)

8.5.5 Wiederherstellung der Arbeitsfähigkeit und Erhalt der Erwerbsfähigkeit

Nach Implantation einer Hüft- oder Knieendoprothese gelingt es bei den Patienten im erwerbsfähigen Alter (kleiner als 65 Jahre) durchschnittlich bei mehr als 60 %, die Arbeitsfähigkeit wiederherzustellen und damit die Erwerbsfähigkeit zu erhalten. Von diesen Patienten müssen jedoch durchschnittlich 30 % zu einer leichteren körperlichen Arbeit wechseln. Unterschiede zwischen Männern und Frauen gibt es dabei nicht, ebenso haben darauf die Begleiterkrankungen oder die Adipositas keinen Einfluss. Auch die verwendeten Operationsverfahren beeinflussen die Rate der Wiederherstellung der Arbeitsfähigkeit nicht. Die durchschnittliche postoperative Arbeitsunfähigkeitsdauer beträgt dabei 3–4 Monate. Die dargestellten *Tab. 8.5* und *Tab. 8.6* geben hier einen Überblick über die derzeitige internationale Literatur (12/2020).

Im Jahr 2009 führen Kuijer et al. (2009) erstmals ein systematisches Review zur Wiederherstellung der Arbeitsfähigkeit nach Endoprothese durch. Zu diesem veröffentlichte die Arbeitsgruppe im Jahre 2018 ein Update (Hoorntje et al. 2018). Zudem gibt es eine zusätzliche Literaturrecherche von Tilbury et al. aus dem Jahre 2014 (Tilbury et al. 2014). Allerdings sind diese Übersichtsarbeiten unvollständig, sodass wir selbst eine zusätzliche Literaturrecherche durchgeführt haben.

Tab. 8.5: Wiederherstellung der Arbeitsfähigkeit nach Hüftgelenksendoprothese (aus Spahn et al., 2020)

	Hoorntje et al. (2018)	Tilbury et al. (2014)	Land	V	Alter (Jahre)	Männer (%)	RTW (%)	f.u.	EU (%)	AU-Dauer	Ref.
Nevitt et al. 1984		+	USA	178	49,7	78	68,3	1 Jahr			(Nevitt et al. 1984)
Jensen et al. 1985		+	Dänemark	378	67 (21–89) 139/248		89,2	5 Jahre	6,8		(Jensen et al. 1985)
Johnsson et al. 1986	+	+	Schweden	118	54 (36–95) 76/42		58,5	2 Jahre			(Johnsson et al. 1986)
Visuri et al. 1987		+	Finnland	539	63,8 (25–65)	166	12,1	4,2 Jahre	22,6		(Visuri et al. 1987)
Suarez et al. 1996		+	Spanien	747	46,9 (SD 0,3)	431	25,0	8 Wochen			(Suarez et al. 1996)
Weingarten et al. 1998		+	USA	214	67,0 (SD 11,5)	83	89,0	30 Tage			(Weingarten et al. 1998)
Berger et al. 2004	+	+	USA	100	56 (50-65)	74	16,0	6 Wochen			Berger et al. 2004)
Peak et al. 2005		+	USA	265	58,3 (14–88)	139	95 bei limitierter Belastung 100 bei sofortiger Belastung			6,5 Wochen	Peak et al. 2005)
Tanavalee et al. 2006		+	Thailand	35	53 (34–75)	28					(Tanavalee et al. 2006)
Pagnano et al. 2006		+	USA	26	69 (42–80)	10		6 Wochen		38–42 Tage	(Pagnano et al. 2006)
Mobasheri et al. 2006		+	UK	86	51,4 (29–60)	56	76,5	10 Wochen		10,5 Wochen	(Mobasheri et al. 2006)
Bohm 2010	+	+	Kanada	60	49,9 (SD 7,2)	31	86,0	7 Wochen		10 Wochen	(Bohm 2010)
Nunley et al. 2011		+	USA	806	49,5 (SD 7,2)	531	87,5	7 Wochen		6,9 (0–78) Wochen	(Nunley et al. 2011)
Cowie et al. 2013		+	UK	239	55,2 (SD 7,2)	84		52 Wochen			(Cowie et al. 2013)
Clyde et al. 2013	+		Australien	216	67,8 (SD 10,2)		76,0				(Clyde et al. 2013)
Danielsson 1965	+		Schweden	30	59 (52–76)		57,0				(Danielsson 1965)
Kleim et al. 2015	+		UK	52	52	23	75,0	12 Wochen			(Kleim et al. 2015)
Krischak et al. 2013	+		Deutschland	736	50,4 (SD 6,2; 24–60)	483	85,0				(Krischak et al. 2013)
Leichtenberg et al. 2016	+		Niederlande	67	56 (SD 6,6)	34	79,0		7		(Leichtenberg et al. 2016)
Mikkelsen et al. 2014	+		Dänemark	365	68,7 (SD 10,0)	191	45,0				(Mikkelsen et al. 2014)
Mobasheri 2006	+		UK	86	[illegible]	[illegible]	[illegible]				

Pop et al. 2018	+			Polen	32	[illegible]		[illegible]	[illegible]			
White 1988	+			England	33	38 (24–44)	12	92,0				(White 1988)
Bardgett et al. 2016				UK	102	54 (20–59)	62	78,0	64 Wochen		12 (2–64) Wochen	(Bardgett et al. 2016)
Cowie 2013				UK	239	55,2 (< 60)	155 (64,8)	78,1			13,9 (SD 7,7; 1–52) Wochen	(Cowie 2013)
Eichler et al. 2019				Deutsch-land	87	Durchschnitts-alter 54,3 (SD 6,5; 32–67)	42	87,4	3 Monate		90,2 (SD 48,2) Tage	(Eichler et al. 2019)
Laasik et al. 2019				Finnland	408	57,9 (48–60)	136	79,6	4 Monate	5,4	103 (10–354) Tage	(Laasik et al. 2019)
Lyall et al. 2009				UK	56	57,9 (48–60)	33	97,5	64 Monate		10 Wochen (6–25 Wochen)	(Lyall et al. 2009)
Pérez-Moro et al. 2019				Spanien	145	49,5 (SD 9,6)	117		3,4 Monate		3,4 (SD 2,3) Monaten	(Pérez-Moro et al. 2019)
Poehling-Monaghan et al. 2015	+			USA	222	64,4 (SD 9,6)		69,0 bei anterio-rem Zugang 90,0 bei Mini-Zu-gang	8 Wochen			(Poehling-Monaghan et al. 2015)
Rondon et al. 2020				Israel	162			89,6	8 Wochen		12 Wochen	(Rondon et al. 2020)
Stigmar et al. 2017				Schweden	1307	53 (SD 51)	712	Männer 12,0 Frauen 17,0	1 Monat			(Stigmar et al. 2017)
Takeuchi et al. 2020				Japan	204	53,8 (< 65)	36	59,1				(Takeuchi et al. 2020)
Tanavalee 2006				Thailand	76	53 (34–65)			12 Monate	8,9	2,5 (SD 1,3) Monate	(Tanavalee 2006)
Trousdale et al. 2017				USA	41	67,8 (55–79)	16	64,0	6 Monate			(Trousdale et al. 2017)
Truszczyńska et al. 2013				Polen	54	55,9 (SD 7,4)	29	Männer 57,3 Frauen 46,3				(Truszczyńska et al. 2013)
Visuri 1987				Finnland	83			27,7				(Visuri 1987)
Spahn et al. 2020				Deutsch-land	56	55, 2 (SD 6,6)	51,7	91,1	12 Monate		13,1	(Spahn 2020)

Tab. 8.6: Wiederherstellung der Arbeitsfähigkeit nach Knieendoprothese

	(Tilbury 2014)	Land	N	Alter (Jahre)	Männer (%)	RTW (%)	AU-Dauer (Wochen)	Ref.
Spahn et al. 2020		Deutschland	64	56,2 (SD 4,8)	43,8	59,4 %	12,9 (SD 7,9)	
Bardgett et al. 2016		UK	10	40–59	5 (50 %)	10 (100 %)	18,7 (8–35)	(Bardgett 2016)
Belmont et al. 2015		USA*	181	45,7 (SD 6,9)	121 (66,8 %)	82 %		(Belmont 2015)
Blevins et al. 2020		USA	150	62,9 (SD 9,0)			38,6 (SD 6,2)	(Blevins 2020)
Boersma et al. 2019		NL	146	56 (52–59)	57 (39 %)		13,2 (SD 10)	(Boersma 2019)
Clyde et al. 2013								(Clyde 2013)
Foote et al. 2010	+	UK	41	< 60 Jahre 54,1 (44–59) Jahre	22 (37 %)	23/41 (56,1 %)	12 (4–52)	(Foote 2010)
Hoorntje et al. 2018		NL	266	58,3 (SD 6,0)	117 (43,9 %)	228 (85,7 %)	8 (6–12)	(Hoorntje 2018)
Jorn et al. 1999		SE	162	56 (36–60)	76 (46,9 %)	89 (54,9 %)	37,6	(Jorn 1999)
Kievit et al. 2019		NL	167	60 (SD 7)	82 (49,1 %)	122 (72 %)		(Kievit 2019)
Kleim 2015		UK	50	54 (SD 5)	17 (34 %)	41 (82 %)	13,0 (SD 10,1)	(Kleim 2015)
Lankinen et al. 2019		FIN	452	56,5 (SD 5,1)	90 (19,6 %)	394 (87,1 %)	13,7	(Lankinen 2019)
Lombardi et al. 2014	+	USA	103	62 (SD 10,0; 41–85)			8 (SD 5,6; 4–32 Wochen)	(Lombardi 2014)
Lyall et al. 2009	+	UK	56	< 60 Jahre	33 (58,9 %)	41/56 (73,2)	10 (6–25) Wochen	(Lyall 2009)
McGonagle et al. 2019		AUS	31	56			7,7 (SD 3,9)	(McGonagle 2019)
Rondon 2020		USA	148			89,6 %	12	(Rondon 2020)
Scott et al. 2017		UK	289	65 (45–65)	141 (48,7 %)	105 (36,3 %)	13,5 (2–104)	(Scott 2017)
Styron et al. 2011	+	USA	152	18–69 57 /52–61)	51 (31,5 %)	117/152 (72,2 %)	8,9	(Styron 2011)

*Angehörige der US Army

In einem systematischen Review untersuchten Kuijer et al. im Jahre 2009 den Einfluss der Rehabilitationsprogramme auf die Dauer und Rate der Wiederherstellung der Arbeitsfähigkeit nach Knieendoprothese. Dabei fanden sie nicht eine einzige Publikation zu dieser Thematik (Kuijer et al. 2018).

Die einzige systematische Arbeit von Tilbury stammte aus dem Jahre 2014 (Stichtag der Recherche 20.04.2013). Diese wird den Ergebnissen unserer Recherche gegenübergestellt (Tilbury et al. 2014).

Literatur

Bardgett M, Lally J, Malviya A, Deehan D (2016). Return to work after knee replacement: a qualitative study of patient experiences. BMJ open. 6(2): e007912. doi: 10.1136/bmjopen-2015-007912

Bardgett M, Lally J, Malviya A, Kleim B, Deehan D (2016). Patient-reported factors influencing return to work after joint replacement. Occupational medicine (Oxford, England). 66(3): 215–21. doi: 10.1093/occmed/kqv187

Behrend H, Zdravkovic V, Giesinger J, Giesinger K (2016). Factors Predicting the Forgotten Joint Score After Total Knee Arthroplasty. J Arthroplasty. 31(9): 1927–32. doi: 10.1016/j.arth.2016.02.035

Belmont PJ, Jr., Heida K, Keeney JA, Hamilton W, Burks R, Waterman BR (2015). Return to Work and Functional Outcomes Following Primary Total Knee Arthroplasty in U.S. Military Servicemembers. The Journal of arthroplasty. 30(6): 968–72. doi: 10.1016/j.arth.2015.01.044

Berger RA, Jacobs JJ, Meneghini RM, Della Valle C, Paprosky W, Rosenberg AG (2004). Rapid rehabilitation and recovery with minimally invasive total hip arthroplasty. Clinical orthopaedics and related research. (429): 239–47. doi: 10.1097/01.blo.0000150127.80647.80

Bergmann A, Bolm-Audorff U, Krone D, Seidler A, Liebers F, Haerting J, Freiberg A, Unverzagt S (2017). Occupational Strain as a Risk for Hip Osteoarthritis. Dtsch Arztebl Int. 114 (35–36): 581–8

Bleß HH, Kip M (2016). Weißbuch Gelenkersatz. Versorgungssituation bei endoprothetischen Hüfte- und Knieoperationen in Deutschland. Springer: Berlin, Heidelberg

Blevins JL, Carroll KM, Burger JA, Pearle AD, Bostrom MP, Haas SB, Sculco TP, Jerabek SA, Mayman DJ (2020). Postoperative outcomes of total knee arthroplasty compared to unicompartmental knee arthroplasty: A matched comparison. Knee. 27(2): 565–71. doi: 10.1016/j.knee.2019.12.005

BMA (1990). Merkblatt für die ärztliche Untersuchung zur BK Nr. 2102: Meniskusschäden nach mehrjährigen andauernden oder häufig wiederkehrenden, die Kniegelenke überdurchschnittlich belastenden Tätigkeiten. BArbBl. 2: 135

BMAS (2006). Merkblatt zu der Berufskrankheit Nummer 2112. Bundesarbeitsblatt. 5/6/2010:98 ff

Boersma AR, Brouwer S, Koolhaas W, Brouwer RW, Zijlstra WP, van Beveren J, Stevens M (2019). No association between preoperative physical activity level and time to return to work in patients after total hip or knee arthroplasty: A prospective cohort study. PloS one. 14(9): e0221932. doi: 10.1371/journal.pone.0221932

Bohm ER (2010). The effect of total hip arthroplasty on employment. The Journal of arthroplasty. 25(1): 15–8. doi: 10.1016/j.arth.2008.11.011

Carlson VR, Post ZD, Orozco FR, Davis DM, Lutz RW, Ong AC (2018). When Does the Knee Feel Normal Again: A Cross-Sectional Study Assessing the Forgotten Joint Score in Patients After Total Knee Arthroplasty. J Arthroplasty. 33(3):700–3. doi: 10.1016/j.arth.2017.09.063

Cherian JJ, Jauregui JJ, Banerjee S, Pierce T, Mont MA (2015). What Host Factors Affect Aseptic Loosening After THA and TKA? Clin Orthop Relat Res. 473(8): 2700–9. doi: 10.1007/s11999-015-4220-2

Cirincione RJ (1996). Sports after total joint replacement. Md Med J. 45(8):644–7

Clyde CT, Goyal N, Matar WY, Witmer D, Restrepo C, Hozack WJ (2013). Workers' Compensation Patients After Total Joint Arthroplasty Do They Return to Work? Journal of Arthroplasty. 28(6): 883–7. doi: 10.1016/j.arth.2013.01.036

Clyde CT, Goyal N, Matar WY, Witmer D, Restrepo C, Hozack WJ (2013). Workers' Compensation patients after total joint arthroplasty: do they return to work? The Journal of arthroplasty. 28(6):883–7. doi: 10.1016/j.arth.2013.01.036

Cowie JG, Turnbull GS, Ker AM, Breusch SJ (2013). Return to work and sports after total hip replacement. Archives of orthopaedic and trauma surgery. 133(5): 695–700. doi: 10.1007/s00402-013-1700-2

Danielsson L (1965). Arthroplasty of the hip according to Thompson an Moore. Acta orthopaedica Scandinavica. 35: 348–57. doi: 10.3109/17453676508989365

Eichler S, Salzwedel A, Rabe S, Mueller S, Mayer F, Wochatz M, Hadzic M, John M, Wegscheider K, Völler H (2019). The Effectiveness of Telerehabilitation as a Supplement to Rehabilitation in Patients After Total Knee or Hip Replacement: Randomized Controlled Trial. JMIR rehabilitation and assistive technologies. 6(2): e14236. doi: 10.2196/14236

ERPD E-R-D (2020). Jahresbericht Endoprothesen Register Deutschland (EPRD) 2019. Journal (serial online). Available from: https://www.eprd.de/fileadmin/user_upload/Dateien/Publikationen/Berichte/EPRD_Jahresbericht_2019_2.0.pdf

Evans JT, Evans JP, Walker RW, Blom AW, Sayers A, Whitehouse MR (2019). How long does a hip replacement last? A systematic review and meta-analysis of case series and national registry reports with more than 15 years of follow-up. Lancet. 393 (10172): 647–54. doi: 10.1016/s0140-6736(18)31665-9

Evans JT, Walker RW, Evans JP, Blom AW, Sayers A, Whitehouse MR (2019). How long does a knee replacement last? A systematic review and meta-analysis of case series and national registry reports with more than 15 years of follow-up. Lancet. 393 (10172): 655–63. doi: 10.1016/s0140-6736(18)32531-5

Eymard F, Charles-Nelson A, Katsahian S, Chevalier X, Bercovy M (2015). „Forgotten knee" after total knee replacement: A pragmatic study from a single-centre cohort. Joint Bone Spine. 82(3): 177–81. doi: 10.1016/j.jbspin.2014.11.006

Fath R (2018). Knie-Totalendoprothesen. Ein anspruchsvoller Gelenkersatz. Deutsches Ärzteblatt. 115: 332–5

Foote JA, Smith HK, Jonas SC, Greenwood R, Weale AE (2010). Return to work following knee arthroplasty. Knee. 17(1): 19–22. doi: 10.1016/j.knee.2009.06.001

Healy WL, Sharma S, Schwartz B, Iorio R (2008). Athletic activity after total joint arthroplasty. J Bone Joint Surg Am. 90(10): 2245-52. doi: 10.2106/jbjs.H.00274

Heijbel S, Naili JE, Hedin A, A WD, Nilsson KG, Hedström M (2020). The Forgotten Joint Score-12 in Swedish patients undergoing knee arthroplasty: a validation study with the Knee Injury and Osteoarthritis Outcome Score (KOOS) as comparator. Acta Orthop. 91(1): 88–93. doi: 10.1080/17453674.2019.1689327

Hoorntje A, Janssen KY, Bolder SBT, Koenraadt KLM, Daams JG, Blankevoort L, Kerkhoffs G, Kuijer P (2018). The Effect of Total Hip Arthroplasty on Sports and Work Participation: A Systematic Review and Meta-Analysis. Sports medicine (Auckland, NZ). 48(7): 1695–726. doi: 10.1007/s40279-018-0924-2

Hoorntje A, Leichtenberg CS, Koenraadt KLM, van Geenen RCI, Kerkhoffs G, Nelissen R, Vliet Vlieland TPM, Kuijer P (2018). Not Physical Activity, but Patient Beliefs and Expectations are Associated With Return to Work After Total Knee Arthroplasty. The Journal of arthroplasty. 33(4): 1094–100. doi: 10.1016/j.arth.2017.11.032

Jensen JS, Mathiesen B, Tvede N (1985). Occupational capacity after hip replacement. Acta orthopaedica Scandinavica. 56(2): 135–7. doi: 10.3109/17453678508994338

Johnsson R, Persson BM (1986). Occupation after hip replacement for arthrosis. Acta orthopaedica Scandinavica. 57(3): 197–200. doi: 10.3109/17453678608994374

Jorn LP, Johnsson R, Toksvig-Larsen S (1999). Patient satisfaction, function and return to work after knee arthroplasty. Acta orthopaedica Scandinavica. 70(4): 343–7. doi: 10.3109/17453679908997822

Kievit AJ, Kuijer P, de Haan LJ, Koenraadt KLM, Kerkhoffs G, Schafroth MU, van Geenen RCI (2019). Patients return to work sooner after unicompartmental knee arthroplasty than after total knee arthroplasty. Knee surgery, sports traumatology, arthroscopy: official journal of the ESSKA. doi: 10.1007/s00167-019-05667-0

Kleim BD, Malviya A, Rushton S, Bardgett M, Deehan DJ (2015). Understanding the patient-reported factors determining time taken to return to work after hip and knee arthroplasty. Knee surgery, sports traumatology, arthroscopy: official journal of the ESSKA. 23(12): 3646–52. doi: 10.1007/s00167-014-3265-1

Krischak G, Kaluscha R, Kraus M, Tepohl L, Nusser M (2013). Return to work after total hip arthroplasty. Unfallchirurg. 116(8): 755–9. doi: 10.1007/s00113-013-2424-z

Kuijer P, van Haeren MM, Daams JG, Frings-Dresen MHW (2018). Better return to work and sports after knee arthroplasty rehabilitation? Occupational medicine (Oxford, England). 68(9): 626–30. doi: 10.1093/occmed/kqy131

Kuijer PP, de Beer MJ, Houdijk JH, Frings-Dresen MH (2009). Beneficial and limiting factors affecting return to work after total knee and hip arthroplasty: a systematic review. Journal of occupational rehabilitation. 19(4): 375–81. doi: 10.1007/s10926-009-9192-1

Laasik R, Lankinen P, Kivimäki M, Aalto V, Saltychev M, Mäkelä K, Vahtera J (2019). Return to work after primary total hip arthroplasty: a nationwide cohort study. Acta orthopaedica. 90(3): 209–13. doi: 10.1080/17453674.2019.1591081

Lankinen P, Laasik R, Kivimaki M, Aalto V, Saltychev M, Vahtera J, Makela K (2019). Are patient-related pre-operative factors influencing return to work after total knee arthroplasty. Knee. 26(4): 853–60. doi: 10.1016/j.knee.2019.04.015

Learmonth ID, Young C, Rorabeck C (2007). The operation of the century: total hip replacement. Lancet. 370(9597): 1508–19. doi: 10.1016/S0140-6736(07)60457-7

Leichtenberg CS, Tilbury C, Kuijer P, Verdegaal S, Wolterbeek R, Nelissen R, Frings-Dresen M, Vliet Vlieland T (2016). Determinants of return to work 12 months after total hip and knee arthroplasty. Annals of the Royal College of Surgeons of England. 98(6): 387–95. doi: 10.1308/rcsann.2016.0158

Lombardi AV Jr, Nunley RM, Berend KR, Ruh EL, Clohisy JC, Hamilton WG, Della Valle CJ, Parvizi J, Barrack RL (2014). Do patients return to work after total knee arthroplasty? Clinical orthopaedics and related research. 472(1): 138–46. doi: 10.1007/s11999-013-3099-z

Lyall H, Ireland J, El-Zebdeh M (2009). The effect of total knee replacement on employment in patients under 60 years of age. Annals of the Royal College of Surgeons of England. 91(5): 410–3. doi: 10.1308/003588409x391785

McGonagle L, Convery-Chan L, DeCruz P, Haebich S, Fick DP, Khan RJK (2019). Factors influencing return to work after hip and knee arthroplasty. Journal of orthopaedics and traumatology: official journal of the Italian Society of Orthopaedics and Traumatology. 20(1): 9. doi: 10.1186/s10195-018-0515-x

Mikkelsen LR, Petersen MK, Søballe K, Mikkelsen S, Mechlenburg I (2014). Does reduced movement restrictions and use of assistive devices affect rehabilitation outcome after total hip replacement? A non-randomized, controlled study. European journal of physical and rehabilitation medicine. 50(4): 383–93

Mobasheri R, Gidwani S, Rosson JW (2006). The effect of total hip replacement on the employment status of patients under the age of 60 years. Annals of the Royal College of Surgeons of England. 88(2): 131–3. doi: 10.1308/003588406x95129

Nevitt MC, Epstein WV, Masem M, Murray WR (1984). Work disability before and after total hip arthroplasty. Assessment of effectiveness in reducing disability. Arthritis and rheumatism. 27(4): 410–21. doi: 10.1002/art.1780270408

Nunley RM, Ruh EL, Zhang Q, Della Valle CJ, Engh CA, Jr., Berend ME, Parvizi J, Clohisy JC, Barrack RL (2011). Do patients return to work after hip arthroplasty surgery. The Journal of arthroplasty. 26(6 Suppl): 92–8.e1-3. doi: 10.1016/j.arth.2011.03.038

Pagnano MW, Trousdale RT, Meneghini RM, Hanssen AD (2006). Patients preferred a mini-posterior THA to a contralateral two-incision THA. Clinical orthopaedics and related research. 453: 156–9. doi: 10.1097/01.blo.0000238858.38992.2d

Peak EL, Parvizi J, Ciminiello M, Purtill JJ, Sharkey PF, Hozack WJ, Rothman RH (2005). The role of patient restrictions in reducing the prevalence of early dislocation following total hip arthroplasty. A randomized, prospective study. The Journal of bone and joint surgery American volume. 87(2): 247–53. doi: 10.2106/jbjs.C.01513

Pérez-Moro OS, Fernández-Cuadros ME, Neira-Borrajo I, Aranda-Izquierdo E, Albaladejo-Florin MJ, Llopis-Miró R (2019). Short and mid-term outcomes and functional results in metal-on-metal hip resurfacing arthroplasty at 5 years follow-up: the Spanish experience. BMC musculoskeletal disorders. 20(1): 172. doi: 10.1186/s12891-019-2498-z

Poehling-Monaghan KL, Kamath AF, Taunton MJ, Pagnano MW (2015). Direct anterior versus miniposterior THA with the same advanced perioperative protocols: surprising early clinical results. Clinical orthopaedics and related research. 473(2): 623–31. doi: 10.1007/s11999-014-3827-z

Pop T, Bejer A, Baran J, Szymczyk D (2018). Factors affecting the maintenance of occupational activity over a 2-3-year period after total hip replacement. Medycyna pracy. 69(2):191-8. doi: 10.13075/mp.5893.00628

Rondon AJ, Tan TL, Greenky MR, Kheir MM, Foltz C, Purtill JJ (2020). Return to Work After Total Joint Arthroplasty: A Predictive Model. Orthopedics. 1[6. doi: 10.3928/01477447-20200619-12

Schmidt J, Bezl H, Ernst U, Heining S, Hirsch U, Riedel T, Settner M, Simmel S (2018). Nachbehandlungsempfehlungen 2018. DGOU (Deutsche Gesellschaft für Orthopädie und Unfallchirurgie), Arbeitskreis Trauma Rehabilitation, Sektion Physikalische Therapie und Rehabilitation. DGOU

Scott CEH, Turnbull GS, MacDonald D, Breusch SJ (2017). Activity levels and return to work following total knee arthroplasty in patients under 65 years of age. The bone & joint journal. 99-b(8): 1037[46. doi: 10.1302/0301-620x.99b8.Bjj-2016-1364.R1

Spahn G, Hubatschek N, Claaßen T, Hofmann GO, Hartmann B (2020). Wiederherstellung der Arbeitsfähigkeit nach primärer Hüftendoprothetik. Arbeitsmed Sozialmed Umweltmed. 55: 70310

Stigmar K, Dahlberg LE, Zhou C, Jacobson Lidgren H, Petersson IF, Englund M (2017). Sick leave in Sweden before and after total joint replacement in hip and knee osteoarthritis patients. Acta orthopaedica. 88(2): 152–7. doi: 10.1080/17453674.2016.1269051

Styron JF, Barsoum WK, Smyth KA, Singer ME (2011). Preoperative predictors of returning to work following primary total knee arthroplasty. The Journal of bone and joint surgery American volume. 93(1): 2–10. doi: 10.2106/jbjs.I.01317

Suarez J, Arguelles J, Costales M, Arechaga C, Cabeza F, Vijande M (1996). Factors influencing the return to work of patients after hip replacement and rehabilitation. Archives of physical medicine and rehabilitation. 77(3): 269–72. doi: 10.1016/s0003-9993(96)90110-0

Takeuchi K, Hashimoto S, Matsumoto T, Hayashi S, Takayama K, Kuroda R (2020). Recovery of activity level following total hip arthroplasty in patients less than 60 years of age. Hip international: the journal of clinical and experimental research on hip pathology and therapy. 1120700020911911. doi: 10.1177/1120700020911911

Tanavalee A, Jaruwannapong S, Yuktanandana P, Itiravivong P (2006). Early outcomes following minimally invasive total hip arthroplasty using a two-incision approach versus a mini-posterior approach. Hip international: the journal of clinical and experimental research on hip pathology and therapy. 16 Suppl 4: 17–22. doi: 10.5301/hip.2008.2460

Tilbury C, Schaasberg W, Plevier JW, Fiocco M, Nelissen RG, Vliet Vlieland TP (2014). Return to work after total hip and knee arthroplasty: a systematic review. Rheumatology (Oxford, England). 53(3): 512–25. doi: 10.1093/rheumatology/ket389

Tilbury C, Schaasberg W, Plevier JWM, Fiocco M, Nelissen R, Vlieland T (2014). Return to work after total hip and knee arthroplasty: a systematic review. Rheumatology. 53(3): 512–25. doi: 10.1093/rheumatology/ket389

Trousdale WH, Taunton MJ, Mabry TM, Abdel MP, Trousdale RT (2017). Patient Perceptions of the Direct Anterior Hip Arthroplasty. The Journal of arthroplasty. 32(4): 1164–70. doi: 10.1016/j.arth.2016.10.006

Truszczyńska A, Rąpała K, Tarnowski A, Kucharczyk W (2013). Analysis of factors influencing return to work after total hip arthroplasty. Ortopedia, traumatologia, rehabilitacja. 15(5): 459–67. doi: 10.5604/15093492.1084360

Visuri T, Koskenvuo M, Lindholm TS (1987). Return to work and working capacity after totel hip-replacement. International Journal of Rehabilitation Research. 10(4): 434–9. doi: 10.1097/00004356-198712000-00014

Weingarten S, Riedinger MS, Sandhu M, Bowers C, Ellrodt AG, Nunn C, Hobson P, Greengold N (1998). Can practice guidelines safely reduce hospital length of stay? Results from a multicenter interventional study. The American journal of medicine. 105(1): 33–40. doi: 10.1016/s0002-9343(98)00129-6

White SH (1988). The fate of cemented total hip arthroplasty in young patients. Clin Orthop Relat Res. (231): 29–34

9 Stand und Zukunft der Prävention arbeitsbezogener Muskel-Skelett-Erkrankungen

B. Hartmann, M. Spallek und R. Ellegast

Die Herausgeber haben in der ersten Auflage dieses Buches den Stand der Prävention und Gesundheitsförderung bei arbeitsbezogenen Muskel-Skelett-Erkrankungen um das Jahr 2012 dargestellt und versucht, anhand erkennbarer Defizite im Spannungsfeld unterschiedlicher Interessen von Beschäftigten, Arbeitgebern, Gewerkschaften, Unfallversicherungsträgern, Krankenkassen und Politik konkrete Hinweise für eine Intensivierung und zielgerichtete Weiterentwicklung von Präventionsaktivitäten bei Muskel-Skelett-Erkrankungen zu geben. Dabei lag damals wie heute der Schwerpunkt im Buch auf den arbeitsbezogenen Beschwerden am Bewegungssystem. Mit dieser zweiten Auflage ist es nun an der Zeit, Präventionsfortschritte aus den letzten Jahren darzulegen, gegenüberzustellen und angesichts nach wie vor bestehender Notwendigkeiten einzuordnen. Darüber hinaus sind neue Herausforderungen für eine zielgerichtete Prävention arbeitsbezogener MSE zu diskutieren.

Prävention und Gesundheitsförderung von Muskel-Skelett-Erkrankungen wird in Deutschland von unterschiedlichen Fachdisziplinen und Trägerschaften angeboten, die aufgrund ihrer spezifischen Zielsetzungen oft unterschiedliche Herangehensweisen für ihre Präventionsaktivitäten haben. Grundsätzlich verantworten zwar wie im Jahr 2012 im Wesentlichen noch immer zwei Säulen des deutschen Gesundheitssystems die medizinisch wie rehabilitativ orientierte Prävention: Einerseits die primär allgemeine Gesundheits- und Krankenversorgung durch Kassen- und Privatärzte, Krankenkassen, Pflege- und Rentenversicherung und andererseits eine deutlich arbeitsbezogene Gesundheitsversorgung in der deutschen Arbeitsschutzsystematik mit Betriebsärzten und Unfallversicherungsträgern, wie z.B. Berufsgenossenschaften und Unfallkassen.

Bei beiden Trägerschaften ist in den letzten Jahren eine erfreuliche Zunahme von zielgruppenspezifischen Präventionsprogrammen mit dem Schwerpunkt arbeitsbezogene Muskel-Skelett-Erkrankungen zu verzeichnen, beispielsweise für bestimmte Berufs- wie auch Altersgruppen. Über seit vielen Jahren etablierte und erfahrene Akteure hinaus versuchen mittlerweile immer mehr andere Berufsgruppen und Fachdisziplinen auch in der Prävention arbeitsbezogener MSE aktiv zu werden. Dazu gehören beispielsweise Sport- und Ernährungswissenschaftler, Büro- und Schlafmöbelhersteller wie auch auf Prävention ausgerichtete Vereine und Verbände. Aber: So vielfältig wie die Handelnden und ihr Hintergrundwissen werden damit auch die Zielrichtungen ihrer Aktivitäten. Leider wird nicht immer klar erkenntlich, warum eine bestimmte Anbietergruppe gerade zu Fragen arbeitsplatzbezogener Gesundheitsprobleme entsprechende Expertise haben soll. Zudem erweitern sich mit einem breiteren Anbieterspektrum auch die Zielvorstellungen ihrer Präventionsangebote.

Dabei fällt es sowohl dem Fachpersonal des Arbeits- und Gesundheitsschutzes als auch den Unternehmen als Ausstatter und Verantwortliche für die Arbeitsplätze zunehmend schwerer, zwischen der teils aufwändigen Werbung für nicht validierte Lösungen wie zum Beispiel als „innovativ" beworbene Arbeitsmittel, Büroausstattungen oder Verhaltensempfehlungen und bewährten oder neuen Lösungen zu unterscheiden, die sich durch solide Untersuchungen als effizient für die Prävention erwiesen haben.

Mittlerweile lassen sich gelegentlich auch Präventionsziele nicht im deutschen Gesundheitssystem wiederfinden oder das Präventionsangebot zielt mehr aus individueller Überzeugung als aus validierter Sinnhaftigkeit auf die Beeinflussung individueller Verhaltensweisen ab.

Gesundheit als fundamentaler Wert und erstrebenswertes Lebensziel für den Menschen wird zusätzlich zu den demografischen und gesellschaftlichen Herausforderungen und den Veränderungen des Krankheitsspektrums derzeit als „ein wesentlicher Megatrend für die Zukunft" diskutiert. Wenn diese Bewertung aktueller und langfristiger Entwicklungen in Wirtschaft und Gesellschaft zutrifft, wird sinnvolle und zielgerichtete Prävention immer wichtiger und Prävention sollte dann auch auf die unterschiedlichen Altersgruppen und Lebenswelten angepasst werden. Für die Herausgeber steht im Folgenden nach wie vor für die arbeitsbezogene Prävention von MSE der arbeitende Mensch im beruflichen Umfeld im Mittelpunkt.

9.1 Wo steht die Prävention?

9.1.1 Das Präventionsgesetz (PrävG)

Das Gesetz zur Stärkung der Gesundheitsförderung und der Prävention (Präventionsgesetz – PrävG) wurde in 2015 in Kraft gesetzt und soll die Zusammenarbeit von Sozialversicherungsträgern, Länder und Kommunen in den Bereichen Prävention und Gesundheitsförderung für alle Altersgruppen und in vielen Lebensbereichen verbessern. Dazu wurde für Lebensabschnitte wie Arbeitsleben, Kindertagesstätten, Schulen oder Alters- und Pflegeheime der Begriff der sog. „Lebenswelten" etabliert. Ziel des Gesetzes ist es, der Prävention den Stellenwert einzuräumen, den das Thema in unserer Gesellschaft braucht. Rückblickend betrachtet kann festgestellt werden, dass mit der Veröffentlichung des PrävG die in der ersten Auflage des Buches geforderte Stärkung von Kooperation von Präventionsanbietern und -angeboten in einem gesetzlichen Rahmen verankert wurde.

Das Gesetz schreibt die Stärkung und Verbesserung der Zusammenarbeit aller Akteure in den etablierten Säulen des deutschen Gesundheitssystems fest. Zur zielführenden und verbindlichen Abstimmung zwischen den eingangs genannten Akteuren mit Bund, Länder und Kommunen sowie mit Interessenvertretungen von Patienten wurde zur Festlegung einer gemeinsamen Präventionsstrategie die Nationale Präventionskonferenz ins Leben gerufen.

Die Gesundheits- und Früherkennungsuntersuchungen für Kinder, Jugendliche und Erwachsene sollen weiterentwickelt werden. Darüber hinaus haben die Kranken- und erstmals auch die Pflegeversicherung spezifische Präventionsaufträge für die Lebenswelten in stationären Alten- und Pflegeheimen sowie für Kitas, Schulen, Kommunen und Betriebe erhalten. Das Augenmerk soll dabei auf individuelle Belastungen und auf Risikofaktoren für das Entstehen von Krankheiten gelegt werden.

Als wesentliche Risikofaktoren und Zielfelder für Prävention werden dazu die vier Bereiche Bewegung, Ernährung, Stressbewältigung/Entspannung sowie Suchtmittelkonsum nun auch in einem Gesetz fixiert. Um die Qualität von Präventionskursen für diese Bereiche zu gewährleisten, wurde von den Krankenkassen die Zentrale Prüfstelle Prävention (ZPP) geschaffen. Die ZPP prüft alle potenziellen Kursangebote inkl. der Anbieterqualifikationen nach einheitlichen Kriterien gemäß § 20 Abs. 4 Nr. 1 SGB V und vergibt anschließend ein Prüfsiegel (Leitfaden Prävention).

Mit dem PrävG rücken auch betriebliche Gesundheitsmanagementsysteme (BGM) und die betriebliche Gesundheitsförderung (BGF) in den Fokus, da sich die Lebenswelt Betrieb und Arbeit besonders für solche Präventions- und Gesundheitsförderungsangebote eignet, die unter Nutzung betrieblicher Strukturen insbesondere, jedoch nicht nur für größere Unternehmen und Beschäftigten verbindlich und kontinuierlich angeboten werden können. Im Arbeitsalltag lassen sich mit einem BGM nicht nur diese Strukturen schaffen und Verfahren festlegen, sondern es gelingt auch, mit der BGF konkret Menschen ansprechen, die ansonsten nur schwer erreichbar wären, wie z.B. Beschäftigte in Schichtarbeit. Und die Arbeitsplatz- oder Arbeitszeitnähe von Angeboten der betrieblichen Gesundheitsförderung erleichtert erheblich eine Inanspruchnahme für den Mitarbeiter.

Vor allem den Arbeitsmedizinern und Betriebsärzten kommt dabei eine wichtige Rolle zu, da sie grundsätzlich mit der gesundheitlichen Situation der Beschäftigten und vor allem den Belastungsanforderungen im Betrieb eher vertraut sind als ein Hausarzt. Sie können daher nicht nur bei BGF-Angeboten zielführender beraten, sondern auch konkret und effektiv die Umsetzung mitsteuern. Eine Verknüpfung von arbeitsmedizinischer Vorsorge *(vgl. Kapitel 9.1.2 und Kapitel 9.3)* und präventiven Angeboten von Krankenkassen oder Unfallversicherungsträgern *(vgl. Kapitel 9.1.4)* kann dabei ebenso nützlich sein wie ein betriebsärztliches Angebot von Schutzimpfungen oder niedrigschwelligen und leicht zugänglichen Gesundheitsuntersuchungen („Check-ups") im betrieblichen Umfeld.

9.1.2 Die Verordnung zur Arbeitsmedizinischen Vorsorge (ArbMedVV)

Die arbeitsmedizinische Vorsorge hat sich mittlerweile zu einem Instrument der Prävention von Erkrankungen entwickelt, das arbeitsmedizinische Erkenntnisse über die Verursachung von Krankheiten unter Mitwirkung der Arbeitsbelastungen und -bedingungen mit den rechtlichen Rahmenbedingungen der Verantwortung der Arbeitgeber zum Schutz der Gesundheit und zur Erhaltung der Erwerbsfähigkeit verknüpft.

Neue wissenschaftliche Erkenntnisse führen zu regelmäßigen Anpassungen dieser ArbMedVV insbesondere bei der Aufklärung weiterer Ursachen von Muskel-Skelett-Erkrankungen. Damit werden sich wahrscheinlich auch die Anlässe für das Angebot arbeitsmedizinischer Vorsorge auf Grund wesentlich erhöhter körperlicher Belastungen zukünftig erweitern.

In welchem Rahmen sich die arbeitsmedizinische Vorsorge auch dem Problem der dauerhaften und ausgeprägten körperlichen Unterforderung zuwenden wird, ist dagegen noch nicht verbindlich geklärt. Hier geht es nicht nur um das Risiko von Muskel-Skelett-Erkrankungen, sondern auch um Stoffwechsel- und Herz-Kreislauf-Störungen Gegenwärtig werden diese Themen überwiegend durch die Angebote der gesetzlichen Krankenversicherung zur betrieblichen Gesundheitsförderung und Angebote der Deutschen Rentenversicherung (MBOR) geprägt. Hier finden sie zwar den größten Zuspruch unter allen Teilnehmern an Gesundheitsförderungsmaßnahmen, sie erreichen jedoch vorwiegend junge und zur Bewegung besser motivierte Beschäftigte und auch mehr Frauen als Männer. Diese Präventionsangebote zielen nicht unbedingt auch auf die älteren Beschäftigten, bei denen allein aus Gründen der biologischen Alterung der Drang zur Bewegung abnimmt, die Restitution des Muskel-Skelett-Systems jedoch schwerer fällt.

9.1.3 Das Berufskrankheitenrecht 2021

Mit dem 7. Sozialgesetzbuch-IV-Änderungsgesetz wurden ab 01.01.2021 einige grundlegend neue Regeln und Richtlinien für Berufskrankheiten festlegt. Eine wesentliche Änderung betrifft dabei den Wegfall eines Unterlassungszwangs, wie er beispielsweise bislang in der BK 2108 und insgesamt 8 weiteren Berufskrankheiten verankert war. Damit können jetzt bandscheibenbedingte LWS-Erkrankungen im Sinne einer BK 2108 bei Vorliegen der arbeitstechnischen Voraussetzungen auch dann als BK anerkannt werden, wenn die betroffene Person die entsprechende Tätigkeit trotzdem weiter ausübt und nicht aufgibt. Dazu wurde im BK-Recht nicht nur eine deutliche Erweiterung des Präventionsauftrages der Unfallversicherungsträger festgeschrieben, sondern auch unter 9 Abs. 4 SGB VII eine Mitwirkungsverpflichtung des Erkrankten für individualpräventive Maßnahmen festgelegt.

Die belastende Tätigkeit kann nur dann weiter ausgeübt werden, wenn der Betroffene auch an den angebotenen Präventionstrainings teilnimmt. Dies ist eine verpflichtende präventionsorientierte Notwendigkeit für den Erkrankten. Hierzu stellt etwa ein gezieltes berufsspezifisches Rückentraining einer Berufsgenossenschaft eine geeignete Maßnahme dar.

Primär sollen diese Maßnahmen einem erneuten Ausbruch oder einer Verschlimmerung der Berufskrankheit entgegenwirken soll *(vgl. Kapitel 9.1.4)*. In Ergänzung der präventiven Schwerpunktsetzung wurden mit den Anpassungen des BK-Rechts zusätzlich auch Maßnahmen zur Verbesserung der Ermittlungen zu den Einwirkungen sowie die verstärkte Förderung zur Erforschung von Berufskrankheiten auf den Weg gebracht.

In den letzten 10 Jahren wurden in der Berufskrankheitenliste unter der Ziffer 2 „Durch physikalische Einwirkungen verursachte Krankheiten" unter Ziffer 21 „Mechanische Einwirkungen" insgesamt 6 Berufskrankheiten (BK) neu aufgenommen oder in der wissenschaftlichen Begründung ergänzt (BK 2106, 2109, 2113, 2114, 2115, 2116). Zum Zeitpunkt der Veröffentlichung dieses Buches sind weitere Erkrankungen am Bewegungssystem, wie Läsionen der Rotatorenmanschette, in der Diskussion zur Aufnahme in die Berufskrankheitenliste *(vgl. auch Kapitel 9.2)*.

9.1.4 Prävention durch die Deutsche Gesetzliche Unfallversicherung (DGUV)

Durch die Änderung des Berufskrankheitenrechts und den Wegfall des Unterlassungszwangs spielt die Weiterentwicklung individualpräventiver Maßnahmen für die DGUV eine zunehmend wichtige Rolle. Bisher gibt es bei den Unfallversicherungsträgern nur wenige Individualpräventionsprogramme für arbeitsbezogene Muskel-Skelett-Erkrankungen einzelner Berufsgruppen und diese beschränken sich auf die Lokalisationen „Lendenwirbelsäule" und „Kniegelenk". Daher sollen in den nächsten Jahren bestehende Programme weiteren betroffenen Berufsgruppen zugänglich gemacht und auf die Lokalisationen „Schulter" und „Hüfte" erweitert werden.

Ein weiterer Schwerpunkt der Präventionsaktivitäten wird in der Umsetzung der gerade aktualisierten arbeitsmedizinischen DGUV-Empfehlungen bei Belastungen des Muskel- und Skelett-Systems einschließlich Vibrationen (ehemals G46) liegen. Im Rahmen der GDA sollen zunehmend arbeitsmedizinische Vorsorgen im Sinne der AMR 13.2 durchgeführt werden und hierzu eignen sich die neuen DGUV Empfehlungen als passgenaue Instrumente für die betriebliche Praxis.

Mit zunehmender Digitalisierung werden Messsysteme zur Erfassung und Bewertung arbeitsbezogener Belastungen immer praktikabler an Arbeitsplätzen einsetzbar und sind damit der Praxis zugänglich *(vgl. Kapitel 5)*. Die DGUV wird daher ihre CUELA-Messsysteme, die bisher von Ergonomieexperten der Unfallversicherungsträger eingesetzt werden, weiterentwickeln und Varianten für einen breiteren Einsatz in der betrieblichen Praxis anbieten.

9.2 Neue Herausforderungen an die Prävention arbeitsbezogener Muskel-Skelett-Erkrankungen

Neue oder weiter zu entwickelnde Lösungen zur Prävention arbeitsbezogener Muskel-Skelett-Erkrankungen können hier von uns als den Herausgebern dieses Buchs nur beispielhaft aufgezählt werden. Wir sind in den einzelnen Kapiteln bereits auf viele derartige Lösungsansätze eingegangen:

- Grundsätzlich steht für uns im Vordergrund, dass das Muskel-Skelett-System noch stärker als bisher auch in der Prävention und Rehabilitation als funktionelles System zu begreifen ist, das sich im Lauf des Lebens entwickelt und immer an Belastungen anpassen kann, soweit dafür die Kapazitäten des Einzelnen nicht überfordert werden. Beispielhaft für diesen Denkansatz steht für uns die Verwendung des Begriffs „Rücken" statt „Wirbelsäule". Damit wird zum Ausdruck gebracht, dass es sich um ein neuromuskuläres System in Verbindung mit einem Stützgerüst handelt, das auf sehr komplexe Weise miteinander agiert. Wenn bei besonders hohen und monotonen mechanischen Belastungen die Biomechanik sehr wesentliche Belege und Erklärungen für die schädigende Wirkung von Arbeitsbelastungen auf Bandscheiben oder Gelenke liefert, dann trifft das z.B. für die Wirkungen von dauerhaftem und ggf. noch fixiertem Sitzen nicht in gleichem Maße zu.

- Die Einführung eines Systems von Belastungsarten im Projekt MEGAPHYS der BAuA und der DGUV hat einen wertvollen Beitrag dazu geleistet, hohe körperliche Belastungen nach ihrer physiologischen Wirkungsweise differenzierter zu beurteilen: Schwere Lasten, hohe Kräfte, Körperzwangshaltungen oder monotone wiederholte Belastungen des Hand-Arm-Systems brauchen an die (patho-)physiologische Wirkungsweise angepasste Beurteilungen, die dann auch noch für den Praktiker im Arbeitsschutz anwendbar sind. Tatsächlich sind aber diese Belastungsarten innerhalb einer Tätigkeit bzw. eines Arbeitstages häufig miteinander kombiniert: Sie wirken in bestimmter Weise auf die gleichen Strukturen oder Funktionen des Muskel-Skelett-Systems ein und erhöhen eventuell die bei getrennter Betrachtung jeweils scheinbar akzeptable Belastung. Dazu sind Beurteilungen von Mischbelastungen verschiedener Belastungsarten erforderlich. Für viele der denkbaren sehr großen Zahl solcher Kombinationen stehen uns jedoch keine hinreichenden empirischen oder Forschungserkenntnisse über gemeinsame Wirkungen zur Verfügung.
- Bei der Vielfalt der Arbeitsplätze in Deutschland steht eine Gefährdungsbeurteilung und deren qualifizierte wissenschaftlich begründete Analyse im Fokus der Präventionsarbeit, insbesondere dann, wenn daraus unmittelbare Folgen für die Gestaltung der Arbeit resultieren. Dazu gehören eine zeitgemäße Weiterentwicklung der Methoden zur Gefährdungsbeurteilung. Eine Fortentwicklung derzeitiger Papier- und Bleistiftmethoden zu digitalen Tools und deren Kombination mit Messwertaufnehmern (Wearables) erscheint vor allem dort notwendig, wo sie sich in ein physiologisch begründetes Konzept der Belastungsanalyse einordnen lassen. Vorteile werden sich unter anderem in der qualifizierten Zeit- und Häufigkeitsanalyse einwirkender Belastungen, aber auch der Analyse bestimmter leistungsbegrenzender Belastungen, Haltungen und Bewegungen am Arbeitsplatz ergeben.
- Das Risikokonzept zur Beurteilung körperlicher Belastungen bietet einen dem Konzept der Akzeptanz- und Toleranzschwellen für Gefahrstoffe ähnlichen Ansatz für den Arbeitsschutz. Es ist bisher in rechtlichen Empfehlungen wie der Arbeitsmedizinischen Regel (AMR 13.2) zur arbeitsmedizinischen Vorsorge hinterlegt, sollte jedoch weiter in der Öffentlichkeit verbreitet und auch inhaltlich weiter qualifiziert werden. Dazu bedarf es systematischer Gewinnung und Aufbereitung von vorhandenen Erkenntnissen einschließlich der arbeitswissenschaftlichen Empfehlungen und Übereinkünfte, wie sie sich zum Beispiel in den ISO-Empfehlungen darstellen.
- Die Prävention von Muskel-Skelett-Erkrankungen ist weiterhin vorwiegend sowohl rechtlich als auch praktisch auf den Schutz vor Über- und Fehlbelastungen ausgerichtet. Das erscheint einerseits durch den verbleibenden hohen Anteil an körperlich Tätigen gerechtfertigt. Andererseits hat aber auch die körperliche Unterforderung wie auch das sog. „Mobile Arbeiten" an unterschiedlichen Arbeitsplätzen an Relevanz gewonnen, der ein wachsender Anteil der Beschäftigten und darunter insbesondere Frauen sowie gerade jüngere Beschäftigte ausgesetzt ist. Das gilt beispielsweise in einer Home-Office-Umgebung oder bei Mischtätigkeiten zu Haus und beim Arbeitgeber, wo kein fester Büroarbeitsplatz mehr zur Verfügung steht. Die Ausprägung von physischen Unterforderungen und Bewegungsmangel für das weitere Arbeitsleben könnte den Anstieg von Gesundheitsrisiken im fortgeschrittenen Alter befördern, soweit dem nicht durch eine globale Strategie der Prävention in der Gesellschaft innerhalb und außerhalb des Arbeitslebens entgegengewirkt wird.

- Die Gestaltung der Arbeit muss weiterhin eine Optimierung der Belastungen zum Ziel haben, also einen Schutz sowohl vor „zu viel" als auch „zu wenig" physischer Belastungen. Der Mensch wird auch im Rahmen der Entwicklung zur „Industrie 4.0" im Mittelpunkt stehen: Das betrifft sowohl die unmittelbar in einer Produktion wie auch die für die Installation, Reparatur und Wartung entsprechender Fertigungseinrichtungen zuständigen Beschäftigten. Hinzu kommen die Herausforderungen in den sich weiter ausbreitenden Dienstleistungsbereichen der Fertigungsprozesse selbst und auch des Alltagslebens.
- Zum Einsatz externer Hilfen für die Bewältigung erhöhter Belastungen als Teil einer ergonomischen Arbeitsgestaltung sind weitere Beobachtungen und Erforschungen notwendig – im Vordergrund stehen dabei u. a. Exoskelette. Die Erwartungen an solche Exoskelette zur Belastungsoptimierung sind von allen Seiten hoch. Die komplexen Auswirkungen für Gesunde zur Leistungssteigerung oder für Eingeschränkte (im fortgeschrittenen Erwerbsalter) zur Erhaltung der Erwerbsfähigkeit/-tätigkeit bedürfen aber aus heutiger Sicht bei Erscheinen dieses Buchs weiterer Erkenntnisse. Sie betreffen u.a. Effekte einer vom Exoskelett ausgehenden Umlenkung äußerer Belastungen in andere Körperregionen oder -strukturen wie auch die psychophysischen Wirkungen bzw. das Sicherheitsgefühl beim Tragen eines Exoskeletts.
- Die Erhaltung der Erwerbsfähigkeit und -tätigkeit wie auch eine Wiedereingliederung in das Arbeitsleben nach Erkrankungen ist gerade bei Muskel-Skelett-Erkrankungen ein Thema von hoher sozialer Relevanz: Tendenziell üben eher geringer Verdienende Arbeiten mit erhöhten und das Muskel-Skelett schädigenden körperlichen Belastungen aus und sind von Frühberentung wegen Erwerbsunfähigkeit betroffen. Ihre Unterstützung bei der Rehabilitation und Wiedereingliederung ist ein Beitrag zur sozialen Gerechtigkeit, der sich auch mit dem unternehmerischen Interesse nach Arbeitsmöglichkeiten für ältere Beschäftigte aus demographischen Gründen deckt. Mit Unterstützung durch die Prävention arbeitsbezogener Muskel-Skelett-Erkrankungen sollte auch eine deutlich gestiegene Lebenserwartung in allen sozialen Schichten dazu führen, für mehr Berufsjahre und in zumutbarem Umfang berufliche körperliche Tätigkeiten ausüben zu können.
- In der Prävention von arbeitsbezogenen Muskel-Skelett-Erkrankungen müssen jedoch immer noch Tätigkeiten mit besonderen bzw. mit erhöhten physischen Belastungen als der Schwerpunkt im Blick behalten werden. Die Konsequenzen aus dem Wegfall des Unterlassungszwangs für bestimmte Berufskrankheiten, wie der bandscheibenbedingten Erkrankungen der Lendenwirbelsäule, könnten einen Schub bei der Arbeitsgestaltung zur Vermeidung verursachender Belastungen wie auch in der Entwicklung zielgerichteter und berufsspezifischer Präventionsprogramme auslösen.
- Komplexe Wirkungen von hohen psychischen Belastungen in Verbindung mit Unterforderungen des Muskel-Skelett-Systems durch Belastungs-/Bewegungsmangel bei der Arbeit, aber auch bei neuen Arbeitskonzepten ohne festen Büroarbeitsplatz und/oder fehlendem regelmäßigen direkten Kontakt mit Kollegen, erfordern weiterhin die Vertiefung hierfür geeigneter Präventions- und Rehabilitationskonzepte. Aufgrund des psychosozialen Ansatzes steht hier insbesondere die Verhinderung von schmerzbedingten Funktionsstörungen im Fokus. Darum ist auch eine sachgerechte psychische Gefährdungsbeurteilung ein wesentlicher Beitrag zur Prävention von arbeitsbezogenen Muskel-Skelett-Erkrankungen. Sie sollte in Zukunft durch geeignete Möglichkeiten zur Gefährdungsbeurteilung bei physischem Belastungsmangel im Sinn des „unterfordernden" linken Schenkels der U-Kurve des Belastungs-Beanspruchungs-Zusammenhanges ergänzt werden. Damit würde sich auch in diesem Aspekt das Präventionsziel vom Minimierungsgebot zum Optimierungsgebot wandeln.

9.3 Quo vadis? – Was erscheint aus unserer Sicht notwendig?

Intensivierung der Forschung

Die Erforschung von biomechanischen und biopsychosozialen Grundlagen bei den verschiedenen Belastungsarten hinsichtlich ihrer physiologischen Wirkungen (Stärke und Dauer der resultierenden Beanspruchungen) in Abhängigkeit von Alter, Geschlecht und Gesundheit sollte fortgeführt werden. Es sind längst nicht alle praktisch relevanten Konstellationen bekannt, die für die Bewertung der Gesundheitsrisiken und die darauf basierende Gestaltung der Arbeit erforderlich sind. Dazu gehören insbesondere die belastungsart-übergreifenden Mischbelastungen sowie die beruflichen körperlichen Unterforderungssituationen und das mobile Arbeiten mit neuen Arbeitskonzepten wie Home-Office. Die durch das Projekt MEGAPHYS begonnene Verknüpfung von lokalisationsbezogenen und belastungsbezogenen Bewertungen sollten fortgeführt werden, da über diesen Weg eine einheitliche Bewertung von Mischbelastungen ermöglicht wird.

Interdisziplinäre Forschungsansätze zwischen Arbeitsmedizin und Orthopädie sollten geschaffen werden, um beispielweise epidemiologische Beobachtungen bei arbeitsbezogenen Muskel-Skelett-Erkrankungen mit pathophysiologischen Erkenntnissen in Beziehung zu setzen und auf Plausibilität zu überprüfen.

Weiterentwicklung der Gefährdungsbeurteilungen

Methoden zur Gefährdungsbeurteilung brauchen eine ständige Pflege und Weiterentwicklung. Es müssen sowohl Tätigkeiten mit besonderen bzw. hohen physischen Belastungen im Mittelpunkt bleiben, als auch Methoden zur Ermittlung von relevanten Wirkungen körperlicher Unterforderung entwickelt werden (z.B. Beurteilung von arbeitsplatzgebundenem Sitzen bei Fahrzeugführern oder an bestimmten Büroarbeitsplätzen).

Das Konzept der fünf Ebenen der Gefährdungsbeurteilungen (Orientierende Grobscreenings, Spezielle Screenings, Experten-Screenings, Messtechnische Beurteilungen, Labormessungen physischer Belastungen) sollte beibehalten werden. Die Verknüpfung zwischen Beobachtungsverfahren und Messverfahren sollte auf allen Ebenen sowie zwischen verschiedenen Belastungsarten weiterentwickelt werden.

Rehabilitation von Beschäftigten mit arbeitsbezogenen Muskel-Skelett-Erkrankungen

Die engere Verzahnung der ambulanten und stationären Rehabilitationsverfahren mit den Anforderungen beruflicher Arbeitswelten bleibt eine ständige Aufgabe. Sie ist Teil einer Strategie der Erhaltung der Erwerbsfähigkeit für alle Menschen bei steigendem Lebensalter, indem Beschäftigte selbstbestimmt über das Ende ihrer Erwerbskarriere entscheiden können.

Literatur

Berufskrankheiten (2020). Siebtes Gesetz zur Änderung des Vierten Buches Sozialgesetzbuch und anderer Gesetze vom 12. Juni 2020. Bundesgesetzblatt Jahrgang 2020 Teil I Nr. 28, ausgegeben zu Bonn am 23. Juni 2020

Die Nationale Präventionskonferenz (2021). https://www.npk-info.de/ (abgerufen am 15.06.2021)

Gesetz zur Stärkung der Gesundheitsförderung und der Prävention (Präventionsgesetz – PrävG) vom 17. Juli 2015 (BGBl. I S. 1368)

Leitfaden Prävention (2020). Handlungsfelder und Kriterien nach § 20 Abs. 2 in der Fassung vom 14. Dezember 2020. Herausgeber: GKV-Spitzenverband Berlin

10 Anhang

Im Anhang finden Sie eine Übersicht sowie die Dokumentationen und Formulare zu ausgewählten Verfahren, welche die arbeitsmedizinische Vorsorge mit Anamnese, klinischer Untersuchung und Beratung, die Gefährdungsbeurteilungen zu verschiedenen Schwerpunkten einschließlich der Vibrationsbelastungen und der psychischen Belastungen, die ergonomische Gestaltung, die primäre und sekundäre Individualprävention sowie Verfahrenswege der Gesundheitsförderung, Wiedereingliederung und Rehabilitation betreffen.

1 **Epidemiologie arbeitsbezogener Muskel-Skelett-Erkrankungen**
(zu Kapitel 2)
1.1 Aus den Begründungen der Berufskrankheiten des Muskel-Skelett-Systems im Detail

2 **Arbeitsmedizinische Vorsorge**
(zu Kapitel 3)
2.1 Schmerzfragebögen
2.1.1 Der Deutsche Schmerzfragebogen (Auszug)
2.1.2 Der Heidelberger Kurzfragebogen für Rückenschmerz

3 **Arbeitsmedizinische Diagnostik und berufliche Belastbarkeit**
(zu Kapitel 4)
3.1 Klinische Untersuchungsbögen – fokus-Verfahren
3.1.1 Screening Bewegungsapparat fokus©
3.1.2 Halswirbelsäule Funktionsuntersuchung fokus©
3.1.3 Schulter-Arm Funktionsuntersuchung fokus©
3.1.4 Arm-Hand Funktionsuntersuchung fokus©
3.1.5 Lendenwirbelsäule Funktionsuntersuchung fokus©
3.1.6 Knie-Sprunggelenk Funktionsuntersuchung fokus©

4 **Gefährdungsbeurteilung am Arbeitsplatz**
(zu Kapitel 5)
4.1 Orientierende Gefährdungsbeurteilung bei Belastungen des Muskel- und Skelettsystems: Checkliste 2021 für Unternehmerinnen und Unternehmer, Sicherheitsbeauftragte, Betriebsärztinnen und Betriebsärzte* und Fachkräfte* für Arbeitssicherheit
4.2 Formblatt der Leitmerkmalmethode zur Beurteilung und Gestaltung von Belastungen beim manuellen Heben, Halten und Tragen von Lasten ≥ 3 kg – LMM-HHT
4.3 Formblatt der Leitmerkmalmethode zur Beurteilung und Gestaltung von Belastungen beim manuellen Ziehen und Schieben von Lasten – LMM-ZS
4.4 Formblatt der Leitmerkmalmethode zur Beurteilung und Gestaltung von Belastungen bei manuellen Arbeitsprozessen – LMM-MA
4.5 Formblatt der Leitmerkmalmethode zur Beurteilung und Gestaltung von Belastungen bei der Ausübung von hohen Ganzkörperkräften – LMM-GK
4.6 Formblatt der Leitmerkmalmethode zur Beurteilung und Gestaltung von Belastungen bei Körperzwangshaltungen – LMM-KH
4.7 Rapid Upper Limb Assessment (RULA) von McAtamney & Corlett (1993) – Methode zur Abschätzung des Risikos arbeitsbedingter Erkrankungen der oberen Extremitäten
4.8 Formblatt der Leitmerkmalmethode zur Beurteilung und Gestaltung von dynamischen körperlichen Belastungen – LMM-KB
4.9 Fragebögen zum Erkennen psychischer Belastungen
4.9.1 WHO (Fünf) – Fragebogen zum Wohlbefinden – (Version 1998)
4.9.2 Checkliste psychischer Belastungen zum Ideentreffen in Kleinbetrieben (nach GDA-Leitlinie „Beratung und Überwachung bei psychischer Belastung am Arbeitsplatz"

1 Berufskrankheiten – DGUV

1.1 Aus den Begründungen der Berufskrankheiten des Muskel-Skelett-Systems im Detail

Folgende Informationen über die einzelnen Berufskrankheiten bauen auf den verfügbaren Merkblättern und Wissenschaftlichen Begründungen der Berufskrankheiten auf und können in vergleichbarer Weise auch auf der Informationsplattform der DGUV (www.dguv.de Webcode: d1067733, https://www.dguv.de/bk-info/icd-10-kapitel/kapitel_13/index.jsp) verfolgt werden:

BK 2101: Erkrankungen der Sehnenscheiden oder des Sehnengleitgewebes sowie der Sehnen- oder Muskelansätze

Welche Diagnosen können den Verdacht der BK 2101 auslösen?

Die Berufskrankheit umfasst die Paratenonitis (Tendovaginitis) crepitans (ICD M70.0), Periostosen an Sehnenansätzen (Epicondylitis und Styloiditis) mit den Diagnosen im ICD 10 M77.0 – Epicondylitis ulnaris humeri und M77.1 – Epicondylitis radialis humeri (Tennisellenbogen) sowie die Tendovaginitis stenosans (de Quervain) – ICD M65.4.

Die Paratenonitis (Tendovaginitis) crepitans ist eine entzündliche, nichtinfektiöse Erkrankung des Sehnengleitgewebes mit Druck- und Bewegungsschmerz sowie fühlbarem schneeballartigem Knirschen über dem betreffenden Sehnengebiet. Bevorzugt ist die Umgebung der Strecksehnen der Finger, besonders des Daumens, betroffen.

Periostosen an Sehnenansätzen (Epicondylitis und Styloiditis) sind insbesondere

- die häufigere Epicondylitis humeri radialis („Tennisellenbogen") – eine Entzündung des Sehnenansatzes am lateralen Epicondylus des Ellenbogenknochens, von der überwiegend der Sehnenansatz des M. extensor carpi radialis brevis betroffen ist.
- die seltenere Epicondylitis humeri ulnaris („Golferellenbogen") – eine Entzündung des Sehnenansatzes am medialen Epicondylus des Ellenbogenknochens, von der überwiegend die Beuger der Hand (darunter der M. flexor carpi ulnaris) betroffen sind.

Die seltene Tendovaginitis stenosans (de Quervain) entsteht durch krankhafte Wandveränderungen der Sehnenscheide, die zur Einengung des Sehnenfachs führt. Vorwiegend sind die Sehnenscheiden der Daumenmuskeln M. abductor pollicis longus und des M. extensor pollicis brevis führen.

Diese Erkrankungen können durch einseitige, lang andauernde mechanische Beanspruchung und ungewohnte Arbeiten aller Art bei fehlender oder gestörter Anpassung entstehen. Überwiegend sind die oberen Extremitäten, insbesondere die Unterarme, betroffen.

Welche Ursachen hat die BK 2101?

Die Ursache der Epicondylitis als Berufskrankheit ist die Summation der mechanischen Wirkungen ständig wiederholter Bewegungen sowie kurzfristiger übermäßiger und ungewohnter Betätigungen, die ständige erhebliche Zug- und Druckbelastungen der Sehnen in den Ansatzzonen zur Folge haben. Bei langfristiger Ausübung derartiger Tätigkeiten kann es zur Anpassung an diese Belastungen kommen.

Die Tendovaginitis stenosans wird verursacht durch ständige ulnare Überdehnung der Hand mit besonderer Beanspruchung des ersten Sehnenfachs – betrifft die Sehnen des M. abductor longus und des M. extensor pollicis brevis.

Als ursächlich werden insbesondere folgende Belastungen angesehen:

- Kurzzyklische repetitive feinmotorische Handtätigkeiten mit sehr hoher Bewegungsfrequenz (mindestens 10.000 Bewegungsabläufe/Stunde = 3/Sekunde)
- Hochfrequente gleichförmige feinmotorische Tätigkeiten bei unphysiologischer Auslenkung im Handgelenk (Beispiele: Stricken, Handnähen, Stopfen)
- Ungewohnte Arbeiten bei fehlender oder gestörter Anpassung bzw. repetitiver Arbeitsverrichtung mit statischen und dynamischen Anteilen, bei denen einseitige von der Ruhestellung stark abweichende Haltungen der Gliedmaßen bei gleichzeitiger hoher Kraftanwendung (Beispiele: Drehen, Montieren, Bügeln) erforderlich sind.
- Forcierte Dorsalextension der Hand (Beispiele: Rückhandschlag beim Tennis, Hämmern).
- Monoton wiederholte oder plötzlich einsetzende Aus- und Einwärtsdrehungen der Hand und des Vorderarms (Beispiel: Betätigung eines Schraubendrehers)

Zur **Berufskrankheit Nr. 2101 gehören nicht** die Dupuytrensche Kontraktur, die Periarthritis humeroscapularis (Schultersteife „frozen shoulder", Impingementsyndrom der Supraspinatussehne), die Fokale Dystonie der Musiker z.B. bei Streichinstrumenten (BK 2115), Schreibkrämpfe, Melkerkrämpfe. Auch Sehnenrisse sind keine Erkrankungen der Sehnenscheiden oder des Sehnengleitgewebes sowie der Sehnen- oder Muskelansätze.

BK 2102: Meniskusschäden nach mehrjährigen andauernden oder häufig wiederkehrenden, die Kniegelenke überdurchschnittlich belastenden Tätigkeiten

Welche Diagnosen können den Verdacht der BK 2102 auslösen?

Zu den Diagnosen der BK 2102 gehört die chronische Meniskopathie als Folge überdurchschnittlich belastender Tätigkeiten. Nach ihrer Lokalisation werden unterschieden:

Meniskusschädigungen an mehreren Lokalisationen (ICD M23.20), am Innenmeniskus (ICD M23.21 bis M23.23) oder am Außenmeniskus (ICD M23.24 bis M 23.26), jeweils durch alten Riss oder alte Verletzung.

Die primäre Meniskopathie entsteht durch Aufbrauch- und Degenerationserscheinungen mit einer Verminderung an Elastizität und Gleitfähigkeit des gesamten Meniskussystems, die zur erhöhen Rissbereitschaft führen. Als Voraussetzung für das Krankheitsbild einer Berufskrankheit gilt die „spontane Lösung" oder Berstung des Meniskus. Nach der Schädigung des Meniskus können im weiteren Verlauf sekundäre Schäden des Gelenkknorpels und der Gelenkinnenhaut auftreten, die dann rechtlich wesentlich als Folge einer Berufskrankheit auf die Meniskopathie zurückzuführen sind (sekundäre Gonarthrose).

Welche Ursachen hat die BK 2102?

Dauerzwangshaltungen mit statischer Belastung der Kniegelenke überwiegend im Fersensitz, Hocken und Knien bei gleichzeitiger Kraftaufwendung, häufig wiederkehrende erhebliche Bewegungsbeanspruchung mit dynamischer Belastung bei ungünstiger Gelenkstellung, aber auch reflektorisch unkoordinierte Bewegungsabläufe wie Gehen und Laufen auf unebenem, lockerem oder glitschigem Grund, auch mit Scherbewegungen.

Typische Belastungen, die diese Berufskrankheit verursachen, müssen wenigstens 2 Jahre ununterbrochen bestanden haben. Bergleute müssen wenigstens über ein Drittel der Schicht eine kniende bzw. hockende Zwangshaltung eingenommen haben.

Zur **Berufskrankheit 2102 gehören nicht** Meniskusschäden als Folge von anlagebedingten oder posttraumatischer Achsenfehlstellungen oder posttraumatischer Stufenbildungen der Gelenkflächen sowie posttraumatische Instabilität des Kniegelenks nach Kapsel- und Bandverletzungen.

Von der chronischen Meniskopathie sind weiterhin abzugrenzen Meniskusanomalien, Osteochondrosis dissecans, primäre unspezifische und spezifische Arthropathien, retropatellare Chondromalazie, Einklemmungen von Synovialfalten und rheumatisch bedingte Kniegelenkserkrankungen.

BK 2103: Erkrankungen durch Erschütterung bei Arbeit mit Druckluftwerkzeugen oder gleichartig wirkenden Werkzeugen oder Maschinen

Welche Diagnosen können den Verdacht der BK 2103 auslösen?

Es kommen zwei verschiedene Krankheitsgruppen vor:

a) **Arthrosen der Gelenke in den von der Vibrationseinwirkung betroffenen Gelenken von der Hand bis zum Schultergelenk:** Sonstige sekundäre Arthrose des Handgelenks (ICD M19.2-3), des Oberarms (Humerus, Ellenbogengelenk – ICD M19.2-2 und der Schulterregion (ICD M19.2-1).
b) **Aseptische Knochennekrosen und Ermüdungsbrüche:** Morbus Kienböck bei Erwachsenen (Erwachsenenosteochondrose des Os lunatum der Hand – ICD M93.1), Fraktur des Os naviculare (ICD S62.0), Osteochondrosis dissecans an Humerus oder Ellenbogengelenk ICD M93.22 und andere Osteochondropathie (ICD M23.1).

Einzelheiten zu den Diagnosen:

Arthrotische Veränderungen im Bereich der Handgelenke

Typisch sind vibrationsinduzierte Schmerzen im Bereich der Handgelenke, später Beweglichkeitseinschränkungen und in bildgebenden Verfahren nachweisbare arthrotische Veränderungen. Differentialdiagnostisch sind Arthritiden und Arthrosen anderer Genese, insbesondere infolge posttraumatischer Fehlstellungen, auszuschließen.

Arthrose des Ellenbogengelenks

Beginn der Arthrose mit belastungsabhängigen Schmerzen und Muskelverspannungen. Typisch ist ein Wechsel von schmerzhaften und schmerzarmen Episoden. Im fortgeschrittenen Stadium Bewegungsschmerz, Ruheschmerz sowie schmerzhafte passive Bewegungseinschränkung mit Streck- und Beugedefizit. In bildgebenden Verfahren finden sich degenerative Veränderungen mit Gelenkspaltverschmälerungen und osteophytäre Ausziehungen.

Arthrose des Schultereckgelenks

Schmerzen der Schulter, besonders nach Überlastung, stehen im Vordergrund. Klinisch besteht häufig Druckschmerz über dem Akromioklavikulargelenk. In bildgebenden Verfahren finden sich Arthrosezeichen mit osteophytären Ausziehungen am distalen Gelenkbereich, ggf. mit Sporn.

Mondbeinnekrose (Lunatummalazie, Morbus Kienböck bei Erwachsenen)

Zunehmende belastungsabhängige Schmerzen im Handgelenk, umschriebener Druckschmerz dorsal über dem Mondbein, häufig mit Einschränkung der Dorsalextension der Hand. Der aktive Faustschluss sowie das Strecken und Spreizen der Finger sind gestört. Die Mondbeinnekrose kann auch zusammen mit Arthrosen am distalen Ellen-Speichen-Gelenk vorkommen. Das Frühstadium lässt sie sich zuerst im MRT darstellen, im Röntgenbild erst im fortgeschrittenen Stadium.

Ermüdungsbruch des Kahnbeins und Kahnbeinpseudarthrose

Es finden sich starke, zunehmend belastungsabhängige Schmerzen dorsal und palmar über dem Kahnbein besonders in der Tabatière (Tabatière-Druckschmerz). Neben einem Druck- und Bewegungsschmerz besteht auch Stauchungsschmerz des Daumens, gelegentlich auch des Zeigefingers. Dorsal und in der Tabatière kann eine Schwellung auftreten. Bei radialer oder ulnarer Abwinkelung im Handgelenk kann die Instabilität des Kahnbeins zwischen Daumen und Zeigefinger getastet werden. Ein Ermüdungsbruch des Kahnbeins kann auch symptomlos verlaufen.

Osteochondrosis dissecans im Ellenbogengelenk

Es handelt sich um eine umschriebene subchondrale aseptische Knochennekrose. Sie kann zur Bildung eines freien Gelenkkörpers (Maus) sowie eines muldenförmigen Defekts (Mausbett) führen. Die Osteochondrosis dissecans setzt nicht gleichzeitige arthrotische Veränderungen voraus.

Welche Ursachen hat die BK 2103?

Die Exposition erfolgt durch Vibrationen mit vorrangig tiefen Frequenzanteilen (8–50 Hz). Sie wird über die Handgriffe von Werkzeugen und handgeführten Maschinen auf das Hand-Arm-Schulter-System übertragen. Eine Anzeige des Verdachtes auf das Vorliegen einer Berufskrankheit 2103 ist begründet, wenn eine entsprechende Arbeitsanamnese Hinweise auf die Einwirkung von Hand-Arm-Vibrationen ergibt und Befunde wie oben dargestellt vorliegen. Die degenerativen Veränderungen sind von der Intensität und Dauer der Schwingungsbelastung sowie von der Stärke der Ankoppelung der Hände an den vibrierenden Handgriffen abhängig. Eine kumulative Dosis der Schwingungsbelastung des Hand-Arm-Systems als Richtwert für die Begründung einer Erkrankung lässt sich nach derzeitigem Erkenntnisstand nicht festlegen. Es besteht der Erfahrungswert, dass nach 2-jähriger Druckluftarbeit der Kausalzusammenhang zwischen dieser Tätigkeit und der Erkrankung im Allgemeinen gegeben ist. Der Druckluftschaden kann auch nach weit zurückliegender Aufgabe der gefährdenden Tätigkeit erstmalig auftreten und die röntgenologischen Veränderungen können zunehmen.

Typische Ursachen sind Arbeiten mit schlagenden Werkzeugen, Geräten oder Maschinen wie Aufbruchhämmer, Abbauhämmer, schwere Meißelhämmer, Gleisstopfer, Bohrhämmer, Vibrationsstampfer und Vibrationsplatten, sofern die übertragenen Schwingungen vorwiegend im Frequenzbereich von 8 bis 50 Hz liegen.

Zur **Berufskrankheit Nr. 2103 gehören nicht** traumatische Ursachen wie posttraumatische Arthrosen, infektiöse und rheumatoide Arthritis und Osteolysen. Von den Handwurzelschäden sind traumatisch bedingte Diskusschäden des Handgelenks abzugrenzen.

BK 2104: Vibrationsbedingte Durchblutungsstörungen an den Händen

Welche Diagnosen können den Verdacht der BK 2104 auslösen?

Die typische Erkrankung durch die Einwirkung mittel- bis hochfrequenter Vibrationen auf die vasomotorische Innervation der Finger ist das Raynaud-Syndrom. Dem entspricht die ICD-Diagnose **I73.0 Raynaud-Syndrom**. Diese ICD-Diagnose kennt keine Unterscheidung zwischen primärem und sekundärem Raynaud-Syndrom!

Durch die Einwirkung von Vibrationen im Bereich von etwa 20 bis 1000 Hz kann es an der Hand zum „Vibrationsbedingten vasospastischen Syndrom“ (VVS – auch „Weißfinger-Krankheit“ oder „Vibration Induced White Finger“ bezeichnet) kommen. Das Krankheitsbild mit anfallsartigen und örtlich begrenzt auftretenden Störungen der Durchblutung und Sensibilität an den Händen entspricht einem sekundären Raynoud-Syndrom. Es variiert von vereinzelten bis zu täglich mehrmaligen Anfällen mit akraler Ischämie, Kribbeln, Gefühllosigkeit und Steifheit in den Fingern, gefolgt von reaktiver Hyperämie und Zyanose bei der Wiedererwärmung. Die chronisch-intermittierenden Durchblutungsstörungen sind auf den Teil der Hand begrenzt, der die Vibrationen hauptsächlich aufnimmt – in den meisten Fällen die Finger II bis V der Halte- und Bedienungshand, nur in Ausnahmen in Daumen und Hohlhand. Die Dauer der Störungen beträgt einige Minuten bis mehrere Stunden und kann durch Aufwärmen verkürzt werden. Die Beschwerden treten häufiger im Winterhalbjahr und bei Arbeitsbeginn auf und werden durch Kälteeinfluss begünstigt. Erste Hinweise auf die Erkrankung ergeben sich aus Kribbeln und Gefühlsminderung in den Fingern der betroffenen Hand. Zielführend für den Verdacht einer Berufskrankheit sind die Arbeitsanamnese und der Kälteprovokationstest.

Welche Ursachen hat die BK 2104?

Vibrierende handgeführte Werkzeuge und Maschinen können bei Frequenzen hauptsächlich im Bereich von etwa 20 bis 1000 Hz zu Durchblutungsstörungen an den Fingern, allgemein nach einigen Monaten bis Jahren und in Abhängigkeit von Dauer und Intensität der täglichen Exposition, führen. Derartige Vibrationen treten auf z.B. bei der Bedienung von hochtourigen Bohrern, Meißeln, Fräsen, Motorkettensägen, Schneidegeräten, Schwingschleifern und anderen Schleif- und Poliermaschinen etc. Arbeitsmittel mit Vibrationen, die ein vasospastisches Syndrom auslösen können, werden vorwiegend in der Forstwirtschaft, im Hoch- und Tiefbau, in der metallverarbeitenden Industrie und im Schiffsbau verwendet.

Eine Anzeige des Verdachtes auf das Vorliegen einer Berufskrankheit 2104 ist begründet, wenn eine entsprechende Arbeitsanamnese Hinweise auf die Einwirkung von Hand-Arm-Vibrationen ergibt und Befunde wie oben dargestellt vorliegen.

Zur **BK 2104 gehören nicht das** primäre Raynaud-Syndrom (= Morbus Raynaud) und andere Ursachen des sekundären Raynaud-Syndroms bei Arteriosklerose, Nikotinabusus, Endangitis obliterans, progressiver systemischer Sklerodermie, Lupus erythematodes oder als Traumafolgen. Nicht beruflich verursachte periphere Durchblutungsstörungen befallen überwiegend symmetrisch die Finger beider Hände.

Komplikationen infolge trophischer Störungen treten bei vibrationsbedingten Durchblutungsstörungen im Unterschied zum Morbus Raynaud praktisch niemals auf.

BK 2105: Chronische Erkrankungen der Schleimbeutel durch ständigen Druck

Welche Diagnosen können den Verdacht der BK 2105 auslösen?

Bei der beruflichen Tätigkeit kommen Druckbelastungen im Bereich der Knie-, Ellbogen- und Schultergelenke in Betracht. Dem entsprechen die ICD-Diagnosen M70.2 Bursitis olecrani, M70.3 Sonstige Bursitis im Bereich des Ellenbogens, M70.4 Bursitis praepatellaris, M70.5 Sonstige Bursitis im Bereich des Knies und M75.5 Bursitis im Schulterbereich vor.

Schleimbeutel stellen Schutzvorrichtungen des Organismus gegen Druck- und Stoßbelastungen dar. In den betroffenen Schleimbeuteln kommt es zunächst zu einer Reizung und Entwicklung eines serösen Exsudates, das später fibrinös evtl. mit hämorrhagischen Beimengungen im Exsudat umgewandelt werden kann. Es können sich reiskornähnliche Körperchen und Kalkeinlagerungen entwickeln. Die Haut über den betroffenen Schleimbeuteln ist oft als Folge der Druckbelastung schwielig verändert. Sekundärinfektionen des betreffenden Schleimbeutels kommen vor.

Als Erkrankung auf Grund eines chronischen Reizzustandes infolge dauernder oder wiederholter kurzer Druckbelastung der Schleimbeutel sollte sie längere Zeit (wenigstens 6 Monate oder mehrere Rezidive) bestehen.

Welche Ursachen hat die BK 2105?

Geeignet sind kniende Tätigkeit auf hartem Boden (Fliesenleger, Bodenleger), ellenbogenbelastende Verrichtungen mit kontinuierlicher statischer Haltetätigkeit (Glas- oder Steinschleifer, Feinmechaniker), Tragen schwerer Lasten mit Druck des Gewichts eines Werkzeugs auf eine bestimmte Körperstelle wie z.B. die Schulter. Betroffen sich deshalb überwiegend Personen, die in ihrer beruflichen Tätigkeit häufig Druckbelastungen an exponierten Körperregionen wie Knie, Ellbogen und Schultergelenken ausgesetzt sind. Eine beruflich bedingte Schädigung der Schleimbeutel betrifft heute in der Regel die Schleimbeutel an der Streckseite der Kniegelenke und an der Streckseite der Ellenbogengelenke.

Zur **BK 2105 gehören nicht** Schleimbeutelerkrankungen z.B. als Verletzungsfolgen, akute und spezifische Entzündungen, Exostosen und Geschwülste. Auch Erschütterungen, z.B. durch Arbeit an Pressluftwerkzeugen und muskuläre Überanstrengung, sind keine geeigneten Belastungen zur Verursachung einer Schleimbeutelerkrankung.

BK 2106: Druckschädigung der Nerven

Welche Diagnosen können den Verdacht der BK 2106 auslösen?

Eine arbeitsbedingte Druckschädigung eines Nervs im Sinne dieser Berufskrankheit setzt wiederholte mechanische und durch Druck schädigende Einwirkung voraus. Betroffen sind motorische und/oder sensible Nerven durch mechanische Einwirkungen aufgrund einer anatomischen Enge z.B. über einer knöchernen Unterlage, innerhalb eines knöchernen oder fibrösen Kanals oder an Sehnenkreuzungen. Kennzeichnend ist eine eindeutige Beziehung zwischen der Lokalisation des einwirkenden Drucks und dem anatomisch zuzuordnenden klinisch-neurologischen Befund.

Typische morphologische Schädigungsmöglichkeiten für Nervenschäden an den oberen Extremitäten sind Armplexusschaden im Wurzelbereich (C4) C5 – Th1 (Thoracic-outlet-Syndrom) durch Lastendruck auf der Schulter u.a. sowie Schädigungen anderer Armnerven. An den unteren Extremitäten können u.a. Beinplexusschäden im Wurzelbereich Th 12 – S5 auftreten. Sonstige morphologische Schädigungsmöglichkeiten betreffen den N. facialis oder N. trigeminus durch Druckbelastungen.

Welche Ursachen hat die BK 2106?

Als generelle Möglichkeiten der Verursachung von Druckschäden der Nerven sind ständig wiederholte, gleichartige Körperbewegungen im Sinne von mechanischen Überbelastungen und überwiegend haltungskonstante Arbeiten mit nicht oder nur schwer korrigierbaren Zwangshaltungen bekannt.

Zur **BK 2106 gehören nicht** akute traumatische Nervenschädigungen oder Nervenschädigungen durch toxische Substanzen, die BK 2108 bis 2110 und das Karpaltunnel-Syndrom (CTS – siehe BK 2114).

BK 2107: Abrissbrüche der Wirbelfortsätze

Welche Diagnosen können den Verdacht der BK 2107 auslösen?

Zur BK 2107 gehören die ICD-Diagnosen M45-M49 – Spondylopathien, dabei insbesondere die Diagnose M48.4 Ermüdungsbruch eines Wirbels.

Welche Ursachen hat die BK 2107?

Schaufelarbeiten mit überhohen und überweiten Würfen oder seltener bei schwungvollen, ungewöhnlichen oder selten ausgeführten Körperbewegungen, z.B. beim Aufheben oder Ablegen einer Last und bestimmte Arten im berufsmäßigen Hochleistungssport.

BK 2108: Bandscheibenbedingte Erkrankungen der Lendenwirbelsäule durch langjähriges Heben oder Tragen schwerer Lasten oder durch langjährige Tätigkeiten in extremer Rumpfbeugehaltung

Welche Diagnosen können den Verdacht der BK 2108 auslösen?

Unter bestimmten Bedingungen können durch Heben und Tragen schwerer Lasten oder Arbeiten in extremer Rumpfbeugehaltung folgende Erkrankungen verursacht werden:

- Lokales Lumbalsyndrom – chronisch rezidivierende Beschwerden in der Kreuz-Lendengegend durch mechanische Irritation des hinteren Längsbandes, der Wirbelgelenkkapsel und/oder des Wirbelperiosts.
- Mono- und polyradikuläre lumbale Wurzelreizsyndrome – segmentale Schmerzen in Verbindung mit einem lokalen Lumbalsyndrom, segmentalen Sensibilitätsstörungen bzw. motorischen Störungen, positivem Lasègue-Zeichen.
- Kaudasyndrom – medianer Massenprolaps bei L3/L4 und/oder L4/L5 mit Kompression von Nervenwurzeln der Cauda equina.

Dem entsprechen die ICD-Diagnosen M51.06 oder M51.07 – Lumbale oder lumbosakrale Bandscheibenschäden mit Myelopathie, M51.16 oder M51.17 – Lumbale oder lumbosakrale Bandscheibenschäden mit Radikulopathie, G55.16 oder G55.17 – Lumbale oder lumbosakrale Kompression von Nervenwurzeln und Nervenplexus bei Bandscheibenschäden.

Bandscheibenbedingte Erkrankungen der Lendenwirbelsäule (LWS) kommen in allen Altersgruppen, sozialen Schichten und Berufsgruppen vor. Sie sind von unspezifischen Rückenschmerzen abzugrenzen, die auch belastungsabhängig auftreten und nicht auf eine Bandscheibenschädigung zurückzuführen sind.
Gesichtspunkte der Diagnosesicherung sind:

- Die topische Diagnose (Ort, Art und Ausstrahlungscharakter der Beschwerden),
- die Strukturdiagnose (Beschwerden den pathogenetisch führenden Strukturen (Gelenke, Ligamente, Muskeln, Bandscheiben etc. zuzuordnen) und
- die Aktualitätsdiagnose (Beschwerden wie Bewegungseinschränkungen, Kraftabschwächung, Sensibilitätsstörungen, Schmerzsituation, vegetative Begleitsymptomatik oder psychische Einstellung).

Einem lokalisierbaren Schmerzpunkt in einem Wirbelsäulensegment müssen Bewegungsstörung, Schmerzausstrahlung und neurologische Irritation dieses Segments zugeordnet werden können.

Für die BK 2108 ist ein belastungskonformes Schadensbild nachzuweisen, was bedeutet:

1. Die bildtechnisch (Röntgenbild, Computertomographie, Magnetresonanztomographie) nachweisbaren segmentalen Bandscheibenveränderungen und deren Folgen überschreiten deutlich das altersdurchschnittlich zu erwartende Ausmaß.
2. Die Lokalisation der bildtechnisch nachweisbaren Veränderungen korreliert mit der Funktionseinschränkung und der beruflichen Exposition.

Die Bandscheibenschäden im beruflich belasteten Abschnitt müssen sich vom Degenerationszustand belastungsferner Abschnitte deutlich abheben. Eine Übereinstimmung des konkreten Schadensbildes mit dem in der Allgemeinbevölkerung typischen Degenerationsmuster stellt kein zwingendes Ausschlusskriterium dar.

Welche Ursachen hat die BK 2108?

Schwere Lasten:

- Der Begriff „schwere Lasten" wird nicht allein durch das Lastgewicht bzw. durch die beim Ziehen oder Schieben ausgeübte Aktionskraft definiert. Von Bedeutung sind weitere Faktoren. Anhaltspunkte für den Begriff „schwere Lasten" sind die Lastgewichte beim Heben, Umsetzen und Tragen bzw. Aktionskräfte beim Ziehen oder Schieben mit einem erhöhten Risiko für die Verursachung bandscheibenbedingter Erkrankungen der Lendenwirbelsäule (Tabelle):

Tab. 1.1

Tätigkeiten	Frauen	Männer
Beidhändiges Heben	10 kg	20 kg
Einhändiges Heben	5 kg	10 kg
Beidhändiges Umsetzen	20 kg	30 kg
Einhändiges Umsetzen	5 kg	10 kg
Beidseitiges Tragen neben dem Körper, auf den Schultern oder dem Rücken	20 kg	30 kg
Tragen vor oder einseitig neben dem Körper	15 kg	25 kg
Ziehen	250 N	350 N
Schieben	300 N	450 N

Belastungsdosis – Dosismodell der LWS-Belastung

Die Belastung der Lendenwirbelsäule im Arbeitsleben wird nicht nur durch die Schwere der gehobenen oder getragenen Lasten gekennzeichnet, sondern auch durch die Körperhaltung während der Manipulation schwerer Lasten, die Häufigkeit und Dauer belastender Vorgänge, die Gesamtzeit der belastenden Einwirkungen in der Arbeitsschicht ebenso im Arbeitsleben sowie die Häufigkeit und Dauer von Tätigkeiten in extremer Rumpfbeugehaltung.

Im Mainz-Dortmunder-Dosismodell (MDD) werden diese Komponenten der Belastung zusammengeführt und eine Beurteilung der schädigenden Belastungen vorgenommen. Als untere Grenze einer „schweren Last" werden solche Belastungen berücksichtigt, die nach biomechanischen Erkenntnissen eine lumbale Druckbelastung von 2,5 Kilo-Newton (kN) für Frauen und 2,7 kN für Männer erreichen oder überschreiten.

Wird im gesamten Arbeitsleben ein Beurteilungsrichtwert von 25 MNh (Mega-Newton-Stunden) bei Männern bzw. von 17 MNh bei Frauen erreicht, sind die arbeitstechnischen Voraussetzungen der Berufskrankheit 2108 erfüllt. Die Unfallversicherungsträger sind verpflichtet, bereits bei Erreichen der Hälfte des Beurteilungsrichtwertes (12,5 MNh bei Männern bzw. 8,5 MNh bei Frauen im Arbeitsleben) den Verdacht einer Berufskrankheit zu prüfen.

Langjähriges und regelmäßige Heben oder Tragen schwerer Lasten oder häufiges Arbeiten in extremer Beugehaltung des Rumpfes können zum Beispiel vorliegen

- bei Männern, die mindestens etwa 10 Jahre regelmäßig und mehrfach täglich ca. 15 kg und mehr gehoben und/oder getragen haben oder
- bei Frauen, die mindestens etwa 10 Jahre regelmäßig und mehrfach täglich ca. 10 kg und mehr gehoben und/oder getragen haben.

Typische berufliche Tätigkeiten sind Arbeiten als Lastenträger im Transportgewerbe, Arbeiten in Bauberufen wie Maurer, Steinsetzer oder Stahlbetonbauer, Krankenpflegepersonal oder Untertage-Arbeiter.

Zur **BK 2108 gehören nicht** unspezifische Rückenschmerzen wie Ischialgie, Lumboischialgie oder unspezifischer Kreuzschmerz, angeborene oder erworbene Fehlbildungen der LWS, statische Beinbeschwerden durch Fußdeformierungen, Achsenabweichungen oder Beinlängendifferenzen, Neuropathien oder psychosomatische Erkrankungen.

BK 2109: Bandscheibenbedingte Erkrankungen der Halswirbelsäule durch langjähriges Tragen schwerer Lasten auf der Schulter

Welche Diagnosen können den Verdacht der BK 2109 auslösen?

Unter bestimmten Bedingungen können folgende bandscheibenbedingte Erkrankungen der HWS durch fortgesetztes Tragen schwerer Lasten auf der Schulter verursacht werden:

- Lokales Zervikalsyndrom: Auf die Halsregion beschränkte chronisch-rezidivierende Beschwerden, positionsabhängige Nacken- und Schulterschmerzen, Muskelverspannungen und Bewegungseinschränkungen der HWS.
- Zervikobrachiales Syndrom: Von den Bewegungssegmenten C5–C6 ausgehende bandscheibenbedingte Brachialgien (Schmerzen, Sensibilitätsstörungen oder motorische Ausfälle), meistens in Verbindung mit Symptomen eines lokalen Zervikalsyndroms.
- Zervikozephales Syndrom: Mit Kopfschmerzen, Schwindelattacken einhergehende Beschwerden durch degenerative Veränderungen in den zervikalen Bewegungssegmenten, häufig in Kombination mit einem lokalen Zervikalsyndrom.

Dem entsprechen die ICD-Diagnosen M50.0 bis 50.3 – Zervikale Bandscheibenschäden, M53.0 – Zervikozephales Syndrom, Zervikozephalgie und M53.1 – Zervikobrachial-Syndrom, Zervikobrachialgie.

Ein belastungskonformes Schadensbild muss nachgewiesen werden: Die bildtechnisch (Röntgenbild, Computertomographie, Magnetresonanztomographie) nachweisbaren segmentalen Bandscheibenveränderungen der HWS und deren Folgen überschreiten deutlich das altersdurchschnittlich zu erwartende Ausmaß und die Lokalisation der bildtechnisch nachweisbaren Veränderungen korreliert mit der Funktionseinschränkung und der beruflichen Exposition.

Welche Ursachen hat die BK 2109?

Bandscheibenbedingte Erkrankungen der Halswirbelsäule (HWS) können verursacht oder verschlimmert werden durch fortgesetztes Tragen schwerer Lasten auf der Schulter, das mit einer statischen Belastung der Bewegungssegmente und außergewöhnlicher Zwangshaltung der HWS einhergeht. Die nach vorn und seitwärts erzwungene Kopfbeugehaltung und das gleichzeitige maximale Anspannen der Nackenmuskulatur führen zu einer Hyperlordosierung und auch zu einer Verdrehung der HWS. Unter den beruflichen Faktoren, die bandscheibenbedingte Erkrankungen der HWS verursachen können, steht fortgesetztes Tragen schwerer Lasten auf der Schulter, einhergehend mit einer statischen Belastung der zervikalen Bewegungssegmente und außergewöhnlicher Zwangshaltung der HWS im Vordergrund.

Das Tragen von schweren Lasten auf der Schulter ist bei Lastgewichten ab 50 kg erfüllt.

Als langjähriges Tragen sind 10 Berufsjahre die untere Grenze für die Ausübung der belastenden Tätigkeit, soweit diese Belastung mit einer gewissen Regelmäßigkeit und Häufigkeit in der überwiegenden Zahl der Schichten erfolgt.

Das Tragen schwerer Lasten auf der Schulter muss mit einer nach vorn- und seitwärts erzwungenen Kopfhaltung (Zwangshaltung) einhergehen. Eine derartige kombinierte Belastung der HWS wird z.B. bei Fleischträgern beobachtet, die Tierhälften oder -viertel auf dem Kopf bzw. dem Schultergürtel tragen, aber auch Tätigkeiten mit vergleichbarem Belastungsprofil, z.B. Kohlensackträger.

Zur **BK 2109 gehören nicht** Myalgien anderer Genese, Tumoren, akute und chronische Entzündungen, Morbus Bechterew, Tendopathien an den Dorn- und Querfortsätzen, Wurzelentzündungen, Tumoren, Skalenussyndrom, Kostoklavikularsyndrom, Karpaltunnelsyndrom, andere Läsionen peripherer Nerven (z.B. Ulnariskompressionssyndrom), Insertionstendopathien der Schulterregion und des Armes, posttraumatische Folgezustände, arterielle Durchblutungsstörungen anderer Genese und Tumoren (Metastasen), extravertebrale Entzündungsprozesse, Thrombose der Vena axillaris, koronare Herzkrankheit, Wirbelfrakturen, Spondylitis oder Morbus Paget abzugrenzen.

BK 2110: Bandscheibenbedingte Erkrankungen der Lendenwirbelsäule durch langjährige, vorwiegend vertikale Einwirkung von Ganzkörperschwingungen im Sitzen

Welche Diagnosen können den Verdacht der BK 2110 auslösen?

Unter bestimmten Bedingungen können durch die Einwirkung von Ganzkörperschwingungen ebenso wie bei der BK 2108 folgende Erkrankungen verursacht werden:

- Lokales Lumbalsyndrom – chronisch rezidivierende Beschwerden in der Kreuz-Lendengegend durch mechanische Irritation des hinteren Längsbandes, der Wirbelgelenkkapsel und/oder des Wirbelperiosts.
- Mono- und polyradikuläre lumbale Wurzelreizsyndrome – segmentale Schmerzen in Verbindung mit einem lokalen Lumbalsyndrom, segmentalen Sensibilitätsstörungen bzw. motorischen Störungen, positivem Lasègue-Zeichen.
- Kaudasyndrom – medianer Massenprolaps bei L3/L4 und/oder L4/L5 mit Kompression von Nervenwurzeln der Cauda equina.

Dem entsprechen die ICD-Diagnosen M51.06 oder M51.07 – Lumbale oder lumbosakrale Bandscheibenschäden mit Myelopathie, M51.16 oder M51.17 – Lumbale oder lumbosakrale Bandscheibenschäden mit Radikulopathie, G55.16 oder G55.17 – Lumbale oder lumbosakrale Kompression von Nervenwurzeln und Nervenplexus bei Bandscheibenschäden.

Bandscheibenbedingte Erkrankungen der Lendenwirbelsäule (LWS) kommen in allen Altersgruppen, sozialen Schichten und Berufsgruppen vor. Sie sind von unspezifischen Rückenschmerzen abzugrenzen, die auch belastungsabhängig auftreten und nicht auf eine Bandscheibenschädigung zurückzuführen sind.

Gesichtspunkte der Diagnosesicherung sind:

- Die topische Diagnose (Ort, Art und Ausstrahlungscharakter der Beschwerden),
- die Strukturdiagnose (Beschwerden den pathogenetisch führenden Strukturen (Gelenke, Ligamente, Muskeln, Bandscheiben etc.) zuzuordnen) und
- die Aktualitätsdiagnose (Beschwerden wie Bewegungseinschränkungen, Kraftabschwächung, Sensibilitätsstörungen, Schmerzsituation, vegetative Begleitsymptomatik oder psychische Einstellung).

Einem lokalisierbaren Schmerzpunkt in einem Wirbelsäulensegment müssen Bewegungsstörung, Schmerzausstrahlung und neurologische Irritation dieses Segments zugeordnet werden können.

Für die BK 2110 ist ein belastungskonformes Schadensbild nachzuweisen, was bedeutet:

- Die bildtechnisch (Röntgenbild, Computertomographie, Magnetresonanztomographie) nachweisbaren segmentalen Bandscheibenveränderungen und deren Folgen überschreiten deutlich das altersdurchschnittlich zu erwartende Ausmaß.
- Die Lokalisation der bildtechnisch nachweisbaren Veränderungen korreliert mit der Funktionseinschränkung und der beruflichen Exposition.

Die Bandscheibenschäden im beruflich belasteten Abschnitt sollten sich vom Degenerationszustand belastungsferner Abschnitte deutlich abheben. Eine Übereinstimmung des konkreten Schadensbildes mit dem in der Allgemeinbevölkerung typischen Degenerationsmuster stellt kein zwingendes Ausschlusskriterium dar.

Welche Ursachen hat die BK 2110?

Die Ursache ist die wiederholte Einwirkung von Ganzkörperschwingungen in Sitzhaltung mit einer Tagesdosis ($a_{w(8)}$) von im Regelfall 0,63 m/s^2 in der vertikalen z-Achse. Unter dieser Belastung kann sich der intradiskale Druck in den Bandscheiben der LWS insbesondere durch Resonanzschwingungen des Rumpfes und der Wirbelsäule bei Schwingungsfrequenzen zwischen 3 und 5 Hz um ein Mehrfaches erhöhen.

Stoßhaltige Schwingungsbelastungen mit starken Beschleunigungsspitzen stellen eine besonders hohe Gefährdung dar und können Deckplatteneinbrüche der Wirbelkörper sowie Einrisse am Anulus fibrosus der Bandscheiben verursachen.

Schwere Lasten können im gleichen Sinn schädigend auf die Bandscheiben der LWS wirken. Einwirkungen durch Ganzkörperschwingungen sind deshalb mit Einwirkungen durch Heben oder Tragen schwerer Lasten oder durch Arbeiten in extremer Rumpfbeugehaltung (s. BK 2108) zusammen zu bewerten.

Die Annahme arbeitsbezogener Ursachen besteht bei mindestens 10-jähriger (in besonderen Fällen mindestens 5-jähriger) wiederholter Einwirkung von Ganzkörperschwingungen in Sitzhaltung mit einer Tagesdosis (Beurteilungsbeschleunigung $a_{w(8)}$ von 0,63 m/s^2 in der vertikalen z-Achse. In der Belastung ist die Art der Maschinen, Faktoren wie der befahrene Untergrund, die individuelle Fahrgeschwindigkeit und Fahrweise und/oder Zuladung zu berücksichtigen. Das Gesundheitsrisiko ist z.B. erhöht bei einem Alter > 40 Jahre am Beginn der Exposition, bei vorgeneigter oder verdrehter Haltung, Stoßhaltigkeit und täglichen Expositionsabschnitten mit hoher Intensität.

Eine **2110 ist nicht zu erwarten** bei Fahrern von Taxis, Gabelstaplern auf ebenen Fahrbahnen, Baggern im stationärem Einsatz, bei Fahrern von LKW und Omnibussen mit schwingungsgedämpften Fahrersitzen.

BK 2111: Erhöhte Zahnabrasionen durch mehrjährige quarzstaubbelastende Tätigkeit

Welche Diagnosen können den Verdacht der BK 2111 auslösen?

Im Merkblatt der BK 2111 heißt es dazu: „Die Übergänge zwischen physiologischer und pathologischer Abrasion sind fließend. Orientiert man die pathologische Abrasion an der Behandlungsbedürftigkeit, so sollte dann behandelt werden, wenn das Dentin im Bereich der Kauflächen mehr als nur punktförmig, d. h. flächig, freiliegt. Bei diesem Erkrankungsstadium schreitet die Abrasion im weicheren Dentin zunehmend schneller fort."

Welche Ursachen hat die BK 2111?

Bei Mundatmung gelangen Staubpartikel verschiedener Korngröße in die Mundhöhle, die sich anreichern und mit dem Speichel verteilt werden. Die Härte kristalliner Quarzpartikel liegt in der Größenordnung der Härte des Zahnschmelzes. Sie übertrifft diejenige des Dentins bei weitem. Inwieweit Tonuserhöhungen der Kaumuskulatur bei schwerer körperlicher Arbeit, Stress oder vermehrte Knirschbewegungen durch Fremdkörper auf den Kontaktflächen der Zähne induziert werden und eine wesentliche Mitursache der vermehrten Abrasion darstellen, konnte epidemiologisch bisher nicht abgegrenzt werden.

BK 2112: Gonarthrose durch eine Tätigkeit im Knien oder vergleichbarer Kniebelastung mit einer kumulativen Einwirkungsdauer während des Arbeitslebens von mindestens 13.000 Stunden und einer Mindesteinwirkungsdauer von insgesamt einer Stunde pro Schicht

Welche Diagnosen können den Verdacht der BK 2112 auslösen?

Die Berufskrankheit 2112 betrifft nur die sekundäre Gonarthrose. Sie entspricht der ICD 10 mit M17.4 „Sonstige sekundäre Gonarthrose beidseitig" oder M17.5 „Sonstige sekundäre Gonarthrose einseitig".

Die Gonarthrose hat als Berufskrankheit folgende Voraussetzungen:

- Chronische Kniegelenksbeschwerden.
- Funktionsstörungen bei der orthopädischen Untersuchung in Form einer eingeschränkten Streckung oder Beugung im Kniegelenk und/oder weitere Befunde zur Charakterisierung des erforderlichen Schweregrades (z.B. Kniegelenkserguss, Kapselentzündung, hinkendes Gangbild oder Atrophie der Oberschenkelmuskulatur) und
- röntgenologische Diagnose einer Gonarthrose entsprechend Grad II bis IV der Klassifikation von Kellgren et al. (1963).

Es gibt nach dem derzeitigen Stand der wissenschaftlichen Erkenntnisse kein belastungstypisches, also für die Berufskrankheit spezifisches Schadensbild der arbeitsbedingten Gonarthrose, welches sie von Gonarthrosen anderer Ursachen (z.B. auf Grund des Lebensalters, durch Übergewicht etc.) unterscheidet.

Welche Ursachen hat die BK 2112?

Unter einer Tätigkeit im Knien im Sinne dieser Berufskrankheit wird eine Arbeit im Knien ohne oder mit Abstützung des Oberkörpers, im Fersensitz oder im Hocken sowie im Kriechen („Vierfüßlergang") verstanden.

Personen mit einer Tätigkeit im Knien oder vergleichbarer Kniebelastung mit einer kumulativen Einwirkungsdauer während des Arbeitslebens von mindestens 13.000 Stunden und einer Mindesteinwirkungsdauer von insgesamt einer Stunde pro Schicht werden als „besondere Personengruppe" im Sinne dieser BK angenommen. Typische Berufe und Tätigkeiten sind zum Beispiel die Fliesenleger, Bodenleger, Teppichleger, Parkettleger, Natur- und Kunststeinleger, Estrichleger, Pflasterer, Dachdecker, Installateure, Maler, Betonbauer, Bergleute im untertägigen Bergbau bei Tätigkeiten, die Arbeiten im Knien, Hocken, im Kriechen oder im Fersensitz erzwingen, aber auch Schweißer, Schiffbauer, Werftschlosser, Gärtner, Rangierer.

Der zu erwartende Umfang der arbeitsbedingten Kniebelastungen bei Ausübung typischer Tätigkeiten kann zur Orientierung beim Verdacht auf eine Berufskrankheit Nr. 2112 dem IFA-Report IFA Report 1/2010„GonKatast – Ein Messwertkataster zu beruflichen Kniebelastungen" entnommen werden.

Zur **BK 2112 gehören nicht** die primären Gonarthrosen sowie Gonarthrosen, die durch Verletzungen entstehen. Diese Gonarthrosen könnten jedoch anerkennungs- und entschädigungsfähige Folge eines möglichen früheren Arbeitsunfalls oder einer Berufskrankheit Nr. 2102 (Meniskuserkrankung) sein.

BK 2113: Druckschädigung des Nervus medianus im Carpaltunnel (Carpaltunnel-Syndrom) durch repetitive manuelle Tätigkeiten mit Beugung und Streckung der Handgelenke, durch erhöhten Kraftaufwand der Hände oder durch Hand-Arm-Schwingungen

Welche Diagnosen können den Verdacht der BK 2113 auslösen?

Der Carpaltunnel ist eine anatomische Passage am Handgelenk, durch die Nerven und Sehnen, die vom Unterarm zur Handinnenseite ziehen. Er wird dorsal vom Sulcus carpi der Handwurzel, palmar vom Retinaculum flexorum eingefasst, das sich als straffes Faserband zwischen der Eminentia carpi ulnaris und der Eminentia carpi radialis ausspannt. Durch den Carpaltunnel ziehen der Nervus medianus und die Sehnen der Muskeln M. flexor digitorum profundus und flexor digitorum superficialis sowie des M. flexor pollicis longus.

Das Carpaltunnelsyndrom ist eine meist chronische Kompressionsneuropathie des Nervus medianus im Bereich des Handgelenkes. Dem entspricht die ICD-Diagnose G56.0 „Karpaltunnel-Syndrom". Das Carpaltunnelsyndrom ist von den übrigen unter der ICD G56.- bezeichneten Gruppe der Mononeuropathien der oberen Extremität abzugrenzen. Frauen sind erheblich häufiger betroffen. Adipositas ist ein Risikofaktor.

Welche Ursachen hat die BK 2113?

Generell geeignet für die berufliche Verursachung sind

- repetitive manuelle Tätigkeiten mit Beugung und Streckung der Hände im Handgelenk,
- Tätigkeiten mit erhöhtem Kraftaufwand der Hände, z.B. durch kraftvolles Greifen und
- Tätigkeiten mit Einwirkung von Hand-Arm-Schwingungen durch handgehaltene vibrierende Maschinen.

Bei einer Kombination dieser drei arbeitsbedingten Risikofaktoren besteht eine starke Evidenz für einen Kausalzusammenhang und dem Auftreten eines CTS.

Zum zeitlichen Verlauf bis zum Auftreten eines CTS liegen unterschiedliche Angaben vor. Es können aber auch kurze Expositionszeiten einer Exposition weniger als zwölf Monate ausreichen. Der Erkrankungsbeginn sollte in engem zeitlichen Zusammenhang mit der Exposition stehen und nicht länger als 1 Jahr nach Beginn der Belastung liegen.

Zur **BK 2113 gehört nicht** die Einengungen der sog. „Guyon-Loge" (Canalis ulnaris) an der ulnaren Seite der Handwurzel oberhalb des Retinaculum flexorum. Durch diesen Kanal ziehen die A. ulnaris und der N. ulnaris.

BK 2114: Gefäßschädigung der Hand durch stoßartige Krafteinwirkung (Hypothenar-Hammer-Syndrom und Thenar-Hammer-Syndrom)

Welche Diagnosen können den Verdacht der BK 2114 auslösen?

Pathophysiologisch handelt es sich beim Hypothenar-Hammer-Syndrom (HHS) und beim Thenar-Hammer-Syndrom (THS) um ein sekundäres Raynaud-Syndrom durch traumatische Gefäßläsionen im Bereich der Handfläche bzw. Handkante. Betroffen sind

- beim HHS die Arteria ulnaris im Bereich des Kleinfingerballens (vorrangig sind die Finger III, IV und V betroffen),
- beim THS die Arteria radialis im Bereich des Daumenballens (vorrangig sind die Finger I, II und III betroffen).

Dem entspricht die ICD-Diagnose I73.9 „Periphere Gefäßkrankheit, nicht näher bezeichnet".

Das HHS wird sowohl einseitig als auch beidseitig beobachtet. Je nach Schwere bzw. Ausmaß der arteriellen Durchblutungsstörungen bestehen Schmerzen, Kältegefühl, Taubheit und Kraftlosigkeit der betroffenen anatomischen Region. Sie können unmittelbar nach dem Trauma, aber auch nach Stunden, Tagen oder Monaten auftreten. Kälteexposition und körperliche Belastung im Versorgungsgebiet der mangeldurchbluteten Arterie verstärken sie.

Welche Ursachen hat die BK 2114?

Die Diagnose eines HHS bzw. THS stützt sich auf die Einwirkung stoßartiger Krafteinwirkungen auf die betroffenen anatomischen Strukturen

- HHS: Stoßartige Krafteinwirkungen bei der Verwendung der Hand als Hammer, aber auch Vibrationen, die in die Hohlhand eingeleitet werden und den Hypothenarbereich ungünstig belasten.
- THS: Einmalige oder wiederholte Kontusionen des Daumenballens (Thenar) in Form stoßartiger Krafteinwirkung können zu einer Läsion der A. radialis – ähnlich dem HHS – führen.

Betroffen können sein: Dachdecker/Zimmermänner (z.B. Hand als Schlagwerkzeug zum Einrichten von Dachsparren), Kfz-Mechaniker (z.B. Schläge auf Schraubenschlüssel, Ausbeulen von Karosserieteilen mit der Faust), Möbeltransporteure (z.B. Stoßen, Schieben oder Tragen schwerer Gegenstände), Installateure (z.B. Schläge zum Lösen von Schrauben oder Muttern), Schreiner, Fußbodenverleger, Mechaniker, Elektriker, Maschinisten, Forstarbeiter, Gärtner, Tätigkeit in der Landwirtschaft, Bergleute, Steinbohrer sowie die Bedienung von ergonomisch ungünstig gestalteten Stellteilen von Maschinen mit der Hohlhand.

Bei Vibrationen, die in die Hohlhand eingeleitet werden und den Hypothenarbereich ungünstig belasten, sind weiterhin zu berücksichtigen: Kohlebergleute und Gesteinshauer (Spitzhacke, Bohrhammer, Presslufthammer, Drucklufthammer, Meißelhammer), Forstarbeiter (Kettensäge, Freischneider), Zimmerer (elektrische Säge, Hobel), andere Arbeiter (Schlagschrauber), Eisengießer (Handwerkzeuge).

Dosis-Wirkungs-Beziehungen zwischen der stoßartigen Krafteinwirkung auf die Hand und der Entstehung entsprechender Gefäßschädigungen sind nicht belegt.

Zur **BK 2114 gehören nicht** die Weißfingeranfälle der Berufskrankheit-Nr. 2104, denen sie ähneln. Es handelt sich pathophysiologisch um unterschiedliche Krankheitsbilder. Differenzialdiagnostisch sind weiterhin zu berücksichtigen:

- Arterielle Verschlusskrankheiten (z.B. Arteriosklerose, Thrombangitis obliterans, Thoracic-outlet-Syndrom, Embolien anderer Genese, primäres Raynaud-Syndrom),
- Hämatologische Erkrankungen (u.a. Kälteagglutinine, Kryoglobulinämie, Polyzythämie, myeloproliferative Erkrankungen),
- Vaskulopathien (z.B. Mikroangiopathien bei Diabetes mellitus),
- Traumata mit rheologischen Veränderungen (u.a. Erfrierungen, iatrogene Ursachen wie z.B. Stunt oder AV-Fisteln, lokale Verletzungen),
- Toxische Ursachen (z.B. Ergotaminderivate, ß-Blocker).
- Sonstige Ursachen, (z.B. Weichteiltumore, rheumatoide Arthritis, Polyarthritis, Lupus Erythematodes, Dermatomyositis, neurologische Ursachen.

BK 2115: Fokale Dystonie als Erkrankung des zentralen Nervensystems bei Instrumentalmusikern durch feinmotorische Tätigkeit hoher Intensität

Welche Diagnosen können den Verdacht der BK 2115 auslösen?

Bei der Musikerdystonie im Sinne der Berufskrankheit handelt es sich um eine Sonderform der fokalen Dystonie des Erwachsenenalters – eine aufgabenspezifische Dystonie. Diese äußert sich ausschließlich bei der Ausübung des Instrumentenspiels.

Die fokale, aufgabenspezifische Dystonie des Musikers ist eine Erkrankung der Basalganglien und damit des zentralen Nervensystems. Primäres Symptom bei Dystonien ist ein schmerzloser Verlust der Koordination an einer Extremität. Es können auch bestimmte Tremorformen an den betroffenen Gliedmaßen beobachtet werden. Lange Zeit galten die aufgabenspezifischen Dystonien als „Beschäftigungsneurosen", z.B. als Erklärung für den Schreibkrampf. Die frühere Einordnung von Dystonien als psychogene Erkrankungen wurde vor allem auf ihr bizarres Aussehen, ihr teilweise selektives Auftreten und ihre Verstärkung durch emotionale Anspannung zurückgeführt.

Damit stellt die fokale Dystonie eine Besonderheit unter den Berufskrankheiten dieser Gruppe dar, da eine hohe Anforderung zuerst zu einer Störung des Zentralnervensystems führt, deren Folgen sich in der Störung sehr komplexer Muskelfunktionen zeigen.

Ein Angriffspunkt therapeutischer Ansätze ist die veränderte sensomotorische Verarbeitung, um die intrakortikale Hemmung zu erhöhen und dadurch Bewegungsmuster zu normalisieren. Eine Therapie zielt darauf ab, durch Immobilisation der betroffenen Extremität und Reduktion des motorischen Gebrauches zentrale Hemmmechanismen wiederherzustellen.

Welche Ursachen hat die BK 2115?

Dystonie bezeichnet eine Bewegungsstörung, die durch länger anhaltende unwillkürliche Kontraktionen der quergestreiften Muskulatur gekennzeichnet ist. Dystone Verkrampfungen können zu Fehlstellungen der betroffenen Extremität bzw. des Rumpfes führen.

Zur **BK 2115 gehören nicht** die idiopathischen Dystonien (Ursache nicht bekannt oder genetisch bedingt) und sekundäre Dystonien. Zu den wesentlich selteneren sekundären Dystonien im Rahmen einer Grunderkrankung zählen neurodegenerative Erkrankungen und metabolische (M. Wilson, Neuro-Akanthozytose, Leukodystrophien), vaskuläre oder traumatische Läsionen der Basalganglien, Symptome durch die Einnahme von Dopamin-Antagonisten (Neuroleptika) oder Calcium-Antagonisten.

Von den peripher verursachten muskuloskelettalen und neurologischen Erkrankungen bei Musikern durch mechanische Überbeanspruchung ist die Dystonie des Musikers klar abzugrenzen (kein „overuse syndrome"!). Frühzeitige Schmerzen treten bei den Dystonien nicht oder erst später durch die Fehlstellung der Extremität auf.

Abgrenzung zu anderen Berufskrankheiten: Bestimmte Erkrankungen, die durch äußere mechanische Belastungen induziert werden, sind bereits im Berufskrankheiten-Recht verankert und müssen von der „aufgabenspezifischen fokalen Dystonie" abgegrenzt werden.

- Erkrankungen der Sehnenscheiden oder des Sehnengleitgewebes sowie der Sehnen- und Muskelansätze, die zur Unterlassung aller Tätigkeiten gezwungen haben, die für die Entstehung, die Verschlimmerung oder das Wiederaufleben der Krankheit ursächlich waren oder sein können (BK-Nr. 2101),
- Druckschädigung der Nerven (BK-Nr. 2106),
- Carpaltunnelsyndrom (BK-Nr. 2113).

Nachtrag „Koxarthrose durch Lastenhandhabung mit einer kumulativen Dosis von mindestens 9.500 Tonnen während des Arbeitslebens gehandhabter Lasten mit einem Lastgewicht von mindestens 20 kg, die mindestens zehnmal pro Tag gehandhabt wurden"

Am 25.03.2020 hat der Ärztliche Sachverständigenbeirat „Berufskrankheiten" des BMAS eine Wissenschaftliche Empfehlung zur Koxarthrose durch Lastenhandhabung veröffentlicht.

Quelle: https://www.baua.de/DE/Angebote/Rechtstexte-und-Technische-Regeln/Berufskrankheiten/pdf/Begruendung-Koxarthrose.pdf?__blob=publicationFile&v=2 (abgerufen am 27.06.2021)

Welche Ursachen hat die BK Koxarthrose?

Als gefährdend im Sinne dieser Berufskrankheit gelten Lastenhandhabungen in Form des Hebens oder Tragens von Lasten mit einem Lastgewicht von mindestens 20 kg. Solche Belastungen treten nach den Erfahrungen mit der Berufskrankheit Nr. 2108 u.a. in folgenden Berufsgruppen auf: Kranken- und Altenpflegeberufe, Maurer und andere Bauberufe, Bergleute und Steinbrecher, LKW-Fahrer sowie Beschäftigte in der Landwirtschaft.

Zur Ableitung der Mindestdosis:

Als Lastenhandhabung gilt das Heben und/oder Tragen von Lasten. Sofern das Lastgewicht mindestens 20 kg betrug und mehr als zehnmal pro Tag gehoben oder getragen wurde, werden die pro Tag gehandhabten Lastgewichte aufaddiert, mit der Anzahl der exponierten Schichten pro Jahr und der Jahre insgesamt multipliziert und so eine Lebensdosis ermittelt.

Diese Berufskrankheit gilt sowohl für Männer als auch für Frauen.

2 Beurteilung von Schmerzen an Rücken und Gelenken

2.1 Schmerzfragebögen

2.1.1 Deutscher Schmerzfragebogen (Auszug von 2013)[1]

Quelle: Deutsche Schmerzgesellschaft e.V. (www.schmerzgesellschaft.de)

Deutscher Schmerzfragebogen Seite 3

Patient:____________________ Datum beim Ausfüllen: Tag Monat Jahr

1. Geburtsdatum: Tag Monat Jahr — Alter: ______ Jahre
2. Geschlecht: männlich ○ weiblich ○
3. Körpergröße (cm): — 4. Körpergewicht (kg):

5. Bitte zeichnen Sie im Körperschema ein, an welchen Körperstellen Ihre Schmerzen auftreten

Bitte beschreiben Sie Ihre Schmerzen mit eigenen Worten:

6. Wegen welcher Schmerzen kommen Sie hauptsächlich zur Behandlung? ________________

7. a) **Seit wann** bestehen diese Schmerzen?

weniger als 1 Monat	○	½ Jahr bis 1 Jahr	○	2 bis 5 Jahre	○
1 Monat bis ½ Jahr	○	1 bis 2 Jahre	○	mehr als 5 Jahre	○

b) Können Sie ein **genaues Datum** angeben? Tag Monat Jahr

[1] Neuere Version unter https://www.schmerzgesellschaft.de/schmerzfragebogen abrufbar

Deutscher Schmerzfragebogen Seite 4

8. a) Welche der Aussagen trifft auf Ihre **Schmerzen** in den letzen 4 Wochen am besten zu?
(Bitte nur **eine** Angabe machen!)

Schmerz
Zeit Zeit Zeit Zeit

1) Dauerschmerzen mit leichten Schwankungen	2) Dauerschmerzen mit starken Schwankungen	3) Schmerzattacken, dazwischen schmerzfrei	4) Schmerzattacken, auch dazwischen Schmerzen
O	O	O	O

Wenn Sie an Schmerzattacken leiden (Bilder 3 und 4), beantworten Sie bitte zusätzlich noch folgende Fragen:

b) **Wie oft** treten diese Attacken durchschnittlich auf?

mehrfach täglich	O	einmal täglich	O	mehrfach wöchentlich	O
einmal wöchentlich	O	mehrfach monatlich	O	einmal monatlich	O
seltener:	O ______________				

c) **Wie lange** dauern diese Attacken durchschnittlich?

Sekunden	O	Minuten	O	Stunden	O
bis zu drei Tagen	O	länger als drei Tage	O		

9. Sind Ihre Schmerzen zu bestimmten Tageszeiten besonders stark? ja O nein O
wenn ja: morgens O mittags O nachmittags O abends O nachts O

10. Mit der folgenden Liste von Eigenschaftsworten können Sie genauer beschreiben, **wie Sie Ihre Schmerzen empfinden**. Denken Sie bei der Beantwortung an Ihre **typischen Schmerzen in der letzten Zeit**.
Bitte lassen Sie keine der Beschreibungen aus und machen Sie **für jedes Wort ein Kreuz**, inwieweit die Aussage für Sie zutrifft.
Sie haben bei jeder Aussage 4 Antwortmöglichkeiten:
3 = trifft genau zu 2 = trifft weitgehend zu 1 = trifft ein wenig zu 0 = trifft nicht zu

Ich empfinde meine Schmerzen als ....

	trifft genau zu	trifft weitgehend zu	trifft ein wenig zu	trifft nicht zu		trifft genau zu	trifft weitgehend zu	trifft ein wenig zu	trifft nicht zu
	3	2	1	0		3	2	1	0
....dumpf	O	O	O	O	....heiß	O	O	O	O
....drückend	O	O	O	O	....brennend	O	O	O	O
....pochend	O	O	O	O	....elend	O	O	O	O
....klopfend	O	O	O	O	....schauderhaft	O	O	O	O
....stechend	O	O	O	O	....scheußlich	O	O	O	O
....ziehend	O	O	O	O	....furchtbar	O	O	O	O

SBL © Korb 2006

Deutscher Schmerzfragebogen Seite 5

11. Geben Sie im Folgenden die **Stärke Ihrer Schmerzen** an. Kreuzen Sie **auf den unten aufgeführten Linien** an, wie stark Sie Ihre Schmerzen empfinden (unter Ihrer üblichen Medikation). Die Zahlen können Ihnen bei der Einteilung helfen: Ein Wert von 0 bedeutet, Sie haben keine Schmerzen, ein Wert von 10 bedeutet, Sie leiden unter Schmerzen, wie sie für Sie nicht stärker vorstellbar sind. Die Zahlen dazwischen geben Abstufungen der Schmerzstärke an.

a) Geben Sie bitte zunächst Ihre **momentane Schmerzstärke** an:

kein Schmerz — stärkster vorstellbarer Schmerz

0 1 2 3 4 5 6 7 8 9 10

b) Geben Sie jetzt bitte Ihre **durchschnittliche Schmerzstärke** während der letzten 4 Wochen an:

kein Schmerz — stärkster vorstellbarer Schmerz

0 1 2 3 4 5 6 7 8 9 10

c) Geben Sie jetzt bitte Ihre **größte Schmerzstärke** während der letzten 4 Wochen an:

kein Schmerz — stärkster vorstellbarer Schmerz

0 1 2 3 4 5 6 7 8 9 10

d) Geben Sie jetzt an, welche **Schmerzstärke** für Sie bei erfolgreicher Behandlung **erträglich** wäre:

kein Schmerz — stärkster vorstellbarer Schmerz

0 1 2 3 4 5 6 7 8 9 10

12. In den folgenden Fragen geht es um Ihre Schmerzen während der **letzten 3 Monate**. Für diesen Zeitraum möchten wir Genaueres über die **Auswirkungen der Schmerzen** erfahren.

a) **An wie vielen Tagen** konnten Sie in den letzten 3 Monaten aufgrund von Schmerzen nicht Ihren üblichen Aktivitäten nachgehen (z.B. Beruf, Schule, Haushalt)?

an etwa ⎵⎵⎵ Tagen

b) In welchem Maße haben die Schmerzen in den letzten 3 Monaten Ihren **Alltag** (Ankleiden, Waschen, Essen, Einkaufen etc.) beeinträchtigt?

keine Beeinträchtigung — völlige Beeinträchtigung

0 1 2 3 4 5 6 7 8 9 10

c) In welchem Maße haben die Schmerzen in den letzten 3 Monaten Ihre **Freizeitaktivitäten** oder Unternehmungen im **Familien- oder Freundeskreis** beeinträchtigt?

keine Beeinträchtigung — völlige Beeinträchtigung

0 1 2 3 4 5 6 7 8 9 10

d) In welchem Maße haben die Schmerzen in den letzten 3 Monaten Ihre **Arbeitsfähigkeit** (einschließlich Hausarbeit) beeinträchtigt?

keine Beeinträchtigung — völlige Beeinträchtigung

0 1 2 3 4 5 6 7 8 9 10

MUSTER

Deutscher Schmerzfragebogen Seite 6

13. a) Auf welche **Ursachen** führen Sie Ihre **Schmerzen** zurück? (Mehrfachnennungen sind möglich)

für mich ist **keine Ursache** erkennbar ○

auf eine bestimmte Krankheit ○ wenn ja, welche? ______

auf eine Operation ○ wenn ja, welche? ______

Datum der Operation |_|_| |_|_| |_|_|_|_|
Tag Monat Jahr

auf einen Unfall ○ wenn ja, welchen? ______

Datum des Unfalls |_|_| |_|_| |_|_|_|_|
Tag Monat Jahr

auf körperliche Belastung ○

auf seelische Belastung ○

auf eine andere Ursache ○ wenn ja, welche? ______

Falls Ihre Schmerzen im Zusammenhang mit einem Unfall, einer berufsbedingten Erkrankung oder Ersatzansprüchen (z.B. nach Operationen) stehen:
b) Sind alle diesbezüglichen **rechtlichen oder versicherungsrechtlichen Fragen** abgeschlossen (z.B. Schmerzensgeld)? ja ○ nein ○

14. Was machen Sie selbst, um Ihre **Schmerzen günstig zu beeinflussen**?
Bitte machen Sie genaue Angaben, z.B. spazieren gehen, schlafen, Ablenkung, ...

______

______

Ich kann meine Schmerzen nicht beeinflussen ○

15. **Was löst** Ihrer Erfahrung nach **die Schmerzen aus oder verschlimmert** sie?

______

______

Ich weiss es nicht ○

16. Bitte schätzen Sie Ihr **derzeitiges allgemeines Wohlbefinden** ein. Geben Sie bitte an, wie Sie sich in den letzten 14 Tagen meistens gefühlt haben. Kreuzen Sie dazu auf der 6-stufigen Skala jeweils die Zahl an, die am ehesten auf Sie zutrifft: 0 = trifft gar nicht zu, 5 = trifft vollkommen zu. Bearbeiten Sie bitte alle Aussagen.

Trotz der Schmerzen würde ich sagen:	trifft gar nicht zu **0**	**1**	**2**	**3**	**4**	trifft vollkommen zu **5**
1. Ich habe meine alltäglichen Anforderungen im Griff gehabt.	○	○	○	○	○	○
2. Ich bin innerlich erfüllt gewesen.	○	○	○	○	○	○
3. Ich habe mich behaglich gefühlt.	○	○	○	○	○	○
4. Ich habe mein Leben genießen können.	○	○	○	○	○	○
5. Ich bin mit meiner Arbeitsleistung zufrieden gewesen.	○	○	○	○	○	○
6. Ich war mit meinem körperlichen Zustand einverstanden.	○	○	○	○	○	○
7. Ich habe mich richtig freuen können.	○	○	○	○	○	○

FW7 © Herda, Scharfenstein u. Basler 1998

Deutscher Schmerzfragebogen Seite 7

17. Zur vollständigen Beurteilung ihrer Erkrankung bitten wir Sie nun um einige persönliche Angaben. Man weiß heute, dass körperliche Krankheit und seelisches Befinden oft eng zusammenhängen. Deshalb beziehen sich die Fragen ausdrücklich auf Ihre **allgemeine und seelische Verfassung**.
Wir bitten Sie, jede Frage zu beantworten, und zwar so, wie es für Sie persönlich **in den letzten 14 Tagen (inklusive heute)** am ehesten zutraf bzw. zutrifft. Machen Sie bitte ein Kreuz für jede Feststellung und lassen Sie bitte keine aus. Überlegen Sie nicht lange, sondern wählen Sie die Antwort aus, die Ihnen auf Anhieb am zutreffendsten erscheint.

Ich fühle mich angespannt oder überreizt ○ meistens ○ oft ○ von Zeit zu Zeit / gelegentlich ○ überhaupt nicht **A**	**Ich fühle mich in meinen Aktivitäten gebremst** ○ fast immer ○ sehr oft ○ manchmal ○ überhaupt nicht **D**
Ich kann mich heute noch so freuen wie früher ○ ganz genau so ○ nicht ganz so sehr ○ nur noch ein wenig ○ kaum oder gar nicht **D**	**Ich habe manchmal ein ängstliches Gefühl in der Magengegend** ○ überhaupt nicht ○ gelegentlich ○ ziemlich oft ○ sehr oft **A**
Mich überkommt eine ängstliche Vorahnung, dass etwas Schreckliches passieren könnte ○ ja, sehr stark ○ ja, aber nicht allzu stark ○ etwas, aber es macht mir keine Sorgen ○ überhaupt nicht **A**	**Ich habe das Interesse an meiner äußeren Erscheinung verloren** ○ ja, stimmt genau ○ ich kümmere mich nicht so sehr darum, wie ich sollte ○ möglicherweise kümmere ich mich zu wenig darum ○ ich kümmere mich so viel darum wie immer **D**
Ich kann lachen und die lustige Seite der Dinge sehen ○ ja, so viel wie immer ○ nicht mehr ganz so viel ○ inzwischen viel weniger ○ überhaupt nicht **D**	**Ich fühle mich rastlos, muss immer in Bewegung sein** ○ ja, tatsächlich sehr ○ ziemlich ○ nicht sehr ○ überhaupt nicht **A**
Mir gehen beunruhigende Gedanken durch den Kopf ○ einen Großteil der Zeit ○ verhältnismäßig oft ○ von Zeit zu Zeit, aber nicht allzu oft ○ nur gelegentlich / nie **A**	**Ich blicke mit Freude in die Zukunft** ○ ja, sehr ○ eher weniger als früher ○ viel weniger als früher ○ kaum bis gar nicht **D**
Ich fühle mich glücklich ○ überhaupt nicht ○ selten ○ manchmal ○ meistens **D**	**Mich überkommt plötzlich ein panikartiger Zustand** ○ ja, tatsächlich sehr oft ○ ziemlich oft ○ nicht sehr oft ○ überhaupt nicht **A**
Ich kann behaglich dasitzen und mich entspannen ○ ja, natürlich ○ gewöhnlich schon ○ nicht oft ○ überhaupt nicht **A**	**Ich kann mich an einem guten Buch, einer Radio- oder Fernsehsendung erfreuen** ○ oft ○ manchmal ○ eher selten ○ sehr selten **D**

HADS © Herrmann et al. 1996

18. Ich denke des öfteren daran, mir das Leben zu nehmen ja ○ nein ○

MUSTER

2.1.2 Heidelberger Kurzfragebogen Rückenschmerz[2]

Quelle: Interdisziplinäre Gesellschaft für Orthopädische und Unfallchirurgische und Allgemeine Schmerztherapie (IGOST e.V.)

HKF-R 10

Heidelberger Kurzfragebogen Rückenschmerz

Dieser Fragebogen hilft uns, Ihre Beschwerden richtig einzuschätzen. Nur so können wir die richtige Therapie für Sie finden.

Bitte beantworten Sie die Fragen so, wie es ***am besten*** *für Sie zutrifft.*

1. Welches **Geschlecht** haben Sie?
   ☐$_1$ weiblich ☐$_0$ männlich

2. Was ist Ihr höchster **Schulabschluss**?
   ☐$_0$ kein Abschluss ☐$_2$ Fachhochschulreife ☐$_4$ Universität
   ☐$_0$ Hauptschule ☐$_3$ Abitur ☐$_4$ Postgraduiert (Dr.)
   ☐$_1$ Mittlere Reife ☐$_3$ Fachhochschule

3. Haben Sie ihre aktuellen Rückenschmerzen schon länger als 1 Woche?
   ☐$_0$ Ja ☐$_1$ Nein

4. Haben Sie außer Rückenschmerzen noch **andere Schmerzen**?
   ☐$_1$ nein ☐$_0$ ja, nämlich:___________________________

5. Wie stark waren Ihre Rückenschmerzen **in der letzten Woche** durchschnittlich?

   Machen Sie bitte entsprechend der Stärke Ihrer Schmerzen ein Kreuz auf der Stelle der Skala.

   keine Schmerzen — stärkste vorstellbare Schmerzen
   0 10 20 30 40 50 60 70 80 90 100

6. Wie stark waren Ihre Rückenschmerzen **in der letzten Woche**, wenn es **am besten** war?

   keine Schmerzen — stärkste vorstellbare Schmerzen
   0 10 20 30 40 50 60 70 80 90 100

7. Wie stark dürften Ihre Beschwerden noch sein, wenn die **Behandlung erfolgreich** ist?

   keine Schmerzen — stärkste vorstellbare Schmerzen
   0 10 20 30 40 50 60 70 80 90 100

Bitte beantworten Sie auch die Fragen auf der Rückseite.

© IGOST DIPS 2002

[2] Kurzfragenbogen u.a. abrufbar unter https://www.aezq.de/mdb/downloads/nvl/kreuzschmerz/ph/hkfr-10-fragebogen.pdf/view

HKF-R 10

8. **Hilft** Ihnen - nach Ihrer bisherigen Erfahrung – ***Massage*** ihre Rückenschmerzen **zu lindern**?

☐$_0$ nein ☐$_1$ ja ☐$_0$ ich weiß nicht

9. Wenn Sie in den vergangenen 14 Tagen Ihre Schmerzen bewusst registriert haben, wie oft sind Ihnen die folgenden **Gedanken und Gefühle** durch den Kopf gegangen?

	nie	fast nie	selten	manchmal	oft	meistens	jedesmal
a. Was kann nur dahinter stecken?	☐$_0$	☐$_1$	☐$_2$	☐$_3$	☐$_4$	☐$_5$	☐$_6$
b. Warum muss ich nur diese schwere Last ertragen?	☐$_0$	☐$_1$	☐$_2$	☐$_3$	☐$_4$	☐$_5$	☐$_6$
c. Ich glaube beinahe, die gehen überhaupt nicht wieder weg.	☐$_0$	☐$_1$	☐$_2$	☐$_3$	☐$_4$	☐$_5$	☐$_6$
d. Diese üblen Schmerzen verderben mir aber auch alles!	☐$_0$	☐$_1$	☐$_2$	☐$_3$	☐$_4$	☐$_5$	☐$_6$
e. Was bedeutet das nur?	☐$_0$	☐$_1$	☐$_2$	☐$_3$	☐$_4$	☐$_5$	☐$_6$
f. Ich werde doch keinen Tumor haben?	☐$_0$	☐$_1$	☐$_2$	☐$_3$	☐$_4$	☐$_5$	☐$_6$
g. Bald ertrage ich es nicht mehr länger!	☐$_0$	☐$_1$	☐$_2$	☐$_3$	☐$_4$	☐$_5$	☐$_6$
h. Ob ich die gleiche, schlimme Krankheit habe wie...	☐$_0$	☐$_1$	☐$_2$	☐$_3$	☐$_4$	☐$_5$	☐$_6$
j. Ach, das wird überhaupt nicht besser.	☐$_0$	☐$_1$	☐$_2$	☐$_3$	☐$_4$	☐$_5$	☐$_6$
k. Hach, jetzt ist wieder der ganze Tag verdorben.	☐$_0$	☐$_1$	☐$_2$	☐$_3$	☐$_4$	☐$_5$	☐$_6$
l. Das Leben mit diesen Schmerzen ist kaum noch lebenswert!	☐$_0$	☐$_1$	☐$_2$	☐$_3$	☐$_4$	☐$_5$	☐$_6$
m. Was mache ich nur, wenn sie jetzt wieder schlimmer werden?	☐$_0$	☐$_1$	☐$_2$	☐$_3$	☐$_4$	☐$_5$	☐$_6$
n. Wie lange muss ich diese Schmerzen noch ertragen?	☐$_0$	☐$_1$	☐$_2$	☐$_3$	☐$_4$	☐$_5$	☐$_6$
o. Es wird doch keine schlimme Krankheit dahinterstecken?	☐$_0$	☐$_1$	☐$_2$	☐$_3$	☐$_4$	☐$_5$	☐$_6$

10. Wie war Ihr **Befinden** in den letzten 14 Tagen?

	nie/ selten	manchmal	oft	meistens/ immer
a. Ich fühle mich bedrückt, schwermütig und traurig.	☐$_0$	☐$_1$	☐$_2$	☐$_3$
b. Ich weine plötzlich oder mir ist oft zum Weinen zumute.	☐$_0$	☐$_1$	☐$_2$	☐$_3$
c. Ich kann nachts schlecht einschlafen.	☐$_0$	☐$_1$	☐$_2$	☐$_3$
d. Ich bin unruhig und kann nicht stillhalten.	☐$_0$	☐$_1$	☐$_2$	☐$_3$
e. Ich tue Dinge, die ich früher tat, immer noch gern.	☐$_0$	☐$_1$	☐$_2$	☐$_3$

© KOST DHPS 2002

3 Arbeitsmedizinische Diagnostik und berufliche Belastbarkeit

3.1 Klinische Untersuchungsbögen – focus-Verfahren

Quelle: Spallek M, Kuhn W (2009). Funktionsorientierte körperliche Untersuchungssystematik. ecomed Medizin, Landsberg

3.1.1 Screening Bewegungsapparat

Screening Bewegungsapparat

fokus

Name, Vorname, Personalnummer: ______________________
geb.: ______________________
Erst-Unters. [ ] **Grösse, Gewicht:** ____________ cm ____ kg
Nach-Unters. [ ] **Datum:** ______________________

o.B.
[ ] Inspektion (Haltung, Asymmetrien...) ______________________

Halswirbelsäule

		Normwert	rechts		links
[ ]	Rotation in Neutralstellung	70°/0/70°		0	
[ ]	Seitneigung	45°/0/45°		0	
[ ]	Extension - Flexion	45°/0/45°		0	

Schulter-Arm

[ ]	Adduktion				
[ ]	Nackengriff (Daumen - C7)	0 cm			
[ ]	Schürzengriff	< 2 cm			

Arm-Hand

[ ]	Anheben Stuhllehne in Pronation				
[ ]	Anheben Stuhllehne in Supination				
	Bei Vibrationsbelastung:				
[ ]	*Aufstützen auf Handgelenk in max.Ext/Flex*				

Lendenwirbelsäule

[ ]	Flexion als Finger-Boden-Abstand FBA	< 15 cm			
[ ]	Seitneigung	30°/0/30°		0	
[ ]	Seitrotation	30°/0/30°		0	
[ ]	Druck-/Klopfschmerz BWS/LWS/ISG				
[ ]	Zehen- / Fersenstand u. -gang				
[ ]	Einbeinstand	> 6 sec			
[ ]	Hocke mit Ferse am Boden / Aufrichten				

Knie-Sprunggelenk

[ ]	Hüpfen auf einem Bein				
[ ]	Stehen auf dem Fußaussenrand				

Bemerkungen/Verdachtsdiagnose :

Unterschrift:

3.1.2 Halswirbelsäule-Untersuchungsbogen

Halswirbelsäule

fokus®

Name, Vorname, Personalnummer: ______

geb.: ______

Erst-Unters. [ ]

Grösse, Gewicht: ______ cm ______ kg

Nach-Unters. [ ]

Datum: ______

Screening (aktiv)

o.B.		Normwert	rechts		links
[ ]	Inspektion (Haltung, Asymmetrien...)				
[ ]	Rotation in Neutralstellung	70°/0/70°		0	
[ ]	Seitneigung	45°/0/45°		0	
[ ]	Extension - Flexion	45°/0/45°		0	

wenn Anamnese leer und Screening unauffällig, ist eine weitere Funktionsdiagnostik nicht notwendig

Funktionsdiagnostik (passiv)

o.B.		Normwert	rechts		links
[ ]	Rotation in Neutralstellung	70°/0/70°		0	
[ ]	Rotation in max. Anteflexion (C 1/2)	45°/0/45°		0	
[ ]	Rotation in max. Retroflexion (C 2/7)	45°/0/45°		0	
[ ]	Seitneigung	45°/0/45°		0	
[ ]	Kinn-Jugulum-Abstand	> 20 cm			
[ ]	Druck-/Klopfschmerz über Dornfortsätzen				
[ ]	Druck-/Klopfschmerz über Linea nuchae				
[ ]	Druckschmerz ob. Skapularand / M.lev.sc.				
[ ]	Druckschmerz über M.trapezius / 3E15				
[ ]	Nackenkompressionstest				
[ ]	Nackentraktionstest				
[ ]	Reflexprüfung BSR	C5/6, N. musc.			
[ ]	Reflexprüfung TSR	C6/7/8, N. rad.			
[ ]	Reflexprüfung RPR	C5/6, N. rad.			
[ ]	Sensibilitätsprüfung Dermatome	C5-Th1			
[ ]	Adson-Test (fakultativ)				

Bemerkungen / Verdachtsdiagnose

Unterschrift

3.1.3 Schulter-Arm-Untersuchungsbogen

Schulter-Arm

fokus®

Name, Vorname, Personalnummer: ______________________

geb.: ______________________

Erst-Unters. [ ] **Grösse, Gewicht:** ______ cm ______ kg

Nach-Unters. [ ] **Datum:** ______________________

Screening (aktiv)

o.B.		Normwert	rechts	links
[ ]	Inspektion (Haltung, Asymmetrien...)			
[ ]	Adduktion			
[ ]	Nackengriff (Daumen - C7)	0 cm		
[ ]	Schürzengriff	< 2 cm		

wenn Anamnese leer und Screening unauffällig, ist eine weitere Funktionsdiagnostik nicht notwendig

Funktionsdiagnostik (passiv)

			rechts	links
[ ]	Aktive Elevation	0°/180°	[0]	[0]
[ ]	Passive Elevation	0°/180°	[0]	[0]
[ ]	painful arc ?			
[ ]	Aussen-/Innenrotation	90°/0/90°	[0]	[0]
[ ]	ACG-Test (nach Barbor)			
[ ]	Aussenrotation gegen Widerstand	M.infraspinatus		
[ ]	Innenrotation gegen Widerstand	M.subscapularis		
	Ellbogenflexion gegen Widerstand			
[ ]	in Supination	M.biceps		
[ ]	in Pronation	M.brachialis		
[ ]	in Semipronation	M.brachioradialis		
[ ]	Ellbogenextension gegen Widerstand	M.triceps		
[ ]	Abduktion gegen Widerstand 30°	M.supraspinatus		
[ ]	Abduktion gegen Widerstand 70°	M.deltoideus		
[ ]	Adduktion gegen Widerstand 30°	M.pect., M.latiss.		

Bemerkungen / Verdachtsdiagnose **Unterschrift**

3.1.4 Arm-Hand-Untersuchungsbogen

Arm-Hand

fokus

Name, Vorname, Personalnummer: ____________________

geb.: ____________________

Erst-Unters. [ ] **Grösse, Gewicht:** ________ cm ________ kg

Nach-Unters. [ ] **Datum:** ____________________

Screening (aktiv)

o.B.		Normwert	rechts	links
[ ]	Inspektion (Haltung, Asymmetrien...)			
[ ]	Anheben Stuhllehne in Pronation			
[ ]	Anheben Stuhllehne in Supination			
	Bei Vibrationsbelastung:			
[ ]	*Aufstützen auf Handgelenk in max.Ext/Flex*			

wenn Anamnese leer und Screening unauffällig, ist eine weitere Funktionsdiagnostik nicht notwendig

Funktionsdiagnostik (passiv)

o.B.		Normwert	rechts	links
[ ]	Extension / Flexion im Ellbogengelenk	10°/0/150°	[0]	[0]
[ ]	Extension / Flexion gg. Widerstand			
[ ]	Pronation / Supination	90°/0/90°	[0]	[0]
[ ]	Pronation / Supination gg. Widerstand			
[ ]	Dorsalextension / Palmarflexion	60°/0/60°	[0]	[0]
[ ]	Dorsalextension / Palmarflexion gg. Wid.			
[ ]	Ulnarduktion / Radialduktion	30°/0/40°	[0]	[0]
[ ]	Ulnarduktion / Radialduktion gg. Wid.			
[ ]	Fingerabduktion / Fingeradduktion			
[ ]	Fingerabduktion / Fingeradduktion gg. Wid			
[ ]	Opposition D1 vs D2-D5	Ringschlussprobe		
[ ]	Extension D1 gegen Widerstand			
	Bei Vibrationsbelastung:			
[ ]	*maximale Dorsalextension/Palmarflexion*			
[ ]	*maximale Ulnarduktion/Radialduktion*			

Bemerkungen / Verdachtsdiagnose **Unterschrift**

3.1.5 Lendenwirbelsäule-Untersuchungsbogen

Lendenwirbelsäule

fokus®

Name, Vorname, Personalnummer: ____________

geb.: ____________

Erst-Unters. [ ]

Grösse, Gewicht: ______ cm ______ kg

Nach-Unters. [ ]

Datum: ____________

Screening (aktiv)

o.B.		Normwert	rechts		links
[ ]	Inspektion (Haltung, Form, Asymmetrien...)				
[ ]	Flexion als Finger-Boden-Abstand FBA	< 15 cm			
[ ]	Seitneigung	30°/0/30°		0	
[ ]	Seitrotation	30°/0/30°		0	
[ ]	Druck-/Klopfschmerz BWS/LWS/ISG				
[ ]	Zehen- / Fersenstand u. -gang				
[ ]	Einbeinstand	> 6 sec			
[ ]	Aufrichten aus der tiefen Hocke				

wenn Anamnese leer und Screening unauffällig, ist eine weitere Funktionsdiagnostik nicht notwendig

Funktionsdiagnostik (passiv)

o.B.		Normwert	rechts		links
[ ]	Extension / Flexion / Vorlaufphänomen	30°/0/15 cm FBA		0	
[ ]	Zeichen nach Ott	28/30/33 cm		30	
[ ]	Zeichen nach Schober	8/10/15 cm		10	
[ ]	M.ext.hall.long., Eversion / Inversion	L5/S1/L4			
[ ]	Reflexprüfung PSR	L3-L4			
[ ]	Reflexprüfung ASR	S1			
[ ]	Zeichen nach Lasegue	70° - 90°			
[ ]	Zeichen nach Bragard				
[ ]	Hüfte Flexion	0/0/130°	0 [0]		0 [0]
[ ]	Hüfte Aussen- / Innenrotation	50°/0/40°	[0]		[0]
[ ]	Patrick Hyperabduktion (mit/ohne Fix.)	n.F.ISG, o.F.Facetten			
[ ]	Adduktionstest	ISG			
[ ]	Sensibilitätsprüfung Dermatome	L4-S1			
[ ]	Bestätigungsteste: Langsitztest				
[ ]	Reklinationstest				

Bemerkungen / Verdachtsdiagnose

Unterschrift

3.1.6 Knie-Sprunggelenk-Untersuchungsbogen

Knie-Sprunggelenk

fokus®

Name, Vorname, Personalnummer: ____________
geb.: ____________
Grösse, Gewicht: ______ cm ______ kg
Datum: ____________

Erst-Unters. [ ]
Nach-Unters. [ ]

Screening (aktiv)

o.B.		Normwert	rechts	links
[ ]	Inspektion (Haltung, Asymmetrien...)			
[ ]	Hocke mit Ferse am Boden			
[ ]	Einbeinstand	> 6 sec		
[ ]	Hüpfen auf einem Bein			
[ ]	Zehen- / Fersenstand u. -gang			
[ ]	Stehen auf dem Fußaussenrand			

wenn Anamnese leer und Screening unauffällig, ist eine weitere Funktionsdiagnostik nicht notwendig

Funktionsdiagnostik (passiv)

			rechts	links
	Kniegelenk			
[ ]	Palpation : Patella, Innen- und Aussenband			
[ ]	Extension / Flexion	5°/0/150°	[0]	[0]
[ ]	Valgus-Varusstress (20° Beugung)	Bandstabilität		
[ ]	Steinmann I	AR/IR in 90°		
[ ]	Lachmann-Test	15-30° Beugung		
[ ]	Apley-Test (grinding / distraction)			
[ ]	M. quadriceps-Test			
	Sprunggelenk			
[ ]	Talusvorschub	Lig. fibulotal.ant.		
[ ]	Adduktion / Inversion / Supination			
[ ]	Malleolenkompressionstest			
[ ]	"Klick"-Test	Lig. fibulocalc.		

Bemerkungen / Verdachtsdiagnose

Unterschrift

4 Hand-Arm-Belastungen

4.1 Orientierende Gefährdungsbeurteilung bei Belastungen des Muskel- und Skelettsystems: Checkliste 2021 für Unternehmerinnen und Unternehmer, Sicherheitsbeauftragte, Betriebsärztinnen und Betriebsärzte* und Fachkräfte* für Arbeitssicherheit

Quelle: Bundesanstalt für Arbeitsschutz und Arbeitsmedizin (BAuA)
https://www.dguv.de/medien/fb-handelundlogistik/pdf-dokumente/checkliste-pb.pdf

Orientierende Gefährdungsbeurteilung bei Belastungen des Muskel- und Skelettsystems

Checkliste 2021 für Unternehmerinnen und Unternehmer, Sicherheitsbeauftragte, Betriebsärztinnen und Betriebsärzte* und Fachkräfte* für Arbeitssicherheit

Diese Checkliste hilft Ihnen bei der Entscheidung darüber, welche körperlichen Belastungsarten am Arbeitsplatz eine Gefährdung für den Beschäftigten beinhalten können. Auffälligkeiten in dieser Checkliste weisen deshalb nur auf ein mögliches Risiko hin und sind noch kein Nachweis eines tatsächlichen Gesundheitsrisikos. Allerdings sollte bei diesen Auffälligkeiten eine ergänzende Gefährdungsbeurteilung durchgeführt werden, für die umfangreichere Screeningverfahren wie beispielsweise Leitmerkmalmethoden genutzt werden können.
Die Checkliste ist für Personen konzipiert, die nicht zum Kreis der besonders Schutzbedürftigen zugeordnet werden können und sie kann unkompliziert im betrieblichen Setting (oder Umfeld) angewendet werden.
Für besonders Schutzbedürftige (Jugendliche, Leistungsgewandelte, Schwangere, Personen mit Vorerkrankungen etc.) muss eine für sie jeweils spezifische Gefährdungsbeurteilung durchgeführt werden.

Beantworten Sie bitte – soweit am Arbeitsplatz zutreffend - die Fragen der Checkliste. Wenn Sie zusätzlich über betriebliche Informationen zu tätigkeitsspezifischen Beschwerden oder erhöhten Beanspruchungen von Beschäftigten verfügen (gehäufte Schmerzen, ärztliche Befunde, Krankschreibungen), ergänzen Sie Ihre Aussagen damit.

Nach Bearbeitung der Checkliste kann eine abschließende Beurteilung erfolgen, ob und für welche Belastungsarten die Anwendung eines geeigneten Verfahrens zur Gefährdungsbeurteilung physischer Belastungen erforderlich ist. Insgesamt gilt:

1. Werden alle Antworten mit „Nein“ gekennzeichnet, sind in der Regel keine weiteren Maßnahmen erforderlich.
2. Werden die Orientierungsfragen zu mindestens einer Belastungsart mit „Ja“ beantwortet, so ist das Vorliegen einer wesentlich erhöhten Belastung möglich. In diesem Fall ist durch eine ergänzende Beurteilung z. B. mit der entsprechenden Leitmerkmalmethode zu prüfen, ob den Beschäftigten eine arbeitsmedizinische Vorsorge nach AMR 13.2 anzubieten ist. Nähere Informationen hierzu gibt die DGUV Empfehlung "Belastungen des Muskel- und Skelettsystems einschließlich Vibrationen" (ehemals DGUV Grundsatz G 46). Weiterhin ist zu prüfen, ob und wie die erkannten Gefährdungen durch geeignete Maßnahmen reduziert werden können.

Checkliste bearbeitet durch: Datum: ....

.... (Unternehmerin/Unternehmer)
.... (Unternehmerin/Unternehmer)
.... (Fachkraft für Arbeitssicherheit)
.... (Betriebsärztin/ Betriebsarzt)

Betriebsbereich/ Arbeitsplätze/ Tätigkeit:
....
....

* gemäß Beauftragung durch Unternehmerin oder Unternehmer

<table>
<tr><th>Belastungsart</th><th>Orientierungsfragen
(bezogen auf Tätigkeiten typischer Arbeitsschichten)</th><th>Belastungs-merkmal</th><th>Tätigkeits-spezifische Beschwerden bekannt?</th></tr>
<tr><td colspan="2">1. Manuelles Heben, Halten und Tragen von Lasten</td><td></td><td></td></tr>
<tr><td rowspan="2">Heben, Halten, Tragen</td><td>Werden pro Arbeitsschicht folgende Belastungen durch Lastgewichte erreicht oder überschritten?
<table>
<tr><th rowspan="2"></th><th rowspan="2">Last</th><th colspan="2">Häufigkeit</th></tr>
<tr><th>Frauen</th><th>Männer</th></tr>
<tr><td rowspan="3">Heben</td><td>5 bis 10 kg</td><td>100 x</td><td>150 x</td></tr>
<tr><td>>10 bis 15 kg</td><td>50 x</td><td>100 x</td></tr>
<tr><td>>15 bis 20 kg</td><td></td><td>50 x</td></tr>
<tr><td rowspan="3">Halten oder Tragen mit einer Dauer von ca. 5s*</td><td>5 bis 10 kg</td><td>60 x</td><td>100 x</td></tr>
<tr><td>>10 bis 15 kg</td><td>30 x</td><td>60 x</td></tr>
<tr><td>>15 bis 20 kg</td><td></td><td>30 x</td></tr>
</table>
*bei längeren Halte-/Tragedauern reduzieren sich die max. Häufigkeiten entsprechend. Bei einer Halte- oder Tragedauer von 10 s halbieren sich bspw. die Häufigkeiten.</td><td>Nein □
Ja □</td><td rowspan="2">Nein □
Ja □</td></tr>
<tr><td>Liegen Lastenhandhabungen vor mit<ul><li>Häufigkeiten knapp unterhalb der genannten Grenzen in mindestens zwei Lastbereichen</li><li>Lasten < 5 kg und sehr hohen Häufigkeiten,</li><li>regelmäßig schwereren als in der Tabelle angegebenen Lasten</li><li>ungünstigen Körperhaltungen oder</li><li>hohen Anteilen einhändiger Lastenhandhabungen?</li></ul></td><td>Nein □
Ja □</td></tr>
<tr><td colspan="2">2. Ziehen und Schieben</td><td></td><td></td></tr>
<tr><td rowspan="2">Ziehen, Schieben</td><td>Werden Lasten mit großer Kraftanstrengung gezogen oder geschoben (z. B. Container, Betten, Trolleys, Hängebahnen/-krane)?<ul><li>regelmäßig über kurze Distanzen
(ab 40 x pro Arbeitstag) oder</li><li>über längere Distanzen
(Gesamtstrecke ab 500 m pro Arbeitstag)</li></ul></td><td>Nein □
Ja □</td><td rowspan="2">Nein □
Ja □</td></tr>
<tr><td>Liegen beim Ziehen oder Schieben von Lasten zusätzliche Erschwernisse vor, z. B.<ul><li>ungünstige Beschaffenheit des Fahrwegs,</li><li>zu kleine, feststehende oder defekte Rollen,</li><li>ungeeignete Griffe oder ungünstige Griffpositionen,</li><li>sehr hohe aufzubringende Hand- bzw. Körperkräfte?</li></ul></td><td>Nein □
Ja □</td></tr>
</table>

3. Manuelle Arbeitsprozesse			
Repetition, Handkraft,	Sind an dem Arbeitsplatz manuelle Tätigkeiten mit ständig wiederkehrenden, gleichartigen Schulter-, Arm-, Hand-Bewegungen erforderlich oder beinhalten sie das Aufbringen von Kräften? • über 2 Stunden pro Schicht oder • über 1 Stunde pro Schicht, wenn hohe Kräfte erforderlich sind (z. B. für Schrauben anziehen oder lösen)	Nein □ Ja □	Nein □ Ja □
Manuelles Klopfen, Schlagen, Drücken	Werden die Hände selbst als „Werkzeug" eingesetzt? • Regelmäßiges Klopfen, Schlagen oder Drücken direkt mit der Hand oder den Fingern bedingt durch die Arbeitsaufgabe	Nein □ Ja □	Nein □ Ja □
4. Ausübung von Ganzkörperkräften			
Ausüben von hohen Kräften unter Einsatz des ganzen Körpers	Liegen folgende Belastungen durch Ganzkörperkräfte vor? • Hohe Kräfte bei der Bedienung von Arbeitsmitteln/ Werkzeugen insgesamt Tätigkeiten mit insgesamt mehr als 20 min Dauer pro Arbeitstag Für Frauen kann bereits eine kürzere Dauer zu erhöhter Belastung führen. Eine kürzere Dauer gilt auch bei sehr hohen Kräften.	Nein □ Ja □	Nein □ Ja □
5. Körperfortbewegung			
Klettern, Steigen	Sind Arbeiten an schwer zugänglichen Arbeitsstellen durchzuführen? • mehrfaches oder länger andauerndes Aufsteigen pro Arbeitstag über Leitern oder steile Treppen auf hohe Masten, Türme etc.	Nein □ Ja □	Nein □ Ja □
Gehen, Kriechen	Liegen folgende Fortbewegungsarten vor? • Gehen mit Lasten in der Ebene für mehr als 1 Stunde pro Schicht • häufiges Treppen steigen (z. B. Lieferdienste) • gelegentliches Kriechen	Nein □ Ja □	Nein □ Ja □

6. Körperzwangshaltungen			
Dauerhaftes aufrechtes Stehen	Liegt folgende Körperhaltung vor? • dauerhaftes Stehen bis 20° Vorbeugung länger als 4 Stunden pro Arbeitstag ohne wirksame Unterbrechung	Nein □ Ja □	Nein □ Ja □
Stehen in Rumpfbeuge	Liegen durch die Arbeitsaufgabe bedingte deutliche Rumpfvorbeugungen vor? • Vorbeugung über 20° ab 2 Stunden pro Arbeitstag, • stärkere Vorbeugung (ab ca. 60°) ab 1/2 Stunde pro Arbeitstag oder • extreme Rumpfbeugehaltungen über 90°	Nein □ Ja □	Nein □ Ja □
Erzwungenes Sitzen	Liegt folgende Körperhaltung vor? • Bewegungsarme, erzwungene Sitzhaltung aufgrund der Arbeitsaufgabe bzw. Arbeitsgestaltung (z. B. fixierte Kopfhaltung aufgrund der Sehanforderungen) über längere Zeitabschnitte (ab 2 Stunden ohne wirksame Pause) für den überwiegenden Teil des Arbeitstages Normale Büroarbeit mit frei wählbarem Wechsel zwischen Sitzen und Stehen oder Gehen ist in der Regel davon nicht betroffen.	Nein □ Ja □	Nein □ Ja □
Arme angehoben	Liegen folgende Armhaltungen vor? • Arme angehoben - Hände unter Schulterhöhe mehr als 2 Stunden pro Arbeitstag oder • Arme angehoben - Hände über Schulterhöhe mehr als 1 Stunde pro Arbeitstag • Arme angehoben bei zusätzlicher Lastenhandhabung	Nein □ Ja □	Nein □ Ja □
Arme über oder unter dem Körper im Liegen	Werden Arbeiten im Liegen ausgeführt? mit Händen über dem Kopf (z. B. Behälterbau, Schiffsbau) oder mit Händen vor dem Körper (z. B. Erntegeräte für Gurken u. ä.) länger als 1 Stunde pro Arbeitstag	Nein □ Ja □	Nein □ Ja □
Knien, Hocken, Fersensitz	Liegen folgende Körperhaltungen vor? • Arbeiten im Knien, Hocken oder Fersensitz mit einer Gesamtdauer ab ½ Stunde pro Arbeitstag	Nein □ Ja □	Nein □ Ja □

7. Vibrationen (Ganzkörper- oder Hand-Arm-Vibrationen)
Die Lärm- und Vibrations-Arbeitsschutzverordnung (LärmVibrationsArbSchV) enthält für Ganzkörper-Vibrationen und Hand-Arm-Vibrationen Auslöse-werte und Expositionsgrenzwerte, die als Tages-Vibrationsexpositionswerte A(8) angegeben und auf eine 8 Stunden Schicht normiert sind. Ganzkörper-Vibrationen (GKV): Auslösewert = 0,5 m/s² Expositionsgrenzwert = 0,8 m/s² in z-Richtung Expositionsgrenzwert = 1,15 m/s² in x- oder y-Richtung Hand-Arm-Vibrationen (HAV): Auslösewert = 2,5 m/s² Expositionsgrenzwert = 5,0 m/s² Wird der jeweilige Auslösewert erreicht oder überschritten sind Vibrationsschutzmaßnahmen erforderlich und eine Vorsorgeuntersuchung ist anzubieten. Wird der jeweilige Expositionsgrenzwert erreicht, sind Sofortmaßnahmen zu treffen und Pflichtvorsorgen werden erforderlich. In der Regel liegen keine gefährdenden Belastungen durch GKV (< Auslösewert 0,5 m/s²) oder HAV (< Auslösewert 2,5 m/s²) vor, wenn alle nachfolgenden Fragen mit „nein" beantwortet werden. Geben Beschäftigte dennoch tätigkeitsspezifische Beschwerden an, so kann eine einmalige Wunschvorsorge erfolgen!
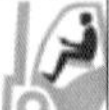 **Ganzkörper-Vibrationen**

	Belastungs-merkmal	Tätigkeits-spezifische Beschwerden bekannt?
Falls der Tages-Vibrationsexpositionswert A(8) für das Fahren des jeweiligen Fahrzeuges bekannt ist, wird der Auslösewert von 0,5 m/s² erreicht oder überschritten?	Nein □ (oder nicht bekannt) Ja □	Nein □ Ja □
Falls der Tages-Vibrationsexpositionswert A(8) nicht bekannt ist, werden außer den nachfolgend aufgeführten Fahrzeugen noch weitere Fahrzeuge bedient oder gefahren? • Schienenfahrzeuge, • Personenkraftwagen und Taxis, • Kleintransporter, • Lastkraftwagen, • Omnibusse, • Gabelstapler und Schubmaststapler, • Diesel- und Elektrokarren • Elektro-Deichselhubwagen mit Stand-Plattform und • Kommissionierstapler mit Stand-Plattform.	Nein □ Ja □	
Werden von den Beschäftigten **Personenkraftwagen, Taxis, Kleintransporter, Lastkraftwagen oder Omnibusse** regelmäßig außerhalb des ausgebauten Straßennetzes (auf Feldwegen, unbefestigtem Gelände, Baustellen etc.) gefahren?	Nein □ Ja □	
Befahren die Beschäftigten mit **Gabelstaplern, Schubmaststaplern, Diesel- und Elektrokarren, Elektro-Deichselhubwagen oder Kommissionierstaplern** unebene Fahrbahnen (z. B. Fahrbahnen in Fabrik- oder Lagerhallen mit Schwellen oder Rampen, Hofflächen mit Verbundsteinpflaster, Fahrbahnübergängen, Rinnen oder Schlaglöchern)?	Nein □ Ja □	
Wird für das Fahren der oben genannten Fahrzeuge eine Lenkzeit pro Arbeitstag (reine Fahrzeiten ohne Pausen) von 8 Stunden überschritten?	Nein □ Ja □	
Sind die eingesetzten **Lastkraftwagen, Omnibusse, Gabelstapler und Schubmaststapler** mit einfachen Polstersitzen ausgestattet (keine pneumatisch oder mechanisch gefederten Schwingsitze mit Einstellmöglichkeiten für das individuelle Fahrergewicht)?	Nein □ Ja □	

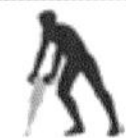 **Hand-Arm-Vibrationen**		
	Belastungs-merkmal	Tätigkeits-spezifische Beschwerden bekannt?
Falls der Tages-Vibrationsexpositionswert A(8) für die verwendete handgeführte Maschine bekannt ist, wird der Auslösewert von 2,5 m/s² erreicht oder überschritten?	Nein □ (oder nicht bekannt) Ja □	Nein □ Ja □
Falls der Tages-Vibrationsexpositionswert A(8) nicht bekannt ist, werden außer den nachfolgend aufgeführten handgeführten Maschinen von den Beschäftigten noch weitere handgeführten Maschinen eingesetzt? • Elektrische oder pneumatische Drehschrauber, • Pneumatische Schleifer, Winkelschleifer oder Vertikalschleifer, • Kernbohrmaschinen mit Stativ, • Elektrische Mauernutfräsen, • Elektrische Trennschleifmaschinen, • Elektrische Rührgeräte • Elektrische Rüttelflaschen, Stock- und Innenrüttler • Hochdruckreiniger, elektrisch oder mit Verbrennungsmotor, • Elektrische Bodenfräs-, Betonschleif- oder Gelenkarmschleifmaschinen, • Elektrohobel, • Elektrische Handkreissäge, • Erdbohrgerät mit Verbrennungsmotor, • Freischneider mit Verbrennungsmotor.	Nein □ Ja □	
Wird für das Arbeiten mit einem oder mehreren der oben genannten handgeführten Maschinen eine reine Einsatzzeit (Zeit, in denen die Maschine in der Hand gehalten und betrieben wird) pro Arbeitstag von insgesamt 1,5 Stunden überschritten?	Nein □ Ja □	
Wird die oben genannte handgeführte Maschine im hohen Leistungsbereich eingesetzt, z. B. zur Bearbeitung harter Werkstoffe wie Metall oder Stein?	Nein □ Ja □	
Ist die oben genannte und verwendete handgeführte Maschine veraltet, weist einen hohen Verschleiß auf oder befindet sich im einem schlechten Wartungszustand?	Nein □ Ja □	
Wird das Arbeiten mit der oben genannten handgeführten Maschine in ungünstiger Körperhaltung (z. B. über Schulterhöhe) durchgeführt?	Nein □ Ja □	

4.2 Formblatt der Leitmerkmalmethode zur Beurteilung und Gestaltung von Belastungen beim manuellen Heben, Halten und Tragen von Lasten ≥ 3 kg – LMM-HHT

Quelle: Bundesanstalt für Arbeitsschutz und Arbeitsmedizin (BAuA); https://www.baua.de/DE/Themen/Arbeitsgestaltung-im-Betrieb/Physische-Belastung/Leitmerkmalmethode/Leitmerkmalmethode_node.html

https://www.baua.de/DE/Themen/Arbeitsgestaltung-im-Betrieb/Physische-Belastung/Leitmerkmalmethode/pdf/LMM-Heben-Halten-Tragen.pdf?__blob=publicationFile

Leitmerkmalmethode zur Beurteilung und Gestaltung von Belastungen beim manuellen Heben, Halten und Tragen von Lasten ≥ 3 kg LMM-HHT

Übersicht Leitmerkmalmethoden:

Leitmerkmalmethode zur Beurteilung und Gestaltung von Belastungen ...

- **beim manuellen Heben, Halten und Tragen von Lasten (LMM-HHT)**
- beim manuellen Ziehen und Schieben von Lasten (LMM-ZS)
- bei manuellen Arbeitsprozessen (LMM-MA)
- bei der Ausübung von Ganzkörperkräften (LMM-GK)
- bei Körperzwangshaltungen (LMM-KH)
- bei Körperfortbewegung (LMM-KB)

sowie die jeweiligen **E**rweiterten Versionen in einem Tabellenkalkulationsprogramm (z.B. LMM-HHT-E)

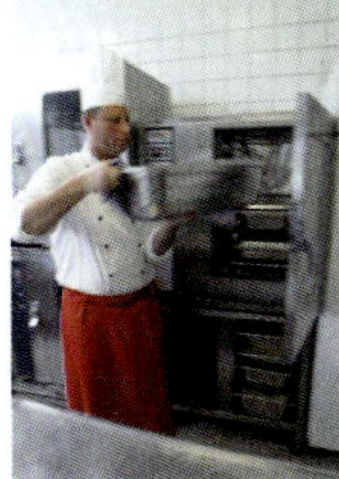

Foto: U. Völkner/fox-fotos.de

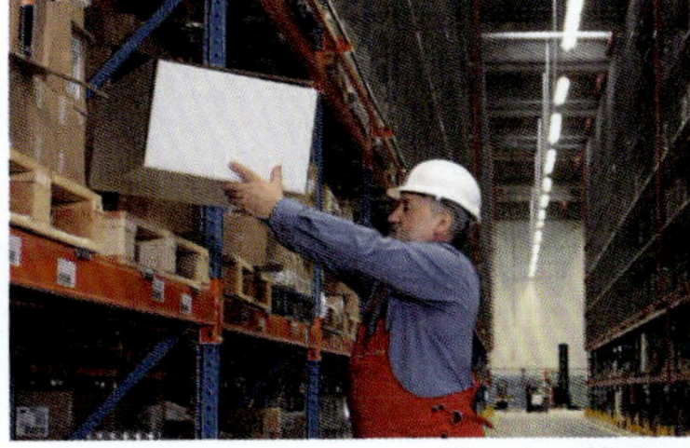

Foto: endopack/i.Stock.com

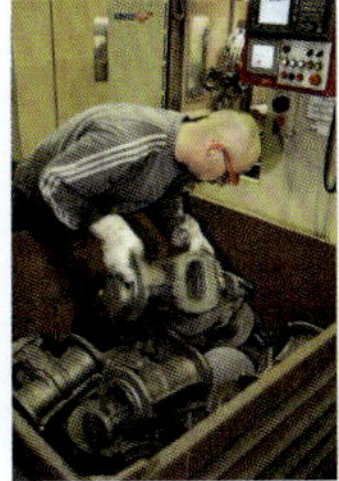

Foto: U. Völkner/fox-fotos.de

Anwendungsbereich der Leitmerkmalmethode LMM-HHT

- Diese Leitmerkmalmethode berücksichtigt das manuelle Heben, Halten und Tragen von Lasten ≥ 3 kg und dient zur Erfassung des Umsetzens, Halten und zum reinen Transport von Lasten.
- Lasten können Gegenstände, Personen oder Tiere sein. Verwandte Formen des Hebens, wie das Senken und das (vorwiegend horizontale) Umsetzen, sind eingeschlossen.
- **Typische Tätigkeiten**: Auf-/Abladen von Säcken, Sortieren von Paketen, Beladung von Maschinen ohne Hebehilfen, Kommissionieren, Umladen palettierter Waren, Richtarbeiten am Dach von Hand, Kinderbetreuung in KITAs sowie manueller Krankentransport.

Abgrenzung zu anderen Leitmerkmalmethoden

- Sofern die Last auch verändert wird, sind, in Abhängigkeit des Kraftniveaus, auch die Leitmerkmalmethoden „Ganzkörperkräfte" (LMM-GK) und/oder „Manuelle Arbeitsprozesse" (LMM-MA) zu berücksichtigen.
- Sofern das Tragen der Last über längere Distanzen (> 10 m) oder in Verbindung mit erschwertem Gehen (z.B. Ackerboden, Schächte, Leitern, Klettern, Treppen, Steigungen/Gefälle > 10°) erfolgt, ist auch die Leitmerkmalmethode „Körperfortbewegung" (LMM-KB) zu berücksichtigen.
- Sofern das Tragen der Last auf einer oder auf beiden Schultern (auch Rucksack) erfolgt, ist auch die Leitmerkmalmethode „Körperfortbewegung" (LMM-KB) zu berücksichtigen.
- Heben, Halten und Tragen von Lasten mit Hilfsmitteln wie z.B. Zangen oder Schaufeln ohne Veränderung / Bearbeitung des Transportgutes oder das Fangen/Werfen von Lasten ist in Abhängigkeit des Kraftniveaus den Leitmerkmalmethoden „Manuelle Arbeitsprozesse" (LMM-MA) oder „Ganzkörperkräfte" (LMM-GK) zuzuordnen.
- Diese Leitmerkmalmethode dient zur Erfassung der Belastung durch Umsetz-, Halte- oder Transportvorgängen. Die Bewertung von Teil-Tätigkeiten mit handgehaltenen oder am Körper getragenen Maschinen, Werkzeugen und vergleichbaren Arbeitsmitteln erfolgt in Abhängigkeit des Kraftniveaus mit den Leitmerkmalmethoden „Manuelle Arbeitsprozesse" (LMM-MA) oder „Ganzkörperkräfte" (LMM-GK).
- Pflegetätigkeiten, die über die in dieser Leitmerkmalmethode beschriebenen Definitionen von manuellem Heben, Halten und/oder Tragen hinausgehen, wie z.B. Patiententransfer, sind mit der Leitmerkmalmethode „Ganzkörperkräfte" (LMM-GK) zu beurteilen.
- Gibt es pro Arbeitstag mehrere unterschiedliche Teil-Tätigkeiten, sind diese getrennt zu erfassen und zu beurteilen (z.B. mit LMM-HHT-E). Die Wahrscheinlichkeit einer körperlichen Überbeanspruchung kann nur dann beurteilt werden, wenn alle während eines Arbeitstages vorliegenden körperlichen Belastungen beurteilt werden.

Formblatt inklusive Kurzanleitung

Entwurf zur Praxiserprobung – Version 12.5 – Stand 04.2019 – © BAuA/ASER/ArbMedErgo/ebus

Leitmerkmalmethode zur Beurteilung und Gestaltung von Belastungen beim manuellen Heben, Halten und Tragen von Lasten ≥ 3 kg (LMM-HHT)

Arbeitsplatz / Teil-Tätigkeit:			
Zeitdauer des Arbeitstages:		Beurteiler:	
Zeitdauer der Teil-Tätigkeit:		Datum:	

1. Schritt: Bestimmung der Zeitwichtung

Häufigkeit [bis … Mal pro Teil-Tätigkeit und Arbeitstag]:	5	20	50	100	150	220	300	500	750	1000	1500	2000	2500
Zeitwichtung:	**1**	**1,5**	**2**	**2,5**	**3**	**3,5**	**4**	**5**	**6**	**7**	**8**	**9**	**10**

2. Schritt: Bestimmung der Wichtungen der weiteren Merkmale

Wirksames Lastgewicht[1]	Lastwichtung Männer	Lastwichtung Frauen
3 bis 5 kg	**4**	**6**
> 5 bis 10 kg	**6**	**9**
> 10 bis 15 kg	**8**	**12**
> 15 bis 20 kg	**11**	**25**
> 20 bis 25 kg	**15**	**75**
> 25 bis 30 kg	**25**	**85**
> 30 bis 35 kg	**35**	**100**
> 35 bis 40 kg	**75**	
> 40 kg	**100**	

[1] Mit dem „wirksamen Lastgewicht" ist die Belastung gemeint, die der/die Beschäftigte tatsächlich aufbringen muss.
Beim Kippen eines Kartons wirken nur etwa 50 % des Lastgewichts, beim Tragen einer Last zu zweit wirken pro Person etwa 60 % des Lastgewichts (durch erhöhte Anforderungen an Lastkontrolle und Koordination darf nicht nur von 50 % ausgegangen werden).

Lastaufnahmebedingungen	Wichtung
Lastaufnahme ist beidhändig und symmetrisch	**0**
Lastaufnahme ist zeitweilig einhändig und/oder unsymmetrisch, ungleiche Lastverteilung zwischen den Händen	**2**
Lastaufnahme ist überwiegend einhändig oder instabiler Lastschwerpunkt	**4**

Körperhaltung[2]

Die Bewegung kann in beide Richtungen erfolgen, d.h. die dargestellten Piktogramme können sowohl Start als auch Ziel der Lastenhandhabung darstellen. Befinden sich mehrere Piktogramme in einem Feld, sind diese als gleichwertig anzusehen. Zusätzlich sind Rumpfverdrehung / -seitneigung, Lastposition / körperfernes Greifen, Arbeit mit angehobenen Händen und Greifen über Schulterhöhe zu betrachten (Zusatzpunkte).

Start / Ziel	Ziel / Start	Wichtung	Start / Ziel	Ziel / Start	Wichtung
		0			10[3]
		3			13[3]
		5			15[3]
		7			18[3]
		9[3]			20[3]

Zusatzpunkte (max. 6 Punkte) *Nur relevant, wenn zutreffend.*	
Gelegentliche Rumpfverdrehung bzw. -seitneigung erkennbar	**+1**
Häufige / ständige Rumpfverdrehung bzw. -seitneigung erkennbar	**+3**
Lastschwerpunkt bzw. Hände gelegentlich körperfern	**+1**
Lastschwerpunkt bzw. Hände häufig / ständig körperfern	**+3[3]**
Arme gelegentlich angehoben, Hände zwischen Ellenbogen- und Schulterhöhe	**+0,5**
Arme häufig / ständig angehoben, Hände zwischen Ellenbogen- und Schulterhöhe	**+1**
Hände gelegentlich über Schulterhöhe	**+1**
Hände häufig / ständig über Schulterhöhe	**+2[3]**

Wichtung KH	+	Zusatzpunkte	=	Summe
	+	(max. 6 Punkte)	=	

[2] Es sind insbesondere die typischen Körperhaltungen zum Zeitpunkt der Lastaufnahme und -ablage zu berücksichtigen. Seltene Abweichungen können vernachlässigt werden. Wird die Hebe- / Haltearbeit im Sitzen ausgeführt, z.B. beim Umsetzen, sind die Piktogramme sinngemäß anzuwenden. Höhere Lastgewichte bei der Lastenhandhabung im Sitzen sollten vermieden werden

*[3] **Achtung**: Sofern diese Kategorie gewählt wurde, wird empfohlen, diese Teil-Tätigkeit auch mit der LMM-KH (Körperhaltung) zu bewerten!*

Ungünstige Ausführungsbedingungen (nur angeben, wenn zutreffend) *In den Tabellen nicht genannte Merkmale sind sinngemäß zu berücksichtigen.* *Seltene Abweichungen sind vernachlässigbar.*		Zwischen-wichtung ZW	∑ ZW
Hand-/Armstellung-bewegung:	<u>Gelegentlich</u> am Ende der Beweglichkeitsbereiche	1	
	<u>Häufig / ständig</u> am Ende der Beweglichkeitsbereiche	2	
Kraftübertragung/-einleitung eingeschränkt: Lasten schlecht greifbar / erhöhte Haltekräfte erforderlich / keine gestalteten Griffe / Arbeitshandschuhe		1	
Kraftübertragung/-einleitung erheblich behindert: Lasten kaum greifbar / schmierig, weich, scharfkantig / keine oder ungeeignete Griffe / Arbeitshandschuhe		2	
Umgebungsbedingungen eingeschränkt: Ungünstige Witterungsbedingungen und/oder Belastungen durch Hitze, Zugluft, Kälte, Nässe		1	
Räumliche Bedingungen eingeschränkt: Zu kleine Arbeitsfläche unter 1,5 m², Boden ist mäßig verschmutzt, etwas uneben, leichte Neigung bis 5°, leicht eingeschränkte Standsicherheit, Last ist genau zu positionieren		1	
Räumliche Bedingungen ungünstig: Stark eingeschränkte Bewegungsfreiheit oder Bewegungsraum hat zu geringe Höhe, Arbeiten auf engem Raum, Boden ist stark verschmutzt, uneben oder grob gepflastert, Stufen / Schlaglöcher, stärkere Neigung 5-10°, eingeschränkte Standsicherheit, Last ist sehr genau zu positionieren		2[4)]	
Kleidung: Zusätzliche Belastung durch beeinträchtigende Kleidung oder Ausrüstung (z.B. Tragen schwerer Regenjacken, Ganzkörperschutzanzügen, Atemschutzgeräten, Werkzeuggürteln o.ä.)		1	
Erschwernis durch Halten / Tragen: Die Last ist zwischen > 5 und 10 Sekunden zu halten oder über eine Strecke zwischen > 2 m und 5 m zu tragen.		2	
Deutliche Erschwernis durch Halten / Tragen: Die Last > 10 Sekunden zu halten oder über eine Strecke > 5 m zu tragen.		5[4)]	
Keine: Es liegen keine ungünstigen Ausführungsbedingen vor.		0	

[4)] Achtung: Sofern beim Tragen von Lasten ungünstige räumliche Bedingungen vorliegen oder die Last über Strecken > 10 m zu tragen ist, ist diese Teil-Tätigkeit mit der LMM-KB zu bewerten!

Arbeitsorganisation / Zeitliche Verteilung	Wichtung
Gut: Häufig Belastungswechsel durch andere Tätigkeiten (mit anderen Belastungsarten) / ohne enge Abfolge von höheren Belastungen innerhalb einer Belastungsart an einem Arbeitstag.	0
Eingeschränkt: Selten Belastungswechsel durch andere Tätigkeiten (mit anderen Belastungsarten) / gelegentlich enge Abfolge von höheren Belastungen innerhalb einer Belastungsart an einem Arbeitstag.	2
Ungünstig: Kein/kaum Belastungswechsel durch andere Tätigkeiten (mit anderen Belastungsarten) / häufig enge Abfolge von höheren Belastungen innerhalb einer Belastungsart an einem Arbeitstag mit zeitweise hohen Belastungsspitzen.	4

3. Schritt: Bewertung und Beurteilung

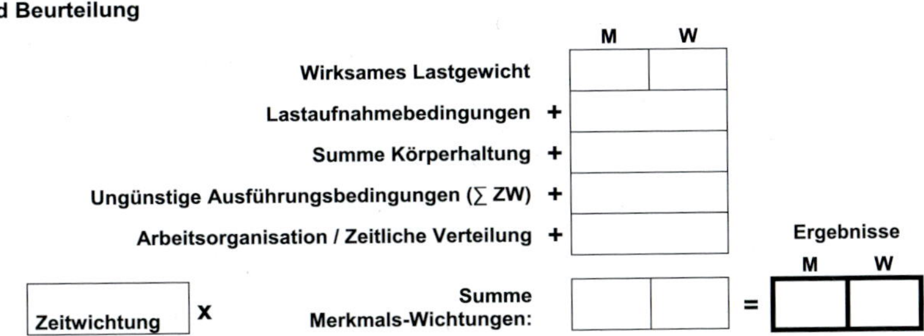

	M	W
Wirksames Lastgewicht		
+ Lastaufnahmebedingungen		
+ Summe Körperhaltung		
+ Ungünstige Ausführungsbedingungen (∑ ZW)		
+ Arbeitsorganisation / Zeitliche Verteilung		

Zeitwichtung x Summe Merkmals-Wichtungen: = Ergebnisse M W

Anhand des errechneten Punktwertes und der folgenden Tabelle kann eine grobe Beurteilung vorgenommen werden:					
Risiko		**Risiko-bereich**	**Belastungs-höhe**[*)]	a) **Wahrscheinlichkeit körperlicher Überbeanspruchung** b) **Mögliche gesundheitliche Folgen**	**Maßnahmen**
	1	< 20 Punkte	gering	a) Körperliche Überbeanspruchung ist unwahrscheinlich b) Gesundheitsgefährdung nicht zu erwarten	Keine
	2	20 - < 50 Punkte	mäßig erhöht	a) Körperliche Überbeanspruchung ist bei vermindert belastbaren Personen möglich. b) Ermüdung, geringgradige Anpassungsbeschwerden, die in der Freizeit kompensiert werden können	Für vermindert belastbare Personen sind Maßnahmen zur Gestaltung und sonstige Präventionsmaßnahmen sinnvoll.
	3	50 - < 100 Punkte	wesentlich erhöht	a) Körperliche Überbeanspruchung ist auch für normal belastbare Personen möglich b) Beschwerden (Schmerzen) ggf. mit Funktionsstörungen, meistens reversibel, ohne morphologische Manifestation	Maßnahmen zur Gestaltung und sonstige Präventionsmaßnahmen sind zu prüfen.
	4	≥ 100 Punkte	hoch	a) Körperliche Überbeanspruchung ist wahrscheinlich. b) Stärker ausgeprägte Beschwerden und / oder Funktionsstörungen, Strukturschäden mit Krankheitswert	Maßnahmen zur Gestaltung sind erforderlich. Sonstige Präventionsmaßnahmen sind zu prüfen.

[*)] Die Grenzen zwischen den Risikobereichen sind aufgrund der individuellen Arbeitstechniken und Leistungsvoraussetzungen fließend. Damit darf die Einstufung nur als Orientierungshilfe verstanden werden. Grundsätzlich ist davon auszugehen, dass mit steigenden Punktwerten die Wahrscheinlichkeit einer körperlichen Überbeanspruchung zunimmt.

Entwurf zur Praxiserprobung – Version 12.5 – Stand 04.2019 – © BAuA/ASER/ArbMedErgo/ebus

Handlungsanleitung zur Leitmerkmalmethode zur Beurteilung und Gestaltung von Belastungen beim manuellen Heben, Halten und Tragen von Lasten ≥ 3 kg LMM-HHT

Zielstellung der Leitmerkmalmethode:
Die LMM sollen auf möglichst einfache Art und Weise die wesentlichen Belastungsmerkmale dokumentieren, dem Anwender Zusammenhänge deutlich machen und eine überschlägige Bewertung der Wahrscheinlichkeit einer körperlichen Überbeanspruchung ermöglichen. Mögliche gesundheitliche Folgen sowie ein daraus resultierender Handlungsbedarf können hieraus abgeleitet werden.

Achtung:
Dieses Verfahren dient der orientierenden Beurteilung der Arbeitsbedingungen beim Heben, Halten und Tragen von Lasten. Trotzdem ist bei der Bestimmung der Zeitwichtung sowie der Wichtungspunkte für die Leitmerkmale (Wirksames Lastgewicht, Lastaufnahmebedingungen, Körperhaltung, ungünstige Ausführungsbedingungen (Summe aller Zwischenwichtungspunkte) und Arbeitsorganisation / zeitliche Verteilung) eine gute Kenntnis der zu beurteilenden Teil-Tätigkeit unbedingte Voraussetzung. Ist diese nicht vorhanden, darf keine Beurteilung vorgenommen werden. Grobe Schätzungen oder Vermutungen führen zu falschen Ergebnissen.

Vorgehen:
Die Beurteilung erfolgt grundsätzlich für Teil-Tätigkeiten. Treten innerhalb einer Teil-Tätigkeit geringe Abweichungen z.B. bei Lastgewicht und/oder Körperhaltungen auf, so sind Mittelwerte zu bilden. Treten innerhalb eines Arbeitstages mehrere Teil-Tätigkeiten mit deutlich unterschiedlichen Bedingungen oder innerhalb einer Teil-Tätigkeit stark wechselnde Bedingungen auf, sind diese getrennt einzuschätzen und zu dokumentieren. Die Wahrscheinlichkeit einer körperlichen Überbeanspruchung kann nur beurteilt werden, wenn alle während eines Arbeitstages vorliegenden körperlichen Belastungen beurteilt werden. Für eine zusammenfassende Beurteilung deutlich unterschiedlicher Lastenhandhabungen kann z.B. die LMM-HHT-E verwendet werden.
Bei Überschneidungen zu anderen Belastungsarten ist zu prüfen, ob auch weitere LMM angewendet werden müssen (siehe hierzu http://www.baua.de/leitmerkmalmethoden/).

Zur Beurteilung sind 3 (ggf. 4) Schritte erforderlich:

1. Bestimmung der Zeitwichtung,
2. Bestimmung der Wichtung der Leitmerkmale und
3. Bewertung / Beurteilung. Als Ergebnis kann ggfs. ein
4. Schritt erforderlich sein, der die Ableitung und Umsetzung von Gestaltungsmaßnahmen und die Vorsorge beinhaltet.

Die Bestimmung der Lastwichtung erfolgt anhand der Tabelle getrennt für Männer und Frauen. Werden unterschiedlich schwere Lasten gehandhabt, ist eine häufigkeitsgewichtete Mittelwertbildung der Lastgewichte zulässig. Wird die Lastkategorie ≥ 25 Punkte erreicht, darf keine Mittelwertbildung erfolgen. Ist eine Mittelwertbildung nicht mehr zulässig, sind die Handhabungsvorgänge als getrennte Teil-Tätigkeiten zu erfassen (z.B. mit LMM-HHT-E). Die Bestimmung der Wichtungspunkte für die weiteren Merkmale erfolgt nach dem oben beschriebenen Vorgehen. Zweckmäßige Interpolation bei Zwischenstufen ist zulässig.
Zeitwichtungen < 1 dürfen nicht vergeben werden, die Zeitwichtung ist immer mindestens 1!

Durchführung der Dokumentation und der Bewertung / Beurteilung:

1. Schritt: Bestimmung der Zeitwichtung
Die Bestimmung der Zeitwichtung erfolgt anhand der Tabelle in Abhängigkeit der Häufigkeit (Anzahl der Wiederholungen) bei Hebe-, Absenk-, Umsetz-, Halte- oder Tragevorgängen innerhalb der zu beurteilenden Teil-Tätigkeit.

2. Schritt: Bestimmung der Wichtung der weiteren Merkmale
Die Bestimmung der Wichtungspunkte für Lastaufnahmebedingungen, Körperhaltung, ungünstige Ausführungsbedingungen und Arbeitsorganisation / zeitliche Verteilung erfolgt nach dem oben beschriebenen Vorgehen. Zweckmäßige Interpolation bei Zwischenstufen ist zulässig. Als körperfern gilt eine Distanz zwischen Brust und Handmitte von mehr als 17 cm (5 %-Perzentil, europäischer Wert).

3. Schritt: Die Bewertung und Beurteilung
Die Bewertung jeder Teil-Tätigkeit erfolgt anhand eines tätigkeitsbezogenen Punktwertes (Berechnung durch Addition der Wichtungen der Leitmerkmale und Multiplikation mit der Zeitwichtung). Dieser Punktwert lässt sich einem Risikobereich zuordnen und daraus die Wahrscheinlichkeit einer körperlichen Überbeanspruchung durch diese Teil-Tätigkeit sowie mögliche gesundheitliche Folgen und ein daraus resultierender Handlungsbedarf ableiten.

4. Schritt: Gestaltung und Vorsorge
In Ergänzung zu den auf Basis der Risikobewertung abzuleitenden präventiven Maßnahmen gilt:

- Ab dem Risikobereich 3 „wesentlich erhöht" sind in der Regel Gestaltungsmaßnahmen sowie weitere kollektive und individuelle Präventionsmaßnahmen notwendig. Arbeitsmedizinische Vorsorge nach ArbMedVV ist anzubieten [*)].
- Gestaltungs- und Präventionsmaßnahmen für besonders schutzbedürftige Beschäftigtengruppen (z.B. Jugendliche oder Leistungsgewandelte) sind unabhängig von der Belastungshöhe und gegebenenfalls im Einzelfall zu betrachten, wie z.B. im Rahmen der Wunschvorsorge.
- Durch Aufsuchen der höchsten Punktwerte der Leitmerkmale können die Ursachen erhöhter Belastungen erkannt und Änderungen angestoßen werden. Gestaltungsbedarf sollte auch geprüft werden, wenn Einzelmerkmale maximale Wichtungen aufweisen. Gegebenenfalls vorhandene Hinweise auf Einschränkungen der Ausführbarkeit bei den Wichtungen einzelner Merkmale sind zu beachten.

[*)] Stand ArbMedVV im Juni 2019

4.3 Formblatt der Leitmerkmalmethode zur Beurteilung und Gestaltung von Belastungen beim manuellen Ziehen und Schieben von Lasten – LMM-ZS

Quelle: Bundesanstalt für Arbeitsschutz und Arbeitsmedizin (BAuA)
https://www.baua.de/DE/Themen/Arbeitsgestaltung-im-Betrieb/Physische-Belastung/Leitmerkmalmethode/pdf/LMM-Ziehen-Schieben.pdf?__blob=publicationFile

Leitmerkmalmethode zur Beurteilung und Gestaltung von Belastungen beim manuellen Ziehen und Schieben von Lasten LMM-ZS

Übersicht Leitmerkmalmethoden:

Leitmerkmalmethode zur Beurteilung und Gestaltung von Belastungen ...

- beim manuellen Heben, Halten und Tragen von Lasten (LMM-HHT)
- **beim manuellen Ziehen und Schieben von Lasten (LMM-ZS)**
- bei manuellen Arbeitsprozessen (LMM-MA)
- bei der Ausübung von Ganzkörperkräften (LMM-GK)
- bei Körperzwangshaltungen (LMM-KH)
- bei Körperfortbewegung (LMM-KB)

sowie die jeweiligen **E**rweiterten Versionen in einem Tabellenkalkulationsprogramm (z.B. LMM-ZS-E)

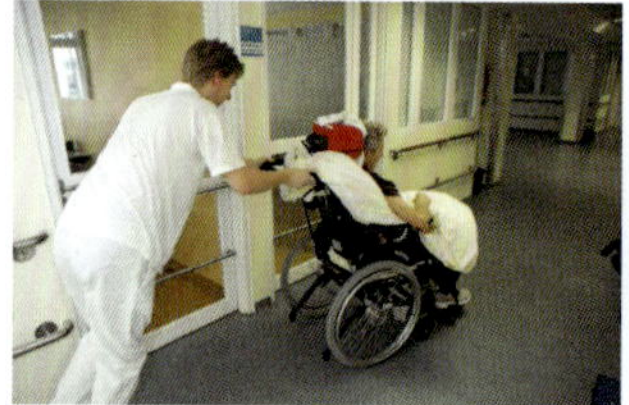

Foto: U. Völkner/fox-fotos.de

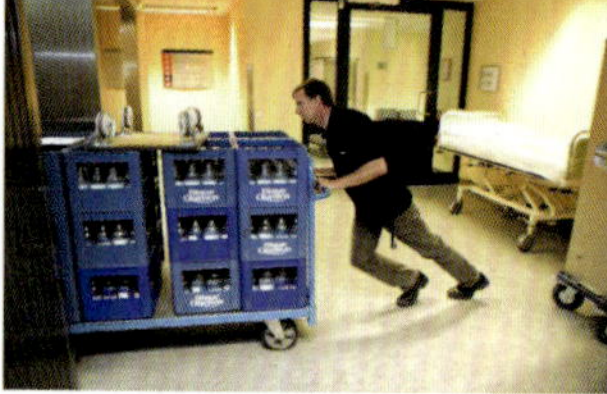

Foto: U. Völkner/fox-fotos.de

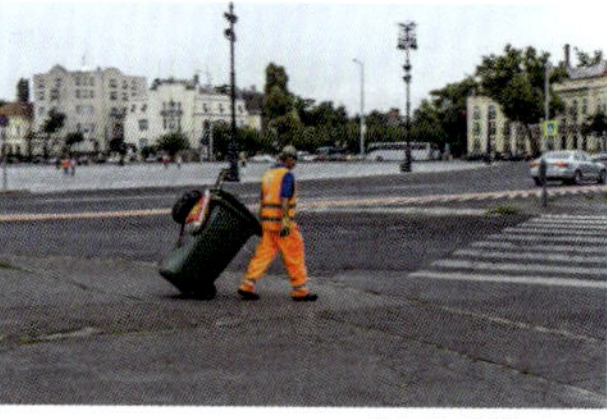

Foto: tirc83/iStock.com

Anwendungsbereich der Leitmerkmalmethode LMM-ZS

- Diese Leitmerkmalmethode dient zur Erfassung und Beurteilung von Belastungen durch das Fortbewegen von Flurförderzeugen, Hängebahnen oder Hängekräne mit Muskelkraft.
- Flurförderzeuge können Einradkarren, Einachskarren, Trolleys oder Wagen mit 3 bis 6 Rädern sein, die ausschließlich mit Muskelkraft auf dem Boden in allen Richtungen frei bewegt werden. Hängebahnen sind Einschienenbahn-Systeme bei denen die Last auf Transporthängern in einer Richtung bewegt wird. Hängekrane sind Einträger-Überkranungen von Flächen bei denen die Last in allen Richtungen bewegt werden kann.
- Wenn keine zusätzlichen Kräfte zur Materialbearbeitung auftreten, kann diese Leitmerkmalmethode auch bei handbewegten Arbeitsmitteln angewendet werden (z.B. Farbmarkierungskarre, Messrollen).

Abgrenzung zu anderen Leitmerkmalmethoden

- Sofern die Last ohne Hilfsmittel bewegt wird (z.B. Rollen von rotationssymmetrischen Gegenständen oder Schleifen über den Boden), ist die Leitmerkmalmethode „Ganzkörperkräfte" (LMM-GK) zu berücksichtigen.
- Sofern die Last mit Flurförderzeugen bewegt wird, die über mechanische Antriebe verfügen (z.B. Mitgängerfahrzeuge, Treppengleiter), können ergänzend die Leitmerkmalmethoden „Körperfortbewegung" (LMM-KB) und „Ganzkörperkräfte" (LMM-GK) berücksichtig werden.
- Beim Bewegen von Hebehilfen ohne wesentliche Fortbewegung (z.B. Säulenkran, Saugheber) ist die Leitmerkmalmethode „Ganzkörperkräfte" (LMM-GK) zu berücksichtigen.
- Gibt es pro Arbeitstag mehrere unterschiedliche Teil-Tätigkeiten mit Ziehen und Schieben, sind diese getrennt zu erfassen und zu beurteilen (z.B. mit LMM-ZS-E). Die Wahrscheinlichkeit einer körperlichen Überbeanspruchung kann nur dann beurteilt werden, wenn alle während eines Arbeitstages vorliegenden körperlichen Belastungen beurteilt werden.

Formblatt inklusive Kurzanleitung

Entwurf zur Praxiserprobung – Version 12.5 – Stand 04.2019 – © BAuA/ASER/ArbMedErgo/ebus

LMM zur Beurteilung und Gestaltung von Belastungen beim Ziehen und Schieben (LMM-ZS)

Arbeitsplatz / Teil-Tätigkeit:			
Zeitdauer des Arbeitstages:		Beurteiler:	
Zeitdauer der Teil-Tätigkeit:		Datum:	

1. Schritt: Bestimmung der Zeitwichtung (Weglänge, Zeitdauer des ZS)

Weglänge[1] bis ...m[2]	40	200	400	800	1200	1800	2500	4200	6300	8400	11000	15000	20000
Dauer[1] bis ...min[2]	≤ 1	≤ 5	≤ 10	≤ 20	≤ 30	≤ 45	≤ 60	≤ 100	≤ 150	≤ 210	≤ 270	≤ 360	≤ 480
Zeitwichtung	**1**	**1,5**	**2**	**2,5**	**3**	**3,5**	**4**	**5**	**6**	**7**	**8**	**9**	**10**

[1] Es wird eine ungefähre Laufgeschwindigkeit beim Ziehen und Schieben von 0,7 m/s (2,5 km/h) angenommen. [2]) pro Teil-Tätigkeit und Arbeitstag.

2. Schritt: Bestimmung der Wichtungen der weiteren Merkmale

Zu bewegendes Lastgewicht inklusive Flurförderzeug [kg]	Flurförderzeug								Hänge-bahnen	Hänge-krane
	Karren[3) 4)]			Wagen: nur Lenkrollen		Wagen: mit Bockrollen oder feststellbaren Lenkrollen		Wagen: mit Deichsel-lenkung		
			5)		5)					
bis 50	**3**	**2**	**2,5**	**2,5**	**3**	**1**	**1**	**1**	**1**	**2**
> 50 bis 100	**5**	**3**	**4**	**3**	**4**	**1**	**1**	**1**	**1**	**2,5**
> 100 bis 200	**10**	**6**	**7**	**4**	**6**	**2**	**1,5**	**1,5**	**1,5**	**3,5**
> 200 bis 300	**50**	**12**	**50**	**5**	**8**	**3**	**2**	**2**	**2**	**4,5**
> 300 bis 400		**50**		**7**	**12**	**4**	**3**	**2,5**	**2,5**	**6**
> 400 bis 600				**12**	**50**	**6**	**5**	**4**	**4**	**10**
> 600 bis 800	**100**		**100**	**50**		**10**	**8**	**7**	**7**	**15**
> 800 bis 1000		**100**			**100**	**15**	**12**	**10**	**10**	**50**
> 1000 bis 1300				**100**		**50**	**50**	**50**	**20**	**100**
> 1300						**100**	**100**	**100**	**50**	

[3] Die Lastwichtungen berücksichtigen neben den Vortriebskräften auch Anhebe-, Kipp-, Balancier- und Absetzkräfte.
[4] Karren mit Stützrädern, Treppenkarren und andere Sonderbauarten können mit der LMM-ZS nicht differenziert beurteilt werden.
[5] z.B. Mülltonnen im Außenbereich mit einfacheren Radlagern, die ggf. der Witterung ausgesetzt sind.
Graue Felder: Diese Lastgewichte können nicht mehr sicher bewegt werden.

Beschaffenheit des Fahrwegs	Wichtung (Schubkarre)	Wichtung (Sackkarre/Mülltonne)	Wichtung (Wagen)
Fahrweg überall eben, glatt, fest, trocken, ohne Neigung	**0**	**0**	**0**
Fahrweg meist glatt und eben, mit kleineren Schadstellen/Störungen, ohne Neigung	**0**	**0**	**1**
Mischung von Pflaster, Beton, Asphalt, geringfügige Neigungen[6], abgesenkte Bordsteinkanten	**0**	**1**	**2**
Mischung von grob gepflastert, fester Sand, geringfügige Neigungen[6], kleinere Kanten/Schwellen	**1**	**2**	**3**
Unbefestigter oder grob gepflasterter Fahrweg, Schlaglöcher, starke Verschmutzung, geringfügige Neigungen, Absätze, Schwellen	**3**	**5**	**6**

Zusatzpunkte bei erheblicher Neigung oder Treppen			
	Neigungen 2 bis 4° (4 bis 8 %)	**5**	Wichtung + Zusatzpunkte Summe
	Neigungen 5 bis 10° (9 bis 18 %)	**10**	
	Treppen[7], Neigungen > 10° (18 %)	**25**	

[6] geringfügige Neigung: bis 2° (4 %) [7] nur für die Benutzung von Treppenkarren

Ungünstige Ausführungsbedingungen (nur angeben, wenn zutreffend)	**Zwischenwichtung ZW**	**Summe ZW** (maximal 4)
Regelmäßig stark erhöhte Anfahrkräfte durch Einsinken in den Boden oder Verkeilung von Flurförderzeugen	**3**	
Häufige Fahrtunterbrechung mit Abbremsen / ohne Abbremsen	**3 / 1**	
Viele Richtungswechsel oder Kurven, häufiges Rangieren	**3**	
Last ist exakt zu positionieren und anzuhalten, Fahrweg ist exakt einzuhalten	**1**	
Erhöhte Bewegungsgeschwindigkeit (ca. 1,0 bis 1,3 m/s)	**2**	
Keine: Es liegen keine ungünstigen Ausführungsbedingen vor.	**0**	

Ungünstige Eigenschaften Flurförderzeug/Hängebahn/Hängekran	Zwischenwichtung ZW	Summe ZW (maximal 4)
Keine geeigneten Handgriffe oder Konstruktionsteile für die Krafteinleitung	2	
Keine Bremse beim Fahren auf Neigungen > 2° (> 3 %)	3	
Unangepasste Rollen (z.B. zu klein auf weichem oder unebenem Boden)	2	
Defekte Rollen (ausgeschlagen, schleifend, schwergängig, zu geringer Luftdruck)	2	
Keine: Es liegen keine ungünstigen Eigenschaften der Flurförderzeuge vor.	0	

Körperhaltung / Körperbewegung [8)]		Wichtung
	• Rumpf aufrecht oder leicht vorgeneigt, keine Verdrehung, • Kraftangriffshöhe frei wählbar, • keine Behinderung im Beinraum	3
	• Neigung des Körpers in Bewegungsrichtung oder leichte Verdrehung bei einseitigem Ziehen • Feste Kraftangriffshöhe im Bereich von 0,9 – 1,2 m • keine oder geringfügige Behinderung im Beinraum • überwiegend Ziehen	5
Kraftrichtung →	• Erzwungene Körperhaltungen durch - feste Kraftangriffshöhe < 0,9 oder > 1,2 m - einseitig seitlichen Kraftangriff - erhebliche Sichtbehinderungen • erhebliche Behinderungen im Beinraum • Häufige / ständige Rumpfverdrehung bzw. -seitneigung erkennbar	8

8) Es ist die typische Körperhaltung zu berücksichtigen. Wenn beim Anfahren, Abbremsen und Rangieren deutlichere Rumpfneigung auftreten, werden diese bei den ungünstigen Ausführungsbedingungen berücksichtigt.

Arbeitsorganisation / Zeitliche Verteilung	Wichtung
Gut: Häufig Belastungswechsel durch andere Tätigkeiten (mit anderen Belastungsarten) / ohne enge Abfolge von höheren Belastungen innerhalb einer Belastungsart an einem Arbeitstag.	0
Eingeschränkt: Selten Belastungswechsel durch andere Tätigkeiten (mit anderen Belastungsarten) / gelegentlich enge Abfolge von höheren Belastungen innerhalb einer Belastungsart an einem Arbeitstag.	2
Ungünstig: Kein/kaum Belastungswechsel durch andere Tätigkeiten (mit anderen Belastungsarten) / häufig enge Abfolge von höheren Belastungen innerhalb einer Belastungsart an einem Arbeitstag mit zeitweise hohen Belastungsspitzen.	4

3. Schritt: Bewertung und Beurteilung

Lastgewicht / Flurförderzeug

Fahrweg +

Ungünstige Ausführungsbedingungen (∑ ZW) +

Eigenschaften Flurförderzeug (∑ ZW) +

Körperhaltung +

Arbeitsorganisation / Zeitliche Verteilung +

wenn weibliche Beschäftigte:

Zeitwichtung x **Summe Merkmals-Wichtungen:** = x 1,3 = **Ergebnis**

ZS zu zweit: x 0,7

Risiko	Risikobereich		Belastungshöhe*	a) Wahrscheinlichkeit körperlicher Überbeanspruchung b) Mögliche gesundheitliche Folgen	Maßnahmen
	1	< 20 Punkte	gering	a) Körperliche Überbeanspruchung ist unwahrscheinlich b) Gesundheitsgefährdung nicht zu erwarten	Keine
	2	20 - < 50 Punkte	mäßig erhöht	a) Körperliche Überbeanspruchung ist bei vermindert belastbaren Personen möglich. b) Ermüdung, geringgradige Anpassungsbeschwerden, die in der Freizeit kompensiert werden können	Für vermindert belastbare Personen sind Maßnahmen zur Gestaltung und sonstige Präventionsmaßnahmen sinnvoll.
	3	50 - < 100 Punkte	wesentlich erhöht	a) Körperliche Überbeanspruchung ist auch für normal belastbare Personen möglich b) Beschwerden (Schmerzen) ggf. mit Funktionsstörungen, meistens reversibel, ohne morphologische Manifestation	Maßnahmen zur Gestaltung und sonstige Präventionsmaßnahmen sind zu prüfen.
	4	≥ 100 Punkte	hoch	a) Körperliche Überbeanspruchung ist wahrscheinlich. b) Stärker ausgeprägte Beschwerden und / oder Funktionsstörungen, Strukturschäden mit Krankheitswert	Maßnahmen zur Gestaltung sind erforderlich. Sonstige Präventionsmaßnahmen sind zu prüfen.

Anhand des errechneten Punktwertes und der folgenden Tabelle kann eine grobe Beurteilung vorgenommen werden (Tabellentitel).

** Die Grenzen zwischen den Risikobereichen sind aufgrund der individuellen Arbeitstechniken und Leistungsvoraussetzungen fließend. Damit darf die Einstufung nur als Orientierungshilfe verstanden werden. Grundsätzlich ist davon auszugehen, dass mit steigenden Punktwerten die Wahrscheinlichkeit einer körperlichen Überbeanspruchung zunimmt.*

Handlungsanleitung zur Leitmerkmalmethode zur Beurteilung und Gestaltung von Belastungen beim Ziehen und Schieben LMM-ZS

Zielstellung der Leitmerkmalmethode:
Die LMM sollen auf möglichst einfache Art und Weise die wesentlichen Belastungsmerkmale dokumentieren, dem Anwender Zusammenhänge deutlich machen und eine überschlägige Beurteilung der Wahrscheinlichkeit einer körperlichen Überbeanspruchung ermöglichen. Mögliche gesundheitliche Folgen sowie ein resultierender Handlungsbedarf können daraus abgeleitet werden.

Achtung:
Dieses Verfahren dient der orientierenden Beurteilung der Arbeitsbedingungen beim Ziehen und Schieben von Lasten auf Flurförderzeugen/Hängebahnen/Einträgerhängekränen. Trotzdem ist bei der Bestimmung der Zeitwichtung sowie der Vergabe der Wichtungspunkte für die Leitmerkmale (Art des Flurförderzeugs/Lastgewicht, Beschaffenheit des Fahrwegs, Ausführungsbedingungen, Eigenschaft und Zustand des Flurförderzeugs und Körperhaltung) eine gute Kenntnis der zu beurteilenden Tätigkeit unbedingte Voraussetzung. Ist diese nicht vorhanden, darf keine Beurteilung vorgenommen werden. Grobe Schätzungen oder Vermutungen führen zu falschen Ergebnissen.

Vorgehen:
Gibt es pro Arbeitstag mehrere Teil-Tätigkeiten mit Ziehen und Schieben, sind diese ggf. getrennt zu erfassen und zu beurteilen. Die Wahrscheinlichkeit einer körperlichen Überbeanspruchung kann nur beurteilt werden, wenn alle während eines Arbeitstages vorliegenden körperlichen Belastungen beurteilt werden. Diese können z.B. mit der LMM-ZS-E beurteilt werden. Bei Überschneidungen zu anderen Belastungsarten ist zu prüfen, ob alternativ weitere LMM angewendet werden müssen.

Zur Beurteilung sind 3 Schritte erforderlich:

1. Bestimmung der Zeitwichtung,
2. Bestimmung der Wichtung der Leitmerkmale und
3. Bewertung / Beurteilung. Als Ergebnis kann ggfs. ein
4. Schritt erforderlich sein, der die Ableitung und Umsetzung von Gestaltungsmaßnahmen beinhaltet.

Bei der Bestimmung der Wichtungen ist grundsätzlich die Bildung von Zwischenstufen (Interpolation) erlaubt.
Zeitwichtungen < 1 dürfen nicht vergeben werden, die Zeitwichtung ist immer mindestens 1!

Durchführung der Dokumentation und der Bewertung / Beurteilung:

1. Schritt: Bestimmung der Zeitwichtung
Die Bestimmung der Zeitwichtung erfolgt anhand der Tabelle. Grundlage ist die gesamte Strecke bzw. gesamte Dauer in der Teil-Tätigkeit pro Arbeitstag, die mit dem Flurförderzeug beladen und unbeladen zurückgelegt wird.

2. Schritt: Bestimmung der Wichtung der weiteren Merkmale
Die Bestimmung der Wichtungspunkte für Art des Flurförderzeugs/Lastgewicht, Beschaffenheit des Fahrwegs, Ausführungsbedingungen, Eigenschaft und Zustand des Flurförderzeugs und Körperhaltung erfolgt entsprechend den beschriebenen Merkmalen und Skalierungen in den jeweiligen Tabellen. Falls diese Hinweise nicht ausreichen, kann die ausführliche Broschüre „Ziehen und Schieben ohne Schaden – Grundsätze und Gefährdungsbeurteilung" herangezogen werden.

3. Schritt: Die Bewertung und Beurteilung
Die Bewertung jeder Teil-Tätigkeit erfolgt anhand eines Teil-Tätigkeitsbezogenen Punktwertes (Berechnung durch Addition der Wichtungen der Leitmerkmale und Multiplikation mit der Zeitwichtung). Dieser Punktwert lässt sich einem Risikobereich zuordnen und daraus die Wahrscheinlichkeit einer körperlichen Überbeanspruchung durch diese Teil-Tätigkeit sowie mögliche gesundheitliche Folgen und ein daraus resultierender Handlungsbedarf ableiten. Wenn Frauen diese Teil-Tätigkeit ausführen, wird der Punktwert mit dem Faktor 1,3 multipliziert. Hierbei ist berücksichtigt, dass Frauen im Durchschnitt etwa 2/3 der physischen Leistungsfähigkeit von Männern besitzen.

4. Schritt: Gestaltung und Vorsorge
In Ergänzung zu den auf Basis der Risikobewertung abzuleitenden präventiven Maßnahmen gilt:

- Ab dem Risikobereich 3 „wesentlich erhöht" sind in der Regel Gestaltungsmaßnahmen sowie weitere kollektive und individuelle Präventionsmaßnahmen notwendig. Arbeitsmedizinische Vorsorge nach ArbMedVV ist anzubieten *).
- Gestaltungs- und Präventionsmaßnahmen für besonders schutzbedürftige Beschäftigtengruppen (z.B. Jugendliche oder Leistungsgewandelte) sind unabhängig von der Belastungshöhe und gegebenenfalls im Einzelfall zu betrachten, wie z.B. im Rahmen der Wunschvorsorge.
- Durch Aufsuchen der höchsten Punktwerte der Leitmerkmale können die Ursachen erhöhter Belastungen erkannt und Änderungen angestoßen werden. Gestaltungsbedarf sollte auch geprüft werden, wenn Einzelmerkmale maximale Wichtungen aufweisen. Gegebenenfalls vorhandene Hinweise auf Einschränkungen der Ausführbarkeit bei den Wichtungen einzelner Merkmale sind zu beachten.

*) Stand ArbMedVV im Juni 2019

4.4 Formblatt der Leitmerkmalmethode zur Beurteilung und Gestaltung von Belastungen bei manuellen Arbeitsprozessen – LMM-MA

Quelle: Bundesanstalt für Arbeitsschutz und Arbeitsmedizin (BAuA)
https://www.baua.de/DE/Themen/Arbeitsgestaltung-im-Betrieb/Physische-Belastung/Leitmerkmalmethode/pdf/LMM-Manuelle-Arbeit.pdf?__blob=publicationFile

Leitmerkmalmethode zur Beurteilung und Gestaltung von Belastungen bei manuellen Arbeitsprozessen LMM-MA

Übersicht Leitmerkmalmethoden:

Leitmerkmalmethode zur Beurteilung und Gestaltung von Belastungen ...

- beim manuellen Heben, Halten und Tragen von Lasten (LMM-HHT)
- beim manuellen Ziehen und Schieben von Lasten (LMM-ZS)
- **bei manuellen Arbeitsprozessen (LMM-MA)**
- bei der Ausübung von Ganzkörperkräften (LMM-GK)
- bei Körperzwangshaltungen (LMM-KH)
- bei Körperfortbewegung (LMM-KB)

sowie die jeweiligen **E**rweiterten Versionen in einem Tabellenkalkulationsprogramm (z.B. LMM-MA-E)

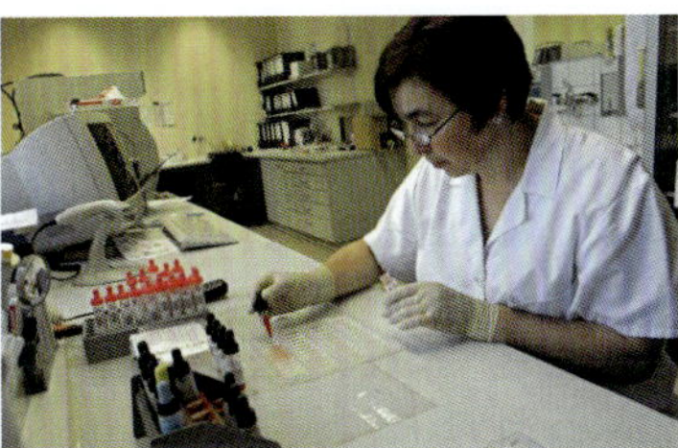
Foto: U. Völkner/fox-fotos.de

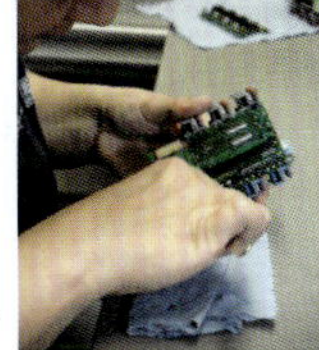
Foto: U. Völkner/fox-fotos.de

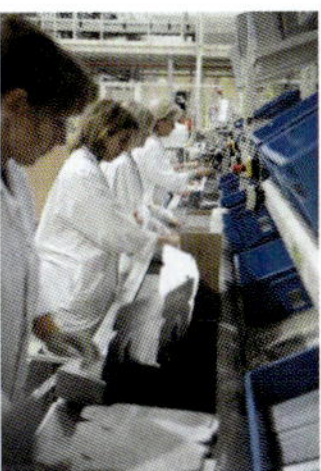
Foto: U. Völkner/fox-fotos.de

Anwendungsbereich der Leitmerkmalmethode LMM-MA

- Diese Belastungsart berücksichtigt gleichförmig, sich wiederholende Bewegungsabläufe und Kraftaufwendungen der oberen Extremitäten ggf. unter der Verwendung von Instrumenten, kleineren Werkzeugen oder handgeführten Maschinen, meist stationär im Sitzen oder Stehen. Arbeitsaufgabe ist die Bearbeitung (Veränderung) des Arbeitsgegenstandes oder die Bewegung (Handhabung) von kleinen Gegenständen zumeist bis ca. 3 kg.
- **Typische Tätigkeiten**: Montagetätigkeiten (z.B. Montage von Elektrogeräten), Löten, Nähen, Sortieren, Ausschneiden, Kassieren, händisch Kontrollieren, Pipettieren, Mikroskopieren, Musizieren (z.B. Piano, Geige), Fügen, Drehen, Schneiden, Verschieben, Drücken, Anheben, Halten, Umsetzen, Wickeln

Abgrenzung zu anderen Leitmerkmalmethoden

- Sofern die Teil-Tätigkeit das Bewegen von Lasten ≥ 3 kg beinhaltet sind auch die Belastungsarten „Heben, Halten, Tragen“ und/oder „Ziehen und Schieben“ zu berücksichtigen.
- Sofern die Teil-Tätigkeit das häufige Aufbringen von hohen Kräften, z.B. bei der Benutzung von Werkzeugen, Armaturen und Vorrichtungen beinhaltet, ist auch die Belastungsart „Ganzkörperkräfte“ zu berücksichtigen
- Gibt es pro Arbeitstag mehrere unterschiedliche Teil-Tätigkeiten, sind diese getrennt zu erfassen und zu beurteilen (z.B. mit LMM-MA-E). Die Wahrscheinlichkeit einer körperlichen Überbeanspruchung kann nur dann beurteilt werden, wenn alle während eines Arbeitstages vorliegenden körperlichen Belastungen beurteilt werden.

Formblatt inklusive Kurzanleitung

Entwurf zur Praxiserprobung – Version 12.5 – Stand 04.2019 – © BAuA/ASER/ArbMedErgo/ebus

LMM zur Beurteilung und Gestaltung von Belastungen bei manuellen Arbeitsprozessen (LMM-MA)

Arbeitsplatz / Teil-Tätigkeit:			
Zeitdauer des Arbeitstages:		Beurteiler:	
Zeitdauer der Teil-Tätigkeit:		Datum:	

1. Schritt: Bestimmung der Zeitwichtung

Gesamtdauer dieser Teil-Tätigkeit pro Arbeitstag [bis … Stunden]	bis 1	2	3	4	5	6	7	8	9	10
Zeitwichtung:	**1**	**2**	**3**	**4**	**5**	**6**	**7**	**8**	**9**	**10**

2. Schritt: Bestimmung der Wichtungen der weiteren Merkmale

Art der Kraftausübung(en) im Finger-Handbereich in einer „Norm-Minute“		**Halten**[1] mittl. Haltedauer [Sek. pro Minute]			**Bewegen** mittl. Bewegungshäufigkeiten [Anzahl pro Minute]				
		31-60	16-30	≤ 15	< 5	5-15	16-30	31-60	61-90[3]
Höhe	**Beschreibung, typische Beispiele**	**Wichtung**			**Wichtung**				
gering	**Sehr geringe / geringe Kräfte** (bis 15 % $F_{max}M$) z.B. Tastenbedienung / Verschieben / Ordnen / Materialführung / Einlegen von kleinen Teilen	**5,5**	**3**	**1,5**	**0,5**	**1**	**2,5**	**5**	**7**
	Mittlere Kräfte (bis 30 % $F_{max}M$) z.B. Greifen / Fügen von kleinen Werkstücken mit der Hand oder kleinen Werkzeugen	**9**	**4,5**	**2,5**	**0,5**	**2**	**4**	**7,5**	**11**
	Hohe Kräfte (bis 50 % $F_{max}M$) z.B. Drehen / Wickeln / Verpacken / Fassen / Halten oder Fügen von Teilen / Eindrücken / Schneiden / Arbeiten mit kleineren angetriebenen Handwerkzeugen	**14**	**7**	**3,5**	**1**	**3**	**6**	**12**	**18**
	Sehr hohe Kräfte (bis 80 % $F_{max}M$) z.B. kraftbetontes Schneiden / Arbeit mit kleinen Tackern / Bewegen oder Halten von Teilen oder Werkzeugen	**22**	**11**	**5,5**	**1,5**	**5**	**10**	**19**	
	Spitzenkräfte[2] (über 80 % $F_{max}M$) z.B. Schrauben anziehen, lösen / Trennen / Eindrücken	**100**		**35**	**8**	**30**	**100**		
hoch	**Kräftiges Schlagen**[2] mit Daumenballen, Handfläche oder Faust				**8**	**30**			

Der Arbeitszyklus ist zu beobachten und die Wichtungen für die Kraftkategorien zu markieren. Addiert (linke und rechte Hand getrennt) ergeben diese die Kraftwichtung. Für die Errechnung der Gesamtpunktzahl (Schritt 3) ist der höhere Wert zu verwenden.

Wichtungen der Kraftausübungen:	**Linke Hand**	**Rechte Hand**

[1] Als Haltearbeit werden nur dann Zeitanteile berücksichtigt, wenn ein Arm mindestens 4 Sekunden durchgehend statisch gehalten wird!
[2] Achtung: Sofern eine dieser Kategorien gewählt wurde, wird empfohlen, diese Teil-Tätigkeit auch mit der LMM-GK zu bewerten! Ggfs. können diese Kräfte gar nicht oder nicht mehr sicher aufgebracht werden. Dies gilt insbesondere für Frauen.
[3] Bei noch höheren Häufigkeiten ist der resultierende Punktwert linear zu extrapolieren oder die E-Version (LMM-MA-E) anzuwenden.

Kraftübertragung / Greifbedingungen	**Wichtung**
Optimale Kraftübertragung/-einleitung / Arbeitsgegenstände gut greifbar (z.B. Stabform, Griffmulden) / gute ergonomische Griffgestaltung (Griffe, Tasten, Werkzeuge)	**0**
Eingeschränkte Kraftübertragung/-einleitung / erhöhte Haltekräfte erforderlich / keine gestalteten Griffe	**2**
Kraftübertragung/-einleitung erheblich behindert / Arbeitsgegenstände kaum greifbar (schmierig, weich, scharfkantig) / keine oder ungeeignete Griffe	**4**

Hand-/Armstellung und -bewegung[4]	**Wichtung**
Gut: Stellung oder Bewegungen der Gelenke im mittleren (entspannten) Bereich, nur selten Abweichungen / keine andauernde statische Armhaltung / Hand-Arm-Auflage bei Bedarf möglich	**0**
Eingeschränkt: Gelegentliche Stellungen oder Bewegungen der Gelenke am Ende der Beweglichkeitsbereiche / gelegentlich lange andauernde statische Armhaltung	**1**
Ungünstig: Häufige Stellungen oder Bewegungen der Gelenke am Ende der Beweglichkeitsbereiche / häufig lange andauernde statische Armhaltung	**2**
Schlecht: Ständige Stellungen oder Bewegungen der Gelenke am Ende der Beweglichkeitsbereiche / ständig lange andauernde statische Armhaltung	**3**

[4] Es sind die typischen Stellungen zu berücksichtigen. Seltene Abweichungen können vernachlässigt werden.

Ungünstige Ausführungsbedingungen (nur angeben, wenn zutreffend)	**Wichtung**
Gut: Es liegen keine ungünstigen Ausführungsbedingungen vor, d.h. sichere Detailerkennbarkeit / keine Blendung / gute klimatische Bedingungen	**0**
Eingeschränkt: Gelegentlich erschwerte Detailerkennbarkeit durch Blendung oder zu kleine Details Erschwerende Bedingungen wie Zugluft, Kälte, Nässe und/oder Konzentrationsstörungen durch Geräusche	**1**
Ungünstig: Häufige erschwerte Detailerkennbarkeit durch Blendung oder zu kleine Details Häufig erschwerende Bedingungen wie Zugluft, Kälte, Nässe und/oder Konzentrationsstörungen durch Geräusche	**2**

In der Tabelle nicht genannte Merkmale sind sinngemäß zu berücksichtigen.

Körperhaltung/-bewegung[5)] [6)]		Wichtung
	- Wechsel von Sitzen und Stehen, Wechsel von Stehen und Gehen, dynamisches Sitzen möglich - Rumpf maximal sehr leicht vorgeneigt - keine Rumpfverdrehung bzw. -seitneigung erkennbar - Kopfhaltung: variabel, kein Rückwärts- und / oder starkes Vorneigen bzw. dauernde Drehung - kein Greifen über Schulterhöhe/ kein körperfernes Greifen	0
	- überwiegend Sitzen oder Stehen mit gelegentlichem Gehen - Rumpf mit leichter Neigung des Körpers zum Handlungsbereich - gelegentliche Rumpfverdrehung bzw. -seitneigung erkennbar - gelegentliche Abweichungen von einer guten „neutralen" Kopfhaltung/ -bewegung - gelegentliches Greifen über Schulterhöhe / gelegentliches körperfernes Greifen	2
	- ausschließlich Stehen oder Sitzen ohne Gehen - Rumpf deutlich vorgeneigt und/oder häufige Rumpfverdrehung bzw. -seitneigung erkennbar - häufige Abweichungen von einer guten „neutralen" Kopfhaltung/ -bewegung - Kopfhaltung zur Detailerkennung vorgegeben / eingeschränkte Bewegungsfreiheit - häufiges Greifen über Schulterhöhe / häufiges körperfernes Greifen	4
	- Rumpf stärker vorgeneigt / häufiges oder langandauerndes Bücken - Arbeiten im Knien, Hocken, Liegen - ständige Rumpfverdrehung bzw. -seitneigung erkennbar - streng fixierte Körperhaltung / visuelle Kontrolle der Handlung über Lupen oder Mikroskope - ständige Abweichungen von einer guten „neutralen" Kopfhaltung/ -bewegung - ständiges Greifen über Schulterhöhe / ständiges körperfernes Greifen	6[7)]

5) Es sind die typischen Körperhaltungen zu berücksichtigen. Seltene Abweichungen können vernachlässigt werden.
6) Werden die manuellen Arbeitsprozesse nicht stationär im Sitzen, Stehen, Knien, Hocken, Liegen ausgeführt, sondern in der Bewegung (Gehen, Kriechen), wird empfohlen, die Teil-Tätigkeit auch mit der LMM-KB zu bewerten.
7) Achtung: Sofern diese Kategorie gewählt wurde, wird empfohlen, diese Teil-Tätigkeit auch mit der LMM-KH zu bewerten!

Arbeitsorganisation / Zeitliche Verteilung	Wichtung
Gut: Häufig Belastungswechsel durch andere Tätigkeiten (mit anderen Belastungsarten) / ohne enge Abfolge von höheren Belastungen innerhalb einer Belastungsart an einem Arbeitstag.	0
Eingeschränkt: Selten Belastungswechsel durch andere Tätigkeiten (mit anderen Belastungsarten) / gelegentlich enge Abfolge von höheren Belastungen innerhalb einer Belastungsart an einem Arbeitstag.	2
Ungünstig: Kein/kaum Belastungswechsel durch andere Tätigkeiten (mit anderen Belastungsarten) / häufig enge Abfolge von höheren Belastungen innerhalb einer Belastungsart an einem Arbeitstag mit zeitweise hohen Belastungsspitzen.	4

3. Schritt: Bewertung und Beurteilung

Art der Kraftausübung(en) im Finger-Handbereich		
Kraftübertragung / Greifbedingungen	+	
Hand-Arm-Stellung und -bewegung	+	
Ungünstige Ausführungsbedingungen	+	
Körperhaltung	+	
Arbeitsorganisation / Zeitliche Verteilung	+	

Zeitwichtung x **Summe Merkmals-Wichtungen:** = **Ergebnis**

Anhand des errechneten Punktwertes und der folgenden Tabelle kann eine grobe Beurteilung vorgenommen werden:					
Risiko		**Risiko-bereich**	**Belastungs-höhe[*)]**	**a) Wahrscheinlichkeit körperlicher Überbeanspruchung** **b) Mögliche gesundheitliche Folgen**	**Maßnahmen**
	1	< 20 Punkte	gering	a) Körperliche Überbeanspruchung ist unwahrscheinlich b) Gesundheitsgefährdung nicht zu erwarten	Keine
	2	20 - < 50 Punkte	mäßig erhöht	a) Körperliche Überbeanspruchung ist bei vermindert belastbaren Personen möglich. b) Ermüdung, geringgradige Anpassungsbeschwerden, die in der Freizeit kompensiert werden können	Für vermindert belastbare Personen sind Maßnahmen zur Gestaltung und sonstige Präventionsmaßnahmen sinnvoll.
	3	50 - < 100 Punkte	wesentlich erhöht	a) Körperliche Überbeanspruchung ist auch für normal belastbare Personen möglich b) Beschwerden (Schmerzen) ggf. mit Funktionsstörungen, meistens reversibel, ohne morphologische Manifestation	Maßnahmen zur Gestaltung und sonstige Präventionsmaßnahmen sind zu prüfen.
	4	≥ 100 Punkte	hoch	a) Körperliche Überbeanspruchung ist wahrscheinlich. b) Stärker ausgeprägte Beschwerden und / oder Funktionsstörungen, Strukturschäden mit Krankheitswert	Maßnahmen zur Gestaltung sind erforderlich. Sonstige Präventionsmaßnahmen sind zu prüfen.

**) Die Grenzen zwischen den Risikobereichen sind aufgrund der individuellen Arbeitstechniken und Leistungsvoraussetzungen fließend. Damit darf die Einstufung nur als Orientierungshilfe verstanden werden. Grundsätzlich ist davon auszugehen, dass mit steigenden Punktwerten die Wahrscheinlichkeit einer körperlichen Überbeanspruchung zunimmt.*

Entwurf zur Praxiserprobung – Version 12.5 – Stand 04.2019 – © BAuA/ASER/ArbMedErgo/ebus

Handlungsanleitung zur Leitmerkmalmethode zur Beurteilung und Gestaltung von Belastungen bei manuellen Arbeitsprozessen LMM-MA

Zielstellung der Leitmerkmalmethode:
Die LMM sollen auf möglichst einfache Art und Weise die wesentlichen Belastungsmerkmale dokumentieren, dem Anwender Zusammenhänge deutlich machen und eine überschlägige Bewertung der Wahrscheinlichkeit einer körperlichen Überbeanspruchung ermöglichen. Mögliche gesundheitliche Folgen sowie ein daraus resultierender Handlungsbedarf können hieraus abgeleitet werden.

Achtung:
Dieses Verfahren dient der orientierenden Beurteilung der Arbeitsbedingungen bei manuellen Arbeitsprozessen. Trotzdem ist bei der Bestimmung der Zeitwichtung sowie der Wichtungspunkte für die Leitmerkmale (Bestimmung der Wichtungen von Art der Kraftausübung(en) im Finger-Handbereich, Kraftübertragung / Greifbedingungen, Hand-Arm-Stellung und -bewegung, ungünstige Ausführungsbedingungen, Körperhaltung sowie Arbeitsorganisation / zeitliche Verteilung) eine gute Kenntnis der zu beurteilenden Teil-Tätigkeit unbedingte Voraussetzung. Ist diese nicht vorhanden, darf keine Beurteilung vorgenommen werden.
Grobe Schätzungen oder Vermutungen führen zu falschen Ergebnissen.

Vorgehen:
Die Beurteilung erfolgt grundsätzlich für Teil-Tätigkeiten. Treten innerhalb einer Teil-Tätigkeit geringe Abweichungen z.B. bei Art der Kraftausübung, Greifbedingungen und/oder Körperhaltungen auf, so sind Mittelwerte zu bilden. Treten innerhalb eines Arbeitstages mehrere Teil-Tätigkeiten mit deutlich unterschiedlichen Bedingungen oder innerhalb einer Teil-Tätigkeit stark wechselnde Bedingungen auf, sind diese getrennt einzuschätzen und zu dokumentieren. Die Wahrscheinlichkeit einer körperlichen Überbeanspruchung kann nur beurteilt werden, wenn alle während eines Arbeitstages vorliegenden körperlichen Belastungen beurteilt werden. Für eine zusammenfassende Beurteilung deutlich unterschiedliche Belastungen durch Manuelle Arbeitsprozesse kann z.B. die LMM-MA-E verwendet werden. Bei Überschneidungen zu anderen Belastungsarten ist zu prüfen, ob auch weitere LMM angewendet werden müssen (siehe hierzu http://www.baua.de/leitmerkmalmethoden).

Zur Beurteilung sind 3 (ggf. 4) Schritte erforderlich:

1. Bestimmung der Zeitwichtung,
2. Bestimmung der Wichtung der Leitmerkmale und
3. Bewertung / Beurteilung. Als Ergebnis kann ggfs. ein
4. Schritt erforderlich sein, der die Ableitung und Umsetzung von Gestaltungsmaßnahmen und die Vorsorge beinhaltet.

Bei der Bestimmung der Wichtungen ist grundsätzlich eine zweckmäßige Bildung von Zwischenstufen (Interpolation) erlaubt.
Zeitwichtungen < 1 dürfen nicht vergeben werden, die Zeitwichtung ist immer mindestens 1!

Durchführung der Dokumentation und der Bewertung / Beurteilung:

1. Schritt: Bestimmung der Zeitwichtung
Die Bestimmung der Zeitwichtung erfolgt anhand der Tabelle. Es ist die Gesamtdauer der zu beurteilenden Teil-Tätigkeit zu berücksichtigen. Rüstzeiten, Verteilzeiten und andere Arbeiten werden nicht berücksichtigt. Die Gesamtdauer der Teil-Tätigkeit pro Arbeitstag ergibt sich aus der Dauer und der Häufigkeit der analysierten Arbeitszyklen pro Arbeitstag.

2. Schritt: Bestimmung der Wichtung der weiteren Merkmale

- Die Bestimmung der Wichtungen für die Art der Kraftausübung erfolgt anhand der Tabelle getrennt für „Halten“ und „Bewegen“ getrennt betrachtet für die linke und rechte Hand.
- Die Bestimmung der Wichtungspunkte für Kraftübertragung / Greifbedingungen, Hand-Arm-Stellung und -bewegung, ungünstige Ausführungsbedingungen, Körperhaltung sowie Arbeitsorganisation / zeitliche Verteilung erfolgt nach dem oben beschriebenen Vorgehen.
- Als körperfern gilt eine Distanz zwischen Brust und Handmitte von mehr als 17 cm (5 %-Perzentil, europäischer Wert).

3. Schritt: Die Bewertung und Beurteilung
Die Bewertung jeder Teil-Tätigkeit erfolgt anhand eines tätigkeitsbezogenen Punktwertes (Berechnung durch Addition der Wichtungen der Leitmerkmale und Multiplikation mit der Zeitwichtung). Dieser Punktwert lässt sich einem Risikobereich zuordnen und daraus die Wahrscheinlichkeit einer körperlichen Überbeanspruchung durch diese Teil-Tätigkeit sowie mögliche gesundheitliche Folgen und ein daraus resultierender Handlungsbedarf ableiten.

4. Schritt: Gestaltung und Vorsorge
In Ergänzung zu den auf Basis der Risikobewertung abzuleitenden präventiven Maßnahmen gilt:

- Ab dem Risikobereich 3 „wesentlich erhöht“ sind in der Regel Gestaltungsmaßnahmen sowie weitere kollektive und individuelle Präventionsmaßnahmen notwendig. Arbeitsmedizinische Vorsorge nach ArbMedVV ist anzubieten [*)].
- Gestaltungs- und Präventionsmaßnahmen für besonders schutzbedürftige Beschäftigtengruppen (z.B. Jugendliche oder Leistungsgewandelte) sind unabhängig von der Belastungshöhe und gegebenenfalls im Einzelfall zu betrachten, wie z.B. im Rahmen der Wunschvorsorge.
- Durch Aufsuchen der höchsten Punktwerte der Leitmerkmale können die Ursachen erhöhter Belastungen erkannt und Änderungen angestoßen werden. Gestaltungsbedarf sollte auch geprüft werden, wenn Einzelmerkmale maximale Wichtungen aufweisen. Gegebenenfalls vorhandene Hinweise auf Einschränkungen der Ausführbarkeit bei den Wichtungen einzelner Merkmale sind zu beachten.

[*)] Stand ArbMedVV im Juni 2019

4.5 Formblatt der Leitmerkmalmethode zur Beurteilung und Gestaltung von Belastungen bei der Ausübung von hohen Ganzkörperkräften – LMM-GK

Quelle: Bundesanstalt für Arbeitsschutz und Arbeitsmedizin (BAuA) https://www.baua.de/DE/Themen/Arbeitsgestaltung-im-Betrieb/Physische-Belastung/Leitmerkmalmethode/pdf/LMM-Ganzkoerperkraefte.pdf?__blob=publicationFile&v=3

Leitmerkmalmethode zur Beurteilung und Gestaltung von Belastungen bei der Ausübung von Ganzkörperkräften LMM-GK

Übersicht Leitmerkmalmethoden:

Leitmerkmalmethode zur Beurteilung und Gestaltung von Belastungen ...

- beim manuellen Heben, Halten und Tragen von Lasten (LMM-HHT)
- beim manuellen Ziehen und Schieben von Lasten (LMM-ZS)
- bei manuellen Arbeitsprozessen (LMM-MA)
- **bei der Ausübung von Ganzkörperkräften (LMM-GK)**
- bei Körperzwangshaltungen (LMM-KH)
- bei Körperfortbewegung (LMM-KB)

sowie die jeweiligen **E**rweiterten Versionen in einem Tabellenkalkulationsprogramm (z.B. LMM-GK-E)

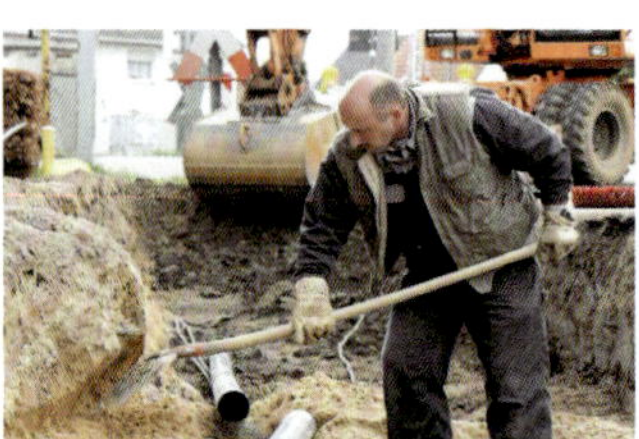

Foto: U. Völkner/fox-fotos.de

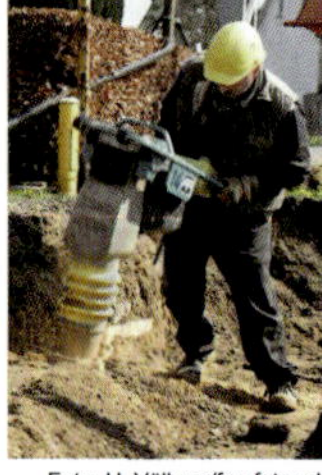

Foto: U. Völkner/fox-fotos.de

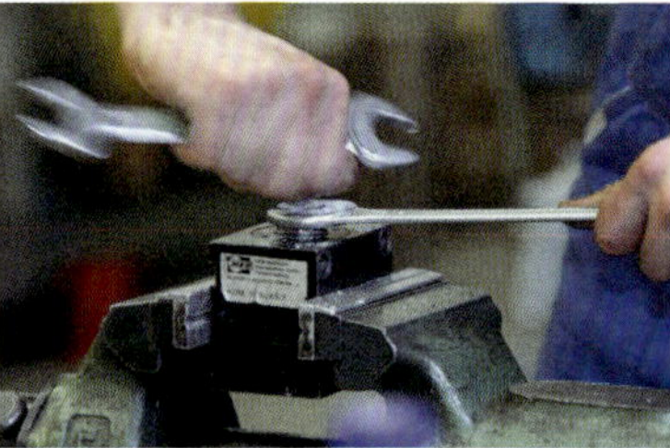

Foto: U. Völkner/fox-fotos.de

Anwendungsbereich der Leitmerkmalmethode LMM-GK

- Aufbringen von erheblichen Kräften beim Bearbeiten großer Werkstücke, bei der Maschinenbedienung, beim Positionieren von Arbeitsgegenständen, beim manuellen Bewegen von Personen oder bei der Benutzung von Werkzeugen, Armaturen und Vorrichtungen, unabhängig von der Körperhaltung, mit überwiegend stationärer Kraftausübung.
- Krafteinleitung überwiegend über Hände, Fortleitung über Schultern, Rücken, Beine und Füße möglich.
- Die erforderlichen Kräfte sind so hoch, dass diese Tätigkeit üblicherweise nicht mehr im Sitzen ausgeübt werden kann.
- **Typische Tätigkeiten**: Gussputzer bei Einzelfertigung, Bewegen von Absperrschiebern, Arbeiten mit Winden / Flaschenzügen, Arbeiten mit Hebeln, Brechstangen oder Hebebäumen, Kuppeln von Eisenbahnfahrzeugen, Betonabziehen, Arbeiten mit Drucklufthämmern, Arbeiten mit Kettensägen, Fenster einbauen, Patiententransfer/ -lagerung (Pflegetätigkeiten), Montagearbeiten mit überwiegend hohen Kräften, Verschrauben großer Bauteile, Kräftiges Schlagen mit der Hand, Nutzung schwerer Hämmer (z.B. Vorschlaghammer), Bedienen von (Handhebel-)Pressen, Schaufeln, Arbeit mit Manipulatoren und vergleichbaren technischen Hilfsmitteln oder das Bewegen von Lasten auf Rollenbahnen/Kugelbahnen bei geringer Körperfortbewegung, Festmachen (in Häfen)

Abgrenzung zu anderen Leitmerkmalmethoden

- Sofern die Teil-Tätigkeit das Heben, Umsetzen, Senken, Halten, Tragen, Ziehen und/oder Schieben von Lasten ≥ 3 kg beinhaltet, sind auch die Belastungsarten „Heben, Halten, Tragen" und/oder „Ziehen und Schieben" zu berücksichtigen.
- Sofern die Teil-Tätigkeit gleichbleibende, kurzzyklische Arbeiten mit überwiegend geringeren Kräften und kleineren Werkzeugen beinhaltet, ist auch die Belastungsart „manuelle Arbeitsprozesse" zu berücksichtigen.
- Gibt es pro Arbeitstag mehrere unterschiedliche Teil-Tätigkeiten, sind diese getrennt zu erfassen und zu beurteilen (z.B. mit LMM-GK-E). Die Wahrscheinlichkeit einer körperlichen Überbeanspruchung kann nur dann beurteilt werden, wenn alle während eines Arbeitstages vorliegenden körperlichen Belastungen beurteilt werden.

Formblatt inklusive Kurzanleitung

Entwurf zur Praxiserprobung – Version 12.5 – Stand 04.2019 – © BAuA/ASER/ArbMedErgo/ebus

LMM zur Beurteilung und Gestaltung von Belastungen bei Ganzkörperkräften (LMM-GK)

Arbeitsplatz / Teil-Tätigkeit:			
Zeitdauer des Arbeitstages:		Beurteiler:	
Zeitdauer der Teil-Tätigkeit:		Datum:	

1. Schritt: Bestimmung der Zeitwichtung

Gesamtdauer[1] [bis … Minuten] bzw. Wiederholungshäufigkeit[2] der Teil-Tätigkeit pro Arbeitstag:	≤ 1	> 1 - 5	> 5 - 10	> 10 - 20	> 20 - 30	> 30 - 45	> 45 - 60	> 60 - 100	> 100 - 150	> 150 - 210	> 210 - 270	> 270 - 360	> 360 - 480
Zeitwichtung	1	1,5	2	2,5	3	3,5	4	5	6	7	8	9	10

[1] Bei kontinuierlichen Teil-Tätigkeiten, [2] bei diskontinuierlichen Teil-Tätigkeiten. Erläuterungen hierzu: Siehe Handlungsanleitung.
Achtung: Sofern überwiegend Finger-Hand-Kräfte ausgeführt werden ist die Teil-Tätigkeit auch mit der LMM-MA zu bewerten!

2. Schritt: Bestimmung der Wichtungen der weiteren Merkmale

Kraftausübung(en) in einer Norm-Minute bei kontinuierlichen Teil-Tätigkeiten bzw. pro Teil-Tätigkeit bei diskontinuierlichen Teil-Tätigkeiten		**Halten[3]** mittl. Haltedauer [Sekunden]			**Bewegen** mittl. Bewegungshäufigkeiten [Anzahl]			
Höhe	**typische Beispiele als orientierende Einstufungshilfen**	31 - 45[3]	16 - 30	≤ 15	< 5	5 - 15	16 - 30	31 – 45[5]
gering	**Geringe Kräfte** Ganzkörperkräfte mit geringen Kräften können definitionsgemäß nicht vorkommen. Diese Teil-Tätigkeiten sind ggfs. mit der LMM-MA zu beurteilen.	-	-	-	-	-	-	-
	Mittlere Kräfte (bis 30 % $F_{max}M$) Arbeiten mit handgeführten Werkzeugen wie Winkelschleifer, kleine Kettensägen, Heckenscheren oder Schlagbohrmaschinen < 3 kg / Bewegen von Lasten auf Rollenbahnen < 20 kg	18	12	6	1,5	6	12	18
	Hohe Kräfte (bis 50 % $F_{max}M$) Arbeiten mit schwereren handgeführten Werkzeugen wie Trennschleifer, größere Kettensägen, Bohrhammer 3-8 kg / Bedienen von Hochdruckreiniger oder Sandstrahler / Schaufeln von Lasten < 4 kg / Bewegen von Lasten auf Rollenbahnen 20-50 kg / Werfen von Lasten < 3 kg bis max. 5 Meter	25	17	8	2	8	17	25
	Sehr hohe Kräfte (bis 80 % $F_{max}M$) Arbeiten mit schweren handgeführten Werkzeugen wie Drucklufthämmern (≥ 8 kg) / Schaufeln von Lasten 4-8 kg / Bewegen von Lasten auf Rollenbahnen > 50-100 kg / Werfen von Lasten < 3 kg bis max. 10 Meter oder 3-5 kg max. 5 Meter	100	32	15	4	15	32	100
hoch	**Spitzenkräfte[4]** (über 80 % $F_{max}M$) Impulsartige Kraftaufwendungen wie beim Arbeiten mit Brechstange, Vorschlaghammer / Ankippen schwerer Fässer (> 200 kg), Transport schwerer Möbel / Schaufeln von Lasten > 8 kg / Bewegen von Lasten auf Rollenbahnen > 100 kg / Werfen von Lasten < 3 kg über 10 Meter oder ≥ 3 kg über 5 Meter	100		25	6	25	50	100
Die Teil-Tätigkeit ist zu beobachten und die Wichtungen für die Kraftkategorien zu markieren. Addiert ergeben diese die Gesamtkraftwichtung.		**Gesamtkraftwichtung:**						
		Bei Frauen x 1,5:						

[3] Als Haltearbeit werden nur dann Zeitanteile berücksichtigt, wenn ein Arm mindestens 4 Sekunden durchgehend statisch gehalten wird!
[4] Ggfs. können diese Kräfte gar nicht oder nicht mehr sicher aufgebracht werden. Dies gilt insbesondere für Frauen.
[5] Bei noch höheren Häufigkeiten/Haltedauern ist der resultierende Punktwert linear zu extrapolieren oder die E-Version (LMM-GK-E) anzuwenden.

Symmetrie der Kraftaufwendung	**Wichtung**
Kraftaufwendung ist beidhändig und symmetrisch	**0**
Kraftaufwendung ist zeitweilig einhändig und/oder unsymmetrisch: ungleiche Kraftverteilung zwischen den Händen	**2**
Kraftaufwendung ist überwiegend einhändig, ungleiche Verteilung oder Richtung der Kräfte beider Hände	**4**

Körperhaltung[6]		**Wichtung**
	- Aufrechtes bis leicht vorgeneigtes Stehen (< 20° Vorneigung) - Keine Verdrehung	**0**
	- Stehen, stärker (20-60°) vorgeneigt - Gelegentliche Rumpfverdrehung bzw. -seitneigung erkennbar - Hände gelegentlich über Schulterniveau / körperfern	**3**
	- Stehen, stark vorgeneigt (> 60°) oder rückgeneigt - Häufige Rumpfverdrehung bzw. -seitneigung erkennbar - Hände häufig über Schulterniveau / körperfern - Arbeiten im Liegen mit Händen oberhalb/unterhalb des Körpers	**6**
	- Kombination aus stärkerer Vor- oder Rückneigung mit Seitneigung/Torsion - Ständige Rumpfverdrehung bzw. -seitneigung erkennbar - Arbeiten im Hocken oder Knien - Hände ständig über Schulterniveau / körperfern	**9[7]**

[6] Es sind die typischen Körperhaltungen zu berücksichtigen. Seltene Abweichungen können vernachlässigt werden.
[7] Achtung: Sofern diese Kategorie gewählt wurde, wird empfohlen, diese Teil-Tätigkeit auch mit der LMM-KH zu bewerten!

Ungünstige Ausführungsbedingungen (nur angeben, wenn zutreffend) Hinweis: Hier können für ungünstige Ausführungsbedingungen Zusatzpunkte (Zwischenwichtungen) vergeben werden		**Zwischen-wichtung (ZW)**	**∑ ZW**
Hand-/Armstellung-bewegung:	Gelegentlich am Ende der Beweglichkeitsbereiche	**1**	
	Häufig/ ständig am Ende der Beweglichkeitsbereiche	**2**	
Kraftübertragung/-einleitung eingeschränkt Gegenstände/Werkzeuge schlecht greifbar / erhöhte Haltekräfte erforderlich / keine gestalteten Griffe		**1**	
Kraftübertragung/-einleitung erheblich behindert Gegenstände/Werkzeuge kaum greifbar / schmierig, weich, scharfkantig / keine oder ungeeignete Griffe		**2**	
Umgebungsbedingungen eingeschränkt: Belastungen durch Hitze, Kälte und/oder Vibration[8)]		**1**	
Umgebungsbedingungen ungünstig: Belastungen durch extreme Hitze, Kälte und/oder Vibration[8)]		**2**	
Erhöhte Anstrengung durch eingeschränkte räumliche Bedingungen Eingeschränkte Standsicherheit und/oder eingeschränkter Bewegungsraum, z.B. zu geringe Höhe oder Arbeitsfläche unter 1,5 m² / Boden etwas rutschig, leichte Neigung (bis 5°), Hindernisse im Arbeitsbereich		**1**	
Stark erhöhte Anstrengung durch ungünstige räumliche Bedingungen Stark eingeschränkte Standsicherheit und/oder Bewegungsfreiheit, z.B. bei Arbeiten auf sehr engem Raum / Boden ist sehr rutschig/uneben, stärkere Neigung (> 5°)		**2**	
Kleidung: Zusätzliche Belastung durch beeinträchtigende und schwere Schutzkleidung/-ausrüstung (PSA) (z.B. Hitzeschutzanzüge, Chemikalienschutzanzüge, schwere Atemschutzausrüstung (Gruppe 3))		**2**	
Keine: Es liegen keine ungünstigen Ausführungsbedingungen vor.		**0**	

In den Tabellen nicht genannte Merkmale sind sinngemäß zu berücksichtigen. Seltene Abweichungen sind vernachlässigbar.
8) Achtung: Sofern Vibrationsbelastungen vorkommen, sind diese gesondert zu bewerten! Siehe http://www.baua.de/vibration/

Arbeitsorganisation / Zeitliche Verteilung	**Wichtung**
Gut: Häufig Belastungswechsel durch andere Tätigkeiten (mit anderen Belastungsarten) / ohne enge Abfolge von höheren Belastungen innerhalb einer Belastungsart an einem Arbeitstag.	**0**
Eingeschränkt: Selten Belastungswechsel durch andere Tätigkeiten (mit anderen Belastungsarten) / gelegentlich enge Abfolge von höheren Belastungen innerhalb einer Belastungsart an einem Arbeitstag.	**2**
Ungünstig: Kein/kaum Belastungswechsel durch andere Tätigkeiten (mit anderen Belastungsarten) / häufig enge Abfolge von höheren Belastungen innerhalb einer Belastungsart an einem Arbeitstag mit zeitweise hohen Belastungsspitzen.	**4**

3. Schritt: Bewertung und Beurteilung

		M	W
Kraftausübung(en)			
Symmetrie der Kraftaufwendung	**+**		
Körperhaltung	**+**		
Ungünstige Ausführungsbedingungen (∑ ZW)	**+**		
Arbeitsorganisation / Zeitliche Verteilung	**+**		

Zeitwichtung **x** **Summe Merkmals-Wichtungen:** **=** **Ergebnisse** **M** **W**

Anhand des errechneten Punktwertes und der folgenden Tabelle kann eine grobe Beurteilung vorgenommen werden:					
Risiko		**Risiko-bereich**	**Belastungs-höhe*)**	**a) Wahrscheinlichkeit körperlicher Überbeanspruchung** **b) Mögliche gesundheitliche Folgen**	**Maßnahmen**
	1	< 20 Punkte	gering	a) Körperliche Überbeanspruchung ist unwahrscheinlich b) Gesundheitsgefährdung nicht zu erwarten	Keine
	2	20 - < 50 Punkte	mäßig erhöht	a) Körperliche Überbeanspruchung ist bei vermindert belastbaren Personen möglich. b) Ermüdung, geringgradige Anpassungsbeschwerden, die in der Freizeit kompensiert werden können	Für vermindert belastbare Personen sind Maßnahmen zur Gestaltung und sonstige Präventionsmaßnahmen sinnvoll.
	3	50 - < 100 Punkte	wesentlich erhöht	a) Körperliche Überbeanspruchung ist auch für normal belastbare Personen möglich b) Beschwerden (Schmerzen) ggf. mit Funktionsstörungen, meistens reversibel, ohne morphologische Manifestation	Maßnahmen zur Gestaltung und sonstige Präventionsmaßnahmen sind zu prüfen.
	4	≥ 100 Punkte	hoch	a) Körperliche Überbeanspruchung ist wahrscheinlich. b) Stärker ausgeprägte Beschwerden und / oder Funktionsstörungen, Strukturschäden mit Krankheitswert	Maßnahmen zur Gestaltung sind erforderlich. Sonstige Präventionsmaßnahmen sind zu prüfen.

**) Die Grenzen zwischen den Risikobereichen sind aufgrund der individuellen Arbeitstechniken und Leistungsvoraussetzungen fließend. Damit darf die Einstufung nur als Orientierungshilfe verstanden werden. Grundsätzlich ist davon auszugehen, dass mit steigenden Punktwerten die Wahrscheinlichkeit einer körperlichen Überbeanspruchung zunimmt.*

Entwurf zur Praxiserprobung – Version 12.5 – Stand 04.2019 – © BAuA/ASER/ArbMedErgo/ebus

Handlungsanleitung zur Leitmerkmalmethode zur Beurteilung und Gestaltung von Belastungen bei Ganzkörperkräften LMM-GK

Zielstellung der Leitmerkmalmethode:

Die LMM sollen auf möglichst einfache Art und Weise die wesentlichen Belastungsmerkmale dokumentieren, dem Anwender Zusammenhänge deutlich machen und eine überschlägige Bewertung der Wahrscheinlichkeit einer körperlichen Überbeanspruchung ermöglichen. Mögliche gesundheitliche Folgen sowie ein daraus resultierender Handlungsbedarf können hieraus abgeleitet werden.

Achtung:

Dieses Verfahren dient der orientierenden Beurteilung der Arbeitsbedingungen bei der Ausübung von Ganzkörperkräften. Trotzdem ist bei der Bestimmung der Zeitwichtung sowie der Wichtungspunkte für die Leitmerkmale (Kraftausübungen, Symmetrie der Kraftaufwendung, Arbeitsorganisation / zeitliche Verteilung, ungünstige Ausführungsbedingungen und Körperhaltung) eine gute Kenntnis der zu beurteilenden Teil-Tätigkeit unbedingte Voraussetzung. Ist diese nicht vorhanden, darf keine Beurteilung vorgenommen werden. Grobe Schätzungen oder Vermutungen führen zu falschen Ergebnissen.

Vorgehen:

Die Beurteilung erfolgt grundsätzlich für Teil-Tätigkeiten. Treten innerhalb einer Teil-Tätigkeit geringe Abweichungen z.B. bei der Höhe der Kraftaufwendungen, Kraftrichtung und/oder Körperhaltungen auf, so sind Mittelwerte zu bilden. Treten innerhalb eines Arbeitstages mehrere Teil-Tätigkeiten mit deutlich unterschiedlichen Bedingungen oder innerhalb einer Teil-Tätigkeit stark wechselnde Bedingungen auf, sind diese getrennt einzuschätzen und zu dokumentieren. Die Wahrscheinlichkeit einer körperlichen Überbeanspruchung kann nur beurteilt werden, wenn alle während eines Arbeitstages vorliegenden körperlichen Belastungen beurteilt werden. Für eine zusammenfassende Beurteilung deutlich unterschiedliche Belastungen durch Ganzkörperkräfte kann z.B. die LMM-GK-E verwendet werden. Bei Überschneidungen zu anderen Belastungsarten ist zu prüfen, ob auch weitere LMM angewendet werden müssen (siehe hierzu http://www.baua.de/leitmerkmalmethoden/).

Zur Beurteilung sind 3 (ggf. 4) Schritte erforderlich:

1. Bestimmung der Zeitwichtung,
2. Bestimmung der Wichtung der Leitmerkmale und
3. Bewertung / Beurteilung. Als Ergebnis kann ggfs. ein
4. Schritt erforderlich sein, der die Ableitung und Umsetzung von Gestaltungsmaßnahmen und die Vorsorge beinhaltet.

Bei der Bestimmung der Wichtungen ist grundsätzlich eine zweckmäßige Bildung von Zwischenstufen (Interpolation) erlaubt.

Zeitwichtungen < 1 dürfen nicht vergeben werden, die Zeitwichtung ist immer mindestens 1!

Durchführung der Dokumentation und der Bewertung / Beurteilung:

1. Schritt: Bestimmung der Zeitwichtung

Die Bestimmung der Zeitwichtung erfolgt anhand der Tabelle in Abhängigkeit der Gesamtdauer bzw. der Wiederholungshäufigkeit der Teil-Tätigkeit pro Arbeitstag. Die Zahlen in dieser Tabelle können die Gesamtdauer oder die Wiederholungshäufigkeit abbilden:

- Bei **kontinuierlichen Teil-Tätigkeiten**, die über mehrere Minuten bis mehrere Stunden gehen können (wie z.B. Schaufeln, Arbeiten mit Kettensägen, Heckenscheren, Hochdruckreinigern o. ä, wo i.d.R. maximal mittlere bis hohe Kräfte ausgeübt werden), erfolgt die Dokumentation über die Betrachtung der Kraftausübungen in einer Norm-Minute: Die Gesamtanzahl der Minuten dieser Teil-Tätigkeit pro Arbeitstag bildet den Zeitanteil ab.
- Bei **diskontinuierlichen Teil-Tätigkeiten**, die kurzzeitig sehr hohe Kräfte bis Spitzenkräfte erfordern, i.d.R. unter 1 Minute andauern und durch Erholungspausen unterbrochen werden (wie z.B. Ankippen schwerer Fässer, Verlaschen von Containern, Patiententransfer) erfolgt die Dokumentation über die Betrachtung der Kraftausübungen in dieser Teil-Tätigkeit, auch wenn diese kürzer als eine Minute ist. Die Wiederholungshäufigkeit der Teil-Tätigkeit pro Arbeitstag bildet den Zeitanteil ab.

2. Schritt: Bestimmung der Wichtung der weiteren Merkmale

- Die Bestimmung der Wichtungen der Leitmerkmale erfolgt anhand der Kategorien und Erläuterungen in den entsprechenden Tabellen.
- Als körperfern gilt eine Distanz zwischen Brust und Handmitte von mehr als 17 cm (5 %-Perzentil, europäischer Wert).

3. Schritt: Die Bewertung und Beurteilung

Die Bewertung jeder Teil-Tätigkeit erfolgt anhand eines tätigkeitsbezogenen Punktwertes (Berechnung durch Addition der Wichtungen der Leitmerkmale und Multiplikation mit der Zeitwichtung). Dieser Punktwert lässt sich einem Risikobereich zuordnen und daraus die Wahrscheinlichkeit einer körperlichen Überbeanspruchung durch diese Teil-Tätigkeit sowie mögliche gesundheitliche Folgen und ein daraus resultierender Handlungsbedarf ableiten.

4. Schritt: Gestaltung und Vorsorge

In Ergänzung zu den auf Basis der Risikobewertung abzuleitenden präventiven Maßnahmen gilt:

- Ab dem Risikobereich 3 „wesentlich erhöht" sind in der Regel Gestaltungsmaßnahmen sowie weitere kollektive und individuelle Präventionsmaßnahmen notwendig. Arbeitsmedizinische Vorsorge nach ArbMedVV ist sinnvoll [*)].
- Gestaltungs- und Präventionsmaßnahmen für besonders schutzbedürftige Beschäftigtengruppen (z.B. Jugendliche oder Leistungsgewandelte) sind unabhängig von der Belastungshöhe und gegebenenfalls im Einzelfall zu betrachten, wie z.B. im Rahmen der Wunschvorsorge.
- Durch Aufsuchen der höchsten Punktwerte der Leitmerkmale können die Ursachen erhöhter Belastungen erkannt und Änderungen angestoßen werden. Gestaltungsbedarf sollte auch geprüft werden, wenn Einzelmerkmale maximale Wichtungen aufweisen. Gegebenenfalls vorhandene Hinweise auf Einschränkungen der Ausführbarkeit bei den Wichtungen einzelner Merkmale sind zu beachten.

[*)] in Anlehnung an die ArbMedVV, Stand Juni 2019

4.6 Formblatt der Leitmerkmalmethode zur Beurteilung und Gestaltung von Belastungen bei Körperzwangshaltungen – LMM-KH

Quelle: Bundesanstalt für Arbeitsschutz und Arbeitsmedizin (BAuA)
https://www.baua.de/DE/Themen/Arbeitsgestaltung-im-Betrieb/Physische-Belastung/Leitmerkmalmethode/pdf/LMM-Koerperzwangshaltungen.pdf?__blob=publicationFile&v=4

Leitmerkmalmethode zur Beurteilung und Gestaltung von Belastungen bei Körperzwangshaltungen LMM-KH

Übersicht Leitmerkmalmethoden:

Leitmerkmalmethode zur Beurteilung und Gestaltung von Belastungen ...

- beim manuellen Heben, Halten und Tragen von Lasten (LMM-HHT)
- beim manuellen Ziehen und Schieben von Lasten (LMM-ZS)
- bei manuellen Arbeitsprozessen (LMM-MA)
- bei der Ausübung von Ganzkörperkräften (LMM-GK)
- **bei Körperzwangshaltungen (LMM-KH)**
- bei Körperfortbewegung (LMM-KB)

sowie die jeweiligen **E**rweiterten Versionen in einem Tabellenkalkulationsprogramm (z.B. LMM-KH-E)

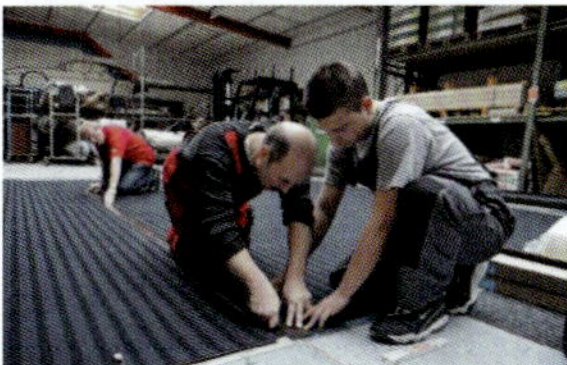

Foto: U. Völkner/fox-fotos.de

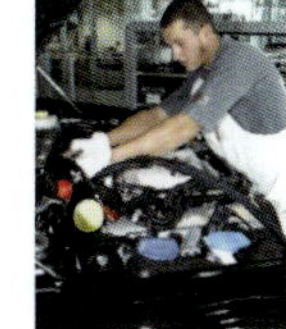

Foto: U. Völkner/fox-fotos.de

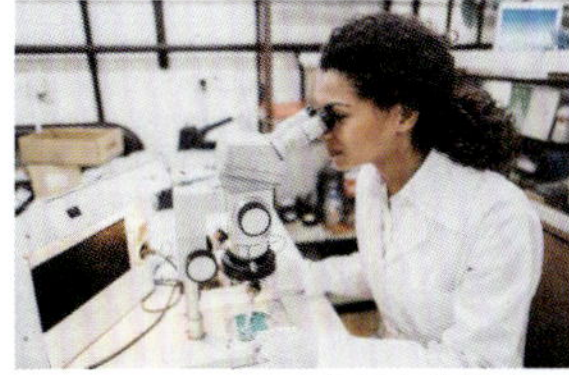

Foto: martin-dm/iStock.com

Anwendungsbereich der Leitmerkmalmethode LMM-KH

Diese Leitmerkmalmethode berücksichtigt Teil-Tätigkeiten mit Körperzwangshaltungen.

Körperzwangshaltungen sind alle anstrengenden Körperhaltungen, die durch den Arbeitsprozess vorgegeben sind und ununterbrochen (einmalig ≥1 Minute, wiederholt ≥10 Sekunden) eingenommen werden.

Eine Unterbrechung dieser Belastung liegt nur dann vor, wenn

- eine ungünstige Haltung durch eine entspannte Haltung wie aufrechtes Stehen oder variables Sitzen unterbrochen werden kann oder
- eine entspannte Haltung geringfügig variiert werden kann

ohne den Arbeitsprozess zu unterbrechen.

Von Körperzwangshaltungen bei der Arbeit können gleichzeitig und unabhängig voneinander betroffen sein:

- der untere und obere Rücken,
- die Schultern und Oberarme einschließlich des Nackens sowie
- die Kniegelenke und Beine / Füße.

In **jeder Körperregion** (Rücken, Schulter und Oberarme, Knie und Beine) können **gleichzeitig mehrere Körperhaltungen** eingestuft werden.

Die Wirkungen auf den Rücken im Stehen oder Sitzen, Hocken oder Knien, auf Schultern/Oberarme und auf Knie/Beine werden getrennt beurteilt. So werden z. B. bei Arbeiten im Stehen über Kopf sowohl das Stehen als auch die Armhaltung beurteilt. So wird vermieden, dass besonders ungünstige und hoch belastende Haltungen durch andere weniger belastende Haltungen maskiert werden und deshalb nicht zur Arbeitsgestaltung oder arbeitsmedizinischen Vorsorge Anlass geben.

Typische Tätigkeiten: Fliesenlegen, Eisenflechten (Betonbau), Handschweißen, Arbeiten an Fließbändern, Deckenmontage, Trockenbau, Elektrik etc., Gurkenernte im Liegen, dauerhafte Arbeit am Mikroskop, Mikrochirurgie, Arbeiten im Inneren von Kesseln, Tanks, Schächten, Schiffsdoppelböden.

Abgrenzung zu anderen Leitmerkmalmethoden

- Bei Körperzwangshaltungen und gleichförmigen, sich wiederholenden Bewegungsabläufen und Kraftaufwendungen der Unterarme und Hände ist neben der LMM-KH auch die LMM „Manuelle Arbeitsprozesse" (LMM-MA) anzuwenden.
- Beim Umgang mit Lasten > 3 kg, beim Ziehen und Schieben von Lasten und bei Arbeiten mit hohen Kräften sind die Haltungen des Rückens mit den dafür spezifischen LMM zu beurteilen (LMM-HHT, LMM-ZS, LMM-GK).
- Gibt es pro Arbeitstag mehrere Teil-Tätigkeiten mit Haltungsbelastungen, sind diese getrennt zu erfassen und zu beurteilen (z.B. mit LMM-KH-E). Die Wahrscheinlichkeit einer körperlichen Überbeanspruchung kann nur dann beurteilt werden, wenn alle während eines Arbeitstages vorliegenden körperlichen Belastungen beurteilt werden.

Formblatt inklusive Kurzanleitung

Entwurf zur Praxiserprobung – Version 12.5 – Stand 04.2019 – © BAuA/ASER/ArbMedErgo/ebus

LMM zur Beurteilung und Gestaltung von Belastungen durch Körperzwangshaltungen (LMM-KH)

Arbeitsplatz / Teil-Tätigkeit:			
Zeitdauer des Arbeitstages:		Beurteiler:	
Zeitdauer der Teil-Tätigkeit:		Datum:	

1. Schritt: Bestimmung der Zeitwichtung

Gesamtdauer dieser Teil-Tätigkeit pro Arbeitstag [bis … Stunden]	bis 1	2	3	4	5	6	7	8	9	10
Zeitwichtung:	**1**	**2**	**3**	**4**	**5**	**6**	**7**	**8**	**9**	**10**

2. Schritt: Bestimmung der Wichtungen der weiteren Merkmale

A		**Rückenbelastungen – Haltung des Körpers** bei Arbeiten ohne bzw. mit geringen Kraftaufwendungen	Zeit-Anteil an Teil-Tätigkeit				Punkte
			bis 1/4 gelegentl.	bis 1/2 häufig	bis 3/4 überwieg.	> 3/4 ständig	
	1	**Aufrechte Rückenhaltung** im Stehen, Hocken oder Knien[1] auch unterbrochen von wenigen Schritten Gehen oder von Körperbewegungen (Vorneigung bis 20° möglich) z. B. Verkaufspersonal, Maschinenbediener	2	4	6	8	
	2	**Oberkörper mäßig vorgeneigt** (> 20-60°) im Stehen, Hocken oder Knien[1] oder nach hinten geneigt z. B. Sortierbänder für Backwaren	7	15	22	30	
	3	**Oberkörper stark vorgeneigt** (> 60°) im Stehen, Hocken oder Knien[1] - z. B. Eisenflechter	10	20	30	40	
	4	**Sitzen in erzwungener Haltung**, Oberkörper mäßig bis stark vorgeneigt, meist mit dauernder Blickzuwendung - z. B. Mikroskopieren, Kranfahren, Endoskopie (Medizin), auch Sitzen auf dem Boden	3	6	9	12	
	5	**Sitzen in variabler Sitzhaltung** z. B. Büroarbeit (Sachbearbeitung) – **Wechsel zu Stehen / Gehen ist** nicht möglich	2	4	6	8	
		Wechsel zu Stehen / Gehen ist möglich	**0,5**	**1**	**1,5**	**2**	

[1] *Achtung: Bei Hand-/Armhaltungen ggf. auch Teil **B** ausfüllen! Bei Hocken und Knien ist auch Teil **C** auszufüllen!*

Summe der Punktwerte A **Rücken:** ____

B		**Schulter- und Oberarmbelastungen** bei Arbeiten ohne bzw. mit geringen Kraftaufwendungen[2]	Zeit-Anteil an Teil-Tätigkeit				Punkte
			bis 1/4	bis 1/2	bis 3/4	> 3/4	
	1	**Arme angehoben, Hände über Schulterhöhe** im Stehen, Hocken oder Knien z. B. Trockenbau, Raumausstattung, Elektromontage, Lüftungsbau, handwerkliche Montage, Instandhaltung	10	20	30	40	
	2	**Arme angehoben, Hände unter Schulterhöhe oder körperfern** im Stehen, Hocken oder Knien ohne Abstützung der Arme, z.B. Sortiertätigkeiten am Band	6	12	18	24	
	3	**Liegen auf dem Rücken, Arme über Kopf** z. B. Deckenmalerei, Montagearbeiten, Schiffsboden, Behälterbau **Liegen auf dem Bauch, Arme vor / unter dem Körper** z. B. Erntefahrgeräte („Flieger"), Montagearbeiten	7	14	21	28	
Restzeit		Anteil an Beurteilungszeit **ohne Haltungsbelastung der Schultern / Arme**	0	0	0	0	

[2] *Achtung: Sofern Belastungen des Hand-/Armsystems vorkommen, sollte diese Teil-Tätigkeit auch mit der LMM-MA bewertet werden.*

Summe der Punktwerte B **Schulter- und Oberarm:** ____

C		**Knie- / Beinbelastungen** bei Arbeiten ohne bzw. mit geringen Kraftaufwendungen	Zeit-Anteil an Teil-Tätigkeit				Punkte
			bis 1/4	bis 1/2	bis 3/4	> 3/4	
	1	**Ständiges Stehen** auch unterbrochen von wenigen Schritten Gehen z. B. Verkaufspersonal, Maschinenbediener	2	4	6	8	
	2	**Knien, Hocken oder Schneidersitz**[3] z. B. Trockenbau, Raumausstattung, Elektriker, Rohrleger, Handschweißen, Erntearbeiten, Fußboden-/Fliesenlegen, Pflastern Handwerkliche Montage und Instandhaltung	10	20	30	40	
Restzeit		Anteil an Beurteilungszeit **ohne Haltungsbelastung der Knie**	0	0	0	0	

[3] *Wenn bei dieser Teil-Tätigkeit Kriechen vorkommt, ist für die Bewertung auch die LMM-KB zu verwenden.*

Summe der Punktwerte C **Knie- / Beinbelastungen:** ____

Ungünstige Ausführungsbedingungen (nur angeben, wenn zutreffend)		A Rücken	B Schulter/ Oberarm	C Knie / Beine
Rumpfverdrehung bzw. -seitneigung erkennbar	gelegentlich	**1**	**0**	**0**
	häufig bis ständig	**2**	**0**	**1**
Kopf: Rückwärtsneigung und / oder starke Vorneigung bzw. dauernde Drehung	gelegentlich oder ständig	**1**	**1**	**0**
Abstützung des Oberkörpers bei Vorneigung nicht möglich - mit Händen, durch Anlehnen, über Werkzeuge	nicht möglich	**2**	**0**	**0**
Beengter Bewegungsraum	häufig bis ständig	**2**	**2**	**2**
SUMME der Punktwerte für Zusatzbelastungen für Block A / B / C				

Weitere Ausführungsbedingungen (nur angeben, wenn zutreffend)	A	B	C
Eingeschränkte Standsicherheit, Boden uneben	**1**	**1**	**1**
Nässe, Kälte, starke Zugluft, Durchnässung der Kleidung möglich	**1**	**1**	**0**
Starke Erschütterungen (Vibrationen), die zur körperlichen Anspannung führen[4)]	**1**	**1**	**0**
Sehr hohe geistige Konzentration (z. B. Erkennen von Objekten)	**1**	**1**	**0**
SUMME der Punktwerte für besondere Ausführungsbedingungen für Block A / B / C			
Keine: Es liegen keine ungünstigen Ausführungsbedingen vor.	( )	( )	( )

[4)] *Achtung: Sofern Vibrationsbelastungen vorkommen, sind diese gesondert zu bewerten! Siehe http://www.baua.de/vibration/*

3. Schritt: Bewertung und Beurteilung

	A Rücken	B Schulter/ Oberarm	C Knie / Beine
Summe der Punktwerte in den Hauptmerkmalen			
Ungünstige Ausführungsbedingungen +			
Weitere Ausführungsbedingungen +			
Zeitwichtung **X** Summe aller Merkmalswichtungen			
Punktwerte der Körperhaltungen			

Höchster Punktwert
Gesamtrisiko

Anhand des errechneten Punktwertes und der folgenden Tabelle kann eine grobe Beurteilung vorgenommen werden:

Risiko		Risiko-bereich	Belastungs-höhe[*)]	a) Wahrscheinlichkeit körperlicher Überbeanspruchung b) Mögliche gesundheitliche Folgen	Maßnahmen
	1	<20 Punkte	gering	a) Körperliche Überbeanspruchung ist unwahrscheinlich b) Gesundheitsgefährdung nicht zu erwarten	Keine
	2	20 - <50 Punkte	mäßig erhöht	a) Körperliche Überbeanspruchung ist bei vermindert belastbaren Personen möglich. b) Ermüdung, geringgradige Anpassungsbeschwerden, die in der Freizeit kompensiert werden können.	Für vermindert belastbare Personen sind Maßnahmen zur Gestaltung und sonstige Präventionsmaßnahmen sinnvoll.
	3	50 - <100 Punkte	wesentlich erhöht	a) Körperliche Überbeanspruchung ist auch für normal belastbare Personen möglich b) Beschwerden (Schmerzen) ggf. mit Funktionsstörungen, meistens reversibel, ohne morphologische Manifestation	Maßnahmen zur Gestaltung und sonstige Präventionsmaßnahmen sind zu prüfen.
	4	≥100 Punkte	hoch	a) Körperliche Überbeanspruchung ist wahrscheinlich. b) Stärker ausgeprägte Beschwerden und / oder Funktionsstörungen, Strukturschäden mit Krankheitswert	Maßnahmen zur Gestaltung sind erforderlich. Sonstige Präventionsmaßnahmen sind zu prüfen.

[*)] *Die Grenzen zwischen den Risikobereichen sind aufgrund der individuellen Arbeitstechniken und Leistungsvoraussetzungen fließend. Damit darf die Einstufung nur als Orientierungshilfe verstanden werden. Grundsätzlich ist davon auszugehen, dass mit steigenden Punktwerten die Wahrscheinlichkeit einer körperlichen Überbeanspruchung zunimmt.*

Entwurf zur Praxiserprobung – Version 12.5 – Stand 04.2019 – © BAuA/ASER/ArbMedErgo/ebus

Handlungsanleitung zur Leitmerkmalmethode zur Beurteilung und Gestaltung von Belastungen durch Körperzwangshaltungen (LMM-KH)

Zielstellung der Leitmerkmalmethode: Die LMM sollen die wesentlichen Belastungsmerkmale durch Körperzwangshaltungen dokumentieren, Zusammenhänge zwischen Tätigkeit und Belastung zeigen und die Wahrscheinlichkeit körperlicher Überbeanspruchungen einschätzen. Mögliche gesundheitliche Folgen sowie resultierender Handlungsbedarf können abgeleitet werden.

Anwendungsgebiet: Dieses Verfahren dient der orientierenden Beurteilung von Tätigkeiten mit Körperzwangshaltungen. Bei der Bestimmung der Zeitwichtung sowie der Vergabe der Punkte für die Leitmerkmale ist eine gute Kenntnis der zu beurteilenden Tätigkeit unbedingte Voraussetzung. Grobe Schätzungen oder Vermutungen können zu falschen Ergebnissen führen.

Wann ist die Haltung des Körpers bei der Arbeit eine „Körperzwangshaltung"?

Ob eine Körperhaltung zur Körperzwangshaltung wird, hängt davon ab,

- wie stark sie von entspannten „neutralen" Körperhaltungen des Rückens, der Schultern/Arme und der Knie/Beine abweicht,
- wie lange sie dauert (einmalig ≥ 1 Minute, wiederholt ≥ 10 Sekunden) und
- ob sie durch Haltungswechsel unterbrochen werden kann

Haltungsänderungen, die nicht in entspannte „neutrale" Haltung zurückführen, sind keine Unterbrechungen der Zwangshaltungen.

Zeitwichtung:

Die Dauer einer Belastung bildet das wichtigste Kriterium der zumutbaren Belastungen durch Körperhaltungen. Es werden ermittelt:

- die Gesamtzeit der Teil-Tätigkeit, für die diese Beurteilung innerhalb eines Arbeitstages zutrifft = Beurteilungszeit (s. 1. Schritt)
- der Anteil der Körperzwangshaltungen an der Beurteilungszeit.

Erhöhte Haltungsbelastungen:

- Erhöhte Haltungsbelastungen des Rückens im Stehen, Sitzen oder Knien treten durch das Halten des Oberkörpers in Vorneigung / Vorbeugung oder Rückneigung auf. Fehlende Abstützung und fixierte Haltungen erhöhen die Belastung.
- Erhöhte Haltungsbelastungen von Oberarmen, Schultern, Nacken entstehen durch Halten der Arme im Stehen, Sitzen, Liegen.
- Erhöhte Haltungsbelastungen der unteren Extremitäten (bes. Knie und Füße) wirken davon weitgehend unabhängig.

Zusatzbelastungen sind fortlaufend ununterbrochene Haltungen, Verdrehungen und Seitneigungen des Körpers, Kopfhaltungen rückwärts oder vorgeneigt, fehlende Armabstützung des Körpers bei Vorneigung /-beugung, beengter Bewegungsraum.

Ausführungsbedingungen erschweren die Belastung (Eingeschränkte Standsicherheit und unebener Boden, Klimabelastungen besonders durch Nässe und Kälte, starke Erschütterungen durch Vibration, sehr hohe geistige Anspannung. etc.).

Gliederung des Arbeitstages:

Die Beurteilung kann für den gesamten Arbeitstag erfolgen oder auch nur für ausgewählte Teil-Tätigkeiten, sofern die weiteren Teil-Tätigkeiten innerhalb des Arbeitstages nicht belastungswirksam für Körperzwangshaltungen sind. Für eine zusammenfassende Beurteilung deutlich unterschiedlicher Haltungsbelastungen kann z.B. die LMM-KH-E verwendet werden. Bei der Bestimmung der Wichtungen ist grundsätzlich eine zweckmäßige Bildung von Zwischenstufen (Interpolation) erlaubt. **Zeitwichtungen < 1 dürfen nicht vergeben werden, die Zeitwichtung ist immer mindestens 1!** Dementsprechend müssen in der Papierversion (dieses Formblatt) auch die Zeitanteile der Körperhaltungen in den Abschnitten A, B und C immer auf mindestens eine Stunde bezogen werden. Bei Überschneidungen zu anderen Belastungsarten ist zu prüfen, ob alternativ weitere LMM angewendet werden müssen.

Durchführung der Dokumentation und der Bewertung / Beurteilung

1. Schritt: Bestimmung der Zeitwichtung: Die Bestimmung der Zeitwichtung erfolgt anhand der Tabelle. Es ist die Gesamtdauer der zu beurteilenden Teil-Tätigkeit zu berücksichtigen.

2. Schritt: Wichtung der Leitmerkmale „Haltungen in 3 Körperregionen", „Ungünstige Ausführungsbedingungen" und „Weitere Ausführungsbedingungen": Für jede der 3 Körperregionen wird ermittelt,

- ob eine der Körperhaltungen einmalig ≥ 1 Minute oder wiederholt ≥ 10 Sekunden ohne längere Unterbrechungen eingenommen werden muss und
- der Anteil der auftretenden Haltungen an der Beurteilungszeit („bis ¼ / bis ½, bis ¾ oder über ¾ der Teil-Tätigkeit").

In jeder Körperregion (Rücken, Schulter/Oberarme, Knie/Beine) können gleichzeitig mehrere Körperhaltungen eingestuft werden. Die Punktwerte jeder Körperregion werden zusammengezählt, die Zusatzbelastungen sowie die Ausführungsbedingungen beurteilt.

3. Schritt: Bewertung:

- Die Bewertung der Teil-Tätigkeit erfolgt für jede Körperregion getrennt (Summen der Merkmals-Wichtungen einschließlich der Ausführungsbedingungen und Multiplikation mit der Zeitwichtung.
- Der höchste Punktwert (A, B oder C) bestimmt die Einstufung der gesamten Teil-Tätigkeit (=Gesamtpunktwert). Ein wesentlich erhöhtes Risiko in einer Körperregion kann nicht durch ein geringes Risiko in einer anderen Körperregion kompensiert werden!
- Die Punktwerte lassen sich einem Risikobereich zuordnen. Daraus sind die Wahrscheinlichkeit einer körperlichen Überbeanspruchung durch diese Teil-Tätigkeit, mögliche gesundheitliche Folgen und ein daraus resultierender Handlungsbedarf abzuleiten.

4. Schritt: Gestaltung und Vorsorge

In Ergänzung zu den auf Basis der Risikobewertung abzuleitenden präventiven Maßnahmen gilt:

- Ab dem Risikobereich 3 „wesentlich erhöht" sind in der Regel Gestaltungsmaßnahmen sowie weitere kollektive und individuelle Präventionsmaßnahmen notwendig. Arbeitsmedizinische Vorsorge nach ArbMedVV ist anzubieten [*)].
- Gestaltungs- und Präventionsmaßnahmen für besonders schutzbedürftige Beschäftigtengruppen (z.B. Jugendliche oder Leistungsgewandelte) sind unabhängig von der Belastungshöhe und gegebenenfalls im Einzelfall zu betrachten, wie z.B. im Rahmen der Wunschvorsorge.
- Durch Aufsuchen der höchsten Punktwerte der Leitmerkmale können die Ursachen erhöhter Belastungen erkannt und Änderungen angestoßen werden. Gestaltungsbedarf sollte auch geprüft werden, wenn Einzelmerkmale maximale Wichtungen aufweisen. Gegebenenfalls vorhandene Hinweise auf Einschränkungen der Ausführbarkeit bei den Wichtungen einzelner Merkmale sind zu beachten.

[*)] in Anlehnung an die ArbMedVV, Stand Juni 2019

4.7 Rapid Upper Limb Assessment (RULA) von McAtamney & Corlett (1993) – Methode zur Abschätzung des Risikos arbeitsbedingter Erkrankungen der oberen Extremitäten

Quelle: Deutsche Gesetzliche Unfallversicherung (DGUV)
Auszug aus https://www.dguv.de/medien/ifa/de/pub/rep/pdf/rep07/biar0207/rula.pdf

Das Rapid Upper Limb Verfahren (RULA)[1]

RULA wurde entwickelt zur ergonomischen Begutachtung von Arbeitsplätzen, die in Verbindung mit WRULD („work-related upper limb disorders") stehen. Die Beurteilung erfolgt mit der stufenweisen Einschätzung der Belastung gemäß Arbeitsbogen 1 bis 3.

Arbeitsbogen 1

Die Belastungen durch die Bewegungen und Haltungen der oberen Extremitäten werden in Tabelle A bewertet. Die Bewertung besteht aus einem sog. „Oberarmwert", einem „Unterarmwert", einem „Handgelenkswert" und einem „Umwendewert" des Unterarms.

Es wird ein „Wert der Arm- und Handgelenkshaltung" bestimmt.

Arbeitsbogen 2

Die Belastungen durch die Haltungen des Halses / Kopfes, des Oberkörpers und der Beine werden bewertet.

Es wird ein „Wert der Oberkörper- und der Beinhaltung" wird in Tabelle B bestimmt.

Arbeitsbogen 3

Die Werte der Arm- und Handgelenkshaltung sowie der Oberkörper- und der Beinhaltung werden zusammengeführt und
- mit Punktwerten für statische Muskelarbeit (länger als 1 Minute) oder für repetitive Muskelbelastungen (mindestens 4 x / Minute) sowie
- mit Punktwerten für Lasten bzw. Kräfte zusammengeführt.

In Tabelle C ergibt sich die Gesamtpunktzahl.

Abschließende Bewertung

In einer abschließenden Bewertung auf Arbeitsbogen 3 erfolgt im Sinn einer Risikobewertung eine abschließende Beurteilung:

Gesamtpunktwert	Abgeleitetes Vorgehen
1 bis 2	Akzeptable Verhältnisse, keine Notwendigkeit weiterer Maßnahmen
3 bis 4	In naher Zukunft weitere Maßnahmen einleiten
5 bis 6	In naher Zukunft weitere Maßnahmen einleiten
7	Sofort weitere Maßnahmen einleiten

[1] Die Darstellung ist eine Zusammenfassung der Publikation der deutschen Übersetzung in BGIA-Report 2/2007 „Muskel-Skelett-Erkrankungen der oberen Extremität S. 77-82, https://www.dguv.de/medien/ifa/de/pub/rep/pdf/rep07/biar0207/rep2_07.pdf

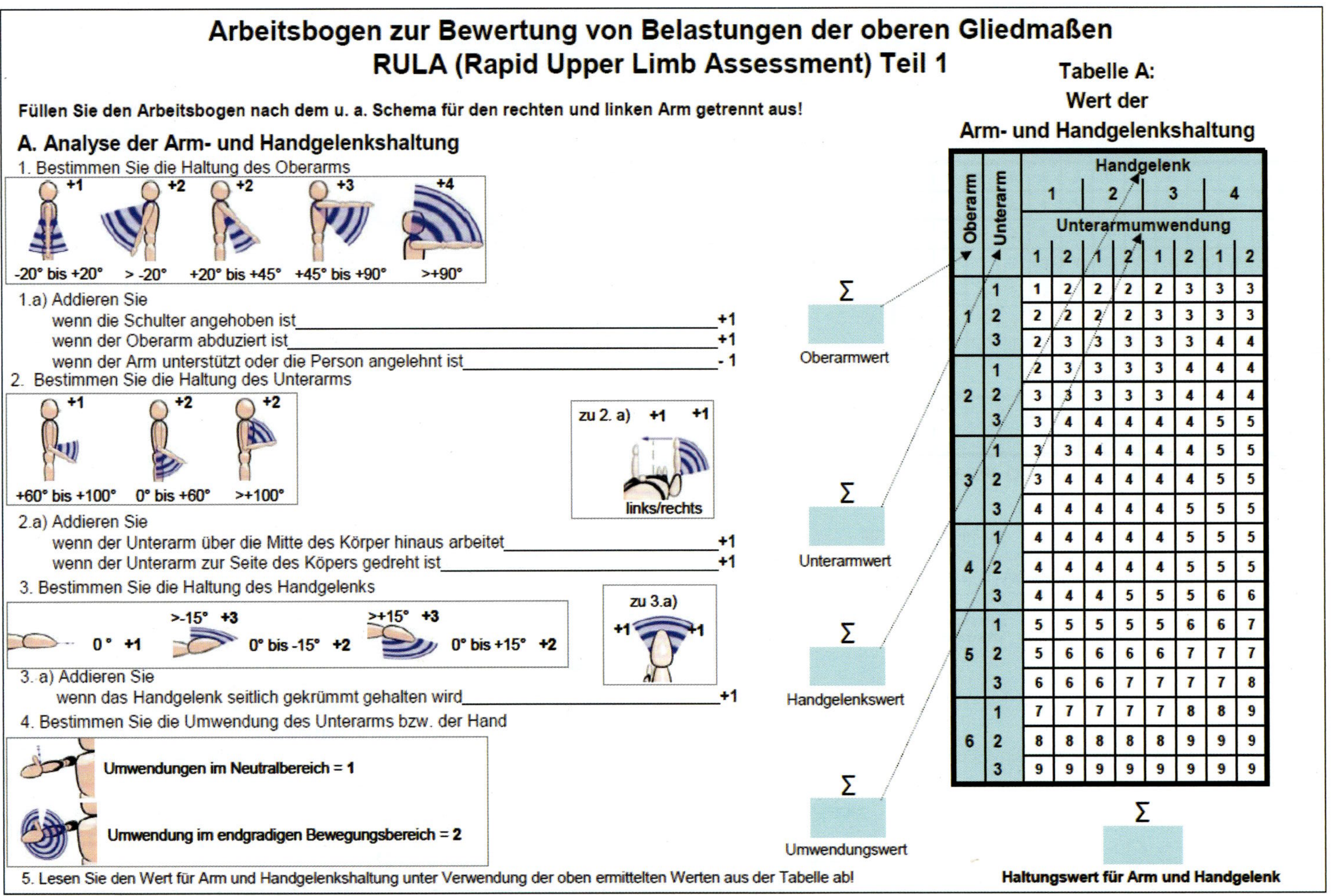

Arbeitsbogen zur Bewertung von Belastungen der oberen Gliedmaßen RULA (Rapid Upper Limb Assessment) Teil 1

Füllen Sie den Arbeitsbogen nach dem u. a. Schema für den rechten und linken Arm getrennt aus!

A. Analyse der Arm- und Handgelenkshaltung

1. Bestimmen Sie die Haltung des Oberarms

1.a) Addieren Sie
- wenn die Schulter angehoben ist ________ +1
- wenn der Oberarm abduziert ist ________ +1
- wenn der Arm unterstützt oder die Person angelehnt ist ________ - 1

2. Bestimmen Sie die Haltung des Unterarms

2.a) Addieren Sie
- wenn der Unterarm über die Mitte des Körper hinaus arbeitet ________ +1
- wenn der Unterarm zur Seite des Köpers gedreht ist ________ +1

3. Bestimmen Sie die Haltung des Handgelenks

3. a) Addieren Sie
- wenn das Handgelenk seitlich gekrümmt gehalten wird ________ +1

4. Bestimmen Sie die Umwendung des Unterarms bzw. der Hand

Umwendungen im Neutralbereich = 1

Umwendung im endgradigen Bewegungsbereich = 2

5. Lesen Sie den Wert für Arm und Handgelenkshaltung unter Verwendung der oben ermittelten Werten aus der Tabelle ab!

Σ Oberarmwert

Σ Unterarmwert

Σ Handgelenkswert

Σ Umwendungswert

Tabelle A: Wert der Arm- und Handgelenkshaltung

Oberarm	Unterarm	Handgelenk 1		Handgelenk 2		Handgelenk 3		Handgelenk 4	
		Unterarmumwendung 1	2	1	2	1	2	1	2
1	1	1	2	2	2	2	3	3	3
	2	2	2	2	2	3	3	3	3
	3	2	3	3	3	3	3	4	4
2	1	2	3	3	3	3	4	4	4
	2	3	3	3	3	3	4	4	4
	3	3	4	4	4	4	4	5	5
3	1	3	3	4	4	4	4	5	5
	2	3	4	4	4	4	4	5	5
	3	4	4	4	4	4	5	5	5
4	1	4	4	4	4	4	5	5	5
	2	4	4	4	4	4	5	5	5
	3	4	4	4	5	5	5	6	6
5	1	5	5	5	5	5	6	6	7
	2	5	6	6	6	6	7	7	7
	3	6	6	6	7	7	7	7	8
6	1	7	7	7	7	7	8	8	9
	2	8	8	8	8	8	9	9	9
	3	9	9	9	9	9	9	9	9

Σ

Haltungswert für Arm und Handgelenk

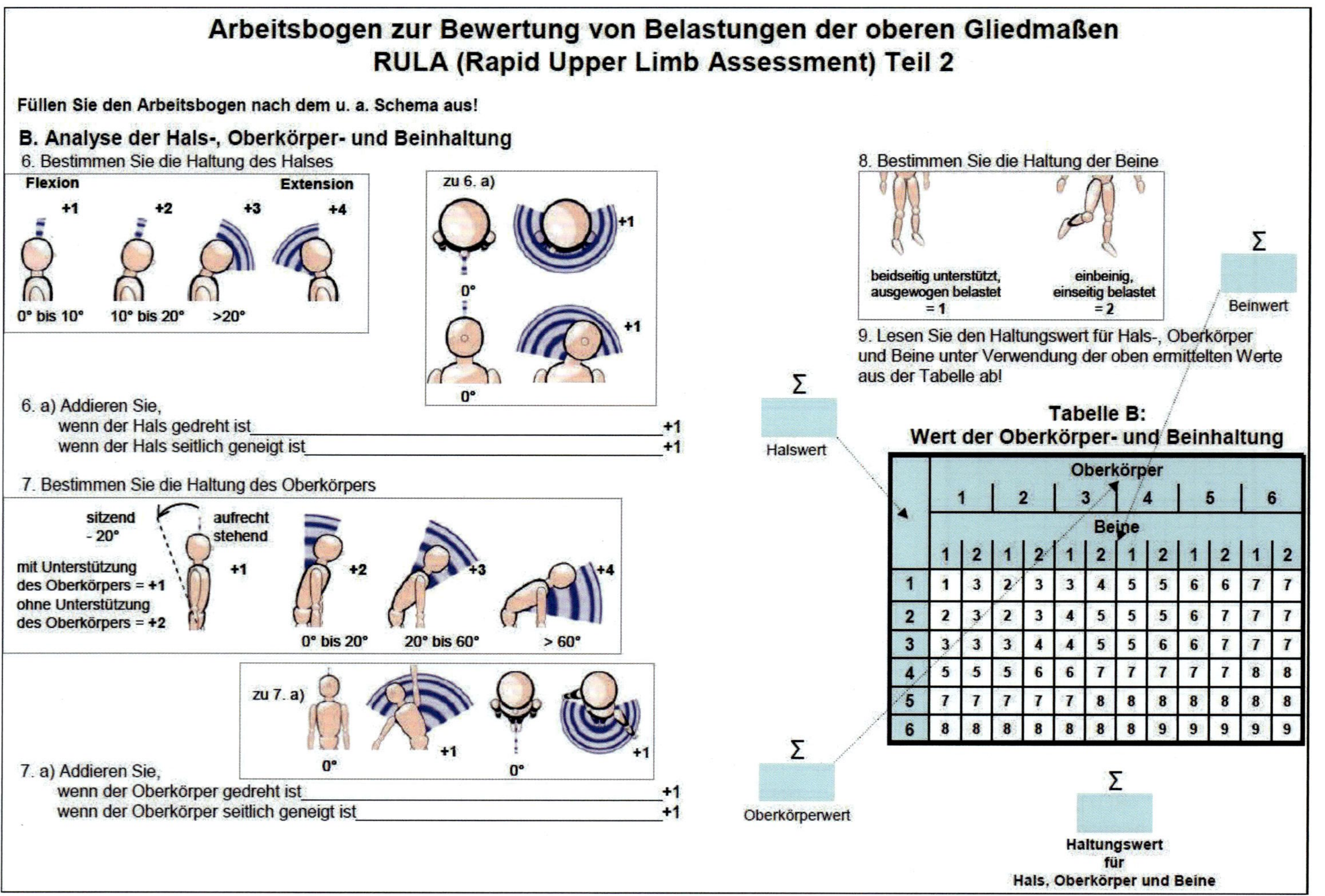

Arbeitsbogen zur Bewertung von Belastungen der oberen Gliedmaßen
RULA (Rapid Upper Limb Assessment) Teil 2

Füllen Sie den Arbeitsbogen nach dem u. a. Schema aus!

B. Analyse der Hals-, Oberkörper- und Beinhaltung

6. Bestimmen Sie die Haltung des Halses

6. a) Addieren Sie,
wenn der Hals gedreht ist ______ +1
wenn der Hals seitlich geneigt ist ______ +1

7. Bestimmen Sie die Haltung des Oberkörpers

7. a) Addieren Sie,
wenn der Oberkörper gedreht ist ______ +1
wenn der Oberkörper seitlich geneigt ist ______ +1

8. Bestimmen Sie die Haltung der Beine

9. Lesen Sie den Haltungswert für Hals-, Oberkörper und Beine unter Verwendung der oben ermittelten Werte aus der Tabelle ab!

Σ Halswert

Σ Beinwert

Σ Oberkörperwert

Tabelle B:
Wert der Oberkörper- und Beinhaltung

	Oberkörper 1		2		3		4		5		6	
Beine	1	2	1	2	1	2	1	2	1	2	1	2
1	1	3	2	3	3	4	5	5	6	6	7	7
2	2	3	2	3	4	5	5	5	6	7	7	7
3	3	3	3	4	4	5	5	6	6	7	7	7
4	5	5	5	6	6	7	7	7	7	7	8	8
5	7	7	7	7	7	8	8	8	8	8	8	8
6	8	8	8	8	8	8	8	9	9	9	9	9

Σ **Haltungswert für Hals, Oberkörper und Beine**

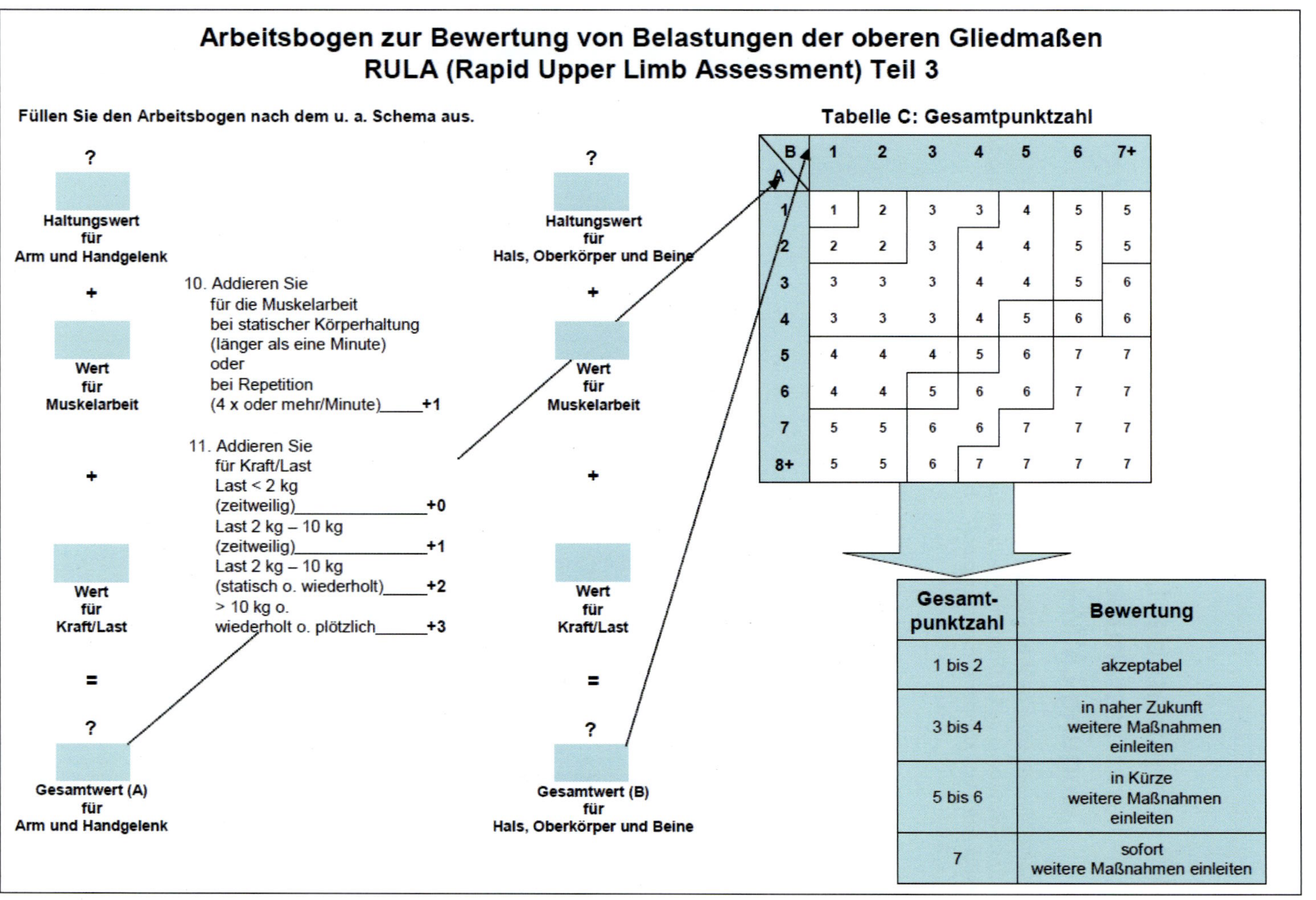

Arbeitsbogen zur Bewertung von Belastungen der oberen Gliedmaßen RULA (Rapid Upper Limb Assessment) Teil 3

Füllen Sie den Arbeitsbogen nach dem u. a. Schema aus.

10. Addieren Sie für die Muskelarbeit bei statischer Körperhaltung (länger als eine Minute) oder bei Repetition (4 x oder mehr/Minute) ____ +1

11. Addieren Sie für Kraft/Last
    - Last < 2 kg (zeitweilig) ____ +0
    - Last 2 kg – 10 kg (zeitweilig) ____ +1
    - Last 2 kg – 10 kg (statisch o. wiederholt) ____ +2
    - > 10 kg o. wiederholt o. plötzlich ____ +3

Tabelle C: Gesamtpunktzahl

A \ B	1	2	3	4	5	6	7+
1	1	2	3	3	4	5	5
2	2	2	3	4	4	5	5
3	3	3	3	4	4	5	6
4	3	3	3	4	5	6	6
5	4	4	4	5	6	7	7
6	4	4	5	6	6	7	7
7	5	5	6	6	7	7	7
8+	5	5	6	7	7	7	7

Gesamtpunktzahl	Bewertung
1 bis 2	akzeptabel
3 bis 4	in naher Zukunft weitere Maßnahmen einleiten
5 bis 6	in Kürze weitere Maßnahmen einleiten
7	sofort weitere Maßnahmen einleiten

4.8 Formblatt der Leitmerkmalmethode zur Beurteilung und Gestaltung von Belastungen bei Körperfortbewegung LMM-KB

Quelle: Bundesanstalt für Arbeitsschutz und Arbeitsmedizin (BAuA)
https://www.baua.de/DE/Themen/Arbeitsgestaltung-im-Betrieb/Physische-Belastung/Leitmerkmalmethode/pdf/LMM-Koerperfortbewegung.pdf?__blob=publicationFile&v=4

Leitmerkmalmethode zur Beurteilung und Gestaltung von Belastungen bei Körperfortbewegung LMM-KB

Übersicht Leitmerkmalmethoden:

Leitmerkmalmethode zur Beurteilung und Gestaltung von Belastungen ...

- beim manuellen Heben, Halten und Tragen von Lasten (LMM-HHT)
- beim manuellen Ziehen und Schieben von Lasten (LMM-ZS)
- bei manuellen Arbeitsprozessen (LMM-MA)
- bei der Ausübung von Ganzkörperkräften (LMM-GK)
- bei Körperzwangshaltungen (LMM-KH)
- **bei Körperfortbewegung (LMM-KB)**

sowie die jeweiligen **E**rweiterten Versionen in einem Tabellenkalkulationsprogramm (z.B. LMM-KB-E)

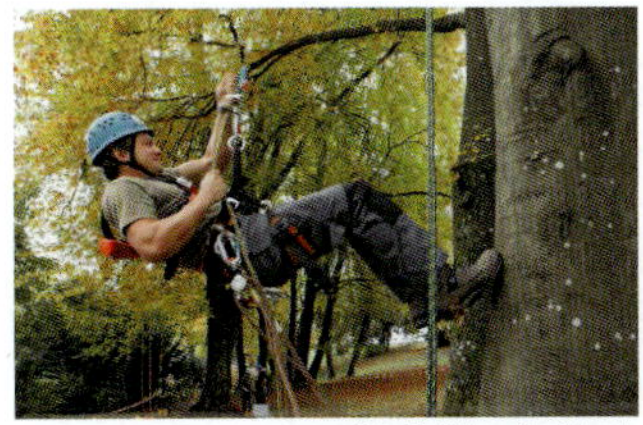
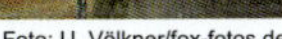
Foto: U. Völkner/fox-fotos.de

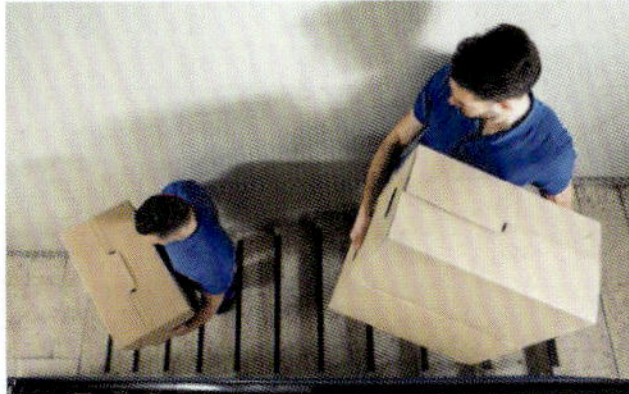
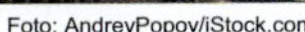
Foto: AndreyPopov/iStock.com

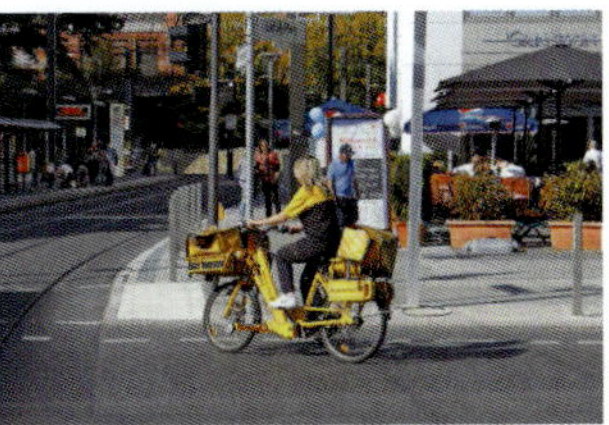
Foto: Antonnotfoto/iStock.com

Anwendungsbereich der Leitmerkmalmethode LMM-KB

- Diese Belastungsart berücksichtigt die Bewegung des Körpers zu einem Arbeitsort oder an einem Arbeitsbereich, die unabhängig vom Aufbringen erhöhter Aktionskräfte beurteilt wird.
- **Typische Tätigkeiten**: Möbeltransport ohne Transporthilfen, Krankentransport, Besteigen von Turmdrehkranen, Sendeanlagen, Kontrollbegehungen in Kanälen, Gehen auf der Baustelle bzw. im Wasserbau, Wartungsarbeiten an Beleuchtungsanlagen, Wartungsarbeiten an Feuerstätten, Wartungsarbeiten in Schächten/Tanks/Kanälen.

Abgrenzung zu anderen Leitmerkmalmethoden

- Sofern die Teil-Tätigkeit erhöhte Kräfte beinhaltet, sind auch die Belastungsarten „Ganzkörperkräfte", „Heben, Halten, Tragen", „Ziehen, Schieben" und/oder „Manuelle Arbeitsprozesse" zu berücksichtigen.
- Gibt es pro Arbeitstag mehrere unterschiedliche Teil-Tätigkeiten, sind diese getrennt zu erfassen und zu beurteilen (z.B. mit LMM-KB-E). Die Wahrscheinlichkeit einer körperlichen Überbeanspruchung kann nur dann beurteilt werden, wenn alle während eines Arbeitstages vorliegenden körperlichen Belastungen beurteilt werden.

Formblatt inklusive Kurzanleitung

Entwurf zur Praxiserprobung – Version 12.5 – Stand 04.2019 – © BAuA/ASER/ArbMedErgo/ebus

Leitmerkmalmethode zur Beurteilung und Gestaltung von Belastungen bei Körperfortbewegung (LMM-KB)

Arbeitsplatz / Teil-Tätigkeit:			
Zeitdauer des Arbeitstages:		Beurteiler:	
Zeitdauer der Teil-Tätigkeit:		Datum:	

1. Schritt: Bestimmung der Zeitwichtung

Gesamtdauer der Teil-Tätigkeit [bis … Minuten] pro Arbeitstag:	≤ 1	> 1 - 5	> 5 - 10	> 10 - 20	> 20 - 30	> 30 - 45	> 45 - 60	> 60 - 100	> 100 - 150	> 150 - 210	> 210 - 270	> 270 - 360	> 360 - 480
Zeitwichtung	**1**	**1,5**	**2**	**2,5**	**3**	**3,5**	**4**	**5**	**6**	**7**	**8**	**9**	**10**

2. Schritt: Bestimmung der Wichtungen der weiteren Merkmale

A Körperfortbewegung ohne Hilfsmittel

Art	Beschreibung		Mitbewegte Lastmasse								
			ohne / < 3 kg	3 .. 10 kg	> 10 .. 15 kg	> 15 .. 20 kg	> 20 .. 25 kg	> 25 .. 30 kg	> 30 .. 35 kg	> 35 .. 40 kg	> 40 kg
	Gehen	Langsam	**4**	**6**	**8**	**10**	**12**	**14**	**25**	**35**	**100** [1]
		Mittel (3 .. 5 km/h)	**8**	**10**	**12**	**14**	**16**	**18**	**30**	**40**	
		Schnell	**12**	**14**	**16**	**18**	**20**	**22**	**35**	**50**	
	Steigen	Neigungswinkel < 5°	**10**	**12**	**14**	**16**	**18**	**20**	**35**	**50**	
		Neigungswinkel 5 - 15°	**12**	**14**	**16**	**18**	**20**	**22**	**35**	**50**	
		Neigungswinkel > 15°	**24**	**26**	**28**	**30**	**32**	**34**	**40**	**50**	
	Treppen steigen	Normale Treppe	**18**	**20**	**22**	**24**	**26**	**50**	**100** [1]		
		Steile Treppen (35 .. 50°)	**24**	**26**	**28**	**30**	**50**	**100** [1]			
		Sehr steile Treppen (> 50°)	**30**	**32**	**34**	**50**	**100** [1]				
	Besteigen von Leitern Anstellwinkel 65..75°		**24**	**26**	**50**	**100** [1]					
	Klettern Aufstiegswinkel > 80° Vertikale Bewegung auf Steigeisen, Steigleitern, Steigeisengängen		**30**	**32**	**50**	**100** [1]					
	Kriechen[2]**, stark gebücktes Gehen** Überwiegend horizontale Bewegung in höhenverminderten Räumen, Stollen, Wartungsebenen, Kanälen		**24**	**26**	**50**	**100** [1]					

[1] Bei dieser Kombination aus Art der Fortbewegung und Lastentransport entsteht ein erhöhtes Risiko auch bei kurzen Expositionszeiten.
[2] Bei dieser Fortbewegungsart ist die Teil-Tätigkeit auch mit der LMM-KH Teil C zu bewerten.

Lage des Lastschwerpunktes bei A	Mitbewegte Lastmasse		
	3 bis 15 kg	> 15 .. 30 kg	> 30 kg
Keine Last oder Last < 3 kg oder Last ist körpernah im Tragegestell oder Rucksack auf den Schultern	**0**		
Last körpernah, mit den Händen gehalten oder auf einer Schulter getragen	**4**	**8**	**12**
Last körperfern, mit den Händen gehalten [3]	**8**	**12**	**16**

Rumpfhaltung bei A		Mitbewegte Lastmasse		
		0 bis 15 kg	> 15 .. 30 kg	> 30 kg
Rumpf deutlich vorgeneigt und/oder Rumpfverdrehung bzw. –seitneigung erkennbar	Gelegentlich	**2**	**4**	**6**
	Häufig bis ständig [3]	**4**	**6**	**8**

[3] Achtung: Sofern häufig bis ständig ungünstige Arm- oder Rumpfhaltungen vorkommen ist die Teil-Tätigkeit auch mit der LMM-HHT (bei Last ≥ 3 kg) oder der LMM-KH (keine Last oder Last < 3 kg) zu bewerten.

Ungünstige Ausführungsbedingungen bei A (Nur angeben, wenn zutreffend. In den Tabellen nicht genannte Merkmale sind sinngemäß zu berücksichtigen. Seltene Abweichungen sind vernachlässigbar.)	**Wichtung**	
Eingeschränkt: Eingeengter Bewegungsraum (z.B. Absturzsicherung durch Rückenschutz) / verminderte Standsicherheit durch beweglichen oder geneigten Trittbereich / **Sand- / Schotterweg**	**3**	
Stark eingeschränkt: Behinderung der Bewegungsmöglichkeit / keine technischen Aufstiegshilfen (natürliche Bedingungen) / **freies Gelände**	**5**	
Kritisch: Starke Behinderung der Bewegungsmöglichkeit durch Engstellen und Gefahrenstellen / eingeschränkte Sicht / keine Ruhebühnen / Bergsteigen / Atemschutzgeräte / **morastiger Untergrund**	**15**	
Klima: Extreme Klimaeinflüsse wie z.B. Hitze, Wind, Schnee (in den Abstufungen selten/gelegentlich und häufig/ständig)	**4**	**8**
Summe aus eingeschränkt, stark eingeschränkt oder kritisch und Klima (falls zutreffend)		

B Körperfortbewegung beim Fahren mit Muskelkraft

Art	Beschreibung	Zu bewegendes Lastgewicht inklusive Fahrzeug [4)]		
		bis 50 kg	> 50 .. 150 kg	> 150 kg
	Langsam < 10 km/h	**3**	**6**	**9**
	Mittel 10 ..15 km/h	**6**	**10**	**14**
	Schnell > 15 km/h	**9**	**15**	**21**

Fahrweg - ungünstige Ausführungsbedingungen bei B (Nur angeben, wenn zutreffend. In den Tabellen nicht genannte Merkmale sind sinngemäß zu berücksichtigen. Seltene Abweichungen sind vernachlässigbar.)	Zu bewegendes Lastgewicht inklusive Fahrzeug [4)]		
	bis 50 kg	> 50 .. 150 kg	> 150 kg
Fahrweg eingeschränkt: unbefestigter oder grob gepflasterter Fahrweg, Schlaglöcher, starke Verschmutzung, zeitweilig Steigungen	**8**	**12**	**16**
Klima: Extreme Klimaeinflüsse wie z.B. Hitze, Wind, Schnee	selten/gelegentlich **4**		häufig/ständig **8**
Summe			

[4)] Bei unterstützendem Elektrobetrieb sind die Wichtungszahlen zu halbieren.

Arbeitsorganisation / Zeitliche Verteilung	**Wichtung**
Gut: Häufig Belastungswechsel durch andere Tätigkeiten (mit anderen Belastungsarten) / ohne enge Abfolge von höheren Belastungen innerhalb einer Belastungsart an einem Arbeitstag.	**0**
Eingeschränkt: Selten Belastungswechsel durch andere Tätigkeiten (mit anderen Belastungsarten) / gelegentlich enge Abfolge von höheren Belastungen innerhalb einer Belastungsart an einem Arbeitstag.	**2**
Ungünstig: Kein/kaum Belastungswechsel durch andere Tätigkeiten (mit anderen Belastungsarten) / häufig enge Abfolge von höheren Belastungen innerhalb einer Belastungsart an einem Arbeitstag mit zeitweise hohen Belastungsspitzen.	**4**

3. Schritt: Bewertung und Beurteilung

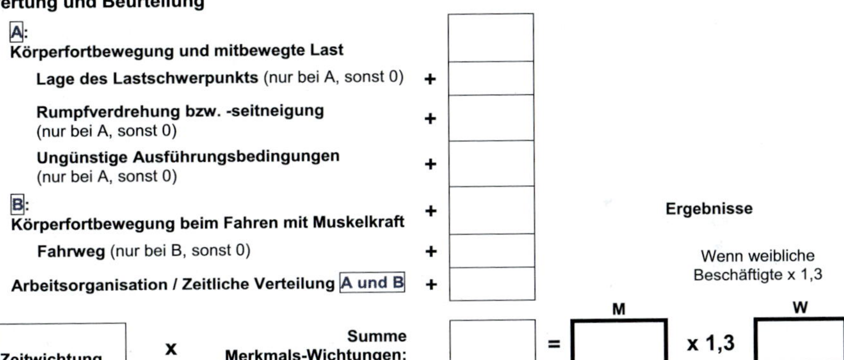
A:
Körperfortbewegung und mitbewegte Last
Lage des Lastschwerpunkts (nur bei A, sonst 0) +
Rumpfverdrehung bzw. -seitneigung (nur bei A, sonst 0) +
Ungünstige Ausführungsbedingungen (nur bei A, sonst 0) +
B:
Körperfortbewegung beim Fahren mit Muskelkraft +
Fahrweg (nur bei B, sonst 0) +
Arbeitsorganisation / Zeitliche Verteilung A und B +
Ergebnisse
Wenn weibliche Beschäftigte x 1,3
Zeitwichtung x **Summe Merkmals-Wichtungen:** = M x 1,3 W

Anhand des errechneten Punktwertes und der folgenden Tabelle kann eine grobe Beurteilung vorgenommen werden:					
Risiko	**Risiko-bereich**		**Belastungs-höhe** [*)]	**a) Wahrscheinlichkeit körperlicher Überbeanspruchung** **b) Mögliche gesundheitliche Folgen**	**Maßnahmen**
	1	< 20 Punkte	gering	a) Körperliche Überbeanspruchung ist unwahrscheinlich b) Gesundheitsgefährdung nicht zu erwarten	Keine
	2	20 - < 50 Punkte	mäßig erhöht	a) Körperliche Überbeanspruchung ist bei vermindert belastbaren Personen möglich. b) Ermüdung, geringgradige Anpassungsbeschwerden, die in der Freizeit kompensiert werden können	Für vermindert belastbare Personen sind Maßnahmen zur Gestaltung und sonstige Präventionsmaßnahmen sinnvoll.
	3	50 - < 100 Punkte	wesentlich erhöht	a) Körperliche Überbeanspruchung ist auch für normal belastbare Personen möglich b) Beschwerden (Schmerzen) ggf. mit Funktionsstörungen, meistens reversibel, ohne morphologische Manifestation	Maßnahmen zur Gestaltung und sonstige Präventionsmaßnahmen sind zu prüfen.
	4	≥ 100 Punkte	hoch	a) Körperliche Überbeanspruchung ist wahrscheinlich. b) Stärker ausgeprägte Beschwerden und / oder Funktions-störungen, Strukturschäden mit Krankheitswert	Maßnahmen zur Gestaltung sind erforderlich. Sonstige Präventions-maßnahmen sind zu prüfen.

[*)] Die Grenzen zwischen den Risikobereichen sind aufgrund der individuellen Arbeitstechniken und Leistungsvoraussetzungen fließend. Damit darf die Einstufung nur als Orientierungshilfe verstanden werden. Grundsätzlich ist davon auszugehen, dass mit steigenden Punktwerten die Wahrscheinlichkeit einer körperlichen Überbeanspruchung zunimmt.

Entwurf zur Praxiserprobung – Version 12.5 – Stand 04.2019 – © BAuA/ASER/ArbMedErgo/ebus

Handlungsanleitung zur Leitmerkmalmethode zur Beurteilung und Gestaltung von Belastungen bei Körperfortbewegung LMM-KB

Zielstellung der Leitmerkmalmethode:

Die LMM sollen auf möglichst einfache Art und Weise die wesentlichen Belastungsmerkmale dokumentieren, dem Anwender Zusammenhänge deutlich machen und eine überschlägige Bewertung der Wahrscheinlichkeit einer körperlichen Überbeanspruchung ermöglichen. Mögliche gesundheitliche Folgen sowie ein daraus resultierender Handlungsbedarf können hieraus abgeleitet werden.

Achtung:

Dieses Verfahren dient der orientierenden Beurteilung der Arbeitsbedingungen der Bewegung des Körpers zu einem Arbeitsort oder an einem Arbeitsbereich. Trotzdem ist bei der Bestimmung der Zeitwichtung sowie der Wichtungspunkte für die Leitmerkmale (Art der Fortbewegung, mitbewegte Lastmasse, Lage des Lastschwerpunkts (nur bei A Körperfortbewegung ohne Hilfsmittel), Arbeitsorganisation / zeitliche Verteilung, Ausführungsbedingungen und Fahrweg (nur bei B Körperfortbewegung beim Fahren mit Muskelkraft)) eine gute Kenntnis der zu beurteilenden Teil-Tätigkeit unbedingte Voraussetzung. Ist diese nicht vorhanden, darf keine Beurteilung vorgenommen werden. Grobe Schätzungen oder Vermutungen führen zu falschen Ergebnissen.

Vorgehen:

Die Beurteilung erfolgt grundsätzlich für Teil-Tätigkeiten. Treten innerhalb einer Teil-Tätigkeit geringe Abweichungen z.B. bei der Bewegungsgeschwindigkeit und/oder der mitbewegten Lastmasse auf, so sind Mittelwerte zu bilden. Treten innerhalb eines Arbeitstages mehrere Teil-Tätigkeiten mit unterschiedlichen Arten der Fortbewegung oder deutlich unterschiedlichen Bedingungen oder innerhalb einer Teil-Tätigkeit stark wechselnde Bedingungen auf, sind diese getrennt einzuschätzen und zu dokumentieren.
Die Wahrscheinlichkeit einer körperlichen Überbeanspruchung kann nur beurteilt werden, wenn alle während eines Arbeitstages vorliegenden körperlichen Belastungen beurteilt werden. Für eine zusammenfassende Beurteilung deutlich unterschiedlicher Belastungen durch Körperfortbewegung kann z.B. die LMM-KB-E verwendet werden.
Bei Überschneidungen zu anderen Belastungsarten ist zu prüfen, ob auch weitere LMM angewendet werden müssen (siehe hierzu http://www.baua.de/leitmerkmalmethoden).

Zur Beurteilung sind 3 (ggf. 4) Schritte erforderlich:

1. Bestimmung der Zeitwichtung,
2. Bestimmung der Wichtung der Leitmerkmale und
3. Bewertung / Beurteilung. Als Ergebnis kann ggfs. ein
4. Schritt erforderlich sein, der die Ableitung und Umsetzung von Gestaltungsmaßnahmen und die Vorsorge beinhaltet.

Bei der Bestimmung der Wichtungen ist grundsätzlich eine zweckmäßige Bildung von Zwischenstufen (Interpolation) erlaubt.
Zeitwichtungen < 1 dürfen nicht vergeben werden, die Zeitwichtung ist immer mindestens 1!

Durchführung der Dokumentation und der Bewertung / Beurteilung:

1. Schritt: Bestimmung der Zeitwichtung

Die Bestimmung der Zeitwichtung erfolgt anhand der Tabelle. Es ist die Gesamtdauer der zu beurteilenden Teil-Tätigkeit zu berücksichtigen.

2. Schritt: Bestimmung der Wichtung der weiteren Merkmale

Die Wichtung für die Art der der Bewegung ist je nach Fortbewegungsart getrennt für

- A Fortbewegung ohne Hilfsmittel oder
- B Körperfortbewegung beim Fahren mit Muskelkraft zu bestimmen.

Bei A Fortbewegung ohne Hilfsmittel erfolgt die Bestimmung der Wichtung für die mitgeführte Last anhand der entsprechenden Tabelle. Außerdem ist die Wichtung für die Lage des Lastschwerpunkts, Rumpfhaltung und ungünstige Ausführungsbedingungen zu bestimmen.

Bei B Körperfortbewegung beim Fahren mit Muskelkraft ist die Wichtung für die mitgeführte Last anhand der entsprechenden Tabelle zu bestimmen. Außerdem ist die Wichtung für den Fahrweg – ungünstige Ausführungsbedingungen zu bestimmen.
Die Bestimmung der Wichtungspunkte die Arbeitsorganisation / zeitliche Verteilung erfolgt nach dem oben beschriebenen Vorgehen.

3. Schritt: Die Bewertung und Beurteilung

Die Bewertung jeder Teil-Tätigkeit erfolgt anhand eines tätigkeitsbezogenen Punktwertes (Berechnung durch Addition der Wichtungen der Leitmerkmale und Multiplikation mit der Zeitwichtung). Dieser Punktwert lässt sich einem Risikobereich zuordnen und daraus die Wahrscheinlichkeit einer körperlichen Überbeanspruchung durch diese Teil-Tätigkeit sowie mögliche gesundheitliche Folgen und ein daraus resultierender Handlungsbedarf ableiten.
Wenn Frauen diese Teil-Tätigkeit ausführen, wird der Punktwert mit dem Faktor 1,3 multipliziert. Hierbei ist berücksichtigt, dass Frauen im Durchschnitt etwa 2/3 der physischen Leistungsfähigkeit von Männern besitzen.

4. Schritt: Gestaltung und Vorsorge

In Ergänzung zu den auf Basis der Risikobewertung abzuleitenden präventiven Maßnahmen gilt:

- Ab dem Risikobereich 3 „wesentlich erhöht“ sind in der Regel Gestaltungsmaßnahmen sowie weitere kollektive und individuelle Präventionsmaßnahmen notwendig. Arbeitsmedizinische Vorsorge nach ArbMedVV ist sinnvoll *).
- Gestaltungs- und Präventionsmaßnahmen für besonders schutzbedürftige Beschäftigtengruppen (z.B. Jugendliche oder Leistungsgewandelte) sind unabhängig von der Belastungshöhe und gegebenenfalls im Einzelfall zu betrachten, wie z.B. im Rahmen der Wunschvorsorge.
- Durch Aufsuchen der höchsten Punktwerte der Leitmerkmale können die Ursachen erhöhter Belastungen erkannt und Änderungen angestoßen werden. Gestaltungsbedarf sollte auch geprüft werden, wenn Einzelmerkmale maximale Wichtungen aufweisen. Gegebenenfalls vorhandene Hinweise auf Einschränkungen der Ausführbarkeit bei den Wichtungen einzelner Merkmale sind zu beachten.

*) in Anlehnung an die ArbMedVV, Stand Juni 2019

4.9 Fragebögen zum Erkennen psychischer Belastungen

4.9.1 WHO (Fünf) – Fragebogen zum Wohlbefinden – (Version 1998)

Quelle: Bech P (2012). Clinical Psychometrics. Wiley-Blackwell, Oxford
http://www.who-5.org

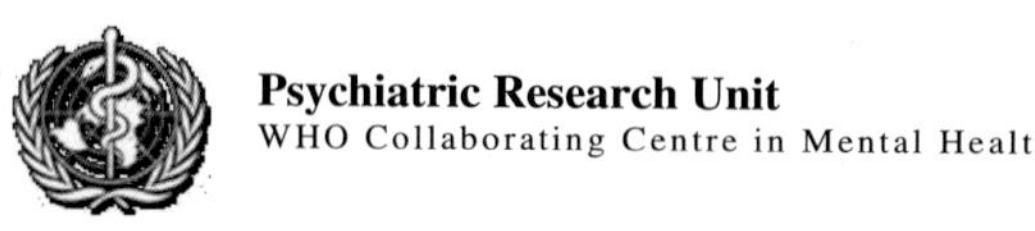

WHO (Fünf) - FRAGEBOGEN ZUM WOHLBEFINDEN ´
(Version 1998)

Die folgenden Aussagen betreffen Ihr Wohlbefinden in den letzten zwei Wochen. Bitte markieren Sie bei jeder Aussage die Rubrik, die Ihrer Meinung nach am besten beschreibt, wie Sie sich in den letzten zwei Wochen gefühlt haben.

In den letzten zwei Wochen …	**Die ganze Zeit**	**Meistens**	**Etwas mehr als die Hälfte der Zeit**	**Etwas weniger als die Hälfte der Zeit**	**Ab und zu**	**Zu keinem Zeitpunkt**
… war ich froh und guter Laune	5	4	3	2	1	0
… habe ich mich ruhig und entspannt gefühlt	5	4	3	2	1	0
… habe ich mich energisch und aktiv gefühlt	5	4	3	2	1	0
… habe ich mich beim Aufwachen frisch und ausgeruht gefühlt	5	4	3	2	1	0
… war mein Alltag voller Dinge, die mich interessieren	5	4	3	2	1	0

Punktberechnung
Der Rohwert kommt durch einfaches Addieren der Antworten zustande. Der Rohwert erstreckt sich von 0 bis 25, wobei 0 das geringste Wohlbefinden/niedrigste Lebensqualität und 25 grösstes Wohlbefinden, höchste Lebensqualität bezeichnen.

Den Prozentwert von 0 -100 erhält man durch Multiplikation mit 4. Der Prozentwert 0 bezeichnet das schlechteste Befinden, 100 das beste.

© Psychiatric Research Unit, WHO Collaborating Center for Mental Health, Frederiksborg General Hospital, DK-3400 Hillerød

4.9.2 Checkliste psychischer Belastungen zum Ideentreffen in Kleinbetrieben

Quelle: Deutsche Gesetzliche Unfallversicherung (DGUV)
www.dguv.de/publikationen Webcode: p0206007
(nach GDA-Leitlinie „Beratung und Überwachung bei psychischer Belastung am Arbeitsplatz" aus DGUV-Information 206-007, https://publikationen.dguv.de/widgets/pdf/download/article/804)

1. Merkmalsbereich: „Arbeitsinhalt/Arbeitsaufgabe	Mögliche kritische Ausprägung
1.1 Vollständigkeit der Aufgabe	Tätigkeit enthält: • nur vorbereitende oder • nur ausführende • nur kontrollierende Handlungen
1.2 Handlungsspielraum	Der/Die Beschäftigte(n) hat/haben keinen Einfluss auf: • Arbeitsinhalt • Arbeitspensum • Arbeitsmethoden/-verfahren • Reihenfolge der Tätigkeiten
1.3 Variabilität (Abwechslungsreichtum)	Einseitige Anforderungen: • wenige, ähnliche Arbeitsgegenstände und Arbeitsmittel • häufige Wiederholung gleichartiger Handlungen in kurzen Takten
1.4 Information/Informationsangebot	• zu umfangreich (Reizüberflutung) • zu gering (lange Zeiten ohne neue Information) • ungünstig dargeboten • lückenhaft (wichtige Informationen fehlen)
1.5 Verantwortung	• unklare Kompetenzen und Verantwortlichkeiten
1.6 Qualifikation	• Tätigkeiten entsprechen nicht der Qualifikation der Beschäftigten (Über-/Unterforderung) • unzureichende Einweisung/Einarbeitung in die Tätigkeiten
1.7 Emotionale Inanspruchnahme	• durch das ständige Erleben emotional stark berührender Ereignisse (z.B. Umgang mit schwerer Krankheit, Unfällen, Tod) • durch das ständige Eingehen auf die Bedürfnisse anderer Menschen (z.B. auf Kunden, Patienten, Schüler) • durch permanentes Zeigen geforderter Emotionen unabhängig von eigenen Empfindungen • Bedrohung durch Gewalt durch andere Personen (z.B. Kunden, Patienten)

2. Merkmalsbereich: „Arbeitsorganisation“	Mögliche kritische Ausprägung
2.1 Arbeitszeit	• wechselnde oder lange Arbeitszeit • ungünstig gestaltete Schichtarbeit, häufige Nachtarbeit • umfangreiche Überstunden • unzureichendes Pausenregime • Arbeit auf Abruf
2.2 Arbeitsablauf	• Zeitdruck/hohe Arbeitsintensität • häufige Störungen/Unterbrechungen • hohe Taktbindung
2.3 Kommunikation/Kooperation	• isolierter Einzelarbeitsplatz • keine oder geringe Möglichkeit der Unterstützung durch Vorgesetzte oder Kollegen • keine klar definierten Verantwortungsbereiche
3. Merkmalsbereich: Soziale Beziehungen	**Mögliche kritische Ausprägung**
3.1 Kollegen	• zu geringe/zu hohe Zahl sozialer Kontakte • häufige Streitigkeiten und Konflikte • Art der Konflikte: soziale Drucksituationen • fehlende soziale Unterstützung
3.2 Vorgesetzte	• keine Qualifizierung der Führungskräfte • fehlendes Feedback, fehlende Anerkennung für erbrachte Leistungen • fehlende Führung, fehlende Unterstützung im Bedarfsfall
4. Merkmalbereich: Arbeitsumgebung	**Beispiele für negative Wirkungen**
4.1 Physikalische und chemische Faktoren	• Lärm • Beleuchtung • Gefahrstoffe
4.2 Physische Faktoren	• ungünstige ergonomische Gestaltung • schwere körperliche Arbeit
4.3 Arbeitsplatz- und Informationsgestaltung	• ungünstige Arbeitsräume, räumliche Enge • unzureichende Gestaltung von Signalen und Hinweisen
4.4 Arbeitsmittel	• fehlendes oder ungeeignetes Werkzeug bzw. Arbeitsmittel • ungünstige Bedienung oder Einrichtung von Maschinen • unzureichende Softwaregestaltung
5. Merkmalbereich: Neue Arbeitsformen	**Beispiele für negative Wirkungen**
	• räumliche Mobilität • atypische Arbeitsverhältnisse, diskontinuierliche Berufsverläufe • zeitliche Flexibilisierung, reduzierte Abgrenzung zwischen Arbeit und Privatleben

4.9.3 Initiative Neue Qualität der Arbeit

Physische und psychische Gefährdungen erkennen – gesünder arbeiten!

Initiative Neue Qualität der Arbeit

Leitfaden zum Screening Gesundes Arbeiten – SGA

Ausschnitt aus dem SGA-Beobachtungsbogen – Teil C: Ermittlung der psychischen Belastung

Quelle: Debitz U, Buruck G, Mühlpfordt S, Muzykorska E, Lübbert U, Schmidt H (2016), S. 23 bis 25. https://screening-gesundes-arbeiten.de/wp-content/uploads/2017/03/Leitfaden-Screening-Gesundes-Arbeiten-SGA-Auflage3-2016.pdf

ARBEITSTÄTIGKEIT	
C1 Aufgabenvielfalt und -abwicklung	Erlaubt die Tätigkeit, dass mindestens zwei verschiedenartige Teiltätigkeiten mit unterschiedlichen Anforderungen ausgeführt werden können?
C2 Arbeitsintensität	Erlaubt die Arbeitsaufgabe, dass die geforderte Qualität termingerecht geleistet werden kann?
C3 Ganzheitlichkeit der Tätigkeit	Erlaubt die Arbeitsaufgabe, dass neben der reinen Ausführung der Arbeit zusätzlich wenigstens vorbereitet oder koordiniert oder das Ergebnis geprüft werden kann?
C4 Wiederholungen	Wiederholen sich die einzelnen Teilhandlungen der Arbeitsaufgebe alle 10 Minuten bzw. in noch geringeren Abständen?
C5 Tätigkeitsspielräume	Erlaubt die Arbeitsaufgabe, dass wenigstens die Reihenfolge der Teiltätigkeit oder die Planung von Teiltätigkeiten selbst festgelegt werden kann?
C6 Widerspruchsfreiheit	Gibt es in der Tätigkeit Anforderungen, die sich widersprechen (z.B. Quantität vs. Qualität, Quantität vs. Sicherheit oder Quantität vs. Störung im Arbeitslauf)?
C7 Rückmeldung	Erfolgt mindestens einmal täglich eine Rückmeldung über die Quantität oder Qualität der geleisteten Arbeit, so dass ggf. eine Korrektur von Fehlern möglich ist?
C8 Informationen	Stehen die für die Arbeit erforderlichen Informationen rechtzeitig und vollständig zur Verfügung?
C9 Kundenkontakt	Ist die Arbeit so gestaltet, dass der direkte Kontakt zum Kunden mehr als 75 % der Arbeitszeit ausmacht?

ARBEITSORGANISATION	
C10 Arbeitsablauf	Sind vor der Arbeitsaufnahme folgende Fragen eindeutig geklärt?
	Wer arbeitet mit wem?
	Was ist genau zu tun?
	Ist der Arbeitsplatz rechtzeitig vorher bekannt?
	Mit welchen Arbeitsmitteln wird gearbeitet?
	Wurde die genaue Terminplanung bekannt gegeben?
	Wer übernimmt die Führung bzw. ist bei Unklarheiten und Störungen verantwortlich?
	Was genau ist bei Unklarheiten zu tun?
	Wurde überprüft, ob alle Beteiligten den Arbeitsauftrag bzw. die Arbeitsanweisung verstanden haben?
C11 Verantwortung	Dürfen die Arbeitsaufgaben betreffende Entscheidungen selbstständig getroffen werden?
C12 Kooperation	Kann innerhalb der Arbeitsorganisation kooperiert werden (Team, Abteilungen, etc.), um die Arbeit mindestens zeitlich oder inhaltlich abstimmen zu können?
C13 Stabilität der Kooperation	Sind die internen und/oder externen Kooperationsbeziehungen stabil, d.h. kann jeweils mindestens 6 Monate mit festen Ansprechpersonen zusammengearbeitet werden?
C14 Partizipation (Beteiligung)	Können bei den Planungen zur Arbeitsgestaltung im eigenen Arbeitsbereich vorbereitete Lösungsvorschläge ausgewählte werden?
C15 Kurzpausen	Existiert eine betriebliche Vereinbarung zu Kurzpausen (z.B. pro Stunde 5 Minuten)?
SOZIALE BEDINGUNGEN	
C16 Soziale Unterstützung	Besteht die Möglichkeit, bei auftretenden arbeitsbedingten Problemen von anderen Personen unterstützt zu werden?
C17 Führungsstil	Ist der Führungsstil so gestaltet, dass die Beschäftigten gemeinsam mit Unterstützung von Vorgesetzten ihre Ziele erreichen können?
C18 Anerkennung	Existieren im Unternehmen regelmäßige Formen eines Belohnungssystems für überdurchschnittliche Leistungen?

4.9.4 Leitfaden für Betriebsärzte zu psychischen Belastungen und den Folgen in der Arbeitswelt

Quelle: Deutsche Gesetzliche Unfallversicherung (DGUV), „Leitfaden für Betriebsärzte zu psychischen Belastungen und den Folgen in der Arbeitswelt“ (DGUV 2010) – Tabelle geringfügig modifiziert aus „Fragenkatalog“ S 29–30.

https://publikationen.dguv.de/praevention/arbeitsmedizin/2767/leitfaden-fuer-betriebsaerzte-zu-psychischen-belastungen-und-den-folgen-in-der-arbeitswelt

www.dguv.de/publikationen Webcode: p012124

Ausschnitt – Fragenkatalog für Betriebsärzte zum Auffinden psychischer Fehlbeanspruchungen

Arbeitsaufgabe – (körperliche, geistige und emotionale Belastungen, Leistungsnormen, Arbeitsmenge, Über-, Unterforderung, Monotonie etc.):

1. In welchen Arbeitsbereichen werden extrem hohe körperliche/geistige/emotionale Anforderungen gestellt? (Frage abhängig von der Belastungsart)
2. Welche technische/organisatorische und individuelle Unterstützung erhält der Mitarbeiter zur Reduzierung dieser hohen körperlichen/geistigen/emotionalen Anforderungen? (Frage abhängig von der Belastungsart)
3. Mit welchen Maßnahmen wird monotone Arbeit vermieden oder reduziert?
4. Wie wird sichergestellt, dass die Mitarbeiter weder über- noch unterfordert werden?
5. In welchen Bereichen bestehen für Mitarbeiter hohe Verantwortlichkeiten für andere Personen, die Technik oder das Arbeitsergebnis?
6. Wie wird gewährleistet, dass die Mitarbeiter die vorgegebene Arbeitsmenge erledigen können?
7. Wie wird die Vollständigkeit der Arbeitsaufgabe sichergestellt?

Arbeitsumgebung – (Arbeitsplatzgestaltung, Qualität der Arbeitsmittel, Raumklima, Belästigung durch Gerüche, Lärm oder Blendung etc.):

1. Welches Unfall- und/oder Gesundheitsrisiko liegt in den verschiedenen Arbeitsbereichen vor? (Gefährdungsbeurteilung!)
2. Wie werden im Unternehmen gute Arbeitsumgebungsbedingungen (z. B. Raumklima, Geräuschpegel, Gerüche und Blendung) realisiert?
3. Wie wird sichergestellt, dass die Mitarbeiter sichere, effiziente und ergonomische ((im Originaltext: „sichere und funktionierende“)) Arbeitsmittel zur Verfügung haben?
4. Wie werden die Mitarbeiter bei der Gestaltung ihrer Arbeitsplätze beteiligt?

Arbeitsorganisation – (Informationsfluss, Klarheit der Aufträge, unterbrechungsfreies Arbeiten, Vorhersehbarkeit und Planbarkeit der Arbeit, Arbeitszeitgestaltung, Termindruck, Handlungsspielraum, Qualifikation der Mitarbeiter, Einarbeitung, Fort- und Weiterbildung der Mitarbeiter, etc.):

1. Wie wird sichergestellt, dass die Mitarbeiter alle die ihre Arbeit betreffenden Informationen erhalten (quantitativ wie qualitativ)?
2. Wie werden die Mitarbeiter bei der Organisation der betrieblichen Arbeitsabläufe eingebunden?
3. Wie werden kritische Vorgänge/Beinahe-Unfälle und Sachschäden diskutiert und Folgen daraus gezogen?
4. Mit welchen Maßnahmen werden Kompetenzen und Verantwortlichkeiten im Betrieb klar abgegrenzt?
5. Wie wird sichergestellt, dass Mitarbeiter widerspruchsfreie und klare Arbeitsaufträge erhalten?
6. Wie wird Störungen und Unterbrechungen der Arbeitsabläufe entgegengewirkt?
7. In welchem Rahmen ist die Arbeit/Arbeitszeit für die Mitarbeiter vorhersehbar und planbar?

8. Wie werden die Mitarbeiter bei der Gestaltung ihrer Arbeitszeit (z. B. Schichtplangestaltung) beteiligt?
9. Wie wird Termindruck entgegengewirkt?
10. Wie begründen Sie einen hohen Krankenstand/eine hohe Fluktuation im ((im Original „in Ihrem“)) Betrieb?
11. In welcher Form werden die Mitarbeiter über mögliche Gefährdungen am Arbeitsplatz informiert? (Gefährdungsbeurteilung!)
12. Welchen Handlungsspielraum haben die Mitarbeiter?
13. Wie wird sichergestellt, dass ein geeigneter Mitarbeiter mit der richtigen Qualifikation am „richtigen Ort“ beschäftigt wird?
14. Wie wird gewährleistet, dass die Mitarbeiter in neue Aufgaben rechtzeitig und ausreichend eingearbeitet werden?
15. Wie werden Angebote für individuelle Entwicklungsmöglichkeiten von den Mitarbeitern in Anspruch genommen?

Psychosoziale Rahmenbedingungen – (Soziales Verhalten der Mitarbeiter und Vorgesetzten, Unternehmenskultur, Unternehmensziele, Arbeitsplatzsicherheit, Führungsstil, Gewalt und sexuelle Belästigung, Diskriminierung, Konfliktmanagement, Verbesserungswesen etc.):

1. Gibt es ein Verbesserungswesen im Unternehmen und wie intensiv wird es genutzt?
2. Wie wird ein gutes Betriebsklima gefördert?
3. Welche Maßnahmen werden bei sozialem Fehlverhalten eines Mitarbeiters gegenüber Kollegen (Diskriminierung im Hinblick auf Alter, Geschlecht, Rasse, Nationalität, Religion oder Gewalt am Arbeitsplatz) ergriffen?
4. Wie wird sichergestellt, dass die Führungskräfte regelmäßig Gespräche (z. B. über Tages-, Wochen- oder Monatsplanung) mit den Mitarbeitern führen?
5. Wie beurteilen Sie das Vertrauen Ihrer Führungskräfte in die Leistung ihrer Mitarbeiter?
6. Welche Möglichkeiten werden geboten, Probleme und Konflikte offen und fair anzusprechen und zu lösen?
7. Auf welchem Weg erhalten die Mitarbeiter eine zeitnahe Rückmeldung über ihre Leistungen?
8. Wie werden den Mitarbeitern die kurz-, mittel- und langfristigen Unternehmensziele bekannt gegeben?
9. Wie wird den Mitarbeitern Vertrauen in ihre Leistung signalisiert?

4.9.5 EVALOG: Evaluierung psychischer Belastung im Dialog

Siehe bei Prümper, J & Vowinkel, J (2019): EVALOG – Evaluierung psychischer Belastung im Dialog nach dem österreichischen ArbeitnehmerInnenschutzgesetz (ASchG) für Kleinstbetriebe. AUVA: Wien. Originalversion bei der AUVA – Allgemeine Unfallversicherungsanstalt – https://fragebogen-arbeitsanalyse.at/login

4.9.6 KFZA-Fragebogen: Kurzfragebogen zur IST- und SOLL-Analyse der Arbeitstätigkeit

Quelle: Prümper, J (2010): KFZA – Kurz–Fragebogen zur Arbeitsanalyse. In W. Sarges, H. Wottawa & C. Ross (Hrsg.), Handbuch Wirtschaftspsychologischer Testverfahren – Band II: Organisationspsychologische Instrumente (S. 157-164). Lengerich: Pabst-Verlag.
Originalversion bei der bao – Büro für Arbeits- und Organisationspsychologie GmbH – www.bao.de

Aus der Testanweisung:

IST-SOLL-Analyse mit dem Ziel, Schwachstellen aufzudecken und konkrete Verbesserungsvorschläge für den Arbeitsplatz zu entwickeln. Es erfolgt für Ist und Soll jeweils eine 5-stufige Bewertung und beide werden miteinander verglichen.

Für die **SOLL-Beurteilung** gilt: Stellen Sie sich bitte vor, wir würden eine Analyse der Arbeitstätigkeit durchführen und die Bedingungen in Ihrem Unternehmen wären für Sie genauso, wie Sie sie gerne hätten. Wie würden Sie dann Ihre Arbeitstätigkeit bewerten?

Aus der Analyse der **IST-SOLL-Diskrepanzen** kann besonders gezielter Handlungsbedarf abgeleitet werden. Dazu ist das persönliche Urteil von entscheidender Bedeutung! Es geht nicht um eine Beurteilung der eigenen Person, sondern um ihre Bewertung der Arbeitstätigkeit.

ARBEITSTÄTIGKEIT

- Können Sie bei Ihrer Arbeit Neues dazulernen?
- Können Sie bei Ihrer Arbeit Ihr Wissen und Können voll einsetzen?
- Bei meiner Arbeit habe ich insgesamt gesehen häufig wechselnde, unterschiedliche Arbeitsaufgaben.
- Bei meiner Arbeit sehe ich selber am Ergebnis, ob meine Arbeit gut war oder nicht.
- Meine Arbeit ist so gestaltet, dass ich die Möglichkeit habe, ein vollständiges Arbeitsprodukt/eine vollständige Arbeitsaufgabe von Anfang bis Ende herzustellen.

STRESSOREN

- Bei dieser Arbeit gibt es Sachen, die zu kompliziert sind (z.B. aufgrund keiner oder unklarer Arbeitsbeschreibungen oder aufgrund mangelnder Qualifizierung).
- Es werden zu hohe Anforderungen an meine Konzentrationsfähigkeit gestellt.
- Ich stehe häufig unter Zeitdruck.
- Ich habe zu viel Arbeit.
- Oft stehen mir die benötigten Informationen, Materialien und Arbeitsmittel nicht zur Verfügung.
- Ich werde bei meiner eigentlichen Arbeit immer wieder durch andere Personen unterbrochen.
- An meinem Arbeitsplatz gibt es ungünstige Umgebungsbedingungen, wie Lärm, Klima, Staub.
- An meinem Arbeitsplatz sind Räume und Raumausstattung ungenügend.

RESSOURCEN

- Wenn Sie Ihre Tätigkeit insgesamt betrachten, inwieweit können Sie die Reihenfolge der Arbeitsschritte selbst bestimmen?
- Wie viel Einfluss haben Sie darauf, welche Arbeit Ihnen zugeteilt wird?
- Können Sie Ihre Arbeit selbstständig planen und einteilen?
- Ich kann mich auf meine Kolleginnen und Kollegen verlassen, wenn es bei der Arbeit schwierig wird.
- Ich kann mich auf meine/n direkte/n Vorgesetze/n verlassen, wenn es bei der Arbeit schwierig wird.
- Man hält in der Abteilung gut zusammen.
- Diese Arbeit erfordert enge Zusammenarbeit mit anderen Kolleginnen und Kollegen in der Organisation.
- Ich kann mich während der Arbeit mit verschiedenen Kolleginnen und Kollegen über dienstliche und private Dinge unterhalten.
- Ich bekomme von Vorgesetzten und Kollegen immer Rückmeldung über die Qualität meiner Arbeit.

ORGANISATIONSKLIMA

- Über wichtige Dinge und Vorgänge in unserer Organisation sind wir ausreichend informiert.
- Die Leitung unserer Organisation ist bereit, die Ideen und Vorschläge der Beschäftigten zu berücksichtigen.
- Unser Unternehmen bietet gute Weiterbildungsmöglichkeiten.
- Bei uns gibt es gute Aufstiegschancen (z.B. auch durch Erweiterung des bisherigen Tätigkeitsfeldes).

4.9.7 COPSOQ – Version 2021

Deutsche Standard-Version des COPSOQ (Copenhagen Psychosocial Questionnaire): „Die Mitarbeiterbefragung zu psychischen Belastungen am Arbeitsplatz".

Originalversion bei der Freiburger Forschungsstelle für Arbeitswissenschaften – www.copsoq.de

Die Items des deutschsprachigen Originalfragebogens lauten:

Angaben zur Arbeit und Tätigkeit

B.1: Anforderungen bei Ihrer Arbeit

1. *Müssen Sie sehr schnell arbeiten?*
2. *Arbeiten Sie den ganzen Tag mit hohem Tempo?*
3. *Wie oft kommt es vor, dass Sie nicht genügend Zeit haben, alle Ihre Aufgaben zu erledigen?*
4. *Kommen Sie mit Ihrer Arbeit in Rückstand?*
5. *Müssen Sie Überstunden machen?*
6. *Gehört es zu Ihrer Arbeit, sich mit den persönlichen Problemen anderer Menschen zu beschäftigen?*
7. *Ist Ihre Arbeit emotional fordernd?*
8. *Verlangt Ihre Arbeit von Ihnen, dass Sie Ihre Gefühle verbergen?*
9. *Verlangt Ihre Arbeit von Ihnen, sich mit Ihrer Meinung zurückzuhalten?*

B.2: Verhältnis zwischen Arbeit und Privatleben

1. *Die Anforderungen meiner Arbeit stören mein Privat- und Familienleben.*
2. *Wegen beruflicher Verpflichtungen muss ich Pläne für private oder Familienaktivitäten ändern.*
3. *Meine Arbeit beansprucht so viel Energie, dass sich dies negativ auf mein Privatleben auswirkt.*
4. *Meine Arbeit nimmt so viel Zeit in Anspruch, dass sich dies negativ auf mein Privatleben auswirkt.*
5. *Ich erledige berufliche Dinge auch außerhalb meiner Arbeitszeit.*
6. *In meiner Freizeit bin ich für Personen, mit denen ich beruflich zu tun habe, erreichbar.*

B.3: Einflussmöglichkeiten und Spielraum bei der Arbeit

1. *Haben Sie großen Einfluss auf Entscheidungen, die Ihre Arbeit betreffen?*
2. *Haben Sie Einfluss auf die Menge der Arbeit, die Ihnen übertragen wird?*
3. *Haben Sie Einfluss darauf, was Sie bei Ihrer Arbeit tun?*
4. *Können Sie selbst bestimmen, wann Sie eine Pause machen?*
5. *Können Sie mehr oder weniger frei entscheiden, wann Sie Urlaub machen?*

B.4: Entwicklungsmöglichkeiten und die Bedeutung der Arbeit (Teil 1):

1. *Ist Ihre Arbeit abwechslungsreich?*

B.5: Entwicklungsmöglichkeiten und Bedeutung der Arbeit (Teil 2):

1. *Haben Sie die Möglichkeit, durch Ihre Arbeit neue Dinge zu erlernen?*
2. *Können Sie Ihre Fertigkeiten oder Ihr Fachwissen bei Ihrer Arbeit anwenden?*
3. *Ist Ihre Arbeit sinnvoll?*

4. *Haben Sie das Gefühl, dass Ihre Arbeit wichtig ist?*
5. *Sind Sie stolz, dieser Einrichtung anzugehören?*
6. *Erzählen Sie anderen gerne über Ihren Arbeitsplatz?*

B.6: Fragen zu Regelungen und Abläufen bei Ihrer Arbeit

1. *Werden Sie rechtzeitig im Voraus über Veränderungen an Ihrem Arbeitsplatz informiert, z.B. über wichtige Entscheidungen, Veränderungen oder Pläne für die Zukunft?*
2. *Erhalten Sie alle Informationen, die Sie brauchen, um Ihre Arbeit gut zu erledigen?*
3. *Gibt es klare Ziele für Ihre Arbeit?*
4. *Wissen Sie genau, welche Dinge in Ihren Verantwortungsbereich fallen?*
5. *Wissen Sie genau, was von Ihnen bei der Arbeit erwartet wird?*
6. *Werden bei Ihrer Arbeit widersprüchliche Anforderungen gestellt?*
7. *Müssen Sie manchmal Dinge tun, die eigentlich auf andere Weise getan werden sollten?*
8. *Müssen Sie manchmal Dinge tun, die Ihnen unnötig erscheinen?*

B.7: Bitte schätzen Sie ein, in welchem Maß Ihre unmittelbare Vorgesetzte/Ihr unmittelbarer Vorgesetzter …

1. *... für gute Entwicklungsmöglichkeiten der Mitarbeiter/innen sorgt?*
2. *... der Arbeitszufriedenheit einen hohen Stellenwert beimisst?*
3. *... die Arbeit gut plant?*
4. *... Konflikte gut löst?*

B.8: Ihr Verhältnis zu Ihren Kollegen/innen und zu Ihrem/Ihrer Vorgesetzten

1. *Wie oft erhalten Sie bei Bedarf Hilfe und Unterstützung von Ihren Kollegen/innen?*
2. *Wie oft sind Ihre Kollegen/innen bei Bedarf bereit, sich Ihre Arbeitsprobleme anzuhören?*
3. *Wie oft erhalten Sie bei Bedarf Hilfe und Unterstützung von Ihrem/Ihrer unmittelbaren Vorgesetzten?*
4. *Wie oft ist Ihr/e unmittelbare/r Vorgesetzte/r bei Bedarf bereit, sich Ihre Arbeitsprobleme anzuhören?*
5. *Wie oft spricht Ihr/e Vorgesetzte/r mit Ihnen über die Qualität Ihrer Arbeit?*
6. *Wie oft sprechen Ihre Kollegen/innen mit Ihnen über die Qualität Ihrer Arbeit?*
7. *Können Sie sich mit Kollegen/innen unterhalten, während Sie arbeiten?*
8. *Ist die Atmosphäre zwischen Ihnen und Ihren Arbeitskollegen/innen gut?*
9. *Ist die Zusammenarbeit zwischen den Arbeitskollegen/innen gut?*
10. *Wie oft fühlen Sie sich durch Kollegen/innen oder Vorgesetzte zu Unrecht kritisiert, schikaniert oder vor anderen bloßgestellt?*

B.8a: Die nächsten Fragen beziehen sich nicht auf Ihre eigene Tätigkeit, sondern auf den Arbeitsplatz an sich

1. *Vertraut das Management/die Führung darauf, dass die Mitarbeiter/innen ihre Arbeit gut machen?*
2. *Können die Mitarbeiter/innen den Informationen vertrauen, die vom Management/der Führung kommen?*
3. *Werden Konflikte auf gerechte Weise gelöst?*
4. *Wird die Arbeit gerecht verteilt?*
5. *Erfährt Ihre Arbeit Anerkennung und Wertschätzung durch das Management/die Führung?*

B.8b: Die folgenden Fragen betreffen Ihre Arbeitsumgebung

1. *Wie häufig müssen Sie körperlich schwer arbeiten, z.B. schwer heben, tragen oder stemmen?*
2. *Wie häufig sind Sie an Ihrem Arbeitsplatz Lärm oder lauten Umgebungsgeräuschen ausgesetzt?*
3. *Wie häufig kommen Sie bei Ihrer Arbeit mit Chemikalien bzw. Gefahrstoffen in Berührung?*
4. *Wie häufig sind Sie an Ihrem Arbeitsplatz Zugluft bzw. extremen Temperaturen ausgesetzt?*
5. *Wie häufig sind Sie bei der Arbeit schlechter Luft ausgesetzt, z.B. Zigarettenrauch, Gasen oder Ähnlichem?*
6. *Wie häufig sind Sie bei der Arbeit schlechten Lichtverhältnissen ausgesetzt, z. B. grelles oder schwaches Licht?*

B.9: Machen Sie sich Sorgen, dass ...
1. *... Sie arbeitslos werden?*
2. *... neue Technologien Sie überflüssig machen?*
3. *... es schwierig für Sie wäre, eine neue Arbeit zu finden, wenn Sie arbeitslos würden?*
4. *... man Sie gegen Ihren Willen auf eine andere Arbeitsstelle versetzen könnte?*
5. *... Ihre Arbeitszeiten gegen Ihren Willen verändert werden (z.B. Arbeitstage, Schichtpläne, Arbeitsbeginn- und ende)?*
6. *... Ihr Lohn/Gehalt verringert werden könnte?*

B.10: Wie oft haben Sie im Laufe der letzten 12 Monate daran gedacht ...
1. *... Ihren Beruf aufzugeben?*
2. *... Ihre Arbeitsstelle zu wechseln?*

B.11: Wenn Sie Ihre Arbeitssituation insgesamt betrachten, wie zufrieden sind Sie mit...
1. *... Ihren Berufsperspektiven?*
2. *... den Leuten, mit denen Sie arbeiten?*
3. *... den körperlichen Arbeitsbedingungen?*
4. *... der Art und Weise, wie Ihre Abteilung geführt wird?*
5. *... der Art und Weise, wie Ihre Fähigkeiten genutzt werden?*
6. *... Ihrem Lohn/Gehalt?*
7. *... Ihrer Arbeit insgesamt, unter Berücksichtigung aller Umstände?*

B.12: Ihr Gesundheitszustand:
Wenn Sie den besten denkbaren Gesundheitszustand mit 10 Punkten bewerten und den schlechtesten denkbaren mit 0 Punkten:

Wie viele Punkte vergeben Sie dann für Ihren derzeitigen Gesundheitszustand? Bitte kreuzen Sie die entsprechende Zahl an. 0 = schlechtester denkbarer Gesundheitszustand/10 = bester denkbarer Gesundheitszustand

B.13: Energie und psychisches Wohlbefinden:
Bitte geben Sie für jede der folgenden Aussagen an, inwieweit diese auf Sie zutrifft. Wie häufig... immer/oft/manchmal/selten/fast nie/nie
1. *... sind Sie körperlich erschöpft?*
2. *... sind Sie emotional erschöpft?*
3. *... fühlen Sie sich ausgelaugt?*
4. *... kommen Sie zur Arbeit, obwohl Sie sich richtig krank und unwohl fühlen?*
5. *... können Sie in Ihrer Freizeit die Arbeit nicht vergessen?*

B.14: Wie oft treffen folgende Aussagen auf Sie zu? Immer/oft/manchmal/selten/fast nie/nie
1. *Bei meiner Arbeit bin ich voller Energie.*
2. *Ich bin von meiner Arbeit begeistert.*
3. *Ich gehe völlig in meiner Arbeit auf.*

   Quelle: Fragen aus https://www.copsoq.de/assets/Fragebogen-COPSOQ_FFAW_170221.pdf

4.9.8 REBA Online

AUTOREN: U. DEBITZ, P. JORDAN, P. RICHTER, F. SCHULZE

Rechteinhaber weltweit: PT Verlag

REBA Online ist ein rechnergestütztes Hilfsmittel zur Analyse, Bewertung und Gestaltung von Arbeitsinhalten und damit verbundener Lern- und Motivationspotenziale von Arbeitstätigkeiten. Eine Besonderheit von REBA Online ist die prognostische Abschätzung des Auftritts der Fehlbeanspruchungsfolgen psychische Ermüdung, Monotonie, psychische Sättigung (vgl. DIN EN ISO 10075-1) und Stress mittels eines multiplen linearen Regressionsmodells.

In der aktuellen Form REBA Online werden zusätzlich die Kriterien Ausführbarkeit und Schädigungslosigkeit (vgl. Gefährdungsbeurteilung, ArbSchG) bewertet und mögliche Einschränkungen beschrieben.

REBA Online kann sowohl bei bestehenden Arbeitsprozessen als auch bei deren Projektierung (prospektive Arbeitsgestaltung) Verwendung finden (TBS). Mögliche Gestaltungsvarianten können am PC simuliert werden. Die Bewertungsergebnisse können grafisch dargestellt und ausgedruckt werden.

AUFBAU UND MERKMALE

REBA Online umfasst 69 Items.
Die Skalen sind den folgenden Merkmalsbereichen untergeordnet:

- **Ausführbarkeit (24 Items):**
  Subdimensionen: anthropometrische Kennwerte für Körperhaltungen, anthropometrische Kennwerte für aufzubringende Kräfte, sinnesphysiologische Kennwerte, Gestaltung handlungsleitender Information, Gestaltung der Informationsnutzung
- **Schädigungslosigkeit (61 Items):**
  Subdimensionen: Arbeitshygiene, Arbeitssicherheit, Vorsorgeuntersuchungspflicht, gesundheitliche Belastungen, arbeitsbedingtes Befinden
- **Beeinträchtigungsfreiheit (7 Items):**
  Subdimensionen: psychische Ermüdung, Monotonie, psychische Sättigung, Stress
- **Lern- und Persönlichkeitsförderlichkeit (22 Items):**
  Subdimensionen: technisch-organisatorische Merkmale der Tätigkeit, Kooperationsanforderungen, Verantwortungsanforderungen, Denkanforderungen, Qualifikations- und Lernanforderungen
  Quelle: https://www.pt-verlag.at/1086,_2.html

5 Präventionsmaßnahmen am Arbeitsplatz

5.1 Ergonomische Lösungen für die Praxis der Bauwirtschaft

Website „Ergonomische Lösungen" der BG der Bauwirtschaft
(Zugang: https://www.bgbau.de/service/angebote/ergonomische-loesungen – Stand 11.06.2021)

Abbruchroboter
Anhänger (absenkbar)
Arbeitsplatzmatten
Balancer – Federzug
Bautreppen/Gerüsttreppen
Bewehrungsbindegeräte
Bohrständer (verfahrbar)
Dachbahnenschneider mit Verlängerung
Dachgepäckträgersystem für den Leitertransport
Dachziegel-Verteiler
Dispenser – Kleberauftragsgeräte
Distanzmessgeräte-Verlängerung
Druckluftmeißel – Druckluftspaten mit Absaugung
Dünnputz-Förderpumpe
Einlattgerät
Einwegkartons für Spachtelmassen
Estrich-Abziehgeräte (automatisch)
Fahrersitze (drehbar, für Gabelstapler)
Fahrersitze (drehbar, orthopädisch, vibrationsgedämpft)
Fliesenlegertische
Führungswagen für Langhalsschleifer und Entstauber
Gasflasche (leicht, Aluminium)
Gerüst-Aufzüge für Gerüstbauteile
Großrad – Gabelhubwagen für Steinplatten, Grabsteine
Hämmer (rückschlagfrei)
Handrührwerk mit Ständer
Handscheuermaschinen mit Verlängerung
Hebeleisen
Kleinsthubarbeitsbühnen/Lifte
Knierollwagen mit Sitz, Oberkörperstütze
Knieschutzhose mit zugehörigem Einlegepolster

Kniesitz
Ladehilfe für Stampfer
Ladekran (klein)
Leichte Plattformleiter
Leisebrenner mit Armstütze
Mauermaschinen
Minikrane
Mobile Mischstation mit Deckel (Kapselung), Absaugung und Transportwagen
Montagehilfen – Montage-Lifte
Montagehilfen für Markisen
Montagehilfen für Platten
Paletten-Umreifungsgerät
Pflasterstein-Scheibenzange (hydraulisch)
Reinigungs-Pad – Handwischer, flexibel
Rucksacksystem für Stangensysteme zur Fenster- und Fassadenreinigung
Rückenstützgurte
Saugheber
Schachtrahmenheber (motorhydraulisch)
Schienentrennschleifgerät (automatisch)
Schraubzwinge mit optimierter Hebelwirkung
Schubkarre – Minidumper mit Elektroantrieb
Schubkarre mit drei Rädern
Sicherheitsmesser
Stehsitz
Steinausheber für Pflastersteine
Steinblock-Lift
Steintrenner (hydraulisch)
Stufen-Auflegeleiter für Dacharbeiten
Stufen-Glasreinigerleiter
Stufen-Schiebeleiter
Tapezierbürste
Teleskopstiel mit Abstoßmesser
Teleskopstiel mit Anbauwerkzeugen
Teleskopstiele zur Bodenreinigung
Trage- und Verschlussgriff für angebrochene Sackware
Tragegriff (rutschfest)
Transportwagen für Dachbahnen
Transportwagen für Dämmplatten

Transportwagen für Platten mit Kippfunktion und Elektroantrieb
Transportwagen und Hebehilfe (Xetto)
Treppensteiger (elektrisch)
Treppenturm
Tritte, Arbeitspodeste und Kleinpodeste
Vakuum-Heber für Fenster, Glasscheiben
Vakuum-Heber für Steinplatten
Vakuum-Heber für Wand- und Dachelemente
Verfahrbare Schachtdeckelheber und Kanaldeckelheber
Verladerampen – Verladeschienen
Versetzgeräte für Bordsteine, Grenzsteine, Kabel-Kanäle
Versetzhilfen für Straßenabläufe
Werkbank (höhenverstellbar)
Zugangssysteme für mobile Baumaschinen
Zurrnetze zur Ladungssicherung

5.2 Übungsset als (Tischaufsteller) mit Ausgleichsübungen am Arbeitsplatz der BGN für Bäcker und Konditoren

Quelle: Berufsgenossenschaft Nahrungsmittel und Gastgewerbe (BGN), https://www.bgn.de/

Ausgleichsübungen für das Hotel- und Gastgewerbe

Tisch-Aufsteller

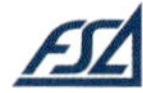

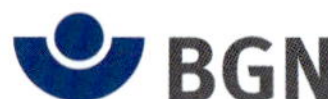

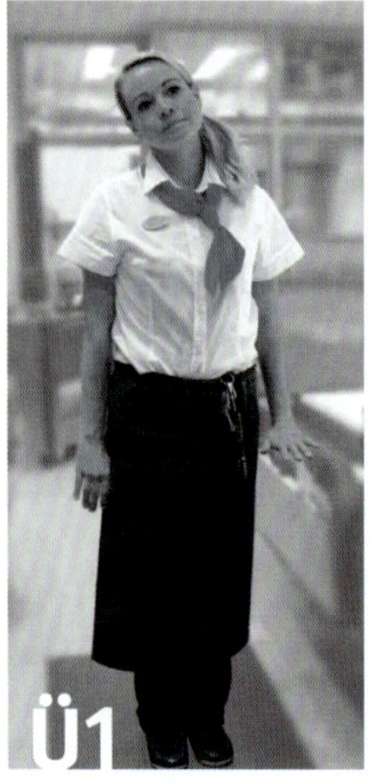

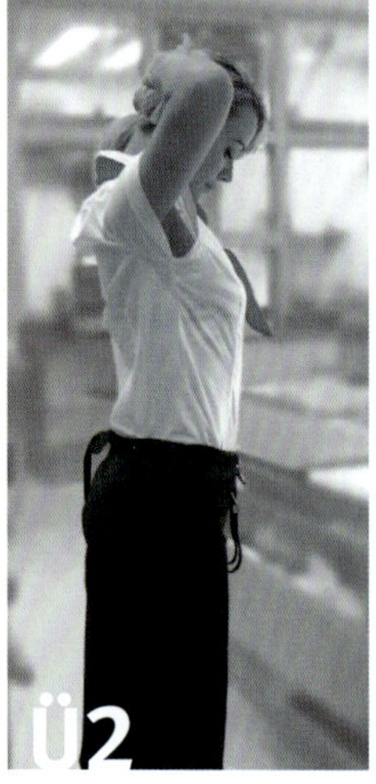

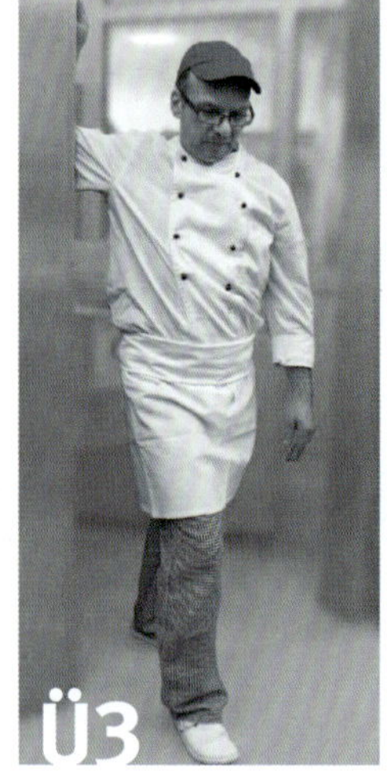

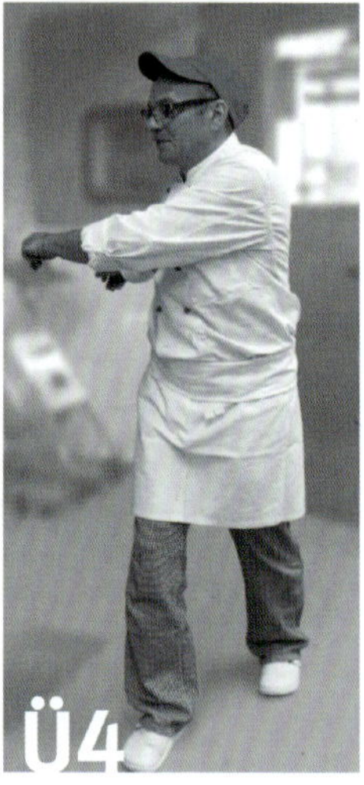

Dehnung der seitlichen Hals-/Nackenmuskulatur

Ausgangsposition
Im Stand (Füße parallel, Knie leicht gebeugt) oder im Sitzen (Oberkörper aufgerichtet)

Ausführung
Der Kopf wird zur Seite geneigt, der Arm der Gegenseite wird zum Boden gestreckt; Dehnung ca. 20 Sek. halten, anschliessend Seite wechseln

Anmerkung
Der Dehnreiz in der seitlichen Hals-/ Nackenmuskulatur sollte noch »angenehm« sein

2 – 3 Wiederholungen je Seite

Dehnung der Nackenmuskulatur

Ausgangsposition:
Im Stand (Füße parallel, Knie leicht gebeugt) oder im Sitzen (Oberkörper aufgerichtet)

Ausführung
Die Hände hinter dem Kopf falten. Kinn nach hinten schieben (Doppelkinn machen). Langsam durch Druck der Hände den Kopf nach vorne unten ziehen; Dehnung ca. 20 Sek. halten

Anmerkung
Nur den Kopf und NICHT den Oberkörper einrollen, Dehnreiz in der Hals-/Nackenmuskulatur sollte noch »angenehm« sein

2 – 3 Wiederholungen

Dehnung der Brustmuskulatur

Ausgangsposition
Schrittstellung seitlich zur Wand oder im Türrahmen

Ausführung
Unterarm ca. in Schulterhöhe an Wand oder Türrahmen anlegen, vorderes Knie beugen und Hüfte nach vorne schieben; Dehnung ca. 20 Sek. halten, anschließend Seite wechseln

Anmerkung
Der Arm kann in unterschiedlichen Höhen angelegt werden (Stellung mit stärkstem Dehnungsgefühl suchen), in der Schrittstellung nicht ins Hohlkreuz fallen; Dehnreiz sollte noch »angenehm« sein

2 – 3 Wiederholungen je Seite

Dehnung der seitlichen Rumpfmuskulatur

Ausgangsposition
In Schrittstellung (beide Fußspitzen nach vorne ausgerichtet)

Ausführung
Die Arme in Brusthöhe vor dem Körper halten, Oberkörper langsam so weit als möglich in Richtung des vorderen Beines verdrehen; Dehnung ca. 20 Sek. halten, anschließend Schrittstellung und Seite wechseln

Anmerkung
Der Kopf dreht mit. Der Dehnreiz sollte noch »angenehm« sein

2 – 3 Wiederholungen je Seite

Ausgleichsübungen für das Hotel- und Gastgewerbe

Tisch-Aufsteller

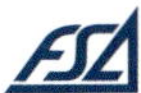

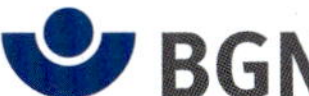

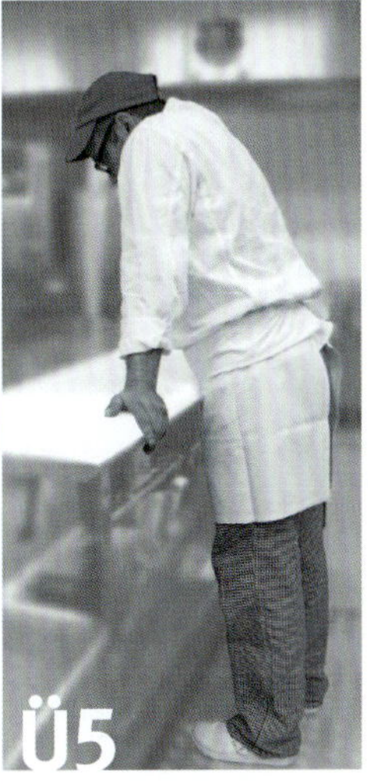

Entlastung der Wirbelsäule

Ausgangsposition
Im Stand vor dem Arbeitstisch; Beine hüftbreit und parallel

Ausführung
Mit beiden Händen auf dem Arbeitstisch aufstützen und Oberkörper nach oben drücken, die Füße bleiben auf dem Boden; ca. 5 Sek. halten

2 – 3 Wiederholungen

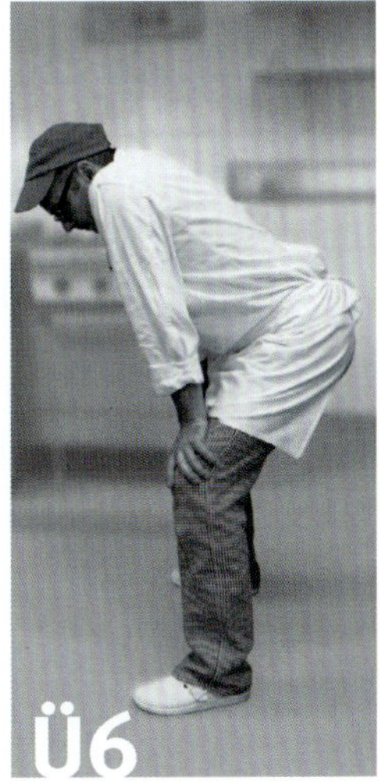

Entlastung der Rückenmuskulatur

Ausgangsposition
Im Stand (Füße parallel, Knie leicht gebeugt)

Ausführung
Gesäß leicht nach hinten unten absenken, den Oberkörper mit gerader Wirbelsäule nach vorne beugen, gestreckte Arme auf Knien abstützen und Gewicht des Oberkörpers auf die Arme verlagern; ca. 5 Sek. halten

Anmerkung
Knie nicht über 90° beugen

2 – 3 Wiederholungen

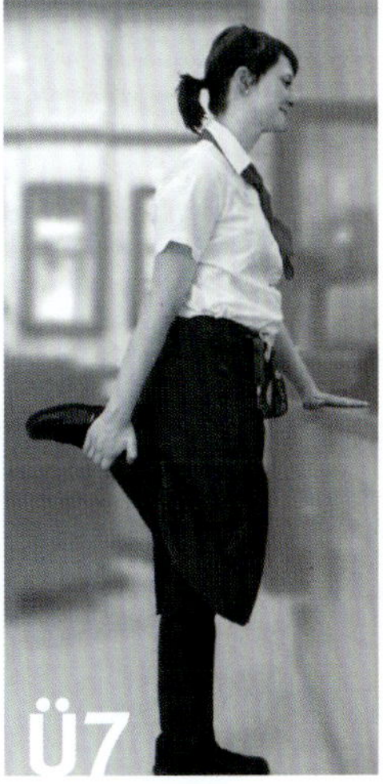

Dehnung der vorderen Beinmuskulatur

Ausgangsposition
Im Stand (enge Fußstellung, Knie leicht gebeugt)

Ausführung
Das Fußgelenk mit der Hand fassen und die Ferse zum Gesäß ziehen, dabei bleiben die Knie zusammen, Hüfte nach vorne schieben/strecken; Dehnung ca. 20 Sek. halten, anschließend Seite wechseln

Anmerkung
Nicht mit dem Knie zur Seite ausweichen oder ins Hohlkreuz gehen; falls die Arme »zu kurz« sind, Handtuch als Schlinge zu Hilfe nehmen. Der Dehnreiz sollte noch »angenehm« sein

2 – 3 Wiederholungen je Seite

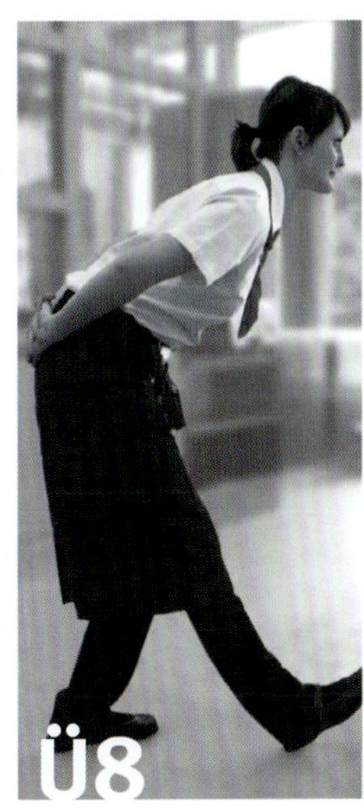

Dehnung der rückseitigen Beinmuskulatur

Ausgangsposition
In Schrittstellung (beide Fußspitzen nach vorne ausgerichtet), beide Hände hinter dem Rücken verschränken

Ausführung
Das hintere Bein anbeugen, das vordere Bein gestreckt auf die Ferse stellen und die Fußspitze hochziehen, der Oberkörper wird gerade nach vorne gebeugt; Dehnung ca. 20 Sek. halten, anschließend Seite wechseln

Anmerkung
Das Gewicht auf das hintere Bein verlagern, Rücken gerade halten und nur in der Hüfte beugen. Der Dehnreiz sollte noch »angenehm« sein

2 – 3 Wiederholungen je Seite

6 Verhaltensprävention: Individuelle Präventionsmaßnahmen

6.1 BGN Übungsprogramm „Rumpf"

Quelle: Berufsgenossenschaft Nahrungsmittel und Gastgewerbe (BGN), https://www.bgn.de/

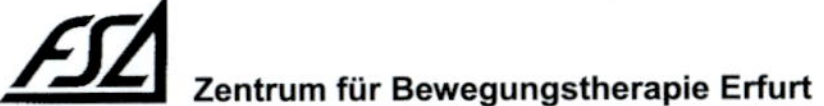

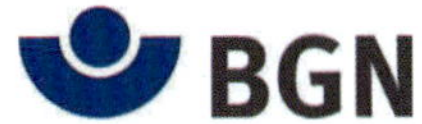

Übungsprogramm „Rumpf“

- 14 Übungen gegen Rückenbeschwerden -

Der Rücken wird durch statische, muskuläre Beanspruchungen, z. B. bei langem Stehen am Arbeitsplatz, belastet und reagiert häufig mit schmerzhaften Verspannungen. Diese können sich bei Dauerbelastungen verstärken und zu Fehlhaltungen führen, welche die Beanspruchung auf Gelenke, Bänder und Bandscheiben erhöhen. Dadurch kann es auch an diesen Strukturen zu Beschwerden kommen, die wiederum Schonhaltungen nach sich ziehen. Ein Teufelskreis beginnt! Beugen Sie diesem Teufelskreis vor oder durchbrechen Sie ihn, indem Sie:

1. Ihren Arbeitsplatz ergonomisch einrichten (Hinweise auf www.rueckenpraevention.de)
2. längere statische Belastungen vermeiden und
3. regelmäßig Ausgleichsübungen durchführen.

Dieses Übungsprogramm soll Ihnen dabei helfen. Führen Sie die Übungen möglichst täglich durch. Einige Übungen können auch am Arbeitsplatz, über den Tag verteilt, durchgeführt werden. Die Reihenfolge der Übungen ist empfehlenswert aber nicht zwingend einzuhalten. Wählen Sie die Intensität der Übungen entsprechend Ihrem aktuellen Muskelstatus aus. Die Variante B stellt immer eine Intensivierung der jeweiligen Übung dar. Hören Sie auf Ihren Körper, er sagt Ihnen, ob Sie eine Mobilisierung, Entlastung, Dehnung oder Kräftigung brauchen!
Manchmal ist die Zeit knapp und Sie können nicht alle Übungen machen. Dann sollten Sie versuchen, wenigstens die „TOP 5“ (Übung 1-5) durchzuführen.

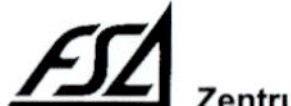
Zentrum für Bewegungstherapie Erfurt

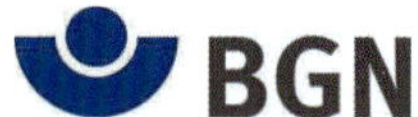

Übung 1

Übung zur Mobilisation der Lendenwirbelsäule

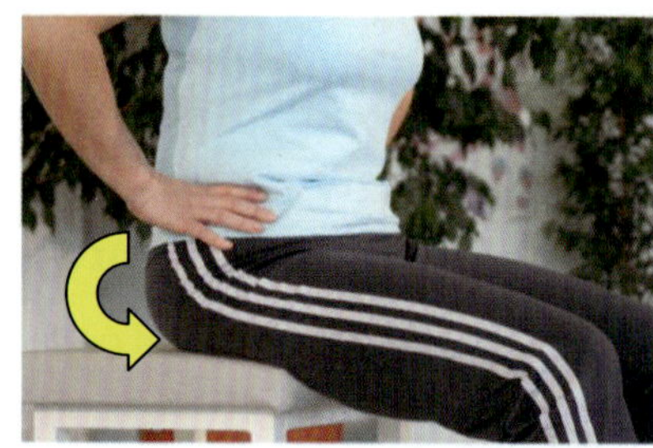

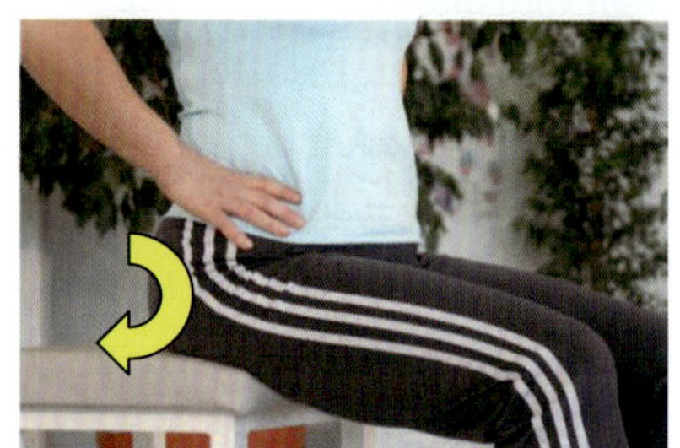

Auch am Arbeitsplatz durchführbar!

Ausgangsposition:

- auf die Vorderkante eines Stuhles setzen
- Hüft- und Kniegelenke sind ca. 90° gebeugt
- Füße hüftgelenksbreit aufsetzen
- Brustwirbelsäule aufrichten, Hinterkopf in Richtung Decke ziehen und Fixpunkt in Augenhöhe suchen

Übungsablauf:

Hände auf Beckenkamm legen, Becken im Wechsel nach hinten und vorne kippen.
Um die Lendenwirbelsäule intensiver zu mobilisieren, Bewegungen in einem etwas schnelleren, angenehmen Rhythmus durchführen.
Dabei Oberkörper stabil halten.

Wiederholungen:

2 x 20 Wiederholungen

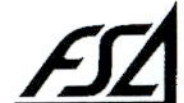
Zentrum für Bewegungstherapie Erfurt

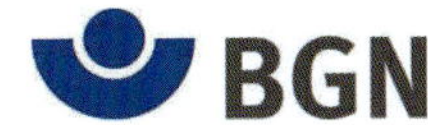

Übung 2

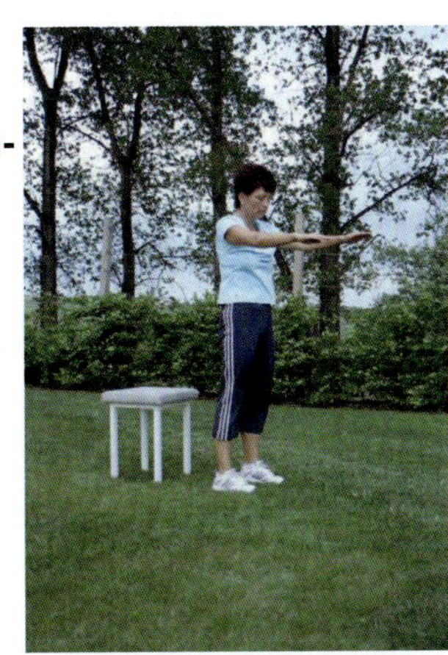

Übung zur Kräftigung der Gesäß-, Bein- und unteren Rückenmuskulatur (Intensivierung)

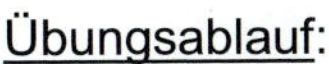
Ausgangsposition:

- hüftbreiter Stand vor einem Stuhl oder Hocker
- Arme gestreckt auf Brusthöhe
- Kinn zeigt zur Brust

Übungsablauf:

Variante A

Mit dem Gesäß so weit nach hinten setzen bis Stuhl leicht berührt wird und wieder hoch drücken. Dabei Körpergewicht auf Fersen verlagern, Gesäß- und Beinmuskulatur kräftig anspannen und Knie nicht über Fußspitzen schieben.
Während der Übung Rücken gerade halten und gleichmäßig ein- und ausatmen.

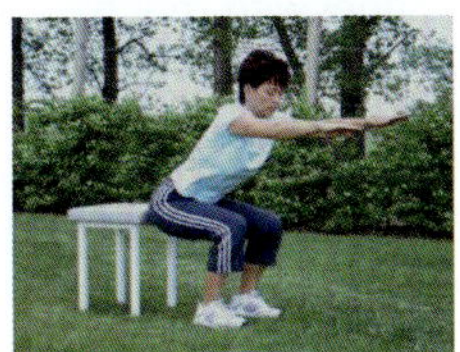
Variante A

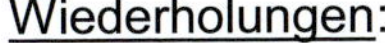
Wiederholungen:
3 x 10 Wiederholungen

Variante B (Intensivierung):
Mit dem Gesäß so weit nach hinten setzen bis Stuhl leicht berührt wird. Aus dieser Position wechselseitig Fersen anheben. Gesäß- und Beinmuskulatur kräftig anspannen und Knie nicht über Fußspitzen schieben.
Während der Übung Rücken gerade halten und gleichmäßig ein- und ausatmen.

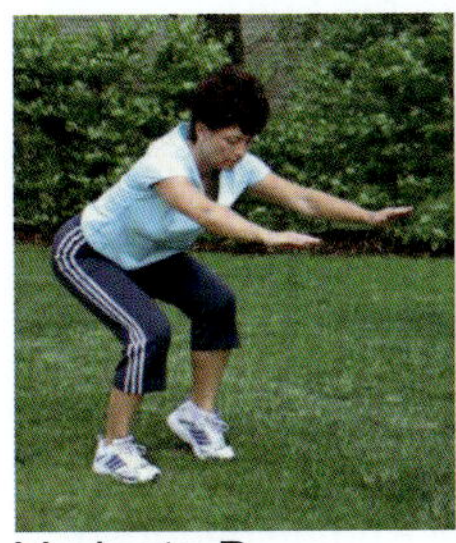
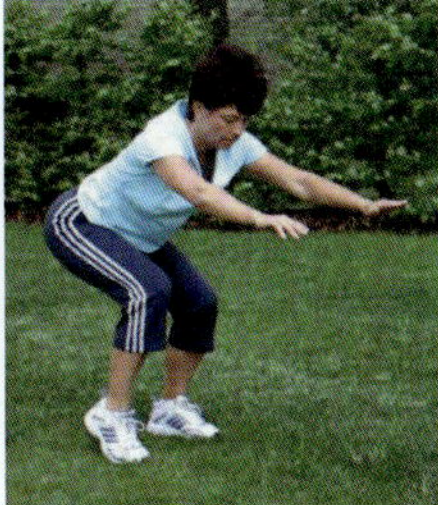
Variante B

Wiederholungen:
2 x 10 Wiederholungen je Seite

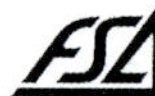
Zentrum für Bewegungstherapie Erfurt

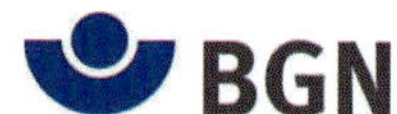

Übung 3

Übung zur Kräftigung der Rumpf- und Schultermuskulatur

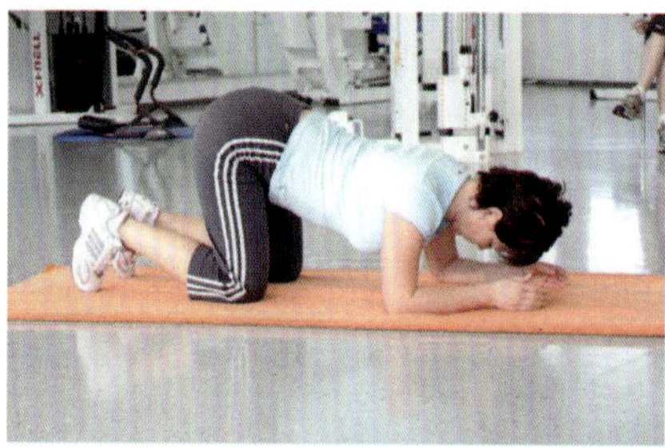

Ausgangsposition:
- Unterarmstütz, Handflächen zeigen zueinander
- Ellenbogen senkrecht unter den Schultergelenken, leicht geöffnete Knie senkrecht unter den Hüftgelenken
- Zehenspitzen aufstellen

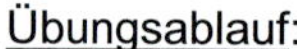
Übungsablauf:
Schulterblätter nach hinten unten ziehen. Hals in Verlängerung der Wirbelsäule, Kinn zeigt in Richtung Brust.
Beckenboden und tiefe Bauchmuskulatur anspannen; der Bauchnabel wird „nach innen" gezogen.
Der Rücken bleibt gerade; Rundrücken bzw. Hohlkreuzstellung vermeiden!

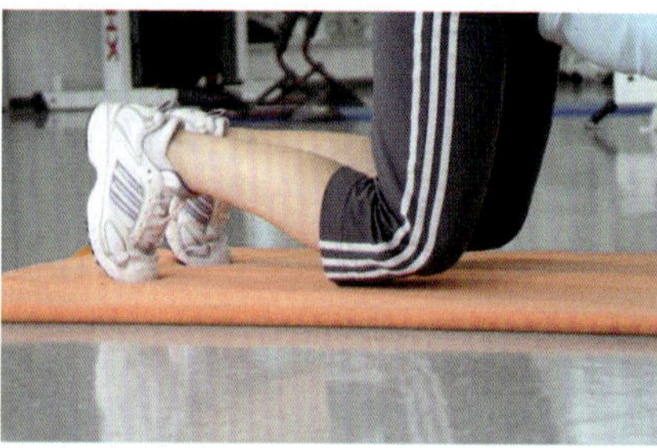
Variante A

Variante A
Zusätzlich beide Knie 2 cm vom Boden abheben.

Dauer:
Spannung 3 x 20 Sekunden halten

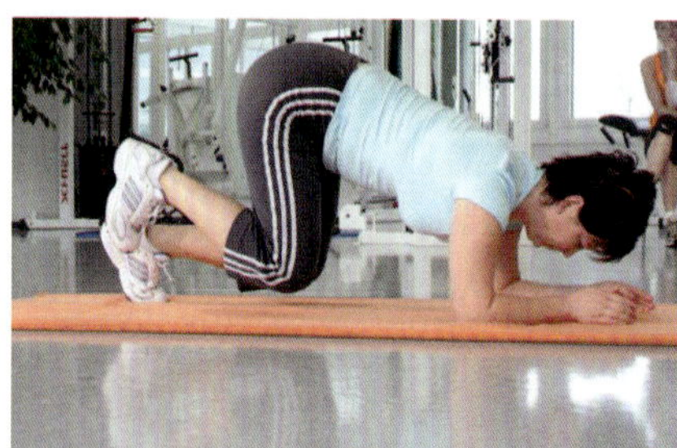
Variante B

Variante B (Intensivierung):
Mit angehobenen Knien die Füße wechselseitig vom Boden anheben.

Wiederholungen:
3 x 20 Wiederholungen

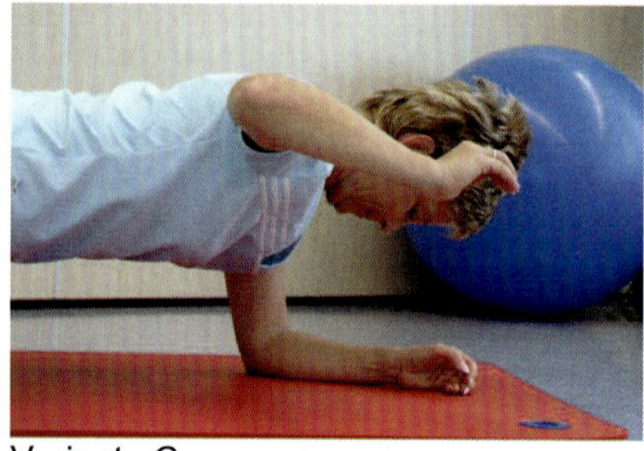
Variante C

Variante C (oberer Rücken):
In der Ausgangs- oder Endposition von Variante A (s. o.) langsam rechten und linken Arm im Wechsel in U- Halte vom Boden abheben. Dabei Rumpfspannung halten.
Während der Übung gleichmäßig ein- und ausatmen.

Wiederholungen:
2 x 3-5 Wiederholungen (wechselseitig)

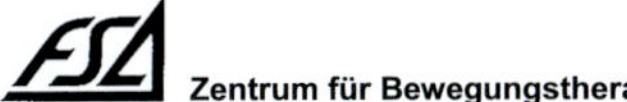

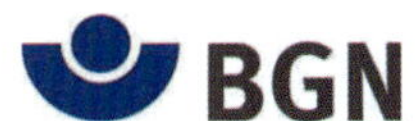

Übung 4

Übung zur Kräftigung der schrägen Bauchmuskulatur

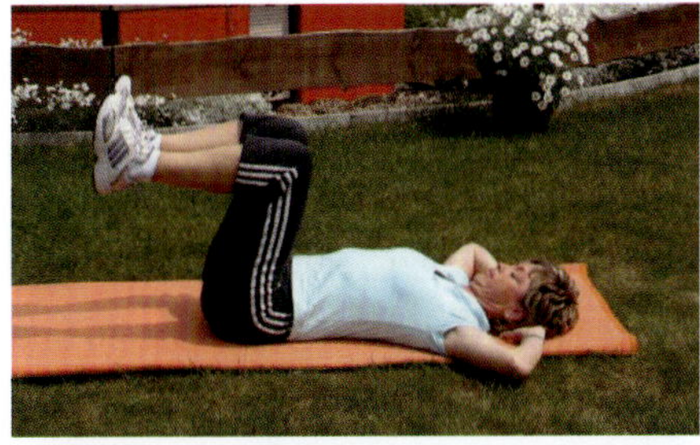

Ausgangsposition:
- Rückenlage
- Beine nacheinander anwinkeln, so dass Hüft-, Knie- und Sprunggelenke jeweils einen Winkel von ca. 90° bilden

Übungsablauf:
Arme anwinkeln, Ellenbogen nach außen, Hände **locker** an den Hinterkopf. Bauchmuskulatur anspannen, so dass die Lendenwirbelsäule ständig Kontakt zum Boden hat. Kinn in Richtung Brust ziehen. Oberkörper leicht anheben.

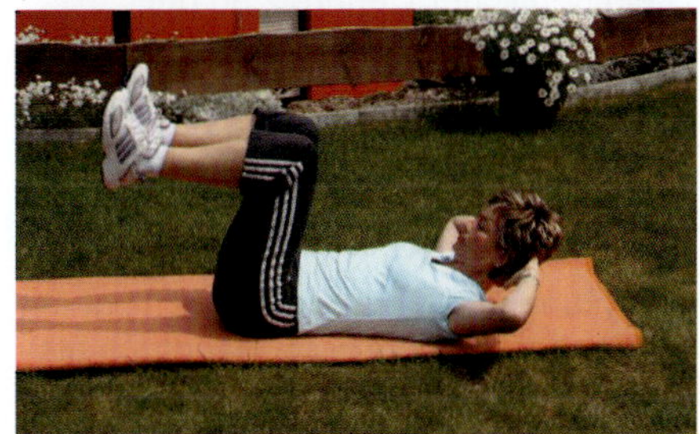

Variante A
Abwechselnd den linken Ellenbogen zum rechten Knie und den rechten Ellenbogen zum linken Knie führen. Dabei wird die Schulter der aktiven Seite vom Boden angehoben. Nicht ins Hohlkreuz fallen! Während der Übung gleichmäßig ein- und ausatmen.

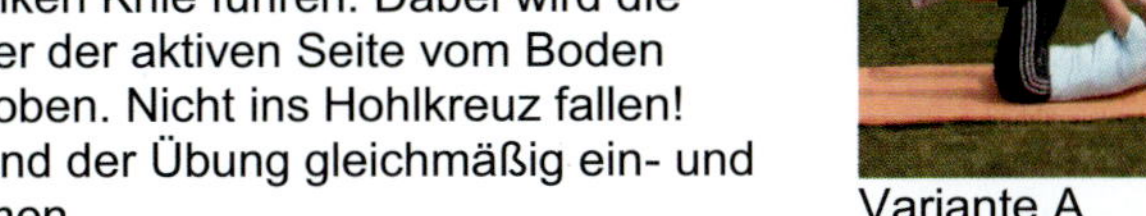

Variante A

Wiederholungen:
2-3 x 10 Wiederholungen je Seite

Variante B (Intensivierung):
Rechtes Bein langsam strecken, gleichzeitig den rechten Ellenbogen zum linken Knie führen. Position kurz halten, dann linkes Bein strecken und linken Ellenbogen zum rechten Knie führen. Nicht ins Hohlkreuz fallen!
Während der Übung gleichmäßig ein- und ausatmen.

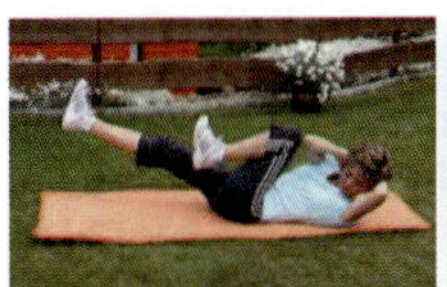
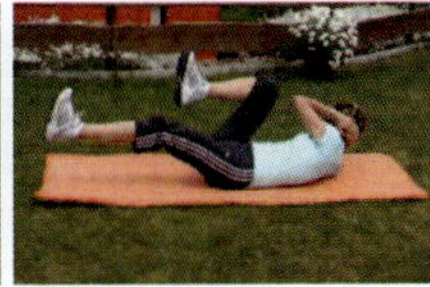

Variante B

Wiederholungen:
2-3 x 10 Wiederholungen je Seite

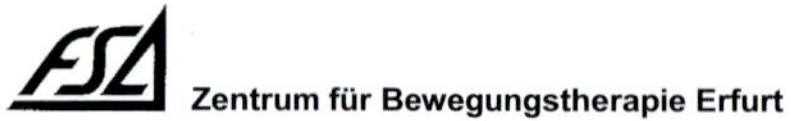

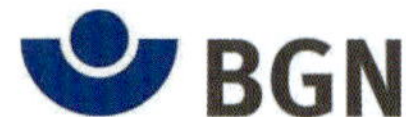

Übung 5

Dehnung der hinteren Oberschenkelmuskulatur

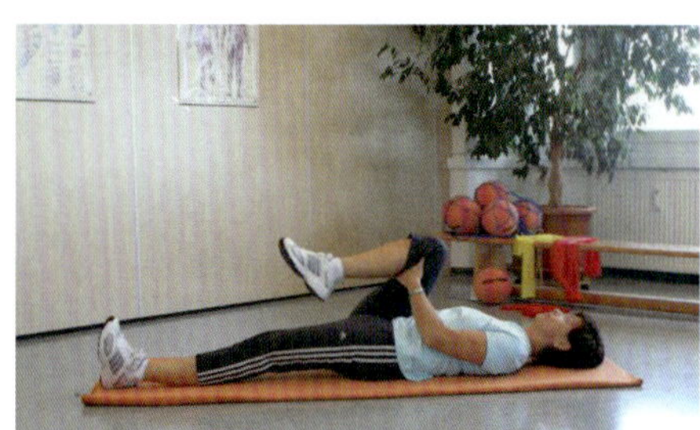

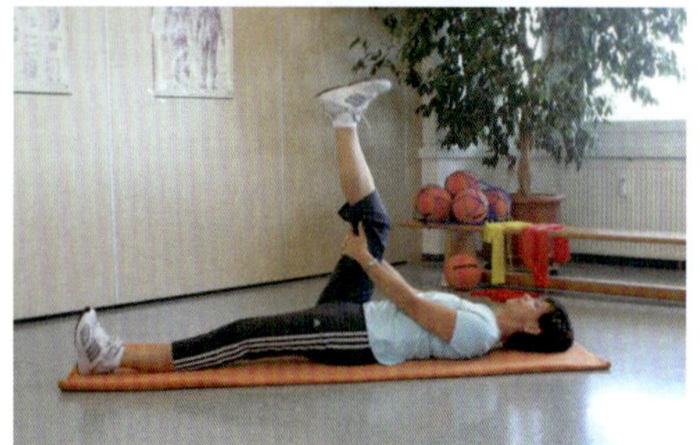

Ausgangsposition:

- Rückenlage

Übungsablauf:
Ein Bein gebeugt zum Körper ziehen und mit beiden Händen die Kniekehle fassen. Unterschenkel in Richtung Decke strecken, bis ein deutlicher Dehnreiz an der Beinrückseite zu spüren ist.
Während der Übung mit dem gesamten Rücken Bodenkontakt halten und gleichmäßig ein- und ausatmen.
Übung auf der anderen Seite wiederholen.

Anmerkung: Falls die Kniekehle nicht mit den Händen erreicht wird, Handtuch als Schlinge zu Hilfe nehmen.

Dauer:
Dehnung auf jeder Seite 2 x 30 Sekunden halten

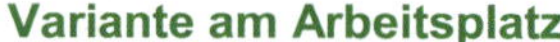
Variante am Arbeitsplatz

Ausgangsposition:

- Schrittstellung (beide Fußspitzen nach vorne ausgerichtet)
- beide Hände hinter dem Rücken verschränkt

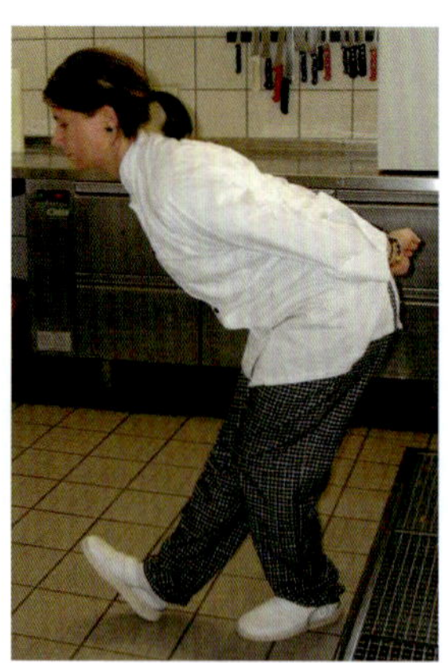

Übungsablauf:
Hinteres Bein anbeugen und Gewicht darauf verlagern. Vorderes Bein gestreckt auf Ferse stellen und Fußspitze hochziehen. Oberkörper mit geradem Rücken nach vorne beugen, bis ein deutlicher Dehnreiz an der Beinrückseite zu spüren ist. Übung auf der anderen Seite wiederholen.

Dauer:
Dehnung auf jeder Seite 2 x 30 Sekunden halten

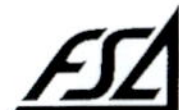
Zentrum für Bewegungstherapie Erfurt

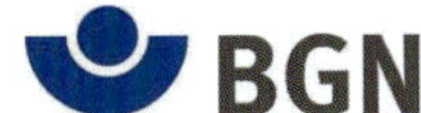

Übung 6

Übung zur Kräftigung der Gesäß- und Beinmuskulatur

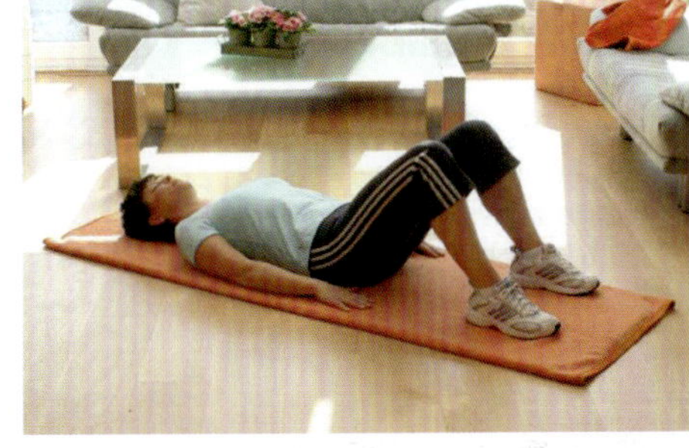

Ausgangsposition:
- Rückenlage
- Beine anwinkeln und hüftgelenksbreit aufstellen
- Arme liegen neben dem Körper

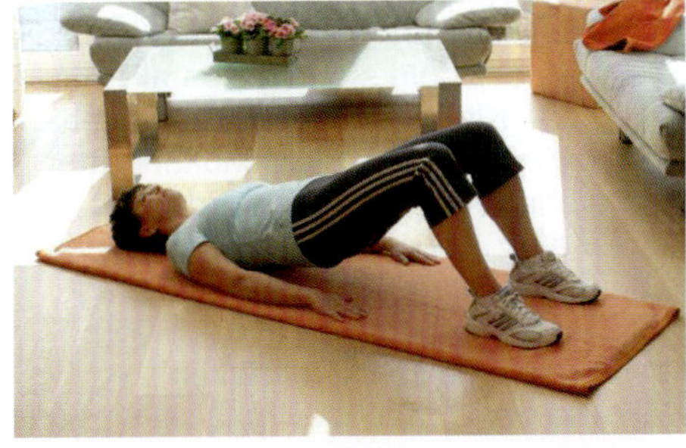

Übungsablauf:
Becken anheben bis Oberschenkel und Rumpf eine Linie bilden. Dabei Gesäß, Bauch und Beckenbodenmuskulatur anspannen. Rechtes Bein nach vorn ausstrecken und halten. Oberschenkel sind parallel zueinander. Becken nicht absenken oder verdrehen.
Übung auf der anderen Seite wiederholen.

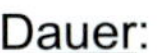

Dauer:
Spannung 2-3 x 10-15 Sekunden je Seite halten

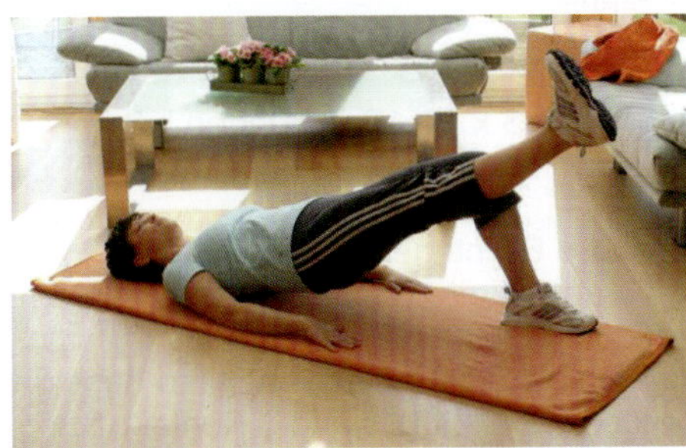

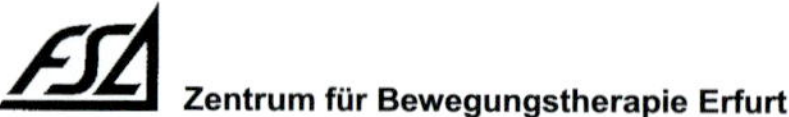

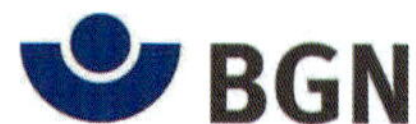

Übung 7

Übung zur Kräftigung der geraden Bauchmuskulatur

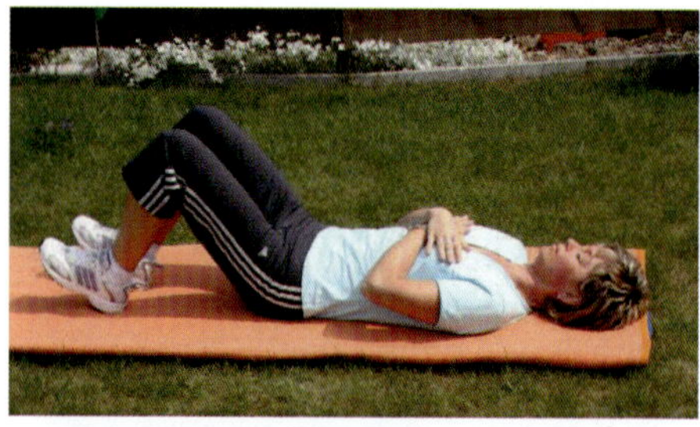

Ausgangsposition:
- Rückenlage
- Beine anwinkeln, Fersen hüftgelenksbreit aufsetzen und in den Boden stemmen

Übungsablauf:
Variante A
Arme vor der Brust kreuzen. Bauchmuskulatur anspannen, so dass die Lendenwirbelsäule ständig Kontakt zum Boden hat. Kinn in Richtung Brust ziehen. Oberkörper anheben bis Schulterblätter nicht mehr aufliegen. Oberkörper gleichmäßig, ohne Schwung heben und senken, wobei der Kopf nicht abgelegt wird. Dabei Schultern nicht nach vorne ziehen oder ins Hohlkreuz fallen! Während der Übung gleichmäßig ein- und ausatmen.

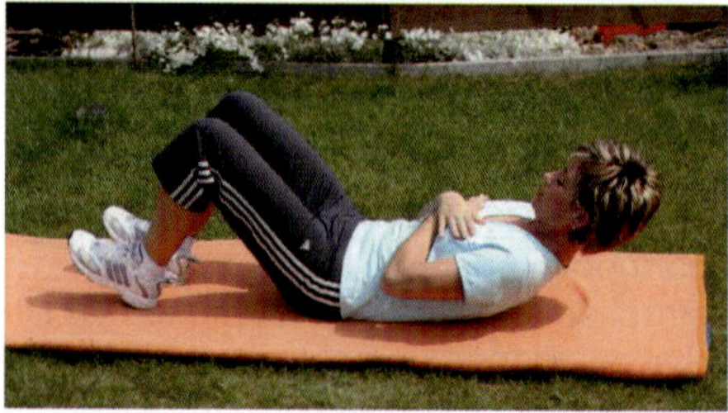
Variante A

Dauer:
Spannung 3 x 10-15 Sekunden halten.

Variante B (Intensivierung):
Arme anwinkeln, Ellenbogen nach außen, Hände locker an den Hinterkopf. Bauchmuskulatur anspannen, so dass die Lendenwirbelsäule ständig Kontakt zum Boden hat. Kinn in Richtung Brust ziehen. Oberkörper anheben bis Schulterblätter nicht mehr aufliegen. Oberkörper gleichmäßig, ohne Schwung heben und senken, wobei der Kopf nicht abgelegt wird. Die Ellenbogen nicht nach vorne ziehen oder ins Hohlkreuz fallen! Während der Übung gleichmäßig ein- und ausatmen.

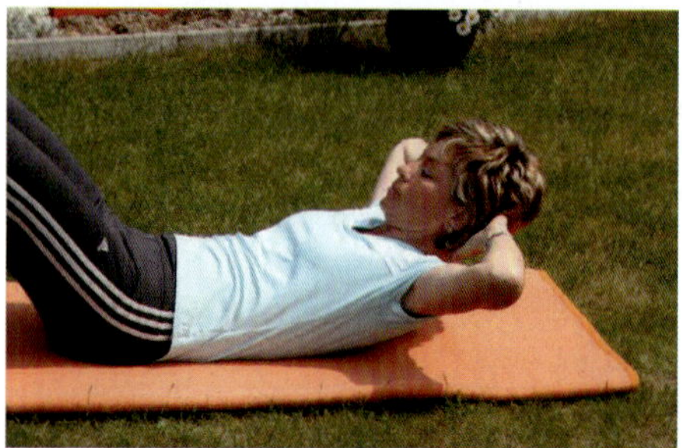
Variante B

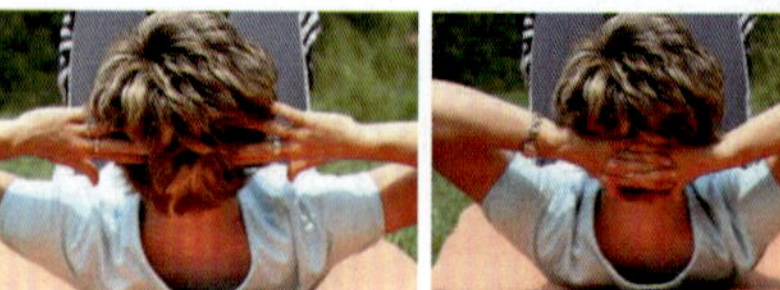
alternative Positionen der Hände

Wiederholungen:
2-3 x 10-15 Wiederholungen

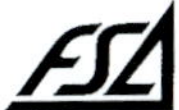

Zentrum für Bewegungstherapie Erfurt

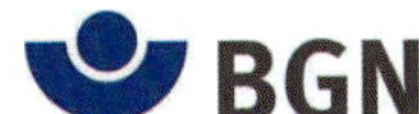

Übung 8

Übung zur Kräftigung der Schultermuskulatur, seitlichen Rumpf- und Gesäßmuskulatur

Ausgangsposition:
- Seitlage
- Unterarmstütz, Ellenbogen senkrecht unter dem Schultergelenk
- der gesamte Körper (Sprung-, Knie-, Hüft- und Schultergelenke) bildet eine Linie

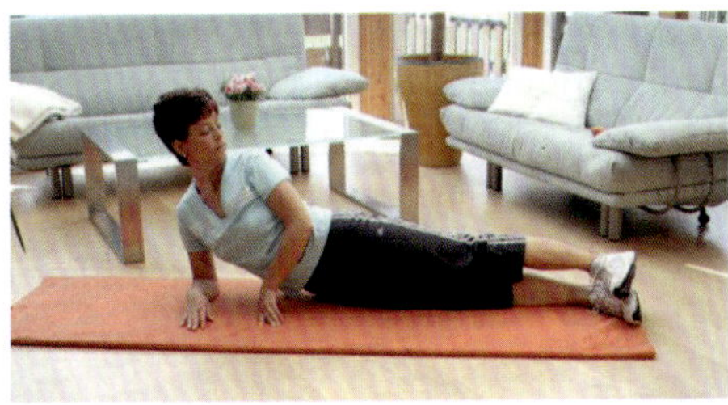

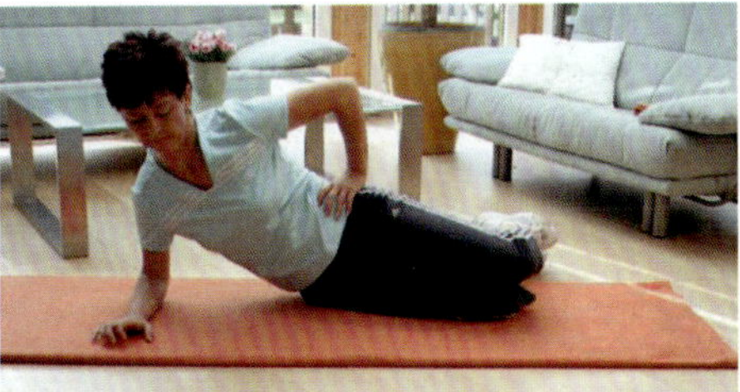

Übungsablauf:
Variante A
Unterschenkel 90° nach hinten beugen. Heben und Absenken des Beckens ohne den Oberkörper zu verdrehen. Das Becken berührt dabei nicht den Boden.
Während der Übung gleichmäßig ein- und ausatmen und Kopf gerade halten.
Übung auf der anderen Seite wiederholen.

Wiederholungen:
2 x 15 Wiederholungen je Seite

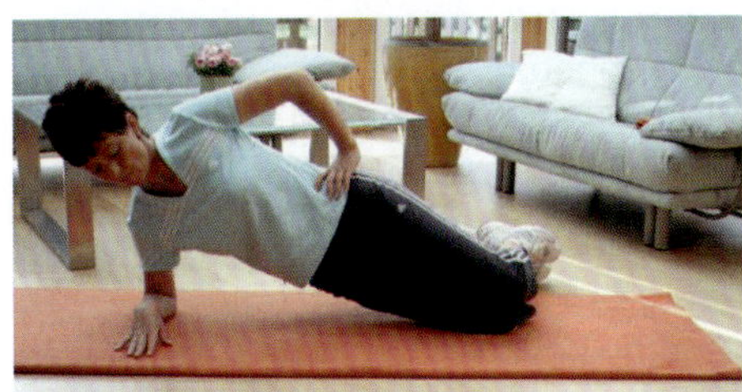

Variante A

Variante B (Intensivierung):
Becken in der oberen Position halten und das obenliegende angewinkelte Bein heben und senken.

Wiederholungen:
2 x 12 Wiederholungen je Seite

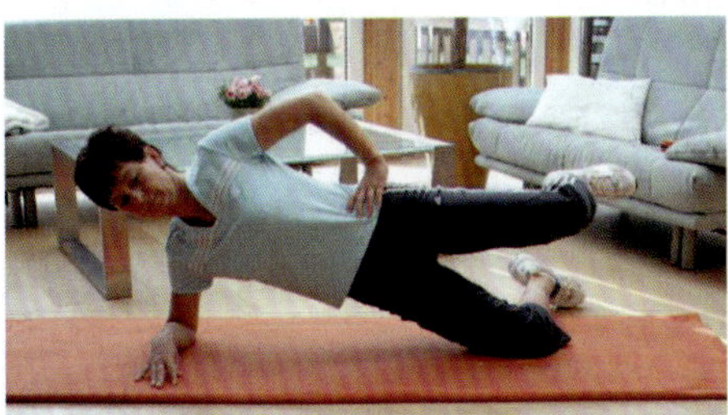

Variante B

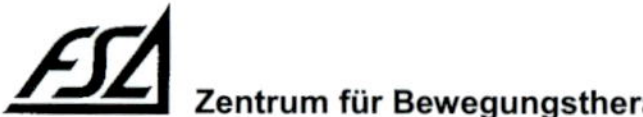
Zentrum für Bewegungstherapie Erfurt

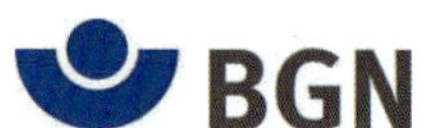

Übung 9

Übung zur Kräftigung der Rücken- und Schultermuskulatur

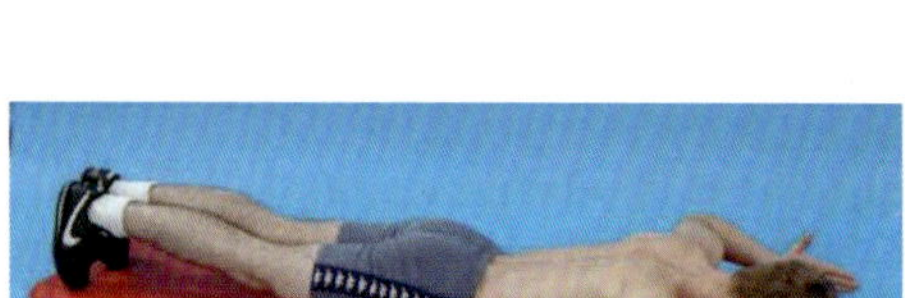

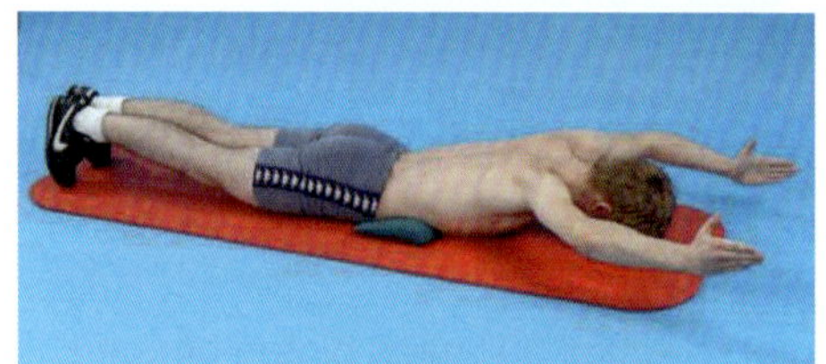

Ausgangsposition:
- Bauchlage
- Arme in U-Halte, Daumen zeigen zur Decke
- Kopf gerade halten, Stirn ca. 1 cm über Boden
- Bauch und Gesäß sind angespannt
- Hohlkreuz ggf. durch Unterlagerung am Becken/Bauch (z.B. mit Handtuch) ausgleichen

Übungsablauf:
Beckenboden und tiefe Bauchmuskulatur anspannen; der Bauchnabel wird „nach innen" gezogen.
Arme in U-Halte soweit wie möglich vom Boden anheben. Arme nach vorne strecken und zurückführen, dabei die Schulterblätter nach hinten/unten ziehen.
Während der Übung gleichmäßig ein- und ausatmen.

Wiederholungen:
2-3 x 10-15 Wiederholungen

Zentrum für Bewegungstherapie Erfurt

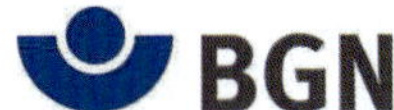

Übung 10

Dehnung der vorderen Oberschenkelmuskulatur

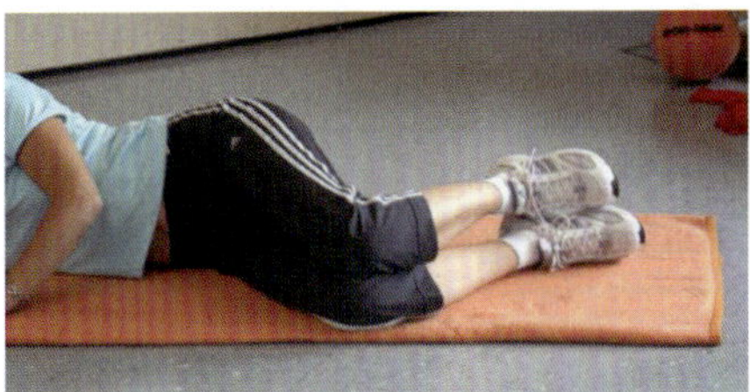

Ausgangsposition:
- Seitlage
- Kopf mit Hand abstützen
- beide Beine leicht angewinkelt

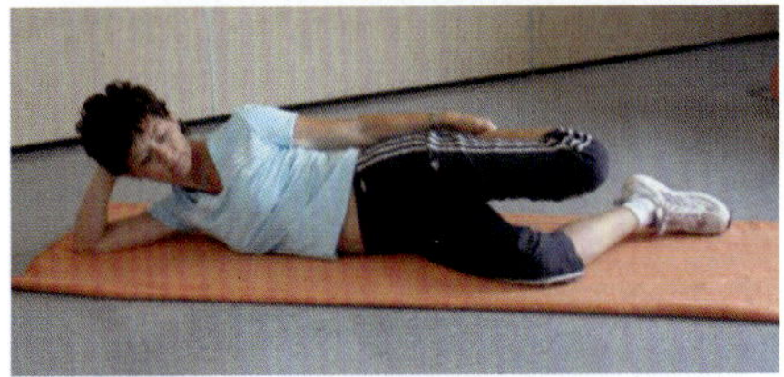

Übungsablauf:
Mit der freien Hand das obere Sprunggelenk greifen und parallel zum Boden nach hinten ziehen. Gleichzeitig das Becken nach vorn schieben bis ein deutlicher Dehnreiz im vorderen Oberschenkel zu spüren ist. Dabei Bauchmuskulatur anspannen und nicht zu stark ins Hohlkreuz gehen.
Während der Übung gleichmäßig ein- und ausatmen. Übung auf der anderen Seite wiederholen.

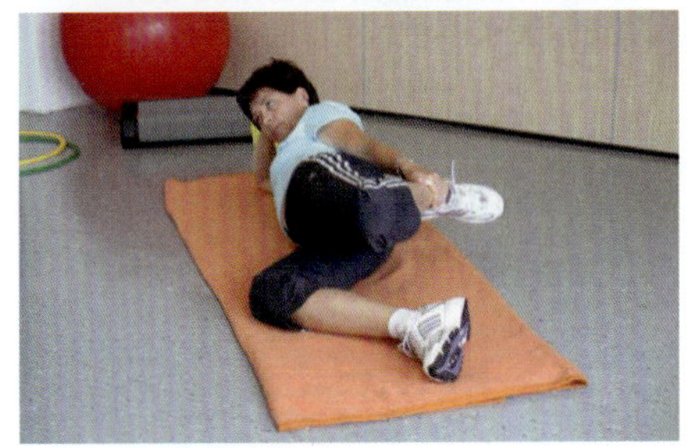

Dauer:
Dehnung auf jeder Seite 2 x 30 Sekunden halten

Variante am Arbeitsplatz

Ausgangsposition:
im Stand (enge Fußstellung, Knie leicht gebeugt)

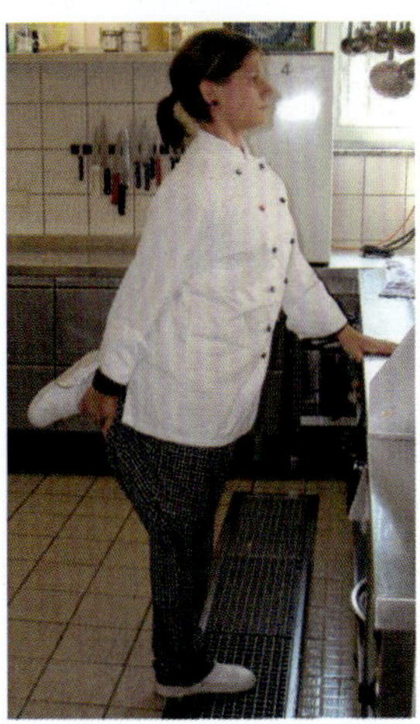

Übungsablauf:
Mit der Hand das obere Sprunggelenk greifen und die Ferse zum Gesäß ziehen. Dabei bleiben die Knie zusammen. Gleichzeitig das Becken nach vorn schieben bis ein deutlicher Dehnreiz im vorderen Oberschenkel zu spüren ist. Dabei Bauchmuskulatur anspannen und nicht zu stark ins Hohlkreuz gehen. Während der Übung gleichmäßig ein- und ausatmen. Übung auf der anderen Seite wiederholen.

Dauer:
Dehnung auf jeder Seite 2 x 30 Sekunden halten

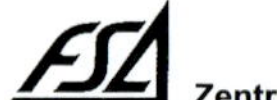
Zentrum für Bewegungstherapie Erfurt

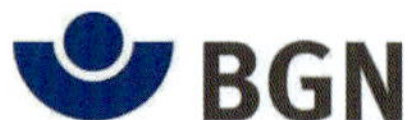

Übung 11

Übung zur Mobilisation der unteren Lendenwirbelsäule und des Kreuzbein-Darmbeingelenkes

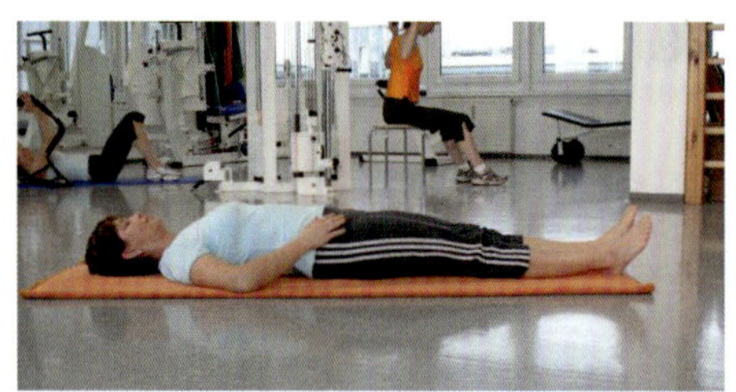

Ausgangsposition:
- Rückenlage
- Beine gestreckt, hüftgelenksbreit auseinander (ca. eine Fußbreite)
- Hände auf Beckenkamm legen

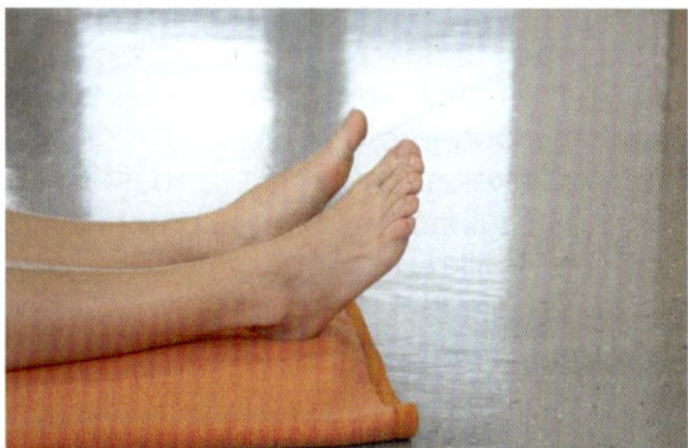

Übungsablauf:
Gestreckte Beine wechselseitig ohne Kraftaufwand fußwärts schieben.
Beide Gesäßhälften und Beine haben durchgängig Bodenkontakt.
Das Bewegungsausmaß sollte maximal 1-2 cm betragen und nicht oberhalb der Lendenwirbelsäule zu spüren sein!

Wiederholungen:
2 x 20 Sekunden

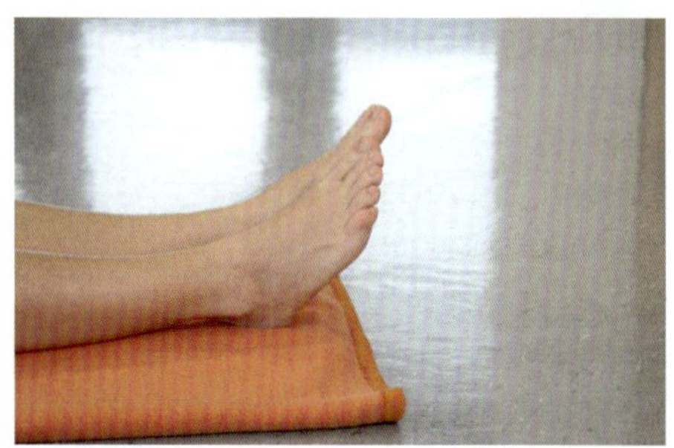

Zentrum für Bewegungstherapie Erfurt

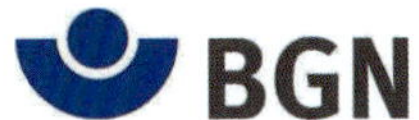

Übung 12

Dehnung der seitlichen Rumpfmuskulatur

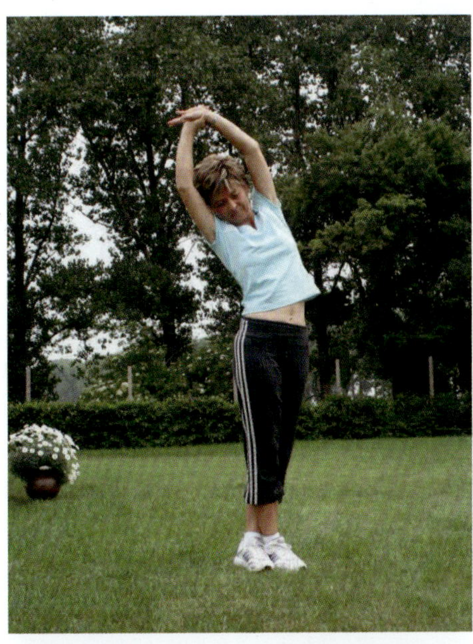

Auch am Arbeitsplatz durchführbar!

Ausgangsposition:

- Stand

Übungsablauf:
Rechtes Bein vor das linke stellen. Arme nach oben strecken und mit der rechten Hand linkes Handgelenk greifen. Oberkörper so weit nach rechts neigen, bis ein leichter Dehnreiz in der linken seitlichen Rumpfmuskulatur zu spüren ist. Becken während der Übung nicht verdrehen und gleichmäßig ein- und ausatmen. Für die Dehnung der anderen Seite das linke Bein vor das rechte stellen und mit der linken Hand das rechte Handgelenk fassen.

Dauer:
Dehnung auf jeder Seite 2 x 20-30 Sekunden halten

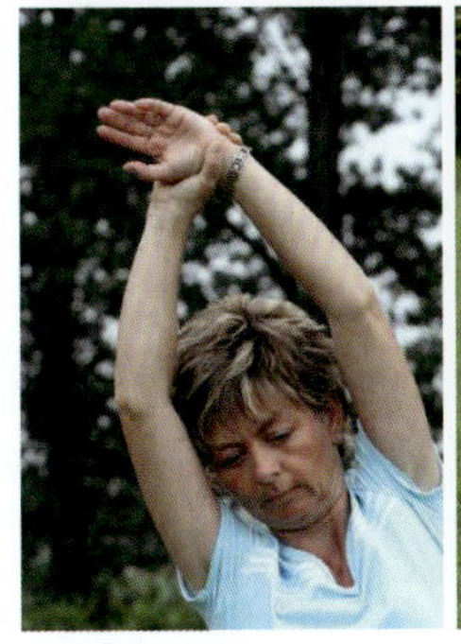

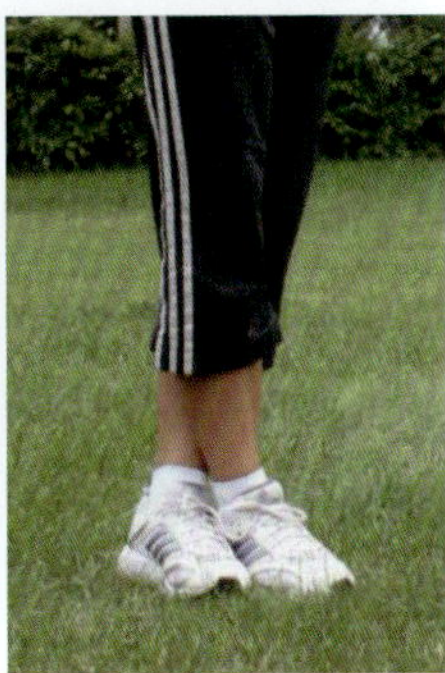

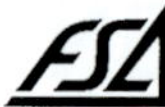

Zentrum für Bewegungstherapie Erfurt

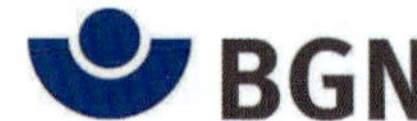

Übung 13

Dehnung der Rückenmuskulatur

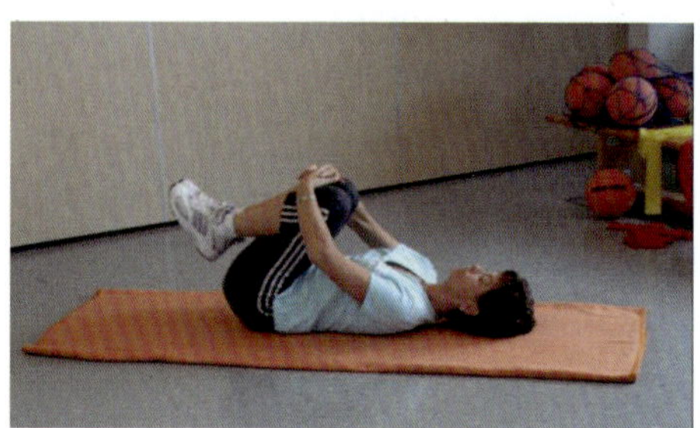

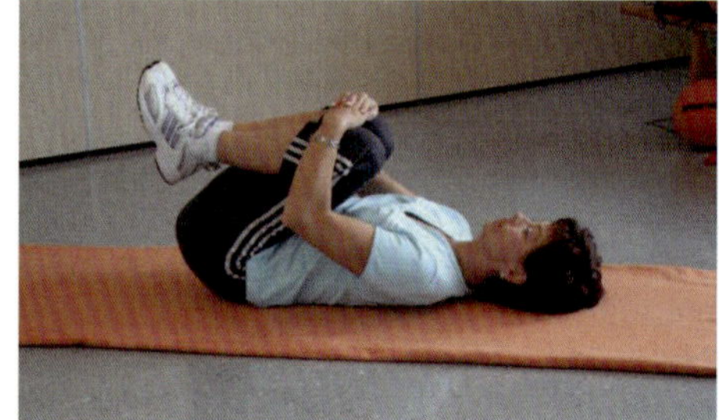

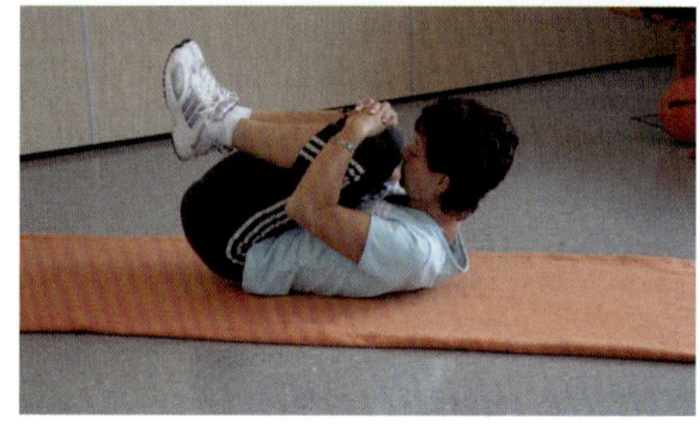

Ausgangsposition:

- Rückenlage

Übungsablauf:
Beine nacheinander anziehen, Knie im Flechtgriff umfassen. Knie so weit zur Brust ziehen, bis leichter Dehnreiz im unteren Rücken zu spüren ist.
Zur Verstärkung des Dehnreizes im oberen Rücken Kopf anheben und versuchen, mit der Nase die Knie zu berühren. Es sollte ein deutlicher Dehnreiz in der Rückenmuskulatur zu spüren sein.
Während der Übung gleichmäßig ein- und ausatmen.

Dauer:
Dehnung 2 x 30 Sekunden halten

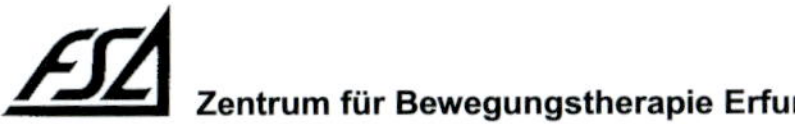

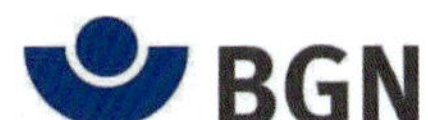

Übung 14

Entlastung der Wirbelsäule und Rückenmuskulatur (Rückenstrecker)

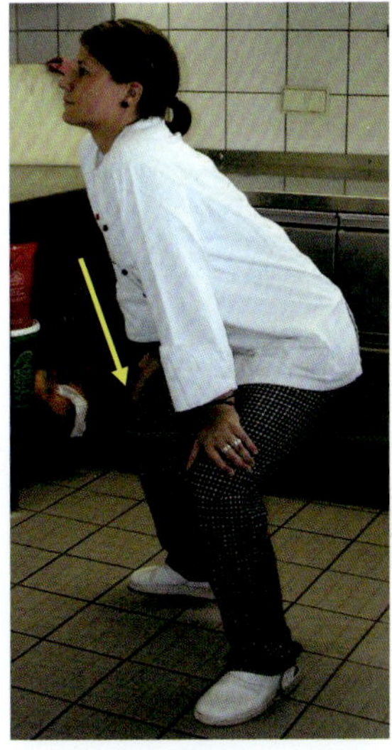

Am Arbeitsplatz

Ausgangsposition:
- Stand
- Knie leicht gebeugt

Übungsablauf:
Gesäß leicht nach hinten unten absenken. Oberkörper mit gerader Wirbelsäule nach vorne beugen, die gestreckten Arme auf den Knien abstützen und Gewicht des Oberkörpers auf die Arme verlagern.

Dauer:
Position ca. 5 Sekunden halten

Anmerkung: Knie nicht über 90° beugen

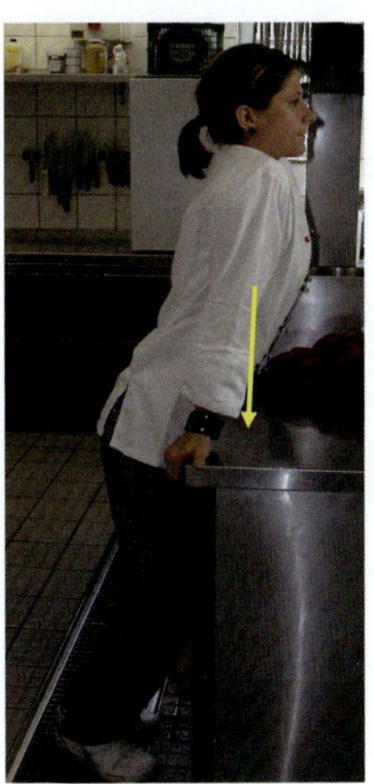

Alternative Variante

Ausgangsposition:
- Stand vor Arbeitstisch
- Beine hüftbreit und parallel

Übungsablauf:
Mit beiden Händen auf Arbeitstisch aufstützen und Oberkörper nach oben drücken. Füße bleiben auf dem Boden.

Dauer:
Position ca. 5 Sekunden halten

6.2 BGN Übungsprogramm „Schulter-Nacken"

Quelle: Berufsgenossenschaft Nahrungsmittel und Gastgewerbe (BGN), https://www.bgn.de/

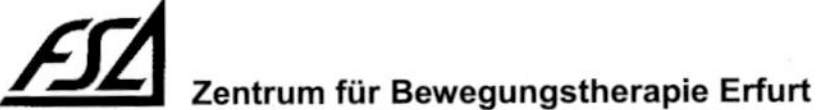

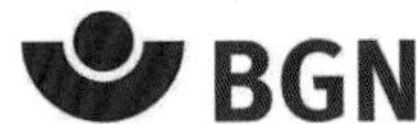

Übungsprogramm „Schulter-Nacken“

- Mit 10 Übungen Schulter-Nackenbeschwerden vorbeugen -

Der Schulter-Nackenbereich wird durch statische, muskuläre Beanspruchungen, z. B. bei Arbeiten am Bildschirm, in der Küche oder im Produktions- und Verkaufsbereich, belastet und reagiert häufig mit schmerzhaften Verspannungen. Diese können sich bei Dauerbelastungen verstärken und zu Fehlhaltungen führen, welche die Beanspruchung auf Gelenke, Bänder und Bandscheiben, erhöht. Dadurch kann es auch an diesen Strukturen zu Beschwerden kommen, die wiederum Schonhaltungen nach sich ziehen. Ein Teufelskreis beginnt!

Beugen Sie diesem Teufelskreis vor oder durchbrechen Sie ihn, indem Sie:

1. Ihren Arbeitsplatz ergonomisch einrichten (Hinweise auf www.rueckenpraevention.de)
2. längere statische Belastungen vermeiden und
3. regelmäßig Ausgleichsübungen durchführen.

Dieses Übungsprogramm soll Ihnen dabei helfen. Führen Sie die Ausgleichsübungen möglichst täglich und über den Tag verteilt durch. Die Reihenfolge der Übungen ist empfehlenswert aber nicht zwingend einzuhalten. Hören Sie auf Ihren Körper, er sagt Ihnen, ob Sie eine Mobilisierung, Lockerung, Dehnung oder Kräftigung brauchen!

Manchmal ist die Zeit knapp und Sie können nicht alle Übungen machen. Dann sollten Sie versuchen, wenigstens die „TOP 5“ (Übung 1-5) durchzuführen.

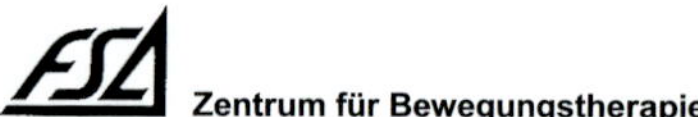

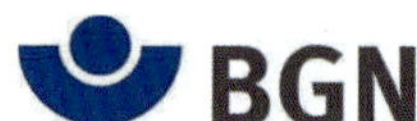

Übung 1

Mobilisation der Hals- und Brustwirbelsäule

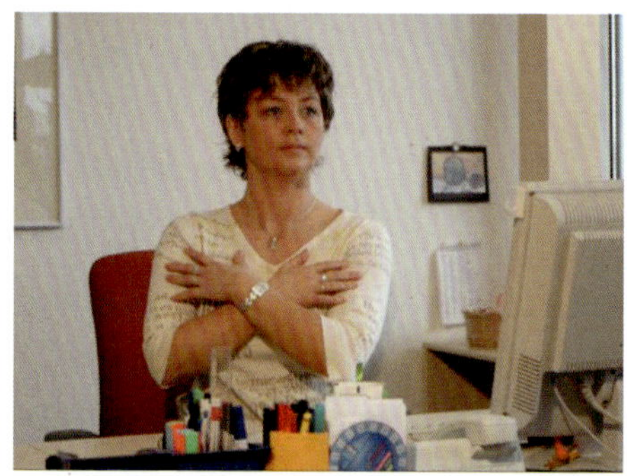

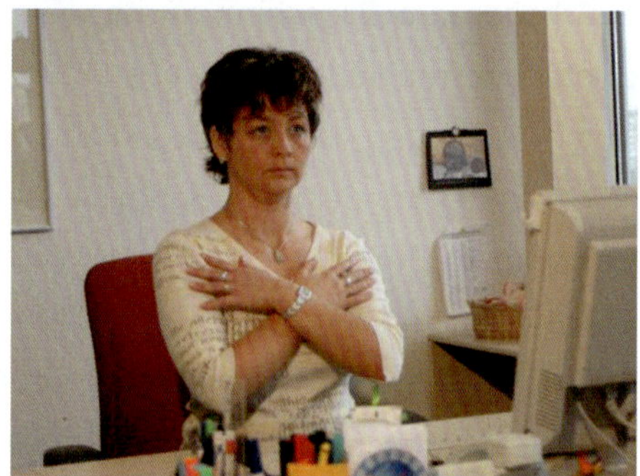

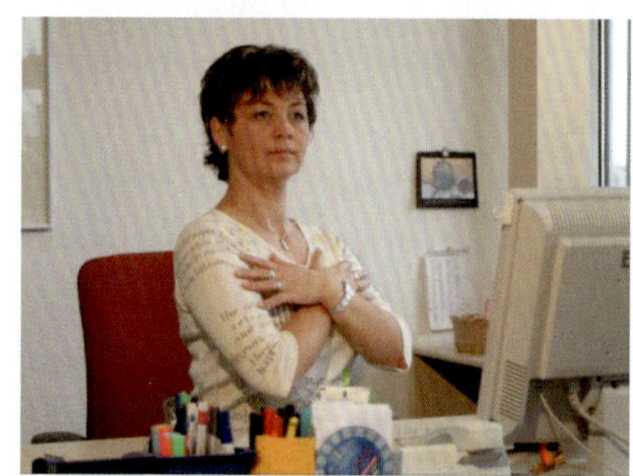

Ausgangsposition:

- auf die Vorderkante eines Stuhles setzen
- Hüft- und Kniegelenke sind ca. 90° gebeugt
- Füße hüftgelenksbreit aufsetzen
- Brustwirbelsäule aufrichten und Fixpunkt in Augenhöhe suchen
- Arme über dem Brustbein verschränken, Schultern nach hinten /unten ziehen
- Hinterkopf in Richtung Decke ziehen
- darauf achten, dass kein zu starkes Hohlkreuz entsteht

Übungsablauf:

Oberkörper wechselseitig nach links und rechts drehen.

Darauf achten, dass Halswirbelsäule und Becken fixiert sind und rhythmisch im persönlichen Bewegungsausmaß gearbeitet wird.

Während der Übung gleichmäßig ein- und ausatmen.

Wiederholungen:

Übung 20-30 Sekunden durchführen

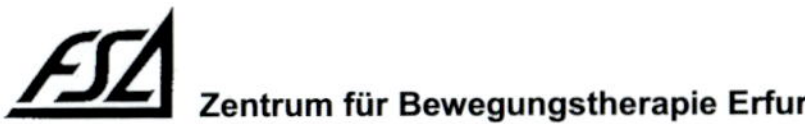

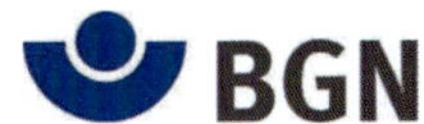

Übung 2

Dehnung der seitlichen Halsmuskulatur

Ausgangsposition:

- auf die Vorderkante eines Stuhles setzen
- Hüft- und Kniegelenke sind ca. 90° gebeugt
- Füße hüftgelenksbreit aufsetzen
- Brustwirbelsäule aufrichten
- Hinterkopf in Richtung Decke ziehen
- darauf achten, dass kein zu starkes Hohlkreuz entsteht

Anmerkung: Übung kann auch im Stand ausgeführt werden

Übungsablauf:

Kopf zur linken Seite neigen, mit dem rechten gestreckten Arm einen gedachten Widerstand in Richtung Fußboden schieben bis ein deutlicher Dehnreiz in der rechten seitlichen Halsmuskulatur zu spüren ist.

Übung auf der anderen Seite wiederholen.

Wiederholungen:

Dehnung auf jeder Seite 20-30 Sekunden halten

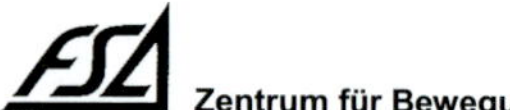

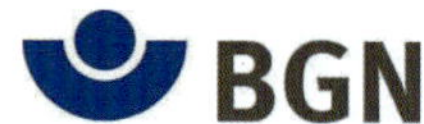

Übung 3

Lockerung der Schulter-Nackenmuskulatur

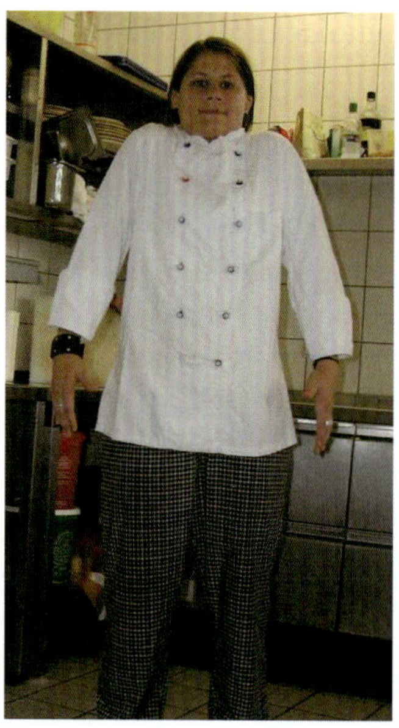

Ausgangsposition:

- im Stand oder Sitz
- Füße hüftgelenksbreit und parallel
- Brustwirbelsäule aufrichten
- Hinterkopf in Richtung Decke ziehen
- darauf achten, dass kein zu starkes Hohlkreuz entsteht

Übungsablauf:

Beide Schultern rückwärts kreisen oder nach oben ziehen und fallen lassen

Anmerkung:
Rückwärts Kreisen ist besser als vorwärts!

Wiederholungen:

Übung 10-20 Sekunden durchführen

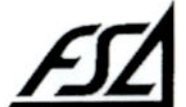
Zentrum für Bewegungstherapie Erfurt

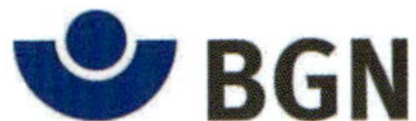

Übung 4

Mobilisation der Brustwirbelsäule und Schultern

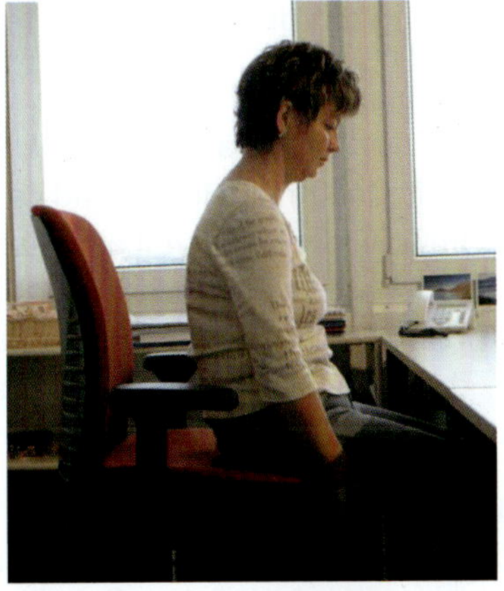

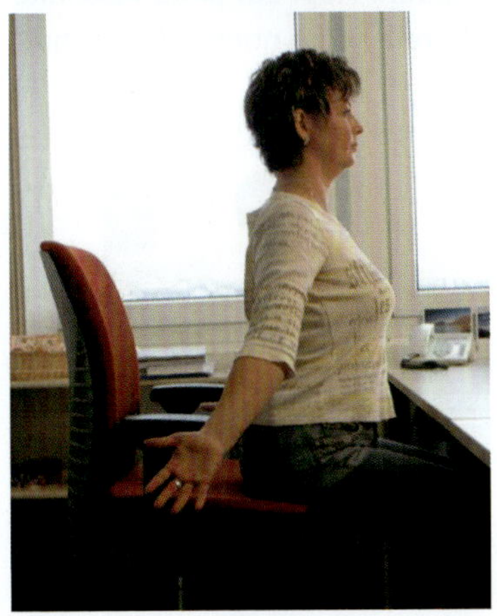

Ausgangsposition:

- auf die Vorderkante eines Stuhles setzen
- Hüft- und Kniegelenke sind ca. 90° gebeugt
- Füße hüftgelenksbreit aufsetzen
- Arme entspannt hängen lassen

Übungsablauf:

Finger spreizen und Arme strecken, Hände nach außen drehen, Brust- und Halswirbelsäule aufrichten.

Gleichmäßig im Wechsel ohne großen Kraftaufwand aufrichten und lockerlassen.

Wiederholungen:

1 x 20 Wiederholungen

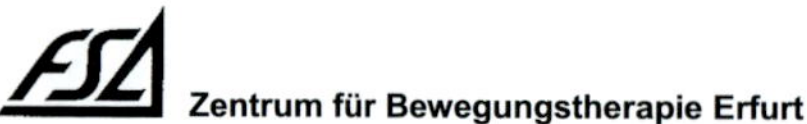

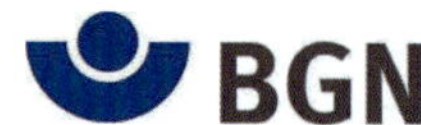

Übung 5

Dehnung der tiefen hinteren Halsmuskulatur

Ausgangsposition:

- auf die Vorderkante eines Stuhles setzen
- Hüft- und Kniegelenke sind ca. 90° gebeugt
- Füße hüftgelenksbreit aufsetzen
- Brustwirbelsäule aufrichten
- Hinterkopf in Richtung Decke ziehen
- darauf achten, dass kein zu starkes Hohlkreuz entsteht

Anmerkung: Übung kann auch im Stand ausgeführt werden

Übungsablauf:

Kopf zur linken Schulter neigen, gestreckten rechten Arm Richtung Fußboden schieben. Kopf zur linken Schulter drehen und das Kinn Richtung Brust ziehen. Dehnreiz sollte noch „angenehm" sein. Übung auf der anderen Seite wiederholen.

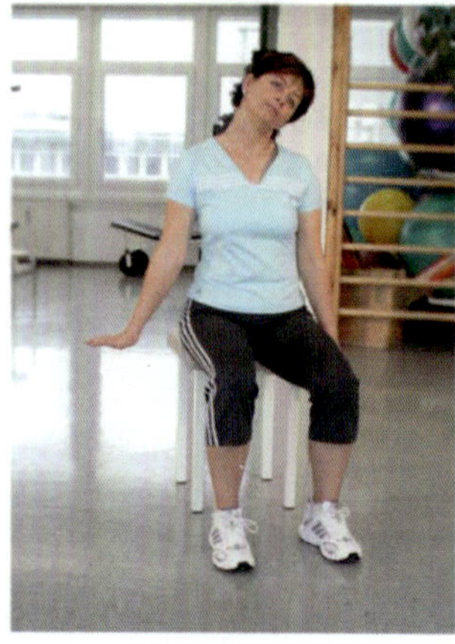 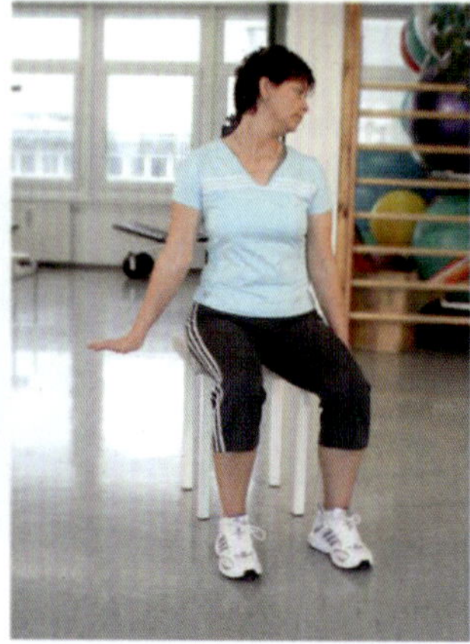 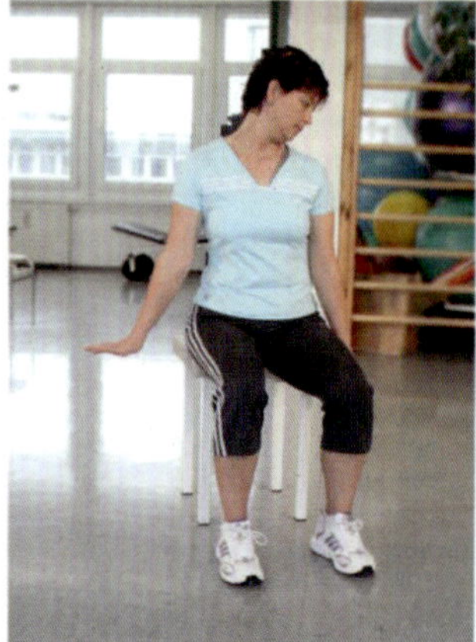

Wiederholungen:

Dehnung auf jeder Seite 20-30 Sekunden halten

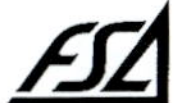
Zentrum für Bewegungstherapie Erfurt

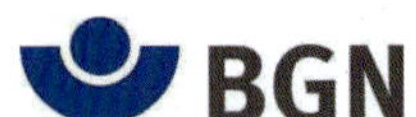

Übung 6

Kräftigung der Halsmuskulatur

Ausgangsposition:
- auf die Vorderkante eines Stuhles setzen
- Hüft- und Kniegelenke sind ca. 90° gebeugt
- Füße hüftgelenksbreit aufsetzen
- Brustwirbelsäule aufrichten, Hinterkopf in Richtung Decke ziehen und Fixpunkt in Augenhöhe suchen
- darauf achten, dass kein zu starkes Hohlkreuz entsteht

Anmerkung: Übung kann auch im Stand ausgeführt werden

Übungsablauf:

Variante A:

Rechte Handfläche über dem rechten Ohr anlegen, rechten Ellenbogen zur Seite anheben. Mit der Hand einen sanften Druck auf die rechte Kopfseite ausüben und Kopf dagegen spannen, so dass keine Bewegung stattfindet.

Übung auf der linken Seite wiederholen.

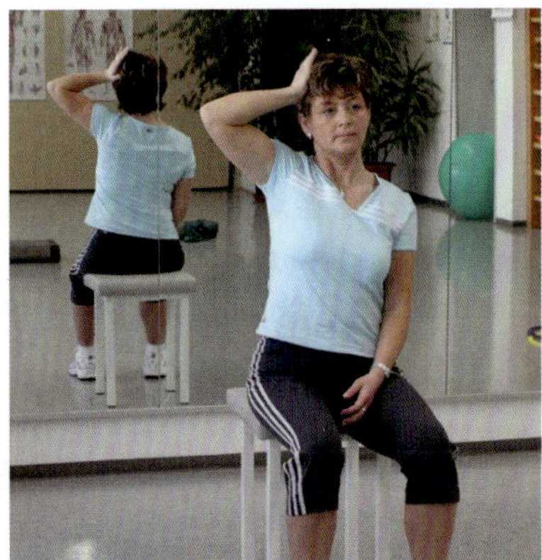
Variante A

Variante B:

Handballen auf Nasenwurzel und Stirn legen. Mit der Hand einen sanften Druck auf die Stirn ausüben und Kopf dagegen spannen, so dass keine Bewegung stattfindet.

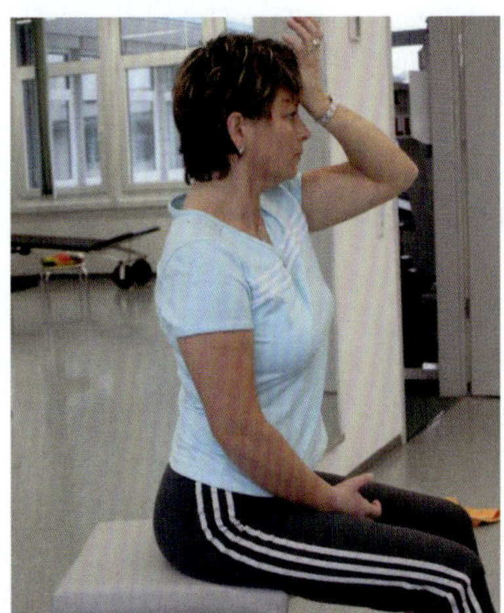
Variante B

Variante C:

Beide Hände im Flechtgriff an den Hinterkopf anlegen, beide Ellenbogen zur Seite nehmen. Mit den Händen einen sanften Druck auf den Hinterkopf ausüben und Kopf dagegen spannen, so dass keine Bewegung stattfindet.

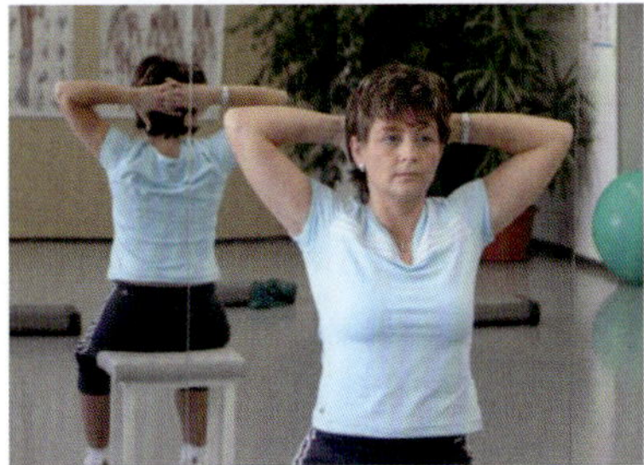
Variante C

Wiederholungen:

Spannung jeweils 10-20 Sekunden halten, dabei ruhig ein- und ausatmen.

Anmerkung: es empfiehlt sich, nach Variante C die Übung 7 durchzuführen.

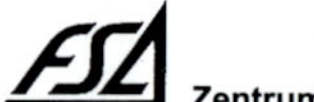

Zentrum für Bewegungstherapie Erfurt

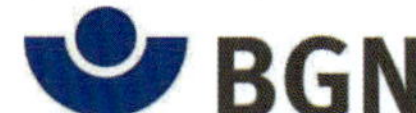

Übung 7

Dehnung der Nackenmuskulatur

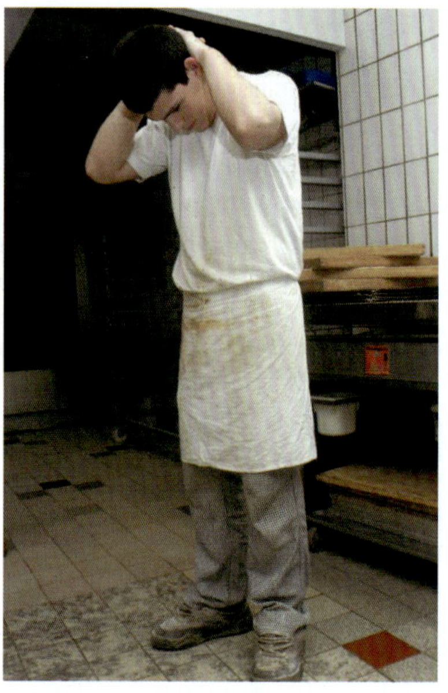

Ausgangsposition:

- im Stand oder Sitz
- Füße hüftgelenksbreit und parallel
- Brustwirbelsäule aufrichten
- Hinterkopf in Richtung Decke ziehen

Übungsablauf:

Die Hände hinter dem Kopf falten. Kinn bewusst nach hinten schieben („Doppelkinn machen“). Langsam durch Druck der Hände den Kopf nach vorne unten ziehen.

Anmerkung: Nur den Kopf und NICHT den Oberkörper einrollen, Dehnreiz in der Hals-/Nackenmuskulatur sollte noch „angenehm“ sein

Wiederholungen:

Dehnung 20-30 Sekunden halten

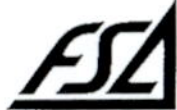
Zentrum für Bewegungstherapie Erfurt

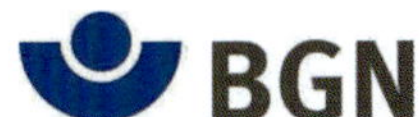

Übung 8

Mobilisation der Halswirbelsäule und Schultern

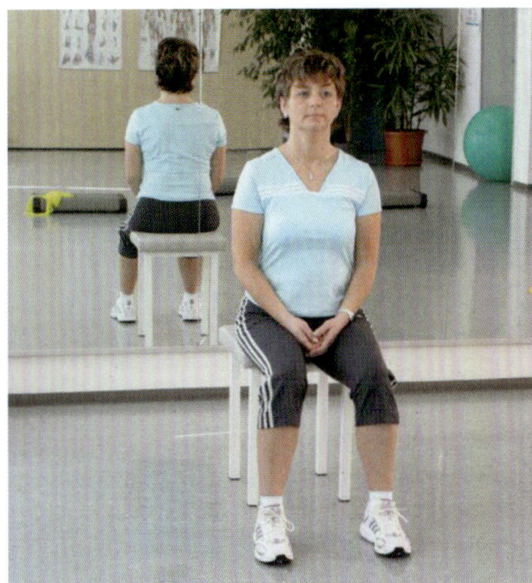

Ausgangsposition:

- auf die Vorderkante eines Stuhles setzen
- Hüft- und Kniegelenke sind ca. 90° gebeugt
- Füße hüftgelenksbreit aufsetzen
- Brustwirbelsäule aufrichten
- beide Arme seitlich in eine waagerechte Position heben
- Finger spreizen, rechte Handfläche zeigt in Richtung Fußboden, linke Handfläche in Richtung Decke
- in die linke Handfläche schauen
- darauf achten, dass kein zu starkes Hohlkreuz entsteht

Anmerkung: Übung kann auch im Stand ausgeführt werden

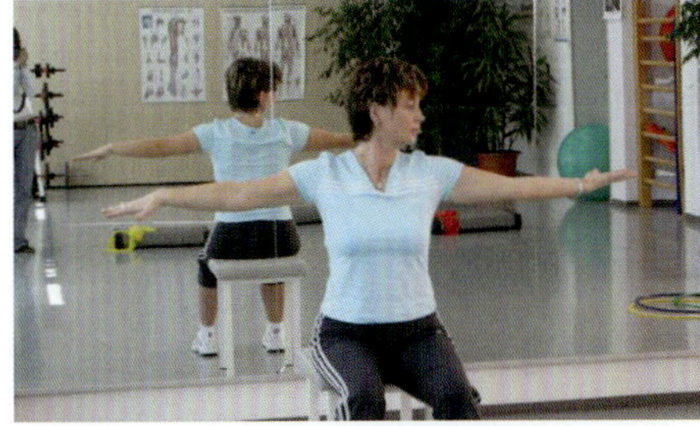

Übungsablauf:

Handflächen im Wechsel zur Decke bzw. Fußboden drehen; die Schultern werden mitbewegt. Dabei immer in die nach oben geöffnete Handfläche blicken, so dass eine Drehbewegung des Kopfes entsteht.

Während der Übung auf eine gleichmäßige Atmung und aufrechte Brustwirbelsäule achten.

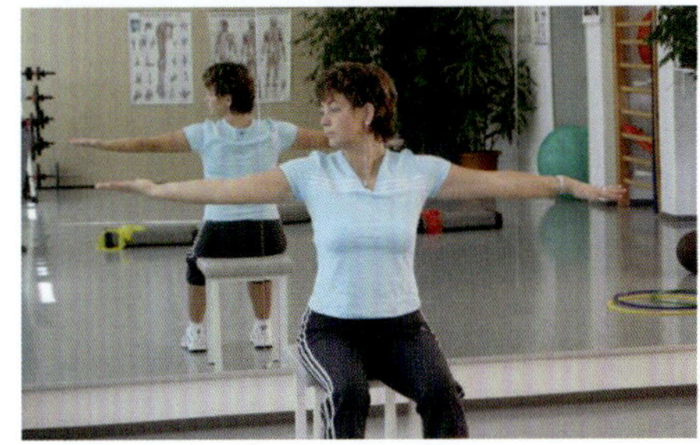

Wiederholungen:

10 Wiederholungen je Seite

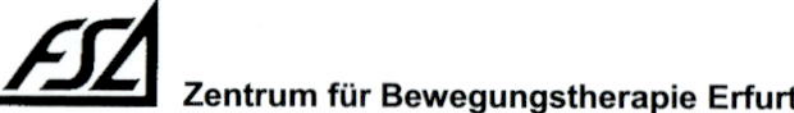

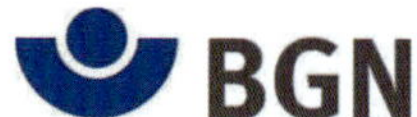

Übung 9

Dehnung der Brustmuskulatur

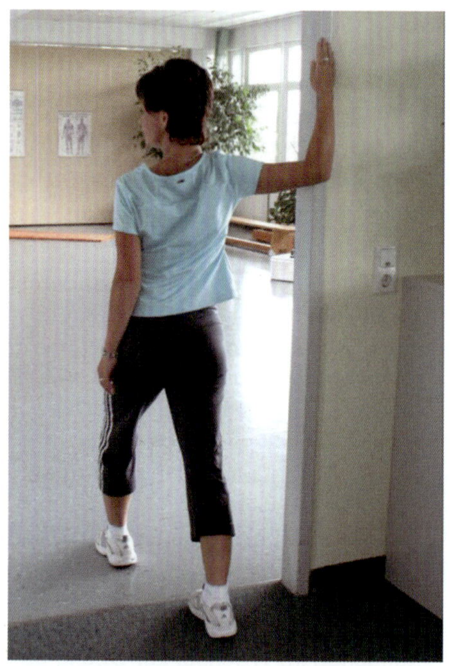

Ausgangsposition:

- Stand in Höhe Türrahmen
- Unterarm von außen auf den Türrahmen legen
- auf rechten Winkel im Ellenbogen- und Schultergelenk achten

Übungsablauf:

Ausfallschritt nach vorn und Gewicht auf vorderes Bein verlagern. Blick vom angehobenem Arm weg zur Seite bis ein leichter Dehnreiz in der Brustmuskulatur zu spüren ist. Hüfte dabei nicht verdrehen und auf eine aufrechte Haltung achten.

Während der Übung gleichmäßig ein- und ausatmen und nicht zu stark ins Hohlkreuz gehen. Übung auf der anderen Seite wiederholen.

Dauer:

Dehnung auf jeder Seite 20-30 Sekunden halten

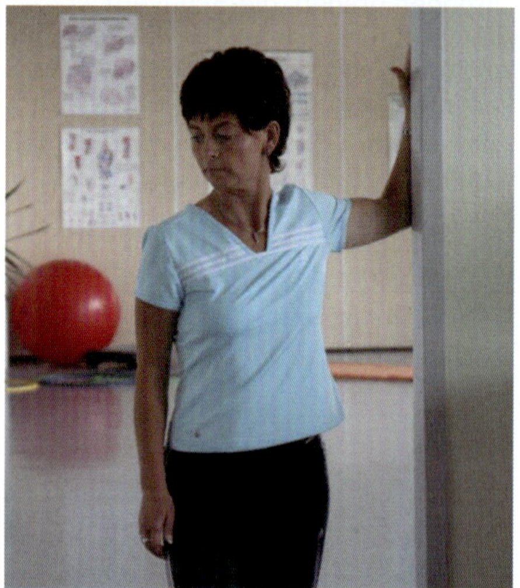

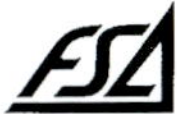
Zentrum für Bewegungstherapie Erfurt

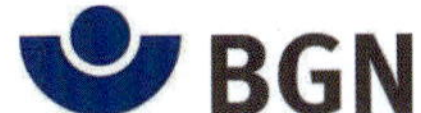

Übung 10

Dehnung der hinteren Schultermuskulatur

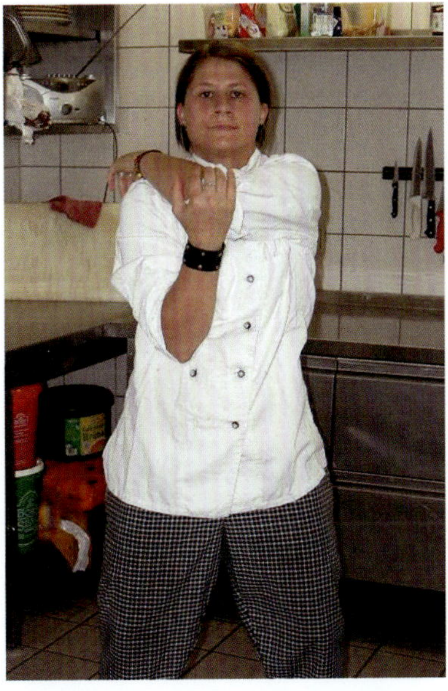

Ausgangsposition:

- im Stand oder Sitz
- Füße hüftgelenksbreit und parallel
- Brustwirbelsäule aufrichten
- Hinterkopf in Richtung Decke ziehen

Übungsablauf:

Arm vor dem Körper zur gegenüberliegenden Schulter führen, die freie Hand fasst von vorne den Ellenbogen des übenden Armes und drückt ihn nach hinten.

Anmerkung: Dehnreiz sollte noch „angenehm" sein

Wiederholungen:

Dehnung auf jeder Seite 20-30 Sekunden halten

Autorenverzeichnis

Biernath, Gabriele, Dipl.-Psych.
Berufsgenossenschaft Nahrungsmittel und Gastgewerbe
Prävention
Dynamostr. 7–11
68165 Mannheim

Ellegast, Rolf, Prof. Dr. rer. nat.
Institut für Arbeitsschutz der Deutschen Gesetzlichen Unfallversicherung (IFA)
Stv. Direktor, Ergonomiekoordinator
Alte Heerstr. 111
53757 Sankt Augustin

Groschopp, Josefine
Forschungsgesellschaft für angewandte Systemsicherheit und Arbeitsmedizin
Betriebliche Gesundheitsförderung
Lucas-Cranach-Platz 2
99097 Erfurt

Hartmann, Bernd, Prof. Dr. med.
ArbMedErgo Arbeitsmedizin und Ergonomie
Steinbeker Grenzdamm 30d
22115 Hamburg

Schorcht, Annette, Dipl. med.
Leitende Ärztin, Zentrum für Bewegungstherapie
Forschungsgesellschaft für angewandte Systemsicherheit und Arbeitsmedizin
Dubliner Str. 12
99091 Erfurt

Spahn, Gunter, Prof. Dr. med. habil.
Praxisklinik für Unfallchirurgie und Orthopädie Eisenach
Universitätsklinikum Jena
Sophienstr. 16
99817 Eisenach

Spallek, Michael, Prof. Dr. med. habil.
Deutsche Berufsakademie Sport und Gesundheit Baunatal
Stettiner Str. 4
34225 Baunatal

Weiler, Stephan, Priv.-Doz. Dr. med. habil.
AUDI AG
Gesundheitswesen. I/SW-3
85045 Ingolstadt

Stichwortverzeichnis

J

K

L

M

Q

R

S

T

U